Wichtiger Hinweis zu den „Allgemeinen Monographien“

Das Europäische Arzneibuch enthält eine Anzahl allgemeiner Monographien, die Gruppen von Produkten umfassen. Diese „Allgemeinen Monographien“ beinhalten Anforderungen, die auf alle Produkte der entsprechenden Gruppe anwendbar sind oder in einigen Fällen für jedes Produkt der jeweiligen Gruppe, für das eine Einzelmonographie im Arzneibuch enthalten ist (siehe „1 Allgemeine Vorschriften, Allgemeine Monographien“). Falls in der Einleitung keine Einschränkung des Anwendungsbereichs der allgemeinen Monographie angegeben ist, gilt diese für alle Produkte der definierten Gruppe, unabhängig davon, ob ein bestimmtes Produkt in einer Einzelmonographie im Arzneibuch beschrieben ist.

Immer wenn eine Monographie angewendet wird, muss unbedingt abgeklärt werden, ob eine allgemeine Monographie auf das jeweilige Produkt anwendbar ist. Die nachstehend aufgelisteten Texte werden unter „Allgemeine Monographien“ abgedruckt, wenn nichts anderes angegeben ist. Die nachfolgende Liste wird falls erforderlich auf den neuesten Stand gebracht und in jedem Nachtrag abgedruckt.

- Ätherische Öle
- Allergenzubereitungen
- Chemische Vorläufersubstanzen für radioaktive Arzneimittel
- Darreichungsformen (siehe Kapitel „Monographien zu Darreichungsformen“ beziehungsweise im Kapitel „Homöopathische Zubereitungen und Stoffe für homöopathische Zubereitungen“)
- DNA-rekombinationstechnisch hergestellte Produkte
- Extrakte aus pflanzlichen Drogen
- Fermentationsprodukte
- Homöopathische Zubereitungen (siehe Kapitel „Homöopathische Zubereitungen und Stoffe für homöopathische Zubereitungen“)
- Immunsera von Tieren zur Anwendung am Menschen
- Immunsera für Tiere
- Impfstoffe für Menschen
- Impfstoffe für Tiere
- Instantteezubereitungen aus pflanzlichen Drogen
- Lebende biotherapeutische Produkte zur Anwendung am Menschen
- Monoklonale Antikörper für Menschen
- Pflanzliche Drogen
- Zubereitungen aus pflanzlichen Drogen
- Pflanzliche Drogen für homöopathische Zubereitungen (siehe Kapitel „Homöopathische Zubereitungen und Stoffe für homöopathische Zubereitungen“)
- Pflanzliche Drogen zur Teebereitung
- Pflanzliche fette Öle
- Pharmazeutische Zubereitungen
- Produkte mit dem Risiko der Übertragung von Erregern der spongiformen Enzephalopathie tierischen Ursprungs
- Radioaktive Arzneimittel
- Substanzen zur pharmazeutischen Verwendung
- Urtinkturen für homöopathische Zubereitungen (siehe Kapitel „Homöopathische Zubereitungen und Stoffe für homöopathische Zubereitungen“)
- Vorschriften zur Herstellung homöopathischer konzentrierter Zubereitungen und zur Potenzierung (siehe Kapitel „Homöopathische Zubereitungen und Stoffe für homöopathische Zubereitungen“)

D1746329

Europäisches Arzneibuch

10. Ausgabe
1. Nachtrag

EUROPÄISCHES ARZNEIBUCH

10. Ausgabe
1. Nachtrag

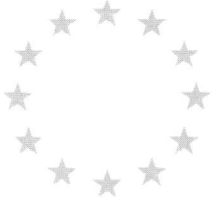

Amtliche deutsche Ausgabe

Deutscher Apotheker Verlag
Avoxa – Mediengruppe Deutscher Apotheker

Wichtige Adressen

Bundesinstitut für Arzneimittel und Medizinprodukte
FG Arzneibuch
Kurt-Georg-Kiesinger-Allee 3
D-53175 Bonn
E-Mail: arzneibuch@bfarm.de

European Directorate for the Quality of Medicines & Health Care (EDQM)
Council of Europe
7 allée Kastner
CS 30026
F-67081 Strasbourg, France

Tel.: 00 33-388-41 30 30
Fax: 00 33-388-41 27 71
Internet: www.edqm.eu

Einreichen wissenschaftlicher Artikel

Mail: publications.info@edqm.eu

Vertragsstaaten, die das Übereinkommen über die Ausarbeitung eines Europäischen Arzneibuchs unterzeichnet haben und Mitglied der Europäischen Arzneibuch-Kommission sind:

Albanien
Belgien
Bosnien-Herzegowina
Bulgarien
Dänemark
Deutschland
Estland
Finnland
Frankreich
Griechenland
Irland
Island
Italien
Kroatien
Lettland
Litauen
Großherzogtum Luxemburg
Malta
Republik Moldau
Montenegro
Niederlande
Republik Nordmazedonien
Norwegen
Österreich
Polen
Portugal
Rumänien
Schweden
Schweiz
Serbien
Slowakische Republik
Slowenien
Spanien
Tschechische Republik
Türkei
Ukraine
Ungarn
Vereinigtes Königreich
Zypern
Europäische Union

Europäisches Arzneibuch 10. Ausgabe, 1. Nachtrag
ISBN 978-3-7692-7610-7

© Printed in Germany
Satz: le-tex publishing services, Leipzig
Druck: C.H.Beck, Nördlingen

FSC www.fsc.org MIX Papier aus verantwortungsvollen Quellen FSC® C019821

BEKANNTMACHUNG ZUM EUROPÄISCHEN ARZNEIBUCH

10. Ausgabe, 1. Nachtrag, Amtliche deutsche Ausgabe*)

Vom 27. Oktober 2020
(Bundesanzeiger AT 19.11.2020 B5)

1. Im Rahmen des Übereinkommens über die Ausarbeitung eines Europäischen Arzneibuchs vom 22. Juli 1964, revidiert durch das Protokoll vom 16. November 1989 (BGBl. 1993 II S. 15), erfolgt beim Europarat die Ausarbeitung des Europäischen Arzneibuchs. Die Bundesrepublik Deutschland ist diesem Übereinkommen beigetreten (Gesetz vom 4. Juli 1973, BGBl. 1973 II S. 701) und hat sich damit verpflichtet, die Monographien und anderen Texte des Europäischen Arzneibuchs in geltende Normen zu überführen.
2. Der Ausschuss für Arzneimittel und Pharmazeutische Betreuung (Teilabkommen) des Europarats hat, auf Empfehlung der Europäischen Arzneibuch-Kommission, am 20. März 2019 mit der Resolution AP-CPH (19) 1 den 1. April 2020 als Termin für die Übernahme des 1. Nachtrags zur 10. Ausgabe des Europäischen Arzneibuchs durch die Vertragsstaaten des Übereinkommens über die Ausarbeitung eines Europäischen Arzneibuchs festgelegt. In der Bundesrepublik Deutschland erfolgte diese Übernahme mit der Bekanntmachung des Bundesinstituts für Arzneimittel und Medizinprodukte zum Europäischen Arzneibuch, 10. Ausgabe, 1. Nachtrag, vom 27. Februar 2020 (BAnz AT 13.03.2020 B7), mit der die Vorschriften des 1. Nachtrags zur 10. Ausgabe vorläufig anwendbar gemacht wurden.
3. Der 1. Nachtrag zur 10. Ausgabe des Europäischen Arzneibuchs umfasst neben berichtigten Texten und Monographien neue und revidierte Monographien sowie neue und revidierte andere Texte, die von der Europäischen Arzneibuch-Kommission auf deren Sitzung vom 19. und 20. März 2019 beschlossen wurden.
4. Der 1. Nachtrag zur 10. Ausgabe des Europäischen Arzneibuchs wurde vom Europarat in englischer („European Pharmacopoeia, Supplement 10.1“) und französischer Sprache („Pharmacopée Européenne, Supplément 10.1“), den Amtssprachen des Europarats, herausgegeben. Er wurde unter Beteiligung der zuständigen Behörden Deutschlands, Österreichs und der Schweiz in die deutsche Sprache übersetzt.
5. Die übersetzten Monographien und anderen Texte des 1. Nachtrags zur 10. Ausgabe des Europäischen Arzneibuchs werden hiermit nach § 55 Absatz 7 des Arzneimittelgesetzes (AMG) als „Europäisches Arzneibuch, 10. Ausgabe, 1. Nachtrag, Amtliche deutsche Ausgabe“ bekannt gemacht. Die Bekanntmachung erfolgt gemäß § 55 Absatz 1 AMG im Einvernehmen mit dem Paul-Ehrlich-Institut und dem Bundesamt für Verbraucherschutz und Lebensmittelsicherheit.
6. Das geltende Europäische Arzneibuch, Amtliche deutsche Ausgabe, umfasst nunmehr die amtlichen deutschen Ausgaben des Europäischen Arzneibuchs, 10. Ausgabe, Grundwerk 2020 und des Europäischen Arzneibuchs, 10. Ausgabe, 1. Nachtrag.
7. Das Europäische Arzneibuch, 10. Ausgabe, 1. Nachtrag, Amtliche deutsche Ausgabe, kann beim Deutschen Apotheker Verlag bezogen werden.
8. Mit Beginn der Geltung des Europäischen Arzneibuchs, 1. Nachtrag, Amtliche deutsche Ausgabe, wird die Bekanntmachung zum Europäischen Arzneibuch, 10. Ausgabe, 1. Nachtrag, vom 27. Februar 2020 (BAnz AT 13.03.2020 B7) aufgehoben.
9. Das Europäische Arzneibuch, 10. Ausgabe, 1. Nachtrag, Amtliche deutsche Ausgabe, gilt ab dem 1. April 2021.
10. Für Arzneimittel, die sich am 1. April 2021 in Verkehr befinden und die die Anforderungen der Monographien sowie die Anforderungen der anderen Texte des Europäischen Arzneibuchs, 10. Ausgabe, 1. Nachtrag nicht erfüllen oder nicht nach deren Vorschriften hergestellt, geprüft oder bezeichnet worden sind, aber den am 31. März 2021 geltenden Vorschriften entsprechen, findet diese Bekanntmachung erst ab dem 1. Oktober 2021 Anwendung.

Bonn, den 27. Oktober 2020

Bundesinstitut für Arzneimittel
und Medizinprodukte

Prof. Dr. K. Broich

*) Diese Bekanntmachung ergeht im Anschluss an folgende Bekanntmachungen des Bundesinstituts für Arzneimittel und Medizinprodukte:
- Bekanntmachung zum Europäischen Arzneibuch, 10. Ausgabe, 1. Nachtrag, vom 27. Februar 2020 (BAnz AT 13.03.2020 B7)
- Bekanntmachung zum Europäischen Arzneibuch, 10. Ausgabe, Grundwerk 2020, Amtliche deutsche Ausgabe, vom 20. Juli 2020 (BAnz AT 10.08.2020 B3)

INHALTSVERZEICHNIS

Erläuterungen zu den Monographien — A

Wichtiger Hinweis zu den „Allgemeinen Monographien“ — B

Wichtige Adressen — IV

Bekanntmachung zum Europäischen Arzneibuch — V

Inhaltsverzeichnis — VII

IV. INHALT DER 10. AUSGABE — IX

- **1. Änderungen seit der 10. Ausgabe, Grundwerk 2020** — IX
  - – Neue Texte — IX
  - – Revidierte Texte — IX
  - – Berichtigte Texte — X
  - – Titeländerungen — XI
  - – Gestrichene Texte — XI
- **2. Verzeichnis aller Texte der 10. Ausgabe** — XIII

Allgemeiner Teil — 6243

- **2 Allgemeine Methoden** — 6245
- **4 Reagenzien** — 6257
- **5 Allgemeine Texte** — 6265

Monographiegruppen — 6273

- **Pflanzliche Drogen und Zubereitungen aus pflanzlichen Drogen** — 6275
- **Homöopathische Zubereitungen und Stoffe für homöopathische Zubereitungen** — 6293

Monographien A-Z — 6299

Gesamtregister — 6531

IV. INHALT DER 10. AUSGABE

1. Änderungen seit der 10. Ausgabe, Grundwerk 2020

In der deutschsprachigen Übersetzung des 1. Nachtrags zur 10. Ausgabe der Ph. Eur. werden Änderungen gegenüber dem Grundwerk 2020 durch Markierung der entsprechenden Textstellen gekennzeichnet.

Eine vertikale Linie am Textrand zeigt Textpassagen an, die inhaltlich revidiert oder berichtigt wurden; ein horizontaler Balken markiert Abschnitte, die gestrichen wurden.

Wie in der englischen und französischen Originalausgabe sind diese Markierungen nicht notwendigerweise vollständig. Sie dienen dem Anwender zur Information und sind nicht Bestandteil des amtlichen Texts. Redaktionelle Änderungen sind in der Regel nicht gekennzeichnet.

Beim EDQM können keine Kopien von in dieser Ausgabe publizierten Texten des Europäischen Arzneibuchs bezogen werden.

Bezieher (Buch oder elektronische Version) der englischsprachigen und/oder französischsprachigen Originalausgabe des Europäischen Arzneibuchs mit aktueller Bestellung und registrierter EPID haben Zugang zum Onlinearchiv mit allen nicht mehr gültigen Ausgaben und Nachträgen der European Pharmacopoeia/Pharmacopée Européenne im PDF-Format.

Eine Liste der im Laufe dieser Ausgabe veröffentlichten neuen Reagenzien ist unter „Nützliche Informationen" in Pharmeuropa Online verfügbar.

Neue Texte

Monographiegruppen

Pflanzliche Drogen und Zubereitungen aus pflanzlichen Drogen
Himbeerblätter
Rehmanniawurzel

Homöopathische Zubereitungen und Stoffe für homöopathische Zubereitungen
Adonis vernalis für homöopathische Zubereitungen

Monographien A–Z

Almotriptanmalat
Donepezilhydrochlorid
Donepezilhydrochlorid-Monohydrat
Rosuvastatin-Tabletten

Revidierte Texte

Allgemeiner Teil

2.4.24 Identifizierung und Bestimmung von Lösungsmittel-Rückständen (Restlösungsmittel)
4 Reagenzien
5.22 Bezeichnungen von in der Traditionellen Chinesischen Medizin verwendeten pflanzlichen Drogen

Monographiegruppen

Nahtmaterial für Menschen
Nahtmaterial für Menschen: Einleitung *

Hinweis: Die Revision des mit * gekennzeichneten Texts erfolgte bereits im Grundwerk 2020 zur 10. Ausgabe (Ph. Eur. 10.0).

Pflanzliche Drogen und Zubereitungen aus pflanzlichen Drogen
Chinesische-Esche-Rinde
Ringelblumenblüten
Sennesfiederblättchen
Sennesfrüchte
Weißdornfrüchte

Homöopathische Zubereitungen und Stoffe für homöopathische Zubereitungen
Magnesium fluoratum für homöopathische Zubereitungen

Monographien A–Z

Asparagin-Monohydrat
Atenolol
Benzocain
Clobetasolpropionat
Dimethylsulfoxid
Ergometrinmaleat
Exemestan
Fluocortolonpivalat
Fluphenazindecanoat
Fluphenazinenantat
Isoprenalinhydrochlorid
Lisinopril-Dihydrat
Maisöl, Raffiniertes
Mercaptopurin-Monohydrat
Metforminhydrochlorid
Mometasonfuroat
Nomegestrolacetat
Oxfendazol für Tiere
Pentoxifyllin
Perindopril-*tert*-butylamin
Prazosinhydrochlorid
Prednicarbat
Pyrantelembonat
Pyrimethamin
Rizinusöl, Hydriertes
Rosuvastatin-Calcium
Squalan
Sulfamethizol
Testosteron
Tiaprofensäure
Tranexamsäure
Zanamivir, Wasserhaltiges
Zoledronsäure-Monohydrat
Zolpidemtartrat

Berichtigte Texte

Allgemeiner Teil

2.4.26 *N*,*N*-Dimethylanilin **

Monographien A–Z

Alfentanilhydrochlorid-Hydrat *
Altizid
Chlortetracyclinhydrochlorid
Colistimethat-Natrium *
Colistinsulfat *
Copovidon *
Cyclizinhydrochlorid *
Demeclocyclinhydrochlorid
Diprophyllin
Galantaminhydrobromid *
Gentamicinsulfat *
Glycin *
Indapamid *
Insulinzubereitungen zur Injektion
Irinotecanhydrochlorid-Trihydrat
Josamycin *
Josamycinpropionat *
Lactitol-Monohydrat *
Levocabastinhydrochlorid *
Levonorgestrel
Neomycinsulfat *
Nevirapin-Hemihydrat *
Oxymetazolinhydrochlorid
Paclitaxel *
Phenylephrin *
Phenylephrinhydrochlorid *
Pimobendan für Tiere *
Polymyxin-B-sulfat *
Primaquinbisdihydrogenphosphat
Spiramycin *
Stanozolol *
Tilidinhydrochlorid-Hemihydrat *
Xylometazolinhydrochlorid

Hinweis: In den mit * gekennzeichneten Texten wurden die Berichtigungen des 3. und/oder des 5. Nachtrags zur 10. Ausgabe der Ph. Eur. (10.3/10.5) vorgezogen.

Hinweis: Bei dem mit ** gekennzeichneten Text handelt es sich um einen nur in der deutschsprachigen Ausgabe der Ph. Eur. 10.1 berichtigten Text.

Bei folgenden Texten erfolgte die Berichtigung bereits im Grundwerk 2020 zur 10. Ausgabe (10.0):

Allgemeiner Teil

2.2.47 Kapillarelektrophorese
2.2.48 Raman-Spektroskopie
5.25 Prozessanalytische Technologie

Monographiengruppen

Radioaktive Arzneimittel und Ausgangsmaterialien für radioaktive Arzneimittel
[^{99m}Tc]Technetium-Mebrofenin-Injektionslösung

Pflanzliche Drogen und Zubereitungen aus pflanzlichen Drogen
Schlangenbartwurzel

Monographien A–Z

Amiloridhydrochlorid-Dihydrat
Atazanavirsulfat
Escitalopramoxalat
Gammadex
Isosorbiddinitrat, Verdünntes
Isosorbidmononitrat, Verdünntes
Levocarnitin
Nandrolondecanoat
Natriumsulfat-Decahydrat
Phenylpropanolaminhydrochlorid
Rabeprazol-Natrium-Hydrat
Thiocolchicosid-Hydrat

Titeländerungen

Monographiengruppen

Pflanzliche Drogen und Zubereitungen aus pflanzlichen Drogen
Sennesblätter *wird zu*: Sennesfiederblättchen
Alexandriner-Sennesfrüchte *wird zu*: Sennesfrüchte

Monographien A–Z

Mercaptopurin *wird zu*: Mercaptopurin-Monohydrat

Gestrichene Texte

Die folgenden Texte wurden mit der Resolution AP-CPH (19) 4 zum ***1.4.2020*** *gestrichen:*

Pflanzliche Drogen und Zubereitungen aus pflanzlichen Drogen
Tinnevelly-Sennesfrüchte

Monographien A–Z
Insulin vom Rind

Die folgenden Texte wurden mit der Resolution AP-CPH (19) 5 zum ***1.7.2020*** *gestrichen:*

Allgemeiner Teil
2.6.24 Aviäre Virusimpfstoffe: Prüfungen auf fremde Agenzien in Saatgut
2.6.25 Aviäre Virus-Lebend-Impfstoffe: Prüfungen auf fremde Agenzien in Chargen von Fertigprodukten

Die folgenden Texte wurden mit der Resolution AP-CPH (19) 6 zum ***1.1.2021*** *gestrichen:*

Monographien A–Z
Carisoprodol
Meprobamat
Nalidixinsäure

Die folgenden Texte wurden mit der Resolution AP-CPH CORR (20) 4 zum ***1.4.2021*** *gestrichen:*

Monographien A–Z
Amobarbital
Amobarbital-Natrium
Biphasische Insulin-Suspension zur Injektion
Metrifonat

2. Verzeichnis aller Texte der 10. Ausgabe

Stand

Allgemeiner Teil

1 Allgemeine Vorschriften

1.1 Allgemeines 10.0

1.2 Begriffe in Allgemeinen Kapiteln und Monographien sowie Erläuterungen 10.0

1.3 Allgemeine Kapitel 10.0

1.4 Monographien 10.0

1.5 Allgemeine Abkürzungen und Symbole 10.0

1.6 Internationales Einheitensystem und andere Einheiten 10.0

2 Allgemeine Methoden

2.1 Geräte

2.1.1 Normaltropfenzähler 10.0
2.1.2 Vergleichstabelle der Porosität von Glassintertiegeln 10.0
2.1.3 UV-Analysenlampen 10.0
2.1.4 Siebe 10.0
2.1.5 Neßler-Zylinder 10.0
2.1.6 Gasprüfröhrchen 10.0

2.2 Methoden der Physik und der physikalischen Chemie

2.2.1 Klarheit und Opaleszenz von Flüssigkeiten 10.0
2.2.2 Färbung von Flüssigkeiten 10.0
2.2.3 pH-Wert – Potentiometrische Methode 10.0
2.2.4 Ungefährer pH-Wert von Lösungen 10.0
2.2.5 Relative Dichte 10.0
2.2.6 Brechungsindex 10.0
2.2.7 Optische Drehung 10.0
2.2.8 Viskosität 10.0
2.2.9 Kapillarviskosimeter 10.0
2.2.10 Viskosität – Rotationsviskosimeter 10.0
2.2.11 Destillationsbereich 10.0
2.2.12 Siedetemperatur 10.0
2.2.13 Bestimmung von Wasser durch Destillation 10.0
2.2.14 Schmelztemperatur – Kapillarmethode 10.0
2.2.15 Steigschmelzpunkt – Methode mit offener Kapillare 10.0
2.2.16 Sofortschmelzpunkt 10.0
2.2.17 Tropfpunkt 10.0
2.2.18 Erstarrungstemperatur 10.0
2.2.19 Amperometrie (Amperometrische Titration) 10.0
2.2.20 Potentiometrie (Potentiometrische Titration) 10.0
2.2.21 Fluorimetrie 10.0
2.2.22 Atomemissionsspektrometrie 10.0
2.2.23 Atomabsorptionsspektrometrie 10.0
2.2.24 IR-Spektroskopie 10.0
2.2.25 UV-Vis-Spektroskopie 10.0
2.2.26 Papierchromatographie 10.0
2.2.27 Dünnschichtchromatographie 10.0
2.2.28 Gaschromatographie 10.0
2.2.29 Flüssigchromatographie 10.0
2.2.30 Ausschlusschromatographie 10.0
2.2.31 Elektrophorese 10.0
2.2.32 Trocknungsverlust 10.0
2.2.33 Kernresonanzspektroskopie 10.0
2.2.34 Thermoanalyse 10.0
2.2.35 Osmolalität 10.0
2.2.36 Potentiometrische Bestimmung der Ionenkonzentration mit ionenselektiven Elektroden 10.0
2.2.37 Röntgenfluoreszenz-Spektroskopie 10.0

		Stand
2.2.38	Leitfähigkeit	10.0
2.2.39	Molekülmassenverteilung in Dextranen	10.0
2.2.40	NIR-Spektroskopie	10.0
2.2.41	Zirkulardichroismus	10.0
2.2.42	Dichte von Feststoffen	10.0
2.2.43	Massenspektrometrie	10.0
2.2.44	Gesamter organischer Kohlenstoff in Wasser zum pharmazeutischen Gebrauch	10.0
2.2.45	Flüssigchromatographie mit superkritischen Phasen	10.0
2.2.46	Chromatographische Trennmethoden	10.0
2.2.47	Kapillarelektrophorese	10.0
2.2.48	Raman-Spektroskopie	10.0
2.2.49	Kugelfall- und automatisierte Kugelrollviskosimeter-Methoden	10.0
2.2.54	Isoelektrische Fokussierung	10.0
2.2.55	Peptidmustercharakterisierung	10.0
2.2.56	Aminosäurenanalyse	10.0
2.2.57	Atomemissionsspektrometrie mit induktiv gekoppeltem Plasma	10.0
2.2.58	Massenspektrometrie mit induktiv gekoppeltem Plasma	10.0
2.2.59	Glycan-Analyse von Glycoproteinen	10.0
2.2.61	Charakterisierung kristalliner Feststoffe durch Mikrokalorimetrie und Lösungskalorimetrie	10.0
2.2.63	Direkte amperometrische und gepulste elektrochemische Detektion	10.0
2.2.64	Peptid-Identifizierung durch Kernresonanzspektroskopie	10.0
2.2.65	Voltametrie	10.0
2.2.66	Detektion und Messung von Radioaktivität	10.0
2.3	**Identitätsreaktionen**	
2.3.1	Identitätsreaktionen auf Ionen und funktionelle Gruppen	10.0
2.3.2	Identifizierung fetter Öle durch Dünnschichtchromatographie	10.0
2.3.3	Identifizierung von Phenothiazinen durch Dünnschichtchromatographie	10.0
2.3.4	Geruch	10.0
2.4	**Grenzprüfungen**	
2.4.1	Ammonium	10.0
2.4.2	Arsen	10.0
2.4.3	Calcium	10.0
2.4.4	Chlorid	10.0
2.4.5	Fluorid	10.0
2.4.6	Magnesium	10.0
2.4.7	Magnesium, Erdalkalimetalle	10.0
2.4.8	Schwermetalle	10.0
2.4.9	Eisen	10.0
2.4.10	Blei in Zuckern	10.0
2.4.11	Phosphat	10.0
2.4.12	Kalium	10.0
2.4.13	Sulfat	10.0
2.4.14	Sulfatasche	10.0
2.4.15	Nickel in Polyolen	10.0
2.4.16	Asche	10.0
2.4.17	Aluminium	10.0
2.4.18	Freier Formaldehyd	10.0
2.4.19	Alkalisch reagierende Substanzen in fetten Ölen	10.0
2.4.20	Bestimmung von Verunreinigungen durch Elemente	10.0
2.4.21	Prüfung fetter Öle auf fremde Öle durch Dünnschichtchromatographie	10.0
2.4.22	Prüfung der Fettsäurenzusammensetzung durch Gaschromatographie	10.0
2.4.23	Sterole in fetten Ölen	10.0
2.4.24	Identifizierung und Bestimmung von Lösungsmittel-Rückständen (Restlösungsmittel)	10.1
2.4.25	Ethylenoxid und Dioxan	10.0
2.4.26	*N*,*N*-Dimethylanilin	10.1
2.4.27	Schwermetalle in pflanzlichen Drogen und Zubereitungen aus pflanzlichen Drogen	10.0
2.4.28	2-Ethylhexansäure	10.0
2.4.29	Bestimmung der Fettsäurenzusammensetzung von Omega-3-Säuren-reichen Ölen	10.0
2.4.30	Ethylenglycol und Diethylenglycol in ethoxylierten Substanzen	10.0
2.4.31	Nickel in hydrierten pflanzlichen Ölen	10.0
2.4.32	Gesamtcholesterol in Omega-3-Säuren-reichen Ölen	10.0

Stand

2.5 Gehaltsbestimmungsmethoden

2.5.1 Säurezahl ... 10.0
2.5.2 Esterzahl ... 10.0
2.5.3 Hydroxylzahl ... 10.0
2.5.4 Iodzahl ... 10.0
2.5.5 Peroxidzahl ... 10.0
2.5.6 Verseifungszahl ... 10.0
2.5.7 Unverseifbare Anteile ... 10.0
2.5.8 Stickstoff in primären aromatischen Aminen ... 10.0
2.5.9 Kjeldahl-Bestimmung, Halbmikro-Methode ... 10.0
2.5.10 Schöniger-Methode ... 10.0
2.5.11 Komplexometrische Titrationen ... 10.0
2.5.12 Halbmikrobestimmung von Wasser – Karl-Fischer-Methode ... 10.0
2.5.13 Aluminium in Adsorbat-Impfstoffen ... 10.0
2.5.14 Calcium in Adsorbat-Impfstoffen ... 10.0
2.5.15 Phenol in Sera und Impfstoffen ... 10.0
2.5.16 Protein in Polysaccharid-Impfstoffen ... 10.0
2.5.17 Nukleinsäuren in Polysaccharid-Impfstoffen ... 10.0
2.5.18 Phosphor in Polysaccharid-Impfstoffen ... 10.0
2.5.19 *O*-Acetyl-Gruppen in Polysaccharid-Impfstoffen ... 10.0
2.5.20 Hexosamine in Polysaccharid-Impfstoffen ... 10.0
2.5.21 Methylpentosen in Polysaccharid-Impfstoffen ... 10.0
2.5.22 Uronsäuren in Polysaccharid-Impfstoffen ... 10.0
2.5.23 Sialinsäure in Polysaccharid-Impfstoffen ... 10.0
2.5.24 Kohlendioxid in Gasen ... 10.0
2.5.25 Kohlenmonoxid in Gasen ... 10.0
2.5.26 Stickstoffmonoxid und Stickstoffdioxid in Gasen ... 10.0
2.5.27 Sauerstoff in Gasen ... 10.0
2.5.28 Wasser in Gasen ... 10.0
2.5.29 Schwefeldioxid ... 10.0
2.5.30 Oxidierende Substanzen ... 10.0
2.5.31 Ribose in Polysaccharid-Impfstoffen ... 10.0
2.5.32 Mikrobestimmung von Wasser – Coulometrische Titration ... 10.0
2.5.33 Gesamtprotein ... 10.0
2.5.34 Essigsäure in synthetischen Peptiden ... 10.0
2.5.35 Distickstoffmonoxid in Gasen ... 10.0
2.5.36 Anisidinzahl ... 10.0
2.5.37 Methyl-, Ethyl- und Isopropylmethansulfonat in Methansulfonsäure ... 10.0
2.5.38 Methyl-, Ethyl- und Isopropylmethansulfonat in Wirkstoffen ... 10.0
2.5.39 Methansulfonylchlorid in Methansulfonsäure ... 10.0
2.5.40 Methyl-, Ethyl- und Isopropyltoluolsulfonat in Wirkstoffen ... 10.0
2.5.41 Methyl-, Ethyl- und Isopropylbenzolsulfonat in Wirkstoffen ... 10.0

2.6 Methoden der Biologie

2.6.1 Prüfung auf Sterilität ... 10.0
2.6.2 Prüfung auf Mykobakterien ... 10.0
2.6.7 Prüfung auf Mykoplasmen ... 10.0
2.6.8 Prüfung auf Pyrogene ... 10.0
2.6.10 Prüfung auf Histamin ... 10.0
2.6.11 Prüfung auf blutdrucksenkende Substanzen ... 10.0
2.6.12 Mikrobiologische Prüfung nicht steriler Produkte: Bestimmung der vermehrungsfähigen Mikroorganismen ... 10.0
2.6.13 Mikrobiologische Prüfung nicht steriler Produkte: Nachweis spezifizierter Mikroorganismen ... 10.0
2.6.14 Prüfung auf Bakterien-Endotoxine ... 10.0
2.6.15 Präkallikrein-Aktivator ... 10.0
2.6.16 Prüfung auf fremde Agenzien in Virus-Lebend-Impfstoffen für Menschen ... 10.0
2.6.17 Bestimmung der antikomplementären Aktivität von Immunglobulin ... 10.0
2.6.18 Prüfung auf Neurovirulenz von Virus-Lebend-Impfstoffen ... 10.0
2.6.20 Anti-A- und Anti-B-Hämagglutinine ... 10.0
2.6.21 Verfahren zur Amplifikation von Nukleinsäuren ... 10.0
2.6.22 Aktivierte Blutgerinnungsfaktoren ... 10.0
2.6.24 Aviäre Virusimpfstoffe: Prüfungen auf fremde Agenzien in Saatgut ... 10.0
2.6.25 Aviäre Virus-Lebend-Impfstoffe: Prüfungen auf fremde Agenzien in Chargen von Fertigprodukten ... 10.0

		Stand
2.6.26	Prüfung auf Anti-D-Antikörper in Immunglobulin vom Menschen	10.0
2.6.27	Mikrobiologische Prüfung zellbasierter Zubereitungen	10.0
2.6.30	Prüfung auf Monozytenaktivierung	10.0
2.6.31	Mikrobiologische Prüfung von pflanzlichen Arzneimitteln zum Einnehmen und von Extrakten zu deren Herstellung	10.0
2.6.33	Restliches Pertussis-Toxin	10.0
2.6.34	Bestimmung von Wirtszellproteinen	10.0
2.6.35	Quantifizierung und Charakterisierung von Wirtszell-DNA-Rückständen	10.0
2.6.36	Mikrobiologische Prüfung lebender biotherapeutischer Produkte: Keimzahlbestimmung mikrobieller Kontaminanten	10.0
2.6.38	Mikrobiologische Prüfung lebender biotherapeutischer Produkte: Nachweis spezifizierter Mikroorganismen	10.0
2.7	**Biologische Wertbestimmungsmethoden**	
2.7.1	Immunchemische Methoden	10.0
2.7.2	Mikrobiologische Wertbestimmung von Antibiotika	10.0
2.7.4	Wertbestimmung von Blutgerinnungsfaktor VIII vom Menschen	10.0
2.7.5	Wertbestimmung von Heparin	10.0
2.7.6	Bestimmung der Wirksamkeit von Diphtherie-Adsorbat-Impfstoff	10.0
2.7.7	Bestimmung der Wirksamkeit von Pertussis(Ganzzell)-Impfstoff	10.0
2.7.8	Bestimmung der Wirksamkeit von Tetanus-Adsorbat-Impfstoff	10.0
2.7.9	Fc-Funktion von Immunglobulin	10.0
2.7.10	Wertbestimmung von Blutgerinnungsfaktor VII vom Menschen	10.0
2.7.11	Wertbestimmung von Blutgerinnungsfaktor IX vom Menschen	10.0
2.7.12	Wertbestimmung von Heparin in Blutgerinnungsfaktoren	10.0
2.7.13	Bestimmung der Wirksamkeit von Anti-D-Immunglobulin vom Menschen	10.0
2.7.14	Bestimmung der Wirksamkeit von Hepatitis-A-Impfstoff	10.0
2.7.15	Bestimmung der Wirksamkeit von Hepatitis-B-Impfstoff (rDNA)	10.0
2.7.16	Bestimmung der Wirksamkeit von Pertussis-Impfstoff (azellulär)	10.0
2.7.17	Wertbestimmung von Antithrombin III vom Menschen	10.0
2.7.18	Wertbestimmung von Blutgerinnungsfaktor II vom Menschen	10.0
2.7.19	Wertbestimmung von Blutgerinnungsfaktor X vom Menschen	10.0
2.7.20	In-vivo-Bestimmung der Wirksamkeit von Poliomyelitis-Impfstoff (inaktiviert)	10.0
2.7.21	Wertbestimmung von Von-Willebrand-Faktor vom Menschen	10.0
2.7.22	Wertbestimmung von Blutgerinnungsfaktor XI vom Menschen	10.0
2.7.23	Zählung der CD34/CD45+-Zellen in hämatopoetischen Produkten	10.0
2.7.24	Durchflusszytometrie	10.0
2.7.25	Wertbestimmung von Plasmin-Inhibitor vom Menschen	10.0
2.7.27	Flockungswert (Lf) von Diphtherie- und Tetanus-Toxin und -Toxoid (Ramon-Bestimmung)	10.0
2.7.28	Bestimmung der koloniebildenden hämatopoetischen Vorläuferzellen vom Menschen	10.0
2.7.29	Zellzählung und Vitalität von kernhaltigen Zellen	10.0
2.7.30	Wertbestimmung von Protein C vom Menschen	10.0
2.7.31	Wertbestimmung von Protein S vom Menschen	10.0
2.7.32	Wertbestimmung von α-1-Proteinase-Inhibitor vom Menschen	10.0
2.7.34	Wertbestimmung von C1-Esterase-Inhibitor vom Menschen	10.0
2.7.35	Immunnephelometrische Bestimmung von Impfstoffkomponenten	10.0
2.8	**Methoden der Pharmakognosie**	
2.8.1	Salzsäureunlösliche Asche	10.0
2.8.2	Fremde Bestandteile	10.0
2.8.3	Spaltöffnungen und Spaltöffnungsindex	10.0
2.8.4	Quellungszahl	10.0
2.8.5	Wasser in ätherischen Ölen	10.0
2.8.6	Fremde Ester in ätherischen Ölen	10.0
2.8.7	Fette Öle, verharzte ätherische Öle in ätherischen Ölen	10.0
2.8.8	Geruch und Geschmack von ätherischen Ölen	10.0
2.8.9	Verdampfungsrückstand von ätherischen Ölen	10.0
2.8.10	Löslichkeit von ätherischen Ölen in Ethanol	10.0
2.8.11	Gehaltsbestimmung von 1,8-Cineol in ätherischen Ölen	10.0
2.8.12	Ätherische Öle in pflanzlichen Drogen	10.0
2.8.13	Pestizid-Rückstände	10.0
2.8.14	Gerbstoffe in pflanzlichen Drogen	10.0
2.8.15	Bitterwert	10.0

		Stand
2.8.16	Trockenrückstand von Extrakten	10.0
2.8.17	Trocknungsverlust von Extrakten	10.0
2.8.18	Bestimmung von Aflatoxin B_1 in pflanzlichen Drogen	10.0
2.8.20	Pflanzliche Drogen: Probennahme und Probenvorbereitung	10.0
2.8.21	Prüfung auf Aristolochiasäuren in pflanzlichen Drogen	10.0
2.8.22	Bestimmung von Ochratoxin A in pflanzlichen Drogen	10.0
2.8.23	Mikroskopische Prüfung pflanzlicher Drogen	10.0
2.8.24	Schaumindex	10.0
2.8.25	Hochleistungsdünnschichtchromatographie von pflanzlichen Drogen und Zubereitungen aus pflanzlichen Drogen	10.0
2.9	**Methoden der pharmazeutischen Technologie**	
2.9.1	Zerfallszeit von Tabletten und Kapseln	10.0
2.9.2	Zerfallszeit von Suppositorien und Vaginalzäpfchen	10.0
2.9.3	Wirkstofffreisetzung aus festen Arzneiformen	10.0
2.9.4	Wirkstofffreisetzung aus Transdermalen Pflastern	10.0
2.9.5	Gleichförmigkeit der Masse einzeldosierter Arzneiformen	10.0
2.9.6	Gleichförmigkeit des Gehalts einzeldosierter Arzneiformen	10.0
2.9.7	Friabilität von nicht überzogenen Tabletten	10.0
2.9.8	Bruchfestigkeit von Tabletten	10.0
2.9.9	Prüfung der Konsistenz durch Penetrometrie	10.0
2.9.10	Ethanolgehalt	10.0
2.9.11	Prüfung auf Methanol und 2-Propanol	10.0
2.9.12	Siebanalyse	10.0
2.9.14	Bestimmung der spezifischen Oberfläche durch Luftpermeabilität	10.0
2.9.16	Fließverhalten	10.0
2.9.17	Bestimmung des entnehmbaren Volumens von Parenteralia	10.0
2.9.18	Zubereitungen zur Inhalation: Aerodynamische Beurteilung feiner Teilchen	10.0
2.9.19	Partikelkontamination – Nicht sichtbare Partikeln	10.0
2.9.20	Partikelkontamination – sichtbare Partikeln	10.0
2.9.22	Erweichungszeit von lipophilen Suppositorien	10.0
2.9.23	Bestimmung der Dichte von Feststoffen mit Hilfe von Gaspyknometern	10.0
2.9.25	Wirkstofffreisetzung aus wirkstoffhaltigen Kaugummis	10.0
2.9.26	Bestimmung der spezifischen Oberfläche durch Gasadsorption	10.0
2.9.27	Gleichförmigkeit der Masse der abgegebenen Dosen aus Mehrdosenbehältnissen	10.0
2.9.29	Intrinsische Lösungsgeschwindigkeit	10.0
2.9.31	Bestimmung der Partikelgröße durch Laserdiffraktometrie	10.0
2.9.32	Bestimmung der Porosität und Porengrößenverteilung von Feststoffen durch Quecksilberporosimetrie	10.0
2.9.33	Charakterisierung kristalliner und teilweise kristalliner Feststoffe durch Röntgenpulverdiffraktometrie	10.0
2.9.34	Schütt- und Stampfdichte von Pulvern	10.0
2.9.35	Feinheit von Pulvern	10.0
2.9.36	Fließverhalten von Pulvern	10.0
2.9.37	Optische Mikroskopie	10.0
2.9.38	Bestimmung der Partikelgrößenverteilung durch analytisches Sieben	10.0
2.9.39	Wechselwirkung von Wasser mit Feststoffen: Bestimmung der Sorptions-Desorptions-Isothermen und der Wasseraktivität	10.0
2.9.40	Gleichförmigkeit einzeldosierter Arzneiformen	10.0
2.9.41	Friabilität von Granulaten und Pellets	10.0
2.9.42	Wirkstofffreisetzung aus lipophilen festen Arzneiformen	10.0
2.9.43	Scheinbare Lösungsgeschwindigkeit	10.0
2.9.44	Zubereitungen zur Vernebelung: Charakterisierung	10.0
2.9.45	Benetzbarkeit von Pulvern und anderen porösen Feststoffen	10.0
2.9.47	Überprüfung der Gleichförmigkeit einzeldosierter Arzneiformen bei großem Stichprobenumfang	10.0
2.9.49	Bestimmung der Fließeigenschaften von Pulvern mittels Scherzellen	10.0
2.9.52	Rasterelektronenmikroskopie	10.0

		Stand
3	**Material zur Herstellung von Behältnissen; Behältnisse**	
3.1	**Material zur Herstellung von Behältnissen**	10.0
3.1.3	Polyolefine	10.0
3.1.4	Polyethylen ohne Zusatzstoffe für Behältnisse zur Aufnahme parenteraler und ophthalmologischer Zubereitungen	10.0
3.1.5	Polyethylen mit Zusatzstoffen für Behältnisse zur Aufnahme parenteraler und ophthalmologischer Zubereitungen	10.0
3.1.6	Polypropylen für Behältnisse und Verschlüsse zur Aufnahme parenteraler und ophthalmologischer Zubereitungen	10.0
3.1.7	Poly(ethylen-vinylacetat) für Behältnisse und Schläuche für Infusionslösungen zur totalen parenteralen Ernährung	10.0
3.1.8	Siliconöl zur Verwendung als Gleitmittel	10.0
3.1.9	Silicon-Elastomer für Verschlüsse und Schläuche	10.0
3.1.10	Kunststoffe auf Polyvinylchlorid-Basis (weichmacherfrei) für Behältnisse zur Aufnahme nicht injizierbarer, wässriger Lösungen	10.0
3.1.11	Kunststoffe auf Polyvinylchlorid-Basis (weichmacherfrei) für Behältnisse zur Aufnahme fester Darreichungsformen zur oralen Anwendung	10.0
3.1.13	Kunststoffadditive	10.0
3.1.14	Kunststoffe auf Polyvinylchlorid-Basis (weichmacherhaltig) für Behältnisse zur Aufnahme wässriger Lösungen zur intravenösen Infusion	10.0
3.1.15	Polyethylenterephthalat für Behältnisse zur Aufnahme von Zubereitungen, die nicht zur parenteralen Anwendung bestimmt sind	10.0
3.2	**Behältnisse**	10.0
3.2.1	Glasbehältnisse zur pharmazeutischen Verwendung	10.0
3.2.2	Kunststoffbehältnisse und -verschlüsse zur pharmazeutischen Verwendung	10.0
3.2.2.1	Kunststoffbehältnisse zur Aufnahme wässriger Infusionszubereitungen	10.0
3.2.9	Gummistopfen für Behältnisse zur Aufnahme von wässrigen Zubereitungen zur parenteralen Anwendung, von Pulvern und gefriergetrockneten Pulvern	10.0
3.3	**Behältnisse für Blut und Blutprodukte vom Menschen und Materialien zu deren Herstellung; Transfusionsbestecke und Materialien zu deren Herstellung; Spritzen**	
3.3.1	Material für Behältnisse zur Aufnahme von Blut und Blutprodukten vom Menschen	10.0
3.3.2	Kunststoffe auf Polyvinylchlorid-Basis (weichmacherhaltig) für Behältnisse zur Aufnahme von Blut und Blutprodukten vom Menschen	10.0
3.3.3	Kunststoffe auf Polyvinylchlorid-Basis (weichmacherhaltig) für Schläuche in Transfusionsbestecken für Blut und Blutprodukte	10.0
3.3.4	Sterile Kunststoffbehältnisse für Blut und Blutprodukte vom Menschen	10.0
3.3.5	Sterile, leere PVC-Behältnisse (weichmacherhaltig) für Blut und Blutprodukte vom Menschen	10.0
3.3.6	Sterile PVC-Behältnisse (weichmacherhaltig) mit Stabilisatorlösung für Blut vom Menschen	10.0
3.3.7	Transfusionsbestecke für Blut und Blutprodukte	10.0
3.3.8	Sterile Einmalspritzen aus Kunststoff	10.0
4	**Reagenzien**	
4.1	**Reagenzien, Referenzlösungen und Pufferlösungen**	10.1
4.1.1	Reagenzien	10.1
4.1.2	Referenzlösungen für Grenzprüfungen	10.0
4.1.3	Pufferlösungen	10.0
4.2	**Volumetrie**	
4.2.1	Urtitersubstanzen	10.1
4.2.2	Maßlösungen	10.0
4.3	**Chemische Referenzsubstanzen (*CRS*), Biologische Referenzzubereitungen (*BRP*), Referenzstandards für pflanzliche Drogen (*HRS*), Referenzspektren**	10.1
5	**Allgemeine Texte**	
5.1	**Allgemeine Texte zur Sterilität und mikrobiologischen Qualität**	
5.1.1	Methoden zur Herstellung steriler Zubereitungen	10.0
5.1.2	Bioindikatoren und verwandte mikrobiologische Zubereitungen zur Herstellung steriler Produkte	10.0
5.1.3	Prüfung auf ausreichende antimikrobielle Konservierung	10.0

Beachten Sie den Hinweis auf „Allgemeine Monographien" zu Anfang des Bands auf Seite B

		Stand
5.1.4	Mikrobiologische Qualität von nicht sterilen pharmazeutischen Zubereitungen und Substanzen zur pharmazeutischen Verwendung	10.0
5.1.5	Anwendung des F_0-Konzepts auf die Dampfsterilisation von wässrigen Zubereitungen	10.0
5.1.6	Alternative Methoden zur Kontrolle der mikrobiologischen Qualität	10.0
5.1.7	Virussicherheit	10.0
5.1.8	Mikrobiologische Qualität von pflanzlichen Arzneimitteln zum Einnehmen und von Extrakten zu deren Herstellung	10.0
5.1.9	Hinweise zur Anwendung der Prüfung auf Sterilität	10.0
5.1.10	Empfehlungen zur Durchführung der Prüfung auf Bakterien-Endotoxine	10.0
5.1.11	Bestimmung der bakteriziden, fungiziden oder levuroziden Wirksamkeit von antiseptischen Arzneimitteln	10.0
5.2	**Allgemeine Texte zu Impfstoffen und anderen biologischen Produkten**	
5.2.1	Terminologie in Monographien zu Impfstoffen und anderen biologischen Produkten	10.0
5.2.2	SPF-Hühnerherden für die Herstellung und Qualitätskontrolle von Impfstoffen	10.0
5.2.3	Zellkulturen für die Herstellung von Impfstoffen für Menschen	10.0
5.2.4	Zellkulturen für die Herstellung von Impfstoffen für Tiere	10.0
5.2.5	Substanzen tierischen Ursprungs für die Herstellung von immunologischen Arzneimitteln für Tiere	10.0
5.2.6	Bewertung der Unschädlichkeit von Impfstoffen und Immunsera für Tiere	10.0
5.2.7	Bewertung der Wirksamkeit von Impfstoffen und Immunsera für Tiere	10.0
5.2.8	Minimierung des Risikos der Übertragung von Erregern der spongiformen Enzephalopathie tierischen Ursprungs durch Human- und Tierarzneimittel	10.0
5.2.9	Bewertung der Unschädlichkeit jeder Charge von Immunsera für Tiere	10.0
5.2.11	Trägerproteine für die Herstellung von Polysaccharid-Impfstoffen (konjugiert) für Menschen	10.0
5.2.12	Ausgangsmaterialien biologischen Ursprungs zur Herstellung von zellbasierten und von gentherapeutischen Arzneimitteln	10.0
5.2.13	Gesunde Hühnerherden für die Herstellung von inaktivierten Impfstoffen für Tiere	10.0
5.2.14	Ersatz von Methoden *in vivo* durch Methoden *in vitro* zur Qualitätskontrolle von Impfstoffen	10.0
5.3	**Statistische Auswertung der Ergebnisse biologischer Wertbestimmungen und Reinheitsprüfungen**	10.0
5.4	**Lösungsmittel-Rückstände**	10.0
5.5	**Ethanoltabelle**	10.0
5.6	**Bestimmung der Aktivität von Interferonen**	10.0
5.7	**Tabelle mit physikalischen Eigenschaften der im Arzneibuch erwähnten Radionuklide**	10.0
5.8	**Harmonisierung der Arzneibücher**	10.0
5.9	**Polymorphie**	10.0
5.10	**Kontrolle von Verunreinigungen in Substanzen zur pharmazeutischen Verwendung**	10.0
5.11	**Zum Abschnitt „Eigenschaften" in Monographien**	10.0
5.12	**Referenzstandards**	10.0
5.14	**Gentransfer-Arzneimittel zur Anwendung am Menschen**	10.0
5.15	**Funktionalitätsbezogene Eigenschaften von Hilfsstoffen**	10.0
5.16	**Kristallinität**	10.0
5.17	**Empfehlungen zu Methoden der pharmazeutischen Technologie**	
5.17.1	Empfehlungen zur Bestimmung der Wirkstofffreisetzung	10.0
5.19	**Unmittelbar vor Abgabe/Anwendung hergestellte radioaktive Arzneimittel**	10.0
5.20	**Verunreinigungen durch Elemente**	10.0
5.21	**Chemometrische Methoden zur Auswertung analytischer Daten**	10.0
5.22	**Bezeichnungen von in der Traditionellen Chinesischen Medizin verwendeten pflanzlichen Drogen**	10.1
5.23	**Monographien zu Extrakten aus pflanzlichen Drogen (Text zur Information)**	10.0
5.24	**Chemische Bildgebung**	10.0
5.25	**Prozessanalytische Technologie**	10.0

Monographiegruppen

Stand

Allgemeine Monographien

Ätherische Öle 10.0
Allergenzubereitungen 10.0
Chemische Vorläufersubstanzen für radioaktive Arzneimittel 10.0
DNA-rekombinationstechnisch hergestellte Produkte 10.0
Extrakte aus pflanzlichen Drogen 10.0
Fermentationsprodukte 10.0
Immunsera von Tieren zur Anwendung am Menschen 10.0
Immunsera für Tiere 10.0
Impfstoffe für Menschen 10.0
Impfstoffe für Tiere 10.0
Instantteezubereitungen aus pflanzlichen Drogen 10.0
Lebende biotherapeutische Produkte zur Anwendung am Menschen 10.0
Monoklonale Antikörper für Menschen 10.0
Pflanzliche Drogen 10.0
Zubereitungen aus pflanzlichen Drogen 10.0
Pflanzliche Drogen zur Teebereitung 10.0
Pflanzliche fette Öle 10.0
Pharmazeutische Zubereitungen 10.0
Produkte mit dem Risiko der Übertragung von Erregern der spongiformen Enzephalopathie tierischen Ursprungs 10.0
Radioaktive Arzneimittel 10.0
Substanzen zur pharmazeutischen Verwendung 10.0

Monographien zu Darreichungsformen

Glossar 10.0
Arzneimittel-Vormischungen zur veterinärmedizinischen Anwendung 10.0
Flüssige Zubereitungen zum Einnehmen 10.0
Flüssige Zubereitungen zur kutanen Anwendung 10.0
Flüssige Zubereitungen zur kutanen Anwendung am Tier 10.0
Granulate 10.0
Halbfeste Zubereitungen zur kutanen Anwendung 10.0
Halbfeste Zubereitungen zur oralen Anwendung am Tier 10.0
Intraruminale Wirkstofffreisetzungssysteme 10.0
Kapseln 10.0
Wirkstoffhaltige Kaugummis 10.0
Parenteralia 10.0
Pulver zum Einnehmen 10.0
Pulver zur kutanen Anwendung 10.0
Wirkstoffhaltige Schäume 10.0
Stifte und Stäbchen 10.0
Tabletten 10.0
Wirkstoffhaltige Tampons 10.0
Transdermale Pflaster 10.0
Zubereitungen in Druckbehältnissen 10.0
Zubereitungen zum Spülen 10.0
Zubereitungen zur Anwendung am Auge 10.0
Zubereitungen zur Anwendung am Ohr 10.0
Zubereitungen zur Anwendung in der Mundhöhle 10.0
Zubereitungen zur Inhalation 10.0
Zubereitungen zur intramammären Anwendung für Tiere 10.0
Zubereitungen zur intrauterinen Anwendung für Tiere 10.0
Zubereitungen zur nasalen Anwendung 10.0
Zubereitungen zur rektalen Anwendung 10.0
Zubereitungen zur vaginalen Anwendung 10.0

Stand

Impfstoffe für Menschen

BCG-Impfstoff (gefriergetrocknet) ... 10.0
BCG zur Immuntherapie ... 10.0
Cholera-Impfstoff (inaktiviert, oral) ... 10.0
Diphtherie-Adsorbat-Impfstoff ... 10.0
Diphtherie-Adsorbat-Impfstoff (reduzierter Antigengehalt) ... 10.0
Diphtherie-Tetanus-Adsorbat-Impfstoff ... 10.0
Diphtherie-Tetanus-Adsorbat-Impfstoff (reduzierter Antigengehalt) ... 10.0
Diphtherie-Tetanus-Hepatitis-B(rDNA)-Adsorbat-Impfstoff ... 10.0
Diphtherie-Tetanus-Pertussis(azellulär, aus Komponenten)-Adsorbat-Impfstoff ... 10.0
Diphtherie-Tetanus-Pertussis(azellulär, aus Komponenten)-Adsorbat-Impfstoff (reduzierter Antigengehalt) .. 10.0
Diphtherie-Tetanus-Pertussis(azellulär, aus Komponenten)-Haemophilus-Typ-b(konjugiert)-Adsorbat-Impfstoff ... 10.0
Diphtherie-Tetanus-Pertussis(azellulär, aus Komponenten)-Hepatitis-B(rDNA)-Adsorbat-Impfstoff ... 10.0
Diphtherie-Tetanus-Pertussis(azellulär, aus Komponenten)-Hepatitis-B(rDNA)-Poliomyelitis(inaktiviert)-Haemophilus-Typ-b(konjugiert)-Adsorbat-Impfstoff ... 10.0
Diphtherie-Tetanus-Pertussis(azellulär, aus Komponenten)-Poliomyelitis(inaktiviert)-Adsorbat-Impfstoff ... 10.0
Diphtherie-Tetanus-Pertussis(azellulär, aus Komponenten)-Poliomyelitis(inaktiviert)-Adsorbat-Impfstoff (reduzierter Antigengehalt) ... 10.0
Diphtherie-Tetanus-Pertussis(azellulär, aus Komponenten)-Poliomyelitis(inaktiviert)-Haemophilus-Typ-b(konjugiert)-Adsorbat-Impfstoff ... 10.0
Diphtherie-Tetanus-Pertussis(Ganzzell)-Adsorbat-Impfstoff ... 10.0
Diphtherie-Tetanus-Pertussis(Ganzzell)-Poliomyelitis(inaktiviert)-Adsorbat-Impfstoff ... 10.0
Diphtherie-Tetanus-Pertussis(Ganzzell)-Poliomyelitis(inaktiviert)-Haemophilus-Typ-b(konjugiert)-Adsorbat-Impfstoff ... 10.0
Diphtherie-Tetanus-Poliomyelitis(inaktiviert)-Adsorbat-Impfstoff (reduzierter Antigengehalt) ... 10.0
FSME-Impfstoff (inaktiviert) ... 10.0
Gelbfieber-Lebend-Impfstoff ... 10.0
Gürtelrose(Herpes-Zoster)-Lebend-Impfstoff ... 10.0
Haemophilus-Typ-b-Impfstoff (konjugiert) ... 10.0
Haemophilus-Typ-b-und-Meningokokken-Gruppe-C-Impfstoff (konjugiert) ... 10.0
Hepatitis-A-Adsorbat-Impfstoff (inaktiviert) ... 10.0
Hepatitis-A-Adsorbat(inaktiviert)-Typhus-Polysaccharid-Impfstoff ... 10.0
Hepatitis-A-Impfstoff (inaktiviert, Virosom) ... 10.0
Hepatitis-A(inaktiviert)-Hepatitis-B(rDNA)-Adsorbat-Impfstoff ... 10.0
Hepatitis-B-Impfstoff (rDNA) ... 10.0
Humanes-Papillomavirus-Impfstoff (rDNA) ... 10.0
Influenza-Impfstoff (inaktiviert) ... 10.0
Influenza-Impfstoff (inaktiviert, aus Zellkulturen) ... 10.0
Influenza-Lebend-Impfstoff (nasal) ... 10.0
Influenza-Spaltimpfstoff (inaktiviert) ... 10.0
Influenza-Spaltimpfstoff aus Oberflächenantigen (inaktiviert) ... 10.0
Influenza-Spaltimpfstoff aus Oberflächenantigen (inaktiviert, aus Zellkulturen) ... 10.0
Influenza-Spaltimpfstoff aus Oberflächenantigen (inaktiviert, Virosom) ... 10.0
Masern-Lebend-Impfstoff ... 10.0
Masern-Mumps-Röteln-Lebend-Impfstoff ... 10.0
Masern-Mumps-Röteln-Varizellen-Lebend-Impfstoff ... 10.0
Meningokokken-Gruppe-A-C-W135-Y-Impfstoff (konjugiert) ... 10.0
Meningokokken-Gruppe-C-Impfstoff (konjugiert) ... 10.0
Meningokokken-Polysaccharid-Impfstoff ... 10.0
Milzbrand-Adsorbat-Impfstoff (aus Zellkulturfiltraten) für Menschen ... 10.0
Mumps-Lebend-Impfstoff ... 10.0
Pertussis-Adsorbat-Impfstoff (azellulär, aus Komponenten) ... 10.0
Pertussis-Adsorbat-Impfstoff (azellulär, co-gereinigt) ... 10.0
Pertussis(Ganzzell)-Adsorbat-Impfstoff ... 10.0
Pneumokokken-Polysaccharid-Adsorbat-Impfstoff (konjugiert) ... 10.0
Pneumokokken-Polysaccharid-Impfstoff ... 10.0
Pocken-Lebend-Impfstoff ... 10.0
Poliomyelitis-Impfstoff (inaktiviert) ... 10.0
Poliomyelitis-Impfstoff (oral) ... 10.0
Röteln-Lebend-Impfstoff ... 10.0
Rotavirus-Lebend-Impfstoff (oral) ... 10.0
Tetanus-Adsorbat-Impfstoff ... 10.0

	Stand
Tollwut-Impfstoff aus Zellkulturen für Menschen	10.0
Typhus-Impfstoff	10.0
Typhus-Lebend-Impfstoff (Stamm Ty 21a) (oral)	10.0
Typhus-Polysaccharid-Impfstoff	10.0
Varizellen-Lebend-Impfstoff	10.0
Impfstoffe für Tiere	
Adenovirose-Impfstoff (inaktiviert) für Hunde	10.0
Adenovirose-Lebend-Impfstoff für Hunde	10.0
Aktinobazillose-Impfstoff (inaktiviert) für Schweine	10.0
Infektiöse-Anämie-Lebend-Impfstoff für Hühner	10.0
Aujeszky'sche-Krankheit-Impfstoff (inaktiviert) für Schweine	10.0
Aujeszky'sche-Krankheit-Lebend-Impfstoff zur parenteralen Anwendung für Schweine	10.0
Infektiöse-Aviäre-Encephalomyelitis-Lebend-Impfstoff	10.0
Infektiöse-Aviäre-Laryngotracheitis-Lebend-Impfstoff	10.0
Aviäres-Paramyxovirus-3-Impfstoff (inaktiviert) für Truthühner	10.0
Bordetella-bronchiseptica-Lebend-Impfstoff für Hunde	10.0
Botulismus-Impfstoff für Tiere	10.0
Infektiöse-Bovine-Rhinotracheitis-Lebend-Impfstoff für Rinder	10.0
Infektiöse-Bronchitis-Impfstoff (inaktiviert) für Geflügel	10.0
Infektiöse-Bronchitis-Lebend-Impfstoff für Geflügel	10.0
Brucellose-Lebend-Impfstoff (*Brucella melitensis* Stamm Rev. 1) für Tiere	10.0
Infektiöse-Bursitis-Impfstoff (inaktiviert) für Geflügel	10.0
Infektiöse-Bursitis-Lebend-Impfstoff für Geflügel	10.0
Calicivirose-Impfstoff (inaktiviert) für Katzen	10.0
Calicivirose-Lebend-Impfstoff für Katzen	10.0
Chlamydien-Impfstoff (inaktiviert) für Katzen	10.0
Cholera-Impfstoff (inaktiviert) für Geflügel	10.0
Clostridium-chauvoei-Impfstoff für Tiere	10.0
Clostridium-novyi-(Typ B)-Impfstoff für Tiere	10.0
Clostridium-perfringens-Impfstoff für Tiere	10.0
Clostridium-septicum-Impfstoff für Tiere	10.0
Colibacillose-Impfstoff (inaktiviert) für neugeborene Ferkel	10.0
Colibacillose-Impfstoff (inaktiviert) für neugeborene Wiederkäuer	10.0
Coronavirusdiarrhoe-Impfstoff (inaktiviert) für Kälber	10.0
Egg-Drop-Syndrom-'76-Impfstoff (inaktiviert)	10.0
Entenpest-Lebend-Impfstoff	10.0
Enzootische-Pneumonie-Impfstoff (inaktiviert) für Schweine	10.0
Furunkulose-Impfstoff (inaktiviert, injizierbar, mit öligem Adjuvans) für Salmoniden	10.0
Geflügelpocken-Lebend-Impfstoff	10.0
Hämorrhagische-Krankheit-Impfstoff (inaktiviert) für Kaninchen	10.0
Hepatitis-Typ-I-Lebend-Impfstoff für Enten	10.0
Herpesvirus-Impfstoff (inaktiviert) für Pferde	10.0
Influenza-Impfstoff (inaktiviert) für Pferde	10.0
Influenza-Impfstoff (inaktiviert) für Schweine	10.0
Kokzidiose-Lebend-Impfstoff für Hühner	10.0
Leptospirose-Impfstoff (inaktiviert) für Hunde	10.0
Leptospirose-Impfstoff (inaktiviert) für Rinder	10.0
Leukose-Impfstoff (inaktiviert) für Katzen	10.0
Mannheimia-Impfstoff (inaktiviert) für Rinder	10.0
Mannheimia-Impfstoff (inaktiviert) für Schafe	10.0
Marek'sche-Krankheit-Lebend-Impfstoff	10.0
Maul-und-Klauenseuche-Impfstoff (inaktiviert) für Wiederkäuer	10.0
Milzbrandsporen-Lebend-Impfstoff für Tiere	10.0
Mycoplasma-gallisepticum-Impfstoff (inaktiviert)	10.0
Myxomatose-Lebend-Impfstoff für Kaninchen	10.0
Newcastle-Krankheit-Impfstoff (inaktiviert)	10.0
Newcastle-Krankheit-Lebend-Impfstoff	10.0
Infektiöse-Pankreasnekrose-Impfstoff (inaktiviert, injizierbar, mit öligem Adjuvans) für Salmoniden	10.0
Infektiöse-Panleukopenie-Impfstoff (inaktiviert) für Katzen	10.0
Infektiöse-Panleukopenie-Lebend-Impfstoff für Katzen	10.0
Parainfluenza-Virus-Lebend-Impfstoff für Hunde	10.0
Parainfluenza-Virus-Lebend-Impfstoff für Rinder	10.0

Stand

Parvovirose-Impfstoff (inaktiviert) für Hunde 10.0
Parvovirose-Impfstoff (inaktiviert) für Schweine 10.0
Parvovirose-Lebend-Impfstoff für Hunde 10.0
Pasteurella-Impfstoff (inaktiviert) für Schafe 10.0
Respiratorisches-Syncytial-Virus-Lebend-Impfstoff für Rinder 10.0
Progressive-Rhinitis-atrophicans-Impfstoff (inaktiviert) für Schweine 10.0
Infektiöse-Rhinotracheitis-Impfstoff (inaktiviert) für Rinder 10.0
Infektiöse-Rhinotracheitis-Lebend-Impfstoff für Truthühner 10.0
Rhinotracheitis-Virus-Impfstoff (inaktiviert) für Katzen 10.0
Rhinotracheitis-Virus-Lebend-Impfstoff für Katzen 10.0
Rotavirusdiarrhoe-Impfstoff (inaktiviert) für Kälber 10.0
Rotmaulseuche-Impfstoff (inaktiviert) für Regenbogenforellen 10.0
Salmonella-Enteritidis-Impfstoff (inaktiviert) für Hühner 10.0
Salmonella-Enteritidis-Lebend-Impfstoff (oral) für Hühner 10.0
Salmonella-Typhimurium-Impfstoff (inaktiviert) für Hühner 10.0
Salmonella-Typhimurium-Lebend-Impfstoff (oral) für Hühner 10.0
Klassische-Schweinepest-Lebend-Impfstoff (aus Zellkulturen) 10.0
Schweinerotlauf-Impfstoff (inaktiviert) 10.0
Staupe-Lebend-Impfstoff für Frettchen und Nerze 10.0
Staupe-Lebend-Impfstoff für Hunde 10.0
Tenosynovitis-Virus-Lebend-Impfstoff für Geflügel 10.0
Tetanus-Impfstoff für Tiere 10.0
Tollwut-Impfstoff (inaktiviert) für Tiere 10.0
Tollwut-Lebend-Impfstoff (oral) für Füchse und Marderhunde 10.0
Vibriose-Impfstoff (inaktiviert) für Salmoniden 10.0
Kaltwasser-Vibriose-Impfstoff (inaktiviert) für Salmoniden 10.0
Virusdiarrhoe-Impfstoff (inaktiviert) für Rinder 10.0

Immunsera für Menschen

Botulismus-Antitoxin 10.0
Diphtherie-Antitoxin 10.0
Gasbrand-Antitoxin *(Clostridium novyi)* 10.0
Gasbrand-Antitoxin *(Clostridium perfringens)* 10.0
Gasbrand-Antitoxin *(Clostridium septicum)* 10.0
Gasbrand-Antitoxin (polyvalent) 10.0
Schlangengift-Immunserum (Europa) 10.0
Tetanus-Antitoxin 10.0

Immunsera für Tiere

Tetanus-Antitoxin für Tiere 10.0

Radioaktive Arzneimittel und Ausgangsmaterialien für radioaktive Arzneimittel

(^{125}I)Albumin-Injektionslösung vom Menschen 10.0
(^{18}F)Alovudin-Injektionslösung 10.0
(^{13}N)Ammoniak-Injektionslösung 10.0
(^{51}Cr)Chromedetat-Injektionslösung 10.0
(^{57}Co)Cyanocobalamin-Kapseln 10.0
(^{58}Co)Cyanocobalamin-Kapseln 10.0
(^{57}Co)Cyanocobalamin-Lösung 10.0
(^{58}Co)Cyanocobalamin-Lösung 10.0
(^{18}F)Fludesoxyglucose-Injektionslösung 10.0
(^{18}F)Fluorcholin-Injektionslösung 10.0
(^{18}F)Fluorethyl-L-tyrosin-Injektionslösung 10.0
(^{18}F)Fluorid-Lösung zur Radiomarkierung 10.0
(^{18}F)Fluormisonidazol-Injektionslösung 10.0
(^{18}F)Fluorodopa-Injektionslösung ((^{18}F)Fluorodopa hergestellt durch elektrophile Substitution) 10.0
(^{18}F)Fluorodopa-Injektionslösung ((^{18}F)Fluorodopa hergestellt durch nukleophile Substitution) 10.0
(^{68}Ga)Galliumchlorid-Lösung zur Radiomarkierung 10.0
(^{67}Ga)Galliumcitrat-Injektionslösung 10.0
(^{68}Ga)Galliumedotreotid-Injektionslösung 10.0
(^{111}In)Indium(III)-chlorid-Lösung 10.0
(^{111}In)Indiumoxinat-Lösung 10.0
(^{111}In)Indium-Pentetat-Injektionslösung 10.0

	Stand
(^{123}I)Iobenguan-Injektionslösung	10.0
(^{131}I)Iobenguan-Injektionslösung für diagnostische Zwecke	10.0
(^{131}I)Iobenguan-Injektionslösung für therapeutische Zwecke	10.0
Iobenguansulfat zur Herstellung von radioaktiven Arzneimitteln	10.0
(^{131}I)Iodmethylnorcholesterol-Injektionslösung	10.0
(^{15}O)Kohlenmonoxid	10.0
(^{81m}Kr)Krypton zur Inhalation	10.0
Kupfertetramibitetrafluoroborat zur Herstellung von radioaktiven Arzneimitteln	10.0
(^{177}Lu)Lutetium-Lösung zur Radiomarkierung	10.0
Medronsäure zur Herstellung von radioaktiven Arzneimitteln	10.0
([^{11}C]Methoxy)Racloprid-Injektionslösung	10.0
([^{11}C]Methyl)Cholin-Injektionslösung	10.0
(5-[^{11}C]Methyl)Flumazenil-Injektionslösung	10.0
L-([^{11}C]Methyl)Methionin-Injektionslösung	10.0
Natrium([1-^{11}C])acetat-Injektionslösung	10.0
Natriumcalcium-Pentetat zur Herstellung von radioaktiven Arzneimitteln	10.0
Sterile Natrium(^{51}Cr)chromat-Lösung	10.0
Natriumdiphosphat-Decahydrat zur Herstellung von radioaktiven Arzneimitteln	10.0
Natrium(^{18}F)fluorid-Injektionslösung	10.0
Natriumiodhippurat-Dihydrat zur Herstellung von radioaktiven Arzneimitteln	10.0
Natrium(^{123}I)iodhippurat-Injektionslösung	10.0
Natrium(^{131}I)iodhippurat-Injektionslösung	10.0
Natrium(^{123}I)iodid-Injektionslösung	10.0
Natrium(^{131}I)iodid-Kapseln für diagnostische Zwecke	10.0
Natrium(^{131}I)iodid-Kapseln für therapeutische Zwecke	10.0
Natrium(^{131}I)iodid-Lösung	10.0
Natrium(^{123}I)iodid-Lösung zur Radiomarkierung	10.0
Natrium(^{131}I)iodid-Lösung zur Radiomarkierung	10.0
Natrium(^{99}Mo)molybdat-Lösung aus Kernspaltprodukten	10.0
Natrium(^{99m}Tc)pertechnetat-Injektionslösung (hergestellt in einem Beschleuniger)	10.0
Natrium(^{99m}Tc)pertechnetat-Injektionslösung aus Kernspaltprodukten	10.0
Natrium(^{99m}Tc)pertechnetat-Injektionslösung nicht aus Kernspaltprodukten	10.0
Natrium(^{32}P)phosphat-Injektionslösung	10.0
(^{15}O)Sauerstoff	10.0
(^{89}Sr)Strontiumchlorid-Injektionslösung	10.0
(^{99m}Tc)Technetium-Albumin-Injektionslösung	10.0
(^{99m}Tc)Technetium-Bicisat-Injektionslösung	10.0
(^{99m}Tc)Technetium-Etifenin-Injektionslösung	10.0
(^{99m}Tc)Technetium-Exametazim-Injektionslösung	10.0
(^{99m}Tc)Technetium-Gluconat-Injektionslösung	10.0
(^{99m}Tc)Technetium-Macrosalb-Injektionslösung	10.0
(^{99m}Tc)Technetium-Mebrofenin-Injektionslösung	10.0
(^{99m}Tc)Technetium-Medronat-Injektionslösung	10.0
(^{99m}Tc)Technetium-Mertiatid-Injektionslösung	10.0
(^{99m}Tc)Technetium-Mikrosphären-Injektionslösung	10.0
(^{99m}Tc)Technetium-Oxidronat-Injektionslösung	10.0
(^{99m}Tc)Technetium-Pentetat-Injektionslösung	10.0
(^{99m}Tc)Technetium-Rheniumsulfid-Kolloid-Injektionslösung	10.0
(^{99m}Tc)Technetium-Schwefel-Kolloid-Injektionslösung	10.0
(^{99m}Tc)Technetium-Sestamibi-Injektionslösung	10.0
(^{99m}Tc)Technetium-Succimer-Injektionslösung	10.0
(^{99m}Tc)Technetium-Zinndiphosphat-Injektionslösung	10.0
(^{99m}Tc)Technetium-Zinn-Kolloid-Injektionslösung	10.0
Tetra-*O*-acetylmannosetriflat zur Herstellung von radioaktiven Arzneimitteln	10.0
(^{201}Tl)Thalliumchlorid-Injektionslösung	10.0
(^{15}O)Wasser-Injektionslösung	10.0
Tritiiertes-(^{3}H)Wasser-Injektionslösung	10.0
(^{133}Xe)Xenon-Injektionslösung	10.0
(^{90}Y)Yttriumchlorid-Lösung zur Radiomarkierung	10.0

Beachten Sie den Hinweis auf „Allgemeine Monographien" zu Anfang des Bands auf Seite B

Stand

Nahtmaterial für Menschen
Nahtmaterial für Menschen: Einleitung 10.0
Steriles Catgut 10.0
Sterile, nicht resorbierbare Fäden 10.0
Sterile, resorbierbare, synthetische, geflochtene Fäden 10.0
Sterile, resorbierbare, synthetische, monofile Fäden 10.0

Nahtmaterial für Tiere
Steriles, resorbierbares Catgut im Fadenspender für Tiere 10.0
Sterile, nicht resorbierbare Fäden im Fadenspender für Tiere 10.0
Steriler Leinenfaden im Fadenspender für Tiere 10.0
Steriler Polyamidfaden im Fadenspender für Tiere 10.0
Steriler Polyesterfaden im Fadenspender für Tiere 10.0
Steriler, geflochtener Seidenfaden im Fadenspender für Tiere 10.0

Pflanzliche Drogen und Zubereitungen aus pflanzlichen Drogen
Pflanzliche Drogen: Einleitung 10.0
Abelmoschus-Blütenkrone* 10.0
Achyranthiswurzel * 10.0
Agar 10.0
Akebiaspross* 10.0
Curaçao-Aloe 10.0
Kap-Aloe 10.0
Eingestellter Aloetrockenextrakt 10.0
Amomum-Früchte* 10.0
Runde Amomum-Früchte* 10.0
Andornkraut 10.0
Andrographiskraut* 10.0
Anemarrhena-asphodeloides-Wurzelstock* 10.0
Angelica-dahurica-Wurzel* 10.0
Angelica-pubescens-Wurzel* 10.0
Angelica-sinensis-Wurzel* 10.0
Angelikawurzel 10.0
Anis 10.0
Anisöl 10.0
Arnikablüten 10.0
Arnikatinktur 10.0
Artischockenblätter 10.0
Artischockenblättertrockenextrakt 10.0
Atractylodes-lancea-Wurzelstock* 10.0
Atractylodes-macrocephala-Wurzelstock* 10.0
Bärentraubenblätter 10.0
Baikal-Helmkraut-Wurzel* 10.0
Baldriantinktur 10.0
Mit Wasser hergestellter Baldriantrockenextrakt 10.0
Mit wässrig-alkoholischen Mischungen hergestellter Baldriantrockenextrakt 10.0
Baldrianwurzel 10.0
Geschnittene Baldrianwurzel 10.0
Ballonblumenwurzel* 10.0
Belladonnablätter 10.0
Eingestellter Belladonnablättertrockenextrakt 10.0
Eingestelltes Belladonnapulver 10.0
Eingestellte Belladonnatinktur 10.0
Siam-Benzoe 10.0
Siam-Benzoe-Tinktur 10.0
Sumatra-Benzoe 10.0
Sumatra-Benzoe-Tinktur 10.0
Birkenblätter 10.0
Bitterfenchelkrautöl 10.0
Bitterfenchelöl 10.0
Bitterkleeblätter 10.0
Bitterorangenblüten 10.0
Bitterorangenschale 10.0

	Stand
Bitterorangenschalentinktur	10.0
Blutweiderichkraut	10.0
Bocksdornfrüchte*	10.0
Bockshornsamen	10.0
Boldoblätter	10.0
Boldoblättertrockenextrakt	10.0
Braunellenähren*	10.0
Brennnesselblätter	10.0
Brennnesselwurzel	10.0
Buchweizenkraut	10.0
Buschknöterichwurzelstock mit Wurzel*	10.0
Cascararinde	10.0
Eingestellter Cascaratrockenextrakt	10.0
Cassiaöl	10.0
Cayennepfeffer	10.0
Eingestellter Cayennepfefferdickextrakt	10.0
Eingestelltes, raffiniertes Cayennepfefferölharz	10.0
Eingestellte Cayennepfeffertinktur	10.0
Chinarinde	10.0
Eingestellter Chinarindenfluidextrakt	10.0
Chinesische-Esche-Rinde*	10.1
Chinesischer-Liebstöckel-Wurzelstock*	10.0
Chinesischer-Liebstöckel-Wurzelstock mit Wurzel*	10.0
Chinesischer-Tragant-Wurzel*	10.0
Chinesisches-Hasenohr-Wurzel*	10.0
Cimicifugawurzelstock	10.0
Citronellöl	10.0
Citronenöl	10.0
Clematis-armandii-Spross*	10.0
Curcumawurzelstock	10.0
Digitalis-purpurea-Blätter	10.0
Dostenkraut	10.0
Drynariawurzelstock*	10.0
Ecliptakraut*	10.0
Efeublätter	10.0
Eibischblätter	10.0
Eibischwurzel	10.0
Eichenrinde	10.0
Eisenkraut	10.0
Enziantinktur	10.0
Enzianwurzel	10.0
Ephedrakraut*	10.0
Erdrauchkraut	10.0
Eschenblätter	10.0
Eucalyptusblätter	10.0
Eucalyptusöl	10.0
Eucommiarinde*	10.0
Färberdistelblüten*	10.0
Färberknöterichblätter	10.0
Färberwaidwurzel*	10.0
Faulbaumrinde	10.0
Eingestellter Faulbaumrindentrockenextrakt	10.0
Bitterer Fenchel	10.0
Süßer Fenchel	10.0
Flohsamen	10.0
Indische Flohsamen	10.0
Indische Flohsamenschalen	10.0
Frauenmantelkraut	10.0
Gardenienfrüchte*	10.0
Gastrodienwurzelstock*	10.0
Gekrönte-Scharte-Kraut	10.0
Javanische Gelbwurz	10.0
Kanadische Gelbwurz	10.0

Beachten Sie den Hinweis auf „Allgemeine Monographien“ zu Anfang des Bands auf Seite B

	Stand
Gewürznelken	10.0
Ginkgoblätter	10.0
Quantifizierter, raffinierter Ginkgotrockenextrakt	10.0
Ginsengtrockenextrakt	10.0
Ginsengwurzel	10.0
Glockenwindenwurzel*	10.0
Goldfadenwurzelstock*	10.0
Goldrutenkraut	10.0
Echtes Goldrutenkraut	10.0
Grüner Tee	10.0
Guar	10.0
Guarana*	10.0
Arabisches Gummi	10.0
Hagebuttenschalen	10.0
Hamamelisblätter	10.0
Hamamelisrinde	10.0
Hauhechelwurzel	10.0
Frische Heidelbeeren	10.0
Eingestellter, gereinigter Trockenextrakt aus frischen Heidelbeeren	10.0
Getrocknete Heidelbeeren	10.0
Herzgespannkraut	10.0
Hibiscusblüten	10.0
Himalayaschartenwurzel*	10.0
Himbeerblätter*	10.1
Hiobstränensamen*	10.0
Holunderblüten	10.0
Hopfenzapfen	10.0
Houttuyniakraut*	10.0
Ingwerwurzelstock	10.0
Eingestellter Ipecacuanhafluidextrakt	10.0
Eingestelltes Ipecacuanhapulver	10.0
Eingestellte Ipecacuanhatinktur	10.0
Ipecacuanhawurzel	10.0
Isländisches Moos/Isländische Flechte	10.0
Japanischer-Pagodenbaum-Blüten*	10.0
Japanischer-Pagodenbaum-Blütenknospen*	10.0
Johanniskraut	10.0
Quantifizierter Johanniskrauttrockenextrakt	10.0
Römische Kamille	10.0
Kamillenblüten	10.0
Kamillenfluidextrakt	10.0
Kamillenöl	10.0
Kiefernnadelöl	10.0
Klatschmohnblüten	10.0
Knoblauchpulver	10.0
Königskerzenblüten/Wollblumen	10.0
Kolasamen	10.0
Kolophonium	10.0
Kopoubohnenwurzel*	10.0
Mehlige Kopoubohnenwurzel*	10.0
Koriander	10.0
Korianderöl	10.0
Kümmel	10.0
Kümmelöl	10.0
Latschenkiefernöl	10.0
Lavendelblüten	10.0
Lavendelöl	10.0
Leinsamen	10.0
Leopardenblumenwurzelstock*	10.0
Lerchenspornwurzelstock *	10.0
Liebstöckelwurzel	10.0
Lindenblüten	10.0
Löwenzahnkraut mit Wurzel	10.0

	Stand
Löwenzahnwurzel	10.0
Mädesüßkraut	10.0
Mäusedornwurzelstock	10.0
Magnolia-biondii-Blütenknospen*	10.0
Magnolia-officinalis-Blüten*	10.0
Magnolienrinde*	10.0
Malvenblätter	10.0
Malvenblüten	10.0
Mandarinenschale*	10.0
Mandarinenschalenöl	10.0
Mariendistelfrüchte	10.0
Eingestellter, gereinigter Mariendistelfrüchtetrockenextrakt	10.0
Mastix	10.0
Mateblätter	10.0
Melissenblätter	10.0
Melissenblättertrockenextrakt	10.0
Minzöl	10.0
Mönchspfefferfrüchte	10.0
Mönchspfefferfrüchtetrockenextrakt	10.0
Muskatellersalbeiöl	10.0
Muskatöl	10.0
Mutterkraut	10.0
Myrrhe	10.0
Myrrhentinktur	10.0
Nelkenöl	10.0
Neroliöl/Bitterorangenblütenöl	10.0
Niaouliöl vom Cineol-Typ	10.0
Notoginsengwurzel*	10.0
Odermennigkraut	10.0
Ölbaumblätter	10.0
Ölbaumblättertrockenextrakt	10.0
Opium	10.0
Eingestelltes Opiumpulver	10.0
Eingestellte Opiumtinktur	10.0
Eingestellter Opiumtrockenextrakt	10.0
Orientalischer-Knöterich-Früchte*	10.0
Orthosiphonblätter	10.0
Passionsblumenkraut	10.0
Passionsblumenkrauttrockenextrakt	10.0
Pelargoniumwurzel	10.0
Perubalsam	10.0
Pfeffer*	10.0
Langer Pfeffer*	10.0
Pfefferminzblätter	10.0
Pfefferminzblättertrockenextrakt	10.0
Pfefferminzöl	10.0
Rote Pfingstrosenwurzel*	10.0
Weiße Pfingstrosenwurzel*	10.0
Afrikanische Pflaumenbaumrinde	10.0
Poria-cocos-Fruchtkörper*	10.0
Primelwurzel	10.0
Queckenwurzelstock	10.0
Quendelkraut	10.0
Ratanhiatinktur	10.0
Ratanhiawurzel	10.0
Rehmanniawurzel	10.1
Rhabarberwurzel	10.0
Ringelblumenblüten	10.1
Rohrkolbenpollen*	10.0
Rosmarinblätter	10.0
Rosmarinöl	10.0
Rosskastaniensamen	10.0
Eingestellter Rosskastaniensamentrockenextrakt	10.0

Beachten Sie den Hinweis auf „Allgemeine Monographien" zu Anfang des Bands auf Seite B

	Stand
Rotwurzsalbei-Wurzelstock mit Wurzel*	10.0
Sägepalmenfrüchte	10.0
Sägepalmenfrüchteextrakt	10.0
Dreilappiger Salbei	10.0
Salbeiblätter	10.0
Spanisches Salbeiöl	10.0
Salbeitinktur	10.0
Schachtelhalmkraut	10.0
Schafgarbenkraut	10.0
Schisandrafrüchte*	10.0
Schlangenbartwurzel*	10.0
Schlangenwiesenknöterichwurzelstock*	10.0
Schnurbaumwurzel*	10.0
Schöllkraut	10.0
Schwarze-Johannisbeere-Blätter	10.0
Schwarznesselkraut	10.0
Seifenrinde	10.0
Senegawurzel	10.0
Sennesfiederblättchen	10.1
Eingestellter Sennesblättertrockenextrakt	10.0
Sennesfrüchte	10.1
Sinomenium-acutum-Spross*	10.0
Purpur-Sonnenhut-Kraut	10.0
Blasser-Sonnenhut-Wurzel	10.0
Purpur-Sonnenhut-Wurzel	10.0
Schmalblättriger-Sonnenhut-Wurzel	10.0
Speiköl	10.0
Spitzwegerichblätter	10.0
Stachelpanaxwurzelrinde*	10.0
Steinkleekraut	10.0
Stephania-tetrandra-Wurzel*	10.0
Sternanis	10.0
Sternanisöl	10.0
Wildes Stiefmütterchen mit Blüten	10.0
Stinkeschenfrüchte*	10.0
Stramoniumblätter	10.0
Eingestelltes Stramoniumpulver	10.0
Strauchpäonienwurzelrinde*	10.0
Süßholzwurzel	10.0
Süßholzwurzeltrockenextrakt als Geschmackskorrigens	10.0
Süßorangenschalenöl	10.0
Taigawurzel	10.0
Tang	10.0
Tausendgüldenkraut	10.0
Teebaumöl	10.0
Terpentinöl	10.0
Teufelskrallenwurzel	10.0
Teufelskrallenwurzeltrockenextrakt	10.0
Thymian	10.0
Thymianöl vom Thymol-Typ	10.0
Tolubalsam	10.0
Tormentilltinktur	10.0
Tormentillwurzelstock	10.0
Tragant	10.0
Uncariazweige mit Dornen*	10.0
Vielblütiger-Knöterich-Wurzel*	10.0
Vogelknöterichkraut	10.0
Wacholderbeeren	10.0
Wacholderöl	10.0
Asiatisches Wassernabelkraut	10.0
Weidenrinde	10.0
Weidenrindentrockenextrakt	10.0
Indischer Weihrauch	10.0

	Stand
Weißdornblätter mit Blüten	10.0
Quantifizierter Weißdornblätter-mit-Blüten-Fluidextrakt	10.0
Weißdornblätter-mit-Blüten-Trockenextrakt	10.0
Weißdornfrüchte	10.1
Wermutkraut	10.0
Großer-Wiesenknopf-Wurzel*	10.0
Wolfstrappkraut*	10.0
Yamswurzelknollen*	10.0
Japanische Yamswurzelknollen*	10.0
Zanthoxylum-bungeanum-Schale*	10.0
Zimtblätteröl	10.0
Zimtöl	10.0
Zimtrinde	10.0
Zitronenverbenenblätter	10.0

Hinweis: Bei den mit * gekennzeichneten Texten handelt es sich um Monographien zu Drogen, die insbesondere in der Traditionellen Chinesischen Medizin (TCM) verwendet werden.

Homöopathische Zubereitungen und Stoffe für homöopathische Zubereitungen

Homöopathische Zubereitungen: Einleitung	10.0
Homöopathische Zubereitungen	10.0
Imprägnierte homöopathische Kügelchen (Streukügelchen/Globuli)	10.0
Pflanzliche Drogen für homöopathische Zubereitungen	10.0
Umhüllte homöopathische Kügelchen (Globuli velati)	10.0
Urtinkturen für homöopathische Zubereitungen	10.0
Vorschriften zur Herstellung homöopathischer konzentrierter Zubereitungen und zur Potenzierung	10.0
Wirkstofffreie Kügelchen für homöopathische Zubereitungen	10.0
Acidum picrinicum für homöopathische Zubereitungen	10.0
Acidum succinicum für homöopathische Zubereitungen	10.0
Adonis vernalis für homöopathische Zubereitungen*	10.1
Agaricus phalloides für homöopathische Zubereitungen	10.0
Allium sativum für homöopathische Zubereitungen	10.0
Ammonium carbonicum für homöopathische Zubereitungen	10.0
Anacardium für homöopathische Zubereitungen	10.0
Apis für homöopathische Zubereitungen	10.0
Arsenicum album für homöopathische Zubereitungen	10.0
Aurum chloratum natronatum für homöopathische Zubereitungen	10.0
Barium chloratum für homöopathische Zubereitungen	10.0
Belladonna für homöopathische Zubereitungen	10.0
Cadmium sulfuricum für homöopathische Zubereitungen	10.0
Calcium fluoratum für homöopathische Zubereitungen	10.0
Calcium iodatum für homöopathische Zubereitungen	10.0
Cocculus für homöopathische Zubereitungen	10.0
Crocus für homöopathische Zubereitungen	10.0
Cuprum aceticum für homöopathische Zubereitungen	10.0
Cuprum metallicum für homöopathische Zubereitungen	10.0
Digitalis für homöopathische Zubereitungen	10.0
Ferrum metallicum für homöopathische Zubereitungen	10.0
Hedera helix für homöopathische Zubereitungen	10.0
Histaminum für homöopathische Zubereitungen	10.0
Hydrastis canadensis für homöopathische Zubereitungen	10.0
Hyoscyamus für homöopathische Zubereitungen	10.0
Hypericum für homöopathische Zubereitungen	10.0
Ignatia für homöopathische Zubereitungen	10.0
Kalium bichromicum für homöopathische Zubereitungen	10.0
Magnesium fluoratum für homöopathische Zubereitungen	10.1
Magnesium phosphoricum für homöopathische Zubereitungen	10.0
Nux vomica für homöopathische Zubereitungen	10.0
Petroleum rectificatum für homöopathische Zubereitungen	10.0
Selenium für homöopathische Zubereitungen	10.0
Staphysagria für homöopathische Zubereitungen	10.0
Sulfur für homöopathische Zubereitungen	10.0
Urtica dioica für homöopathische Zubereitungen	10.0

Monographien A-Z

A

	Stand
Abacavirsulfat	10.0
Acamprosat-Calcium	10.0
Acarbose	10.0
Acebutololhydrochlorid	10.0
Aceclofenac	10.0
Acemetacin	10.0
Acesulfam-Kalium	10.0
Acetazolamid	10.0
Aceton	10.0
Acetylcholinchlorid	10.0
Acetylcystein	10.0
β-Acetyldigoxin	10.0
Acetylsalicylsäure	10.0
N-Acetyltryptophan	10.0
N-Acetyltyrosin	10.0
Aciclovir	10.0
Acitretin	10.0
Adapalen	10.0
Adenin	10.0
Adenosin	10.0
Adipinsäure	10.0
Äpfelsäure	10.0
Alanin	10.0
Albendazol	10.0
Albuminlösung vom Menschen	10.0
Alcuroniumchlorid	10.0
Alfacalcidol	10.0
Alfadex	10.0
Alfentanilhydrochlorid-Hydrat	10.1
Alfuzosinhydrochlorid	10.0
Alginsäure	10.0
Alimemazinhemitartrat	10.0
Allantoin	10.0
Allopurinol	10.0
Almagat	10.0
Almotriptanmalat	10.1
Alprazolam	10.0
Alprenololhydrochlorid	10.0
Alprostadil	10.0
Alteplase zur Injektion	10.0
Altizid	10.1
Alttuberkulin zur Anwendung am Menschen	10.0
Aluminiumchlorid-Hexahydrat	10.0
Wasserhaltiges Aluminiumhydroxid zur Adsorption	10.0
Aluminiumkaliumsulfat	10.0
Aluminium-Magnesium-Silicat	10.0
Aluminium-Natrium-Silicat	10.0
Wasserhaltiges Aluminiumoxid/Algeldrat	10.0
Wasserhaltiges Aluminiumphosphat	10.0
Aluminiumphosphat-Gel	10.0
Aluminiumstearat	10.0
Aluminiumsulfat	10.0
Alverincitrat	10.0
Amantadinhydrochlorid	10.0
Ambroxolhydrochlorid	10.0
Ameisensäure	10.0
Amfetaminsulfat	10.0

	Stand
Amidotrizoesäure-Dihydrat	10.0
Amikacin	10.0
Amikacinsulfat	10.0
Amiloridhydrochlorid-Dihydrat	10.0
4-Aminobenzoesäure	10.0
Aminocapronsäure	10.0
Aminoglutethimid	10.0
Amiodaronhydrochlorid	10.0
Amisulprid	10.0
Amitriptylinhydrochlorid	10.0
Amlodipinbesilat	10.0
Konzentrierte Ammoniak-Lösung	10.0
Ammoniumbituminosulfonat	10.0
Ammoniumbromid	10.0
Ammoniumchlorid	10.0
Ammoniumglycyrrhizat	10.0
Ammoniumhydrogencarbonat	10.0
Ammoniummethacrylat-Copolymer (Typ A)	10.0
Ammoniummethacrylat-Copolymer (Typ B)	10.0
Amobarbital	10.0
Amobarbital-Natrium	10.0
Amorolfinhydrochlorid	10.0
Amoxicillin-Trihydrat	10.0
Amoxicillin-Natrium	10.0
Amphotericin B	10.0
Ampicillin	10.0
Ampicillin-Trihydrat	10.0
Ampicillin-Natrium	10.0
Amylmetacresol	10.0
Anastrozol	10.0
Antazolinhydrochlorid	10.0
Anti-D-Immunglobulin vom Menschen	10.0
Anti-D-Immunglobulin vom Menschen zur intravenösen Anwendung	10.0
Antithrombin-III-Konzentrat vom Menschen	10.0
Anti-T-Lymphozyten-Immunglobulin vom Tier zur Anwendung am Menschen	10.0
Apomorphinhydrochlorid-Hemihydrat	10.0
Aprepitant	10.0
Aprotinin	10.0
Konzentrierte Aprotinin-Lösung	10.0
Arginin	10.0
Argininaspartat	10.0
Argininhydrochlorid	10.0
Argon	10.0
Aripiprazol	10.0
Articainhydrochlorid	10.0
Ascorbinsäure	10.0
Asparagin-Monohydrat	10.1
Aspartam	10.0
Aspartinsäure	10.0
Atazanavirsulfat	10.0
Atenolol	10.1
Atomoxetinhydrochlorid	10.0
Atorvastatin-Calcium-Trihydrat	10.0
Atovaquon	10.0
Atracuriumbesilat	10.0
Atropin	10.0

	Stand
Atropinsulfat	10.0
Azaperon für Tiere	10.0
Azathioprin	10.0
Azelastinhydrochlorid	10.0
Azithromycin	10.0

B

	Stand
Bacampicillinhydrochlorid	10.0
Bacitracin	10.0
Bacitracin-Zink	10.0
Baclofen	10.0
Bambuterolhydrochlorid	10.0
Barbital	10.0
Bariumsulfat	10.0
Hydriertes Baumwollsamenöl	10.0
Beclometasondipropionat	10.0
Beclometasondipropionat-Monohydrat	10.0
Benazeprilhydrochlorid	10.0
Bendroflumethiazid	10.0
Benperidol	10.0
Benserazidhydrochlorid	10.0
Bentonit	10.0
Benzalkoniumchlorid	10.0
Benzalkoniumchlorid-Lösung	10.0
Benzbromaron	10.0
Benzethoniumchlorid	10.0
Benzocain	10.1
Benzoesäure	10.0
Wasserhaltiges Benzoylperoxid	10.0
Benzydaminhydrochlorid	10.0
Benzylalkohol	10.0
Benzylbenzoat	10.0
Benzylpenicillin-Benzathin-Tetrahydrat	10.0
Benzylpenicillin-Kalium	10.0
Benzylpenicillin-Natrium	10.0
Benzylpenicillin-Procain-Monohydrat	10.0
Betacarotin	10.0
Betadex	10.0
Betahistindihydrochlorid	10.0
Betahistindimesilat	10.0
Betamethason	10.0
Betamethasonacetat	10.0
Betamethasondihydrogenphosphat-Dinatrium	10.0
Betamethasondipropionat	10.0
Betamethasonvalerat	10.0
Betaxololhydrochlorid	10.0
Bezafibrat	10.0
Bicalutamid	10.0
Bifonazol	10.0
Biotin	10.0
Biperidenhydrochlorid	10.0
Bisacodyl	10.0
Basisches Bismutcarbonat	10.0
Basisches Bismutgallat	10.0
Schweres, basisches Bismutnitrat	10.0
Basisches Bismutsalicylat	10.0
Bisoprololfumarat	10.0
Bleomycinsulfat	10.0
Blutgerinnungsfaktor VII vom Menschen	10.0
Konzentrierte Lösung von Blutgerinnungsfaktor VIIa (rDNA) human	10.0
Blutgerinnungsfaktor VIII vom Menschen	10.0
Blutgerinnungsfaktor VIII (rDNA) human	10.0
Blutgerinnungsfaktor IX vom Menschen	10.0
Konzentrierte Lösung von Blutgerinnungsfaktor IX (rDNA) human	10.0
Pulver zur Herstellung einer Injektionslösung von Blutgerinnungsfaktor IX (rDNA) human	10.0
Blutgerinnungsfaktor XI vom Menschen	10.0
Boldin	10.0
Raffiniertes Borretschöl	10.0
Borsäure	10.0
Botulinum-Toxin Typ A zur Injektion	10.0
Botulinum-Toxin Typ B zur Injektion	10.0
Brimonidintartrat	10.0
Bromazepam	10.0
Bromhexinhydrochlorid	10.0
Bromocriptinmesilat	10.0
Bromperidol	10.0
Bromperidoldecanoat	10.0
Brompheniraminmaleat	10.0
Brotizolam	10.0
Budesonid	10.0
Bufexamac	10.0
Buflomedilhydrochlorid	10.0
Bumetanid	10.0
Bupivacainhydrochlorid	10.0
Buprenorphin	10.0
Buprenorphinhydrochlorid	10.0
Buserelin	10.0
Buspironhydrochlorid	10.0
Busulfan	10.0
Butylhydroxyanisol	10.0
Butyl-4-hydroxybenzoat	10.0
Butylhydroxytoluol	10.0
Basisches Butylmethacrylat-Copolymer	10.0
Butylscopolaminiumbromid	10.0

C

	Stand
Cabergolin	10.0
Calcifediol-Monohydrat	10.0
Calcipotriol	10.0
Calcipotriol-Monohydrat	10.0
Calcitonin (Lachs)	10.0
Calcitriol	10.0
Calciumacetat	10.0
Calciumascorbat	10.0
Calciumcarbonat	10.0
Calciumchlorid-Dihydrat	10.0
Calciumchlorid-Hexahydrat	10.0
Calciumdobesilat-Monohydrat	10.0
Calciumfolinat-Hydrat	10.0
Calciumglucoheptonat	10.0

Beachten Sie den Hinweis auf „Allgemeine Monographien" zu Anfang des Bands auf Seite B

	Stand
Calciumgluconat	10.0
Wasserfreies Calciumgluconat	10.0
Calciumgluconat zur Herstellung von Parenteralia	10.0
Calciumglycerophosphat	10.0
Calciumhydrogenphosphat	10.0
Calciumhydrogenphosphat-Dihydrat	10.0
Calciumhydroxid	10.0
Calciumlactat	10.0
Calciumlactat-Monohydrat	10.0
Calciumlactat-Trihydrat	10.0
Calciumlactat-Pentahydrat	10.0
Calciumlävulinat-Dihydrat	10.0
Calciumlevofolinat-Hydrat	10.0
Calciumpantothenat	10.0
Calciumstearat	10.0
Calciumsulfat-Dihydrat	10.0
D-Campher	10.0
Racemischer Campher	10.0
Candesartancilexetil	10.0
Capecitabin	10.0
Caprylsäure	10.0
Captopril	10.0
Carbachol	10.0
Carbamazepin	10.0
Carbasalat-Calcium	10.0
Carbidopa-Monohydrat	10.0
Carbimazol	10.0
Carbocistein	10.0
Carbomere	10.0
Carboplatin	10.0
Carboprost-Trometamol	10.0
Carboxymethylstärke-Natrium (Typ A)	10.0
Carboxymethylstärke-Natrium (Typ B)	10.0
Carboxymethylstärke-Natrium (Typ C)	10.0
Carisoprodol	10.0
Carmellose	10.0
Carmellose-Calcium	10.0
Carmellose-Natrium	10.0
Niedrig substituiertes Carmellose-Natrium	10.0
Carmustin	10.0
Carnaubawachs	10.0
Carprofen für Tiere	10.0
Carrageen	10.0
Carteololhydrochlorid	10.0
Carvedilol	10.0
Cefaclor-Monohydrat	10.0
Cefadroxil-Monohydrat	10.0
Cefalexin-Monohydrat	10.0
Cefalotin-Natrium	10.0
Cefamandolnafat	10.0
Cefapirin-Natrium	10.0
Cefatrizin-Propylenglycol	10.0
Cefazolin-Natrium	10.0
Cefepimdihydrochlorid-Monohydrat	10.0
Cefixim	10.0
Cefoperazon-Natrium	10.0
Cefotaxim-Natrium	10.0
Cefoxitin-Natrium	10.0
Cefpodoximproxetil	10.0
Cefprozil-Monohydrat	10.0
Cefradin	10.0
Ceftazidim-Pentahydrat	10.0

	Stand
Ceftazidim-Pentahydrat mit Natriumcarbonat zur Injektion	10.0
Ceftriaxon-Dinatrium	10.0
Cefuroximaxetil	10.0
Cefuroxim-Natrium	10.0
Celecoxib	10.0
Celiprololhydrochlorid	10.0
Mikrokristalline Cellulose	10.0
Mikrokristalline Cellulose und Carmellose-Natrium	10.0
Celluloseacetat	10.0
Celluloseacetatbutyrat	10.0
Celluloseacetatphthalat	10.0
Cellulosepulver	10.0
Cetirizindihydrochlorid	10.0
Cetrimid	10.0
Cetylalkohol	10.0
Cetylpalmitat	10.0
Cetylpyridiniumchlorid	10.0
Cetylstearylalkohol	10.0
Emulgierender Cetylstearylalkohol (Typ A)	10.0
Emulgierender Cetylstearylalkohol (Typ B)	10.0
Cetylstearylisononanoat	10.0
Chenodesoxycholsäure	10.0
Chinidinsulfat	10.0
Chininhydrochlorid	10.0
Chininsulfat	10.0
Chitosanhydrochlorid	10.0
Chloralhydrat	10.0
Chlorambucil	10.0
Chloramphenicol	10.0
Chloramphenicolhydrogensuccinat-Natrium	10.0
Chloramphenicolpalmitat	10.0
Chlorcyclizinhydrochlorid	10.0
Chlordiazepoxid	10.0
Chlordiazepoxidhydrochlorid	10.0
Chlorhexidindiacetat	10.0
Chlorhexidindigluconat-Lösung	10.0
Chlorhexidindihydrochlorid	10.0
Chlormadinonacetat	10.0
Chlorobutanol	10.0
Chlorobutanol-Hemihydrat	10.0
Chlorocresol	10.0
Chloroquinphosphat	10.0
Chloroquinsulfat	10.0
Chlorphenaminmaleat	10.0
Chlorpromazinhydrochlorid	10.0
Chlorprothixenhydrochlorid	10.0
Chlortalidon	10.0
Chlortetracyclinhydrochlorid	10.1
Cholesterol	10.0
Cholesterol zur parenteralen Anwendung	10.0
Chondroitinsulfat-Natrium	10.0
Choriongonadotropin	10.0
Chymotrypsin	10.0
Ciclesonid	10.0
Ciclopirox	10.0
Ciclopirox-Olamin	10.0
Ciclosporin	10.0
Cilastatin-Natrium	10.0
Cilazapril	10.0
Cimetidin	10.0
Cimetidinhydrochlorid	10.0

	Stand
Cinchocainhydrochlorid	10.0
Cineol	10.0
Cinnarizin	10.0
Ciprofibrat	10.0
Ciprofloxacin	10.0
Ciprofloxacinhydrochlorid	10.0
Cisatracuriumbesilat	10.0
Cisplatin	10.0
Citalopramhydrobromid	10.0
Citalopramhydrochlorid	10.0
Citronensäure	10.0
Citronensäure-Monohydrat	10.0
Cladribin	10.0
Clarithromycin	10.0
Clazuril für Tiere	10.0
Clebopridmalat	10.0
Clemastinfumarat	10.0
Clenbuterolhydrochlorid	10.0
Clindamycin-2-dihydrogenphosphat	10.0
Clindamycinhydrochlorid	10.0
Clioquinol	10.0
Clobazam	10.0
Clobetasolpropionat	10.1
Clobetasonbutyrat	10.0
Clodronat-Dinatrium-Tetrahydrat	10.0
Clofazimin	10.0
Clofibrat	10.0
Clomifencitrat	10.0
Clomipraminhydrochlorid	10.0
Clonazepam	10.0
Clonidinhydrochlorid	10.0
Clopamid	10.0
Clopidogrelbesilat	10.0
Clopidogrelhydrochlorid	10.0
Clopidogrelhydrogensulfat	10.0
Closantel-Natrium-Dihydrat für Tiere	10.0
Clotrimazol	10.0
Cloxacillin-Natrium	10.0
Clozapin	10.0
Cocainhydrochlorid	10.0
Cocoylcaprylocaprat	10.0
Codein-Monohydrat	10.0
Codeinhydrochlorid-Dihydrat	10.0
Codeinphosphat-Hemihydrat	10.0
Codeinphosphat-Sesquihydrat	10.0
Codergocrinmesilat	10.0
Coffein	10.0
Coffein-Monohydrat	10.0
Colchicin	10.0
Colecalciferol	10.0
Ölige Lösungen von Colecalciferol	10.0
Wasserdispergierbares Colecalciferol-Konzentrat	10.0
Colecalciferol-Trockenkonzentrat	10.0
Colestyramin	10.0
Colistimethat-Natrium	10.1
Colistinsulfat	10.1
Copovidon	10.1
Cortisonacetat	10.0
Croscarmellose-Natrium	10.0
Crospovidon	10.0
Crotamiton	10.0
Cyanocobalamin	10.0
Cyclizinhydrochlorid	10.1
Cyclopentolathydrochlorid	10.0
Cyclophosphamid	10.0
Cyproheptadinhydrochlorid	10.0
Cyproteronacetat	10.0
Cysteinhydrochlorid-Monohydrat	10.0
Cystin	10.0
Cytarabin	10.0

D

Dacarbazin	10.0
Dalteparin-Natrium	10.0
Danaparoid-Natrium	10.0
Dapson	10.0
Daunorubicinhydrochlorid	10.0
Decyloleat	10.0
Deferipron	10.0
Deferipron-Lösung zum Einnehmen	10.0
Deferipron-Tabletten	10.0
Deferoxaminmesilat	10.0
Dembrexinhydrochlorid-Monohydrat für Tiere	10.0
Demeclocyclinhydrochlorid	10.1
Deptropincitrat	10.0
Dequaliniumchlorid	10.0
3-*O*-Desacyl-4′-monophosphoryl-lipid A	10.0
Desfluran	10.0
Desipraminhydrochlorid	10.0
Deslanosid	10.0
Desloratadin	10.0
Desmopressin	10.0
Desogestrel	10.0
Detomidinhydrochlorid für Tiere	10.0
Dexamethason	10.0
Dexamethasonacetat	10.0
Dexamethasondihydrogenphosphat-Dinatrium	10.0
Dexamethasonisonicotinat	10.0
Dexamfetaminsulfat	10.0
Dexchlorpheniraminmaleat	10.0
Dexpanthenol	10.0
Dextran 1 zur Herstellung von Parenteralia	10.0
Dextran 40 zur Herstellung von Parenteralia	10.0
Dextran 60 zur Herstellung von Parenteralia	10.0
Dextran 70 zur Herstellung von Parenteralia	10.0
Dextranomer	10.0
Dextrin	10.0
Dextromethorphanhydrobromid	10.0
Dextromoramidhydrogentartrat	10.0
Dextropropoxyphenhydrochlorid	10.0
Diacerein	10.0
Diazepam	10.0
Diazoxid	10.0
Dibrompropamidindiisetionat	10.0
Dibutylphthalat	10.0
2,4-Dichlorbenzylalkohol	10.0
Dichlormethan	10.0

Beachten Sie den Hinweis auf „Allgemeine Monographien" zu Anfang des Bands auf Seite B

	Stand
Diclazuril für Tiere	10.0
Diclofenac-Kalium	10.0
Diclofenac-Natrium	10.0
Dicloxacillin-Natrium	10.0
Dicycloverinhydrochlorid	10.0
Didanosin	10.0
Dienogest	10.0
Diethylcarbamazindihydrogencitrat	10.0
Diethylenglycolmonoethylether	10.0
Diethylenglycolpalmitostearat	10.0
Diethylphthalat	10.0
Diethylstilbestrol	10.0
Difloxacinhydrochlorid-Trihydrat für Tiere	10.0
Digitoxin	10.0
Digoxin	10.0
Wasserhaltiges Dihydralazinsulfat	10.0
Dihydrocodein[(*R*,*R*)-tartrat]	10.0
Dihydroergocristinmesilat	10.0
Dihydroergotaminmesilat	10.0
Dihydrostreptomycinsulfat für Tiere	10.0
Dihydrotachysterol	10.0
Dikaliumclorazepat-Monohydrat	10.0
Diltiazemhydrochlorid	10.0
Dimenhydrinat	10.0
Dimercaprol	10.0
Dimethylacetamid	10.0
Dimethylsulfoxid	10.1
Dimeticon	10.0
Dimetindenmaleat	10.0
Dinoproston	10.0
Dinoprost-Trometamol	10.0
Diosmin	10.0
Diphenhydraminhydrochlorid	10.0
Diphenoxylathydrochlorid	10.0

	Stand
Dipivefrinhydrochlorid	10.0
Diprophyllin	10.1
Dipyridamol	10.0
Dirithromycin	10.0
Disopyramid	10.0
Disopyramidphosphat	10.0
Distickstoffmonoxid	10.0
Disulfiram	10.0
Dithranol	10.0
Dobutaminhydrochlorid	10.0
Docetaxel	10.0
Docetaxel-Trihydrat	10.0
Docusat-Natrium	10.0
Dodecylgallat	10.0
Domperidon	10.0
Domperidonmaleat	10.0
Donepezilhydrochlorid	10.1
Donepezilhydrochlorid-Monohydrat	10.1
Dopaminhydrochlorid	10.0
Dopexamindihydrochlorid	10.0
Dorzolamidhydrochlorid	10.0
Dosulepinhydrochlorid	10.0
Doxapramhydrochlorid	10.0
Doxazosinmesilat	10.0
Doxepinhydrochlorid	10.0
Doxorubicinhydrochlorid	10.0
Doxycyclinhyclat	10.0
Doxycyclin-Monohydrat	10.0
Doxylaminhydrogensuccinat	10.0
Dronedaronhydrochlorid	10.0
Droperidol	10.0
Drospirenon	10.0
Duloxetinhydrochlorid	10.0
Dutasterid	10.0
Dydrogesteron	10.0

E

Ebastin	10.0
Econazol	10.0
Econazolnitrat	10.0
Edetinsäure	10.0
Edrophoniumchlorid	10.0
Eisen(II)-fumarat	10.0
Eisen(II)-gluconat	10.0
Getrocknetes Eisen(II)-sulfat	10.0
Eisen(II)-sulfat-Heptahydrat	10.0
Eisen(III)-chlorid-Hexahydrat	10.0
Emedastindifumarat	10.0
Enalaprilat-Dihydrat	10.0
Enalaprilmaleat	10.0
Enilconazol für Tiere	10.0
Enoxaparin-Natrium	10.0
Enoxolon	10.0
Enrofloxacin für Tiere	10.0
Entacapon	10.0
Entecavir-Monohydrat	10.0
Ephedrin	10.0
Ephedrin-Hemihydrat	10.0
Ephedrinhydrochlorid	10.0
Racemisches Ephedrinhydrochlorid	10.0
Epinastinhydrochlorid	10.0
Epinephrin/Adrenalin	10.0
Epinephrinhydrogentartrat/Adrenalinhydrogentartrat	10.0
Epirubicinhydrochlorid	10.0
Eplerenon	10.0
Erbsenstärke	10.0
Hydriertes Erdnussöl	10.0
Raffiniertes Erdnussöl	10.0
Ergocalciferol	10.0
Ergometrinmaleat	10.1
Ergotamintartrat	10.0
Erythritol	10.0
Erythromycin	10.0
Erythromycinestolat	10.0
Erythromycinethylsuccinat	10.0
Erythromycinlactobionat	10.0
Erythromycinstearat	10.0
Konzentrierte Erythropoetin-Lösung	10.0
Escitalopram	10.0
Escitalopramoxalat	10.0
Esketaminhydrochlorid	10.0
Esomeprazol-Magnesium-Dihydrat	10.0
Esomeprazol-Magnesium-Trihydrat	10.0
Esomeprazol-Natrium	10.0

	Stand
Essigsäure 99 %	10.0
C1-Esterase-Inhibitor vom Menschen	10.0
Estradiol-Hemihydrat	10.0
Estradiolbenzoat	10.0
Estradiolvalerat	10.0
Estriol	10.0
Konjugierte Estrogene	10.0
Etacrynsäure	10.0
Etamsylat	10.0
Etanercept	10.0
Ethacridinlactat-Monohydrat	10.0
Ethambutoldihydrochlorid	10.0
Wasserfreies Ethanol	10.0
Ethanol 96 %	10.0
Ether	10.0
Ether zur Narkose	10.0
Ethinylestradiol	10.0
Ethionamid	10.0
Ethosuximid	10.0
Ethylacetat	10.0
Ethylcellulose	10.0
Ethylendiamin	10.0
Ethylenglycolmonopalmitostearat	10.0
Ethyl-4-hydroxybenzoat	10.0
Ethylmorphinhydrochlorid	10.0
Ethyloleat	10.0
Etidronat-Dinatrium	10.0
Etilefrinhydrochlorid	10.0
Etodolac	10.0
Etofenamat	10.0
Etomidat	10.0
Etoposid	10.0
Eugenol	10.0
Everolimus	10.0
Exemestan	10.1

F

Raffiniertes Färberdistelöl	10.0
Famotidin	10.0
Febantel für Tiere	10.0
Felbinac	10.0
Felodipin	10.0
Felypressin	10.0
Fenbendazol für Tiere	10.0
Fenbufen	10.0
Fenofibrat	10.0
Fenoterolhydrobromid	10.0
Fentanyl	10.0
Fentanylcitrat	10.0
Fenticonazolnitrat	10.0
Fexofenadinhydrochlorid	10.0
Fibrin-Kleber	10.0
Fibrinogen vom Menschen	10.0
Konzentrierte Filgrastim-Lösung	10.0
Filgrastim-Lösung zur Injektion	10.0
Finasterid	10.0
Fingolimodhydrochlorid	10.0
Fipronil für Tiere	10.0
Flavoxathydrochlorid	10.0
Flecainidacetat	10.0
Flubendazol	10.0
Flucloxacillin-Magnesium-Octahydrat	10.0
Flucloxacillin-Natrium	10.0
Fluconazol	10.0
Flucytosin	10.0
Fludarabinphosphat	10.0
Fludrocortisonacetat	10.0
Flumazenil	10.0
Flumequin	10.0
Flumetasonpivalat	10.0
Flunarizindihydrochlorid	10.0
Flunitrazepam	10.0
Flunixinmeglumin für Tiere	10.0
Fluocinolonacetonid	10.0
Fluocortolonpivalat	10.1
Fluorescein	10.0
Fluorescein-Natrium	10.0
Fluorouracil	10.0
Fluoxetinhydrochlorid	10.0
Flupentixoldihydrochlorid	10.0
Fluphenazindecanoat	10.1
Fluphenazindihydrochlorid	10.0
Fluphenazinenantat	10.1
Flurazepamhydrochlorid	10.0
Flurbiprofen	10.0
Fluspirilen	10.0
Flutamid	10.0
Fluticasonpropionat	10.0
Flutrimazol	10.0
Fluvastatin-Natrium	10.0
Fluvoxaminmaleat	10.0
Follitropin	10.0
Konzentrierte Follitropin-Lösung	10.0
Folsäure-Hydrat	10.0
Formaldehyd-Lösung 35 %	10.0
Formoterolfumarat-Dihydrat	10.0
Foscarnet-Natrium-Hexahydrat	10.0
Fosfomycin-Calcium	10.0
Fosfomycin-Natrium	10.0
Fosfomycin-Trometamol	10.0
Fosinopril-Natrium	10.0
Framycetinsulfat	10.0
Fructose	10.0
Fulvestrant	10.0
Furosemid	10.0
Fusidinsäure	10.0

G

Gabapentin	10.0
Gadobutrol-Monohydrat	10.0
Gadodiamid-Hydrat	10.0
Galactose	10.0
Galantaminhydrobromid	10.1
Gammadex	10.0

Beachten Sie den Hinweis auf „Allgemeine Monographien“ zu Anfang des Bands auf Seite B

	Stand
Ganciclovir	10.0
Gasgemisch aus Acetylen (1 Prozent) in Stickstoff	10.0
Gasgemisch aus Kohlenmonoxid (5 Prozent) in Stickstoff	10.0
Gasgemisch aus Methan (2 Prozent) in Stickstoff	10.0
Gefitinib	10.0
Gelatine	10.0
Gemcitabinhydrochlorid	10.0
Gemfibrozil	10.0
Gentamicinsulfat	10.1
Gestoden	10.0
Glibenclamid	10.0
Gliclazid	10.0
Glimepirid	10.0
Glipizid	10.0
Glucagon human	10.0
Glucosaminhydrochlorid	10.0
Glucosaminsulfat-Kaliumchlorid	10.0
Glucosaminsulfat-Natriumchlorid	10.0
Glucose	10.0
Glucose-Monohydrat	10.0
Glucose-Sirup	10.0
Sprühgetrockneter Glucose-Sirup	10.0
Glutaminsäure	10.0
Glutathion	10.0
Glycerol	10.0
Glycerol 85 %	10.0
Glyceroldibehenat	10.0
Glyceroldistearat	10.0
Glycerol-Formal	10.0
Glycerolmonocaprylat	10.0
Glycerolmonocaprylocaprat	10.0
Glycerolmonolinoleat	10.0
Glycerolmonooleat	10.0
Glycerolmonostearat 40–55	10.0
Glyceroltrinitrat-Lösung	10.0
Glycin	10.1
Glycopyrroniumbromid	10.0
Gonadorelinacetat	10.0
Goserelin	10.0
Gramicidin	10.0
Granisetronhydrochlorid	10.0
Griseofulvin	10.0
Guaifenesin	10.0
Guajacol	10.0
Guanethidinmonosulfat	10.0
Guargalactomannan	10.0
Arabisches Gummi, getrocknete Dispersion	10.0

H

Hämodialyselösungen	10.0
Hämofiltrations- und Hämodiafiltrationslösungen	10.0
Konzentrierte Hämofiltrations- und Hämodiafiltrationslösungen	10.0
Halofantrinhydrochlorid	10.0
Haloperidol	10.0
Haloperidoldecanoat	10.0
Halothan	10.0
Harnstoff	10.0
Hartfett	10.0
Hartfett mit Zusatzstoffen	10.0
Hartparaffin	10.0
Helium	10.0
Heparin-Calcium	10.0
Heparin-Natrium	10.0
Niedermolekulare Heparine	10.0
Hepatitis-A-Immunglobulin vom Menschen	10.0
Hepatitis-B-Immunglobulin vom Menschen	10.0
Hepatitis-B-Immunglobulin vom Menschen zur intravenösen Anwendung	10.0
Heptaminolhydrochlorid	10.0
Hexamidindiisetionat	10.0
Hexetidin	10.0
Hexylresorcin	10.0
Histamindihydrochlorid	10.0
Histidin	10.0
Histidinhydrochlorid-Monohydrat	10.0
Homatropinhydrobromid	10.0
Homatropinmethylbromid	10.0
Honig	10.0
Hyaluronidase	10.0
Hydralazinhydrochlorid	10.0
Hydrochlorothiazid	10.0
Hydrocodonhydrogentartrat-2,5-Hydrat	10.0
Hydrocortison	10.0
Hydrocortisonacetat	10.0
Hydrocortisonhydrogensuccinat	10.0
Hydromorphonhydrochlorid	10.0
Hydroxocobalaminacetat	10.0
Hydroxocobalaminhydrochlorid	10.0
Hydroxocobalaminsulfat	10.0
Hydroxycarbamid	10.0
Hydroxychloroquinsulfat	10.0
Hydroxyethylcellulose	10.0
Hydroxyethylsalicylat	10.0
Hydroxyethylstärken	10.0
Hydroxypropylbetadex	10.0
Hydroxypropylcellulose	10.0
Niedrig substituierte Hydroxypropylcellulose	10.0
Hydroxypropylstärke	10.0
Vorverkleisterte Hydroxypropylstärke	10.0
Hydroxyzindihydrochlorid	10.0
Hymecromon	10.0
Hymenopterengifte für Allergenzubereitungen	10.0
Hyoscyaminsulfat	10.0
Hypromellose	10.0
Hypromellosephthalat	10.0

I

	Stand
Ibuprofen	10.0
Idoxuridin	10.0
Ifosfamid	10.0
Imatinibmesilat	10.0
Imidacloprid für Tiere	10.0
Imipenem-Monohydrat	10.0
Imipraminhydrochlorid	10.0
Normales Immunglobulin vom Menschen zur intramuskulären Anwendung	10.0
Normales Immunglobulin vom Menschen zur intravenösen Anwendung	10.0
Normales Immunglobulin vom Menschen zur subkutanen Anwendung	10.0
Indapamid	10.1
Indinavirsulfat	10.0
Indometacin	10.0
Konzentrierte Infliximab-Lösung	10.0
myo-Inositol	10.0
Insulin aspart	10.0
Insulin glargin	10.0
Insulin human	10.0
Insulin lispro	10.0
Insulin vom Schwein	10.0
Lösliches Insulin als Injektionslösung	10.0
Biphasische Insulin-Suspension zur Injektion	10.0
Insulin-Zink-Kristallsuspension zur Injektion	10.0
Insulin-Zink-Suspension zur Injektion	10.0
Amorphe Insulin-Zink-Suspension zur Injektion	10.0
Insulinzubereitungen zur Injektion	10.1
Konzentrierte Interferon-alfa-2-Lösung	10.0
Konzentrierte Interferon-beta-1a-Lösung	10.0
Konzentrierte Interferon-gamma-1b-Lösung	10.0
Iod	10.0
Iodixanol	10.0
Iohexol	10.0
Iopamidol	10.0
Iopansäure	10.0
Iopromid	10.0
Iotrolan	10.0
Ioxaglinsäure	10.0
Ipratropiumbromid	10.0
Irbesartan	10.0
Irinotecanhydrochlorid-Trihydrat	10.1
Isoconazol	10.0
Isoconazolnitrat	10.0
Isofluran	10.0
Isoleucin	10.0
Isomalt	10.0
Isoniazid	10.0
Isophan-Insulin-Suspension zur Injektion	10.0
Biphasische Isophan-Insulin-Suspension zur Injektion	10.0
Isoprenalinhydrochlorid	10.1
Isoprenalinsulfat	10.0
Isopropylisostearat	10.0
Isopropylmyristat	10.0
Isopropylpalmitat	10.0
Verdünntes Isosorbiddinitrat	10.0
Verdünntes Isosorbidmononitrat	10.0
Isotretinoin	10.0
Isoxsuprinhydrochlorid	10.0
Isradipin	10.0
Itraconazol	10.0
Ivermectin	10.0

J

	Stand
Josamycin	10.1
Josamycinpropionat	10.1

K

	Stand
Kakaobutter	10.0
Kaliumacetat	10.0
Kaliumbromid	10.0
Kaliumcarbonat	10.0
Kaliumchlorid	10.0
Kaliumcitrat	10.0
Kaliumclavulanat	10.0
Verdünntes Kaliumclavulanat	10.0
Kaliumdihydrogenphosphat	10.0
Kaliumhydrogenaspartat-Hemihydrat	10.0
Kaliumhydrogencarbonat	10.0
Kaliumhydrogentartrat	10.0
Kaliumhydroxid	10.0
Kaliumiodid	10.0
Kaliummetabisulfit	10.0
Kaliummonohydrogenphosphat	10.0
Kaliumnatriumtartrat-Tetrahydrat	10.0
Kaliumnitrat	10.0
Kaliumperchlorat	10.0
Kaliumpermanganat	10.0
Kaliumsorbat	10.0
Kaliumsulfat	10.0
Kanamycinmonosulfat	10.0
Saures Kanamycinsulfat	10.0
Kartoffelstärke	10.0
Ketaminhydrochlorid	10.0
Ketobemidonhydrochlorid	10.0
Ketoconazol	10.0
Ketoprofen	10.0
Ketorolac-Trometamol	10.0
Ketotifenhydrogenfumarat	10.0
Medizinische Kohle	10.0
Kohlendioxid	10.0
Kohlenmonoxid	10.0
Raffiniertes Kokosfett	10.0
Kupfer(II)-sulfat	10.0
Kupfer(II)-sulfat-Pentahydrat	10.0

Beachten Sie den Hinweis auf „Allgemeine Monographien“ zu Anfang des Bands auf Seite B

L

	Stand
Labetalolhydrochlorid	10.0
Lachsöl vom Zuchtlachs	10.0
Lacosamid	10.0
Lacosamid-Infusionszubereitung	10.0
Lacosamid-Lösung zum Einnehmen	10.0
Lacosamid-Tabletten	10.0
Lactitol-Monohydrat	10.1
Lactobionsäure	10.0
Lactose	10.0
Lactose-Monohydrat	10.0
Lactulose	10.0
Lactulose-Sirup	10.0
Lamivudin	10.0
Lamotrigin	10.0
Lansoprazol	10.0
Lauromacrogol 400	10.0
Lebertran (Typ A)	10.0
Lebertran (Typ B)	10.0
Lebertran vom Kabeljau (aus Aufzucht)	10.0
Leflunomid	10.0
Natives Leinöl	10.0
Letrozol	10.0
Leucin	10.0
Leuprorelin	10.0
Levamisol für Tiere	10.0
Levamisolhydrochlorid	10.0
Levetiracetam	10.0
Levocabastinhydrochlorid	10.1
Levocarnitin	10.0
Levodopa	10.0
Levodropropizin	10.0
Levofloxacin-Hemihydrat	10.0
Levomepromazinhydrochlorid	10.0
Levomepromazinmaleat	10.0
Levomethadonhydrochlorid	10.0
Levonorgestrel	10.1
Levothyroxin-Natrium	10.0
Lidocain	10.0
Lidocainhydrochlorid-Monohydrat	10.0
Lincomycinhydrochlorid-Monohydrat	10.0
Liothyronin-Natrium	10.0
Lisinopril-Dihydrat	10.1
Lithiumcarbonat	10.0
Lithiumcitrat	10.0
Lobelinhydrochlorid	10.0
Lösungen zur Aufbewahrung von Organen	10.0
Lomustin	10.0
Loperamidhydrochlorid	10.0
Loperamidoxid-Monohydrat	10.0
Lopinavir	10.0
Loratadin	10.0
Lorazepam	10.0
Losartan-Kalium	10.0
Lovastatin	10.0
Lufenuron für Tiere	10.0
Luft zur medizinischen Anwendung	10.0
Künstliche Luft zur medizinischen Anwendung	10.0
Lymecyclin	10.0
Lynestrenol	10.0
Lysinacetat	10.0
Lysinhydrochlorid	10.0

M

	Stand
Macrogolcetylstearylether	10.0
Macrogol-30-dipolyhydroxystearat	10.0
Macrogole	10.0
Hochmolekulare Macrogole	10.0
Macrogol-6-glycerolcaprylocaprat	10.0
Macrogolglycerolcaprylocaprate	10.0
Macrogolglycerolcocoate	10.0
Macrogolglycerolhydroxystearat	10.0
Macrogolglycerollaurate	10.0
Macrogolglycerollinoleate	10.0
Macrogol-20-glycerolmonostearat	10.0
Macrogolglycerololeate	10.0
Macrogolglycerolricinoleat	10.0
Macrogolglycerolstearate	10.0
Macrogol-15-hydroxystearat	10.0
Macrogolisotridecylether	10.0
Macrogollaurylether	10.0
Macrogololeat	10.0
Macrogololeylether	10.0
Macrogol-Poly(vinylalkohol)-Pfropfcopolymer	10.0
Macrogol-40-sorbitolheptaoleat	10.0
Macrogolstearate	10.0
Macrogolstearylether	10.0
Magaldrat	10.0
Magnesiumacetat-Tetrahydrat	10.0
Magnesiumaluminometasilicat	10.0
Magnesiumaspartat-Dihydrat	10.0
Leichtes basisches Magnesiumcarbonat	10.0
Schweres basisches Magnesiumcarbonat	10.0
Magnesiumchlorid-4,5-Hydrat	10.0
Magnesiumchlorid-Hexahydrat	10.0
Magnesiumcitrat	10.0
Magnesiumcitrat-Nonahydrat	10.0
Magnesiumcitrat-Dodecahydrat	10.0
Magnesiumgluconat	10.0
Magnesiumglycerophosphat	10.0
Magnesiumhydroxid	10.0
Magnesiumlactat-Dihydrat	10.0
Leichtes Magnesiumoxid	10.0
Schweres Magnesiumoxid	10.0
Magnesiumperoxid	10.0
Magnesiumpidolat	10.0
Magnesiumstearat	10.0
Magnesiumsulfat-Heptahydrat	10.0
Magnesiumtrisilicat	10.0
Raffiniertes Maisöl	10.1
Maisstärke	10.0
Malathion	10.0
Maleinsäure	10.0
Maltitol	10.0
Maltitol-Lösung	10.0
Maltodextrin	10.0

	Stand
Natives Mandelöl	10.0
Raffiniertes Mandelöl	10.0
Mangangluconat	10.0
Wasserhaltiges Manganglycerophosphat	10.0
Mangansulfat-Monohydrat	10.0
Mannitol	10.0
Maprotilinhydrochlorid	10.0
Marbofloxacin für Tiere	10.0
Masern-Immunglobulin vom Menschen	10.0
Mebendazol	10.0
Mebeverinhydrochlorid	10.0
Meclozindihydrochlorid	10.0
Medroxyprogesteronacetat	10.0
Mefenaminsäure	10.0
Mefloquinhydrochlorid	10.0
Megestrolacetat	10.0
Meglumin	10.0
Meldonium-Dihydrat	10.0
Meloxicam	10.0
Melphalan	10.0
Menadion	10.0
Menthol	10.0
Racemisches Menthol	10.0
Mepivacainhydrochlorid	10.0
Meprobamat	10.0
Mepyraminmaleat	10.0
Mercaptopurin-Monohydrat	10.1
Meropenem-Trihydrat	10.0
Mesalazin	10.0
Mesna	10.0
Mesterolon	10.0
Mestranol	10.0
Metacresol	10.0
Metamizol-Natrium-Monohydrat	10.0
Metforminhydrochlorid	10.1
Methacrylsäure-Ethylacrylat-Copolymer (1:1)	10.0
Methacrylsäure-Ethylacrylat-Copolymer-(1:1)-Dispersion 30 %	10.0
Methacrylsäure-Methylmethacrylat-Copolymer (1:1)	10.0
Methacrylsäure-Methylmethacrylat-Copolymer (1:2)	10.0
Methadonhydrochlorid	10.0
Methan	10.0
Methanol	10.0
Methenamin	10.0
Methionin	10.0
Racemisches Methionin	10.0
Methotrexat	10.0
Methylcellulose	10.0
Methyldopa	10.0
Methylergometrinmaleat	10.0
Methyl-4-hydroxybenzoat	10.0
Methylhydroxyethylcellulose	10.0
Methylnicotinat	10.0
Methylphenidathydrochlorid	10.0
Methylphenobarbital	10.0
Methylprednisolon	10.0
Methylprednisolonacetat	10.0
Methylprednisolonhydrogensuccinat	10.0
N-Methylpyrrolidon	10.0
Methylrosaniliniumchlorid	10.0
Methylsalicylat	10.0
Methyltestosteron	10.0
Methylthioniniumchlorid-Hydrat	10.0
Metixenhydrochlorid	10.0
Metoclopramid	10.0
Metoclopramidhydrochlorid-Monohydrat	10.0
Metolazon	10.0
Metoprololsuccinat	10.0
Metoprololtartrat	10.0
Metrifonat	10.0
Metronidazol	10.0
Metronidazolbenzoat	10.0
Mexiletinhydrochlorid	10.0
Mianserinhydrochlorid	10.0
Miconazol	10.0
Miconazolnitrat	10.0
Midazolam	10.0
Milbemycinoxim für Tiere	10.0
Milben für Allergenzubereitungen	10.0
Milchsäure	10.0
(*S*)-Milchsäure	10.0
Minocyclinhydrochlorid-Dihydrat	10.0
Minoxidil	10.0
Mirtazapin	10.0
Misoprostol	10.0
Mitomycin	10.0
Mitoxantronhydrochlorid	10.0
Modafinil	10.0
Konzentrierte Molgramostim-Lösung	10.0
Molsidomin	10.0
Mometasonfuroat	10.1
Mometasonfuroat-Monohydrat	10.0
Montelukast-Natrium	10.0
Morantelhydrogentartrat für Tiere	10.0
Morphinhydrochlorid	10.0
Morphinsulfat	10.0
Moxidectin für Tiere	10.0
Moxifloxacinhydrochlorid	10.0
Moxonidin	10.0
Mupirocin	10.0
Mupirocin-Calcium	10.0
Mycophenolatmofetil	10.0

N

Nabumeton	10.0
Raffiniertes Nachtkerzenöl	10.0
Nadolol	10.0
Nadroparin-Calcium	10.0
Naftidrofurylhydrogenoxalat	10.0
Nalidixinsäure	10.0
Naloxonhydrochlorid-Dihydrat	10.0
Naltrexonhydrochlorid	10.0
Nandrolondecanoat	10.0
Naphazolinhydrochlorid	10.0
Naphazolinnitrat	10.0
Naproxen	10.0
Naproxen-Natrium	10.0
Nateglinid	10.0

Beachten Sie den Hinweis auf „Allgemeine Monographien“ zu Anfang des Bands auf Seite B

	Stand
Natriumacetat-Trihydrat	10.0
Natriumalendronat-Trihydrat	10.0
Natriumalginat	10.0
Natriumamidotrizoat	10.0
Natriumaminosalicylat-Dihydrat	10.0
Natriumascorbat	10.0
Natriumaurothiomalat	10.0
Natriumbenzoat	10.0
Natriumbromid	10.0
Natriumcalciumedetat	10.0
Natriumcaprylat	10.0
Natriumcarbonat	10.0
Natriumcarbonat-Monohydrat	10.0
Natriumcarbonat-Decahydrat	10.0
Natriumcetylstearylsulfat	10.0
Natriumchlorid	10.0
Natriumcitrat	10.0
Natriumcromoglicat	10.0
Natriumcyclamat	10.0
Natriumdihydrogenphosphat-Dihydrat	10.0
Natriumdodecylsulfat	10.0
Natriumedetat	10.0
Natriumethyl-4-hydroxybenzoat	10.0
Natriumfluorid	10.0
Natriumfusidat	10.0
Wasserhaltiges Natriumglycerophosphat	10.0
Natriumhyaluronat	10.0
Natriumhydrogencarbonat	10.0
Natriumhydroxid	10.0
Natriumiodid	10.0
Natriumlactat-Lösung	10.0
Natrium-(*S*)-lactat-Lösung	10.0
Natriumlauroylsarcosinat zur äußeren Anwendung	10.0
Natriummetabisulfit	10.0
Natriummethyl-4-hydroxybenzoat	10.0
Natriummolybdat-Dihydrat	10.0
Natriummonohydrogenphosphat	10.0
Natriummonohydrogenphosphat-Dihydrat	10.0
Natriummonohydrogenphosphat-Dodecahydrat	10.0
Natriummycophenolat	10.0
Natriumnitrit	10.0
Wasserhaltiges Natriumperborat	10.0
Natriumphenylbutyrat	10.0
Natriumpicosulfat	10.0
Natriumpolystyrolsulfonat	10.0
Natriumpropionat	10.0
Natriumpropyl-4-hydroxybenzoat	10.0
Natriumsalicylat	10.0
Natriumselenit	10.0
Natriumselenit-Pentahydrat	10.0
Natriumstearat	10.0
Natriumstearylfumarat	10.0

	Stand
Wasserfreies Natriumsulfat	10.0
Natriumsulfat-Decahydrat	10.0
Natriumsulfit	10.0
Natriumsulfit-Heptahydrat	10.0
Natriumtetraborat	10.0
Natriumthiosulfat	10.0
Natriumvalproat	10.0
Neohesperidindihydrochalcon	10.0
Neomycinsulfat	10.1
Neostigminbromid	10.0
Neostigminmetilsulfat	10.0
Netilmicinsulfat	10.0
Nevirapin	10.0
Nevirapin-Hemihydrat	10.1
Nicardipinhydrochlorid	10.0
Nicergolin	10.0
Nicethamid	10.0
Niclosamid	10.0
Niclosamid-Monohydrat	10.0
Nicorandil	10.0
Nicotin	10.0
Nicotinamid	10.0
Nicotinditartrat-Dihydrat	10.0
Nicotinresinat	10.0
Nicotinsäure	10.0
Nifedipin	10.0
Nifluminsäure	10.0
Nifuroxazid	10.0
Nilotinibhydrochlorid-Monohydrat	10.0
Nilutamid	10.0
Nimesulid	10.0
Nimodipin	10.0
Nitrazepam	10.0
Nitrendipin	10.0
Nitrofural	10.0
Nitrofurantoin	10.0
Nitroprussidnatrium	10.0
Nizatidin	10.0
Nomegestrolacetat	10.1
Nonoxinol 9	10.0
Norepinephrinhydrochlorid/Noradrenalinhydrochlorid	10.0
Norepinephrintartrat/Noradrenalintartrat	10.0
Norethisteron	10.0
Norethisteronacetat	10.0
Norfloxacin	10.0
Norfluran	10.0
Norgestimat	10.0
Norgestrel	10.0
Nortriptylinhydrochlorid	10.0
Noscapin	10.0
Noscapinhydrochlorid-Monohydrat	10.0
Nystatin	10.0

O

Octoxinol 10	10.0
Octreotid	10.0
Octyldodecanol	10.0
Octylgallat	10.0
Ölsäure	10.0
Ofloxacin	10.0
Olanzapin	10.0
Oleylalkohol	10.0
Natives Olivenöl	10.0
Raffiniertes Olivenöl	10.0
Olmesartanmedoxomil	10.0
Olsalazin-Natrium	10.0

	Stand
Omega-3-Säurenethylester 60	10.0
Omega-3-Säurenethylester 90	10.0
Omega-3-Säuren-reiches Fischöl	10.0
Omega-3-Säuren-Triglyceride	10.0
Omeprazol	10.0
Omeprazol-Magnesium	10.0
Omeprazol-Natrium	10.0
Ondansetronhydrochlorid-Dihydrat	10.0
Orbifloxacin für Tiere	10.0
Orciprenalinsulfat	10.0
Orphenadrincitrat	10.0
Orphenadrinhydrochlorid	10.0
Oseltamivirphosphat	10.0
Ouabain	10.0
Oxacillin-Natrium-Monohydrat	10.0
Oxaliplatin	10.0
Oxazepam	10.0
Oxcarbazepin	10.0
Oxeladinhydrogencitrat	10.0
Oxfendazol für Tiere	10.1
Oxitropiumbromid	10.0
Oxolinsäure	10.0
Oxybuprocainhydrochlorid	10.0
Oxybutyninhydrochlorid	10.0
Oxycodonhydrochlorid	10.0
Oxymetazolinhydrochlorid	10.1
Oxytetracyclin-Dihydrat	10.0
Oxytetracyclinhydrochlorid	10.0
Oxytocin	10.0
Konzentrierte Oxytocin-Lösung	10.0

P

Paclitaxel	10.1
Palmitinsäure	10.0
Palmitoylascorbinsäure	10.0
Pamidronat-Dinatrium-Pentahydrat	10.0
Pancuroniumbromid	10.0
Pankreas-Pulver	10.0
Pantoprazol-Natrium-Sesquihydrat	10.0
Papaverinhydrochlorid	10.0
Paracetamol	10.0
Dickflüssiges Paraffin	10.0
Dünnflüssiges Paraffin	10.0
Paraldehyd	10.0
Parnaparin-Natrium	10.0
Paroxetinhydrochlorid	10.0
Paroxetinhydrochlorid-Hemihydrat	10.0
Pefloxacinmesilat-Dihydrat	10.0
Pemetrexed-Dinatrium-Heptahydrat	10.0
Penbutololsulfat	10.0
Penicillamin	10.0
Pentaerythrityltetranitrat-Verreibung	10.0
Pentamidindiisetionat	10.0
Pentazocin	10.0
Pentazocinhydrochlorid	10.0
Pentazocinlactat	10.0
Pentobarbital	10.0
Pentobarbital-Natrium	10.0
Pentoxifyllin	10.1
Pentoxyverincitrat	10.0
Pepsin	10.0
Pergolidmesilat	10.0
Perindopril-*tert*-butylamin	10.1
Peritonealdialyselösungen	10.0
Permethrin (25:75)	10.0
Perphenazin	10.0
Pethidinhydrochlorid	10.0
Pferdeserum-Gonadotropin für Tiere	10.0
Phenazon	10.0
Pheniraminmaleat	10.0
Phenobarbital	10.0
Phenobarbital-Natrium	10.0
Phenol	10.0
Phenolphthalein	10.0
Phenolsulfonphthalein	10.0
Phenoxyethanol	10.0
Phenoxymethylpenicillin	10.0
Phenoxymethylpenicillin-Benzathin-Tetrahydrat	10.0
Phenoxymethylpenicillin-Kalium	10.0
Phentolaminmesilat	10.0
Phenylalanin	10.0
Phenylbutazon	10.0
Phenylephrin	10.1
Phenylephrinhydrochlorid	10.1
Phenylmercuriborat	10.0
Phenylmercurinitrat	10.0
Phenylpropanolaminhydrochlorid	10.0
Phenylquecksilber(II)-acetat	10.0
Phenytoin	10.0
Phenytoin-Natrium	10.0
Phloroglucin	10.0
Phloroglucin-Dihydrat	10.0
Pholcodin-Monohydrat	10.0
Phospholipide aus Eiern zur Injektion	10.0
Phospholipide aus Soja zur Injektion	10.0
Phosphorsäure 85 %	10.0
Phosphorsäure 10 %	10.0
Phthalylsulfathiazol	10.0
Physostigminsalicylat	10.0
Racemisches Phytomenadion	10.0
Phytosterol	10.0
Picotamid-Monohydrat	10.0
Pilocarpinhydrochlorid	10.0
Pilocarpinnitrat	10.0
Pimobendan für Tiere	10.1
Pimozid	10.0
Pindolol	10.0
Pioglitazonhydrochlorid	10.0
Pipemidinsäure-Trihydrat	10.0
Piperacillin	10.0
Piperacillin-Natrium	10.0
Piperazin-Hexahydrat	10.0
Piperazinadipat	10.0
Piperazincitrat	10.0
Piracetam	10.0
Pirenzepindihydrochlorid-Monohydrat	10.0
Piretanid	10.0
Pirfenidon	10.0
Piroxicam	10.0

Beachten Sie den Hinweis auf „Allgemeine Monographien" zu Anfang des Bands auf Seite B

	Stand
Pivampicillin	10.0
Pivmecillinamhydrochlorid	10.0
Plasma vom Menschen (gepoolt, virusinaktiviert)	10.0
Plasma vom Menschen (Humanplasma) zur Fraktionierung	10.0
Podophyllotoxin	10.0
Pollen für Allergenzubereitungen	10.0
Poloxamere	10.0
Polyacrylat-Dispersion 30 %	10.0
Polymyxin-B-sulfat	10.1
Polyoxypropylenstearylether	10.0
Polysorbat 20	10.0
Polysorbat 40	10.0
Polysorbat 60	10.0
Polysorbat 80	10.0
Poly(vinylacetat)	10.0
Poly(vinylacetat)-Dispersion 30 %	10.0
Poly(vinylalkohol)	10.0
Povidon	10.0
Povidon-Iod	10.0
Pramipexoldihydrochlorid-Monohydrat	10.0
Prasugrelhydrochlorid	10.0
Pravastatin-Natrium	10.0
Prazepam	10.0
Praziquantel	10.0
Prazosinhydrochlorid	10.1
Prednicarbat	10.1
Prednisolon	10.0
Prednisolonacetat	10.0
Prednisolondihydrogenphosphat-Dinatrium	10.0
Prednisolonpivalat	10.0
Prednison	10.0
Pregabalin	10.0
Prilocain	10.0
Prilocainhydrochlorid	10.0
Primaquinbisdihydrogenphosphat	10.1
Primidon	10.0
Probenecid	10.0
Procainamidhydrochlorid	10.0
Procainhydrochlorid	10.0
Prochlorperazinhydrogenmaleat	10.0
Progesteron	10.0
Proguanilhydrochlorid	10.0
Prolin	10.0
Promazinhydrochlorid	10.0
Promethazinhydrochlorid	10.0
Propacetamolhydrochlorid	10.0
Propafenonhydrochlorid	10.0
1-Propanol	10.0
2-Propanol	10.0
Propanthelinbromid	10.0
Propofol	10.0
Propranololhydrochlorid	10.0
Propylenglycol	10.0
Propylenglycoldicaprylocaprat	10.0
Propylenglycoldilaurat	10.0
Propylenglycolmonolaurat	10.0
Propylenglycolmonopalmitostearat	10.0
Propylgallat	10.0
Propyl-4-hydroxybenzoat	10.0
Propylthiouracil	10.0
Propyphenazon	10.0
Protaminsulfat	10.0
α-1-Proteinase-Inhibitor vom Menschen	10.0
Prothrombinkomplex vom Menschen	10.0
Protirelin	10.0
Proxyphyllin	10.0
Pseudoephedrinhydrochlorid	10.0
Pullulan	10.0
Pyrantelembonat	10.1
Pyrazinamid	10.0
Pyridostigminbromid	10.0
Pyridoxinhydrochlorid	10.0
Pyrimethamin	10.1
Pyrrolidon	10.0

Q

Quecksilber(II)-chlorid	10.0
Quetiapinfumarat	10.0
Quinaprilhydrochlorid	10.0

R

Rabeprazol-Natrium	10.0
Rabeprazol-Natrium-Hydrat	10.0
Racecadotril	10.0
Raloxifenhydrochlorid	10.0
Raltegravir-Kalium	10.0
Raltegravir-Kautabletten	10.0
Raltegravir-Tabletten	10.0
Ramipril	10.0
Ranitidinhydrochlorid	10.0
Raffiniertes Rapsöl	10.0
Regorafenib-Monohydrat	10.0
Reisstärke	10.0
Remifentanilhydrochlorid	10.0
Repaglinid	10.0
Reserpin	10.0
Resorcin	10.0
Ribavirin	10.0
Riboflavin	10.0
Riboflavinphosphat-Natrium	10.0
Rifabutin	10.0
Rifampicin	10.0
Rifamycin-Natrium	10.0
Rifaximin	10.0
Rilmenidindihydrogenphosphat	10.0
Rinderserum	10.0
Risedronat-Natrium-2,5-Hydrat	10.0
Risperidon	10.0
Ritonavir	10.0
Rivastigmin	10.0
Rivastigminhydrogentartrat	10.0

	Stand
Rizatriptanbenzoat	10.0
Hydriertes Rizinusöl	10.1
Natives Rizinusöl	10.0
Raffiniertes Rizinusöl	10.0
Rocuroniumbromid	10.0
Röteln-Immunglobulin vom Menschen	10.0
Rohcresol	10.0
Ropinirolhydrochlorid	10.0
Ropivacainhydrochlorid-Monohydrat	10.0
Rosuvastatin-Calcium	10.1
Rosuvastatin-Tabletten	10.1
Rotigotin	10.0
Roxithromycin	10.0
Rupatadinfumarat	10.0
Rutosid-Trihydrat	10.0

S

Saccharin	10.0
Saccharin-Natrium	10.0
Saccharose	10.0
Saccharose-Sirup	10.0
Saccharosemonopalmitat	10.0
Saccharosestearat	10.0
Salbutamol	10.0
Salbutamolsulfat	10.0
Salicylsäure	10.0
Salmeterolxinafoat	10.0
Salpetersäure	10.0
Salzsäure 36 %	10.0
Salzsäure 10 %	10.0
Saquinavirmesilat	10.0
Sauerstoff	10.0
Sauerstoff 93 %	10.0
Schellack	10.0
Schimmelpilze für Allergenzubereitungen	10.0
Schwefel zum äußerlichen Gebrauch	10.0
Schwefelsäure	10.0
Scopolamin	10.0
Scopolaminhydrobromid	10.0
Selamectin für Tiere	10.0
Selegilinhydrochlorid	10.0
Selendisulfid	10.0
Serin	10.0
Sertaconazolnitrat	10.0
Sertralinhydrochlorid	10.0
Raffiniertes Sesamöl	10.0
Sevofluran	10.0
Kolloidales Silber zum äußerlichen Gebrauch	10.0
Silbernitrat	10.0
Sildenafilcitrat	10.0
Hochdisperses Siliciumdioxid	10.0
Hochdisperses, hydrophobes Siliciumdioxid	10.0
Siliciumdioxid zur dentalen Anwendung	10.0
Siliciumdioxid-Hydrat	10.0
Simeticon	10.0
Simvastatin	10.0
Sitagliptinphosphat-Monohydrat	10.0
Sitagliptin-Tabletten	10.0
Hydriertes Sojaöl	10.0
Raffiniertes Sojaöl	10.0
Solifenacinsuccinat	10.0
Somatostatin	10.0
Somatropin	10.0
Somatropin zur Injektion	10.0
Somatropin-Lösung zur Injektion	10.0
Konzentrierte Somatropin-Lösung	10.0
Raffiniertes Sonnenblumenöl	10.0
Sorbinsäure	10.0
Sorbitanmonolaurat	10.0
Sorbitanmonooleat	10.0
Sorbitanmonopalmitat	10.0
Sorbitanmonostearat	10.0
Sorbitansesquioleat	10.0
Sorbitantrioleat	10.0
Sorbitol	10.0
Lösung von partiell dehydratisiertem Sorbitol	10.0
Sorbitol-Lösung 70 % (kristallisierend)	10.0
Sorbitol-Lösung 70 % (nicht kristallisierend)	10.0
Sotalolhydrochlorid	10.0
Spectinomycindihydrochlorid-Pentahydrat	10.0
Spectinomycinsulfat-Tetrahydrat für Tiere	10.0
Spiramycin	10.1
Spiraprilhydrochlorid-Monohydrat	10.0
Spironolacton	10.0
Squalan	10.1
Squalen	10.0
Stabilisatorlösungen für Blutkonserven	10.0
Vorverkleisterte Stärke	10.0
Hämatopoetische Stammzellen vom Menschen	10.0
Stanozolol	10.1
Stavudin	10.0
Stearinsäure	10.0
Stearylalkohol	10.0
Stickstoff	10.0
Sauerstoffarmer Stickstoff	10.0
Stickstoffmonoxid	10.0
Konzentrierte Streptokinase-Lösung	10.0
Streptomycinsulfat	10.0
Sucralfat	10.0
Sucralose	10.0
Sufentanil	10.0
Sufentanilcitrat	10.0
Sulbactam-Natrium	10.0
Sulfacetamid-Natrium	10.0
Sulfadiazin	10.0
Sulfadimethoxin	10.0
Sulfadimethoxin-Natrium für Tiere	10.0
Sulfadimidin	10.0
Sulfadoxin	10.0
Sulfafurazol	10.0
Sulfaguanidin	10.0
Sulfamerazin	10.0
Sulfamethizol	10.1
Sulfamethoxazol	10.0
Sulfamethoxypyridazin für Tiere	10.0
Sulfanilamid	10.0
Sulfasalazin	10.0
Sulfathiazol	10.0
Sulfinpyrazon	10.0

Beachten Sie den Hinweis auf „Allgemeine Monographien" zu Anfang des Bands auf Seite B

	Stand
Sulfobutylbetadex-Natrium	10.0
Sulindac	10.0
Sulpirid	10.0
Sultamicillin	10.0
Sultamicillintosilat-Dihydrat	10.0
Sumatriptansuccinat	10.0
Suxamethoniumchlorid	10.0
Suxibuzon	10.0

T

Tacalcitol-Monohydrat	10.0
Tacrolimus-Monohydrat	10.0
Tadalafil	10.0
Talkum	10.0
Tamoxifencitrat	10.0
Tamsulosinhydrochlorid	10.0
Tannin	10.0
Tapentadolhydrochlorid	10.0
Teicoplanin	10.0
Telmisartan	10.0
Temazepam	10.0
Temozolomid	10.0
Tenoxicam	10.0
Terazosinhydrochlorid-Dihydrat	10.0
Terbinafinhydrochlorid	10.0
Terbutalinsulfat	10.0
Terconazol	10.0
Terfenadin	10.0
Teriparatid	10.0
Terlipressin	10.0
Terpin-Monohydrat	10.0
Testosteron	10.1
Testosterondecanoat	10.0
Testosteronenantat	10.0
Testosteronisocaproat	10.0
Testosteronpropionat	10.0
Tetanus-Immunglobulin vom Menschen	10.0
Tetracain	10.0
Tetracainhydrochlorid	10.0
Tetracosactid	10.0
Tetracyclin	10.0
Tetracyclinhydrochlorid	10.0
Tetrazepam	10.0
Tetryzolinhydrochlorid	10.0
Theobromin	10.0
Theophyllin	10.0
Theophyllin-Ethylendiamin	10.0
Theophyllin-Ethylendiamin-Hydrat	10.0
Theophyllin-Monohydrat	10.0
Thiamazol	10.0
Thiaminchloridhydrochlorid	10.0
Thiaminnitrat	10.0
Thiamphenicol	10.0
Thiocolchicosid (aus Ethanol kristallisiert)	10.0
Thiocolchicosid-Hydrat	10.0
Thioctsäure	10.0
Thiomersal	10.0
Thiopental-Natrium und Natriumcarbonat	10.0
Thioridazin	10.0
Thioridazinhydrochlorid	10.0
Threonin	10.0
Thymol	10.0
Tiabendazol	10.0
Tiamulin für Tiere	10.0
Tiamulinhydrogenfumarat für Tiere	10.0
Tianeptin-Natrium	10.0
Tiapridhydrochlorid	10.0
Tiaprofensäure	10.1
Tibolon	10.0
Ticarcillin-Natrium	10.0
Ticlopidinhydrochlorid	10.0
Tierische Epithelien und Hautanhangsgebilde für Allergenzubereitungen	10.0
Tigecyclin	10.0
Tilidinhydrochlorid-Hemihydrat	10.1
Timololmaleat	10.0
Tinidazol	10.0
Tinzaparin-Natrium	10.0
Tioconazol	10.0
Tiotropiumbromid-Monohydrat	10.0
Titandioxid	10.0
Tizanidinhydrochlorid	10.0
Tobramycin	10.0
all-*rac*-α-Tocopherol	10.0
RRR-α-Tocopherol	10.0
all-*rac*-α-Tocopherolacetat	10.0
RRR-α-Tocopherolacetat	10.0
α-Tocopherolacetat-Trockenkonzentrat	10.0
DL-α-Tocopherolhydrogensuccinat	10.0
RRR-α-Tocopherolhydrogensuccinat	10.0
Tolbutamid	10.0
Tolfenaminsäure	10.0
Tollwut-Immunglobulin vom Menschen	10.0
Tolnaftat	10.0
Tolterodintartrat	10.0
Weißer Ton	10.0
Topiramat	10.0
Torasemid	10.0
Tosylchloramid-Natrium	10.0
Tramadolhydrochlorid	10.0
Tramazolinhydrochlorid-Monohydrat	10.0
Trandolapril	10.0
Tranexamsäure	10.1
Trapidil	10.0
Trehalose-Dihydrat	10.0
Tretinoin	10.0
Triacetin	10.0
Triamcinolon	10.0
Triamcinolonacetonid	10.0
Triamcinolonhexacetonid	10.0
Triamteren	10.0
Tribenosid	10.0
Tributylacetylcitrat	10.0
Tri-*n*-butylphosphat	10.0
Tricalciumphosphat	10.0
Trichloressigsäure	10.0
Triclabendazol für Tiere	10.0
Triethylcitrat	10.0
Trifluoperazindihydrochlorid	10.0
Triflusal	10.0

	Stand
Mittelkettige Triglyceride	10.0
Triglyceroldiisostearat	10.0
Trihexyphenidylhydrochlorid	10.0
Trimebutinmaleat	10.0
Trimetazidindihydrochlorid	10.0
Trimethadion	10.0
Trimethoprim	10.0
Trimipraminmaleat	10.0
Trolamin	10.0
Trometamol	10.0
Tropicamid	10.0
Tropisetronhydrochlorid	10.0
Trospiumchlorid	10.0
Troxerutin	10.0
Trypsin	10.0
Tryptophan	10.0
Gereinigtes Tuberkulin aus *Mycobacterium avium*	10.0
Gereinigtes Tuberkulin aus *Mycobacterium bovis*	10.0
Gereinigtes Tuberkulin zur Anwendung am Menschen	10.0
Tylosin für Tiere	10.0
Tylosinphosphat für Tiere	10.0
Tylosinphosphat-Lösung als Bulk für Tiere	10.0
Tylosintartrat für Tiere	10.0
Tyrosin	10.0
Tyrothricin	10.0

U

Ubidecarenon	10.0
Undecylensäure	10.0
Urofollitropin	10.0
Urokinase	10.0
Ursodesoxycholsäure	10.0

V

Valaciclovirhydrochlorid	10.0
Valaciclovirhydrochlorid-Hydrat	10.0
Valin	10.0
Valnemulinhydrochlorid für Tiere	10.0
Valproinsäure	10.0
Valsartan	10.0
Vancomycinhydrochlorid	10.0
Vanillin	10.0
Vardenafilhydrochlorid-Trihydrat	10.0
Varizellen-Immunglobulin vom Menschen	10.0
Varizellen-Immunglobulin vom Menschen zur intravenösen Anwendung	10.0
Gelbes Vaselin	10.0
Weißes Vaselin	10.0
Vecuroniumbromid	10.0
Vedaprofen für Tiere	10.0
Venlafaxinhydrochlorid	10.0
Verapamilhydrochlorid	10.0
Verbandwatte aus Baumwolle	10.0
Verbandwatte aus Viskose	10.0
Vigabatrin	10.0
Vinblastinsulfat	10.0
Vincamin	10.0
Vincristinsulfat	10.0
Vindesinsulfat	10.0
Vinorelbintartrat	10.0
Vinpocetin	10.0
Vitamin A	10.0
Ölige Lösung von synthetischem Vitamin A	10.0
Wasserdispergierbares, synthetisches Vitamin A	10.0
Vitamin-A(synthetisch)-Pulver	10.0
Von-Willebrand-Faktor vom Menschen	10.0
Voriconazol	10.0

W

Gebleichtes Wachs	10.0
Gelbes Wachs	10.0
Warfarin-Natrium	10.0
Warfarin-Natrium-Clathrat	10.0
Gereinigtes Wasser	10.0
Wasser für Injektionszwecke	10.0
Wasser zum Verdünnen konzentrierter Hämodialyselösungen	10.0
Wasser zur Herstellung von Extrakten	10.0
Wasserstoffperoxid-Lösung 30 %	10.0
Wasserstoffperoxid-Lösung 3 %	10.0
Weinsäure	10.0
Natives Weizenkeimöl	10.0
Raffiniertes Weizenkeimöl	10.0
Weizenstärke	10.0
Wollwachs	10.0
Hydriertes Wollwachs	10.0
Wasserhaltiges Wollwachs	10.0
Wollwachsalkohole	10.0

X

Xanthangummi	10.0
Xylazinhydrochlorid für Tiere	10.0
Xylitol	10.0
Xylometazolinhydrochlorid	10.1
Xylose	10.0

Beachten Sie den Hinweis auf „Allgemeine Monographien" zu Anfang des Bands auf Seite B

	Stand

Y

Yohimbinhydrochlorid 10.0

Z

Wasserhaltiges Zanamivir 10.1
Zidovudin 10.0
Zinkacetat-Dihydrat 10.0
Zinkacexamat 10.0
Zinkchlorid 10.0
Zinkgluconat 10.0
Zinkoxid 10.0
Zinkstearat 10.0
Zinksulfat-Monohydrat 10.0
Zinksulfat-Hexahydrat 10.0
Zinksulfat-Heptahydrat 10.0
Zinkundecylenat 10.0
Zinn(II)-chlorid-Dihydrat 10.0
Ziprasidonhydrochlorid-Monohydrat 10.0
Ziprasidonmesilat-Trihydrat 10.0
Zoledronsäure-Monohydrat 10.1
Zolmitriptan 10.0
Zolpidemtartrat 10.1
Zopiclon 10.0
Zucker-Stärke-Pellets 10.0
Zuclopenthixoldecanoat 10.0

Allgemeiner Teil

2 Allgemeine Methoden

2.4 Grenzprüfungen 6247

2.4 Grenzprüfungen

2.4.24 Identifizierung und Bestimmung von Lösungsmittel-Rückständen (Restlösungsmittel) 6249

2.4.26 *N*,*N*-Dimethylanilin 6255

10.1/2.04.24.00

2.4.24 Identifizierung und Bestimmung von Lösungsmittel-Rückständen (Restlösungsmittel)

Die in dieser Allgemeinen Methode beschriebenen Prüfverfahren können angewendet werden

- zur Identifizierung der Mehrheit der Rückstände von zu den Klassen 1 und 2 gehörenden, unbekannten Lösungsmitteln in Wirkstoffen, Hilfsstoffen oder Arzneimitteln
- als Grenzprüfung für Lösungsmittel der Klassen 1 und 2, die in Wirkstoffen, Hilfsstoffen oder Arzneimitteln enthalten sind
- zur quantitativen Bestimmung von Lösungsmitteln der Klasse 2, deren Grenzwerte höher als 1000 ppm (0,1 Prozent) sind, oder, falls gefordert, von Lösungsmitteln der Klasse 3.

Lösungsmittel der Klassen 1, 2 und 3 werden im Allgemeinen Text „5.4 Lösungsmittel-Rückstände" aufgelistet.

Zur Herstellung der Stammlösungen werden 3 mögliche Verdünnungsmittel angegeben. Die Head-Space-Bedingungen zum Einspritzen der gasförmigen Probe in das Chromatographiesystem werden aufgeführt. 2 Chromatographiesysteme werden beschrieben, wobei das System A vorzuziehen ist, während das System B normalerweise zur Bestätigung der Identität eingesetzt wird. Die Wahl des Verfahrens zur Probenvorbereitung hängt von der Löslichkeit der zu prüfenden Substanz und in bestimmten Fällen von den zu bestimmenden Lösungsmittel-Rückstanden ab.

Die Rückstände der folgenden Lösungsmittel sind nicht ohne weiteres unter den beschriebenen Head-Space-Bedingungen nachweisbar: Formamid, 2-Ethoxyethanol, 2-Methoxyethanol, Ethylenglycol, *N*-Methylpyrrolidon und Sulfolan. Zur Kontrolle dieser Restlösungsmittel sollten andere geeignete Verfahren angewendet werden.

Falls das Verfahren zur quantitativen Bestimmung von Restlösungsmitteln in einer Substanz herangezogen wird, muss es für die zu prüfende Substanz validiert sein.

Ausführung

Die Prüfung erfolgt mit Hilfe der Gaschromatographie (2.2.28, Statische Head-Space-GC).

Probenvorbereitung 1: vorgesehen für die Bestimmung von Restlösungsmitteln in wasserlöslichen Substanzen

Stammlösung 1: 0,200 g Substanz werden in Wasser *R* zu 20,0 ml gelöst.

Probenvorbereitung 2: vorgesehen für die Bestimmung von Restlösungsmitteln in wasserunlöslichen Substanzen

Stammlösung 2: 0,200 g Substanz werden in Dimethylformamid *R* (DMF) zu 20,0 ml gelöst.

Probenvorbereitung 3: vorgesehen für die Bestimmung von *N,N*-Dimethylacetamid und/oder Dimethylformamid, falls bekannt oder anzunehmen ist, dass eine oder beide Substanzen in der zu prüfenden Substanz enthalten sind

Stammlösung 3: 0,200 g Substanz werden in 1,3-Dimethyl-2-imidazolidinon *R* (DMI) zu 20,0 ml gelöst.

In einigen Fällen ist keines der genannten Verfahren zur Herstellung der Stammlösung geeignet. In diesen Fällen muss nachgewiesen werden, dass sowohl das zur Herstellung der Stammlösung verwendete Lösungsmittel als auch die angewendeten Head-Space-Bedingungen geeignet sind.

Lösungsmittel-Verdünnung a: 1,0 ml Lösung von Lösungsmitteln der Klasse 1 *CRS* wird mit 9 ml Dimethylsulfoxid *R* gemischt und mit Wasser *R* zu 100,0 ml verdünnt. 1,0 ml dieser Lösung wird mit Wasser *R* zu 100,0 ml verdünnt. 1,0 ml Lösung wird mit Wasser *R* zu 10,0 ml verdünnt.

Die Referenzlösungen entsprechen folgenden Grenzwerten:

- Benzol: 2 ppm
- Tetrachlorkohlenstoff: 4 ppm
- 1,2-Dichlorethan: 5 ppm
- 1,1-Dichlorethen: 8 ppm
- 1,1,1-Trichlorethan: 10 ppm

Lösungsmittel-Verdünnung b: Geeignete Mengen an Lösungsmitteln der Klasse 2 werden in Dimethylsulfoxid *R* zu 100,0 ml gelöst. Die Lösung wird mit Wasser *R* so verdünnt, dass jeweils das 0,05fache der in Tab. 5.4-4 (5.4 Lösungsmittel-Rückstände) angegebenen Konzentration erhalten wird.

Lösungsmittel-Verdünnung c: 1,00 g des Lösungsmittels oder der Lösungsmittel, das/die in der zu prüfenden Substanz enthalten ist/sind, wird in Dimethylsulfoxid *R* oder, falls geeignet, in Wasser *R* gelöst und mit Wasser *R* zu 100,0 ml verdünnt. Die Lösung wird so verdünnt, dass jeweils das 0,05fache der in Tab. 5.4-3 oder 5.4-4 (5.4 Lösungsmittel-Rückstände) oder in der jeweiligen Monographie angegebenen Grenzkonzentration erhalten wird.

Blindlösung: Die Herstellung erfolgt wie für die Lösungsmittel-Verdünnung c beschrieben, jedoch ohne Zusatz des Lösungsmittels oder der Lösungsmittel (zur Bestätigung der Abwesenheit interferierender Peaks).

Untersuchungslösung: 5,0 ml Stammlösung und 1,0 ml Blindlösung werden in eine Probeflasche gegeben.

Referenzlösung a (Klasse 1): 1,0 ml Lösungsmittel-Verdünnung a und 5,0 ml des geeigneten Verdünnungsmittels werden in eine Probeflasche gegeben.

Referenzlösung a_1 (Klasse 1): 5,0 ml Stammlösung und 1,0 ml Lösungsmittel-Verdünnung a werden in eine Probeflasche gegeben.

Referenzlösung b (Klasse 2): 1,0 ml Lösungsmittel-Verdünnung b und 5,0 ml des geeigneten Verdünnungsmittels werden in eine Probeflasche gegeben.

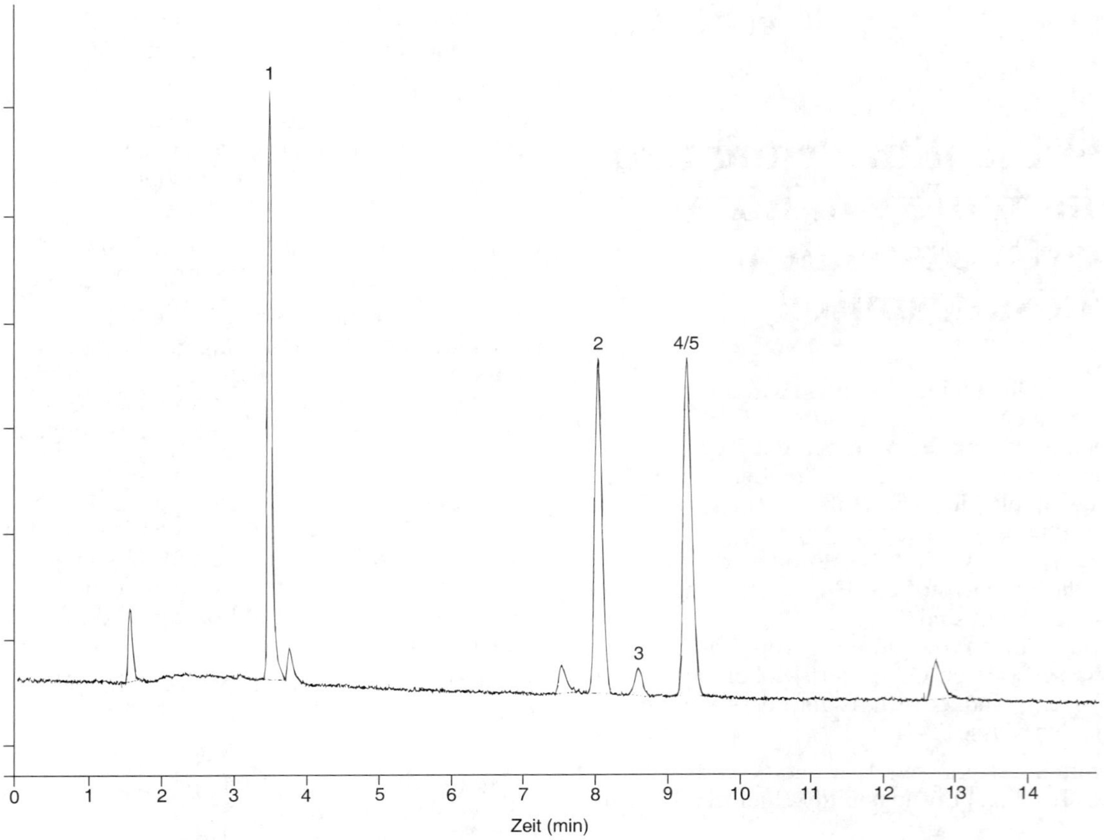

1. 1,1-Dichlorethen
2. 1,1,1-Trichlorethan
3. Tetrachlorkohlenstoff
4. Benzol
5. 1,2-Dichlorethan

Abb. 2.4.24-1: Typisches Chromatogramm von Lösungsmitteln der Klasse 1, erhalten mit einem Flammenionisationsdetektor unter den für System A und Probenvorbereitung 1 beschriebenen Bedingungen

Referenzlösung c: 5,0 ml Stammlösung und 1,0 ml Lösungsmittel-Verdünnung c werden in eine Probeflasche gegeben.

Referenzlösung d: 1,0 ml Blindlösung und 5,0 ml des geeigneten Verdünnungsmittels werden in eine Probeflasche gegeben.

Die Probeflaschen werden gasdicht mit Gummistopfen, die mit Polytetrafluorethylen überzogen sind, verschlossen und mit einer Aluminiumkappe gesichert. Die Probeflaschen werden geschüttelt, um eine homogene Lösung zu erhalten.

Die folgenden Head-Space-Bedingungen können angewendet werden:

Einstellungsparameter	**Probenvorbereitung**		
	1	**2**	**3**
Äquilibrierungstemperatur (°C)	80	105	80
Äquilibrierungszeit (min)	60	45	45
Überleitungstemperatur (°C)	85	110	105
Trägergas: Stickstoff zur Chromatographie *R* oder Helium zur Chromatographie *R*, bei einem geeigneten Druck			
Druckausgleichszeit (s)	30	30	30
Einspritzvolumen (ml)	1	1	1

Die Chromatographie kann durchgeführt werden mit:

System A

- Kapillarsäule aus Quarzglas oder eine Wide-bore-Säule von 30 m Länge und 0,32 oder 0,53 mm innerem Durchmesser, belegt mit Cyanopropyl(3)phenyl(3)methyl(94)polysiloxan *R* (Filmdicke 1,8 beziehungsweise 3 µm)
- Stickstoff zur Chromatographie *R* oder Helium zur Chromatographie *R* als Trägergas bei einer linearen Durchflussgeschwindigkeit von etwa 35 cm je Sekunde
- Splitverhältnis: 1:5
- Flammenionisationsdetektor (ein Massenspektrometer oder für chlorierte Lösungsmittel der Klasse 1 ein ECD [electron-capture detector] kann ebenfalls verwendet werden).

Die Temperatur der Säule wird 20 min lang bei 40 °C gehalten, dann um 10 °C je Minute auf 240 °C erhöht und 20 min lang bei 240 °C gehalten. Die Temperatur des Probeneinlasses wird bei 140 °C und die des Detektors bei 250 °C gehalten.

Im Fall von Interferenzen aus der Matrix kann die Chromatographie auch mit System B durchgeführt werden.

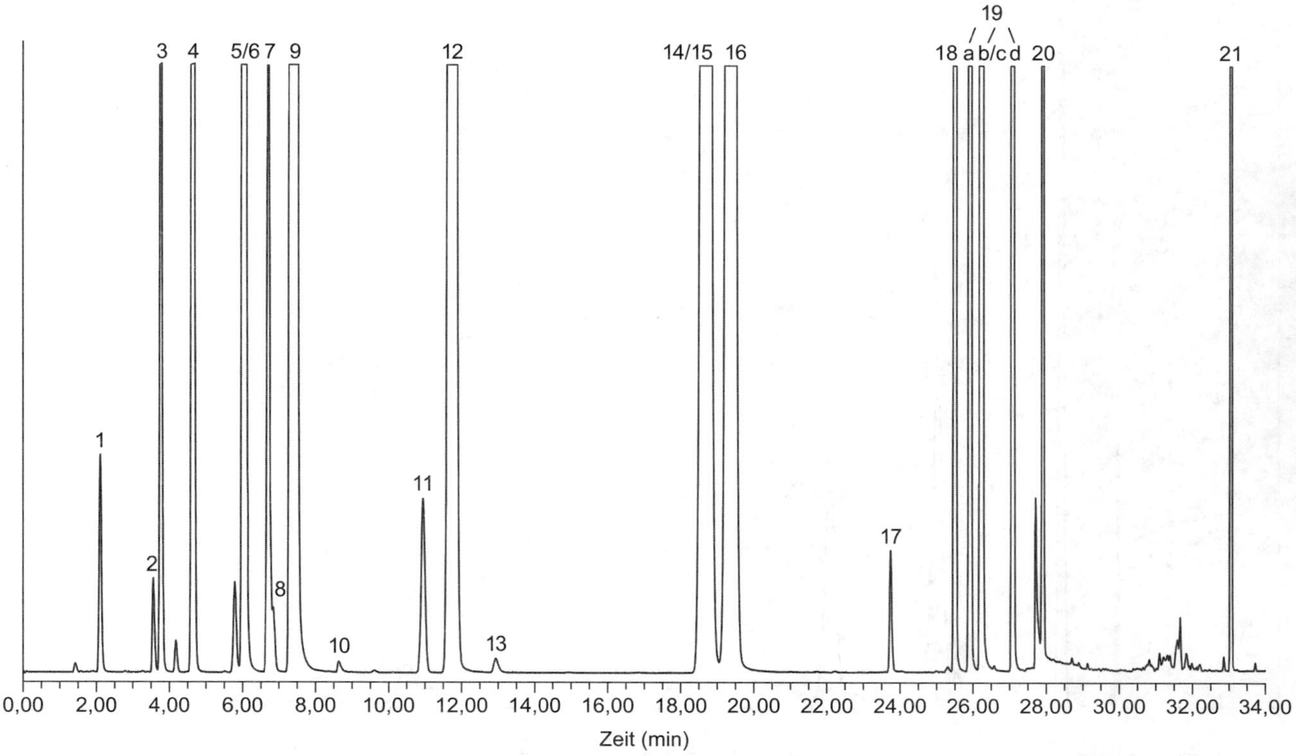

1. Methanol
2. Acetonitril
3. Dichlormethan
4. Hexan
5. 1,2-Dichlorethen
6. Nitromethan
7. Tetrahydrofuran
8. Chloroform
9. Cyclohexan
10. 1,2-Dimethoxyethan
11. 1,1,2-Trichlorethen
12. Methylcyclohexan
13. 1,4-Dioxan
14. Pyridin
15. Methylisobutylketon
16. Toluol
17. Methylbutylketon
18. Chlorbenzol
19. Xylol-Mischung
    a. Ethylbenzol
    b. *p*-Xylol
    c. *m*-Xylol
    d. *o*-Xylol
20. Cumol
21. Tetralin

Abb. 2.4.24-2: Typisches Chromatogramm von Lösungsmitteln der Klasse 2 (Lösungsmittel b), erhalten mit einem Flammenionisationsdetektor unter den für System A und Probenvorbereitung 1 beschriebenen Bedingungen

System B

- Kapillarsäule aus Quarzglas oder eine Wide-bore-Säule von 30 m Länge und 0,32 oder 0,53 mm innerem Durchmesser, belegt mit Macrogol 20 000 *R* (Filmdicke 0,25 µm)
- Stickstoff zur Chromatographie *R* oder Helium zur Chromatographie *R* als Trägergas bei einer linearen Durchflussgeschwindigkeit von etwa 35 cm je Sekunde
- Splitverhältnis: 1:5
- Flammenionisationsdetektor (ein Massenspektrometer oder für chlorierte Lösungsmittel der Klasse 1 ein ECD kann ebenfalls verwendet werden).

Die Temperatur der Säule wird 20 min lang bei 50 °C gehalten, dann um 6 °C je Minute auf 165 °C erhöht und 20 min lang bei 165 °C gehalten. Die Temperatur des Probeneinlasses wird bei 140 °C und die des Detektors bei 250 °C gehalten.

1 ml Gasphase der Referenzlösung a wird durch Einspritzen auf die Säule des Systems A aufgebracht und das Chromatogramm so aufgezeichnet, dass das Signal-Rausch-Verhältnis für den 1,1,1-Trichlorethan-Peak, das mindestens 5 betragen muss, bestimmt werden kann. Ein typisches Chromatogramm ist in Abb. 2.4.24-1 dargestellt.

1 ml Gasphase der Referenzlösung a_1 wird durch Einspritzen auf die Säule des Systems A aufgebracht. Die Peaks von Lösungsmitteln der Klasse 1 müssen noch nachweisbar sein.

1 ml Gasphase der Referenzlösung b wird durch Einspritzen auf die Säule des Systems A aufgebracht und das Chromatogramm so aufgezeichnet, dass die Auflösung zwischen den Peaks von Acetonitril und Dichlormethan bestimmt werden kann. Das System ist geeignet, wenn das erhaltene Chromatogramm dem in Abb. 2.4.24-2 dargestellten Chromatogramm annähernd entspricht und die Auflösung zwischen Acetonitril und Dichlormethan mindestens 1,0 beträgt.

1 ml Gasphase der Untersuchungslösung wird durch Einspritzen auf die Säule des Systems A aufgebracht. Die zu prüfende Substanz entspricht den Anforderungen der Prüfung, wenn im Chromatogramm kein Peak auftritt, der einem der Lösungsmittelpeaks im Chromatogramm der Referenzlösung a oder b entspricht. Entspricht ein Peak im Chromatogramm der Untersuchungslösung einem solchen Lösungsmittelpeak, muss System B eingesetzt werden.

1 ml Gasphase der Referenzlösung a wird durch Einspritzen auf die Säule des Systems B aufgebracht und das Chromatogramm so aufgezeichnet, dass das Signal-Rausch-Verhältnis für den Benzol-Peak, das mindestens

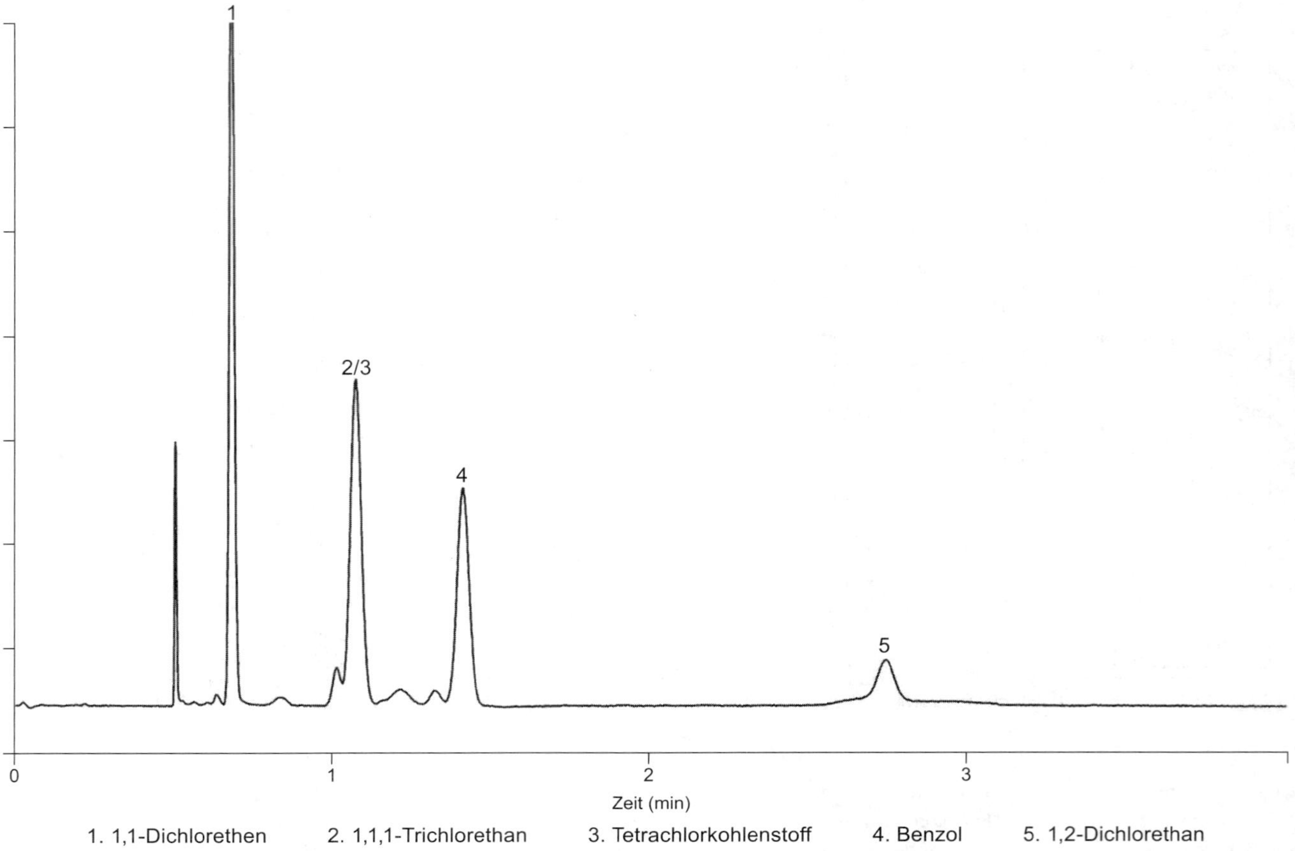

Abb. 2.4.24-3: Typisches Chromatogramm von Lösungsmitteln der Klasse 1, erhalten mit einem Flammenionisationsdetektor unter den für System B und Probenvorbereitung 1 beschriebenen Bedingungen

5 betragen muss, bestimmt werden kann. Ein typisches Chromatogramm ist in Abb. 2.4.24-3 dargestellt.

1 ml Gasphase der Referenzlösung a_1 wird durch Einspritzen auf die Säule des Systems B aufgebracht. Die Peaks von Lösungsmitteln der Klasse 1 müssen noch nachweisbar sein.

1 ml Gasphase der Referenzlösung b wird durch Einspritzen auf die Säule des Systems B aufgebracht und das Chromatogramm so aufgezeichnet, dass die Auflösung zwischen den Peaks von Acetonitril und 1,1,2-Trichlorethen bestimmt werden kann. Das System ist geeignet, wenn das erhaltene Chromatogramm dem in Abb. 2.4.24-4 dargestellten Chromatogramm annähernd entspricht und die Auflösung zwischen den Peaks von Acetonitril und 1,1,2-Trichlorethen mindestens 1,0 beträgt.

1 ml Gasphase der Untersuchungslösung wird durch Einspritzen auf die Säule des Systems B aufgebracht. Die zu prüfende Substanz entspricht den Anforderungen, wenn im Chromatogramm kein Peak auftritt, der einem der Lösungsmittelpeaks im Chromatogramm der Referenzlösung a oder b entspricht. Entspricht ein Peak im Chromatogramm der Untersuchungslösung einem solchen Lösungsmittelpeak und bestätigt dies das mit der Säule des Systems A erhaltene Ergebnis, wird wie nachstehend beschrieben verfahren.

1 ml Gasphase der Referenzlösung c wird durch Einspritzen auf die Säule des Systems A oder B aufgebracht. Falls erforderlich wird die Empfindlichkeit des Systems so eingestellt, dass die Höhe des Peaks der/des identifizierten Lösungsmittel(s) mindestens 50 Prozent des maximal möglichen Ausschlags des Rekorders beträgt.

1 ml Gasphase der Referenzlösung d wird durch Einspritzen auf die Säule aufgebracht. Interferierende Peaks dürfen nicht auftreten.

Je 1 ml Gasphase der Untersuchungslösung und der Referenzlösung c werden getrennt durch Einspritzen auf die Säule aufgebracht. Das Einspritzen wird jeweils 2-mal wiederholt.

Der Mittelwert für die Peakflächen der/des Lösungsmittel/s in den Chromatogrammen der Untersuchungslösung darf nicht größer sein als das 0,5fache des Mittelwerts der Peakflächen der/des entsprechenden Lösungsmittel/s im Chromatogramm der Referenzlösung c. Die Bestimmung darf nur ausgewertet werden, wenn die relative Standardabweichung der Flächendifferenzen zwischen den Peaks, die nach 3-maligem Einspritzen von Referenzlösung c und Untersuchungslösung erhalten werden, höchstens 15 Prozent beträgt.

Ein Fließschema des Verfahrens wird in Abb. 2.4.24-5 dargestellt.

Wenn die nachgewiesenen Rückstände von Lösungsmitteln der Klasse 2 oder 3 bei einem Wert von 0,1 Prozent oder darüber liegen, kann ihr Gehalt nach der Standardadditionsmethode mit System A oder B quantitativ bestimmt werden.

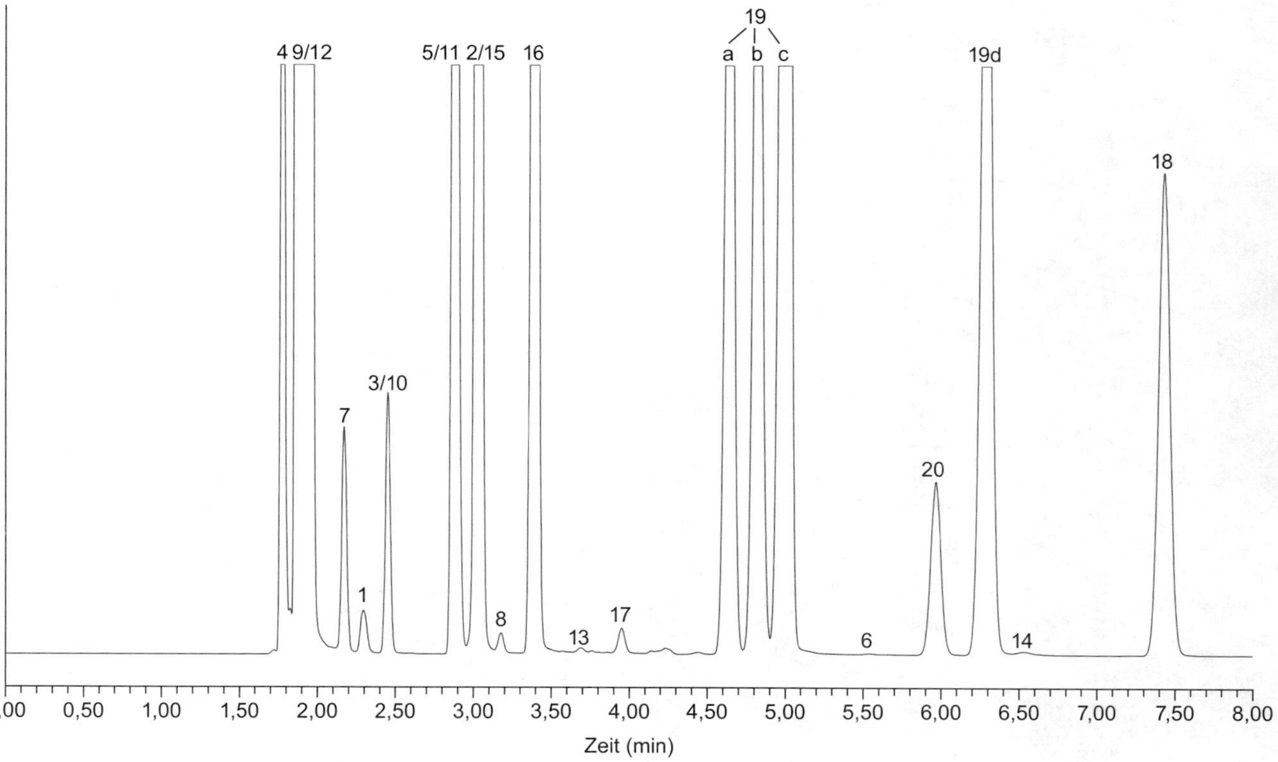

1. Methanol
2. Acetonitril
3. Dichlormethan
4. Hexan
5. 1,2-Dichlorethen
6. Nitromethan
7. Tetrahydrofuran
8. Chloroform
9. Cyclohexan
10. 1,2-Dimethoxyethan
11. 1,1,2-Trichlorethen
12. Methylcyclohexan
13. 1,4-Dioxan
14. Pyridin
15. Methylisobutylketon
16. Toluol
17. Methylbutylketon
18. Chlorbenzol
19. Xylol-Mischung
    a. Ethylbenzol
    b. *p*-Xylol
    c. *m*-Xylol
    d. *o*-Xylol
20. Cumol
21. Tetralin (t_R = 27 min)

Abb. 2.4.24-4: Typisches Chromatogramm von Lösungsmitteln der Klasse 2 (Lösungsmittel b), erhalten mit einem Flammenionisationsdetektor unter den für System B und Probenvorbereitung 1 beschriebenen Bedingungen

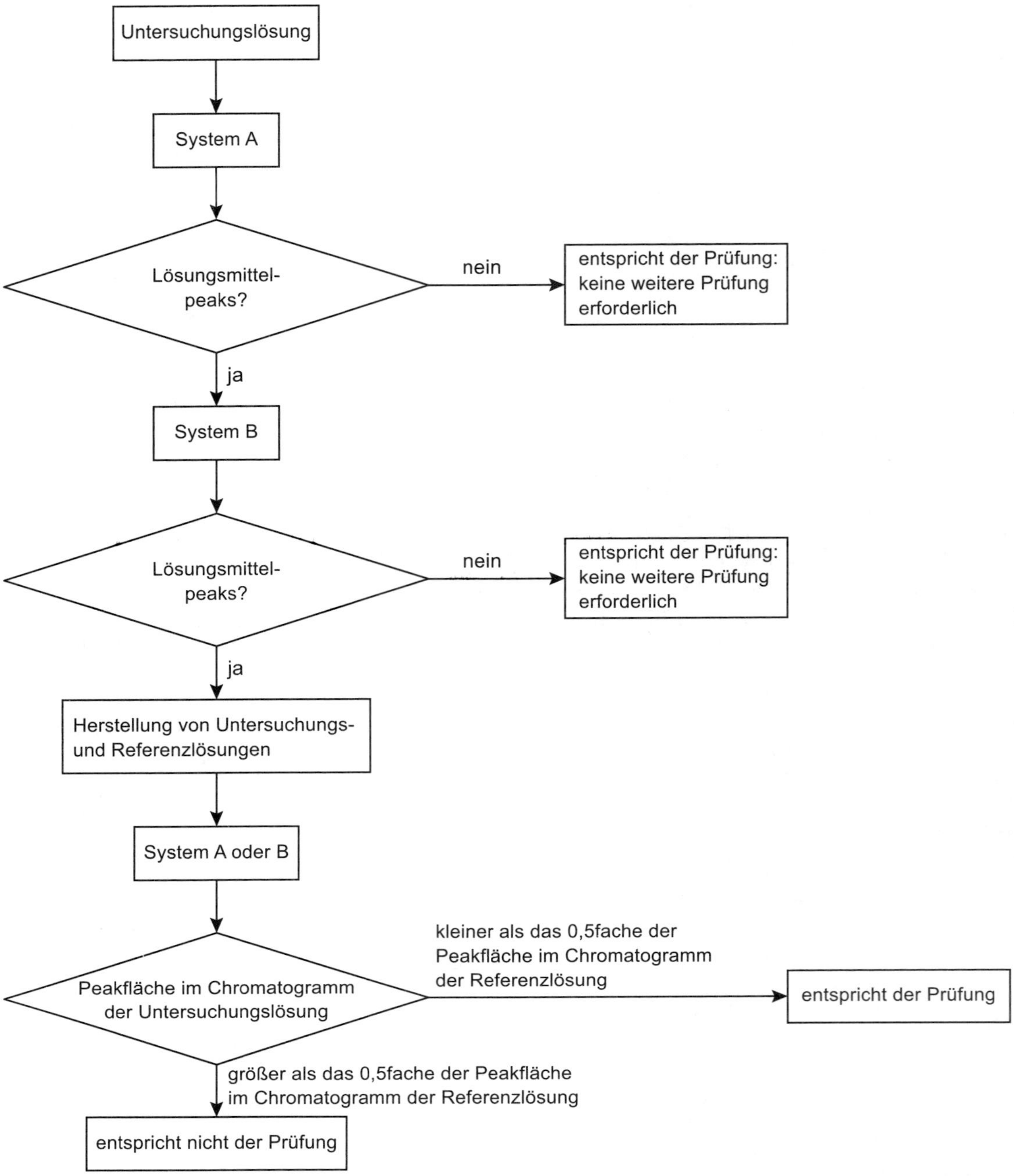

Abb. 2.4.24-5: Fließschema für die Identifizierung von Lösungsmittel-Rückständen und die Anwendung von Grenzprüfungen

10.1/2.04.26.00

2.4.26 *N,N*-Dimethylanilin

Methode A

Die Prüfung erfolgt mit Hilfe der Gaschromatographie (2.2.28) unter Verwendung von *N,N*-Diethylanilin *R* als interner Standard.

Interner-Standard-Lösung: 50 mg *N,N*-Diethylanilin *R* werden in 4 ml Salzsäure (0,1 mol · l^{-1}) gelöst. Die Lösung wird mit Wasser *R* zu 50 ml verdünnt. 1 ml dieser Lösung wird mit Wasser *R* zu 100 ml verdünnt.

Untersuchungslösung: 0,50 g Substanz werden in einem Reagenzglas mit Schliffstopfen in 30,0 ml Wasser *R* gelöst. Nach Zusatz von 1,0 ml Interner-Standard-Lösung wird die Lösung auf 26 bis 28 °C erwärmt. Diese Lösung wird nach Zusatz von 1,0 ml konzentrierter Natriumhydroxid-Lösung *R* bis zur vollständigen Lösung gemischt, mit 2,0 ml Trimethylpentan *R* versetzt und 2 min lang geschüttelt. Nach der Phasentrennung wird die obere Phase verwendet.

Referenzlösung: 50,0 mg *N,N*-Dimethylanilin *R* werden in 4,0 ml Salzsäure (0,1 mol · l^{-1}) gelöst. Die Lösung wird mit Wasser *R* zu 50,0 ml verdünnt. 1,0 ml dieser Lösung wird mit Wasser *R* zu 100,0 ml verdünnt. 1,0 ml dieser Lösung wird mit Wasser *R* zu 30,0 ml verdünnt. Nach Zusatz von 1,0 ml Interner-Standard-Lösung, 1,0 ml konzentrierter Natriumhydroxid-Lösung *R* und 2,0 ml Trimethylpentan *R* wird die Mischung 2 min lang geschüttelt und nach der Phasentrennung die obere Phase verwendet.

Die Chromatographie kann durchgeführt werden mit

- einer Kapillarsäule aus Quarzglas von 25 m Länge und 0,32 mm innerem Durchmesser, belegt mit quer vernetztem Phenyl(50)methyl(50)polysiloxan *R* (Filmdicke 0,52 µm)
- Helium zur Chromatographie *R* als Trägergas mit einem Splitverhältnis von 1:20, einem Säulenanfangsdruck von 50 kPa und einer Durchflussrate durch den Gasstromteiler von 20 ml je Minute
- einem Flammenionisationsdetektor
- einer Verbindung zum Gasstromteiler, bestehend aus einer Säule von 10 mm Länge, gepackt mit Kieselgur zur Gaschromatographie *R*, imprägniert mit 10 Prozent (*m/m*) Methylpolysiloxan *R*.

Die Temperatur der Säule wird 5 min lang bei 150 °C gehalten, dann mit einer Rate von 20 °C je Minute auf 275 °C erhöht und 3 min lang bei dieser Temperatur gehalten. Die Temperatur des Probeneinlasses wird bei 220 °C und die des Detektors bei 300 °C gehalten.

Die Retentionszeiten betragen für *N,N*-Dimethylanilin etwa 3,6 min und für *N,N*-Diethylanilin etwa 5,0 min.

1 µl Untersuchungslösung und 1 µl Referenzlösung werden eingespritzt.

Methode B

Die Prüfung erfolgt mit Hilfe der Gaschromatographie (2.2.28) unter Verwendung von Naphthalin *R* als interner Standard.

Interner-Standard-Lösung: 50 mg Naphthalin *R* werden in Cyclohexan *R* zu 50 ml gelöst. 5 ml Lösung werden mit Cyclohexan *R* zu 100 ml verdünnt.

Untersuchungslösung: 1,00 g Substanz wird in einem Reagenzglas mit Schliffstopfen mit 5 ml Natriumhydroxid-Lösung (1 mol · l^{-1}) und 1,0 ml Interner-Standard-Lösung versetzt. Das Reagenzglas wird verschlossen, 1 min lang kräftig geschüttelt und, falls erforderlich, zentrifugiert. Die obere Phase wird verwendet.

Referenzlösung: 50,0 mg *N,N*-Dimethylanilin *R* werden mit 2 ml Salzsäure *R* und 20 ml Wasser *R* versetzt. Die Mischung wird bis zur Lösung geschüttelt, danach mit Wasser *R* zu 50,0 ml verdünnt. 5,0 ml Lösung werden mit Wasser *R* zu 250,0 ml verdünnt. 1,0 ml dieser Lösung wird in einem Reagenzglas mit Schliffstopfen mit 5 ml Natriumhydroxid-Lösung (1 mol · l^{-1}) und 1,0 ml Interner-Standard-Lösung versetzt. Das Reagenzglas wird verschlossen, 1 min lang kräftig geschüttelt und, falls erforderlich, zentrifugiert. Die obere Phase wird verwendet.

Die Chromatographie kann durchgeführt werden mit

- einer Säule aus Glas von 2 m Länge und 2 mm innerem Durchmesser, gepackt mit silanisierter Kieselgur zur Gaschromatographie *R*, imprägniert mit 3 Prozent (*m/m*) Phenyl(50)methyl(50)polysiloxan *R*
- Stickstoff zur Chromatographie *R* als Trägergas bei einer Durchflussrate von 30 ml je Minute
- einem Flammenionisationsdetektor.

Die Temperatur der Säule wird bei 120 °C, die des Probeneinlasses und des Detektors bei 150 °C gehalten.

1 µl Untersuchungslösung und 1 µl Referenzlösung werden eingespritzt.

4 Reagenzien

Reagenzien-Verzeichnis 6259
4.1 Reagenzien, Referenzlösungen und Pufferlösungen 6261
4.1.1 Reagenzien 6261
4.2 Volumetrie 6263
4.2.1 Urtitersubstanzen für Maßlösungen 6263
4.3 Chemische Referenzsubstanzen (*CRS*), Biologische Referenzzubereitungen (*BRP*), Referenzstandards für pflanzliche Drogen (*HRS*), Referenzspektren 6264

Reagenzien-Verzeichnis

4.1.1 Reagenzien

Neue Reagenzien

Convallatoxin *R*
Cymarin *R*
2,4-Dihydroxybenzaldehyd *R*
Isorhamnetin-3-*O*-rutinosid *R*
Kieselgel zur Chromatographie mit festem Kern, octylsilyliertes, nachsilanisiertes *R*
Natriumlaurylsulfat *R* 1
Raffinose *R*
Rosuvastatinethylester *R*
Sennosid A *R*

Revidierte Reagenzien

Calciumchlorid, wassefreies *R**
Dioxan-Lösung *R*
Kieselgel zur Chromatographie mit eingebetteten polaren Gruppen, octadecylsilyliertes, nachsilanisiertes *R*
Kieselgel zur Chromatographie mit eingebetteten polaren Gruppen, octylsilyliertes, nachsilanisiertes *R*
Kieselgel zur Chromatographie, octadecylsilyliertes *R* 1
Methyldecanoat *R*
Molekularsieb *R**

Hinweis: Die Korrekturen der mit * markierten Reagenzien wurden im Grundwerk zur 10. Ausgabe (Ph. Eur. 10.0) vorgezogen.

4.2.1 Urtitersubstanzen für Maßlösungen

Revidierte Urtitersubstanz

Kaliumbromat *RV*

4.3 Chemische Referenzsubstanzen (*CRS*), Biologische Referenzzubereitungen (*BRP*), Referenzstandards für pflanzliche Drogen (*HRS*), Referenzspektren

Siehe dort

4.1.1 Reagenzien

C

Convallatoxin *R* 1207900

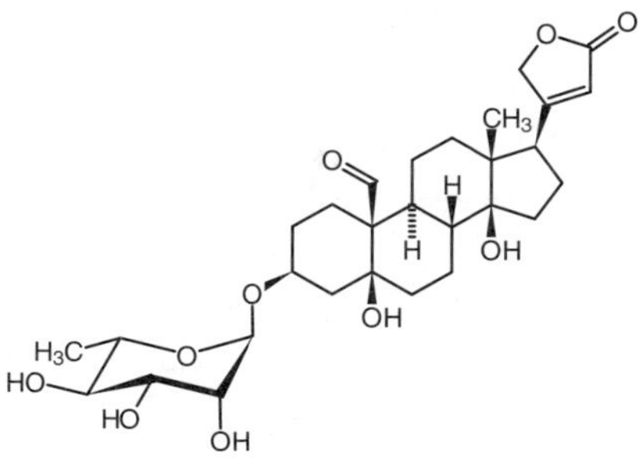

$C_{29}H_{42}O_{10}$ M_r 550,6
CAS Nr. 508-75-8

3β-[(6-Desoxy-α-L-mannopyranosyl)oxy]-5,14-dihydroxy-19-oxo-5β-card-20(22)-enolid; 5,14-Dihydroxy-19-oxo-3β-[(α-L-rhamnopyranosyl)oxy]-5β-card-20(22)-enolid

Weißes bis schwach gelbliches, kristallines Pulver; schwer löslich in Wasser, löslich in Ethanol und in Aceton, schwer löslich in Ethylacetat

Smp: 235 bis 242 °C

Cymarin *R* 1208000

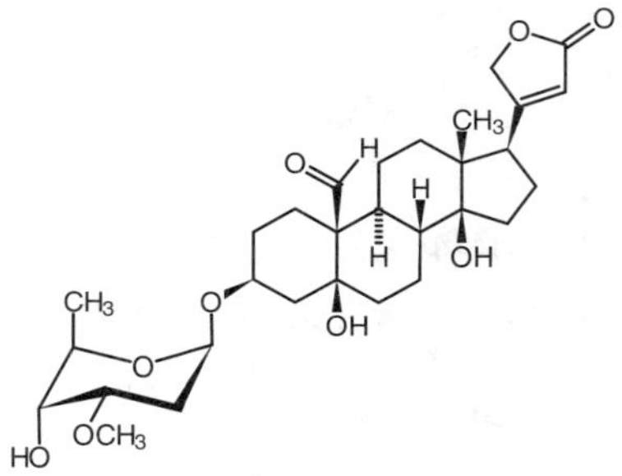

$C_{30}H_{44}O_9$ M_r 548,7
CAS-Nr. 508-77-0

3β-[(2,6-Didesoxy-3-*O*-methyl-β-D-*ribo*-hexopyranosyl)oxy]-5β,14-dihydroxy-19-oxocard-20(22)-enolid

Weißes bis schwach gelbliches Pulver; schwer löslich in Wasser, löslich in Methanol

Smp: etwa 148 °C

D

2,4-Dihydroxybenzaldehyd *R* 1208100

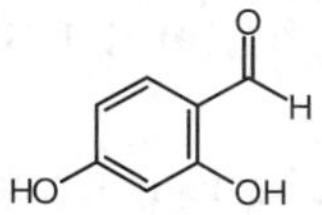

$C_7H_6O_3$ M_r 138,1
CAS Nr. 95-01-2

β-Resorcylaldehyd

Dioxan-Lösung *R* 1032002

1,00 g Dioxan *R* wird mit Wasser *R* zu 100,0 ml verdünnt. 5,0 ml dieser Lösung werden mit Wasser *R* zu 100,0 ml verdünnt (0,5 mg · ml^{-1} Dioxan).

I

Isorhamnetin-3-*O*-rutinosid *R* 1208200

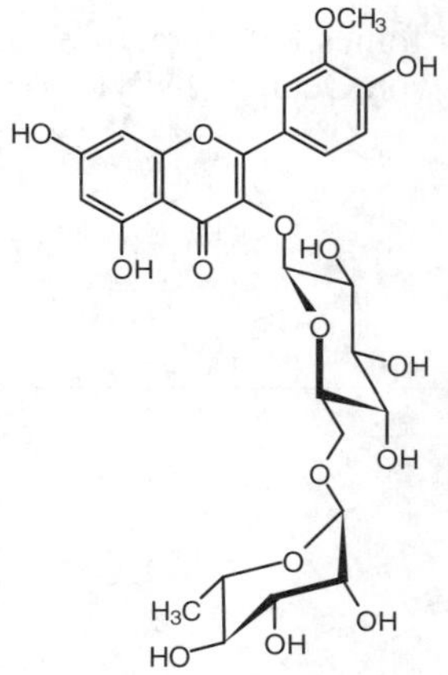

$C_{28}H_{32}O_{16}$ M_r 625
CAS Nr. 604-80-8

3-*O*-Methylquercetin-3-rutinosid; Narcissosid

K

Kieselgel zur Chromatographie mit eingebetteten polaren Gruppen, octadecylsilyliertes, nachsilanisiertes *R* 1177900

Sehr feines Kieselgel, dessen Oberfläche durch Einführen polar eingebetteter Octadecylsilyl-Gruppen chemisch verändert ist

Um Interaktionen mit basischen Verbindungen zu minimieren, ist der größte Teil der verbleibenden Silanol-Gruppen an der Oberfläche sorgfältig nachsilanisiert.

Reagenzien

Kieselgel zur Chromatographie mit eingebetteten polaren Gruppen, octylsilyliertes, nachsilanisiertes *R* 1152600

Sehr feines Kieselgel, dessen Oberfläche durch Einführen polar eingebetteter Octylsilyl-Gruppen chemisch verändert ist

Um Interaktionen mit basischen Verbindungen zu minimieren, ist der größte Teil der verbleibenden Silanol-Gruppen an der Oberfläche sorgfältig nachsilanisiert.

Kieselgel zur Chromatographie mit festem Kern, octylsilyliertes, nachsilanisiertes *R* 1208600

Kieselgel mit kugelförmigen Siliciumdioxid-Partikeln, die aus einem nicht porösen, festen Siliciumdioxidkern bestehen, der von einer dünnen, äußeren, porösen, octylsilylierten Siliciumdioxidschicht umgeben ist

Um Interaktionen mit basischen Verbindungen zu minimieren, ist der größte Teil der verbleibenden Silanol-Gruppen an der Oberfläche sorgfältig nachsilanisiert.

Kieselgel zur Chromatographie, octadecylsilyliertes *R* 1 1110100

Hochreines, sehr feines Kieselgel, dessen Oberfläche durch Einführen von Octadecylsilyl-Gruppen chemisch verändert ist

M

Methyldecanoat *R* 1054000

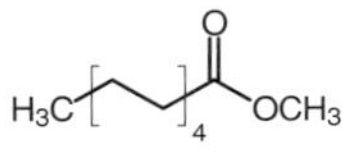

$C_{11}H_{22}O_2$ M_r 186,3
CAS Nr. 110-42-9

Methyl-*n*-decanoat; Methylcaprat

Gehalt: mindestens 99,0 Prozent

Klare, farblose bis gelbe Flüssigkeit; löslich in Petrolether
d_{20}^{20}: 0,871 bis 0,876
n_D^{20}: 1,425 bis 1,426

N

Natriumlaurylsulfat *R* 1 1208700

CAS Nr. 151-21-3

Gehalt: mindestens 99,0 Prozent

R

Raffinose *R* 1208300

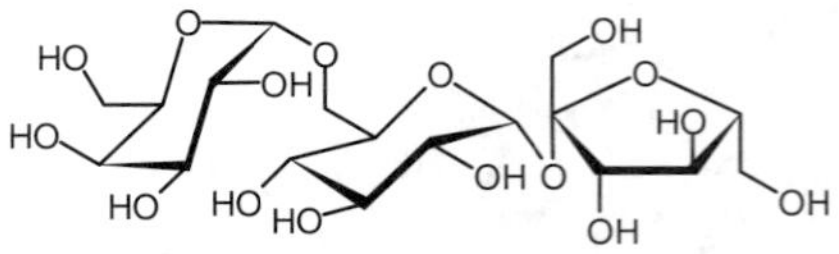

$C_{18}H_{32}O_{16}$ M_r 504,4
CAS Nr. 512-69-6

β-D-Fructofuranosyl-α-D-galactopyranosyl-(1→6)-α-D-glucopyransosid

Rosuvastatinethylester *R* 1208400

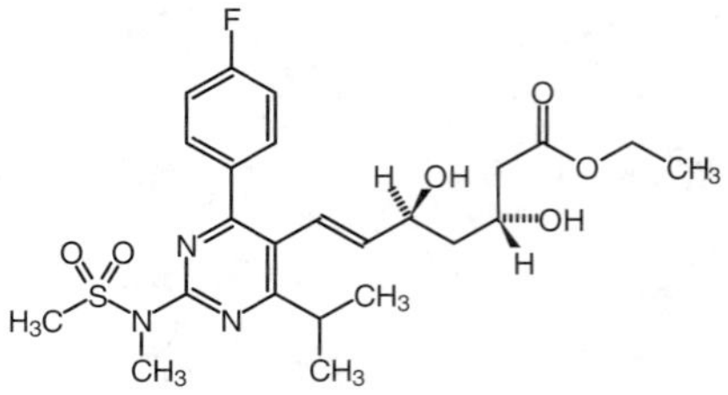

$C_{24}H_{32}FN_3O_6S$ M_r 509,6
CAS Nr. 851443-04-4

Ethyl-(3*R*,5*S*,6*E*)-7-[4-(4-fluorphenyl)-2-(*N*-methylmethansulfonamido)-6-(propan-2-yl)pyrimidin-5-yl]-3,5-dihydroxyhept-6-enoat

Gehalt: mindestens 98 Prozent

Weißes bis blassgelbes Pulver

S

Sennosid A *R* 1208500

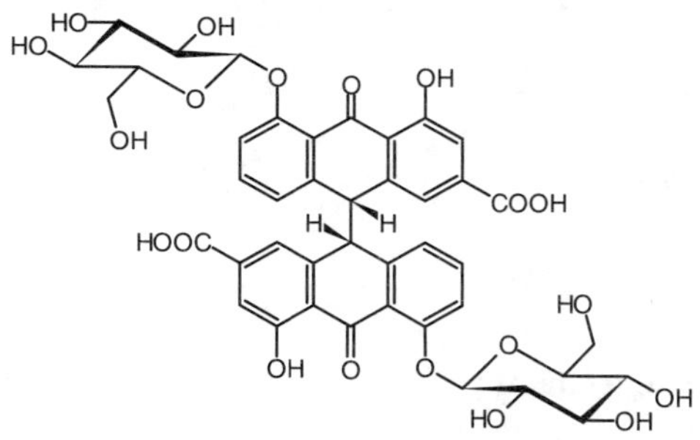

$C_{42}H_{38}O_{20}$ M_r 863
CAS Nr. 81-27-6

(9*R*,9′*R*)-5,5′-Bis(β-D-glucopyranosyloxy)-4,4′-dihydroxy-10,10′-dioxo-9,9′,10,10′-tetrahydro[9,9′-bianthracen]-2,2′-dicarbonsäure

4.2.1 Urtitersubstanzen für Maßlösungen

Kaliumbromat *RV* 2000300

$KBrO_3$ M_r 167,0
CAS Nr. 7758-01-2

Kaliumbromat *R* wird aus siedendem Wasser *R* umkristallisiert. Die Kristalle werden gesammelt und im Trockenschrank bei 180 ± 10 °C bis zur Massekonstanz getrocknet (2.2.32).

Reagenzien

4.3 Chemische Referenzsubstanzen (*CRS*), Biologische Referenzzubereitungen (*BRP*), Referenzstandards für pflanzliche Drogen (*HRS*), Referenzspektren

Die Referenzsubstanzen und die Referenzspektren sind direkt zu beziehen beim:

European Directorate for the Quality of Medicines & HealthCare (EDQM)
Council of Europe
7, allée Kastner
CS 30026
F-67081 Strasbourg
France
Fax: 0033-388-41 27 71
http://go.edqm.eu/RSorders
www.edqm.eu/store

Der aktuelle Katalog kann auf der Website des EDQM eingesehen und heruntergeladen werden.

Die Liste der freigegebenen Referenzstandards (insbesondere neue Referenzsubstanzen, neue Referenzspektren und neue Chargen) kann über die Website http://go.edqm.eu/RS aufgerufen werden.

5 Allgemeine Texte

5.22 Bezeichnungen von in der Traditionellen Chinesischen Medizin verwendeten pflanzlichen Drogen 6267

5.22 Bezeichnungen von in der Traditionellen Chinesischen Medizin verwendeten pflanzlichen Drogen

10.1/5.22.00.00

5.22 Bezeichnungen von in der Traditionellen Chinesischen Medizin verwendeten pflanzlichen Drogen

Dieser Allgemeine Text dient zur Information.

In diesem Text sind pflanzliche Drogen aufgelistet, die in der Traditionellen Chinesischen Medizin (TCM) verwendet werden und für die eine Monographie im Europäischen Arzneibuch (Ph. Eur.) veröffentlicht wurde. Zur Übersicht und aus Gründen der Transparenz werden zusätzlich die chinesischen Namen dieser pflanzlichen Drogen in Pinyin und in chinesischen Schriftzeichen angegeben.

Die englischen, französischen und lateinischen Titel sind jedoch die offiziellen Bezeichnungen. Die Beschriftung der pflanzlichen Droge muss mindestens einen dieser offiziellen Titel enthalten.

Monographie-nummer	Lateinischer Monographietitel	Deutschsprachiger Monographietitel	Pinyin	Sinogramm
2827	Abelmoschi corolla	Abelmoschus-Blütenkrone	*huangshukui-hua*	黄蜀葵花
2432	Acanthopanacis gracilistyli cortex	Stachelpanaxwurzelrinde	*wujiapi*	五加皮
2999	Achyranthis bidentatae radix	Achyranthiswurzel	*niuxi*	牛膝
2472	Akebiae caulis	Akebiaspross	*mutong*	木通
2554	Amomi fructus	Amomum-Früchte	*sharen*	砂仁
2555	Amomi fructus rotundus	Runde Amomum-Früchte	*doukou*	豆蔻
2712	Andrographidis herba	Andrographiskraut	*chuanxinlian*	穿心莲
2661	Anemarrhenae asphodeloides rhizoma	Anemarrhena-asphodeloides-Wurzelstock	*zhimu*	知母
2556	Angelicae dahuricae radix	Angelica-dahurica-Wurzel	*baizhi*	白芷
2557	Angelicae pubescentis radix	Angelica-pubescens-Wurzel	*duhuo*	独活
2558	Angelicae sinensis radix	Angelica-sinensis-Wurzel	*danggui*	当归
2435	Astragali mongholici radix	Chinesischer-Tragant-Wurzel	*huangqi*	黄芪
2559	Atractylodis lanceae rhizoma	Atractylodes-lancea-Wurzelstock	*cangzhu*	苍术
2560	Atractylodis macrocephalae rhizoma	Atractylodes-macrocephala-Wurzelstock	*baizhu*	白术
1797	Aucklandiae radix	Himalayaschartenwurzel	*muxiang*	木香
2561	Belamcandae chinensis rhizoma	Leopardenblumenwurzelstock	*shegan*	射干
2384	Bistortae rhizoma	Schlangenwiesenknöterichwurzelstock	*quanshen*	拳参
2562	Bupleuri radix	Chinesisches-Hasenohr-Wurzel	*chaihu*	柴胡
2386	Carthami flos	Färberdistelblüten	*honghua*	红花
2430	Citri reticulatae epicarpium et mesocarpium	Mandarinenschale	*chenpi*	陈皮
2463	Clematidis armandii caulis	Clematis-armandii-Spross	*chuanmutong*	川木通
2714	Codonopsidis radix	Glockenwindenwurzel	*dangshen*	党参
2454	Coicis semen	Hiobstränensamen	*yiyiren*	薏苡仁
2715	Coptidis rhizoma	Goldfadenwurzelstock	*huang lian*	黄连
2976	Corydalis rhizoma	Lerchenspornwurzelstock	*yan husuo*	延胡索

Monographie-nummer	Lateinischer Monographietitel	Deutschsprachiger Monographietitel	Pinyin	Sinogramm
2890	Dioscoreae nipponicae rhizoma	Japanische Yamswurzelknollen	*chuanshan-long*	穿山龙
2473	Dioscoreae oppositifoliae rhizoma	Yamswurzelknollen	*shanyao*	山药
2563	Drynariae rhizoma	Drynariawurzelstock	*gusuibu*	骨碎补
2564	Ecliptae herba	Ecliptakraut	*mohanlian*	墨旱莲
2451	Ephedrae herba	Ephedrakraut	*ma huang*	麻黄
2412	Eucommiae cortex	Eucommiarinde	*duzhong*	杜仲
2718	Evodiae fructus	Stinkeschenfrüchte	*wuzhuyu*	吴茱萸
2452	Fraxini chinensis cortex	Chinesische-Esche-Rinde	*qinpi*	秦皮
2565	Gardeniae fructus	Gardenienfrüchte	*zhizi*	栀子
2721	Gastrodiae rhizoma	Gastrodienwurzelstock	*tianma*	天麻
2722	Houttuyniae herba	Houttuyniakraut	*yuxingcao*	鱼腥草
2566	Isatidis radix	Färberwaidwurzel	*banlangen*	板蓝根
2634	Ligustici chuanxiong rhizoma	Chinesischer-Liebstöckel-Wurzel	*chuanxiong*	川芎
2431	Ligustici radix et rhizoma	Chinesischer-Liebstöckel-Wurzelstock mit Wurzel	*gaoben*	藁本
2612	Lycii fructus	Bocksdornfrüchte	*gouqizi*	枸杞子
2723	Lycopi herba	Wolfstrappkraut	*zelan*	泽兰
2742	Magnoliae biondii flos immaturus	Magnolia-biondi-Blütenknospen	*xinyi*	辛夷
2567	Magnoliae officinalis cortex	Magnolienrinde	*houpo*	厚朴
2568	Magnoliae officinalis flos	Magnolia-officinalis-Blüten	*houpohua*	厚朴花
2474	Moutan cortex	Strauchpaeonienwurzelrinde	*mudanpi*	牡丹皮
2383	Notoginseng radix	Notoginsengwurzel	*sanqi*	三七
3000	Ophiopogonis radix	Schlangenbartwurzel	*maidong*	麦冬
2424	Paeoniae radix alba	Weiße Pfingstrosenwurzel	*baishao*	白芍
2425	Paeoniae radix rubra	Rote Pfingstrosenwurzel	*chishao*	赤芍
2727	Persicariae tinctoriae folium	Färberknöterichblätter	*liaodaqingye*	蓼大青叶
2477	Piperis fructus	Pfeffer	*hujiao*	胡椒
2453	Piperis longi fructus	Langer Pfeffer	*bibo*	荜茇
2660	Platycodonis radix	Ballonblumenwurzel	*jiegeng*	桔梗
2724	Polygoni cuspidati rhizoma et radix	Buschknöterichwurzelstock mit Wurzel	*huzhang*	虎杖
2433	Polygoni multiflori radix	Vielblütiger-Knöterich-Wurzel	*heshouwu*	何首乌
2726	Polygoni orientalis fructus	Orientalischer-Knöterich-Früchte	*shuihonguaz-hi*	水红花子
2475	Poria	Poria-cocos-Fruchtkörper	*fuling*	茯苓
2439	Prunellae spica	Braunellenähren	*xiakucao*	夏枯草
2434	Puerariae lobatae radix	Kopoubohnenwurzel	*gegen (yege)*	葛根 (野葛)
2483	Puerariae thomsonii radix	Mehlige Kopoubohnenwurzel	*fenge*	粉葛
2569	Rehmanniae radix	Rehmanniawurzel	*dihuang*	地黄
2663	Salviae miltiorrhizae radix et rhizoma	Rotwurzsalbei-Wurzelstock mit Wurzel	*danshen*	丹参

Monographie-nummer	**Lateinischer Monographietitel**	**Deutschsprachiger Monographietitel**	**Pinyin**	**Sinogramm**
2385	Sanguisorbae radix	Großer-Wiesenknopf-Wurzel	*diyu*	地榆
2428	Schisandrae chinensis fructus	Schisandrafrüchte	*wuweizi* *(bei wuweizi)*	五味子 (北五味子)
2438	Scutellariae baicalensis radix	Baikal-Helmkraut-Wurzel	*huangqin*	黄芩
2450	Sinomenii caulis	Sinomenium-acutum-Spross	*qingfengteng*	青风藤
2440	Sophorae flavescentis radix	Schnurbaumwurzel	*kushen*	苦参
2639	Sophorae japonicae flos	Japanischer-Pagodenbaum-Blüten	*huaihua*	槐花
2427	Sophorae japonicae flos immaturus	Japanischer-Pagodenbaum-Blütenknospen	*huaimi*	槐米
2478	Stephaniae tetrandrae radix	Stephania-tetrandra-Wurzel	*fenfangji* *(hanfangji)*	粉防己 (汉防己)
2937	Typhae pollis	Rohrkolbenpollen	*puhuang*	蒲黄
2729	Uncariae rhynchophyllae ramulus cum uncis	Uncariazweige mit Dornen	*gou teng*	钩藤
2656	Zanthoxyli bungeani pericarpium	Zanthoxylum-bungeanum-Schale	*huajiao*	花椒

Monographiegruppen

Pflanzliche Drogen und Zubereitungen aus pflanzlichen Drogen

Chinesische-Esche-Rinde 6277
Himbeerblätter 6279
Rehmanniawurzel 6281
Ringelblumenblüten 6283
Sennesfiederblättchen 6285
Sennesfrüchte 6287
Weißdornfrüchte 6290

10.1/2452

Chinesische-Esche-Rinde

Fraxini chinensis cortex

Definition

Die im Frühjahr oder Herbst geerntete, ganze oder zerkleinerte, getrocknete Ast- oder Stammrinde von *Fraxinus chinensis* subsp. *rhynchophylla* (Hance) A.E.Murray (Syn. *Fraxinus rhynchophylla* Hance)

Gehalt: insgesamt mindestens 1,0 Prozent Aesculetin ($C_9H_6O_4$; M_r 178,1) und Aesculin ($C_{15}H_{16}O_9$; M_r 340,3), bezogen auf die getrocknete Droge

Prüfung auf Identität

A. Die Astrinde besteht aus biegsamen, gekrümmten oder rinnenförmigen, eingerollten oder gefalteten, bis zu 60 cm langen und 3 mm dicken Stücken. Die äußere Oberfläche ist weißlich grau oder dunkelbräunlich-grau gefärbt, manchmal in Flecken, ist glatt oder leicht rau und mit weißlich grauen, rundlichen Lenticellen versehen. Die innere Oberfläche ist glatt, gelblich weiß oder braun und fühlt sich weich an. Der Bruch ist faserig.

Die Stammrinde besteht aus kompakten, unelastischen, leistenförmigen Stücken von bis zu 6 mm Dicke. Die äußere, bräunlich graue Oberfläche zeigt feine Längsfurchen und zahlreiche rötlich braune, rundliche oder leicht quergespaltene Lenticellen. Die innere Oberfläche ist glatt und orangebraun. Der Bruch ist faserig.

B. Mikroskopische Prüfung (2.8.23)

Das Pulver ist bräunlich. Die Prüfung erfolgt unter dem Mikroskop, wobei Chloralhydrat-Lösung *R* verwendet wird. Das Pulver zeigt folgende Merkmale (Abb. 2452-1): große Sklereiden mit einem Durchmesser von bis zu 300 µm, sehr engem Lumen und Wänden mit Tüpfelkanälen und konzentrischer Streifung, einzeln [J] oder in Gruppen [E] vorliegend; Fragmente von bräunlichem Kork aus polygonalen Zellen mit leicht verdickten und getüpfelten Wänden (Aufsicht [A]) und aus übereinanderliegenden Schichten von Zellen mit leicht verdickten und kanalisierten Wänden (Querschnitt [D]), manchmal im Verbund mit einer oder mehreren Lagen Kollenchym [Da]; lange Fasern, normalerweise zerbrochen, mit stark verdickten Wänden und stark reduziertem Lumen und wenigen Tüpfelkanälen, einzeln [B, G] oder in Gruppen [C, F, H], manchmal zusammen mit Sklereiden [Ca, Ha] oder Markstrahlen aus rechteckigen Zellen, die kleine, nadelförmige Calciumoxalatkristalle enthalten [Fa]; Gruppen von Parenchymzellen [K], von denen manche kleine Calciumoxalatkristalle enthalten [Ka].

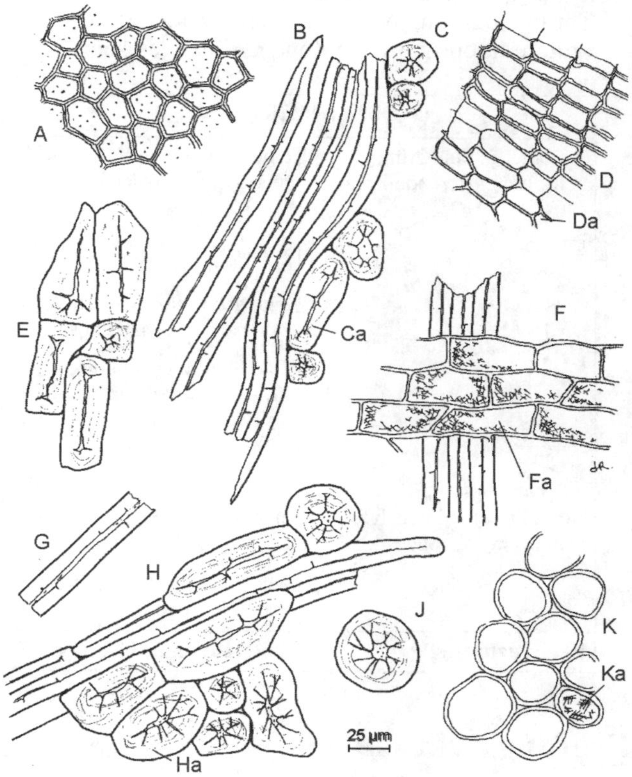

Abb. 2452-1: Zeichnerische Darstellung zu „Prüfung auf Identität, B" von pulverisierter Chinesische-Esche-Rinde

C. 0,1 g pulverisierte Droge (355) (2.9.12) werden mit 10 ml auf 60 °C erhitztem Wasser *R* versetzt, 2 min lang stehen gelassen und abfiltriert. Im ultravioletten Licht bei 365 nm zeigt das Filtrat eine intensive blaue Fluoreszenz, die nach Zusatz von 2 ml Salzsäure *R* deutlich schwächer wird.

D. Dünnschichtchromatographie (2.2.27)

Untersuchungslösung: 0,25 g pulverisierte Droge (355) (2.9.12) werden mit 5 ml Methanol *R* versetzt. Die Mischung wird 1 min lang im Wasserbad von 60 °C erhitzt und anschließend zentrifugiert. Der Überstand wird, falls erforderlich nach Filtrieren, verwendet.

Referenzlösung: 1 mg Aesculin *R* und 1 mg Aesculetin *R* werden in 2 ml Methanol *R* gelöst.

Platte: DC-Platte mit Kieselgel F_{254} *R* (5 bis 40 µm) [oder DC-Platte mit Kieselgel F_{254} *R* (2 bis 10 µm)]

Fließmittel: wasserfreie Ameisensäure *R*, Wasser *R*, Ethylacetat *R* (10:10:80 *V/V/V*)

Auftragen: 10 µl; bandförmig 15 mm [oder 8 mm]

Laufstrecke: 10 cm [oder 6 cm]

Trocknen: an der Luft

Detektion: Die Platte wird mit einer Lösung von Diphenylboryloxyethylamin *R* ($10\ g \cdot l^{-1}$) und Macrogol 400 *R* ($50\ g \cdot l^{-1}$) in Methanol *R* behandelt. Die Auswertung erfolgt im ultravioletten Licht bei 365 nm.

Pflanzliche Drogen

Ergebnis: Die Zonenfolge in den Chromatogrammen von Referenzlösung und Untersuchungslösung ist aus den nachstehenden Angaben ersichtlich. Im Chromatogramm der Untersuchungslösung können weitere fluoreszierende Zonen vorhanden sein.

Oberer Plattenrand	
Aesculetin: eine grünlich gelb fluoreszierende Zone	eine grünlich gelb fluoreszierende Zone (Aesculetin)
———	———
	eine grün fluoreszierende Zone kann vorhanden sein
	eine blau fluoreszierende Zone kann vorhanden sein
———	———
Aesculin: eine intensive, blau fluoreszierende Zone	eine intensive, blau fluoreszierende Zone (Aesculin)
	eine weißlich blau fluoreszierende Zone
Referenzlösung	**Untersuchungslösung**

Prüfung auf Reinheit

Trocknungsverlust (2.2.32): höchstens 12,0 Prozent, mit 1,000 g pulverisierter Droge (355) (2.9.12) durch Trocknen im Trockenschrank bei 105 °C bestimmt

Asche (2.4.16): höchstens 5,0 Prozent

Salzsäureunlösliche Asche (2.8.1): höchstens 2,0 Prozent

Gehaltsbestimmung

Flüssigchromatographie (2.2.29)

Untersuchungslösung: 0,500 g pulverisierte Droge (355) (2.9.12) werden mit 50,0 ml Methanol *R* versetzt und gewogen. Die Mischung wird 1 h lang im Wasserbad unter Rückflusskühlung erhitzt, abgekühlt und erneut gewogen. Der Lösungsmittelverlust wird mit Methanol *R* ausgeglichen. Nach dem Mischen wird die Mischung durch einen Membranfilter (nominale Porengröße 0,45 µm) filtriert.

Referenzlösung a: 10,0 mg Aesculin *CRS* werden in der mobilen Phase zu 50,0 ml gelöst.

Referenzlösung b: 10,0 mg Aesculetin *CRS* werden in 10 ml Acetonitril *R* gelöst. Die Lösung wird mit der mobilen Phase zu 50,0 ml verdünnt.

Referenzlösung c: 3,0 ml Referenzlösung b werden mit 5,0 ml Referenzlösung a gemischt. Die Mischung wird mit der mobilen Phase zu 10,0 ml verdünnt.

Säule
- Größe: $l = 0,15$ m, $\varnothing = 4,0$ mm
- Stationäre Phase: nachsilanisiertes, octadecylsilyliertes Kieselgel zur Chromatographie *R* (5 µm)

Mobile Phase: Acetonitril *R*, 0,1-prozentige Lösung (*V/V*) von Phosphorsäure 85 % *R* (12:88 *V/V*)

Durchflussrate: 0,75 ml · min^{-1}

Detektion: Spektrometer bei 334 nm

Einspritzen: 10 µl

Chromatographiedauer: 1,5fache Retentionszeit von Aesculetin

Retentionszeiten
- Aesculin: etwa 4,5 min
- Aesculetin: etwa 8,5 min

Identifizierung von Peaks: Zur Identifizierung des Peaks von Aesculin wird das mit der Referenzlösung a erhaltene Chromatogramm verwendet; zur Identifizierung des Peaks von Aesculetin wird das mit der Referenzlösung b erhaltene Chromatogramm verwendet.

Eignungsprüfung: Referenzlösung c
- Auflösung: mindestens 5,0 zwischen den Peaks von Aesculin und Aesculetin

Die Summe der Prozentgehalte an Aesculin und Aesculetin wird nach folgender Formel berechnet:

$$\frac{A_1 \cdot m_2 \cdot p_1 \cdot 0,5}{A_2 \cdot m_1} + \frac{A_3 \cdot m_3 \cdot p_2 \cdot 0,3}{A_4 \cdot m_1}$$

A_1 = Fläche des Peaks von Aesculin im Chromatogramm der Untersuchungslösung

A_2 = Fläche des Peaks von Aesculin im Chromatogramm der Referenzlösung c

A_3 = Fläche des Peaks von Aesculetin im Chromatogramm der Untersuchungslösung

A_4 = Fläche des Peaks von Aesculetin im Chromatogramm der Referenzlösung c

m_1 = Einwaage der Droge zur Herstellung der Untersuchungslösung in Gramm

m_2 = Masse von Aesculin *CRS* zur Herstellung der Referenzlösung a in Gramm

m_3 = Masse von Aesculetin *CRS* zur Herstellung der Referenzlösung b in Gramm

p_1 = Prozentgehalt an Aesculin in Aesculin *CRS*

p_2 = Prozentgehalt an Aesculetin in Aesculetin *CRS*

10.1/2950

Himbeerblätter

Rubi idaei folium

Definition

Die im Frühjahr oder Frühsommer geernteten, unzerkleinerten oder zerkleinerten, getrockneten Blätter von *Rubus idaeus* L.

Gehalt: mindestens 3,0 Prozent Tannine, ausgedrückt als Pyrogallol ($C_6H_6O_3$; M_r 126,1) und bezogen auf die getrocknete Droge

Prüfung auf Identität

A. *Ganze Droge:* Das Blatt ist unpaarig gefiedert und hat 3, 5 oder selten 7 eiförmige bis lanzettliche Fiederblättchen mit scharf oder doppelt gesägten Rändern. Die Blattoberseite ist dunkelgrün bis bräunlich grün und schwach flaumig behaart. Die Blattunterseite ist silbrig grau und dicht filzig behaart mit einer hervortretenden Fiedernervatur. Der Blattstiel ist etwa 1 bis 2 mm dick, grün oder gelegentlich rötlich, auf der Oberseite leicht eingesenkt und trägt manchmal kleine, gerade Stacheln. Die Nebenblätter sind lang und schmal. Die Blätter der Kurztriebe sind oft einfach, mehr oder weniger 3-lappig oder sie sind 3-zählig.

Zerkleinerte Droge: Für die zerkleinerte Droge sind zusammengeballte Bruchstücke von Blättern und Blattstielen charakteristisch.

B. Mikroskopische Prüfung (2.8.23)

Die Droge wird pulverisiert (710) (2.9.12). Das Pulver ist graugrün und flockig. Die Prüfung erfolgt unter dem Mikroskop, wobei Chloralhydrat-Lösung *R* verwendet wird. Das Pulver zeigt folgende Merkmale (Abb. 2950-1): sehr zahlreiche, zerbrochene, einzellige Deckhaare, entweder gerade mit verdickten Wänden [G] oder gewunden mit leicht verdickten Wänden [F]; Fragmente der oberen Epidermis der Fiederblatt-Spreiten (Aufsicht [D]) aus polygonalen Zellen [Da] und seltenen, geraden, einzelligen Deckhaaren mit verdickten Wänden und einer Länge von 20 µm bis zu über 500 µm [Db] oder ihren Ansatzstellen, oft im Verbund mit Palisadenparenchym [Dc], das einige übergroße Zellen mit Calciumoxalatdrusen [Dd] enthält; Fragmente der unteren Epidermis der Fiederblatt-Spreiten [A] aus Zellen mit dünnen, leicht buchtigen Wänden [Aa] und Spaltöffnungen vom anomocytischen Typ (2.8.3) mit 5 bis 7 Nebenzellen [Ab] sowie einer reichlichen Behaarung aus einzelligen, feinen, gewundenen, bis zu 500 µm langen Deckhaaren [Ac]; Ring- oder Spiralgefäße aus den Blattstielen, der Rachis oder den Hauptadern [J], manchmal zusammen mit Zellen des Marks mit leicht verdickten, getüpfelten Wänden [Ja]; Fragmente von Fasern [C], häufig im Verbund mit Kristallzellreihen, deren Zellen kleine Calciumoxalatdrusen enthalten [Ca]; Fragmente der Blattspreite (Querschnitt [H]) aus oberer Epidermis [Ha], 1 oder 2 Lagen Palisadenparenchym [Hb], darunter übergroße Zellen, die eine Calciumoxalatdruse enthalten [Hc], Schwammparenchym [Hd] und unterer Epidermis mit gewundenen, einzelligen Deckhaaren [He]; frei vorliegende Calciumoxalatdrusen [E]; in sehr seltenen Fällen Drüsenhaare mit zweireihigem, mehrzelligem Stiel und kugeligem, mehrzelligem Köpfchen, die sich auf der oberen Epidermis der Adern der Fiederblättchen befinden [B].

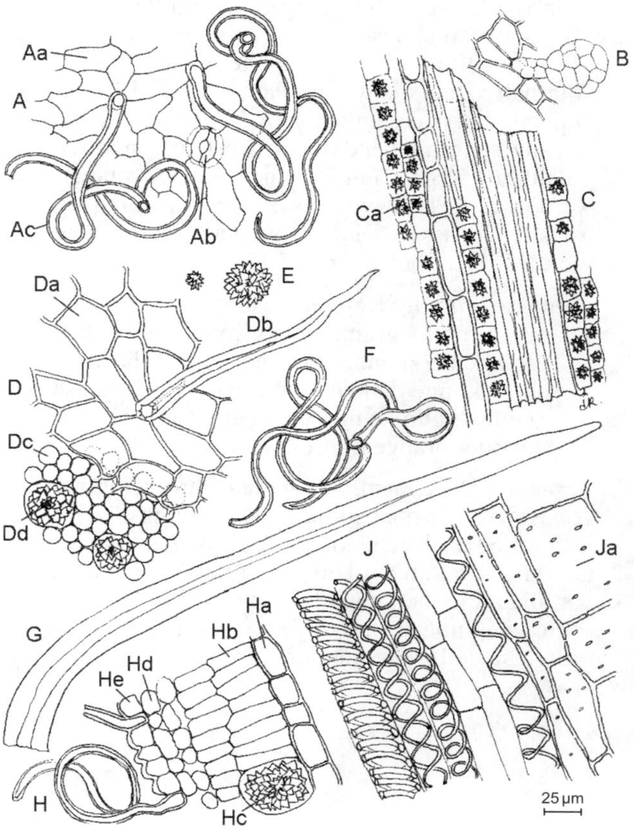

Abb. 2950-1: Zeichnerische Darstellung zu „Prüfung auf Identität, B" von pulverisierten Himbeerblättern

C. Hochleistungsdünnschichtchromatographie (2.8.25)

Untersuchungslösung: 0,5 g pulverisierte Droge (710) (2.9.12) werden mit 10,0 ml Methanol *R* versetzt. Die Mischung wird 15 min lang mit Ultraschall behandelt und anschließend filtriert oder zentrifugiert. Das Filtrat oder der Überstand wird verwendet.

Referenzlösung a: 2,5 mg Hyperosid *R* und 3,5 mg Rutosid-Trihydrat *R* werden in Methanol *R* zu 10,0 ml gelöst.

Referenzlösung b: 2,5 ml Referenzlösung a werden mit Methanol *R* zu 10,0 ml verdünnt.

Referenzlösung c: 3 mg Hyperosid *R* und 2.5 mg Chlorogensäure *R* werden in Methanol *R* zu 10 ml gelöst.

Intensitätsmarker: Hyperosid

Platte: DC-Platte mit Kieselgel F_{254} *R* (2 bis 10 µm)

Fließmittel: wasserfreie Ameisensäure *R*, Wasser *R*, Ethylacetat *R* (10:10:80 *V/V/V*)

Auftragen: 10 µl Untersuchungslösung und je 4 µl der Referenzlösungen a, b und c; bandförmig 8 mm

Laufstrecke: 70 mm vom unteren Rand der Platte

Trocknen: 5 min lang im Luftstrom von Raumtemperatur

Detektion: Die Platte wird 5 min lang bei 100 bis 105 °C erhitzt; die warme Platte wird mit einer Lösung von Diphenylboryloxyethylamin *R* (10 g · l^{-1}) in Methanol *R* und anschließend mit einer Lösung von Macrogol 400 *R* (50 g · l^{-1}) in Methanol *R* besprüht. Alternativ kann die warme Platte in eine Lösung von Diphenylboryloxyethylamin *R* (5 g · l^{-1}) in Ethylacetat *R* und anschließend in eine Lösung von Macrogol 400 *R* (50 g · l^{-1}) in Dichlormethan *R* getaucht werden. Die Platte wird etwa 1 min lang an der Luft trocknen gelassen. Die Auswertung erfolgt im ultravioletten Licht bei 366 nm.

Eignungsprüfung: Referenzlösung c

– Das Chromatogramm muss im mittleren Drittel 2 deutlich erkennbare Zonen zeigen, die sich berühren können; die untere Zone (Chlorogensäure) muss hellblau und die obere Zone (Hyperosid) gelb oder orange fluoreszieren.

Ergebnis: Die Zonenfolge in den Chromatogrammen von Referenzlösung a und Untersuchungslösung ist aus den nachstehenden Angaben ersichtlich. Im Chromatogramm der Untersuchungslösung können, vor allem im oberen und im unteren Drittel, weitere schwache fluoreszierende Zonen, meistens hellblaue, grünliche und gelbe oder orange, vorhanden sein.

Oberer Plattenrand	
_____	eine rote Zone _____
	eine rote Zone, schwach
_____	_____
	eine hellblaue Zone, schwach bis äquivalent
	eine grünliche Zone, schwach (möglicherweise überlappend mit einer orangen Zone)
Hyperosid: eine gelbe oder orange Zone	eine gelbe oder orange Zone, sehr schwach bis schwach (möglicherweise überlappend mit einer blauen Zone)
	eine gelbe oder orange Zone
_____	_____
Rutosid: eine gelbe oder orange Zone	
	eine gelbe oder orange Zone, schwach bis äquivalent
Referenzlösung a	**Untersuchungslösung**

Prüfung auf Reinheit

***Rubus fruticosus* L.:** Mikroskopische Prüfung (2.8.23)

Die Prüfung erfolgt mit der pulverisierten Droge (710) (2.9.12) unter Verwendung von Chloralhydrat-Lösung *R*. Das Vorhandensein von sternförmig-büscheligen Deckhaaren zeigt eine Verfälschung mit *Rubus fruticosus* L. an.

Trocknungsverlust (2.2.32): höchstens 10,0 Prozent, mit 1,000 g pulverisierter Droge (710) (2.9.12) durch 2 h langes Trocknen im Trockenschrank bei 105 °C bestimmt

Asche (2.4.16): höchstens 8,0 Prozent

Gehaltsbestimmung

Gerbstoffgehalt (2.8.14): Die Prüfung wird mit 1,000 g pulverisierter Droge (710) (2.9.12) durchgeführt.

10.1/2569

Rehmanniawurzel

Rehmanniae radix

Definition

Die vom Wurzelkopf und von den Nebenwurzeln befreite, getrocknete Wurzelknolle von *Rehmannia glutinosa* (Gaertn.) DC. (Syn. *Rehmannia glutinosa* (Gaertn.) Libosch. ex Fisch. & C.A.Mey.)

Gehalt: mindestens 0,2 Prozent Catalpol ($C_{15}H_{22}O_{10}$; M_r 362,3), bezogen auf die getrocknete Droge

Prüfung auf Identität

A. Die ganze Droge liegt meist als unregelmäßige oder längliche Masse vor, die im mittleren Bereich verdickt ist, sich an beiden Enden leicht verjüngt und linsenförmige Narben von den Nebenwurzeln trägt. Sie ist 6 bis 12 cm lang und 3 bis 6 cm dick. Die zerkleinerte Droge liegt in leicht zusammengedrückten oder verdrehten Scheiben vor. Die äußere Oberfläche ist schwarzbraun oder schwarzgrau. Sie ist stark eingefallen mit unregelmäßigen, querverlaufenden, welligen Linien. Die Droge ist schwer zu brechen; die Schnittfläche schimmert matt, ist schwarzbraun oder pechschwarz und zäh.

B. Mikroskopische Prüfung (2.8.23)

Das Pulver ist schwarzbraun und besteht aus mehr oder weniger klebrigen Teilchen. Die Prüfung erfolgt unter dem Mikroskop, wobei Chloralhydrat-Lösung *R* verwendet wird. Das Pulver zeigt folgende Merkmale (Abb. 2569-1): schwarzbraune Korkfragmente aus polygonalen Zellen (Aufsicht [A]) oder aus übereinanderliegenden Zelllagen (Querschnitt [E]); braune Parenchymfragmente [D] aus polygonalen oder rechteckigen Zellen mit dünnen, welligen oder knittrigen Wänden, einige mit orangegelben Öltröpfchen [Da]; etwa 100 bis 200 µm lange Netz- oder Tüpfelgefäße mit einem Durchmesser von etwa 40 bis 60 µm [B, C]; die Querwände zwischen Gefäßen gleichen Durchmessers sind deutlich erkennbar.

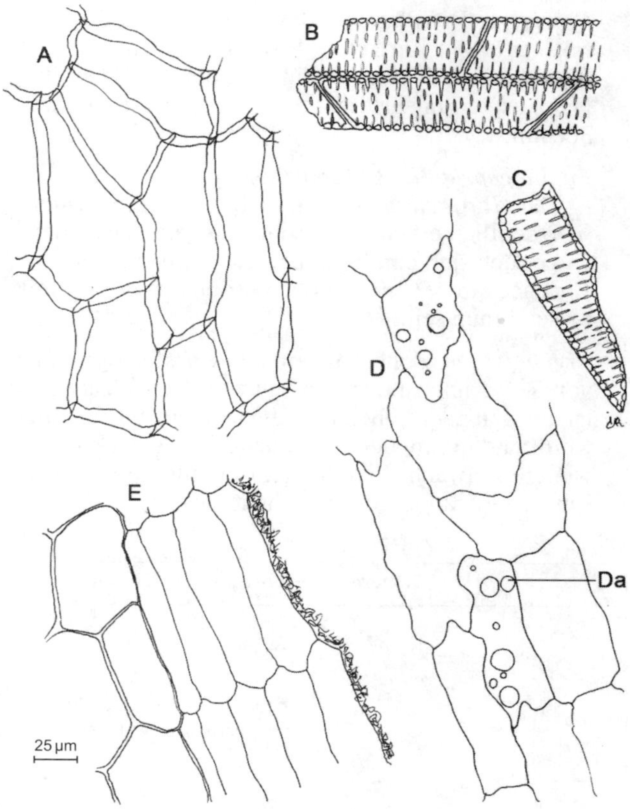

Abb. 2569-1: Zeichnerische Darstellung zu „Prüfung auf Identität, B" von pulverisierter Rehmanniawurzel

C. Hochleistungsdünnschichtchromatographie (2.8.25)

Untersuchungslösung: 0,2 g pulverisierte Droge (355) (2.9.12) werden mit 5,0 ml Methanol *R* versetzt. Die Mischung wird 10 min lang mit Ultraschall behandelt und anschließend filtriert oder zentrifugiert. Das Filtrat beziehungsweise der Überstand wird verwendet.

Referenzlösung a: 10,0 mg Saccharose *R* und 10,0 mg Raffinose *R* werden in dem geringstmöglichen Volumen Wasser *R* gelöst. Die Lösung wird mit Methanol *R* zu 2,0 ml verdünnt.

Referenzlösung b: 1,0 ml Referenzlösung a wird mit 3,0 ml Methanol *R* gemischt.

Referenzlösung c: 10 mg Fructose *R* und 10 mg Saccharose *R* werden in dem geringstmöglichen Volumen Wasser *R* gelöst. Die Lösung wird mit Methanol *R* zu 2 ml verdünnt.

Intensitätsmarker: Saccharose

Platte: DC-Platte mit Kieselgel F_{254} *R* (2 bis 10 µm)

Fließmittel: Essigsäure 99 % *R*, wasserfreie Ameisensäure *R*, Wasser *R*, Ethylacetat *R* (4:5:6:12 *V/V/V/V*)

Auftragen: 2 µl; bandförmig 8 mm

Laufstrecke: 70 mm vom unteren Rand der Platte

Trocknen: 5 min lang im Kaltluftstrom

Pflanzliche Drogen

Detektion: Die Platte wird mit einer 10-prozentigen Lösung (*V/V*) von Schwefelsäure *R* in Ethanol 96 % *R* behandelt und 3 min lang bei 120 °C erhitzt. Die Auswertung erfolgt im ultravioletten Licht bei 366 nm.

Eignungsprüfung: Referenzlösung c
- Das Chromatogramm muss im mittleren Drittel 2 deutlich erkennbare Zonen zeigen. Die Zonen können sich berühren; beide, die untere Zone (Saccharose) und die obere Zone (Fructose), müssen braun sein.

Ergebnis: Die Zonenfolge in den Chromatogrammen von Referenzlösung a und Untersuchungslösung ist aus den nachstehenden Angaben ersichtlich. Im Chromatogramm der Untersuchungslösung können weitere schwache blau fluoreszierende Zonen sowie schwache braune Zonen vorhanden sein.

Oberer Plattenrand	
	eine blau fluoreszierende Zone, schwach bis intensiv
———	———
	eine braune Zone, schwach
	eine blau fluoreszierende Zone, schwach
Saccharose: eine braune Zone	eine braune Zone, schwach bis äquivalent (Saccharose)
———	———
Raffinose: eine braune Zone	eine braune Zone, schwach bis äquivalent (Raffinose)
	eine braune Zone, intensiv
	eine braune Zone, sehr schwach
Referenzlösung a	**Untersuchungslösung**

Prüfung auf Reinheit

Trocknungsverlust (2.2.32): höchstens 15,0 Prozent, mit 2,000 g pulverisierter Droge (355) (2.9.12) durch 5 h langes Trocknen im Trockenschrank bei 105 °C bestimmt

Asche (2.4.16): höchstens 8,0 Prozent

Salzsäureunlösliche Asche (2.8.1): höchstens 3,0 Prozent

Gehaltsbestimmung

Flüssigchromatographie (2.2.29)

Untersuchungslösung: 1,500 g pulverisierte Droge (355) (2.9.12) werden mit 50,0 ml Wasser *R* versetzt. Die Mischung wird gewogen und 30 min lang bei einer Temperatur unterhalb von 25 °C mit Ultraschall behandelt. Nach erneutem Wiegen wird der Lösungsmittelverlust mit Wasser *R* ausgeglichen. Die Mischung wird sorgfältig geschüttelt und 10 min lang zentrifugiert. Der Überstand wird durch einen Membranfilter (nominale Porengröße 0,45 µm) filtriert.

Referenzlösung: 5,0 mg Catalpol *CRS* werden in Wasser *R* zu 25,0 ml gelöst.

Säule
- Größe: $l = 0{,}15$ m, $\varnothing = 4{,}6$ mm
- Stationäre Phase: nachsilanisiertes, octadecylsilyliertes Kieselgel zur Chromatographie *R* (3 µm)
- Temperatur: 25 °C

Mobile Phase
- Mobile Phase A: Wasser zur Chromatographie *R*
- Mobile Phase B: Acetonitril *R* 1, Wasser zur Chromatographie *R* (5:95 *V/V*)

Zeit (min)	Mobile Phase A (% *V/V*)	Mobile Phase B (% *V/V*)
0 – 3	90	10
3 – 20	90 → 70	10 → 30

Durchflussrate: 0,5 ml · min^{-1}

Detektion: Spektrometer bei 210 nm

Einspritzen: 10 µl

Retentionszeit
- Catalpol: etwa 13 min

Eignungsprüfung: Referenzlösung
- Wiederholpräzision: höchstens 2,0 Prozent relative Standardabweichung, mit 6 Einspritzungen bestimmt

Der Prozentgehalt an Catalpol wird nach folgender Formel berechnet:

$$\frac{A_1 \cdot m_2 \cdot p \cdot 2}{A_2 \cdot m_1}$$

A_1 = Fläche des Peaks von Catalpol im Chromatogramm der Untersuchungslösung
A_2 = Fläche des Peaks von Catalpol im Chromatogramm der Referenzlösung
m_1 = Einwaage der Droge zur Herstellung der Untersuchungslösung in Gramm
m_2 = Masse von Catalpol *CRS* zur Herstellung der Referenzlösung in Gramm
p = Prozentgehalt an Catalpol in Catalpol *CRS*

10.1/1297

Ringelblumenblüten

Calendulae flos

Definition

Die ganzen oder geschnittenen, vollständig aufgeblühten, getrockneten und vom Blütenstandsboden befreiten Einzelblüten der kultivierten, gefüllten Varietät von *Calendula officinalis* L.

Gehalt: mindestens 0,4 Prozent Flavonoide, berechnet als Hyperosid ($C_{21}H_{20}O_{12}$; M_r 464,4) und bezogen auf die getrocknete Droge

Prüfung auf Identität

A. Die Zungenblüten bestehen aus einer gelben oder orangegelben, etwa 3 bis 5 mm, im Mittelabschnitt etwa 7 mm breiten, an der Spitze 3-zähnigen Zunge, einer behaarten, teilweise sichelförmigen, gelblich braunen oder orangebraunen Röhre mit herausragendem Griffel und 2-teiliger Narbe sowie gelegentlich einem teilweise gekrümmten, gelblich braunen oder orangebraunen Fruchtknoten. Röhrenblüten sind vorhanden; sie sind etwa 5 mm lang und bestehen aus einer gelben, orangeroten oder rötlich-violetten, 5-zipfligen Blütenkrone, einer gelblich braunen oder orangebraunen, im unteren Teil behaarten Röhre sowie meist einem mehr oder weniger gekrümmten, gelblich braunen oder orangebraunen Fruchtknoten.

B. Mikroskopische Prüfung (2.8.23)

Das Pulver ist gelblich braun. Die Prüfung erfolgt unter dem Mikroskop, wobei Chloralhydrat-Lösung *R* verwendet wird. Das Pulver zeigt folgende Merkmale (Abb. 1297-1): Epidermisfragmente der Blütenkrone [C, F, K] mit hellgelben Öltröpfchen, einige der Fragmente mit ziemlich großen Spaltöffnungen vom anomocytischen Typ (2.8.3) [Fa, Ka]; 2-reihige, mehrzellige und kegelförmige Deckhaare [G], in der Regel fragmentiert, sowie Drüsenhaare mit einem mehrzelligen Stiel [E], an der Basis der Blütenkrone besonders zahlreich vorhanden [D]; Fragmente von Parenchym der Blütenkrone [B] mit prismatischen Kristallen und sehr kleinen Drusen aus Calciumoxalat [Ba, Da] sowie kleinen Gefäßen [Bb]; rundliche Pollenkörner mit einem Durchmesser von bis zu 40 µm, einer spitzstacheligen Exine und 3 Keimporen [A, J]; gelegentlich Bruchstücke der Narben mit kurzen, knollenförmigen Papillen [H].

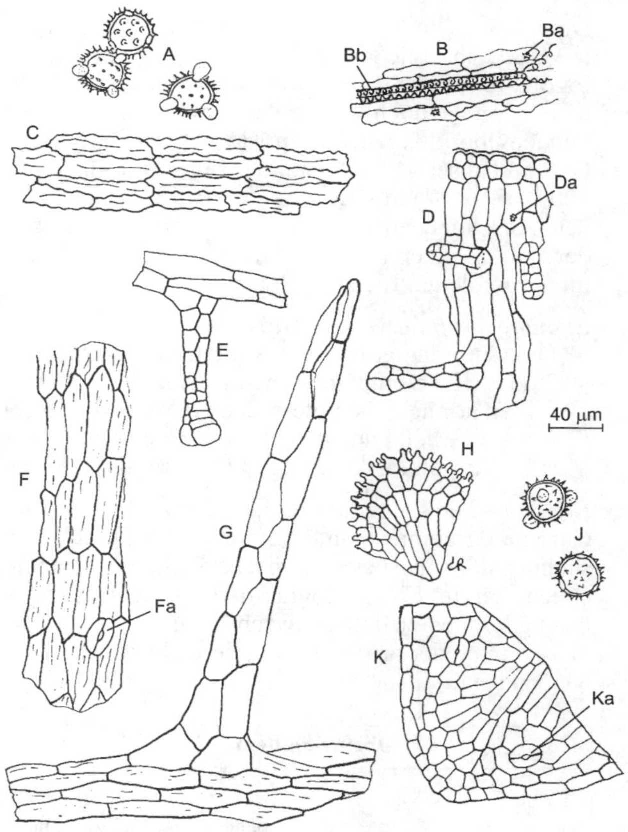

Abb. 1297-1: Zeichnerische Darstellung zu „Prüfung auf Identität, B" von pulverisierten Ringelblumenblüten

C. Hochleistungsdünnschichtchromatographie (2.8.25)

Untersuchungslösung: 0,5 g pulverisierte Droge (355) (2.9.12) werden mit 5,0 ml Methanol *R* versetzt. Die Mischung wird 15 min lang mit Ultraschall behandelt und anschließend filtriert oder zentrifugiert. Das Filtrat oder der Überstand wird verwendet.

Referenzlösung a: 3,0 mg Chlorogensäure *R* und 4,0 mg Isorhamnetin-3-*O*-rutinosid *R* werden in Methanol *R* zu 10,0 ml gelöst.

Referenzlösung b: 2,5 ml Referenzlösung a werden mit Methanol *R* zu 10,0 ml verdünnt.

Referenzlösung c: 2,5 mg Hyperosid *R* und 3 mg Chlorogensäure *R* werden in Methanol *R* zu 10 ml gelöst.

Intensitätsmarker: Isorhamnetin-3-*O*-rutinosid

Platte: DC-Platte mit Kieselgel F_{254} *R* (2 bis 10 µm)

Fließmittel: wasserfreie Ameisensäure *R*, Wasser *R*, Ethylacetat *R* (10:10:80 *V/V/V*)

Auftragen: 4 µl; bandförmig 8 mm

Laufstrecke: 70 mm vom unteren Rand der Platte

Trocknen: 5 min lang in einem Luftstrom von Raumtemperatur

Detektion: Die Platte wird 5 min lang bei 100 bis 105 °C erhitzt und noch warm mit einer Lösung von

Pflanzliche Drogen

Diphenylboryloxyethylamin *R* (10 g · l^{-1}) in Methanol *R* und anschließend mit einer Lösung von Macrogol 400 *R* (50 g · l^{-1}) in Methanol *R* besprüht. Alternativ kann die noch warme Platte in eine Lösung von Diphenylboryloxyethylamin *R* (5 g · l^{-1}) in Ethylacetat *R* und anschließend in eine Lösung von Macrogol 400 *R* (50 g · l^{-1}) in Dichlormethan *R* getaucht werden. Anschließend wird die Platte etwa 1 min lang an der Luft trocknen gelassen. Die Auswertung erfolgt im ultravioletten Licht bei 366 nm.

Eignungsprüfung: Referenzlösung c

- Das Chromatogramm muss im mittleren Drittel 2 deutlich erkennbare Zonen zeigen, die sich berühren können; die untere Zone (Chlorogensäure) muss eine hellblaue und die obere Zone (Hyperosid) eine gelbe oder orange Fluoreszenz zeigen.

Ergebnis: Die Folge fluoreszierender Zonen in den Chromatogrammen von Referenzlösung a und Untersuchungslösung ist aus den nachstehenden Angaben ersichtlich. Im Chromatogramm der Untersuchungslösung können weitere schwache bis sehr schwache blau, braun oder orange fluoreszierende Zonen vorhanden sein.

Oberer Plattenrand	
	2 blaue Zonen, schwach bis äquivalent
———	———
	eine grünlich gelbe Zone, schwach
Chlorogensäure: eine hellblaue Zone	eine hellblaue Zone, schwach bis äquivalent
———	———
Isorhamnetin-3-*O*-rutinosid: eine grünlich gelbe Zone	eine grünlich gelbe Zone (Isorhamnetin-3-*O*-rutinosid)
	eine braune oder orange Zone, schwach bis äquivalent
	eine grünlich gelbe Zone
	eine bräunlich orange Zone, sehr schwach bis schwach
Referenzlösung a	**Untersuchungslösung**

Prüfung auf Reinheit

Fremde Bestandteile (2.8.2): höchstens 5 Prozent Hüllkelchblätter und höchstens 2 Prozent andere fremde Bestandteile

Trocknungsverlust (2.2.32): höchstens 12,0 Prozent, mit 1,000 g pulverisierter Droge (500) (2.9.12) durch 2 h langes Trocknen im Trockenschrank bei 105 °C bestimmt

Asche (2.4.16): höchstens 10,0 Prozent

Gehaltsbestimmung

Stammlösung: 0,800 g pulverisierte Droge (500) (2.9.12) werden in einem 100-ml-Rundkolben mit 1 ml einer Lösung von Methenamin *R* (5 g · l^{-1}), 7 ml Salzsäure *R* 1 und 20 ml Aceton *R* versetzt. Die Mischung wird unter Rückflusskühlung zum Sieden erhitzt und 30 min lang im Sieden gehalten. Die Flüssigkeit wird durch einen Wattebausch in einen 100-ml-Messkolben filtriert. Der Wattebausch wird zum Rückstand im Rundkolben gegeben und der Inhalt des Kolbens 2-mal mit je 20 ml Aceton *R* unter Rückflusskühlung zum Sieden erhitzt und 10 min lang im Sieden gehalten. Nach dem Erkalten auf Raumtemperatur wird die Flüssigkeit durch einen Wattebausch filtriert. Alle Acetonauszüge werden vereinigt, durch einen Papierfilter in den Messkolben filtriert und unter Spülen von Kolben und Filter mit Aceton *R* zu 100,0 ml verdünnt. 20,0 ml dieser Lösung werden in einem Scheidetrichter mit 20 ml Wasser *R* versetzt. Die Mischung wird einmal mit 15 ml und 3-mal mit je 10 ml Ethylacetat *R* ausgeschüttelt. Die Ethylacetatauszüge werden in einem Scheidetrichter vereinigt, 2-mal mit je 50 ml Wasser *R* gewaschen, durch 10 g wasserfreies Natriumsulfat *R* in einen Messkolben filtriert und mit Ethylacetat *R* zu 50,0 ml verdünnt.

Untersuchungslösung: 10,0 ml Stammlösung werden mit 1 ml Aluminiumchlorid-Reagenz *R* versetzt und mit einer 5-prozentigen Lösung (*V/V*) von Essigsäure 99 % *R* in Methanol *R* zu 25,0 ml verdünnt.

Kompensationsflüssigkeit: 10,0 ml Stammlösung werden mit einer 5-prozentigen Lösung (*V/V*) von Essigsäure 99 % *R* in Methanol *R* zu 25,0 ml verdünnt.

Nach 30 min wird die Absorption (2.2.25) der Untersuchungslösung bei 425 nm gegen die Kompensationsflüssigkeit gemessen.

Der Prozentgehalt an Flavonoiden wird als Prozentgehalt an Hyperosid nach folgender Formel berechnet:

$$\frac{A \cdot 1{,}25}{m}$$

Die spezifische Absorption $A_{1\,cm}^{1\,\%}$ von Hyperosid wird mit 500 angenommen.

A = Absorption bei 425 nm
m = Einwaage der Droge in Gramm

10.1/0206

Sennesfiederblättchen

Sennae foliolum

Definition

Die getrockneten Fiederblättchen von *Senna alexandrina* Mill. (Syn. *Cassia acutifolia* Delile und *Cassia angustifolia* Vahl)

Gehalt: mindestens 2,0 Prozent Gesamthydroxyanthracenglycoside, berechnet als Sennosid B ($C_{42}H_{38}O_{20}$; M_r 863) und bezogen auf die getrocknete Droge

Prüfung auf Identität

A. Die Fiederblättchen sind grün bis bräunlich grün, dünn, länglich-lanzettlich, an der Basis mehr oder weniger asymmetrisch und apikal stachelspitzig zulaufend, 15 bis 50 mm lang und 5 bis 20 mm breit. Beide Oberflächen der Spreiten sind mit unterschiedlich vielen feinen, kurzen Haaren bedeckt und können quer- oder schrägverlaufende Linien zeigen. Vorwiegend auf der Blättchenunterseite ist eine Fiederaderung zu erkennen, deren sekundäre Adern normalerweise am Blättchenrand anastomosieren.

B. Mikroskopische Prüfung (2.8.23)

Das Pulver ist hellgrün oder grünlich gelb. Die Prüfung erfolgt unter dem Mikroskop, wobei Chloralhydrat-Lösung *R* verwendet wird. Das Pulver zeigt folgende Merkmale (Abb. 0206-1): Fragmente der Epidermis [A, B, J, K]) aus polygonalen Zellen [Aa, Ka], Spaltöffnungen vom paracytischen Typ (2.8.3) [Ab, Ac, Ba, Ja, Kb] und einzelligen, kegelförmigen Deckhaaren mit warzigen Wänden (Aufsicht [Ad], Seitenansicht [G]) oder ihren Ansatzstellen [Bb, Jb], häufig zusammen mit Palisadenparenchym [Ae, Jc]; einzeln vorliegende, fragmentierte Deckhaare [E]; Fasern [F], im Verbund mit Kristallzellreihen mit prismatischen Calciumoxalatkristallen [Fa]; frei vorliegende Calciumoxalatkristalle [D]; frei vorliegende Calciumoxalatdrusen [H]; Fragmente des medianen Parenchyms der Blättchenspreite [C], einige Zellen mit Calciumoxalatdrusen [Ca], häufig im Verbund mit Palisadenparenchym [Cb] und Ringgefäßen [Cc].

C. Hochleistungsdünnschichtchromatographie (2.8.25)

Lösungsmittelmischung: Ethanol 96 % *R*, Wasser *R* (50:50 *V/V*)

Untersuchungslösung: 0,5 g pulverisierte Droge (355) (2.9.12) werden mit 5,0 ml Lösungsmittelmischung versetzt. Die Mischung wird 10 min lang mit

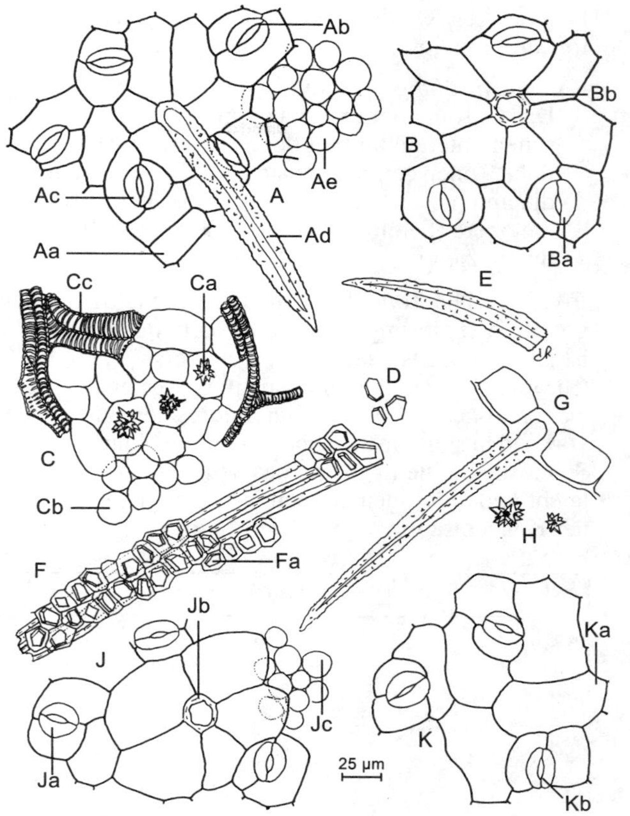

Abb. 0206-1: Zeichnerische Darstellung zu „Prüfung auf Identität, B" von pulverisierten Sennesfiederblättchen

Ultraschall behandelt und anschließend filtriert oder zentrifugiert. Das Filtrat oder der Überstand wird verwendet.

Referenzlösung a: 3 mg Sennosid A *R* und 3 mg Sennosid B *R* werden in einer Mischung gleicher Volumteile Ethanol 96 % *R* und einer Lösung von Natriumhydrogencarbonat *R* ($1\ g \cdot l^{-1}$) zu 20,0 ml gelöst.

Referenzlösung b: 2,5 ml Referenzlösung a werden mit der Lösungsmittelmischung zu 10,0 ml verdünnt.

Referenzlösung c: 10 mg Sennaextrakt *HRS* werden in 1 ml Lösungsmittelmischung gelöst (ein geringer Rückstand kann bestehen bleiben).

Intensitätsmarker: Sennosid A

Platte: DC-Platte mit Kieselgel F_{254} *R* (2 bis 10 µm)

Fließmittel: Wasser *R*, Ethylacetat *R*, 1-Propanol *R* (30:40:40 *V/V/V*)

Auftragen: 1 µl Untersuchungslösung und je 2 µl Referenzlösung a, b und c; bandförmig 8 mm.

Laufstrecke: 70 mm vom unteren Rand der Platte

Trocknen: 5 min lang im Luftstrom von Raumtemperatur

Detektion: Die Platte wird 10 min lang bei 110 °C erhitzt; die warme Platte wird anschließend mit einer Lösung von Kaliumhydroxid *R* ($50\ g \cdot l^{-1}$) in der Lösungsmittelmischung behandelt und erneut 10 min

Pflanzliche Drogen

lang bei 110 °C erhitzt. Die Auswertung erfolgt sofort im ultravioletten Licht bei 366 nm.

Eignungsprüfung: Referenzlösung c

- Das Chromatogramm muss an der Grenze zwischen unterem und mittlerem Drittel zwei deutliche Zonen zeigen, die sich berühren können; die untere Zone (Sennosid A) muss hellgelb, die obere (Sennosid D) schwach bräunlich gelb fluoreszieren.

Ergebnis: Die Zonenfolge in den Chromatogrammen von Referenzlösung a und Untersuchungslösung ist aus den nachstehenden Angaben ersichtlich. Im Chromatogramm der Untersuchungslösung können weitere, blau und/oder rötlich fluoreszierende Zonen vorhanden sein, insbesondere über der Zone von Sennosid A. Die R_F-Werte der Sennoside variieren leicht und die Zonen können in Abhängigkeit von der Konzentration bogenförmig sein.

Oberer Plattenrand	
	eine hellgelbe Zone, sehr schwach bis schwach (Sennosid C)
	eine bräunlich gelbe Zone, schwach (Sennosid D)
Sennosid A: eine hellgelbe Zone	eine hellgelbe Zone, äquivalent (Sennosid A)
Sennosid B: eine bräunlich gelbe Zone	eine bräunlich gelbe Zone, äquivalent (Sennosid B)
Referenzlösung a	**Untersuchungslösung**

Prüfung auf Reinheit

Gesamtanthrachinone (Aloe-Emodin und Rhein): Flüssigchromatographie (2.2.29)

Die Prüfung muss unter Ausschluss direkter Lichteinwirkung durchgeführt werden.

Lösungsmittelmischung: Lösung von Natriumhydrogencarbonat *R* (1,0 g · l^{-1}), Methanol *R* (30:70 *V/V*)

Untersuchungslösung: 1,00 g pulverisierte Droge (355) (2.9.12) wird in einer 250-ml-Probeflasche mit Schraubverschluss mit 100,0 ml Lösungsmittelmischung versetzt. Die Mischung wird 30 min lang mit Ultraschall behandelt, dann 2 h lang geschüttelt und anschließend durch einen Membranfilter (nominale Porengröße 0,45 µm) filtriert.

Referenzlösung a: 10 mg Aloe-Emodin *R* und 10,0 mg Rhein *CRS* werden in Tetrahydrofuran *R* zu 50,0 ml gelöst. 1,0 ml Lösung wird mit der Lösungsmittelmischung zu 20,0 ml verdünnt.

Referenzlösung b: 10 mg Sennaextrakt *HRS* werden unter 5 min langer Behandlung mit Ultraschall in 8 ml Lösungsmittelmischung gelöst. Die Lösung wird mit der Lösungsmittelmischung zu 10 ml verdünnt (ein geringer Rückstand kann bestehen bleiben). Diese Lösung wird durch einen Membranfilter (nominale Porengröße 0,45 µm) filtriert.

Referenzlösung c: 5,0 mg Sennosid B *CRS* werden mit Hilfe von Ultraschall in 25 ml Methanol *R* gelöst. Die Lösung wird mit Wasser *R* zu 50,0 ml verdünnt.

Säule

- Größe: l = 0,25 m, ∅ = 4,6 mm
- Stationäre Phase: nachsilanisiertes, propoxyphenyliertes Kieselgel zur Chromatographie *R* (4 µm)
- Temperatur: 30 °C

Mobile Phase

- Mobile Phase A: 1,275-prozentige Lösung (*V/V*) von wasserfreier Ameisensäure *R*
- Mobile Phase B: Acetonitril *R*

Zeit (min)	**Mobile Phase A (% *V/V*)**	**Mobile Phase B (% *V/V*)**
0 – 3	87	13
3 – 40	87 → 37	13 → 63

Durchflussrate: 1,0 ml · min^{-1}

Detektion: Spektrometer bei 270 nm

Einspritzen: 10 µl; Untersuchungslösung, Referenzlösungen a und b

Identifizierung von Peaks: Zur Identifizierung der Peaks von Isorhamnetindiglucosid und der Hydroxyanthracenglycoside (Peaks 2 bis 9) werden das mitgelieferte Chromatogramm von Sennaextrakt *HRS* und das mit der Referenzlösung b erhaltene Chromatogramm verwendet; Schultern im ansteigenden Teil des Peaks von Sennosid B (Peak 3) werden in die Peakfläche eingeschlossen; die Peaks 4 und 5 können co-eluieren; die Peaks 7 und 8 können co-eluieren; zur Identifizierung der Peaks von Aloe-Emodin und Rhein wird das mit der Referenzlösung a erhaltene Chromatogramm verwendet.

Relative Retention (bezogen auf Sennosid B (Peak 3), t_R etwa 14,2 min)

- Isorhamnetindiglucosid: etwa 0,93

- Hydroxyanthracenglycoside
  - Peak 2: etwa 0,98
  - Peak 4: etwa 1,01
  - Peak 5: etwa 1,02
  - Peak 6: etwa 1,07
  - Peak 7: etwa 1,09
  - Peak 8: etwa 1.11
  - Peak 9: etwa 1,13
- Aloe-Emodin: etwa 2,2
- Rhein: etwa 2,3

Eignungsprüfung: Referenzlösung b
- Auflösung: mindestens 3,0 zwischen den Peaks von Isorhamnetindiglucosid und Hydroxyanthracenglycosid (Peak 2)

Der Prozentgehalt an Gesamtanthrachinonen (Aloe-Emodin und Rhein) (*TA*) wird als Prozentgehalt an Rhein nach folgender Formel berechnet:

$$\frac{A_1 \cdot m_2 \cdot p}{A_2 \cdot m_1 \cdot 10}$$

A_1 = Summe der Peakflächen von Aloe-Emodin und Rhein im Chromatogramm der Untersuchungslösung
A_2 = Fläche des Peaks von Rhein im Chromatogramm der Referenzlösung a
m_1 = Einwaage der Droge zur Herstellung der Untersuchungslösung in Gramm
m_2 = Masse von Rhein *CRS* zur Herstellung der Referenzlösung a in Gramm
p = Prozentgehalt an Rhein in Rhein *CRS*

Der Prozentgehalt an Gesamtanthrachinonen, bezogen auf die Summe von Gesamthydroxyanthracenglycosiden (*THG*, siehe „Gehaltsbestimmung") und Gesamtanthrachinonen, wird nach folgender Formel berechnet:

$$\frac{TA}{THG + TA} \cdot 100$$

Grenzwert
- Gesamtanthrachinone (Aloe-Emodin and Rhein), ausgedrückt als Rhein ($C_{15}H_8O_6$; M_r 284,2): höchstens 7,0 Prozent, bezogen auf die Summe von Gesamthydroxyanthracenglycosiden und Gesamtanthrachinonen (getrocknete Droge)

Fremde Bestandteile (2.8.2): höchstens 4 Prozent

Trocknungsverlust (2.2.32): höchstens 12,0 Prozent, mit 1,000 g pulverisierter Droge (355) (2.9.12) durch 2 h langes Trocknen im Trockenschrank bei 105 °C bestimmt

Asche (2.4.16): höchstens 12,0 Prozent

Salzsäureunlösliche Asche (2.8.1): höchstens 2,5 Prozent

Gehaltsbestimmung

Flüssigchromatographie (2.2.29) wie unter „Gesamtanthrachinone (Aloe-Emodin und Rhein)" beschrieben, mit folgender Änderung:

Einspritzen: Untersuchungslösung, Referenzlösung c

Der Prozentgehalt an Gesamthydroxyanthracenglycosiden (Peaks 2 bis 9) (*THG*) wird als Prozentgehalt an Sennosid B nach folgender Formel berechnet:

$$\frac{A_1 \cdot m_2 \cdot 2 \cdot p}{A_2 \cdot m_1}$$

A_1 = Summe der Peakflächen der Hydroxyanthracenglycoside (Peaks 2 bis 9) im Chromatogramm der Untersuchungslösung
A_2 = Fläche des Peaks von Sennosid B im Chromatogramm der Referenzlösung c
m_1 = Einwaage der Droge zur Herstellung der Untersuchungslösung in Gramm
m_2 = Masse von Sennosid B *CRS* zur Herstellung der Referenzlösung c in Gramm
p = Prozentgehalt an Sennosid B in Sennosid B *CRS*

Lagerung

Vor Feuchtigkeit geschützt

10.1/0207

Sennesfrüchte

Sennae fructus

Pflanzliche Drogen

Definition

Die getrockneten Früchte von *Senna alexandrina* Mill. (Syn. *Cassia acutifolia* Delile und *Cassia angustifolia* Vahl.)

Gehalt: mindestens 2,0 Prozent Gesamthydroxyanthracenglycoside, berechnet als Sennosid B ($C_{42}H_{38}O_{20}$; M_r 863) und bezogen auf die getrocknete Droge

Prüfung auf Identität

A. Abgeflachte, mehr oder weniger nierenförmige, gelblich braune bis grünlich braune Hülsenfrüchte mit braunen Flecken an den Stellen, an denen die Samen liegen; sie sind im Allgemeinen 35 bis 60 mm lang und 14 bis 20 mm breit. An einem Ende befindet sich eine Griffelspitze, am anderen ein kurzer Stielansatz. Die Hülsen enthalten 5 bis 8 abgeflachte, umgekehrt eiförmige, grüne oder blassbraune Samen mit einem mehr oder weniger deutlichen Netz querverlaufender, welliger Riffeln auf der Samenschale.

B. Mikroskopische Prüfung (2.8.23)

Das Pulver ist braun. Die Prüfung erfolgt unter dem Mikroskop, wobei Chloralhydrat-Lösung *R* verwendet wird. Das Pulver zeigt folgende Merkmale (Abb. 0207-1): Fragmente des Epikarps (Aufsicht [B, K]) mit polygonalen Zellen, Spaltöffnungen vom anomocytischen [Ba] oder paracytischen [Bb, Ka] Typ (2.8.3) und Deckhaaren [Kb] oder ihren Ansatzstellen [Bc]; einzeln vorliegende, warzige, kegelförmige Deckhaare, meistens gekrümmt [C]; Fragmente des Mesokarps (Aufsicht [D]) mit zwei Lagen sich überkreuzender Fasern [Da] im Verbund mit einer Calciumoxalatkristalle führenden Zellschicht [Db] und gelegentlich darunterliegenden Zellen des Endokarps [Dc]; Fragmente der äußeren Schichten der Samenschale (Querschnitt [J]), die von einer dicken Kutikula [Ja] bedeckt wird, aus Palisadenzellen von etwa 50 µm Länge mit verdickten Wänden und verengtem Lumen [Jb] im Verbund mit säulenartigen Zellen [Jc] der Hypodermis; Palisadenzellen der Samenschale (Aufsicht [N]) und Fragmente der Ringe bildenden Hypodermis der Samenschale (Aufsicht [A]); Fragmente der Keimblätter (Aufsicht [F], Querschnitt [E]) aus kleinen Epidermiszellen [Ea, Fa] und Palisadengewebe [Eb, Fb]; freie [De, Ga] oder in Parenchymzellen eingeschlossene [G] prismatische Calciumoxalatkristalle oder -drusen; Fragmente von Leitbündeln [L] aus Spiralgefäßen [La] und Fasern mit mäßig verdickten, getüpfelten Zellwänden [Lb]; vom Fruchtstiel stammende Sklereiden [M, O] sowie Fasern [H], begleitet von Kristallzellreihen, deren Zellen Calciumoxalatkristalle [Ha] enthalten.

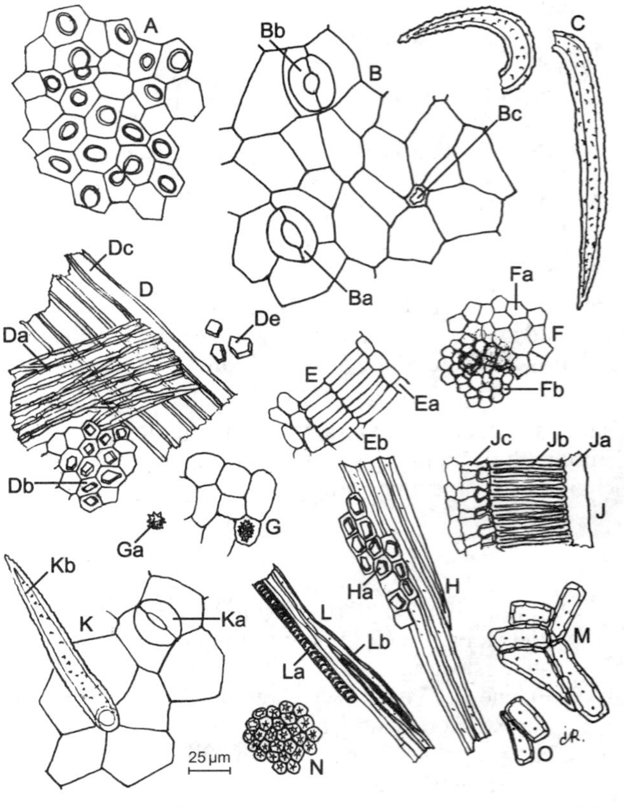

Abb. 0207-1: Zeichnerische Darstellung zu „Prüfung auf Identität, B" von pulverisierten Sennesfrüchten

C. Hochleistungsdünnschichtchromatographie (2.8.25)

Lösungsmittelmischung: Ethanol 96 % *R*, Wasser *R* (50:50 *V/V*)

Untersuchungslösung: 0,5 g pulverisierte Droge (355) (2.9.12) werden mit 5,0 ml Lösungsmittelmischung versetzt. Die Mischung wird 10 min lang mit Ultraschall behandelt und anschließend filtriert oder zentrifugiert. Das Filtrat oder der Überstand wird verwendet.

Referenzlösung a: 3 mg Sennosid A *R* und 3 mg Sennosid B *R* werden in einer Mischung gleicher Volumteile Ethanol 96 % *R* und einer Lösung von Natriumhydrogencarbonat *R* ($1 g \cdot l^{-1}$) zu 20,0 ml gelöst.

Referenzlösung b: 2,5 ml Referenzlösung a werden mit der Lösungsmittelmischung zu 10,0 ml verdünnt.

Referenzlösung c: 10 mg Sennaextrakt *HRS* werden in 1 ml Lösungsmittelmischung gelöst (ein geringer Rückstand kann bestehen bleiben).

Intensitätsmarker: Sennosid A

Platte: DC-Platte mit Kieselgel F_{254} *R* (2 bis 10 µm)

Fließmittel: Wasser *R*, Ethylacetat *R*, 1-Propanol *R* (30:40:40 *V/V/V*)

Auftragen: 1 µl Untersuchungslösung und je 2 µl Referenzlösung a, b und c; bandförmig 8 mm

Laufstrecke: 70 mm vom unteren Rand der Platte

Trocknen: 5 min lang im Luftstrom von Raumtemperatur

Detektion: Die Platte wird 10 min lang bei 110 °C erhitzt; die warme Platte wird anschließend mit einer Lösung von Kaliumhydroxid *R* ($50 g \cdot l^{-1}$) in der Lösungsmittelmischung behandelt und erneut 10 min lang bei 110 °C erhitzt. Die Auswertung erfolgt sofort im ultravioletten Licht bei 366 nm.

Eignungsprüfung: Referenzlösung c
– Das Chromatogramm muss an der Grenze zwischen unterem und mittlerem Drittel zwei deutliche Zonen zeigen, die sich berühren können; die untere Zone (Sennosid A) muss hellgelb, die obere (Sennosid D) schwach bräunlich gelb fluoreszieren.

Ergebnis: Die Zonenfolge in den Chromatogrammen von Referenzlösung a und Untersuchungslösung ist aus den nachstehenden Angaben ersichtlich. Im Chromatogramm der Untersuchungslösung können weitere, blau und/oder rötlich fluoreszierende Zonen vorhanden sein, insbesondere über der Zone von Sennosid A. Die R_F-Werte von Sennosiden variieren leicht und die Zonen können in Abhängigkeit von der Konzentration bogenförmig sein.

Oberer Plattenrand	
———	———
	eine hellgelbe Zone, sehr schwach bis schwach (Sennosid C)
	eine bräunlich gelbe Zone, schwach (Sennosid D)
Sennosid A: eine hellgelbe Zone	eine hellgelbe Zone, äquivalent bis intensiv (Sennosid A)
———	———
Sennosid B: eine bräunlich gelbe Zone	eine bräunlich gelbe Zone, intensiv (Sennosid B)
Referenzlösung a	**Untersuchungslösung**

Prüfung auf Reinheit

Gesamtanthrachinone (Aloe-Emodin und Rhein):

Flüssigchromatographie (2.2.29)

Die Prüfung muss unter Ausschluss direkter Lichteinwirkung durchgeführt werden.

Lösungsmittelmischung: Lösung von Natriumhydrogencarbonat *R* (1,0 g · l^{-1}), Methanol *R* (30:70 *V/V*)

Untersuchungslösung: 0,500 g pulverisierte Droge (355) (2.9.12) werden in einer 250-ml-Probeflasche mit Schraubverschluss mit 100,0 ml Lösungsmittelmischung versetzt. Die Mischung wird 30 min lang mit Ultraschall behandelt, dann 2 h lang geschüttelt und anschließend durch einen Membranfilter (nominale Porengröße 0,45 µm) filtriert.

Referenzlösung a: 10 mg Aloe-Emodin *R* and 10,0 mg Rhein *CRS* werden in Tetrahydrofuran *R* zu 50,0 ml gelöst. 1,0 ml Lösung wird mit der Lösungsmittelmischung zu 20,0 ml verdünnt.

Referenzlösung b: 10 mg Sennaextrakt *HRS* werden unter 5 min langer Behandlung mit Ultraschall in 8 ml Lösungsmittelmischung gelöst. Die Lösung wird mit der Lösungsmittelmischung zu 10 ml verdünnt (ein geringer Rückstand kann bestehen bleiben). Diese Lösung wird durch einen Membranfilter (nominale Porengröße 0,45 µm) filtriert.

Referenzlösung c: 5,0 mg Sennosid B *CRS* werden mit Hilfe von Ultraschall in 25 ml Methanol *R* gelöst. Die Lösung wird mit Wasser *R* zu 50,0 ml verdünnt.

Säule
- Größe: l = 0,25 m, ∅ = 4,6 mm
- Stationäre Phase: nachsilanisiertes, propoxyphenyliertes Kieselgel zur Chromatographie *R* (4 µm)
- Temperatur: 30 °C

Mobile Phase
- Mobile Phase A: 1,275-prozentige Lösung (*V/V*) von wasserfreier Ameisensäure *R*
- Mobile Phase B: Acetonitril *R*

Zeit (min)	Mobile Phase A (% *V/V*)	Mobile Phase B (% *V/V*)
0 – 3	87	13
3 – 40	87 → 37	13 → 63

Durchflussrate: 1,0 ml · min^{-1}

Detektion: Spektrometer bei 270 nm

Einspritzen: 10 µl; Untersuchungslösung und Referenzlösungen a und b

Identifizierung von Peaks: Zur Identifizierung der Peaks von Isorhamnetindiglucosid und der Hydroxyanthracenglycoside (Peaks 2 bis 9) werden das mitgelieferte Chromatogramm von Sennaextrakt *HRS* und das mit der Referenzlösung b erhaltene Chromatogramm verwendet; Schultern im ansteigenden Teil des Peaks von Sennosid B (Peak 3) werden in die Peakfläche eingeschlossen; die Peaks 4 und 5 können co-eluieren; die Peaks 7 und 8 können co-eluieren; zur Identifizierung der Peaks von Aloe-Emodin und Rhein wird das mit der Referenzlösung a erhaltene Chromatogramm verwendet.

Relative Retention (bezogen auf Sennosid B (Peak 3), t_R etwa 14,2 min)
- Isorhamnetindiglucosid: etwa 0,93
- Hydroxyanthracenglycoside
  - Peak 2: etwa 0,98
  - Peak 4: etwa 1,01
  - Peak 5: etwa 1,02
  - Peak 6: etwa 1,07
  - Peak 7: etwa 1,09
  - Peak 8: etwa 1.11
  - Peak 9: etwa 1,13
- Aloe-Emodin: etwa 2,2
- Rhein: etwa 2,3

Eignungsprüfung: Referenzlösung b
- Auflösung: mindestens 3,0 zwischen den Peaks von Isorhamnetindiglucosid und Hydroxyanthracenglycosid (Peak 2)

Der Prozentgehalt an Gesamtanthrachinonen (Aloe-Emodin und Rhein) (*TA*) wird als Prozentgehalt an Rhein nach folgender Formel berechnet:

$$\frac{A_1 \cdot m_2 \cdot p}{A_2 \cdot m_1 \cdot 10}$$

Pflanzliche Drogen

A_1 = Summe der Peakflächen von Aloe-Emodin und Rhein im Chromatogramm der Untersuchungslösung
A_2 = Fläche des Peaks von Rhein im Chromatogramm der Referenzlösung a
m_1 = Einwaage der Droge zur Herstellung der Untersuchungslösung in Gramm
m_2 = Masse von Rhein *CRS* zur Herstellung der Referenzlösung a in Gramm
p = Prozentgehalt an Rhein in Rhein *CRS*

Der Prozentgehalt an Gesamtanthrachinonen, bezogen auf die Summe von Gesamthydroxyanthracenglycosiden (*THG*, siehe „Gehaltsbestimmung“) und Gesamtanthrachinonen, wird nach folgender Formel berechnet:

$$\frac{TA}{THG + TA} \cdot 100$$

Grenzwert
– Gesamtanthrachinone (Aloe-Emodin and Rhein), ausgedrückt als Rhein ($C_{15}H_8O_6$; M_r 284,2: höchstens 7,0 Prozent, bezogen auf die Summe von Gesamthydroxyanthracenglycosiden und Gesamtanthrachinonen (getrocknete Droge)

Fremde Bestandteile (2.8.2): höchstens 1 Prozent

Trocknungsverlust (2.2.32): höchstens 12,0 Prozent, mit 1,000 g pulverisierter Droge (355) (2.9.12) durch 2 h langes Trocknen im Trockenschrank bei 105 °C bestimmt

Asche (2.4.16): höchstens 9,0 Prozent

Salzsäureunlösliche Asche (2.8.1): höchstens 2,0 Prozent

Gehaltsbestimmung

Flüssigchromatographie (2.2.29) wie unter „Gesamtanthrachinone (Aloe-Emodin und Rhein)“ beschrieben, mit folgender Änderung:

Einspritzen: Untersuchungslösung, Referenzlösung c

Der Prozentgehalt an Gesamthydroxyanthracenglycosiden (Peaks 2 bis 9) (*THG*) wird als Prozentgehalt an Sennosid B nach folgender Formel berechnet:

$$\frac{A_1 \cdot m_2 \cdot 2 \cdot p}{A_2 \cdot m_1}$$

A_1 = Summe der Peakflächen der Hydroxyanthracenglycoside (Peaks 2 bis 9) im Chromatogramm der Untersuchungslösung
A_2 = Fläche des Peaks von Sennosid B im Chromatogramm der Referenzlösung c
m_1 = Einwaage der Droge zur Herstellung der Untersuchungslösung in Gramm
m_2 = Masse von Sennosid B *CRS* zur Herstellung der Referenzlösung c in Gramm
p = Prozentgehalt an Sennosid B in Sennosid B *CRS*

Lagerung

Vor Feuchtigkeit geschützt

10.1/1220

Weißdornfrüchte

Crataegi fructus

Definition

Die getrockneten Scheinfrüchte von *Crataegus monogyna* Jacq, von *Crataegus laevigata* (Poir.) DC. (Syn. *Crataegus oxyacantha* L.) oder von ihren Hybriden oder eine Mischung dieser Scheinfrüchte

Gehalt: mindestens 0,06 Prozent Procyanidine, berechnet als Cyanidinchlorid ($C_{15}H_{11}ClO_6$; M_r 322,7) und bezogen auf die getrocknete Droge

Prüfung auf Identität

A. Die Scheinfrucht von *C. monogyna* ist eiförmig oder kugelig, normalerweise 6 bis 10 mm lang, 4 bis 8 mm im Durchmesser und rötlich braun oder dunkelrot. Die Oberfläche ist grubig oder seltener netzartig. Das obere Fruchtende ist von den Resten der 5 zurückgeschlagenen Kelchblätter gekrönt, die eine kleine, eingesenkte Scheibe mit einem flachen, erhöhten Rand umgeben. Im Zentrum der Scheibe befinden sich die Reste des Griffels, der an der Basis Büschel steifer, farbloser Haare aufweist. Am unteren Fruchtende befindet sich ein kurzes Stück des Fruchtstiels oder häufiger eine kleine, blasse, runde Narbe, der Stielansatz. Der Achsenbecher ist fleischig und umgibt eine gelblich braune, eiförmige Frucht mit harten, dicken Wänden, die einen länglichen, blassbraunen, glatten und glänzenden Samen enthält.

   Die Scheinfrucht von *C. laevigata* ist bis zu 13 mm lang. Sie enthält 2 bis 3 Steinfrüchte, die bauchseitig abgeflacht sind und an der Spitze kurze Haare tragen. Häufig befinden sich im Zentrum der scheibenförmigen Vertiefung der Scheinfrucht die Reste zweier Griffel.

B. Mikroskopische Prüfung (2.8.23)

   Das Pulver ist graurot. Die Prüfung erfolgt unter dem Mikroskop, wobei Chloralhydrat-Lösung *R* verwendet wird. Das Pulver zeigt folgende Merkmale (Abb. 1220-1): vom Inneren der Scheibe stammende lange, einzellige, häufig gekrümmte, spitz zulaufende Deckhaare [F] mit stark verdickten und lignifizierten Wänden; Fragmente der äußeren, rot gefärbten Schichten des Achsenbechers (Aufsicht [G]); Fragmente der inneren Schichten des Achsenbechers [A], deren Zellen teilweise Calciumoxalatdrusen [Aa] oder prismatische Calciumoxalatkristalle [Ab] enthalten; gelegentlich Fragmente [J, K] mit Gruppen von Sklereiden [Ka] und Gefäßbündeln [Ja, Kb] im Verbund mit Zellreihen, die prismatische Calciumoxalatkristalle [Jb, Kc] enthalten; Fragmente des Perikarps [B] aus Parenchymzellen, von denen manche Calciumoxalatdrusen [Ba] enthalten, und Gruppen von Sklereiden unterschiedlicher Größe mit zahlreichen Tüpfeln [Bb]; dickwandige Sklereiden [E, H], manche davon mit einfachen [E], manche mit deutlich verzweigten [H] Tüpfelkanälen; einige wenige Fragmente der Samenschale [C] mit einer äußeren, aus hexagonalen Schleimzellen [Ca] zusammengesetzten Schicht und einer darunterliegenden, gelblich braun pigmentierten Zellschicht, die zahlreiche prismatische Calciumoxalatkristalle enthält [Cb]; Parenchym des Endosperms und der Keimblätter, bestehend aus Zellen mit Aleuronkörnern und Öltröpfchen [D].

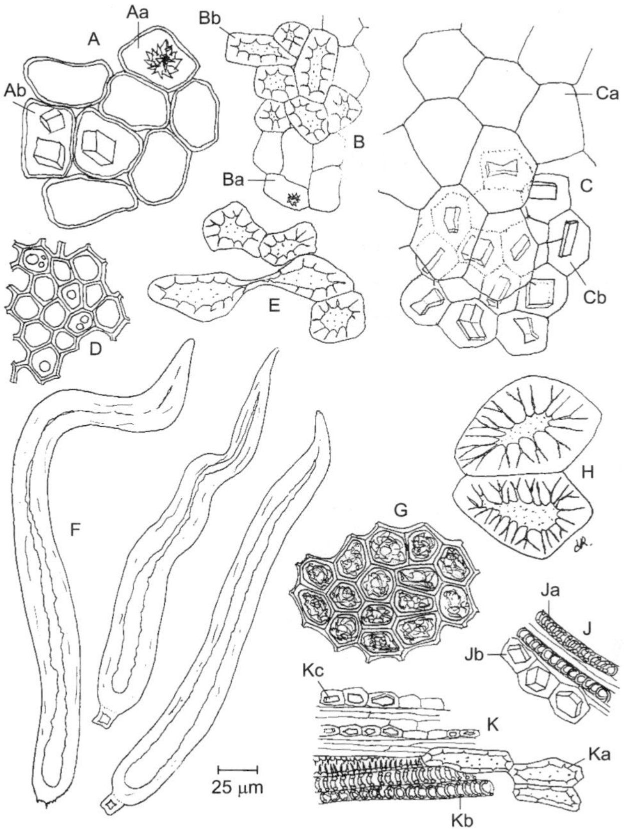

Abb. 1220-1: Zeichnerische Darstellung zu „Prüfung auf Identität, B" von pulverisierten Weißdornfrüchten

C. Hochleistungsdünnschichtchromatographie (2.8.25)

Untersuchungslösung: 0,5 g pulverisierte Droge (355) (2.9.12) werden mit 5,0 ml Methanol *R* versetzt. Die Mischung wird 15 min lang mit Ultraschall behandelt und anschließend filtriert oder zentrifugiert. Das Filtrat oder der Überstand wird verwendet.

Referenzlösung a: 2,5 mg Hyperosid *R* und 3,5 mg Rutosid-Trihydrat *R* werden in Methanol *R* zu 10,0 ml gelöst.

Referenzlösung b: 2,5 ml Referenzlösung a werden mit Methanol *R* zu 10,0 ml verdünnt.

Referenzlösung c: 2,5 mg Hyperosid *R* und 3 mg Chlorogensäure *R* werden in Methanol *R* zu 10 ml gelöst.

Intensitätsmarker: Hyperosid

Platte: DC-Platte mit Kieselgel F_{254} *R* (2 bis 10 µm)

Fließmittel: wasserfreie Ameisensäure *R*, Wasser *R*, Ethylacetat *R* (10:10:80 *V/V/V*)

Auftragen: 4 µl; bandförmig 8 mm

Laufstrecke: 70 mm vom unteren Rand der Platte

Trocknen: 5 min lang im Luftstrom von Raumtemperatur

Detektion: Die Platte wird 5 min lang bei 100 bis 105 °C erhitzt. Die warme Platte wird mit einer Lösung von Diphenylboryloxyethylamin *R* ($10\ g \cdot l^{-1}$) in Methanol *R* und anschließend mit einer Lösung von Macrogol 400 *R* ($50\ g \cdot l^{-1}$) in Methanol *R* besprüht. Alternativ wird die warme Platte in eine Lösung von Diphenylboryloxyethylamin *R* ($5\ g \cdot l^{-1}$) in Ethylacetat *R* und anschließend in eine Lösung von Macrogol 400 *R* ($50\ g \cdot l^{-1}$) in Dichlormethan *R* getaucht. Die Platte wird etwa 1 min lang an der Luft trocknen gelassen. Die Auswertung erfolgt im ultravioletten Licht bei 366 nm.

Eignungsprüfung: Referenzlösung c

– Das Chromatogramm muss im mittleren Drittel 2 getrennte Zonen zeigen, die sich berühren können. Die untere Zone (Chlorogensäure) muss hellblau, die obere Zone (Hyperosid) gelb oder orange fluoreszieren.

Ergebnis: Die Zonenfolge in den Chromatogrammen von Referenzlösung a und Untersuchungslösung ist aus den nachstehenden Angaben ersichtlich. Im Chromatogramm der Untersuchungslösung können weitere, schwach blau, grünlich und orange oder gelb fluoreszierende Zonen vorhanden sein.

Oberer Plattenrand	
	1 oder 2 blaue Zonen, sehr schwach bis schwach
———	———
	eine gelbe oder orange Zone, sehr schwach bis schwach
Hyperosid: eine gelbe oder orange Zone	eine gelbe oder orange Zone, schwach bis äquivalent (Hyperosid)
	eine hellblaue Zone, schwach (Chlorogensäure)
———	———
Rutosid: eine gelbe oder orange Zone	eine gelbe oder orange Zone, sehr schwach (Rutosid)
Referenzlösung a	**Untersuchungslösung**

Prüfung auf Reinheit

Fremde Bestandteile (2.8.2): höchstens 5 Prozent verdorbene Scheinfrüchte und höchstens 2 Prozent andere fremde Bestandteile

Die Droge darf keine Scheinfrüchte anderer *Crataegus*-Arten (*C. nigra* Waldst. et Kit., *C. pentagyna* Waldst. et Kit. ex Willd. und/oder *C. azarolus* L.) enthalten, die daran zu erkennen sind, dass sie mehr als 3 Steinfrüchte enthalten.

Trocknungsverlust (2.2.32): höchstens 12,0 Prozent, mit 1,000 g pulverisierter Droge (355) (2.9.12) durch 2 h langes Trocknen im Trockenschrank bei 105 °C bestimmt

Asche (2.4.16): höchstens 5,0 Prozent

Gehaltsbestimmung

2,50 g pulverisierte Droge (355) (2.9.12) werden mit 30 ml Ethanol 70 % *R* versetzt. Die Mischung wird 30 min lang unter Rückflusskühlung erhitzt und anschließend filtriert. Der Rückstand wird mit 10,0 ml Ethanol 70 % *R* gewaschen. Das Filtrat wird mit 15,0 ml Salzsäure *R* 1 und 10,0 ml Wasser *R* versetzt und 80 min lang unter Rückflusskühlung erhitzt. Nach dem Erkalten wird die Lösung filtriert, der Rückstand mit Ethanol 70 % *R* bis zur Farblosigkeit des Filtrats gewaschen und das Filtrat mit Ethanol 70 % *R* zu 250,0 ml verdünnt. 50,0 ml Lösung werden in einem Rundkolben auf etwa 3 ml eingeengt und in einen Scheidetrichter überführt. Der Rundkolben wird nacheinander mit 10 ml und 5 ml Wasser *R* gespült und die Waschflüssigkeit in den Scheidetrichter überführt. Die so erhaltene Lösung wird 3-mal mit je 15 ml 1-Butanol *R* ausgeschüttelt. Die organischen Phasen werden vereinigt und mit 1-Butanol *R* zu 100,0 ml verdünnt.

Die Absorption (2.2.25) der Lösung wird bei 555 nm gemessen.

Der Prozentgehalt an Procyanidinen wird als Prozentgehalt an Cyanidinchlorid nach folgender Formel berechnet:

$$\frac{A \cdot 500}{1200 \cdot m}$$

Die spezifische Absorption $A_{1\,\mathrm{cm}}^{1\,\%}$ von Cyanidinchlorid wird mit 1200 angenommen.

A = Absorption bei 555 nm
m = Einwaage der Droge in Gramm

Homöopathische Zubereitungen und Stoffe für homöopathische Zubereitungen

Adonis vernalis für homöopathische Zubereitungen 6295
Magnesium fluoratum für homöopathische Zubereitungen 6297

10.1/2832

Adonis vernalis für homöopathische Zubereitungen

Adonis vernalis ad praeparationes homoeopathicas

Definition

Die während der Blütezeit geernteten, frischen, oberirdischen Teile von *Adonis vernalis* L.

Prüfung auf Identität

Der markhaltige, hellgrüne Spross erreicht eine Höhe von 10 bis 40 cm, gelegentlich auch 60 cm, und einen Durchmesser von bis zu 5 mm. Er ist aufrecht, in der Regel unverzweigt, rund, häufig nach apikal hin abgeflacht und in Längsrichtung gefurcht. Jüngere Sprosse sind leicht behaart, verkahlen aber bald.

Die alternierenden und sitzenden Blätter umschließen den Spross und stehen im oberen Bereich des Sprosses dichter zusammen. Sie sind kahl oder spärlich behaart, 2- bis 4fach gefiedert, schmal linear bis fadenförmig und ganzrandig. Ihre Spitzen neigen sich abwärts und sind etwa 1 mm breit. An der Basis des Sprosses befinden sich bräunlich schwarze, schuppenförmige Blätter.

Die einzelnstehenden, aufrechten oder leicht geneigten, endständigen Blüten sind normalerweise 40 bis 70 mm groß. Der Kelch besitzt 5 grünliche Kelchblätter, die auf der Außenseite von feinen Haaren bedeckt sind. Die Kelchblätter sind breitoval, halb so lang wie die Blütenblätter und schmiegen sich an diese an. Die Blütenkrone besteht aus 10 bis 20, normalerweise 12, ausgeprägt glänzenden, dunkelgelben Blütenblättern. Die Blütenblätter sind 20 bis 40 mm lang, 6 bis 10 mm breit, ganzrandig und länglich. Sie enden in einer fein gezähnten Spitze, sind kahl und zeigen eine deutliche Aderung. Die zahlreichen Staubblätter sind leuchtend gelb. Die zahlreichen rundlichen, apokarpen Fruchtblätter sind vollständig behaart. Sie sitzen einem kegelförmigen, gewölbten Blütenboden auf; die Griffel sind kurz und hakenförmig.

Prüfung auf Reinheit

Fremde Bestandteile (2.8.2): höchstens 5 Prozent

Trocknungsverlust (2.2.32): mindestens 60,0 Prozent, mit 5,0 g fein zerkleinerter Droge durch 2 h langes Trocknen im Trockenschrank bei 105 °C bestimmt

Urtinktur

Die Urtinktur muss den Anforderungen der Allgemeinen Monographie **Urtinkturen für homöopathische Zubereitungen (Tincturae maternae ad praeparationes homoeopathicas)** entsprechen.

Definition

Die Urtinktur wird aus den während der Blütezeit geernteten, frischen, oberirdischen Teilen von *Adonis vernalis* L. hergestellt.

Gehalt: 0,01 bis 0,05 Prozent (*m/m*) Gesamtcardenolidglykoside, berechnet als Cymarin ($C_{30}H_{44}O_9$; M_r 548,7)

Herstellung

Die Urtinktur wird aus den frischen, blühenden, oberirdischen Teilen von *Adonis vernalis* L. nach folgenden Vorschriften, wie in der Monographie **Vorschriften zur Herstellung homöopathischer konzentrierter Zubereitungen und zur Potenzierung (Via praeparandi stirpes homoeopathicas et potentificandi)** beschrieben hergestellt:

- Vorschrift 1.1.3
- Vorschrift 1.1.10 unter Verwendung von Ethanol 45 % (*V/V*) und einer Mazerationszeit von etwa 3 Wochen

Eigenschaften

Aussehen: braune Flüssigkeit

Prüfung auf Identität

Dünnschichtchromatographie (2.2.27)

Lösungsmittelmischung: Ethylacetat *R*, Methanol *R* (50:50 *V/V*)

Untersuchungslösung: 10 ml Urtinktur werden mit 10 ml Ethanol 50 % *R* und 10 ml Blei(II)-acetat-Lösung *R* versetzt. Die Lösung wird zum Sieden erhitzt, 2 min lang im Sieden gehalten und anschließend abgekühlt und zentrifugiert. Der Überstand wird 2-mal mit je 15 ml Ethylacetat *R* ausgeschüttelt. Falls sich eine Emulsion bildet, wird die Mischung zentrifugiert. Die vereinigten organischen Phasen werden über wasserfreiem Natriumsulfat *R* getrocknet und filtriert. Das Filtrat wird zur Trockne eingedampft und der Rückstand in 0,5 ml Lösungsmittelmischung gelöst.

Homöopathie

Referenzlösung: 10 mg Convallatoxin *R* und 10 mg Cymarin *R* werden in der Lösungsmittelmischung zu 10 ml gelöst.

Platte: DC-Platte mit Kieselgel *R* (5 bis 40 µm) [oder DC-Platte mit Kieselgel *R* (2 bis 10 µm)]

Fließmittel: Wasser *R*, Methanol *R*, Ethylacetat *R* (8:11:81 *V/V/V*)

Auftragen: 25 µl [oder 20 µl]; bandförmig 20 mm [oder 10 mm]

Laufstrecke: 10 cm [oder 6 cm]

Trocknen: an der Luft, bis die Lösungsmittel vollständig verdampft sind

Detektion: Die Platte wird mit einer Mischung gleicher Volumteile verdünnter Natriumhydroxid-Lösung *R* und Dinitrobenzoesäure-Lösung *R* behandelt. Die Auswertung erfolgt im Tageslicht.

Ergebnis: Die Zonenfolge in den Chromatogrammen von Referenzlösung und Untersuchungslösung ist aus den nachstehenden Angaben ersichtlich. Im Chromatogramm der Untersuchungslösung können weitere, schwache Zonen vorhanden sein.

Oberer Plattenrand	
———	———
Cymarin: eine violette Zone	eine violette Zone
	eine violette Zone
	eine violette Zone
———	———
Convallatoxin: eine violette Zone	
	eine gelbe oder violette Zone
Referenzlösung	**Untersuchungslösung**

Prüfung auf Reinheit

Relative Dichte (2.2.5): 0,930 bis 0,956; wenn die Vorschrift 1.1.3 angewendet wurde

Ethanolgehalt (2.9.10): 40 bis 50 Prozent (*V/V*), wenn die Vorschrift 1.1.10 angewendet wurde

Trocknungsverlust (2.8.16): mindestens 3,6 Prozent, wenn die Vorschrift 1.1.3 angewendet wurde; mindestens 1,0 Prozent, wenn die Vorschrift 1.1.10 angewendet wurde

Gehaltsbestimmung

Untersuchungslösung: 20,00 g Urtinktur werden mit 12 ml basischer Blei(II)-acetat-Lösung *R* versetzt. Die Mischung wird geschüttelt und zentrifugiert. Nach Zusatz von jeweils 5 ml Wasser *R* zum Überstand wird das Zentrifugieren noch 2-mal wiederholt. Der letzte Überstand wird mit Wasser *R* zu 50,0 ml verdünnt. 10,0 ml dieser Lösung werden mit 10,0 ml einer Lösung von wasserfreiem Natriumsulfat *R* ($100\ g \cdot l^{-1}$) versetzt und filtriert. 10,0 ml Filtrat werden mit 2,0 ml Dinitrobenzoesäure-Lösung *R* und 1,0 ml Natriumhydroxid-Lösung ($1\ mol \cdot l^{-1}$) versetzt.

Referenzlösung: 10,0 mg Cymarin *R* werden in 20 ml Ethanol 96 % *R* gelöst. Die Lösung wird mit Wasser *R* zu 100,0 ml verdünnt. 5,0 ml dieser Lösung werden mit Wasser *R* zu 20,0 ml verdünnt. 10,0 ml dieser Lösung werden mit 2,0 ml Dinitrobenzoesäure-Lösung *R* und 1,0 ml Natriumhydroxid-Lösung ($1\ mol \cdot l^{-1}$) versetzt.

Die Absorption (2.2.25) der Untersuchungslösung und der Referenzlösung wird mehrere Male während der ersten 12 min nach Herstellen der Lösungen bei 540 nm gemessen, bis die maximale Absorption erreicht wird. Eine Mischung von 10,0 ml Wasser *R*, 2,0 ml Dinitrobenzoesäure-Lösung *R* und 1,0 ml Natriumhydroxid-Lösung ($1\ mol \cdot l^{-1}$) wird als Kompensationsflüssigkeit verwendet.

Der Prozentgehalt (*m/m*) an Gesamtcardenolidglykosiden wird als Prozentgehalt an Cymarin nach folgender Formel berechnet:

$$\frac{A_1 \cdot m_2 \cdot p \cdot 0{,}25}{A_2 \cdot m_1}$$

A_1 = maximale Absorption der Untersuchungslösung
A_2 = maximale Absorption der Referenzlösung
m_1 = Einwaage der Urtinktur zur Herstellung der Untersuchungslösung in Gramm
m_2 = Masse von Cymarin *R* zur Herstellung der Referenzlösung in Gramm
p = Prozentgehalt an Cymarin in Cymarin *R*

10.1/2676

Magnesium fluoratum für homöopathische Zubereitungen

Magnesium fluoratum ad praeparationes homoeopathicas

MgF_2 M_r 62,3

CAS Nr. 7783-40-6

Definition

Gehalt: 98,5 bis 100,5 Prozent MgF_2

Eigenschaften

Aussehen: Pulver oder Kristalle, weiß bis fast weiß

Löslichkeit: praktisch unlöslich in Wasser, sehr schwer löslich in verdünnter Salpetersäure und in konzentrierter Schwefelsäure, praktisch unlöslich in wasserfreier Essigsäure

Prüfung auf Identität

A. 0,2 g Substanz und 2 g Kaliumhydrogensulfat *R* werden in einem Platintiegel gemischt. Die Mischung wird bei 800 °C geschmolzen. Nach dem Abkühlen wird die Schmelze vorsichtig in 20 ml Wasser *R* aufgenommen. Die Mischung wird kurz zum Sieden erhitzt und nach dem Abkühlen filtriert. 0,5 ml Filtrat werden mit Wasser *R* zu 2 ml verdünnt. Diese Lösung gibt die Identitätsreaktion auf Magnesium (2.3.1).

B. 0,2 g Substanz und 1 g wasserfreies Natriumcarbonat *R* werden in einem Platintiegel gemischt. Die Mischung wird bei 850 °C geschmolzen. Nach dem Abkühlen wird die Schmelze in 10 ml verdünnter Essigsäure *R* aufgenommen. Die Mischung wird kurz zum Sieden erhitzt und nach dem Abkühlen filtriert. Das Filtrat wird mit Wasser *R* zu 20 ml verdünnt. 0,4 ml dieser Lösung werden tropfenweise mit einer Mischung von 0,1 ml Alizarin-S-Lösung *R* und 0,1 ml Zirconiumnitrat-Lösung *R* versetzt. Die Farbe der Mischung schlägt von Rot nach Gelb um.

Prüfung auf Reinheit

Prüflösung: 5,0 g Substanz werden mit 100,0 ml destilliertem Wasser *R* erhitzt und etwa 5 min lang unter Rückflusskühlung im Sieden gehalten. Nach dem Erkalten wird die Mischung durch einen aschefreien Papierfilter (nominale Porengröße nicht größer als 2 µm) filtriert.

Aussehen der Lösung: Die Prüflösung muss farblos (2.2.2, Methode II) sein.

Carbonat: 0,5 g Substanz werden in 5 ml kohlendioxidfreiem Wasser *R* suspendiert. Die Suspension wird mit 5 ml verdünnter Essigsäure *R* versetzt. Das Reagenzglas wird rasch mit einem Stopfen, der ein 2-mal im rechten Winkel gebogenes Glasrohr trägt, verschlossen. Das Ende des Glasrohrs ist in Bariumhydroxid-Lösung *R* getaucht. Die Mischung wird erwärmt. Die Bariumhydroxid-Lösung muss klar bleiben.

Chlorid (2.4.4): höchstens 100 ppm

10 ml Prüflösung werden mit Wasser *R* zu 15 ml verdünnt.

Sulfat (2.4.13): höchstens 200 ppm, mit der Prüflösung bestimmt

Wasserlösliche Bestandteile: höchstens 0,5 Prozent

2,00 g Substanz und 100 ml Wasser *R* werden zum Sieden erhitzt und 5 min lang im Sieden gehalten. Die heiße Lösung wird filtriert. Das Filtrat wird abgekühlt und mit Wasser *R* zu 100 ml verdünnt. 50 ml dieser Lösung werden in einer Kristallisierschale zur Trockne eingedampft. Der bei 100 bis 105 °C getrocknete Rückstand darf höchstens 5 mg wiegen.

Gehaltsbestimmung

0,100 g Substanz werden in einem Platintiegel mit 2 g Kaliumhydrogensulfat *R* gründlich gemischt. Die Mischung wird bei 800 °C geschmolzen. Nach dem Erkalten wird die Schmelze vorsichtig in 10 ml verdünnter Salzsäure *R* aufgenommen und unter Erhitzen gelöst. Die Lösung wird mit Wasser *R* zu 100,0 ml verdünnt. 50,0 ml dieser Lösung werden in einem 500-ml-Erlenmeyerkolben mit Wasser *R* zu 300 ml verdünnt. Das Magnesium wird nach „Komplexometrische Titrationen" (2.5.11) bestimmt.

1 ml Natriumedetat-Lösung ($0,1 \ mol \cdot l^{-1}$) entspricht 6,23 mg MgF_2.

Monographien A-Z

A

Alfentanilhydrochlorid-Hydrat 6303
Almotriptanmalat 6305
Altizid 6307
Asparagin-Monohydrat 6308
Atenolol 6311

10.1/1062

Alfentanilhydrochlorid-Hydrat

Alfentanili hydrochloridum hydricum

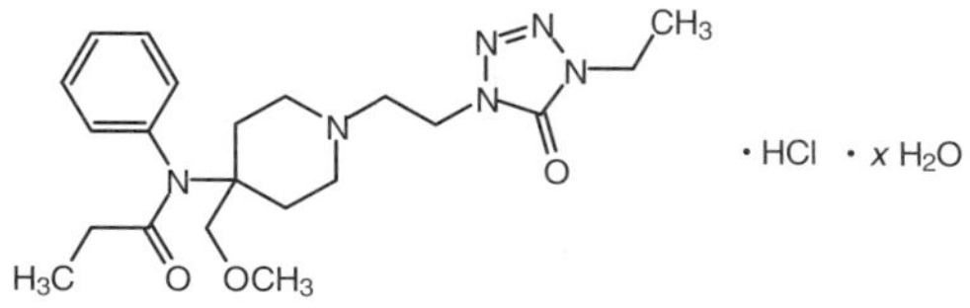

$C_{21}H_{33}ClN_6O_3 \cdot x\,H_2O$ M_r 453,0 (wasserfreie Substanz)

Wasserfreies Alfentanilhydrochlorid:
CAS Nr. 69049-06-5

Definition

N-[1-[2-(4-Ethyl-5-oxo-4,5-dihydro-1*H*-tetrazol-1-yl)ethyl]-4-(methoxymethyl)piperidin-4-yl]-*N*-phenylpropanamid-hydrochlorid-Hydrat

Gehalt: 98,5 bis 101,5 Prozent (wasserfreie Substanz)

Die Substanz enthält unterschiedliche Mengen Wasser.

Eigenschaften

Aussehen: weißes bis fast weißes Pulver

Löslichkeit: leicht löslich in Wasser, in Ethanol 96 % und in Methanol

Schmelztemperatur: etwa 140 °C, unter Zersetzung

Die Substanz zeigt Polymorphie (5.9).

Prüfung auf Identität

A. IR-Spektroskopie (2.2.24)

Vergleich: Alfentanilhydrochlorid-Hydrat *CRS*

Wenn die Spektren bei der Prüfung in fester Form unterschiedlich sind, werden Substanz und Referenzsubstanz getrennt in Methanol *R* gelöst. Nach dem Eindampfen der Lösungen zur Trockne werden mit den Rückständen erneut Spektren aufgenommen.

B. 50 mg Substanz werden in einer Mischung von 0,4 ml Ammoniak-Lösung *R* und 2 ml Wasser *R* gelöst. Die Lösung wird gemischt, 5 min lang stehen gelassen und anschließend filtriert. Das mit verdünnter Salpetersäure *R* angesäuerte Filtrat gibt die Identitätsreaktion a auf Chlorid (2.3.1).

Prüfung auf Reinheit

Aussehen der Lösung: Die Lösung muss klar (2.2.1) und farblos (2.2.2, Methode II) sein.

0,2 g Substanz werden in Wasser *R* zu 20 ml gelöst.

Verwandte Substanzen: Flüssigchromatographie (2.2.29)

Die Prüfung ist unter Lichtschutz durchzuführen.

Untersuchungslösung: 0,100 g Substanz werden in Methanol *R* zu 10,0 ml gelöst.

Referenzlösung a: Zur In-situ-Herstellung der Verunreinigung E werden 10 mg Substanz in 10,0 ml verdünnter Salzsäure *R* gelöst. Die Lösung wird 4 h lang im Wasserbad zum Rückfluss erhitzt und anschließend mit 10,0 ml verdünnter Natriumhydroxid-Lösung *R* neutralisiert. Die Mischung wird im Wasserbad zur Trockne eingedampft. Nach dem Abkühlen wird der Rückstand in 10 ml Methanol *R* gelöst. Anschließend wird die Lösung filtriert.

Referenzlösung b: Der Inhalt einer Durchstechflasche mit Alfentanil-Verunreinigung D *CRS* wird in 1 ml Methanol *R* gelöst.

Referenzlösung c: 1,0 ml Untersuchungslösung wird mit Methanol *R* zu 100,0 ml verdünnt. 1,0 ml dieser Lösung wird mit Methanol *R* zu 10,0 ml verdünnt.

Blindlösung: Methanol *R*

Säule
- Größe: $l = 0{,}1$ m, $\varnothing = 4{,}6$ mm
- Stationäre Phase: nachsilanisiertes, octadecylsilyliertes Kieselgel zur Chromatographie *R* (3 µm)

Mobile Phase
- Mobile Phase A: Lösung von Ammoniumcarbonat *R* ($5\ g \cdot l^{-1}$) in einer Mischung von 10 Volumteilen Tetrahydrofuran *R* und 90 Volumteilen Wasser zur Chromatographie *R*
- Mobile Phase B: Acetonitril zur Chromatographie *R*

Zeit (min)	Mobile Phase A (% *V/V*)	Mobile Phase B (% *V/V*)
0 – 15	90 → 40	10 → 60
15 – 20	40	60
20 – 25	40 → 90	60 → 10

Durchflussrate: $1{,}5\ ml \cdot min^{-1}$

Detektion: Spektrometer bei 220 nm

Einspritzen: 10 µl

Identifizierung von Verunreinigungen: Zur Identifizierung des Peaks der Verunreinigung E wird das mit der Referenzlösung a erhaltene Chromatogramm verwendet; zur Identifizierung des Peaks der Verunreinigung D wird das mit der Referenzlösung b erhaltene Chromatogramm verwendet.

Relative Retention (bezogen auf Alfentanil, t_R etwa 8 min)
- Verunreinigung D: etwa 0,8
- Verunreinigung E: etwa 0,9

Eignungsprüfung: Referenzlösung a
- Auflösung: mindestens 4,0 zwischen den Peaks der Verunreinigung E und Alfentanil

Berechnung der Prozentgehalte
- Für jede Verunreinigung wird die Konzentration an Alfentanilhydrochlorid-Hydrat in der Referenzlösung c verwendet.

Grenzwerte
- Verunreinigung D: höchstens 0,2 Prozent
- Nicht spezifizierte Verunreinigungen: jeweils höchstens 0,10 Prozent
- Summe aller Verunreinigungen: höchstens 0,4 Prozent
- Berichtsgrenzwert: 0,05 Prozent

Wasser (2.5.12): 3,0 bis 4,0 Prozent, mit 0,500 g Substanz bestimmt

Gehaltsbestimmung

0,350 g Substanz werden in 50 ml einer Mischung von 1 Volumteil Ethanol 96 % *R* und 4 Volumteilen Wasser *R* gelöst und nach Zusatz von 5,0 ml Salzsäure (0,01 mol · l^{-1}) mit Natriumhydroxid-Lösung (0,1 mol · l^{-1}) titriert. Der Endpunkt wird mit Hilfe der Potentiometrie (2.2.20) bestimmt. Das zwischen den beiden Wendepunkten zugesetzte Volumen wird abgelesen.

1 ml Natriumhydroxid-Lösung (0,1 mol · l^{-1}) entspricht 45,30 mg $C_{21}H_{33}ClN_6O_3$.

Lagerung

Vor Licht geschützt

Verunreinigungen

Spezifizierte Verunreinigung:

D

Andere bestimmbare Verunreinigungen

(Die folgenden Substanzen werden, falls in einer bestimmten Menge vorhanden, durch eine oder mehrere Prüfmethoden in der Monographie erfasst. Sie werden begrenzt durch das allgemeine Akzeptanzkriterium für weitere Verunreinigungen/nicht spezifizierte Verunreinigungen und/oder durch die Anforderungen der Allgemeinen Monographie **Substanzen zur pharmazeutischen Verwendung (Corpora ad usum pharmaceuticum)**. Diese Verunreinigungen müssen daher nicht identifiziert werden, um die Konformität der Substanz zu zeigen. Siehe auch „5.10 Kontrolle von Verunreinigungen in Substanzen zur pharmazeutischen Verwendung“):

A, B, C, E, F, G, H

A.

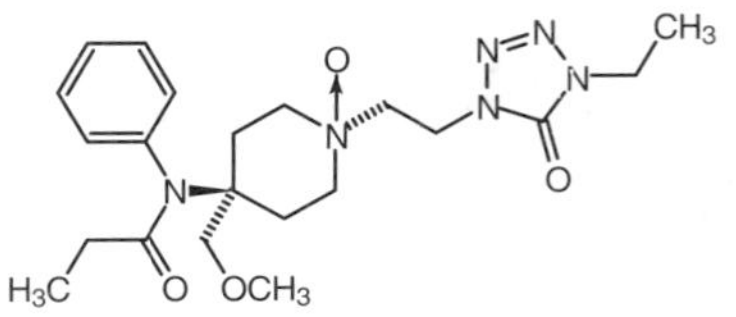

(1*s*,4*s*)-1-[2-(4-Ethyl-5-oxo-4,5-dihydro-1*H*-tetrazol-1-yl)ethyl]-4-(methoxymethyl)-4-(*N*-phenylpropanamido)piperidin-1-oxid

B.

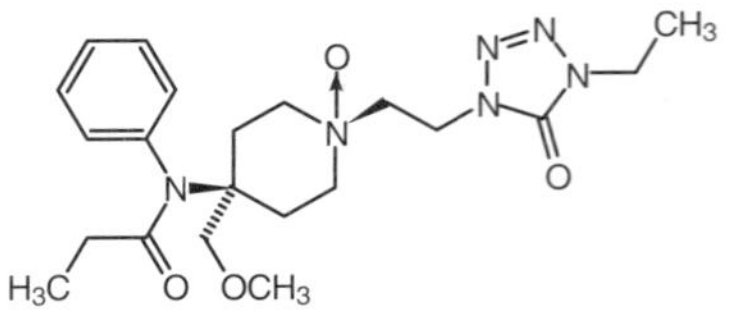

(1*r*,4*r*)-1-[2-(4-Ethyl-5-oxo-4,5-dihydro-1*H*-tetrazol-1-yl)ethyl]-4-(methoxymethyl)-4-(*N*-phenylpropanamido)piperidin-1-oxid

C.

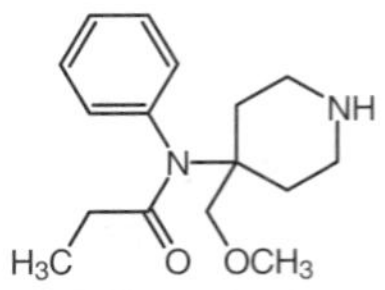

N-[4-(Methoxymethyl)piperidin-4-yl]-*N*-phenylpropanamid

D.

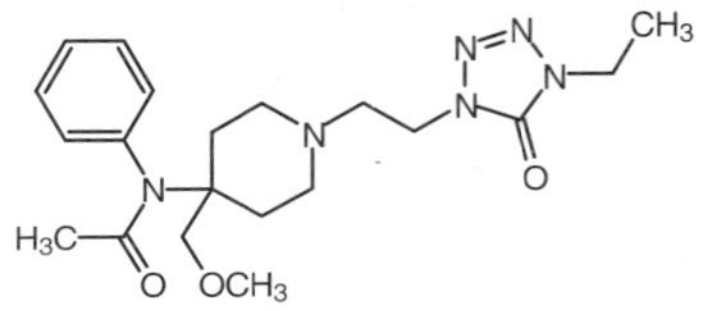

N-[1-[2-(4-Ethyl-5-oxo-4,5-dihydro-1*H*-tetrazol-1-yl)ethyl]-4-(methoxymethyl)piperidin-4-yl]-*N*-phenylacetamid

E.

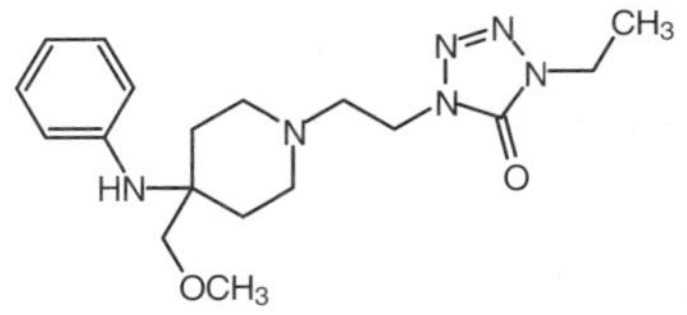

1-Ethyl-4-[2-[4-(methoxymethyl)-4-(phenylamino)piperidin-1-yl]ethyl]-1,4-dihydro-5*H*-tetrazol-5-on

F.

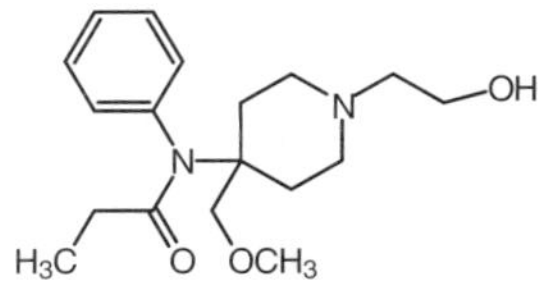

N-[1-(2-Hydroxyethyl)-4-(methoxymethyl)piperidin-4-yl]-*N*-phenylpropanamid

G.

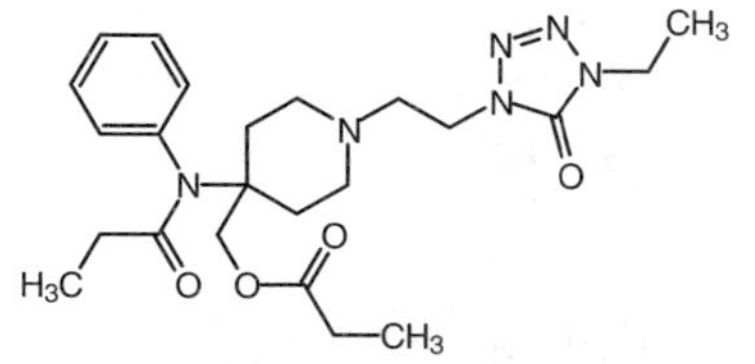

N-[1-[2-(4-Ethyl-5-oxo-4,5-dihydro-1*H*-tetrazol-1-yl)ethyl]-4-[(propanoyloxy)methyl]piperidin-4-yl]-*N*-phenylpropanamid

H.

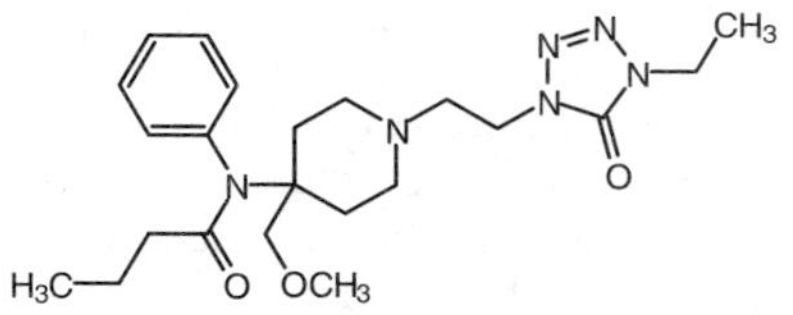

N-[1-[2-(4-Ethyl-5-oxo-4,5-dihydro-1*H*-tetrazol-1-yl)ethyl]-4-(methoxymethyl)piperidin-4-yl]-*N*-phenylbutanamid

10.1/2970

Almotriptanmalat

Almotriptani malas

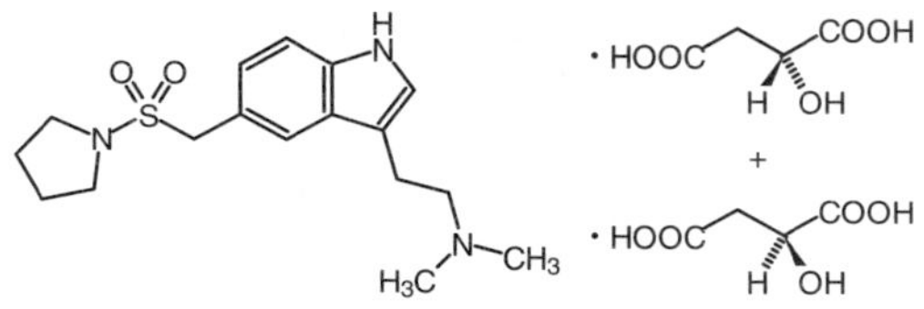

$C_{21}H_{31}N_3O_7S$ M_r 469,6

CAS Nr. 181183-52-8

Definition

N,*N*-Dimethyl-2-[5-[(pyrrolidin-1-sulfonyl)methyl]-1*H*-indol-3-yl]ethan-1-amin-(*RS*)-2-hydroxybutandioat

Gehalt: 98,0 bis 102,0 Prozent (getrocknete Substanz)

Eigenschaften

Aussehen: weißes bis schwach gelbes, kristallines Pulver

Löslichkeit: löslich in Wasser, schwer löslich in Methanol, praktisch unlöslich in wasserfreiem Ethanol und in Heptan

Prüfung auf Identität

A. IR-Spektroskopie (2.2.24)

Vergleich: Almotriptanmalat *CRS*

B. Die unter „Gehaltsbestimmung" erhaltenen Chromatogramme werden ausgewertet.

Ergebnis: Der Hauptpeak im Chromatogramm der Untersuchungslösung b entspricht in Bezug auf Retentionszeit und Größe dem Hauptpeak im Chromatogramm der Referenzlösung b.

Prüfung auf Reinheit

Verwandte Substanzen: Flüssigchromatographie (2.2.29)

Die Prüfung muss vor Licht geschützt durchgeführt werden.

Lösungsmittelmischung: Acetonitril *R*, Wasser *R*, (20:80 *V*/*V*)

Pufferlösung: 0,5 g Natriumoctansulfonat-Monohydrat *R* werden in etwa 900 ml Wasser zur Chromatographie *R* gelöst. Nach Zusatz von 5 ml Phosphorsäure 85 % *R* wird die Lösung mit Natriumhydroxid-Lösung *R* auf einen pH-Wert von 3,0 eingestellt und mit Wasser zur Chromatographie *R* zu 1000 ml verdünnt.

Untersuchungslösung a: 10,0 mg Substanz werden in der Lösungsmittelmischung zu 10,0 ml gelöst.

Untersuchungslösung b: 25,0 mg Substanz werden in der Lösungsmittelmischung zu 50,0 ml gelöst. 5,0 ml Lösung werden mit der Lösungsmittelmischung zu 50,0 ml verdünnt.

Referenzlösung a: 1,0 ml Untersuchungslösung a wird mit der Lösungsmittelmischung zu 100,0 ml verdünnt. 1,0 ml dieser Lösung wird mit der Lösungsmittelmischung zu 10,0 ml verdünnt.

Referenzlösung b: 25,0 mg Almotriptanmalat *CRS* werden in der Lösungsmittelmischung zu 50,0 ml gelöst. 5,0 ml Lösung werden mit der Lösungsmittelmischung zu 50,0 ml verdünnt.

Referenzlösung c: 5 mg Almotriptan zur Eignungsprüfung *CRS* (mit Verunreinigung A) werden in der Lösungsmittelmischung zu 5 ml gelöst.

Säule
- Größe: l = 0,25 m, ∅ = 4,6 mm
- Stationäre Phase: nachsilanisiertes, octylsilyliertes Kieselgel zur Chromatographie *R* (5 µm)

Mobile Phase
- Mobile Phase A: Acetonitril zur Chromatographie *R*, Pufferlösung (10:90 *V*/*V*)
- Mobile Phase B: Pufferlösung, Acetonitril zur Chromatographie *R* (30:70 *V*/*V*)

Zeit (min)	Mobile Phase A (% *V/V*)	Mobile Phase B (% *V/V*)
0 – 5	85	15
5 – 20	85 → 78	15 → 22
20 – 30	78 → 70	22 → 30
30 – 40	70	30

Durchflussrate: 1,0 ml · min^{-1}

Detektion: Spektrometer bei 228 nm

Einspritzen: 5 µl; Untersuchungslösung a, Referenzlösungen a und c

Identifizierung von Verunreinigungen: Zur Identifizierung des Peaks der Verunreinigung A werden das mitgelieferte Chromatogramm von Almotriptan zur Eignungsprüfung *CRS* und das mit der Referenzlösung c erhaltene Chromatogramm verwendet.

Relative Retention (bezogen auf Almotriptan, t_R etwa 27 min)
- Äpfelsäure: etwa 0,1
- Verunreinigung A: etwa 0,96

Eignungsprüfung: Referenzlösung c
- Auflösung: mindestens 1,5 zwischen den Peaks von Verunreinigung A und Almotriptan

Berechnung der Prozentgehalte
- Für jede Verunreinigung wird die Konzentration an Almotriptanmalat in der Referenzlösung a verwendet.

Grenzwerte
- Verunreinigung A: höchstens 0,5 Prozent
- Nicht spezifizierte Verunreinigungen: jeweils höchstens 0,10 Prozent
- Summe aller Verunreinigungen: höchstens 0,7 Prozent
- Berichtsgrenzwert: 0,05 Prozent; der Peak der Äpfelsäure wird nicht berücksichtigt.

Trocknungsverlust (2.2.32): höchstens 0,5 Prozent, mit 1,000 g Substanz durch 3 h langes Trocknen im Trockenschrank bei 105 °C bestimmt

Sulfatasche (2.4.14): höchstens 0,1 Prozent, mit 1,0 g Substanz bestimmt

Gehaltsbestimmung

Flüssigchromatographie (2.2.29) wie unter „Verwandte Substanzen“ beschrieben, mit folgenden Änderungen:

Mobile Phase: Acetonitril zur Chromatographie *R*, Pufferlösung (27:73 *V/V*)

Einspritzen: 10 µl; Untersuchungslösung b, Referenzlösung b

Chromatographiedauer: 2fache Retentionszeit von Almotriptan

Retentionszeit
- Almotriptan: etwa 9 min

Der Prozentgehalt an $C_{21}H_{31}N_3O_7S$ wird unter Berücksichtigung des für Almotriptanmalat *CRS* angegebenen Gehalts berechnet.

Verunreinigungen

Spezifizierte Verunreinigung:

A

Andere bestimmbare Verunreinigungen

(Die folgenden Substanzen werden, falls in einer bestimmten Menge vorhanden, durch eine oder mehrere Prüfmethoden in der Monographie erfasst. Sie werden begrenzt durch das allgemeine Akzeptanzkriterium für weitere Verunreinigungen/nicht spezifizierte Verunreinigungen und/oder durch die Anforderungen der Allgemeinen Monographie **Substanzen zur pharmazeutischen Verwendung (Corpora ad usum pharmaceuticum)**. Diese Verunreinigungen müssen daher nicht identifiziert werden, um die Konformität der Substanz zu zeigen. Siehe auch „5.10 Kontrolle von Verunreinigungen in Substanzen zur pharmazeutischen Verwendung“):

B, C, D, E, F

A.

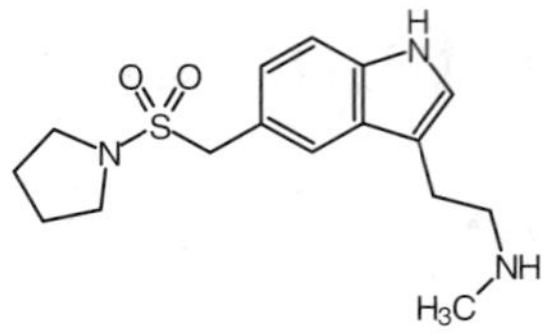

N-Methyl-2-[5-[(pyrrolidin-1-sulfonyl)methyl]-1*H*-indol-3-yl]ethan-1-amin

B.

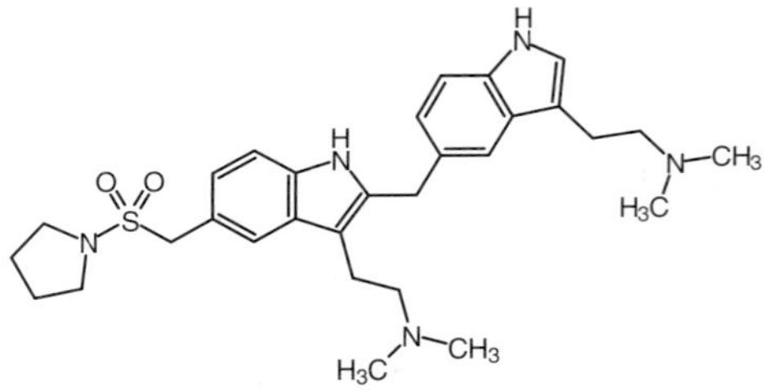

2-[2-[[3-[2-(Dimethylamino)ethyl]-1*H*-indol-5-yl]methyl]-5-[(pyrrolidin-1-sulfonyl)methyl]-1*H*-indol-3-yl]-*N*,*N*-dimethylethan-1-amin

C.

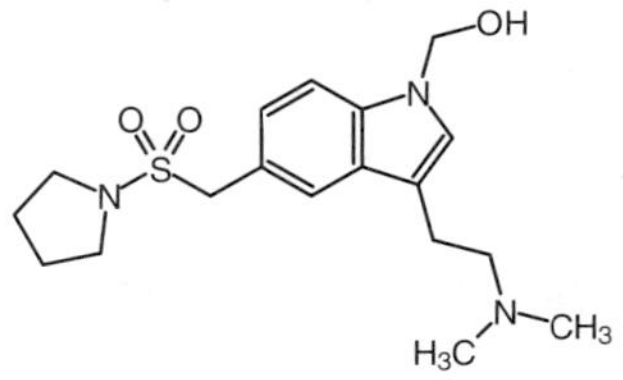

[3-[2-(Dimethylamino)ethyl]-5-[(pyrrolidin-1-sulfonyl)methyl]-1*H*-indol-1-yl]methanol

D.

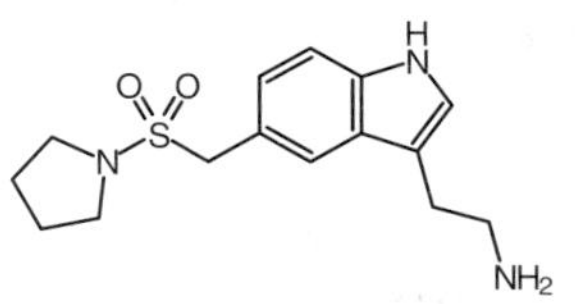

2-[5-[(Pyrrolidin-1-sulfonyl)methyl]-1*H*-indol-3-yl]ethan-1-amin

E.

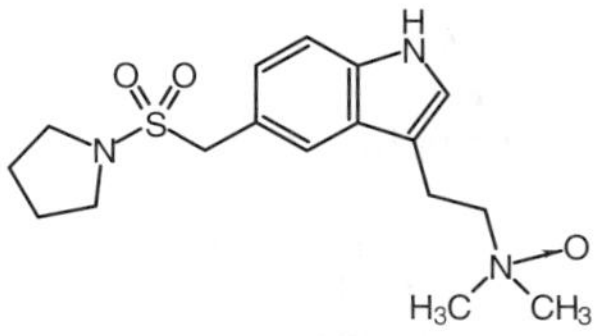

N,*N*-Dimethyl-2-[5-[(pyrrolidin-1-sulfonyl)methyl]-1*H*-indol-3-yl]ethan-1-amin-*N*-oxid

F.

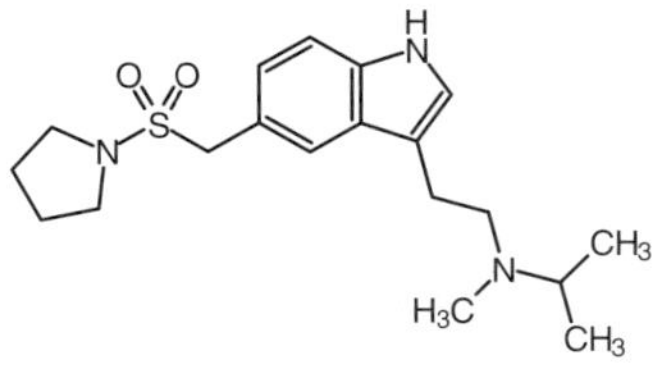

N-Methyl-*N*-[2-[5-[(pyrrolidin-1-sulfonyl)methyl]-1*H*-indol-3-yl]ethyl]propan-2-amin

10.1/2185

Altizid

Altizidum

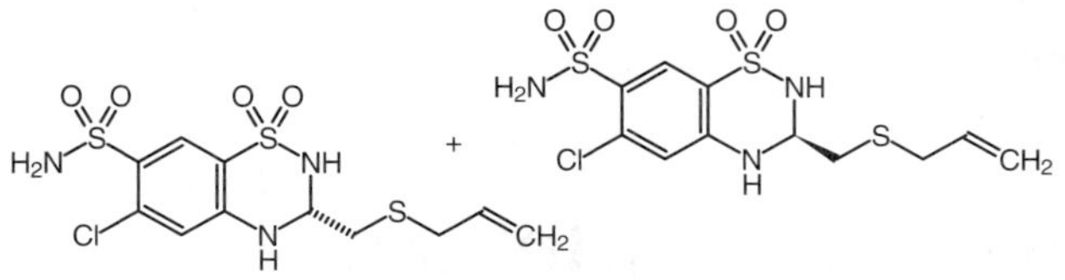

$C_{11}H_{14}ClN_3O_4S_3$ M_r 383,9

CAS Nr. 5588-16-9

Definition

(3*RS*)-6-Chlor-3-[(prop-2-enylsulfanyl)methyl]-3,4-dihydro-2*H*-1,2,4-benzothiadiazin-7-sulfonamid-1,1-dioxid

Gehalt: 97,5 bis 102,0 Prozent (wasserfreie Substanz)

Eigenschaften

Aussehen: weißes bis fast weißes Pulver

Löslichkeit: praktisch unlöslich in Wasser, löslich in Methanol, praktisch unlöslich in Dichlormethan

Die Substanz zeigt Polymorphie (5.9).

Prüfung auf Identität

IR-Spektroskopie (2.2.24)

Vergleich: Altizid *CRS*

Wenn die Spektren unterschiedlich sind, werden 50 mg Substanz und 50 mg Referenzsubstanz getrennt in 2 ml Aceton *R* gelöst. Die Lösungen werden eingedampft. Durch Zusatz von jeweils 1 ml Dichlormethan *R* werden die Substanzen ausgefällt. Nach dem Eindampfen zur Trockne werden mit den Rückständen erneut Spektren aufgenommen.

Prüfung auf Reinheit

Verunreinigung B: Dünnschichtchromatographie (2.2.27)

Untersuchungslösung: 0,200 g Substanz werden in Aceton *R* zu 2,0 ml gelöst.

Referenzlösung a: 10,0 mg Altizid-Verunreinigung B *CRS* werden in Aceton *R* zu 25,0 ml gelöst.

Referenzlösung b: 1,0 ml Referenzlösung a wird mit 1,0 ml Untersuchungslösung versetzt.

Referenzlösung c: 5,0 ml Referenzlösung a werden mit Aceton *R* zu 10,0 ml verdünnt.

Platte: DC-Platte mit Kieselgel F_{254} *R*

Fließmittel: Aceton *R*, Dichlormethan *R* (25:75 *V/V*)

Auftragen: 10 µl; Untersuchungslösung, Referenzlösungen b und c

Laufstrecke: 2/3 der Platte

Trocknen: an der Luft

Detektion: Die Platte wird mit einer unmittelbar vor Gebrauch hergestellten Mischung gleicher Volumteile einer Lösung von Kaliumpermanganat *R* ($10 g \cdot l^{-1}$) und einer Lösung von Natriumcarbonat *R* ($50 g \cdot l^{-1}$) besprüht. Die Platte wird 30 min lang stehen gelassen und im Tageslicht ausgewertet.

Eignungsprüfung: Referenzlösung b

– Das Chromatogramm muss 2 deutlich voneinander getrennte Flecke zeigen.

Grenzwert: Ein der Verunreinigung B entsprechender Fleck darf nicht intensiver sein als der Hauptfleck im Chromatogramm der Referenzlösung c (0,2 Prozent).

Verwandte Substanzen: Flüssigchromatographie (2.2.29)

Die Lösungen, mit Ausnahme der Referenzlösung b, müssen unmittelbar vor Gebrauch hergestellt werden.

Untersuchungslösung: 50 mg Substanz werden in 5 ml Acetonitril *R* gelöst. Die Lösung wird mit der mobilen Phase zu 25 ml verdünnt.

Referenzlösung a: 1,0 ml Untersuchungslösung wird mit der mobilen Phase zu 100,0 ml verdünnt. 1,0 ml dieser Lösung wird mit der mobilen Phase zu 10,0 ml verdünnt.

Referenzlösung b: Zur Herstellung der Verunreinigung A *in situ* werden 50 mg Substanz in 5 ml Acetonitril *R* gelöst. Die Lösung wird mit Wasser *R* zu 25 ml verdünnt und 30 min lang stehen gelassen.

Referenzlösung c: 4 mg Furosemid *CRS* werden in 2 ml Acetonitril *R* gelöst. Die Lösung wird mit 2 ml Untersuchungslösung versetzt und mit der mobilen Phase zu 100 ml verdünnt.

Säule
- Größe: $l = 0{,}15$ m, $\varnothing = 3{,}9$ mm
- Stationäre Phase: nachsilanisiertes, octadecylsilyliertes Kieselgel zur Chromatographie mit eingebetteten polaren Gruppen *R* (5 µm)
- Temperatur: 30 °C

Mobile Phase: Acetonitril *R*, Wasser zur Chromatographie *R*, das zuvor mit Perchlorsäure *R* auf einen pH-Wert von 2,0 eingestellt wurde (25:75 *V/V*)

Durchflussrate: 0,7 ml · min^{-1}

Detektion: Spektrometer bei 270 nm

Einspritzen: 5 µl

Chromatographiedauer: 2fache Retentionszeit von Altizid

Relative Retention (bezogen auf Altizid, t_R etwa 25 min)
- Verunreinigung A: etwa 0,15
- Furosemid: etwa 1,05

Eignungsprüfung: Referenzlösung c
- Auflösung: mindestens 1,0 zwischen den Peaks von Altizid und Furosemid

Grenzwerte
- Verunreinigung A: nicht größer als das 3fache der Fläche des Hauptpeaks im Chromatogramm der Referenzlösung a (0,3 Prozent)
- Nicht spezifizierte Verunreinigungen: jeweils nicht größer als die Fläche des Hauptpeaks im Chromatogramm der Referenzlösung a (0,10 Prozent)
- Summe aller Verunreinigungen: nicht größer als das 5fache der Fläche des Hauptpeaks im Chromatogramm der Referenzlösung a (0,5 Prozent)
- Ohne Berücksichtigung bleiben: Peaks, deren Fläche nicht größer ist als das 0,5fache der Fläche des Hauptpeaks im Chromatogramm der Referenzlösung a (0,05 Prozent)

Wasser (2.5.32): höchstens 0,5 Prozent, mit 50,0 mg Substanz bestimmt

Sulfatasche (2.4.14): höchstens 0,1 Prozent, mit 1,0 g Substanz bestimmt

Gehaltsbestimmung

Flüssigchromatographie (2.2.29) wie unter „Verwandte Substanzen" beschrieben, mit folgenden Änderungen:

Untersuchungslösung: 25,0 mg Substanz werden in 2 ml Acetonitril *R* gelöst. Die Lösung wird mit der mobilen Phase zu 25,0 ml verdünnt.

Referenzlösung: 25,0 mg Altizid *CRS* werden in 2 ml Acetonitril *R* gelöst. Die Lösung wird mit der mobilen Phase zu 25,0 ml verdünnt.

Der Prozentgehalt an $C_{11}H_{14}ClN_3O_4S_3$ wird unter Berücksichtigung des für Altizid *CRS* angegebenen Gehalts berechnet.

Verunreinigungen

Spezifizierte Verunreinigungen:

A, B

A.

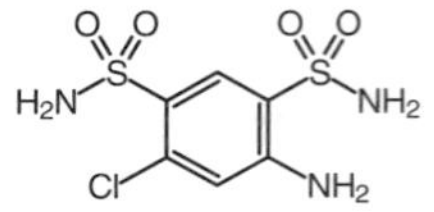

4-Amino-6-chlorbenzol-1,3-disulfonamid

B.

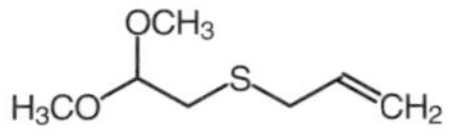

3-[(2,2-Dimethoxyethyl)sulfanyl]prop-1-en

10.1/2086

Asparagin-Monohydrat

Asparaginum monohydricum

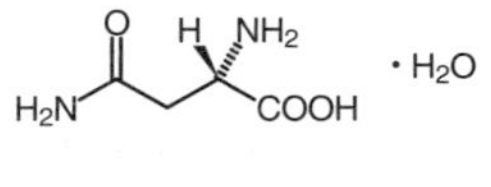

$C_4H_8N_2O_3 \cdot H_2O$ — M_r 150,1

CAS Nr. 5794-13-8

Definition

(2*S*)-2,4-Diamino-4-oxobutansäure-Monohydrat

Gehalt: 99,0 bis 101,0 Prozent (getrocknete Substanz)

Eigenschaften

Aussehen: weißes bis fast weißes, kristallines Pulver oder farblose Kristalle

Löslichkeit: schwer löslich in Wasser, praktisch unlöslich in Dichlormethan und in Ethanol 96 %

Prüfung auf Identität

1: A, B, D
2: A, C, D

A. Die Substanz entspricht der Prüfung „Spezifische Drehung" (siehe „Prüfung auf Reinheit").

B. IR-Spektroskopie (2.2.24)

Vergleich: Asparagin-Monohydrat *CRS*

C. Dünnschichtchromatographie (2.2.27)

Untersuchungslösung: 10 mg Substanz werden in Wasser *R* zu 10 ml gelöst.

Referenzlösung: 10 mg Asparagin-Monohydrat *CRS* werden in Wasser *R* zu 10 ml gelöst.

Platte: DC-Platte mit Kieselgel *R*

Fließmittel: Essigsäure 99 % *R*, Wasser *R*, 1-Butanol *R* (25:25:50 *V/V/V*)

Auftragen: 5 µl

Laufstrecke: 2/3 der Platte

Trocknen: 15 min lang bei 110 °C

Detektion: Die Platte wird mit Ninhydrin-Lösung *R* besprüht und 10 min lang bei 105 °C erhitzt.

Ergebnis: Der Hauptfleck im Chromatogramm der Untersuchungslösung entspricht in Bezug auf Lage, Farbe und Größe dem Hauptfleck im Chromatogramm der Referenzlösung.

D. Die Substanz entspricht der Prüfung „Trocknungsverlust" (siehe „Prüfung auf Reinheit").

Prüfung auf Reinheit

Prüflösung: 2,0 g Substanz werden unter Erwärmen in kohlendioxidfreiem Wasser *R* zu 100 ml gelöst.

Aussehen der Lösung: Die Prüflösung muss klar (2.2.1) und farblos (2.2.2, Methode II) sein.

pH-Wert (2.2.3): 4,0 bis 6,0; an der Prüflösung bestimmt

Spezifische Drehung (2.2.7): +33,7 bis +36,0 (getrocknete Substanz)

2,50 g Substanz werden in einer Lösung von Salzsäure *R* (309,0 g · l^{-1}) zu 25,0 ml gelöst.

Verwandte Substanzen: Flüssigchromatographie (2.2.29)

Die Lösungen müssen unmittelbar vor Gebrauch hergestellt werden.

Untersuchungslösung: 0,100 g Substanz werden in Wasser *R* zu 10,0 ml gelöst.

Referenzlösung a: 1,0 ml Untersuchungslösung wird mit Wasser *R* zu 100,0 ml verdünnt.

Referenzlösung b: 1,0 ml Referenzlösung a wird mit Wasser *R* zu 10,0 ml verdünnt.

Referenzlösung c: 5,0 mg Aspartinsäure *R* (Verunreinigung A) werden in Wasser *R* zu 10,0 ml gelöst. 1,0 ml Lösung wird mit Wasser *R* zu 10,0 ml verdünnt.

Referenzlösung d: 3,0 mg Asparagin-Verunreinigung C *CRS* werden mit Hilfe von Ultraschall in 40 ml mobiler Phase gelöst. Die Lösung wird mit der mobilen Phase zu 50,0 ml verdünnt. 1,0 ml dieser Lösung wird mit Wasser *R* zu 10,0 ml verdünnt.

Referenzlösung e: 5 ml Referenzlösung c werden mit 2,5 ml Referenzlösung a gemischt und mit Wasser *R* zu 10 ml verdünnt.

Säule
- Größe: l = 0,25 m, Ø = 4,6 mm
- Stationäre Phase: nachsilanisiertes, octadecylsilyliertes Kieselgel zur Chromatographie *R* (5 µm)
- Temperatur: 25 °C

Mobile Phase: 13,6 g Kaliumdihydrogenphosphat *R* und 2,16 g Natriumoctansulfonat *R* werden in etwa 900 ml Wasser zur Chromatographie *R* gelöst. Die Lösung wird mit Phosphorsäure 85 % *R* auf einen pH-Wert von 2,2 eingestellt, mit Wasser zur Chromatographie *R* zu 1000 ml verdünnt und mit 5 ml Acetonitril *R* 1 versetzt.

Durchflussrate: 0,7 ml · min^{-1}

Detektion: Spektrometer bei 210 nm

Einspritzen: 20 µl

Chromatographiedauer: 2fache Retentionszeit von Asparagin

Identifizierung von Verunreinigungen: Zur Identifizierung des Peaks der Verunreinigung A wird das mit der Referenzlösung c erhaltene Chromatogramm verwendet; zur Identifizierung des Peaks der Verunreinigung C wird das mit der Referenzlösung d erhaltene Chromatogramm verwendet.

Relative Retention (bezogen auf Asparagin, t_R etwa 6,6 min)
- Verunreinigung C: etwa 0,6
- Verunreinigung A: etwa 1,2

Eignungsprüfung: Referenzlösung e
- Auflösung: mindestens 5,0 zwischen den Peaks von Asparagin und Verunreinigung A

Berechnung der Prozentgehalte
- Für Verunreinigung A wird die Konzentration an Verunreinigung A in der Referenzlösung c verwendet.
- Für Verunreinigung C wird die Konzentration an Verunreinigung C in der Referenzlösung d verwendet.
- Für alle Verunreinigungen ohne die Verunreinigungen A und C wird die Konzentration an Asparagin-Monohydrat in der Referenzlösung b verwendet.

Grenzwerte
- Verunreinigung A: höchstens 0,5 Prozent
- Verunreinigung C: höchstens 0,1 Prozent
- Nicht spezifizierte Verunreinigungen: jeweils höchstens 0,05 Prozent
- Summe aller Verunreinigungen: höchstens 0,8 Prozent
- Berichtsgrenzwert: 0,03 Prozent

Chlorid (2.4.4): höchstens 200 ppm

12,5 ml Prüflösung werden mit Wasser *R* zu 15 ml verdünnt.

Sulfat (2.4.13): höchstens 200 ppm

0,75 g Substanz werden mit 2,5 ml verdünnter Salzsäure *R* versetzt. Die Mischung wird mit destilliertem Wasser *R* zu 15 ml verdünnt. Die Auswertung erfolgt nach 30 min.

Ammonium (2.4.1, Methode B): höchstens 0,1 Prozent, mit 10 mg Substanz bestimmt

Zur Herstellung der Referenzlösung werden 0,1 ml Ammonium-Lösung (100 ppm NH_4) *R* verwendet.

Eisen (2.4.9): höchstens 10 ppm

1,0 g Substanz wird in verdünnter Salzsäure *R* zu 10 ml gelöst. Die Lösung wird 3-mal 3 min lang mit jeweils 10 ml Isobutylmethylketon *R* 1 ausgeschüttelt. Die vereinigten organischen Phasen werden 3 min lang mit 10 ml Wasser *R* ausgeschüttelt. Die wässrige Phase muss der Grenzprüfung auf Eisen entsprechen.

Trocknungsverlust (2.2.32): 10,5 bis 12,5 Prozent, mit 1,000 g Substanz durch 3 h langes Trocknen im Trockenschrank bei 130 °C bestimmt

Sulfatasche (2.4.14): höchstens 0,1 Prozent, mit 1,0 g Substanz bestimmt

Gehaltsbestimmung

0,110 g Substanz werden in 5 ml wasserfreier Ameisensäure *R* gelöst und nach Zusatz von 50 ml wasserfreier Essigsäure *R* mit Perchlorsäure (0,1 mol · l^{-1}) titriert. Der Endpunkt wird mit Hilfe der Potentiometrie (2.2.20) bestimmt.

1 ml Perchlorsäure (0,1 mol · l^{-1}) entspricht 13,21 mg $C_4H_8N_2O_3$.

Verunreinigungen

Spezifizierte Verunreinigungen:

A, C

Andere bestimmbare Verunreinigungen

(Die folgenden Substanzen werden, falls in einer bestimmten Menge vorhanden, durch eine oder mehrere Prüfmethoden in der Monographie erfasst. Sie werden begrenzt durch das allgemeine Akzeptanzkriterium für weitere Verunreinigungen/nicht spezifizierte Verunreinigungen und/oder durch die Anforderungen der Allgemeinen Monographie **Substanzen zur pharmazeutischen Verwendung (Corpora ad usum pharmaceuticum)**. Diese Verunreinigungen müssen daher nicht identifiziert werden, um die Konformität der Substanz zu zeigen. Siehe auch „5.10 Kontrolle von Verunreinigungen in Substanzen zur pharmazeutischen Verwendung"):

B, D, E, F, G, H

A.

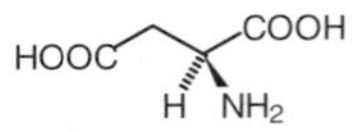

(2*S*)-2-Aminobutandisäure
(Aspartinsäure)

B.

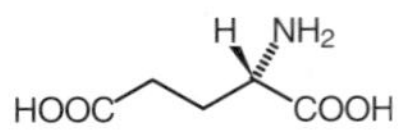

(2*S*)-2-Aminopentandisäure
(Glutaminsäure)

C.

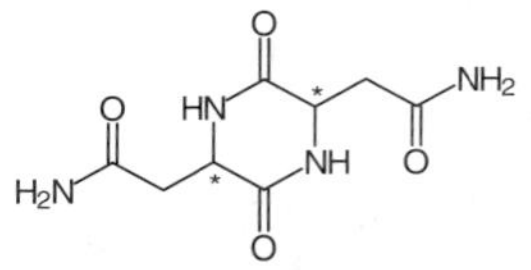

2,2′-[(2*Ξ*,5*Ξ*)-3,6-Dioxopiperazin-2,5-diyl]diacetamid

D.

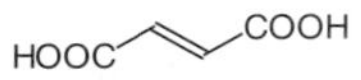

(2*E*)-But-2-endisäure
(Fumarsäure)

E.

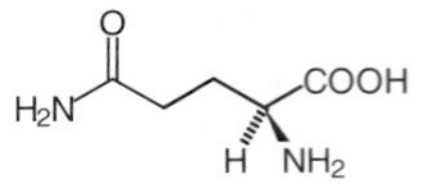

(2*S*)-2,5-Diamino-5-oxopentansäure
(Glutamin)

F.

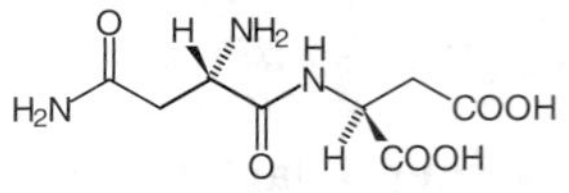

(2*S*)-2-[[(2*S*)-2,4-Diamino-4-oxobutanoyl]amino]butandisäure
(Asparaginylaspartinsäure)

G.

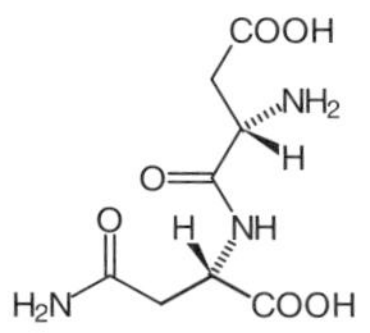

(2*S*)-4-Amino-2-[[(2*S*)-2-amino-3-carboxy=propanoyl]amino]-4-oxobutansäure
(α-Aspartylasparagin)

H.

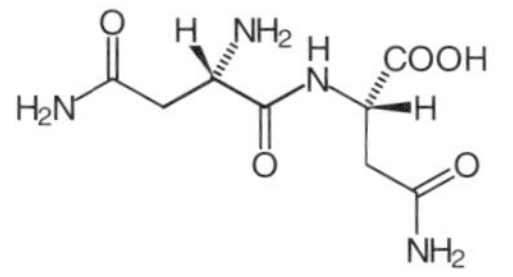

(2*S*)-4-Amino-2-[[(2*S*)-2,4-diamino-4-oxobuta=noyl]amino]-4-oxobutansäure
(Asparaginylasparagin)

10.1/0703

Atenolol

Atenololum

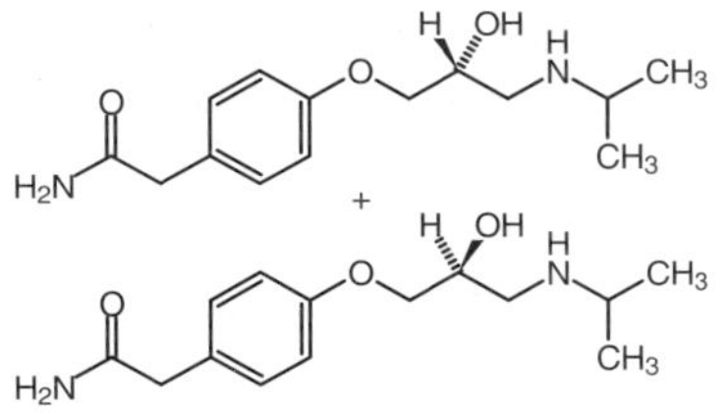

$C_{14}H_{22}N_2O_3$ M_r 266,3

CAS Nr. 29122-68-7

Definition

2-[4-[(2*RS*)-2-Hydroxy-3-[(propan-2-yl)amino]prop=oxy]phenyl]acetamid

Gehalt: 99,0 bis 101,0 Prozent (getrocknete Substanz)

Eigenschaften

Aussehen: weißes bis fast weißes Pulver

Löslichkeit: wenig löslich in Wasser, löslich in wasserfreiem Ethanol, schwer löslich in Dichlormethan

Prüfung auf Identität

1: B
2: A, C

A. Schmelztemperatur (2.2.14): 152 bis 155 °C

B. IR-Spektroskopie (2.2.24)

Vergleich: Atenolol *CRS*

C. Dünnschichtchromatographie (2.2.27)

Untersuchungslösung: 10 mg Substanz werden in 1,0 ml Methanol *R* gelöst.

Referenzlösung: 10 mg Atenolol *CRS* werden in 1,0 ml Methanol *R* gelöst.

Platte: DC-Platte mit silanisiertem Kieselgel F_{254} *R*

Fließmittel: konzentrierte Ammoniak-Lösung *R* 1, Methanol *R* (1:99 *V/V*)

Auftragen: 10 µl

Laufstrecke: 3/4 der Platte

Trocknen: an der Luft

Detektion: im ultravioletten Licht bei 254 nm

Ergebnis: Der Hauptfleck im Chromatogramm der Untersuchungslösung entspricht in Bezug auf Lage und Größe dem Hauptfleck im Chromatogramm der Referenzlösung.

Prüfung auf Reinheit

Prüflösung: 0,10 g Substanz werden in Wasser *R* zu 10,0 ml gelöst.

Aussehen der Lösung: Die Prüflösung muss klar (2.2.1) und darf nicht stärker gefärbt sein als die Stufe 6 der am besten geeigneten Farbvergleichslösung (2.2.2, Methode II).

Optische Drehung (2.2.7): –0,10° bis +0,10°, an der Prüflösung bestimmt

Verwandte Substanzen: Flüssigchromatographie (2.2.29)

Untersuchungslösung: 50 mg Substanz werden in 20 ml mobiler Phase gelöst. Die Lösung wird mit der mobilen Phase zu 25,0 ml verdünnt.

Referenzlösung a: 2 mg Atenolol zur Eignungsprüfung *CRS* (mit den Verunreinigungen B, F, G, I und J) werden in 1 ml mobiler Phase gelöst.

Referenzlösung b: 1,0 ml Untersuchungslösung wird mit der mobilen Phase zu 100,0 ml verdünnt. 1,0 ml dieser Lösung wird mit der mobilen Phase zu 10,0 ml verdünnt.

Säule
– Größe: l = 0,125 m, ∅ = 4,0 mm

– Stationäre Phase: nachsilanisiertes, octadecylsilyliertes Kieselgel zur Chromatographie *R* (5 µm)

Mobile Phase: 1,0 g Natriumoctansulfonat *R* und 0,4 g Tetrabutylammoniumhydrogensulfat *R* werden in 1000 ml einer Mischung von 20 Volumteilen Tetrahydrofuran *R*, 180 Volumteilen Methanol *R* 2 und 800 Volumteilen einer Lösung von Kaliumdihydrogenphosphat *R* (3,4 g · l^{-1}) gelöst; die Lösung wird mit Phosphorsäure 85 % *R* auf einen scheinbaren pH-Wert von 3,0 eingestellt.

Durchflussrate: 0,6 ml · min^{-1}

Detektion: Spektrometer bei 226 nm

Einspritzen: 10 µl

Chromatographiedauer: 5fache Retentionszeit von Atenolol

Identifizierung von Verunreinigungen: Zur Identifizierung der Peaks der Verunreinigungen B, F, G, I und J werden das mitgelieferte Chromatogramm von Atenolol zur Eignungsprüfung *CRS* und das mit der Referenzlösung a erhaltene Chromatogramm verwendet.

Relative Retention (bezogen auf Atenolol, t_R etwa 8 min)
- Verunreinigung B: etwa 0,3
- Verunreinigung J: etwa 0,7
- Verunreinigung I: etwa 0,8
- Verunreinigung F: etwa 2,0 (Doppelpeak)
- Verunreinigung G: etwa 3,5

Eignungsprüfung: Referenzlösung a
- Auflösung: mindestens 1,4 zwischen den Peaks der Verunreinigungen J und I

Grenzwerte
- Verunreinigung B: nicht größer als das 2fache der Fläche des Hauptpeaks im Chromatogramm der Referenzlösung b (0,2 Prozent)
- Verunreinigungen F, G, I, J: jeweils nicht größer als das 1,5fache der Fläche des Hauptpeaks im Chromatogramm der Referenzlösung b (0,15 Prozent)
- Nicht spezifizierte Verunreinigungen: jeweils nicht größer als die Fläche des Hauptpeaks im Chromatogramm der Referenzlösung b (0,10 Prozent)
- Summe aller Verunreinigungen: nicht größer als das 5fache der Fläche des Hauptpeaks im Chromatogramm der Referenzlösung b (0,5 Prozent)
- Ohne Berücksichtigung bleiben: Peaks, deren Fläche nicht größer ist als das 0,5fache der Fläche des Hauptpeaks im Chromatogramm der Referenzlösung b (0,05 Prozent)

Chlorid (2.4.4): höchstens 0,1 Prozent

50 mg Substanz werden in einer Mischung von 1 ml verdünnter Salpetersäure *R* und 15 ml Wasser *R* gelöst. Die Lösung muss ohne weiteren Zusatz von verdünnter Salpetersäure der Grenzprüfung auf Chlorid entsprechen.

Trocknungsverlust (2.2.32): höchstens 0,5 Prozent, mit 1,000 g Substanz durch Trocknen im Trockenschrank bei 105 °C bestimmt

Sulfatasche (2.4.14): höchstens 0,1 Prozent, mit 1,0 g Substanz bestimmt

Gehaltsbestimmung

0,200 g Substanz werden in 80 ml wasserfreier Essigsäure *R* gelöst und mit Perchlorsäure (0,1 mol · l^{-1}) titriert. Der Endpunkt wird mit Hilfe der Potentiometrie (2.2.20) bestimmt.

1 ml Perchlorsäure (0,1 mol · l^{-1}) entspricht 26,63 mg $C_{14}H_{22}N_2O_3$.

Verunreinigungen

Spezifizierte Verunreinigungen:

B, F, G, I, J

Andere bestimmbare Verunreinigungen

(Die folgenden Substanzen werden, falls in einer bestimmten Menge vorhanden, durch eine oder mehrere Prüfmethoden in der Monographie erfasst. Sie werden begrenzt durch das allgemeine Akzeptanzkriterium für weitere Verunreinigungen/nicht spezifizierte Verunreinigungen und/oder durch die Anforderungen der Allgemeinen Monographie **Substanzen zur pharmazeutischen Verwendung (Corpora ad usum pharmaceuticum)**. Diese Verunreinigungen müssen daher nicht identifiziert werden, um die Konformität der Substanz zu zeigen. Siehe auch „5.10 Kontrolle von Verunreinigungen in Substanzen zur pharmazeutischen Verwendung“):

A, D, E, H

A.

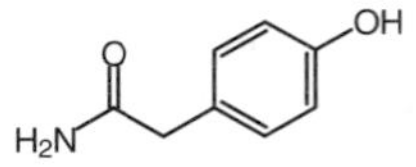

2-(4-Hydroxyphenyl)acetamid

B.

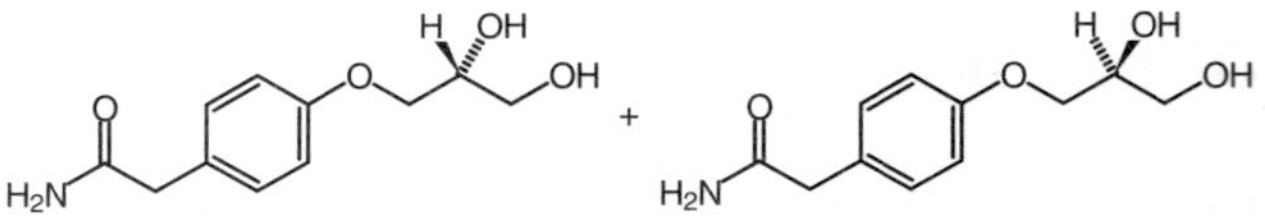

2-[4-[(2*RS*)-2,3-Dihydroxypropoxy]phenyl]acetamid

D.

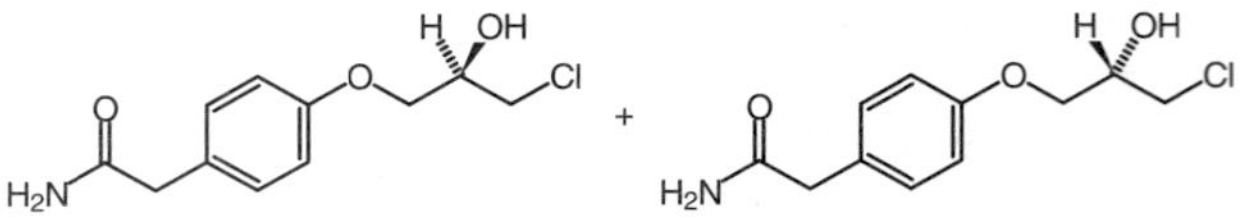

2-[4-[(2*RS*)-3-Chlor-2-hydroxypropoxy]phenyl]acetamid

E.

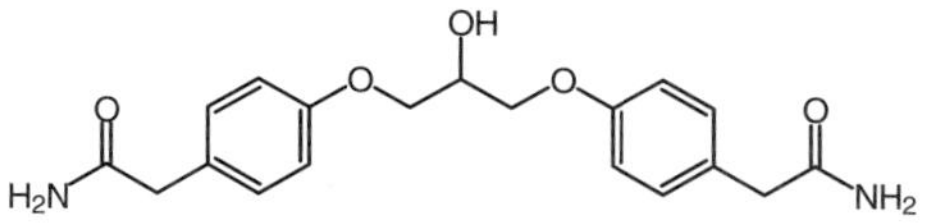

2,2′-[(2-Hydroxypropan-1,3-diyl)bis(oxy-4,1-phenylen)]diacetamid

F.

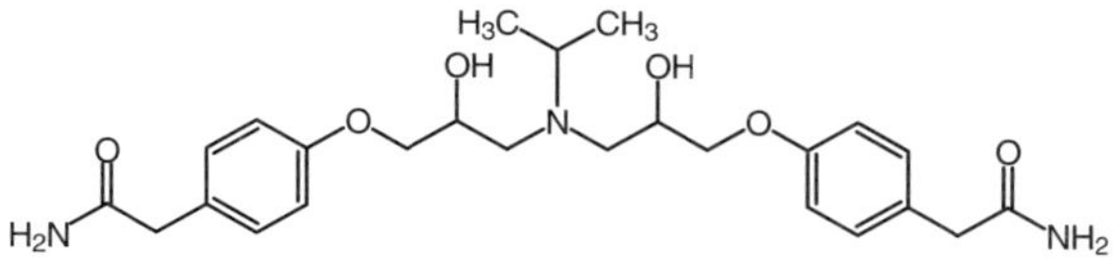

2,2′-[[(Propan-2-yl)azandiyl]bis[(2-hydroxypropan-3,1-diyl)oxy-4,1-phenylen]]diacetamid

G.

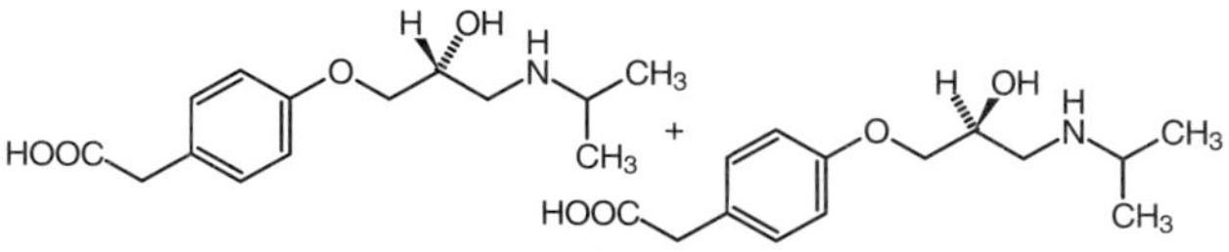

[4-[(2*RS*)-2-Hydroxy-3-[(propan-2-yl)amino]propoxy]phenyl]essigsäure

H.

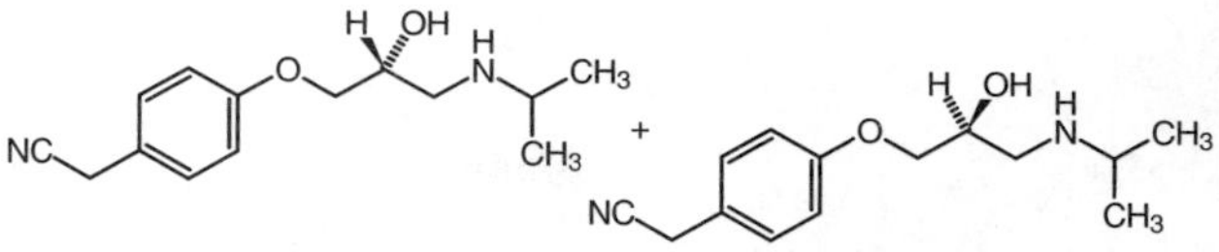

[4-[(2*RS*)-2-Hydroxy-3-[(propan-2-yl)amino]propoxy]phenyl]acetonitril

I.

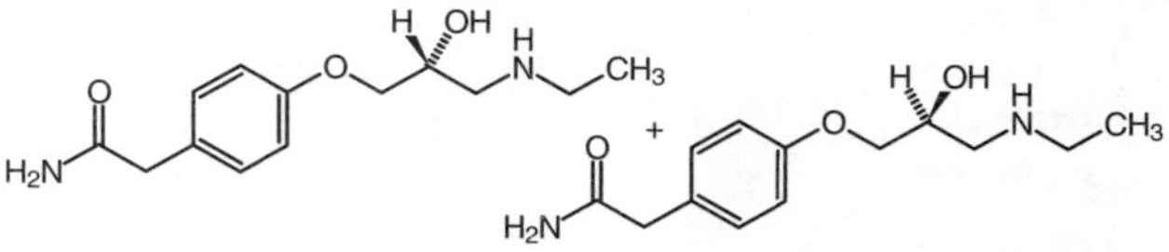

2-[4-[(2*RS*)-3-(Ethylamino)-2-hydroxypropoxy]phenyl]acetamid

J.

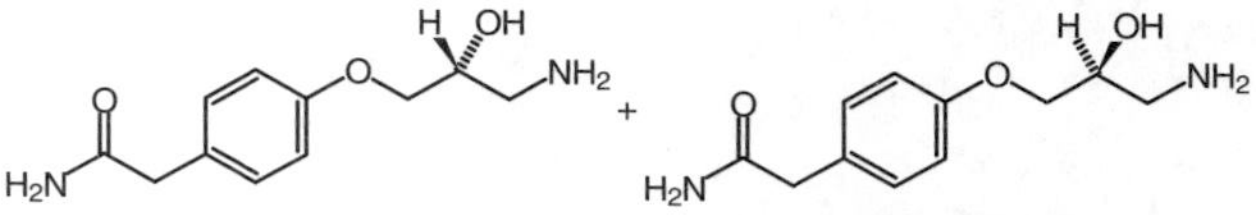

2-[4-[(2*RS*)-3-Amino-2-hydroxypropoxy]phenyl]acetamid

B

Benzocain 6317

10.1/0011

Benzocain

Benzocainum

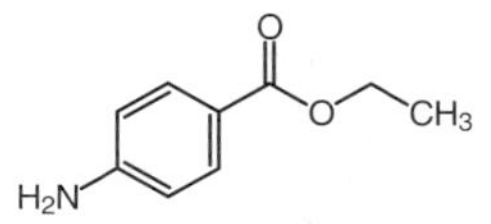

$C_9H_{11}NO_2$ M_r 165,2

CAS Nr. 94-09-7

Definition

Ethyl(4-aminobenzoat)

Gehalt: 99,0 bis 101,0 Prozent (getrocknete Substanz)

Eigenschaften

Aussehen: weißes bis fast weißes, kristallines Pulver oder farblose Kristalle

Löslichkeit: sehr schwer löslich in Wasser, leicht löslich in Ethanol 96 %

Die Substanz zeigt Polymorphie (5.9).

Prüfung auf Identität

1: A
2: B

A. IR-Spektroskopie (2.2.24)

Vergleich: Benzocain *CRS*

Wenn die erhaltenen Spektren unterschiedlich sind, werden Substanz und Referenzsubstanz getrennt in wasserfreiem Ethanol *R* gelöst. Nach dem Eindampfen der Lösungen zur Trockne werden mit den Rückständen erneut Spektren aufgenommen.

B. Schmelztemperatur (2.2.14)

Bestimmung A: Die Schmelztemperatur der Substanz wird bestimmt.

Ergebnis A: 89 bis 92 °C

Bestimmung B: Gleiche Teile Substanz und Benzocain *CRS* werden gemischt. Die Schmelztemperatur der Mischung wird bestimmt.

Ergebnis B: Die absolute Differenz zwischen der Schmelztemperatur der Mischung und dem in Bestimmung A erhaltenen Wert beträgt höchstens 2 °C.

Prüfung auf Reinheit

Verwandte Substanzen: Flüssigchromatographie (2.2.29)

Lösungsmittelmischung: Acetonitril *R* 1, Wasser zur Chromatographie *R* (50:50 *V/V*)

Untersuchungslösung: 25,0 mg Substanz werden in 5 ml Acetonitril *R* gelöst. Die Lösung wird mit der Lösungsmittelmischung zu 50,0 ml verdünnt.

Referenzlösung a: 1,0 ml Untersuchungslösung wird mit der Lösungsmittelmischung zu 100,0 ml verdünnt. 1,0 ml dieser Lösung wird mit der Lösungsmittelmischung zu 10,0 ml verdünnt.

Referenzlösung b: 5 mg Substanz und 5 mg 4-Nitrobenzoesäure *R* (Verunreinigung E) werden in 10 ml Lösungsmittelmischung gelöst. 1 ml Lösung wird mit der Lösungsmittelmischung zu 50 ml verdünnt.

Säule
- Größe: l = 0,10 m, Ø = 4,6 mm
- Stationäre Phase: nachsilanisiertes, octadecylsilyliertes, mit zu 100 Prozent wässrigen mobilen Phasen kompatibles Kieselgel zur Chromatographie *R* (3 µm)
- Temperatur: 35 °C

Mobile Phase
- Mobile Phase A: 1 ml Perchlorsäure *R* wird mit Wasser zur Chromatographie *R* zu 100 ml verdünnt; 1 ml dieser Lösung wird mit Wasser zur Chromatographie *R* zu 100 ml verdünnt; 9 Volumteile dieser Lösung und 1 Volumteil Acetonitril *R* 1 werden gemischt.
- Mobile Phase B: Acetonitril *R* 1

Zeit (min)	Mobile Phase A (% *V/V*)	Mobile Phase B (% *V/V*)
0 – 2	100	0
2 – 15	100 → 38,5	0 → 61,5

Durchflussrate: 1,5 ml · min^{-1}

Detektion: Spektrometer bei 215 nm

Einspritzen: 10 µl

Identifizierung von Verunreinigungen: Zur Identifizierung des Peaks der Verunreinigung E wird das mit der Referenzlösung b erhaltene Chromatogramm verwendet.

Relative Retention (bezogen auf Benzocain, t_R etwa 10 min)
- Verunreinigung E: etwa 0,9

Eignungsprüfung: Referenzlösung b
- Auflösung: mindestens 5,0 zwischen den Peaks von Verunreinigung E und Benzocain

Berechnung der Prozentgehalte
- Für jede Verunreinigung wird die Konzentration an Benzocain in der Referenzlösung a verwendet.

Grenzwerte
- Nicht spezifizierte Verunreinigungen: jeweils höchstens 0,10 Prozent

B

Monographien

- Summe aller Verunreinigungen: höchstens 0,2 Prozent
- Berichtsgrenzwert: 0,05 Prozent

Trocknungsverlust (2.2.32): höchstens 0,5 Prozent, mit 1,000 g Substanz durch Trocknen im Vakuum bestimmt

Sulfatasche (2.4.14): höchstens 0,1 Prozent, mit 1,0 g Substanz bestimmt

Gehaltsbestimmung

Die Bestimmung wird nach „Stickstoff in primären aromatischen Aminen“ (2.5.8) durchgeführt.

0,400 g Substanz werden in einer Mischung von 25 ml Salzsäure *R* und 50 ml Wasser *R* gelöst.

1 ml Natriumnitrit-Lösung (0,1 mol · l^{-1}) entspricht 16,52 mg $C_9H_{11}NO_2$.

Lagerung

Vor Licht geschützt

Verunreinigungen

Andere bestimmbare Verunreinigungen

(Die folgenden Substanzen werden, falls in einer bestimmten Menge vorhanden, durch eine oder mehrere Prüfmethoden in der Monographie erfasst. Sie werden begrenzt durch das allgemeine Akzeptanzkriterium für weitere Verunreinigungen/nicht spezifizierte Verunreinigungen und/oder durch die Anforderungen der Allgemeinen Monographie **Substanzen zur pharmazeutischen Verwendung (Corpora ad usum pharmaceuticum)**. Diese Verunreinigungen müssen daher nicht identifiziert werden, um die Konformität der Substanz zu zeigen. Siehe auch „5.10 Kontrolle von Verunreinigungen in Substanzen zur pharmazeutischen Verwendung“):

A, B, C, D, E, F, G, H

A.

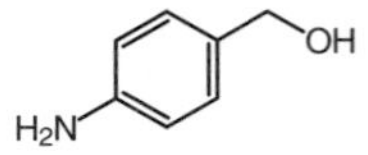

(4-Aminophenyl)methanol

B.

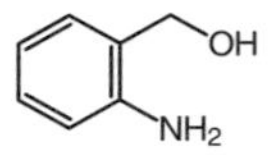

(2-Aminophenyl)methanol

C.

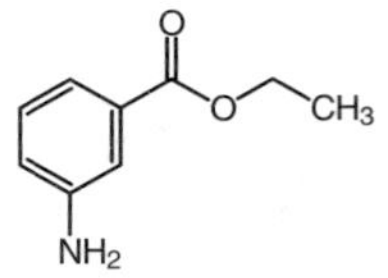

Ethyl(3-aminobenzoat)

D.

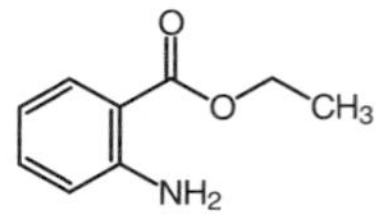

Ethyl(2-aminobenzoat)

E.

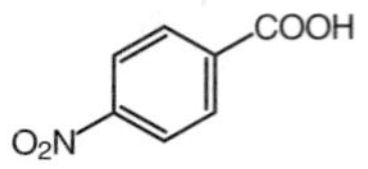

4-Nitrobenzoesäure

F.

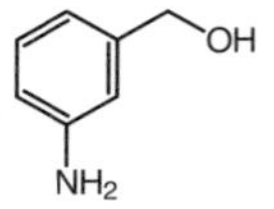

(3-Aminophenyl)methanol

G.

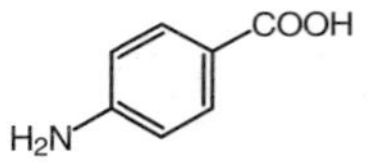

4-Aminobenzoesäure

H.

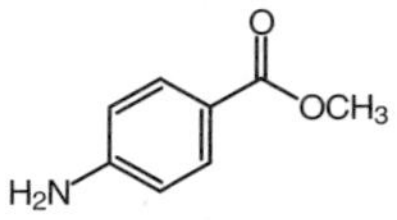

Methyl(4-aminobenzoat)

C

Chlortetracyclinhydrochlorid 6321
Clobetasolpropionat 6324
Colistimethat-Natrium 6327
Colistinsulfat 6331
Copovidon 6333
Cyclizinhydrochlorid 6337

10.1/0173

Chlortetracyclin-hydrochlorid

Chlortetracyclini hydrochloridum

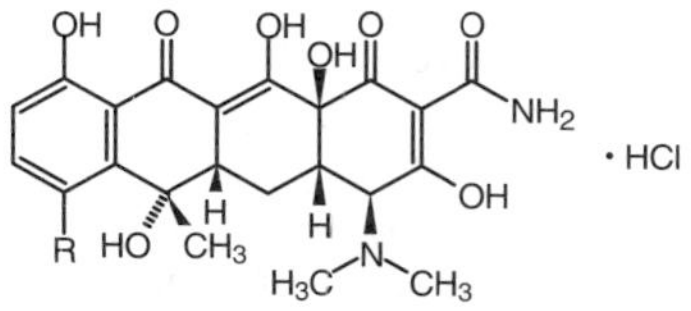

Substanz	R	Summenformel	M_r
Chlortetracyclin-hydrochlorid	Cl	$C_{22}H_{24}Cl_2N_2O_8$	515,3
Tetracyclinhydrochlorid	H	$C_{22}H_{25}ClN_2O_8$	480,9

Chlortetracyclinhydrochlorid: CAS Nr. 64-72-2
Tetracyclinhydrochlorid: CAS Nr. 64-75-5

Definition

Ein Gemisch von Antibiotika, dessen Hauptbestandteil das Hydrochlorid von (4*S*,4a*S*,5a*S*,6*S*,12a*S*)-7-Chlor-4-(dimethylamino)-3,6,10,12,12a-pentahydroxy-6-methyl-1,11-dioxo-1,4,4a,5,5a,6,11,12a-octahydrotetracen-2-carboxamid (Chlortetracyclinhydrochlorid) ist

Die Substanz wird von bestimmten Stämmen von *Streptomyces aureofaciens* gewonnen oder nach anderen Verfahren hergestellt.

Gehalt
- Chlortetracyclinhydrochlorid ($C_{22}H_{24}Cl_2N_2O_8$): mindestens 89,5 Prozent (wasserfreie Substanz)
- Tetracyclinhydrochlorid ($C_{22}H_{25}ClN_2O_8$): höchstens 6,0 Prozent (wasserfreie Substanz)
- Summe der Gehalte an Chlortetracyclinhydrochlorid und Tetracyclinhydrochlorid: 94,5 bis 102,0 Prozent (wasserfreie Substanz)

Eigenschaften

Aussehen: gelbes Pulver

Löslichkeit: schwer löslich in Wasser und in Ethanol 96 %

Die Substanz löst sich in Alkalihydroxid- und in Alkalicarbonat-Lösungen.

Prüfung auf Identität

1: C, D
2: A, B, C

A. Dünnschichtchromatographie (2.2.27)

Untersuchungslösung: 5 mg Substanz werden in Methanol *R* zu 10 ml gelöst.

Referenzlösung a: 5 mg Chlortetracyclinhydrochlorid *CRS* werden in Methanol *R* zu 10 ml gelöst.

Referenzlösung b: 5 mg Chlortetracyclinhydrochlorid *CRS*, 5 mg Demeclocyclinhydrochlorid *R* und 5 mg Doxycyclin *R* werden in Methanol *R* zu 10 ml gelöst.

Platte: DC-Platte mit octadecylsilyliertem Kieselgel F_{254} *R*

Fließmittel: 20 Volumteile Acetonitril *R*, 20 Volumteile Methanol *R* und 60 Volumteile einer Lösung von Oxalsäure *R* (63 g · l^{-1}), die zuvor mit konzentrierter Ammoniak-Lösung *R* auf einen pH-Wert von 2 eingestellt wurde, werden gemischt

Auftragen: 1 µl

Laufstrecke: 3/4 der Platte

Trocknen: an der Luft

Detektion: im ultravioletten Licht bei 254 nm

Eignungsprüfung: Das Chromatogramm der Referenzlösung b muss 3 deutlich voneinander getrennte Flecke zeigen.

Ergebnis: Der Hauptfleck im Chromatogramm der Untersuchungslösung entspricht in Bezug auf Lage und Größe dem Hauptfleck im Chromatogramm der Referenzlösung a.

B. Werden etwa 2 mg Substanz mit 5 ml Schwefelsäure *R* versetzt, entwickelt sich eine tiefblaue Färbung, die bläulich grün wird. Beim Eingießen der Lösung in 2,5 ml Wasser *R* wird die Lösung bräunlich.

C. Die Substanz gibt die Identitätsreaktion a auf Chlorid (2.3.1).

D. Flüssigchromatographie (2.2.29) wie unter „Verwandte Substanzen" (siehe „Prüfung auf Reinheit") beschrieben, mit folgender Änderung:

Einspritzen: Untersuchungslösung, Referenzlösung a

Ergebnis: Der Hauptpeak im Chromatogramm der Untersuchungslösung entspricht in Bezug auf Retentionszeit und Größe dem Hauptpeak im Chromatogramm der Referenzlösung a.

Prüfung auf Reinheit

pH-Wert (2.2.3): 2,3 bis 3,3

0,1 g Substanz werden in 10 ml kohlendioxidfreiem Wasser *R* unter Erwärmen gelöst.

C

Monographien

Spezifische Drehung (2.2.7): –250 bis –235 (wasserfreie Substanz)

0,125 g Substanz werden in Wasser *R* zu 50,0 ml gelöst.

Absorption (2.2.25): höchstens 0,40; bei 460 nm bestimmt

0,125 g Substanz werden in Wasser *R* zu 25,0 ml gelöst.

Verwandte Substanzen: Flüssigchromatographie (2.2.29)

Die Lösungen müssen unmittelbar vor Gebrauch hergestellt werden.

Untersuchungslösung: 25,0 mg Substanz werden in der mobilen Phase B zu 25,0 ml gelöst.

Referenzlösung a: 25,0 mg Chlortetracyclinhydrochlorid *CRS* werden in der mobilen Phase B zu 25,0 ml gelöst.

Referenzlösung b: 1,0 ml Untersuchungslösung wird mit der mobilen Phase B zu 100,0 ml verdünnt.

Referenzlösung c: 1,0 ml Referenzlösung b wird mit der mobilen Phase B zu 10,0 ml verdünnt.

Referenzlösung d: 5 mg Chlortetracyclin zur Eignungsprüfung *CRS* (mit den Verunreinigungen A, B, D, E, G, H, J, K und L) werden in der mobilen Phase B zu 5 ml gelöst.

Referenzlösung e: 25,0 mg Tetracyclinhydrochlorid *CRS* werden in der mobilen Phase B zu 25,0 ml gelöst. 5,0 ml Lösung werden mit der mobilen Phase B zu 100,0 ml verdünnt.

Säule
- Größe: $l = 0{,}075$ m, $\varnothing = 4{,}6$ mm
- Stationäre Phase: nachsilanisiertes, octylsilyliertes Kieselgel zur Chromatographie mit eingebetteten polaren Gruppen *R* (3,5 µm)
- Temperatur: 45 °C

Mobile Phase
- Mobile Phase A: 725 ml Wasser zur Chromatographie *R* werden mit 50 ml Perchlorsäure-Lösung *R* versetzt. Die Mischung wird geschüttelt und mit 225 ml Dimethylsulfoxid *R* versetzt.
- Mobile Phase B: 250 ml Wasser zur Chromatographie *R* werden mit 50 ml Perchlorsäure-Lösung *R* versetzt. Die Mischung wird geschüttelt und mit 700 ml Dimethylsulfoxid *R* versetzt.

Zeit (min)	Mobile Phase A (% *V/V*)	Mobile Phase B (% *V/V*)
0 – 46	100 → 0	0 → 100

Durchflussrate: 0,4 ml · min^{-1}

Detektion: Spektrometer bei 280 nm

Einspritzen: 20 µl; Untersuchungslösung, Referenzlösungen b, c und d

Identifizierung von Verunreinigungen: Zur Identifizierung der Peaks der Verunreinigungen A, B, D, E, G, H, J, K und L werden das mitgelieferte Chromatogramm von Chlortetracyclin zur Eignungsprüfung *CRS* und das mit der Referenzlösung d erhaltene Chromatogramm verwendet.

Relative Retention (bezogen auf Chlortetracyclin, t_R etwa 26 min)
- Verunreinigung D: etwa 0,5
- Tetracyclin: etwa 0,6
- Verunreinigung E: etwa 0,7
- Verunreinigung B: etwa 0,8
- Verunreinigung A: etwa 0,86
- Verunreinigung G: etwa 0,9
- Verunreinigung H: etwa 1,1
- Verunreinigung J: etwa 1,4
- Verunreinigung K: etwa 1,67
- Verunreinigung L: etwa 1,71

Eignungsprüfung: Referenzlösung d
- Auflösung: mindestens 1,5 zwischen den Peaks von Tetracyclin und Verunreinigung E; mindestens 1,5 zwischen den Peaks der Verunreinigungen A und G; mindestens 1,5 zwischen den Peaks der Verunreinigungen K und L
  Falls erforderlich wird die Konzentration von Dimethylsulfoxid in der mobilen Phase A geändert.

Grenzwerte
- Korrekturfaktoren: Für die Berechnung der Gehalte werden die Flächen der Peaks folgender Verunreinigungen mit dem entsprechenden Korrekturfaktor multipliziert:
  - Verunreinigung G: 1,4
  - Verunreinigung J: 0,3
  - Verunreinigung K: 0,4
  - Verunreinigung L: 0,4
- Verunreinigung A: nicht größer als das 4fache der Fläche des Hauptpeaks im Chromatogramm der Referenzlösung b (4,0 Prozent)
- Verunreinigungen B, E: jeweils nicht größer als die Fläche des Hauptpeaks im Chromatogramm der Referenzlösung b (1,0 Prozent)
- Verunreinigung J: nicht größer als das 3fache der Fläche des Hauptpeaks im Chromatogramm der Referenzlösung c (0,3 Prozent)
- Verunreinigungen D, G, H, L: jeweils nicht größer als das 2fache der Fläche des Hauptpeaks im Chromatogramm der Referenzlösung c (0,2 Prozent)
- Verunreinigung K: nicht größer als das 1,5fache der Fläche des Hauptpeaks im Chromatogramm der Referenzlösung c (0,15 Prozent)
- Nicht spezifizierte Verunreinigungen: jeweils nicht größer als die Fläche des Hauptpeaks im Chromatogramm der Referenzlösung c (0,10 Prozent)
- Summe aller Verunreinigungen ohne Verunreinigung A: nicht größer als das 2fache der Fläche des Hauptpeaks im Chromatogramm der Referenzlösung b (2,0 Prozent)
- Ohne Berücksichtigung bleiben: Peaks, deren Fläche nicht größer ist als das 0,5fache der Fläche des Hauptpeaks im Chromatogramm der Referenzlösung c (0,05 Prozent)

Wasser (2.5.12): höchstens 2,0 Prozent, mit 0,300 g Substanz bestimmt

Sulfatasche (2.4.14): höchstens 0,5 Prozent, mit 1,0 g Substanz bestimmt

Bakterien-Endotoxine (2.6.14): weniger als 1 I. E. Bakterien-Endotoxine je Milligramm Chlortetracyclinhydrochlorid zur Herstellung von Parenteralia, das dabei keinem weiteren geeigneten Verfahren zur Beseitigung von Bakterien-Endotoxinen unterworfen wird

Gehaltsbestimmung

Flüssigchromatographie (2.2.29) wie unter „Verwandte Substanzen" beschrieben, mit folgender Änderung:

Einspritzen: 10 µl; Untersuchungslösung, Referenzlösungen a und e

Der Prozentgehalt an $C_{22}H_{24}Cl_2N_2O_8$ wird unter Verwendung des mit der Referenzlösung a erhaltenen Chromatogramms und unter Berücksichtigung des für Chlortetracyclinhydrochlorid *CRS* angegebenen Gehalts berechnet.

Der Prozentgehalt an $C_{22}H_{25}ClN_2O_8$ wird unter Verwendung des mit der Referenzlösung e erhaltenen Chromatogramms und unter Berücksichtigung des für Tetracyclinhydrochlorid *CRS* angegebenen Gehalts berechnet.

Lagerung

Vor Licht geschützt

Falls die Substanz steril ist, im sterilen, dicht verschlossenen Behältnis mit Originalitätsverschluss

Verunreinigungen

Spezifizierte Verunreinigungen:

A, B, D, E, G, H, J, K, L

Andere bestimmbare Verunreinigungen

(Die folgenden Substanzen werden, falls in einer bestimmten Menge vorhanden, durch eine oder mehrere Prüfmethoden in der Monographie erfasst. Sie werden begrenzt durch das allgemeine Akzeptanzkriterium für weitere Verunreinigungen/nicht spezifizierte Verunreinigungen und/oder durch die Anforderungen der Allgemeinen Monographie **Substanzen zur pharmazeutischen Verwendung (Corpora ad usum pharmaceuticum)**. Diese Verunreinigungen müssen daher nicht identifiziert werden, um die Konformität der Substanz zu zeigen. Siehe auch „5.10 Kontrolle von Verunreinigungen in Substanzen zur pharmazeutischen Verwendung"):

C, F, I

A.

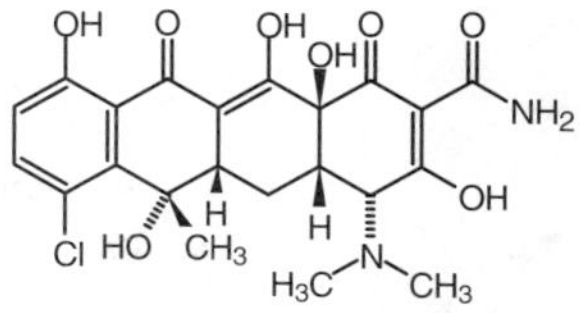

(4*R*,4a*S*,5a*S*,6*S*,12a*S*)-7-Chlor-4-(dimethylamino)-3,6,10,12,12a-pentahydroxy-6-methyl-1,11-dioxo-1,4,4a,5,5a,6,11,12a-octahydrotetracen-2-carboxamid
(4-*epi*-Chlortetracyclin)

B.

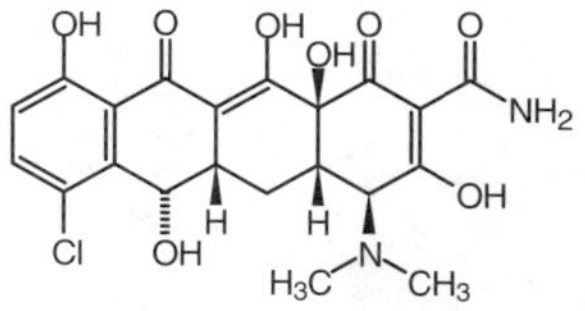

(4*S*,4a*S*,5a*S*,6*S*,12a*S*)-7-Chlor-4-(dimethylamino)-3,6,10,12,12a-pentahydroxy-1,11-dioxo-1,4,4a,5,5a,6,11,12a-octahydrotetracen-2-carboxamid
(Demeclocyclin)

C.

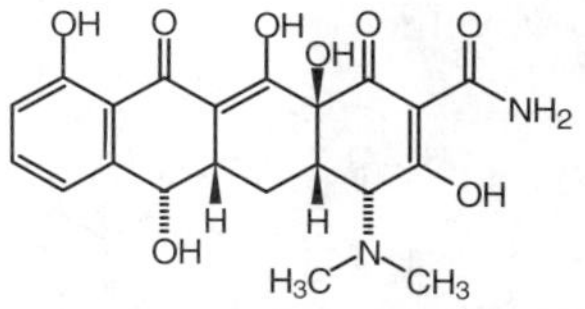

(4*R*,4a*S*,5a*S*,6*S*,12a*S*)-4-(Dimethylamino)-3,6,10,12,12a-pentahydroxy-1,11-dioxo-1,4,4a,5,5a,6,11,12a-octahydrotetracen-2-carboxamid
(4-*epi*-Demethyltetracyclin)

D.

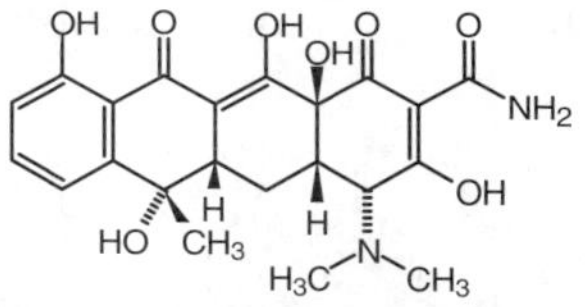

(4*R*,4a*S*,5a*S*,6*S*,12a*S*)-4-(Dimethylamino)-3,6,10,12,12a-pentahydroxy-6-methyl-1,11-dioxo-1,4,4a,5,5a,6,11,12a-octahydrotetracen-2-carboxamid
(4-*epi*-Tetracyclin)

E.

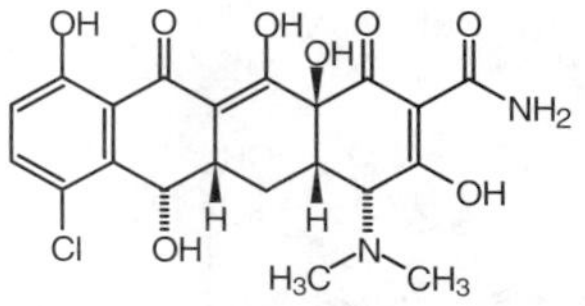

(4*R*,4a*S*,5a*S*,6*S*,12a*S*)-7-Chlor-4-(dimethylamino)-3,6,10,12,12a-pentahydroxy-1,11-dioxo-1,4,4a,5,5a,6,11,12a-octahydrotetracen-2-carboxamid
(4-*epi*-Demethylchlortetracyclin)

F.

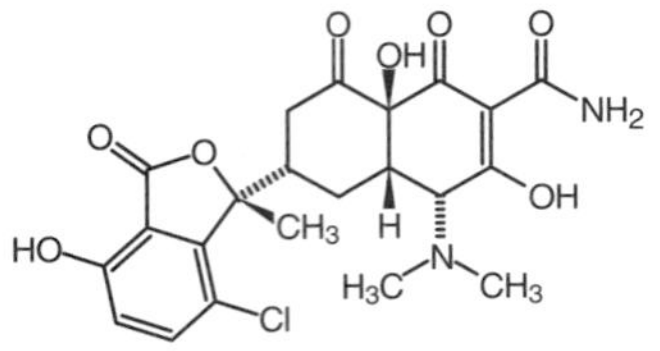

(4*R*,4a*S*,6*S*,8a*S*)-6-[(1*R*)-7-Chlor-4-hydroxy-1-methyl-3-oxo-1,3-dihydro-2-benzofuran-1-yl]-4-(dimethylamino)-3,8a-dihydroxy-1,8-dioxo-1,4,4a,5,6,7,8,8a-octahydronaphthalin-2-carboxamid
(4-*epi*-Isochlortetracyclin)

G.

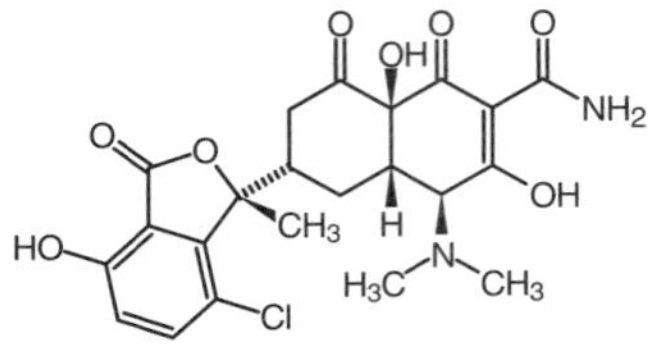

(4*S*,4a*S*,6*S*,8a*S*)-6-[(1*R*)-7-Chlor-4-hydroxy-1-methyl-3-oxo-1,3-dihydro-2-benzofuran-1-yl]-4-(dimethylamino)-3,8a-dihydroxy-1,8-dioxo-1,4,4a,5,6,7,8,8a-octahydronaphthalin-2-carboxamid
(Isochlortetracyclin)

H.

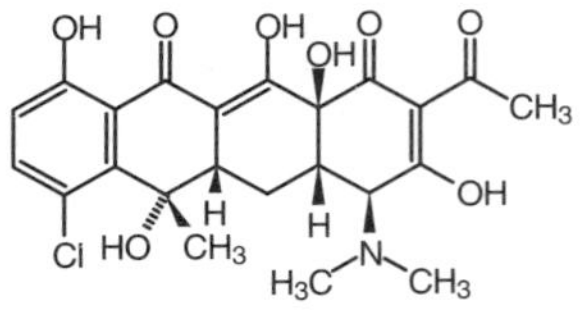

(4*S*,4a*S*,5a*S*,6*S*,12a*S*)-2-Acetyl-7-chlor-4-(dimethylamino)-3,6,10,12,12a-pentahydroxy-6-methyl-4a,5a,6,12a-tetrahydrotetracen-1,11(4*H*,5*H*)-dion
(2-Acetyl-2-decarboxamidochlortetracyclin)

I.

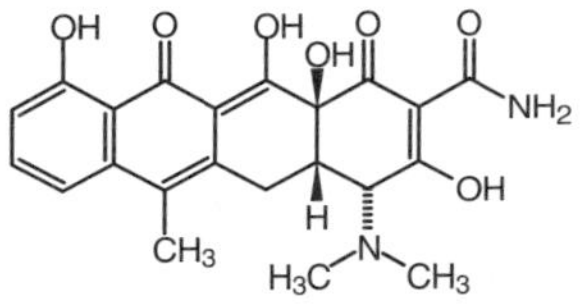

(4*R*,4a*S*,12a*S*)-4-(Dimethylamino)-3,10,12,12a-tetrahydroxy-6-methyl-1,11-dioxo-1,4,4a,5,11,12a-hexahydrotetracen-2-carboxamid
(4-*epi*-Anhydrotetracyclin)

J.

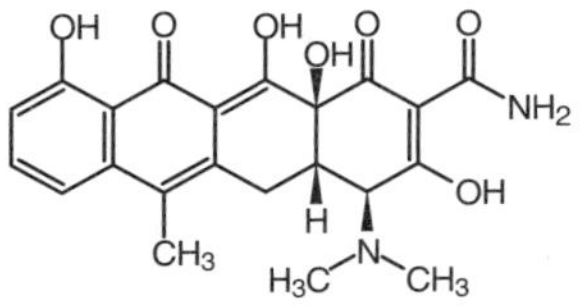

(4*S*,4a*S*,12a*S*)-4-(Dimethylamino)-3,10,12,12a-tetrahydroxy-6-methyl-1,11-dioxo-1,4,4a,5,11,12a-hexahydrotetracen-2-carboxamid
(Anhydrotetracyclin)

K.

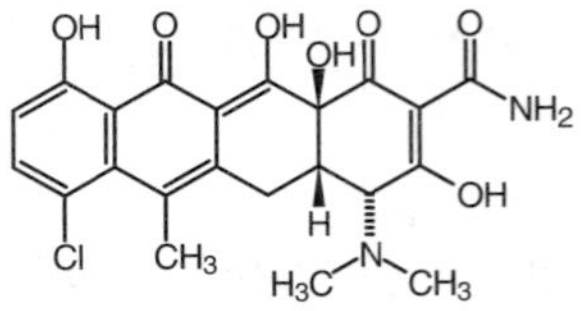

(4*R*,4a*S*,12a*S*)-7-Chlor-4-(dimethylamino)-3,10,12,12a-tetrahydroxy-6-methyl-1,11-dioxo-1,4,4a,5,11,12a-hexahydrotetracen-2-carboxamid
(4-*epi*-Anhydrochlortetracyclin)

L.

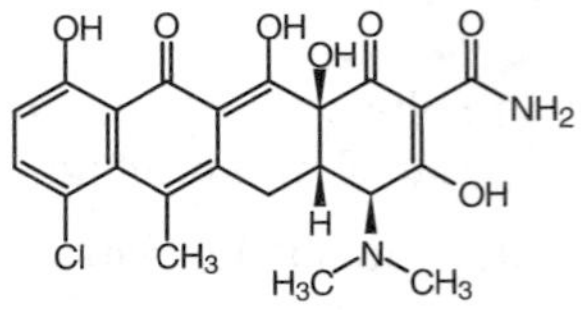

(4*S*,4a*S*,12a*S*)-7-Chlor-4-(dimethylamino)-3,10,12,12a-tetrahydroxy-6-methyl-1,11-dioxo-1,4,4a,5,11,12a-hexahydrotetracen-2-carboxamid
(Anhydrochlortetracyclin)

10.1/2127

Clobetasolpropionat

Clobetasoli propionas

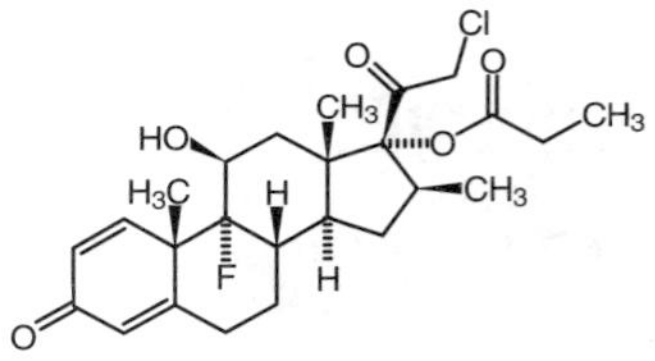

$C_{25}H_{32}ClFO_5$ M_r 467,0

CAS Nr. 25122-46-7

Definition

21-Chlor-9-fluor-11β-hydroxy-16β-methyl-3,20-dioxopregna-1,4-dien-17-ylpropanoat

Gehalt: 97,0 bis 102,0 Prozent (getrocknete Substanz)

Eigenschaften

Aussehen: weißes bis fast weißes, kristallines Pulver

Löslichkeit: praktisch unlöslich in Wasser, leicht löslich in Aceton, wenig löslich in Ethanol 96 %

Prüfung auf Identität

IR-Spektroskopie (2.2.24)

Vergleich: Clobetasolpropionat *CRS*

Prüfung auf Reinheit

Spezifische Drehung (2.2.7): +112 bis +118 (getrocknete Substanz)

0,250 g Substanz werden in Aceton *R* zu 25,0 ml gelöst.

Verwandte Substanzen: Flüssigchromatographie (2.2.29)

Untersuchungslösung a: 20,0 mg Substanz werden in der mobilen Phase zu 20,0 ml gelöst.

Untersuchungslösung b: 20,0 mg Substanz werden in der mobilen Phase zu 100,0 ml gelöst.

Referenzlösung a: 20,0 mg Clobetasolpropionat *CRS* werden in der mobilen Phase zu 100,0 ml gelöst.

Referenzlösung b: Der Inhalt einer Durchstechflasche mit Clobetasol-Verunreinigung J *CRS* wird in 2 ml mobiler Phase gelöst. 0,5 ml Lösung werden mit 0,5 ml Untersuchungslösung b versetzt und mit der mobilen Phase zu 20 ml verdünnt.

Referenzlösung c: Der Inhalt einer Durchstechflasche mit Clobetasolpropionat zur Peak-Identifizierung *CRS* (mit den Verunreinigungen A, B, D und E) wird in 2 ml mobiler Phase gelöst.

Referenzlösung d: 1,0 ml Untersuchungslösung a wird mit der mobilen Phase zu 100,0 ml verdünnt. 1,0 ml dieser Lösung wird mit der mobilen Phase zu 10,0 ml verdünnt.

Säule
- Größe: $l = 0{,}15$ m, $\varnothing = 4{,}6$ mm
- Stationäre Phase: nachsilanisiertes, octadecylsilyliertes Kieselgel zur Chromatographie *R* (5 µm)
- Temperatur: 30 °C

Mobile Phase: 10 Volumteile Methanol *R* 1, 42,5 Volumteile einer Lösung von Natriumdihydrogenphosphat-Monohydrat *R* (7,85 g · l^{-1}), die zuvor mit einer Lösung von Natriumhydroxid *R* (100 g · l^{-1}) auf einen pH-Wert von 5,5 eingestellt wurde, und 47,5 Volumteile Acetonitril zur Chromatographie *R* werden gemischt.

Durchflussrate: 1,0 ml · min^{-1}

Detektion: Spektrometer bei 240 nm

Einspritzen: 10 µl; Untersuchungslösung a, Referenzlösungen b, c und d

Chromatographiedauer: 3fache Retentionszeit von Clobetasolpropionat

Identifizierung von Verunreinigungen: Zur Identifizierung des Peaks der Verunreinigung J wird das mit der Referenzlösung b erhaltene Chromatogramm verwendet; zur Identifizierung der Peaks der Verunreinigungen A, B, D und E werden das mitgelieferte Chromatogramm von Clobetasolpropionat zur Peak-Identifizierung *CRS* und das mit der Referenzlösung c erhaltene Chromatogramm verwendet.

Relative Retention (bezogen auf Clobetasolpropionat, t_R etwa 11 min)
- Verunreinigung A: etwa 0,4
- Verunreinigung B: etwa 0,6
- Verunreinigung J: etwa 1,1
- Verunreinigung D: etwa 1,2
- Verunreinigung E: etwa 2,1

Eignungsprüfung: Referenzlösung b
- Auflösung: mindestens 2,0 zwischen den Peaks von Clobetasolpropionat und Verunreinigung J

Berechnung der Prozentgehalte
- Korrekturfaktor: Die Fläche des Peaks der Verunreinigung B wird mit 0,6 multipliziert.
- Für jede Verunreinigung wird die Konzentration an Clobetasolpropionat in der Referenzlösung d verwendet.

Grenzwerte

- Verunreinigungen B, E: jeweils höchstens 0,3 Prozent
- Verunreinigungen A, D: jeweils höchstens 0,2 Prozent
- Nicht spezifizierte Verunreinigungen: jeweils höchstens 0,10 Prozent
- Summe aller Verunreinigungen: höchstens 1,0 Prozent
- Berichtsgrenzwert: 0,05 Prozent

Trocknungsverlust (2.2.32): höchstens 0,5 Prozent, mit 1,000 g Substanz durch 3 h langes Trocknen im Trockenschrank bei 105 °C bestimmt

Sulfatasche (2.4.14): höchstens 0,1 Prozent, mit 1,0 g Substanz bestimmt

Gehaltsbestimmung

Flüssigchromatographie (2.2.29) wie unter „Verwandte Substanzen" beschrieben, mit folgender Änderung:

Einspritzen: Untersuchungslösung b, Referenzlösung a

Der Prozentgehalt an $C_{25}H_{32}ClFO_5$ wird unter Berücksichtigung des für Clobetasolpropionat *CRS* angegebenen Gehalts berechnet.

Lagerung

Vor Licht geschützt

Verunreinigungen

Spezifizierte Verunreinigungen:

A, B, D, E

C

Monographien

Andere bestimmbare Verunreinigungen

(Die folgenden Substanzen werden, falls in einer bestimmten Menge vorhanden, durch eine oder mehrere Prüfmethoden in der Monographie erfasst. Sie werden begrenzt durch das allgemeine Akzeptanzkriterium für weitere Verunreinigungen/nicht spezifizierte Verunreinigungen und/oder durch die Anforderungen der Allgemeinen Monographie **Substanzen zur pharmazeutischen Verwendung (Corpora ad usum pharmaceuticum)**. Diese Verunreinigungen müssen daher nicht identifiziert werden, um die Konformität der Substanz zu zeigen. Siehe auch „5.10 Kontrolle von Verunreinigungen in Substanzen zur pharmazeutischen Verwendung“):

C, F, G, H, I, J, K

A.

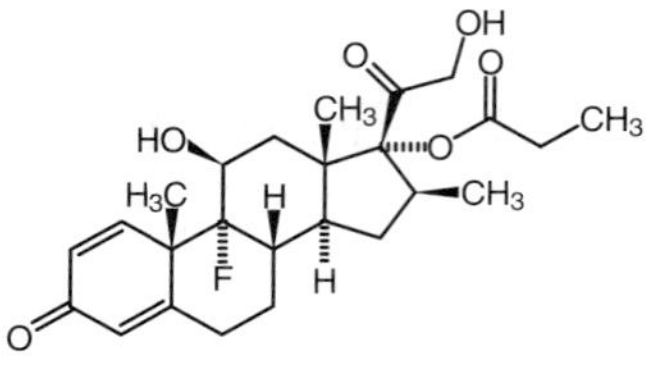

9-Fluor-11β,21-dihydroxy-16β-methyl-3,20-dioxopregna-1,4-dien-17-ylpropanoat (Betamethason-17-propionat)

B.

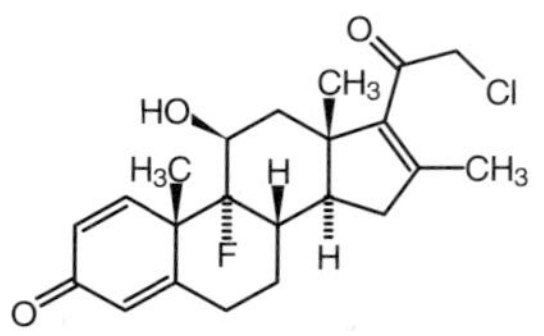

21-Chlor-9-fluor-11β-hydroxy-16-methylpregna-1,4,16-trien-3,20-dion

C.

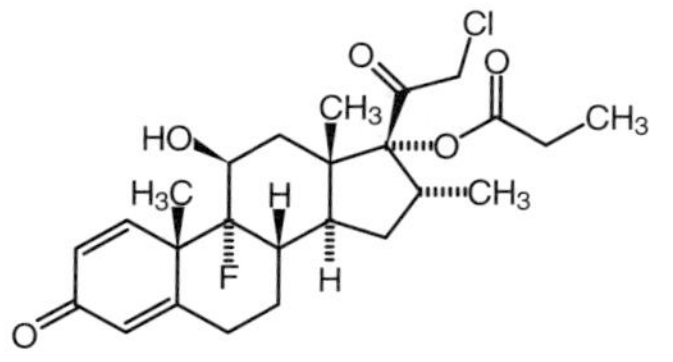

21-Chlor-9-fluor-11β-hydroxy-16α-methyl-3,20-dioxopregna-1,4-dien-17-ylpropanoat

D.

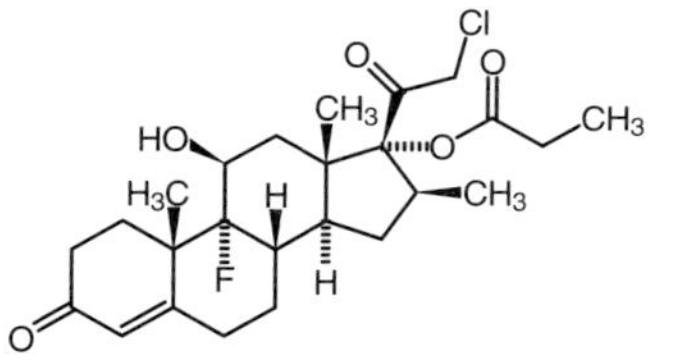

21-Chlor-9-fluor-11β-hydroxy-16β-methyl-3,20-dioxopregn-4-en-17-ylpropanoat (1,2-Dihydroclobetasol-17-propionat)

E.

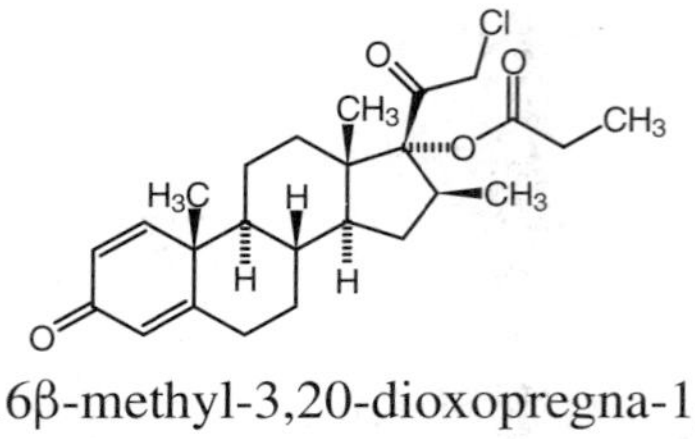

21-Chlor-16β-methyl-3,20-dioxopregna-1,4-dien-17-ylpropanoat

F.

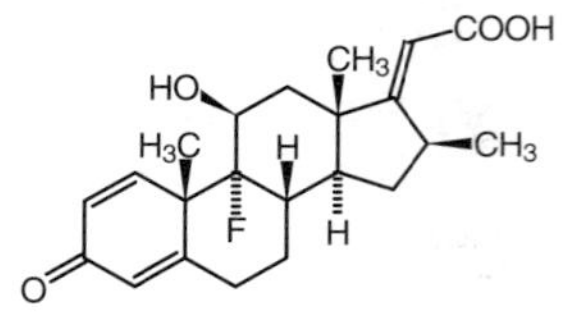

9-Fluor-11β-hydroxy-16β-methyl-3-oxopregna-1,4,17(20)-trien-21-säure

G.

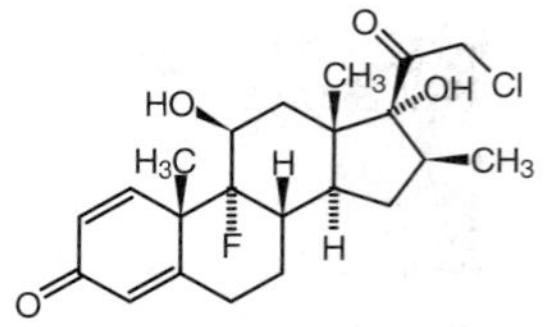

21-Chlor-9-fluor-11β,17-dihydroxy-16β-methylpregna-1,4-dien-3,20-dion (Clobetasol)

H.

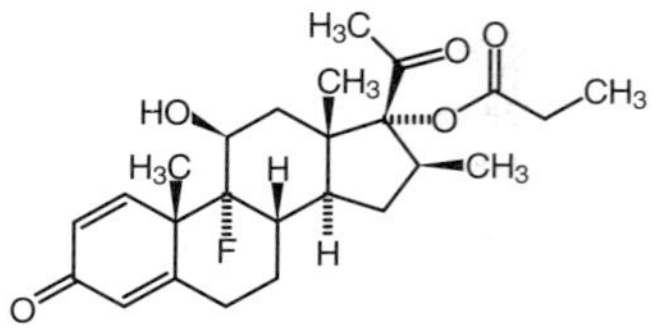

9-Fluor-11β-hydroxy-16β-methyl-3,20-dioxopregna-1,4-dien-17-ylpropanoat

I.

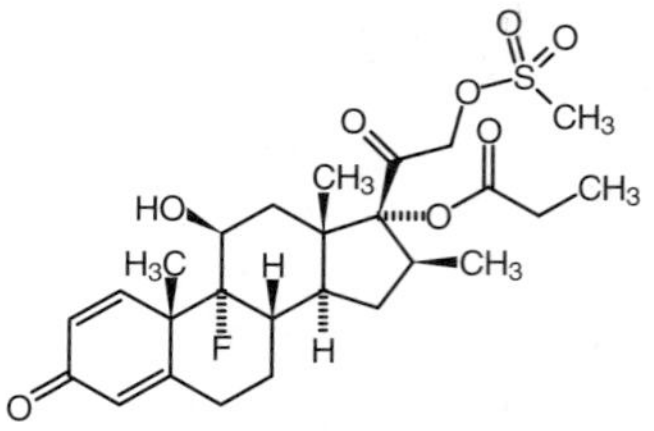

9-Fluor-11β-hydroxy-16β-methyl-21-[(methansulfonyl)oxy]-3,20-dioxopregna-1,4-dien-17-ylpropanoat

J.

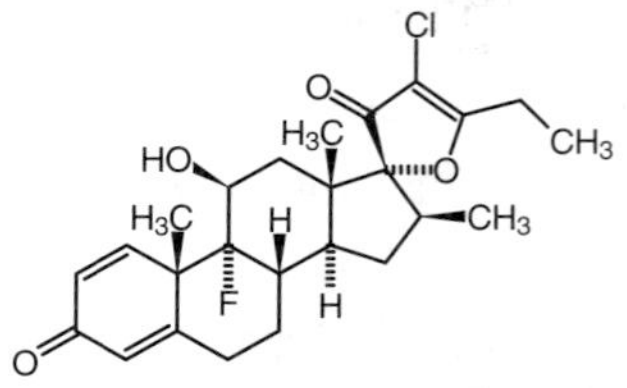

(17*R*)-4′-Chlor-5′-ethyl-9-fluor-11β-hydroxy-16β-methylspiro[androsta-1,4-dien-17,2′-furan]-3,3′-dion (17α-Spiro-Derivat)

K.

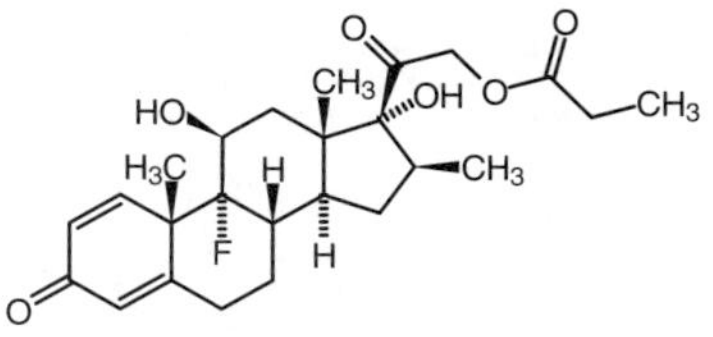

9-Fluor-11β,17-dihydroxy-16β-methyl-3,20-dioxo=pregna-1,4-dien-21-ylpropanoat
(Betamethason-21-propionat)

10.1/0319

Colistimethat-Natrium

Colistimethatum natricum

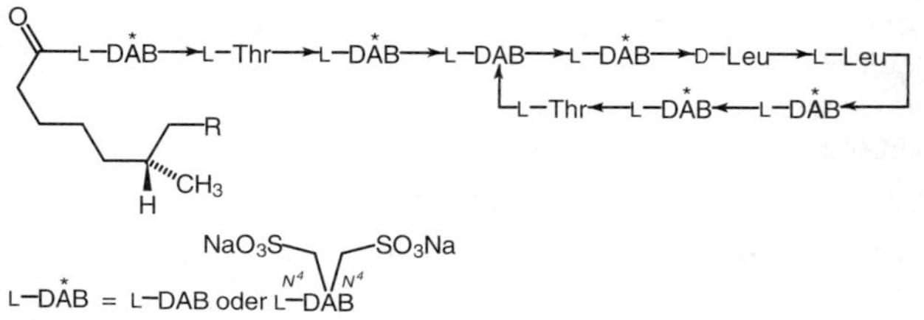

DAB = 2,4-Diaminobutansäure

Polymyxin-E1-Derivat: R = CH_3
Polymyxin-E2-Derivat: R = H
Zwischen 2 und 5 der L-DAB-Reste sind an N^4disubstituiert

CMS E1ASM8: hauptsächlich Polymyxin E1 mit 4 disubstituierten Resten
CMS E1ASM6: hauptsächlich Polymyxin E1 mit 3 disubstituierten Resten
CMS E1ASM4: hauptsächlich Polymyxin E1 mit 2 disubstituierten Resten
CMS E2ASM8: hauptsächlich Polymyxin E2 mit 4 disubstituierten Resten
CMS E2ASM6: hauptsächlich Polymyxin E2 mit 3 disubstituierten Resten
CMS E2ASM4: hauptsächlich Polymyxin E2 mit 2 disubstituierten Resten

CAS Nr. 8068-28-8

Definition

Colistimethat-Natrium wird hergestellt, indem Colistin mit Formaldehyd und Natriumhydrogensulfit umgesetzt wird, so dass sich ein Gemisch von di- bis penta-bis-sulfomethylierten primären Aminen bildet, das sich hauptsächlich aus Polymyxin E1 und E2 zusammensetzt.

Halbsynthetische Substanz, hergestellt aus einer durch Fermentation gewonnenen Substanz

Gehalt: mindestens 11 500 I. E. je Milligramm (getrocknete Substanz)

Herstellung

Zusammensetzung und Reinheit des zur Synthese von Colistimethat-Natrium verwendeten Colistin-Ausgangsmaterials entsprechen den in der Monographie **Colistinsulfat (Colistini sulfas)** beschriebenen Prüfungen. Zusätzlich muss im Colistin-Ausgangsmaterial der Gehalt an Polymyxin-E1 zwischen 50 und 75 Prozent und der Gehalt an Polymyxin-E2 zwischen 5 und 20 Prozent liegen, um die Anforderungen an die Zusammensetzung von Colistimethat-Natrium zu erfüllen.

Eigenschaften

Aussehen: weißes bis fast weißes, hygroskopisches Pulver

Löslichkeit: sehr leicht löslich in Wasser, schwer löslich in Ethanol 96 %, praktisch unlöslich in Aceton

Prüfung auf Identität

A. Die unter „Prüfung auf Reinheit, Zusammensetzung" erhaltenen Chromatogramme werden ausgewertet.

   Ergebnis: Die Peaks von CMS E1ASM8, CMS E1ASM6, CMS E1ASM4, CMS E2ASM8, CMS E2ASM6 und CMS E2ASM4 im Chromatogramm der Untersuchungslösung entsprechen in Bezug auf die Retentionszeiten den entsprechenden Peaks im Chromatogramm der Referenzlösung a.

B. Die Substanz gibt die Identitätsreaktion b auf Natrium (2.3.1).

Prüfung auf Reinheit

Aussehen der Lösung: Die Lösung muss klar (2.2.1) sein.

0,16 g Substanz werden in 10 ml Wasser *R* gelöst.

pH-Wert (2.2.3): 6,5 bis 8,5

0,1 g Substanz werden in kohlendioxidfreiem Wasser *R* zu 10 ml gelöst. Der pH-Wert der Lösung wird nach 30 min gemessen.

Freies Colistin: 80 mg Substanz werden in 3 ml Wasser *R* gelöst. Die Lösung wird mit 0,1 ml einer Lösung von Wolframatokieselsäure *R* (100 g · l^{-1}) versetzt. 10 bis 20 s nach Zusatz des Reagenzes darf die Lösung nicht stärker opaleszieren als die Referenzsuspension II (2.2.1).

Zusammensetzung: Flüssigchromatographie (2.2.29) mit Hilfe des Verfahrens „Normalisierung"

Pufferlösung: eine Lösung von Natriumdihydrogenphosphat *R* (7,8 g · l^{-1}), die mit Natriumhydroxid-Lösung (1 mol · l^{-1}) auf einen pH-Wert von 6,5 eingestellt wurde

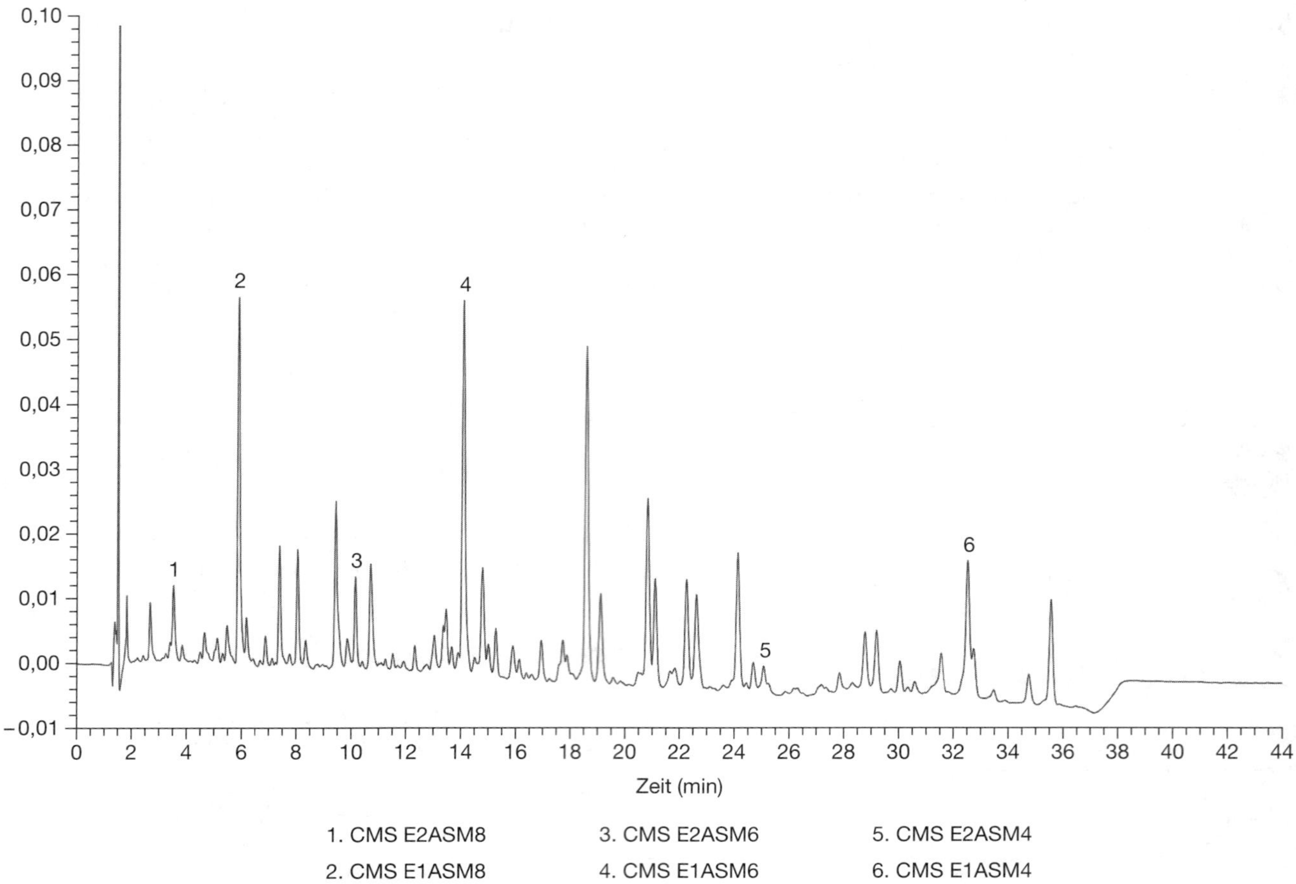

Abb. 0319-1: Chromatogramm für die Prüfung „Zusammensetzung" von Colistimethat-Natrium: Referenzlösung a

Untersuchungslösung: 20 mg Substanz werden in 0,5 ml Wasser *R* gelöst. Die Lösung wird mit Methanol *R* zu 10,0 ml verdünnt.

Referenzlösung a: 10 mg Colistimethat-Natrium zur Peak-Identifizierung *CRS* werden in 0,25 ml Wasser *R* gelöst. Die Lösung wird mit Methanol *R* zu 5,0 ml verdünnt.

Referenzlösung b: 2 mg E1-Colistimethat-Natrium zur Peak-Identifizierung *CRS* werden in 0,25 ml Wasser *R* gelöst. Die Lösung wird mit Methanol *R* zu 2,0 ml verdünnt.

Referenzlösung c: 1,5 mg E2-Colistimethat-Natrium zur Peak-Identifizierung *CRS* werden in 0,25 ml Wasser *R* gelöst. Die Lösung wird mit Methanol *R* zu 5,0 ml verdünnt.

Referenzlösung d: 1,5 ml Referenzlösung a werden mit Methanol *R* zu 25,0 ml verdünnt.

Vorsäule
- Größe: $l = 5$ mm, $\varnothing = 2{,}1$ mm
- Stationäre Phase: nachsilanisiertes, octadecylsilyliertes Kieselgel zur Chromatographie *R* (1,7 µm)

Säule
- Größe: $l = 0{,}15$ m, $\varnothing = 2{,}1$ mm
- Stationäre Phase: nachsilanisiertes, octadecylsilyliertes Kieselgel zur Chromatographie *R* (1,7 µm)
- Temperatur: 30 °C

Mobile Phase
- Mobile Phase A: Acetonitril *R* 1, Pufferlösung (25:475 *V/V*)
- Mobile Phase B: Acetonitril *R* 1, Pufferlösung (250:250 *V/V*)

Zeit (min)	**Mobile Phase A (% *V/V*)**	**Mobile Phase B (% *V/V*)**
0 – 10	80 → 68	20 → 32
10 – 35	68 → 53	32 → 47

Durchflussrate: 0,30 ml · min^{-1}

Detektion: Spektrometer bei 210 nm

Autosampler: 5 °C

Einspritzen: 2,0 µl

Identifizierung von Peaks: Zur Identifizierung der Peaks von CMS E1ASM8, CMS E1ASM6, CMS E1ASM4, CMS E2ASM8, CMS E2ASM6 und CMS E2ASM4 werden das mitgelieferte Chromatogramm von Colistimethat-Natrium zur Peak-Identifizierung *CRS* und das mit der Referenzlösung a erhaltene Chromatogramm verwendet (siehe Abb. 0319-1).

Der Peak des im Chromatogramm der Referenzlösung a im Bereich von 11,0 bis 14,5 min in der größten Menge vorhandenen Bestandteils (CMS E1ASM6), wird als Referenz zur Peak-Identifizierung eingesetzt (relative Retention 1,00).

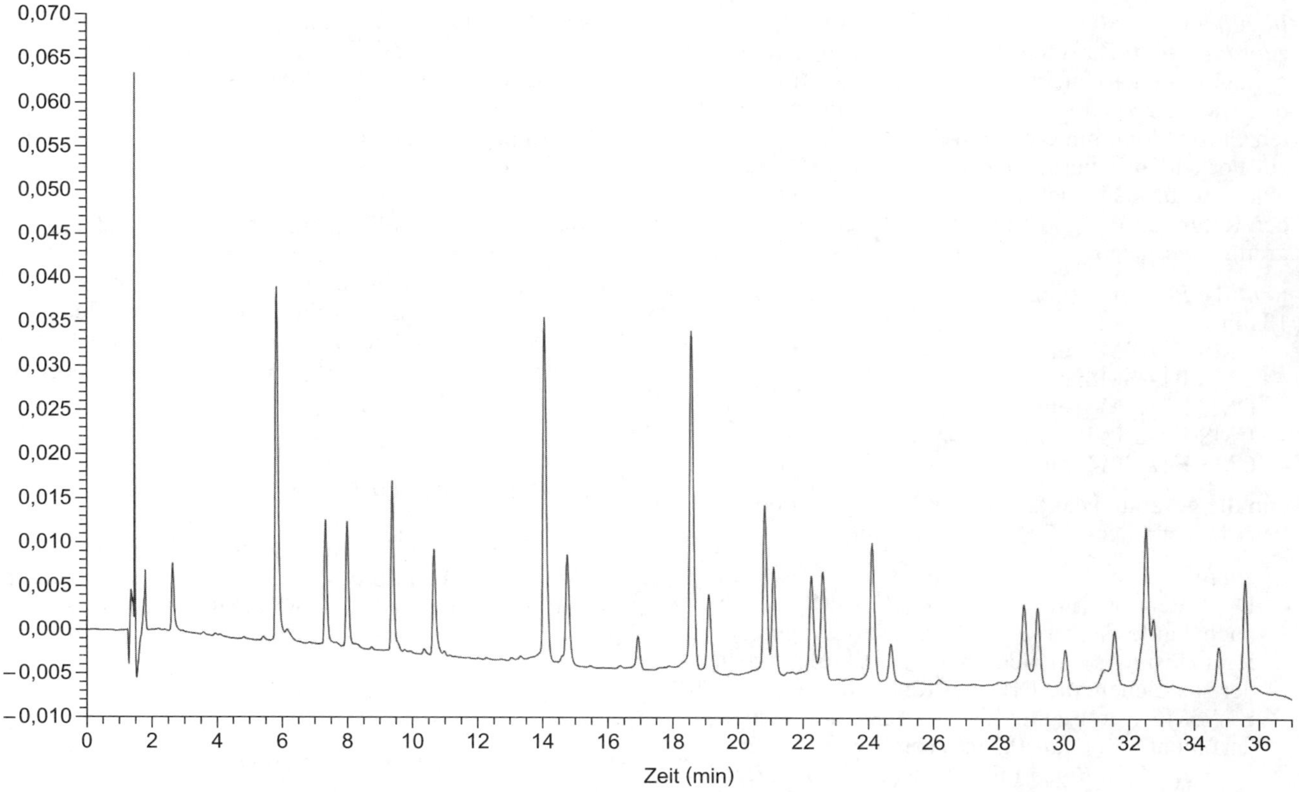

Abb. 0319-2: Chromatogramm für die Prüfung „Zusammensetzung“ von Colistimethat-Natrium: Referenzlösung b

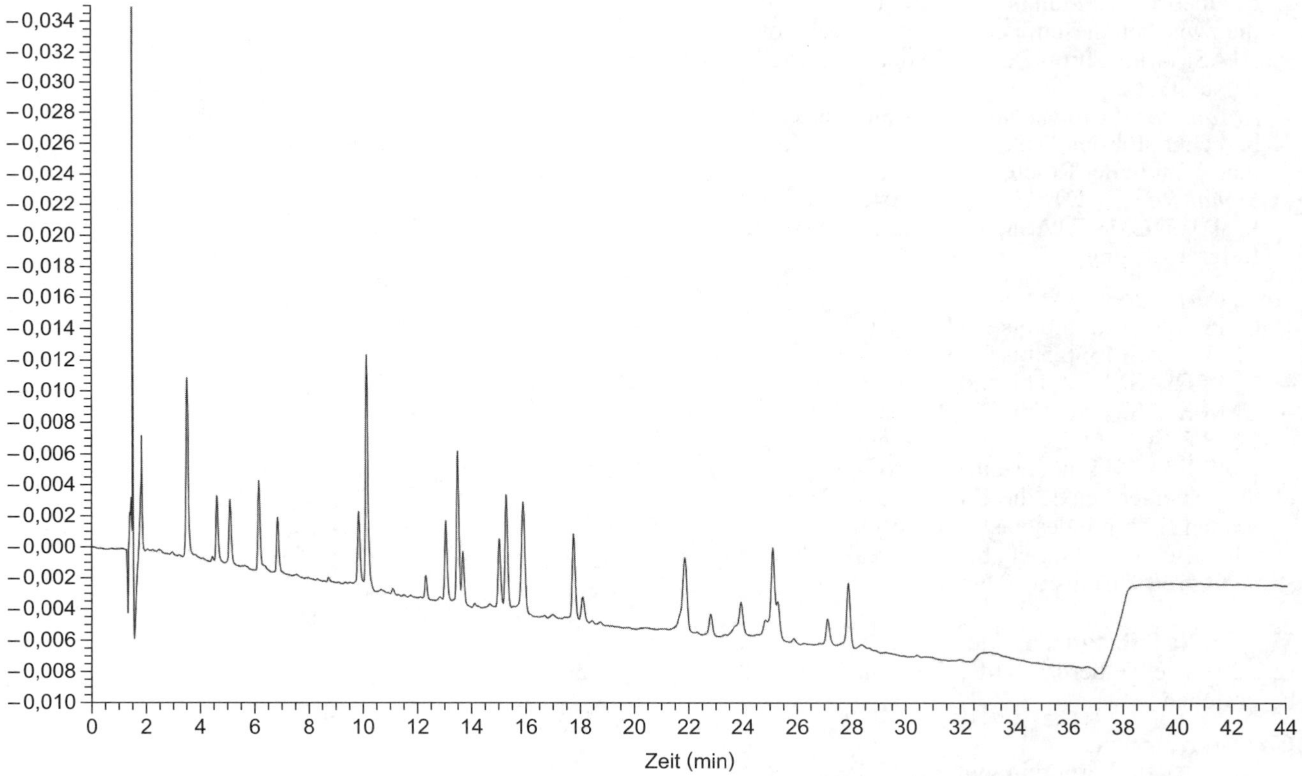

Abb. 0319-3: Chromatogramm für die Prüfung „Zusammensetzung“ von Colistimethat-Natrium: Referenzlösung c

Identifizierung von Peaks, die CMS E1 und CMS E2 zuzuordnen sind: Zur Identifizierung aller Peaks im Chromatogramm der Untersuchungslösung, die CMS E1 und CMS E2 zuzuordnen sind, werden die mitgelieferten Chromatogramme von E1-Colistimethat-Natrium zur Peak-Identifizierung *CRS* und E2-Colistimethat-Natrium zur Peak-Identifizierung *CRS* sowie die mit den Referenzlösungen b und c erhaltenen Chromatogramme verwendet (siehe Abb. 0319-2 und 0319-3).

Relative Retention (bezogen auf CMS E1ASM6, t_R etwa 13 min)
- CMS E2ASM8: etwa 0,22
- CMS E1ASM8: etwa 0,39
- CMS E2ASM6: etwa 0,71
- CMS E2ASM4: etwa 1,77
- CMS E1ASM4: etwa 2,35

Um die gesamte Peakfläche zu erhalten, werden alle Peakflächen über 0,05 Prozent integriert.

Eignungsprüfung
- Die Retentionszeiten von CMS E1ASM6 dürfen nach 2 aufeinanderfolgenden Einspritzungen der Referenzlösung a um nicht mehr als 0,1 min voneinander abweichen; die Drift der Retentionszeit von CMS E1ASM6 vom Beginn bis zum Ende der Sequenz darf nicht größer als 0,5 min sein.
- *Peak-Tal-Verhältnis:* mindestens 1,2, wobei H_p die Höhe des Peaks mit einer relativen Retention von etwa 2,37 über der Basislinie und H_v die Höhe des niedrigsten Punkts der Kurve über der Basislinie zwischen diesem Peak und dem Peak von CMS E1ASM4 im Chromatogramm der Referenzlösung a darstellt
- *Anzahl der theoretischen Böden:* mindestens 50 000, berechnet für den Peak von CMS E1ASM6 im Chromatogramm der Referenzlösung a
- *Signal-Rausch-Verhältnis:* mindestens 50 für den Peak von CMS E1ASM6 im Chromatogramm der Referenzlösung d

Grenzwerte
- CMS E1ASM8: 5,0 bis 9,5 Prozent
- CMS E1ASM6: 6,5 bis 9,5 Prozent
- CMS E1ASM4: 2,0 bis 5,0 Prozent
- CMS E2ASM8: 0,5 bis 2,0 Prozent
- CMS E2ASM6: 0,5 bis 2,5 Prozent
- CMS E2ASM4: höchstens 1,5 Prozent
- Summe aller Peaks, die CMS E1 und CMS E2 zuzuordnen sind: mindestens 77,0 Prozent
- Ohne Berücksichtigung bleiben: Peaks, deren Fläche nicht größer ist als 0,50 Prozent.

Verwandte Substanzen: Flüssigchromatographie (2.2.29), wie bei der Prüfung „Zusammensetzung" beschrieben

Grenzwerte
- Jede weitere Verunreinigung (jeder Peak, der nicht CMS E1 oder CMS E2 zuzuordnen ist): jeweils höchstens 1,5 Prozent
- Summe aller Verunreinigungen (Summe aller Peaks, die nicht CMS E1 oder CMS E2 zuzuordnen sind): höchstens 5,5 Prozent
- Ohne Berücksichtigung bleiben: Peaks, deren Fläche nicht größer ist als 0,50 Prozent.

Trocknungsverlust (2.2.32): höchstens 5,0 Prozent, mit 1,000 g Substanz durch 3 h langes Trocknen im Vakuum bei 60 °C und höchstens 0,7 kPa bestimmt

Sulfatasche (2.4.14): 16 bis 21 Prozent, mit 0,50 g Substanz bestimmt

Pyrogene (2.6.8): Colistimethat-Natrium zur Herstellung von Parenteralia, das dabei keinem weiteren geeigneten Verfahren zur Beseitigung von Pyrogenen unterworfen wird, muss der Prüfung entsprechen. Jedem Kaninchen wird 1 ml einer Lösung in Wasser für Injektionszwecke *R*, die 2,5 mg der Substanz je Milliliter enthält, je Kilogramm Körpermasse injiziert.

Wertbestimmung

Die Ausführung erfolgt nach „Mikrobiologische Wertbestimmung von Antibiotika" (2.7.2) unter Verwendung von Colistimethat-Natrium *CRS* als Referenzsubstanz.

Lagerung

Dicht verschlossen, vor Licht geschützt

Falls die Substanz steril ist, im sterilen, dicht verschlossenen Behältnis mit Originalitätsverschluss

10.1/0320

Colistinsulfat

Colistini sulfas

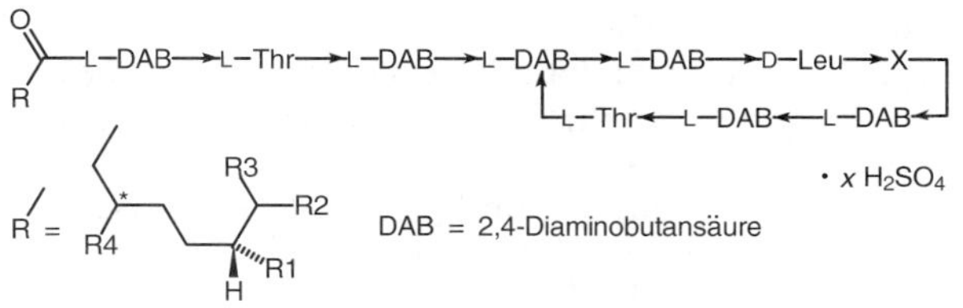

Polymyxin	X	R1	R2	R3	R4	Summenformel	M_r
E1	L-Leu	CH_3	CH_3	H	H	$C_{53}H_{100}N_{16}O_{13}$	1169
E2	L-Leu	CH_3	H	H	H	$C_{52}H_{98}N_{16}O_{13}$	1155
E3	L-Leu	H	CH_3	H	H	$C_{52}H_{98}N_{16}O_{13}$	1155
E4	L-Leu	H	H	H	H	$C_{51}H_{96}N_{16}O_{13}$	1141
E6	L-Leu	CH_3	CH_3	H	OH	$C_{53}H_{100}N_{16}O_{14}$	1185
E1-7MOA	L-Leu	H	CH_3	CH_3	H	$C_{53}H_{100}N_{16}O_{13}$	1169
E1-I	D-Ile	CH_3	CH_3	H	H	$C_{52}H_{100}N_{16}O_{13}$	1169
E1-Nva	L-Nva	CH_3	CH_3	H	H	$C_{52}H_{98}N_{16}O_{13}$	1155
E2-I	L-Ile	CH_3	H	H	H	$C_{52}H_{98}N_{16}O_{13}$	1155
E2-Val	L-Val	CH_3	H	H	H	$C_{51}H_{96}N_{16}O_{13}$	1141

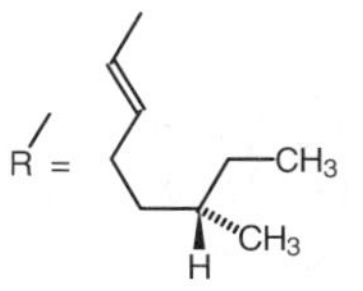

Polymyxin	X	Summenformel	M_r
2,3-dehydro E1	L-Leu	$C_{53}H_{98}N_{16}O_{13}$	1167

CAS Nr. 1264-72-8

Definition

Colistinsulfat ist ein Gemisch von Polypeptidsulfaten, das von bestimmten Stämmen von *Bacillus polymyxa* var. *colistinus* gewonnen wird.

Gehalt: mindestens 19 000 I. E. je Milligramm (getrocknete Substanz)

Eigenschaften

Aussehen: weißes bis fast weißes, hygroskopisches Pulver

Löslichkeit: leicht löslich in Wasser, praktisch unlöslich in Aceton und in Ethanol 96 %

Prüfung auf Identität

1: B, E
2: A, C, D, E

A. Dünnschichtchromatographie (2.2.27)

Untersuchungslösung: 5 mg Substanz werden in 1 ml einer Mischung gleicher Volumteile Salzsäure *R* und Wasser *R* gelöst. Die Lösung wird in einem zugeschmolzenen Röhrchen 5 h lang bei 135 °C erhitzt. Die Lösung wird auf dem Wasserbad zur Trockne eingedampft. Das Erhitzen wird fortgesetzt, bis angefeuchtetes blaues Lackmuspapier *R* nicht mehr rot wird. Der Rückstand wird in 0,5 ml Wasser *R* gelöst.

Referenzlösung a: 20 mg Leucin *R* werden in Wasser *R* zu 10 ml gelöst.

Referenzlösung b: 20 mg Threonin *R* werden in Wasser *R* zu 10 ml gelöst.

Referenzlösung c: 20 mg Phenylalanin *R* werden in Wasser *R* zu 10 ml gelöst.

Referenzlösung d: 20 mg Serin *R* werden in Wasser *R* zu 10 ml gelöst.

Platte: DC-Platte mit Kieselgel *R*

Die folgenden Arbeitsschritte sind unter Lichtschutz durchzuführen.

Fließmittel: Wasser *R*, Phenol *R* (25:75 *V/V*)

Auftragen: 5 µl; bandförmig (10 mm)

Anschließend wird die Platte so in eine Chromatographiekammer gestellt, dass sie nicht mit dem Fließmittel in Kontakt kommt. Sie wird den Fließmitteldämpfen mindestens 12 h lang ausgesetzt.

Laufstrecke: 1/2 der Platte

Trocknen: bei 105 °C

Detektion: Die Platte wird mit Ninhydrin-Lösung *R* 1 besprüht und anschließend 5 min lang bei 110 °C erhitzt.

Ergebnis: Das Chromatogramm der Untersuchungslösung zeigt Zonen, die den in den Chromatogrammen der Referenzlösungen a und b erhaltenen Zonen entsprechen, jedoch keine Zonen, die den in den Chromatogrammen der Referenzlösungen c und d erhaltenen entsprechen. Das Chromatogramm der Untersuchungslösung zeigt ferner eine Zone mit einem sehr kleinen R_F-Wert (2,4-Diaminobutansäure).

B. Die bei der Prüfung „Zusammensetzung" (siehe „Prüfung auf Reinheit") erhaltenen Chromatogramme werden ausgewertet.

Ergebnis: Die Peaks von Polymyxin E1 und Polymyxin E2 im Chromatogramm der Untersuchungslösung entsprechen in Bezug auf ihre Retentionszeit den entsprechenden Peaks im Chromatogramm der Referenzlösung a.

C. Etwa 5 mg Substanz werden in 3 ml Wasser *R* gelöst. Die Lösung wird mit 3 ml verdünnter Natriumhydroxid-Lösung *R* versetzt und geschüttelt. Wird diese Lösung mit 0,5 ml einer Lösung von Kupfer(II)-sulfat-Pentahydrat *R* (10 g · l^{-1}) versetzt, entsteht eine Violettfärbung.

D. Etwa 50 mg Substanz werden in 1 ml Salzsäure (1 mol · l^{-1}) gelöst. Wird die Lösung mit 0,5 ml Iod-Lösung (0,01 mol · l^{-1}) versetzt, bleibt sie gefärbt.

E. Die Substanz gibt die Identitätsreaktion a auf Sulfat (2.3.1).

Prüfung auf Reinheit

pH-Wert (2.2.3): 4,0 bis 6,0

0,1 g Substanz werden in kohlendioxidfreiem Wasser *R* zu 10 ml gelöst.

Zusammensetzung: Flüssigchromatographie (2.2.29) mit Hilfe des Verfahrens „Normalisierung"

Untersuchungslösung: 5,0 mg Substanz werden in 8 ml Wasser *R* gelöst. Die Lösung wird mit Acetonitril *R* zu 10,0 ml verdünnt.

Referenzlösung a: 5,0 mg Colistin zur Eignungsprüfung *CRS* werden in 8 ml Wasser *R* gelöst. Die Lösung wird mit Acetonitril *R* zu 10,0 ml verdünnt.

Referenzlösung b: 1,0 ml Referenzlösung a wird mit einer Mischung von 20 Volumteilen Acetonitril *R* und 80 Volumteilen Wasser *R* zu 100,0 ml verdünnt.

Säule
- Größe: l = 0,25 m, ∅ = 4,6 mm
- Stationäre Phase: nachsilanisiertes, octadecylsilyliertes Kieselgel zur Chromatographie *R* (3,0 µm)
- Temperatur: 50 °C

Mobile Phase: eine Mischung von 22 Volumteilen Acetonitril *R* 1 und 78 Volumteilen einer Lösung, die wie folgt hergestellt wird: 4,46 g wasserfreies Natriumsulfat *R* werden in 900 ml Wasser zur Chromatographie *R* gelöst; die Lösung wird mit Phosphorsäure 10 % *R* auf einen pH-Wert von 2,4 eingestellt und mit Wasser zur Chromatographie *R* zu 1000 ml verdünnt.

Durchflussrate: 1,0 ml · min^{-1}

Detektion: Spektrometer bei 215 nm

Einspritzen: 20 µl

Chromatographiedauer: 1,5fache Retentionszeit von Polymyxin E1

Identifizierung von Peaks: Zur Identifizierung der Peaks der Polymyxine E1, E2, E3, E4, E6, E1-7MOA, E1-I, E1-Nva, E2-I, E2-Val, 2,3-Dehydro-E1 und der Verunreinigungen A und B wird das mitgelieferte Chromatogramm von Colistin zur Eignungsprüfung *CRS* verwendet.

Relative Retention (bezogen auf Polymyxin E1, t_R etwa 21 min)
- Polymyxine E4 und E2-Val: etwa 0,28
- Polymyxin E6: etwa 0,39
- Polymyxin E2-I: etwa 0,42
- Polymyxin E2: etwa 0,50
- Verunreinigung A: etwa 0,53
- Polymyxin E3: etwa 0,56
- Polymyxin E1-Nva: etwa 0,59
- Polymyxin E1-I: etwa 0,82
- Polymyxin 2,3-dehydro-E1: etwa 0,90
- Polymyxin E1-7MOA: etwa 1,1
- Verunreinigung B: etwa 1,3

Eignungsprüfung
- Auflösung: mindestens 2,0 zwischen den Peaks von Polymyxin E6 und Polymyxin E2-I und mindestens 3,0 zwischen den Peaks von Polymyxin 2,3-Dehydro-E1 und Polymyxin E1 im Chromatogramm der Referenzlösung a
- Signal-Rausch-Verhältnis: mindestens 10 für den Peak von Polymyxin E1 im Chromatogramm der Referenzlösung b
- Peak-Tal-Verhältnis: mindestens 1,1, wobei H_p die Höhe des Peaks der Verunreinigung A über der Basislinie und H_v die Höhe des niedrigsten Punkts der Kurve über der Basislinie zwischen den Peaks von Polymyxin E2 und Verunreinigung A im Chromatogramm der Referenzlösung a darstellt

Grenzwerte
- Korrekturfaktor: Für die Berechnung des Gehalts wird die Fläche des Peaks von Polymyxin 2,3-Dehydro-E1 mit 0,3 multipliziert.
- Polymyxin E1-I: höchstens 8,5 Prozent
- Polymyxin E3: höchstens 5,5 Prozent
- Polymyxin E1-7MOA: höchstens 5,0 Prozent
- Polymyxin E6: höchstens 4,5 Prozent
- Polymyxin E1-Nva: höchstens 4,5 Prozent
- Summe der Polymyxine E4 und E2-Val: höchstens 3,0 Prozent
- Polymyxin E2-I: höchstens 2,5 Prozent
- Polymyxin 2,3 Dehydro-E1: höchstens 1,5 Prozent
- Summe der Polymyxine E1, E2, E3, E4, E6, E1-7MOA, E1-I, E1-Nva, E2-I, E2-Val und 2,3-Dehydro-E1: mindestens 86,0 Prozent
- Ohne Berücksichtigung bleiben: Peaks, deren Fläche nicht größer ist als 0,35 Prozent

Verwandte Substanzen: Flüssigchromatographie (2.2.29) wie bei der Prüfung „Zusammensetzung" beschrieben

Grenzwerte
- Verunreinigung B: höchstens 4,0 Prozent
- Jede weitere Verunreinigung: jeweils höchstens 2,5 Prozent; nicht mehr als 4 Verunreinigungen überschreiten den Grenzwert von 1,0 Prozent.
- Summe aller Verunreinigungen: höchstens 11,0 Prozent
- Ohne Berücksichtigung bleiben: Peaks, deren Fläche nicht größer ist als 0,35 Prozent

Sulfat: 16,0 bis 18,0 Prozent (getrocknete Substanz)

0,250 g Substanz werden in 100 ml Wasser *R* gelöst. Die Lösung wird mit konzentrierter Ammoniak-Lösung *R* auf einen pH-Wert von 11 eingestellt und nach Zusatz von 10,0 ml Bariumchlorid-Lösung (0,1 mol · l^{-1}) und etwa 0,5 mg Phthaleinpurpur *R* mit Natriumedetat-Lösung (0,1 mol · l^{-1}) titriert. Beim beginnenden Farbumschlag der Lösung werden 50 ml Ethanol 96 % *R* zugesetzt und die Titration wird bis zum Verschwinden der blauvioletten Färbung fortgesetzt.

1 ml Bariumchlorid-Lösung ($0{,}1\ \mathrm{mol \cdot l^{-1}}$) entspricht 9,606 mg Sulfat (SO_4).

Trocknungsverlust (2.2.32): höchstens 3,5 Prozent, mit 1,000 g Substanz durch 3 h langes Trocknen im Vakuum bei 60 °C und höchstens 0,7 kPa bestimmt

Sulfatasche (2.4.14): höchstens 1,0 Prozent, mit 1,0 g Substanz bestimmt

Wertbestimmung

Die Ausführung erfolgt nach „Mikrobiologische Wertbestimmung von Antibiotika" (2.7.2) unter Verwendung von Colistinsulfat zur mikrobiologischen Wertbestimmung *CRS* als Referenzsubstanz.

Lagerung

Dicht verschlossen, vor Licht geschützt

Verunreinigungen

Spezifizierte Verunreinigung:

B

Andere bestimmbare Verunreinigungen

(Die folgenden Substanzen werden, falls in einer bestimmten Menge vorhanden, durch eine oder mehrere Prüfmethoden in der Monographie erfasst. Sie werden begrenzt durch das allgemeine Akzeptanzkriterium für weitere Verunreinigungen/nicht spezifizierte Verunreinigungen und/oder durch die Anforderungen der Allgemeinen Monographie **Substanzen zur pharmazeutischen Verwendung (Corpora ad usum pharmaceuticum)**. Diese Verunreinigungen müssen daher nicht identifiziert werden, um die Konformität der Substanz zu zeigen. Siehe auch „5.10 Kontrolle von Verunreinigungen in Substanzen zur pharmazeutischen Verwendung"):

A

A. Unbekannte Struktur

B.

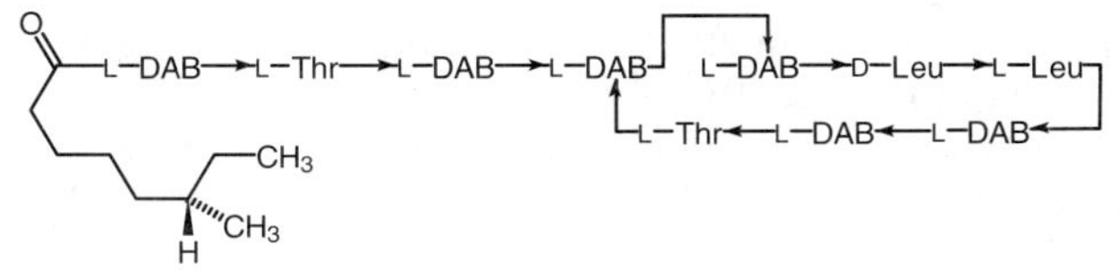

[N^4-Dab[5]]polymyxin E1

10.1/0891

Copovidon[1)]

Copovidonum

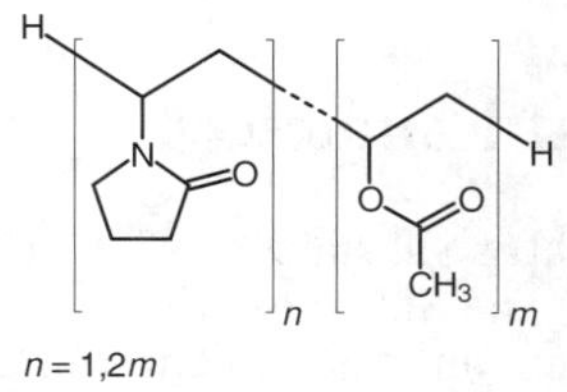

$(C_6H_9NO)_n$, $(C_4H_6O_2)_m$ M_r $(111{,}1)_n + (86{,}1)_m$

CAS Nr. 25086-89-9

Definition

Copolymerisat aus 1-Ethenylpyrrolidin-2-on und Ethenylacetat im Verhältnis 3:2 (*m/m*)

Gehalt

- Stickstoff (N; A_r 14,01): 7,0 bis 8,0 Prozent (getrocknete Substanz)
- Ethenylacetat ($C_4H_6O_2$; M_r 86,10): 35,3 bis 42,0 Prozent (getrocknete Substanz)

Eigenschaften

♦*Aussehen:* Pulver oder Blättchen, weiß bis gelblich weiß, hygroskopisch

Löslichkeit: leicht löslich in Wasser, in Dichlormethan und in Ethanol 96 %♦

Prüfung auf Identität

1. A

◊ 2. B, C◊

A. IR-Spektroskopie (2.2.24)

Probenvorbereitung: Substanz und Referenzsubstanz werden 3 h lang bei 105 °C getrocknet.

Vergleich: Copovidon *CRS*

◊B. Wird 1 ml Prüflösung (siehe „Prüfung auf Reinheit") mit 5 ml Wasser *R* und 0,2 ml Iod-Lösung ($0{,}05\ \mathrm{mol \cdot l^{-1}}$) versetzt, entsteht eine rote Färbung.

[1)] Diese Monographie war Gegenstand der Internationalen Harmonisierung der Arzneibücher (siehe Allgemeinen Text „5.8 Harmonisierung der Arzneibücher").

C

Monographien

C. 0,7 g Hydroxylaminhydrochlorid *R* werden in 10 ml Methanol *R* gelöst. Die Lösung wird mit 20 ml einer Lösung von Natriumhydroxid *R* ($40\ g \cdot l^{-1}$) versetzt und, falls erforderlich, filtriert. 5 ml dieser Lösung werden mit 0,1 g Substanz zum Sieden erhitzt und 2 min lang im Sieden gehalten. 50 µl dieser Lösung werden auf Filterpapier getropft. Nach Auftropfen von 0,1 ml einer Mischung gleicher Volumteile Eisen(III)-chlorid-Lösung *R* 1 und Salzsäure *R* entsteht eine violette Färbung. ◊

Prüfung auf Reinheit

Prüflösung: 10,0 g Substanz werden in Wasser *R* zu 100,0 ml gelöst. Die Substanz wird dem Wasser *R* in kleinen Portionen unter ständigem Rühren zugesetzt.

Aussehen der Lösung: Die Prüflösung darf nicht stärker opaleszieren als die Referenzsuspension III (2.2.1) und nicht stärker gefärbt sein als die Farbvergleichslösung B_5, R_5 oder BG_5 (2.2.2, Methode II).

pH-Wert (2.2.3): 3,0 bis 7,0; an der Prüflösung bestimmt

Viskosität, ausgedrückt als *K*-Wert: 5,0 ml Prüflösung werden mit Wasser *R* zu 50,0 ml verdünnt. Nach 1 h langem Stehenlassen wird die Viskosität (2.2.9) der Lösung bei 25 ± 0,1 °C bestimmt. Der *K*-Wert wird nach folgender Formel berechnet:

$$\frac{1{,}5 \log v_{\mathrm{rel}} - 1}{0{,}15 + 0{,}003c} + \frac{\sqrt{300c \log v_{\mathrm{rel}} + (c + 1{,}5c \log v_{\mathrm{rel}})^2}}{0{,}15c + 0{,}003c^2}$$

c = Konzentration der Substanz (getrocknete Substanz) in Gramm je 100 ml

v_{rel} = kinematische Viskosität der Lösung, bezogen auf Wasser *R*

Der *K*-Wert beträgt 90,0 bis 110,0 Prozent des nominalen *K*-Werts.

Aldehyde: höchstens 500 ppm, berechnet als Acetaldehyd

Untersuchungslösung: 1,0 g Substanz wird in Phosphat-Pufferlösung pH 9,0 *R* zu 100,0 ml gelöst. Der Kolben wird dicht verschlossen und 1 h lang bei 60 °C erhitzt. Die Lösung wird auf Raumtemperatur erkalten gelassen.

Referenzlösung: 0,140 g Acetaldehyd-Ammoniak *R* werden in Wasser *R* zu 200,0 ml gelöst. 1,0 ml Lösung wird mit Phosphat-Pufferlösung pH 9,0 *R* zu 100,0 ml verdünnt.

In 3 gleiche Küvetten mit einer Schichtdicke von 1 cm werden getrennt 0,5 ml Untersuchungslösung, 0,5 ml Referenzlösung beziehungsweise 0,5 ml Wasser *R* (Blindlösung) gegeben. Jede Küvette wird mit 2,5 ml Phosphat-Pufferlösung pH 9,0 *R* und 0,2 ml Nicotinamid-Adenin-Dinukleotid-Lösung *R* versetzt. Die Küvetten werden dicht verschlossen. Der Inhalt wird gemischt und 2 bis 3 min lang bei 22 ± 2 °C stehen gelassen. Die Absorption (2.2.25) jeder Lösung wird bei 340 nm gegen Wasser *R* als Kompensationsflüssigkeit gemessen. Zum Inhalt jeder Küvette werden 0,05 ml Aldehyddehydrogenase-Lösung *R* gegeben. Die Küvetten werden dicht verschlossen. Der Inhalt wird gemischt und 5 min lang bei 22 ± 2 °C stehen gelassen. Die Absorption jeder Lösung wird bei 340 nm gegen Wasser *R* als Kompensationsflüssigkeit gemessen.

Der Aldehydgehalt, ausgedrückt als Acetaldehyd in ppm, wird nach folgender Formel berechnet:

$$\frac{(A_{U2} - A_{U1}) - (A_{B2} - A_{B1})}{(A_{R2} - A_{R1}) - (A_{B2} - A_{B1})} \cdot \frac{100\,000 \cdot C}{m}$$

A_{U1} = Absorption der Untersuchungslösung vor Zusatz der Aldehyddehydrogenase

A_{U2} = Absorption der Untersuchungslösung nach Zusatz der Aldehyddehydrogenase

A_{R1} = Absorption der Referenzlösung vor Zusatz der Aldehyddehydrogenase

A_{R2} = Absorption der Referenzlösung nach Zusatz der Aldehyddehydrogenase

A_{B1} = Absorption der Blindlösung vor Zusatz der Aldehyddehydrogenase

A_{B2} = Absorption der Blindlösung nach Zusatz der Aldehyddehydrogenase

m = Masse der Substanz (getrocknete Substanz) in der Untersuchungslösung in Gramm

C = Konzentration an Acetaldehyd in der Referenzlösung, berechnet aus der Masse des Acetaldehyd-Ammoniaks durch Multiplizieren mit dem Faktor 0,72, in Milligramm je Milliliter

Peroxide: höchstens 400 ppm, berechnet als H_2O_2

Eine 4,0 g getrockneter Substanz entsprechende Menge Substanz wird in Wasser *R* zu 100,0 ml gelöst (Stammlösung). 25,0 ml Stammlösung werden mit 2 ml Titan(III)-chlorid-Schwefelsäure-Reagenz *R* versetzt, gemischt und 30 min lang stehengelassen. Die Absorption (2.2.25) der Lösung wird bei 405 nm gegen eine Mischung von 25,0 ml Stammlösung und 2,0 ml einer 13-prozentigen (*V/V*) Lösung von Schwefelsäure *R* als Kompensationsflüssigkeit gemessen. Die Absorption darf höchstens 0,35 betragen.

Hydrazin: Dünnschichtchromatographie (2.2.27)

Die Lösungen müssen frisch hergestellt werden.

Untersuchungslösung: Eine 2,5 g getrockneter Substanz entsprechende Menge Substanz wird 25 ml Wasser *R* gelöst und gemischt. Die Lösung wird mit 0,5 ml einer Lösung von Salicylaldehyd *R* ($50\ g \cdot l^{-1}$) in Methanol *R* versetzt, erneut gemischt und 15 min lang im Wasserbad von 60 °C erhitzt. Nach dem Erkalten wird die Mischung mit 2,0 ml Toluol *R* versetzt. Das Zentrifugenröhrchen wird fest verschlossen, 2 min lang kräftig geschüttelt und anschließend zentrifugiert. Die obere Phase wird verwendet.

Referenzlösung: 90 mg Salicylaldazin *R* werden in Toluol *R* zu 100,0 ml gelöst. 1,0 ml Lösung wird mit Toluol *R* zu 100,0 ml verdünnt.

Platte: DC-Platte mit Kieselgel F_{254} *R*

Fließmittel: Wasser *R*, Methanol *R* (1:2 *V/V*)

Auftragen: 10 µl

Laufstrecke: 3/4 der Platte

Trocknen: an der Luft

Detektion: im ultravioletten Licht bei 365 nm

Retardationsfaktor: Salicylaldazin: etwa 0,3

Grenzwert
- Hydrazin: Ein dem Salicylaldazin entsprechender Fleck im Chromatogramm der Untersuchungslösung darf nicht intensiver sein als der Fleck im Chromatogramm der Referenzlösung (1 ppm).

Verunreinigung A: Flüssigchromatographie (2.2.29)

Untersuchungslösung: 1,00 g Substanz wird mit Hilfe von Ultraschall vollständig in 5 ml Methanol *R* gelöst. Die Lösung wird mit Wasser *R* zu 100,0 ml verdünnt.

Referenzlösung: 0,150 g 2-Pyrrolidon *R* (Verunreinigung A) werden in der mobilen Phase zu 100,0 ml gelöst. 3,0 ml Lösung werden mit der mobilen Phase zu 100,0 ml verdünnt.

Vorsäule
- Größe: l = 0,010 m, ∅ = 4 mm
- Stationäre Phase: desaktiviertes, nachsilanisiertes, octadecylsilyliertes Kieselgel zur Chromatographie *R* (5 µm)

Säule
- Größe: l = 0,15 m, ∅ = 4,6 mm
- Stationäre Phase: desaktiviertes, nachsilanisiertes, octadecylsilyliertes Kieselgel zur Chromatographie *R* (5 µm)
- Temperatur: 40 °C

Mobile Phase: Methanol *R* 2, Wasser zur Chromatographie *R* (5:95 *V/V*)

Durchflussrate: 0,8 ml · min^{-1}

Detektion: Spektrometer bei 205 nm

Einspritzen: 20 µl

Nach jedem Einspritzen der Untersuchungslösung wird die Säule zur Entfernung der restlichen Probe gewaschen, indem die mobile Phase 30 min lang mit der gleichen Durchflussrate wie bei der Prüfung, aber in umgekehrter Richtung durch die Säule geleitet wird. Dieser Vorgang kann dadurch ersetzt werden, dass stattdessen nur die Vorsäule gewaschen wird.

Chromatographiedauer: 4fache Retentionszeit von Verunreinigung A

Identifizierung von Verunreinigungen: Zur Identifizierung der Peaks von Verunreinigung A wird das mit der Referenzlösung erhaltene Chromatogramm verwendet.

Retentionszeit
- Verunreinigung A: etwa 7 min

Eignungsprüfung: Referenzlösung
- Symmetriefaktor: mindestens 1,5 für den Peak von Verunreinigung A
- Wiederholpräzision: höchstens 2,0 Prozent relative Standardabweichung, mit 6 Einspritzungen bestimmt

Der Prozentgehalt an Verunreinigung A wird nach folgender Formel berechnet:

$$\frac{A_1}{A_2} \cdot \frac{m_2}{m_1} \cdot 3$$

A_1 = Fläche des Peaks von Verunreinigung A im Chromatogramm der Untersuchungslösung
A_2 = Fläche des Peaks von Verunreinigung A im Chromatogramm der Referenzlösung
m_1 = Masse der Substanz (getrocknete Substanz) zur Herstellung der Untersuchungslösung in Gramm
m_2 = Masse der Verunreinigung A in der Referenzlösung in Gramm

Grenzwert
- Verunreinigung A: höchstens 0,5 Prozent

Verunreinigungen B und C: Flüssigchromatographie (2.2.29)

Untersuchungslösung und Referenzlösung müssen bei einer Temperatur von höchstens 10 °C aufbewahrt und innerhalb von 8 Stunden verwendet werden.

Untersuchungslösung: 0,250 g Substanz werden in der mobilen Phase zu 10,0 ml gelöst.

Referenzlösung: 50,0 mg 1-Vinylpyrrolidin-2-on *R* (Verunreinigung B) und 50,0 mg Vinylacetat *R* (Verunreinigung C) werden in Methanol *R* zu 100,0 ml gelöst. 1,0 ml Lösung wird mit Methanol *R* zu 100,0 ml verdünnt. 5,0 ml dieser Lösung werden mit der mobilen Phase zu 100,0 ml verdünnt.

Vorsäule
- Größe: l = 0,033 m, ∅ = 4,0 mm
- Stationäre Phase: desaktiviertes, nachsilanisiertes, octadecylsilyliertes Kieselgel zur Chromatographie *R* (5 µm)

Säule
- Größe: l = 0,25 m, ∅ = 4,0 mm
- Stationäre Phase: desaktiviertes, nachsilanisiertes, octadecylsilyliertes Kieselgel zur Chromatographie *R* (5 µm)
- Temperatur: 40 °C

Mobile Phase: Acetonitril *R* 1, Wasser zur Chromatographie *R* (8:92 *V/V*)

Durchflussrate: 1,0 ml · min^{-1}

Detektion: Spektrometer bei 205 nm für Verunreinigung C und bei 235 nm für Verunreinigung B

Einspritzen: 20 µl

Nach jedem Einspritzen der Untersuchungslösung wird die Säule zur Entfernung der restlichen Probe gewaschen, indem die mobile Phase 30 min lang mit der gleichen Durchflussrate wie bei der Prüfung, aber in umgekehrter Durchflussrichtung durch die Säule geleitet wird. Dieser Vorgang kann dadurch ersetzt werden, dass stattdessen nur die Vorsäule gewaschen wird. Die Lösungen müssen bei einer Temperatur von höchstens 5 °C aufbewahrt und eingespritzt sowie innerhalb

C

Monographien

von 8 Stunden verwendet werden. Ein gekühlter Autosampler wird verwendet.

Chromatographiedauer: 2fache Retentionszeit von Verunreinigung C

Identifizierung von Verunreinigungen: Zur Identifizierung der Peaks der Verunreinigungen B und C wird das mit der Referenzlösung erhaltene Chromatogramm verwendet.

Retentionszeit
- Verunreinigung B: etwa 17 min
- Verunreinigung C: etwa 22 min

Eignungsprüfung: Referenzlösung
- Auflösung: mindestens 2,0 zwischen den Peaks der Verunreinigungen B und C, wenn das Chromatogramm bei 205 nm aufgezeichnet wird
- Wiederholpräzision: höchstens 2,0 Prozent relative Standardabweichung für die Flächen der Peaks der Verunreinigungen B und C, mit 6 Einspritzungen bestimmt
  Für jede Einspritzung wird ein eigenes Probenfläschchen verwendet.

Der Gehalt an Verunreinigung B (in ppm) wird nach folgender Formel berechnet:

$$\frac{A_1}{A_2} \cdot \frac{m_2}{m_1} \cdot 50$$

A_1 = Fläche des Peaks von Verunreinigung B im Chromatogramm der Untersuchungslösung
A_2 = Fläche des Peaks von Verunreinigung B im Chromatogramm der Referenzlösung
m_1 = Masse der Substanz (getrocknete Substanz) zur Herstellung der Untersuchungslösung in Gramm
m_2 = Masse der Verunreinigung B in der Referenzlösung in Gramm

Der Gehalt an Verunreinigung C (in ppm) wird nach folgender Formel berechnet:

$$\frac{A_1}{A_2} \cdot \frac{m_2}{m_1} \cdot 50$$

A_1 = Fläche des Peaks von Verunreinigung C im Chromatogramm der Untersuchungslösung
A_2 = Fläche des Peaks von Verunreinigung C im Chromatogramm der Referenzlösung
m_1 = Masse der Substanz (getrocknete Substanz) zur Herstellung der Untersuchungslösung in Gramm
m_2 = Masse der Verunreinigung C in der Referenzlösung in Gramm

Grenzwerte
- Verunreinigungen B, C: jeweils höchstens 10 ppm

Trocknungsverlust (2.2.32): höchstens 5,0 Prozent, mit 0,500 g Substanz durch 3 h langes Trocknen im Trockenschrank bei 105 °C bestimmt

Sulfatasche (2.4.14): höchstens 0,1 Prozent, mit 1,0 g Substanz bestimmt

Gehaltsbestimmung

Ethenylacetat: Mit 2,00 g Substanz wird die Verseifungszahl (2.5.6) bestimmt. Das Ergebnis wird mit 0,1534 multipliziert, um den Prozentgehalt an Ethenylacetat zu ermitteln.

Stickstoff: 0,100 g Substanz (*m* mg) werden in einem Kjeldahl-Kolben mit 5 g einer Mischung von 1 g Kupfer(II)-sulfat-Pentahydrat *R*, 1 g Titan(IV)-oxid *R* und 33 g Kaliumsulfat *R* gegeben. An der Kolbenwand haftende Festsubstanzreste werden mit einer kleinen Menge Wasser *R* in den Kolben gespült. 7 ml Schwefelsäure *R* werden so zugesetzt, dass sie an der Innenwand des Kolbens herunterlaufen. Der Kolben wird allmählich erhitzt, bis die Lösung eine klare, gelblich grüne Färbung hat und die Innenseite der Kolbenwand frei von verkohlten Rückständen ist. Das Erhitzen wird 45 min lang fortgesetzt. Nach dem Abkühlen werden vorsichtig 20 ml Wasser *R* zugesetzt und der Kolben wird an eine zuvor mit Wasserdampf gereinigte Destillationsapparatur angeschlossen. In den Auffangkolben werden 30 ml einer Lösung von Borsäure *R* ($40 g \cdot l^{-1}$), 3 Tropfen Bromcresolgrün-Methylrot-Mischindikator-Lösung *R* und eine Menge Wasser *R* gegeben, die ausreicht, dass das Kühlerende eintaucht. Durch einen Trichter werden 30 ml konzentrierter Natriumhydroxid-Lösung *R* zugesetzt und der Trichter vorsichtig mit 10 ml Wasser *R* gespült. Der Gummischlauch wird sofort mit einer Klemme verschlossen und die Mischung mit Wasserdampf destilliert, so dass 80 bis 100 ml Destillat erhalten werden. Anschließend wird der Auffangkolben vom Kühlerende entfernt und das Endstück mit wenig Wasser *R* gespült. Das Destillat wird mit Schwefelsäure ($0,025 mol \cdot l^{-1}$) bis zum Farbumschlag von Grün über blasses Graublau nach blassem Grau-Rot-Violett titriert. Eine Blindtitration wird durchgeführt.

1 ml Schwefelsäure ($0,025 mol \cdot l^{-1}$) entspricht 0,700 mg N.

♦Lagerung

Dicht verschlossen♦

Beschriftung

Die Beschriftung gibt den nominalen *K*-Wert an.

Verunreinigungen

Spezifizierte Verunreinigungen:

A, B, C

A.

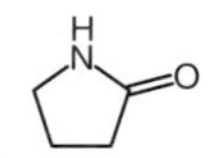

Pyrrolidin-2-on
(2-Pyrrolidon)

B.

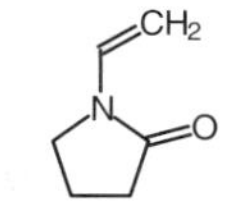

1-Ethenylpyrrolidin-2-on
(1-Vinylpyrrolidin-2-on)

C.

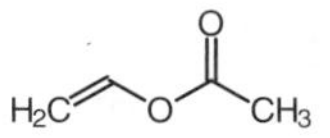

Ethenylacetat
(Vinylacetat)

◊Funktionalitätsbezogene Eigenschaften

Dieser Abschnitt liefert Informationen zu Eigenschaften, die sich als relevante Prüfparameter für eine oder mehrere Funktionen der Substanz erwiesen haben, wenn diese als Hilfsstoff (siehe 5.15) verwendet wird. Einige der Eigenschaften, die im Abschnitt „Funktionalitätsbezogene Eigenschaften" beschrieben sind, können ebenfalls im verbindlichen Teil der Monographie aufgeführt sein, da sie auch verbindliche Qualitätskriterien darstellen. In diesen Fällen enthält der Abschnitt „Funktionalitätsbezogene Eigenschaften" einen Verweis auf die im verbindlichen Teil der Monographie beschriebenen Prüfungen. Die Kontrolle der Eigenschaften kann zur Qualität eines Arzneimittels beitragen, indem die Gleichförmigkeit des Herstellungsverfahrens und die Funktionalität des Arzneimittels bei der Anwendung verbessert werden. Wenn Prüfmethoden angegeben sind, haben sie sich für den jeweiligen Zweck als geeignet erwiesen, jedoch können andere Methoden ebenfalls angewendet werden. Werden für eine bestimmte Eigenschaft Ergebnisse vorgelegt, muss die Prüfmethode angegeben sein.

Die folgenden Eigenschaften können für Copovidon, das als Bindemittel in Tabletten und Granulaten verwendet wird, relevant sein.

Viskosität (2.2.9): Mit einem Kapillarviskosimeter wird die dynamische Viskosität einer 10-prozentigen Lösung von Copovidon (getrocknete Substanz) oder einer 20-prozentigen Lösung von Copovidon (getrocknete Substanz) bei 25 °C bestimmt. Die Viskosität beträgt üblicherweise etwa 8 mPa · s beziehungsweise 23 mPa · s.

Partikelgrößenverteilung (2.9.31 oder 2.9.38)

Schütt- und Stampfdichte (2.9.34)

Die folgende Eigenschaft kann für Copovidon, das als Filmbildner bei überzogenen Darreichungsformen und in Aerosolen verwendet wird, relevant sein.

Viskosität (2.2.9): siehe vorstehend◊

10.1/1092

Cyclizinhydrochlorid

Cyclizini hydrochloridum

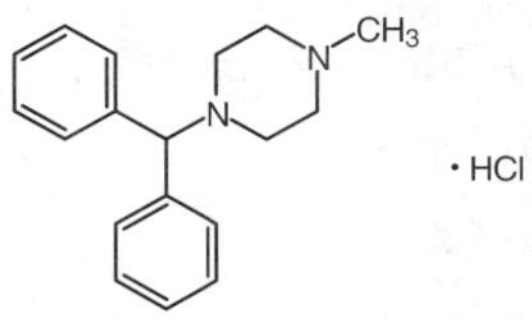

$C_{18}H_{23}ClN_2$ M_r 302,8

CAS Nr. 303-25-3

Definition

1-(Diphenylmethyl)-4-methylpiperazin-hydrochlorid

Gehalt: 98,5 bis 101,0 Prozent (getrocknete Substanz)

Eigenschaften

Aussehen: weißes bis fast weißes, kristallines Pulver

Löslichkeit: schwer löslich in Wasser und in Ethanol 96 %

Prüfung auf Identität

1: B, E
2: A, C, D, E

A. UV-Vis-Spektroskopie (2.2.25)

Untersuchungslösung a: 20,0 mg Substanz werden in einer Lösung von Schwefelsäure *R* (5 g · l^{-1}) zu 100,0 ml gelöst.

Untersuchungslösung b: 10,0 ml Untersuchungslösung a werden mit einer Lösung von Schwefelsäure *R* (5 g · l^{-1}) zu 100,0 ml verdünnt.

Spektralbereich
- 240 bis 350 nm für Untersuchungslösung a
- 210 bis 240 nm für Untersuchungslösung b

Auflösung (2.2.25): mindestens 1,7

Absorptionsmaxima
- bei 258 und 262 nm für Untersuchungslösung a
- bei 225 nm für Untersuchungslösung b

Absorptionsverhältnis A_{262}/A_{258}: 1,0 bis 1,1

Spezifische Absorption im Absorptionsmaximum
- bei 225 nm: 370 bis 410 für Untersuchungslösung b

C

Monographien

B. IR-Spektroskopie (2.2.24)

Vergleich: Cyclizinhydrochlorid *CRS*

C. Dünnschichtchromatographie (2.2.27)

Untersuchungslösung: 10 mg Substanz werden in Methanol *R* zu 10 ml gelöst.

Referenzlösung: 10 mg Cyclizinhydrochlorid *CRS* werden in Methanol *R* zu 10 ml gelöst.

Platte: DC-Platte mit Kieselgel GF_{254} *R*

Fließmittel: konzentrierte Ammoniak-Lösung *R*, Methanol *R*, Dichlormethan *R* (2:13:85 *V/V/V*)

Auftragen: 20 µl

Laufstrecke: 2/3 der Platte

Trocknen: 30 min lang an der Luft

Detektion: Die Platte wird 10 min lang Iodgas ausgesetzt.

Ergebnis: Der Hauptfleck im Chromatogramm der Untersuchungslösung entspricht in Bezug auf Lage, Farbe und Größe dem Hauptfleck im Chromatogramm der Referenzlösung.

D. 0,5 g Substanz werden in 10 ml Ethanol 60 % *R*, falls erforderlich unter Erwärmen, gelöst. Nach dem Abkühlen in einer Eis-Wasser-Mischung wird die Lösung mit 1 ml verdünnter Natriumhydroxid-Lösung *R* und 10 ml Wasser *R* versetzt, anschließend filtriert, der Niederschlag mit Wasser *R* gewaschen und 2 h lang bei 60 °C und höchstens 0,7 kPa getrocknet.

Die Schmelztemperatur (2.2.14) liegt bei 105 und 108 °C.

E. Die Substanz gibt die Identitätsreaktion a auf Chlorid (2.3.1).

Prüfung auf Reinheit

pH-Wert (2.2.3): 4,5 bis 5,5

0,5 g Substanz werden in einer Mischung von 40 Volumteilen Ethanol 96 % *R* und 60 Volumteilen kohlendioxidfreiem Wasser *R* zu 25 ml gelöst.

Verwandte Substanzen: Gaschromatographie (2.2.28)

Die Lösungen sind unmittelbar vor Gebrauch herzustellen.

Untersuchungslösung: 0,250 g Substanz werden in 4,0 ml Methanol *R* gelöst. Die Lösung wird mit Natriumhydroxid-Lösung (1 mol · l^{-1}) zu 5,0 ml verdünnt.

Referenzlösung a: 25 mg Substanz werden in 10,0 ml Methanol *R* gelöst. 1,0 ml Lösung wird mit Methanol *R* zu 50,0 ml verdünnt.

Referenzlösung b: 5 mg Substanz, 5,0 mg Cyclizin-Verunreinigung A *CRS* und 5,0 mg Cyclizin-Verunreinigung B *CRS* werden in Methanol *R* zu 20,0 ml gelöst.

Säule
- Material: Quarzglas
- Größe: l = 25 m, Ø = 0,33 mm
- Stationäre Phase: Phenyl(5)methyl(95)polysiloxan *R* (Filmdicke 0,50 µm)

Trägergas: Helium zur Chromatographie *R*

Durchflussrate: 1,0 ml · min^{-1}

Splitverhältnis: 1:25

Temperatur

	Zeit (min)	Temperatur (°C)
Säule	0 – 14	100 → 240
	14 – 16	240 → 270
	16 – 30	270
Probeneinlass		250
Detektor		290

Detektion: Flammenionisation

Einspritzen: 1 µl

Relative Retention (bezogen auf Cyclizin, t_R etwa 15 min)
- Verunreinigung A: etwa 0,2
- Verunreinigung B: etwa 0,7

Eignungsprüfung: Referenzlösung b
- Peak-Tal-Verhältnis: mindestens 50, wobei H_p die Höhe des Peaks der Verunreinigung A über der Basislinie und H_v die Höhe des niedrigsten Punkts der Kurve über der Basislinie zwischen den Peaks von Verunreinigung A und Methanol darstellt

Grenzwerte
- Verunreinigungen A, B: jeweils nicht größer als die Fläche des entsprechenden Peaks im Chromatogramm der Referenzlösung b (0,5 Prozent)
- Nicht spezifizierte Verunreinigungen: jeweils nicht größer als die Fläche des Hauptpeaks im Chromatogramm der Referenzlösung a (0,10 Prozent)
- Summe aller Verunreinigungen: nicht größer als das 10fache der Fläche des Hauptpeaks im Chromatogramm der Referenzlösung a (1,0 Prozent)
- Ohne Berücksichtigung bleiben: Peaks, deren Fläche nicht größer ist als das 0,5fache der Fläche des Hauptpeaks im Chromatogramm der Referenzlösung a (0,05 Prozent)

Trocknungsverlust (2.2.32): höchstens 1,0 Prozent, mit 1,000 g Substanz durch Trocknen im Trockenschrank bei 130 °C bestimmt

Sulfatasche (2.4.14): höchstens 0,1 Prozent, mit 1,0 g Substanz bestimmt

Gehaltsbestimmung

Um ein Überhitzen im Reaktionsmedium zu vermeiden, muss das Reaktionsgemisch während der Titration sorgfältig gemischt und die Titration unmittelbar nach Erreichen des Endpunkts abgebrochen werden.

0,120 g Substanz werden in 15 ml wasserfreier Ameisensäure *R* gelöst und nach Zusatz von 40 ml Acetanhydrid *R* mit Perchlorsäure (0,1 mol · l^{-1}) titriert. Der

Endpunkt wird mit Hilfe der Potentiometrie (2.2.20) bestimmt.

1 ml Perchlorsäure (0,1 mol · l^{-1}) entspricht 15,14 mg $C_{18}H_{23}ClN_2$.

Lagerung

Vor Licht geschützt

Verunreinigungen

Spezifizierte Verunreinigungen:

A, B

A.

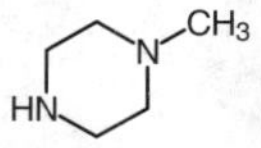

1-Methylpiperazin

B.

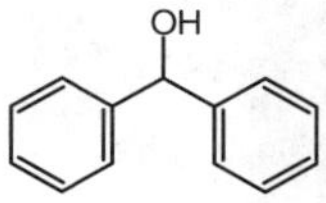

Diphenylmethanol (Benzhydrol)

D

Demeclocyclinhydrochlorid 6343
Dimethylsulfoxid 6345
Diprophyllin 6346
Donepezilhydrochlorid 6348
Donepezilhydrochlorid-Monohydrat 6350

10.1/0176

Demeclocyclinhydrochlorid

Demeclocyclini hydrochloridum

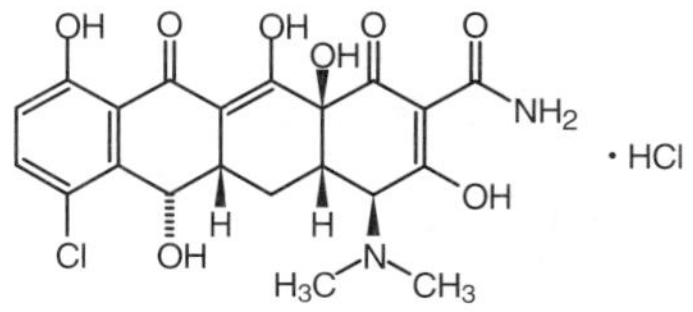

$C_{21}H_{22}Cl_2N_2O_8$ M_r 501,3

CAS Nr. 64-73-3

Definition

(4*S*,4a*S*,5a*S*,6*S*,12a*S*)-7-Chlor-4-(dimethylamino)-3,6,10,12,12a-pentahydroxy-1,11-dioxo-1,4,4a,5,5a,6,11,12a-octahydrotetracen-2-carboxamid-hydrochlorid

Die Substanz wird von bestimmten Stämmen von *Streptomyces aureofaciens* gewonnen.

Gehalt: 89,5 bis 102,0 Prozent (wasserfreie Substanz)

Eigenschaften

Aussehen: gelbes Pulver

Löslichkeit: löslich bis wenig löslich in Wasser, schwer löslich in Ethanol 96 %, sehr schwer löslich in Aceton

Die Substanz löst sich in Alkalihydroxid-Lösungen und in Alkalicarbonat-Lösungen.

Prüfung auf Identität

A. Dünnschichtchromatographie (2.2.27)

Untersuchungslösung: 5 mg Substanz werden in Methanol *R* zu 10 ml gelöst.

Referenzlösung a: 5 mg Demeclocyclinhydrochlorid *CRS* werden in Methanol *R* zu 10 ml gelöst.

Referenzlösung b: 5 mg Demeclocyclinhydrochlorid *CRS*, 5 mg Chlortetracyclinhydrochlorid *R* und 5 mg Tetracyclinhydrochlorid *R* werden in Methanol *R* zu 10 ml gelöst.

Platte: DC-Platte mit octadecylsilyliertem Kieselgel F_{254} *R*

Fließmittel: 20 Volumteile Acetonitril *R*, 20 Volumteile Methanol *R* und 60 Volumteile einer Lösung von Oxalsäure *R* (63 g · l^{-1}), die zuvor mit konzentrierter Ammoniak-Lösung *R* auf einen pH-Wert von 2 eingestellt wurde, werden gemischt.

Auftragen: 1 µl

Laufstrecke: 3/4 der Platte

Trocknen: an der Luft

Detektion: im ultravioletten Licht bei 254 nm

Eignungsprüfung: Das Chromatogramm der Referenzlösung b muss 3 deutlich voneinander getrennte Flecke zeigen.

Ergebnis: Der Hauptfleck im Chromatogramm der Untersuchungslösung entspricht in Bezug auf Lage und Größe dem Hauptfleck im Chromatogramm der Referenzlösung a.

B. Werden etwa 2 mg Substanz mit 5 ml Schwefelsäure *R* versetzt, entwickelt sich eine violette Färbung. Beim Eingießen der Lösung in 2,5 ml Wasser *R* wird die Lösung gelb.

C. Die Substanz gibt die Identitätsreaktion a auf Chlorid (2.3.1).

Prüfung auf Reinheit

pH-Wert (2.2.3): 2,0 bis 3,0

0,1 g Substanz werden in kohlendioxidfreiem Wasser *R* zu 10 ml gelöst.

Verwandte Substanzen: Flüssigchromatographie (2.2.29)

Die Lösungen müssen unmittelbar vor Gebrauch hergestellt werden.

Pufferlösung 1: eine Lösung von Natriumedetat *R* (22,2 g · l^{-1}), die mit einer Lösung von Natriumhydroxid *R* (40 g · l^{-1}) auf einen pH-Wert von 7,5 eingestellt wurde

Pufferlösung 2: eine Lösung von Tetrapropylammoniumhydrogensulfat *R* (17,0 g · l^{-1}), die mit einer Lösung von Natriumhydroxid *R* (40 g · l^{-1}) auf einen pH-Wert von 7,5 eingestellt wurde

Untersuchungslösung: 25,0 mg Substanz werden in einer Lösung von Salzsäure *R* (1,0 g · l^{-1}) zu 50,0 ml gelöst.

Referenzlösung a: 25,0 mg Demeclocyclinhydrochlorid *CRS* werden in einer Lösung von Salzsäure *R* (1,0 g · l^{-1}) zu 50,0 ml gelöst.

Referenzlösung b: 1,0 ml Untersuchungslösung wird mit einer Lösung von Salzsäure *R* (1,0 g · l^{-1}) zu 100,0 ml verdünnt.

Referenzlösung c: 5 mg Demeclocyclin zur Eignungsprüfung *CRS* (mit den Verunreinigungen A, B, C, E und G) werden in einer Lösung von Salzsäure *R* (1,0 g · l^{-1}) zu 10 ml gelöst.

Säule

– Größe: l = 0,075 m, ∅ = 4,6 mm

- Stationäre Phase: nachsilanisiertes, octylsilyliertes Kieselgel zur Chromatographie mit eingebetteten polaren Gruppen *R* (3,5 µm)
- Temperatur: 40 °C

Mobile Phase
- Mobile Phase A: Acetonitril *R*, Wasser zur Chromatographie *R*, Pufferlösung 1, Pufferlösung 2 (2:28:35:35 *V/V/V/V*)
- Mobile Phase B: Acetonitril *R*, Pufferlösung 1, Pufferlösung 2 (30:35:35 *V/V/V*)

Zeit (min)	**Mobile Phase A (% *V/V*)**	**Mobile Phase B (% *V/V*)**
0 – 5	83	17
5 – 15	83 → 30	17 → 70
15 – 25	30	70

Durchflussrate: 1 ml · min^{-1}

Detektion: Spektrometer bei 280 nm

Einspritzen: 10 µl; Untersuchungslösung, Referenzlösungen b und c

Identifizierung von Verunreinigungen: Zur Identifizierung der Peaks der Verunreinigungen A, B, C, E und G werden das mitgelieferte Chromatogramm von Demeclocyclin zur Eignungsprüfung *CRS* und das mit der Referenzlösung c erhaltene Chromatogramm verwendet.

Relative Retention (bezogen auf Demeclocyclin, t_R etwa 14 min)
- Verunreinigung C: etwa 0,3
- Verunreinigung B: etwa 0,7
- Verunreinigung A: etwa 0,8
- Verunreinigung E: etwa 1,2
- Verunreinigung G: etwa 1,6

Eignungsprüfung: Referenzlösung c
- Auflösung: mindestens 2,5 zwischen den Peaks der Verunreinigungen A und B

Berechnung der Prozentgehalte
- Für jede Verunreinigung wird die Konzentration an Demeclocyclinhydrochlorid in der Referenzlösung b verwendet.

Grenzwerte
- Verunreinigungen A, B: jeweils höchstens 5,0 Prozent
- Verunreinigungen C, G: jeweils höchstens 0,3 Prozent
- Verunreinigung E: höchstens 0,2 Prozent
- Jede weitere Verunreinigung: jeweils höchstens 0,15 Prozent
- Summe aller Verunreinigungen: höchstens 10,0 Prozent
- Berichtsgrenzwert: 0,05 Prozent

Wasser (2.5.12): höchstens 3,0 Prozent, mit 1,000 g Substanz bestimmt

Sulfatasche (2.4.14): höchstens 0,5 Prozent, mit 1,0 g Substanz bestimmt

Gehaltsbestimmung

Flüssigchromatographie (2.2.29) wie unter „Verwandte Substanzen" beschrieben, mit folgender Änderung:

Einspritzen: 10 µl; Untersuchungslösung, Referenzlösung a

Der Prozentgehalt an $C_{21}H_{22}Cl_2N_2O_8$ wird unter Verwendung des mit der Referenzlösung a erhaltenen Chromatogramms und unter Berücksichtigung des für Demeclocyclinhydrochlorid *CRS* angegebenen Gehalts berechnet.

Lagerung

Vor Licht geschützt

Verunreinigungen

Spezifizierte Verunreinigungen:

A, B, C, E, G

Andere bestimmbare Verunreinigungen

(Die folgenden Substanzen werden, falls in einer bestimmten Menge vorhanden, durch eine oder mehrere Prüfmethoden in der Monographie erfasst. Sie werden begrenzt durch das allgemeine Akzeptanzkriterium für weitere Verunreinigungen/nicht spezifizierte Verunreinigungen und/oder durch die Anforderungen der Allgemeinen Monographie **Substanzen zur pharmazeutischen Verwendung (Corpora ad usum pharmaceuticum)**. Diese Verunreinigungen müssen daher nicht identifiziert werden, um die Konformität der Substanz zu zeigen. Siehe auch „5.10 Kontrolle von Verunreinigungen in Substanzen zur pharmazeutischen Verwendung"):

D, F

A.

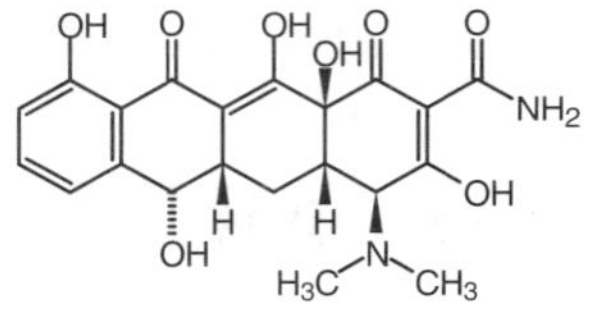

(4*S*,4a*S*,5a*S*,6*S*,12a*S*)-4-(Dimethylamino)-3,6,10,12,12a-pentahydroxy-1,11-dioxo-1,4,4a,5,5a,6,11,12a-octahydrotetracen-2-carboxamid (Demethyltetracyclin)

B.

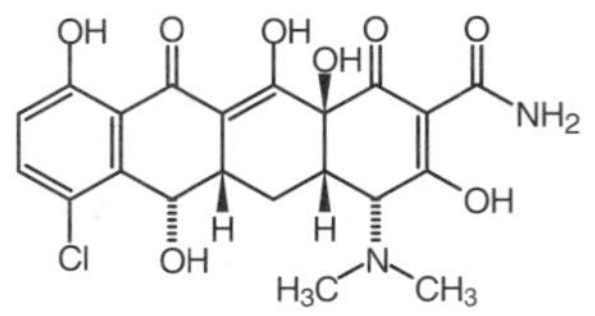

(4*R*,4a*S*,5a*S*,6*S*,12a*S*)-7-Chlor-4-(dimethylamino)-3,6,10,12,12a-pentahydroxy-1,11-dioxo-1,4,4a,5,5a,6,11,12a-octahydrotetracen-2-carboxamid (4-*epi*-Demeclocyclin)

C.

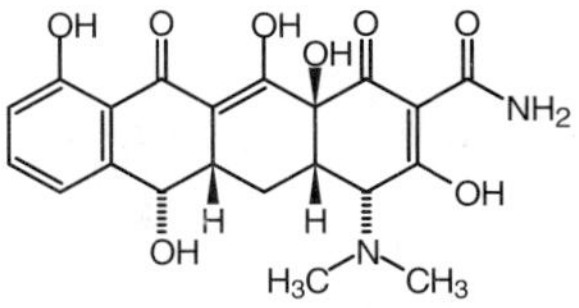

(4*R*,4a*S*,5a*S*,6*S*,12a*S*)-4-(Dimethylamino)-3,6,10,12,12a-pentahydroxy-1,11-dioxo-1,4,4a,5,5a,6,11,12a-octahydrotetracen-2-carboxamid
(4-*epi*-Demethyltetracyclin)

D.

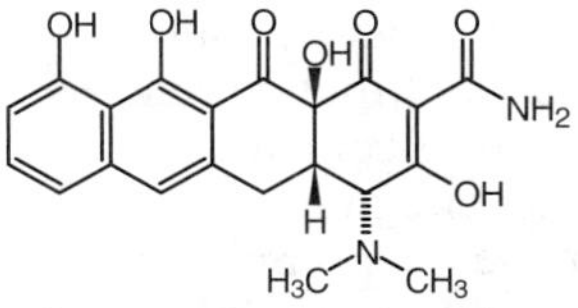

(4*R*,4a*S*,12a*S*)-4-(Dimethylamino)-3,10,11,12a-tetrahydroxy-1,12-dioxo-1,4,4a,5,12,12a-hexahydrotetracen-2-carboxamid
(4-*epi*-Anhydrodemethyltetracyclin)

E.

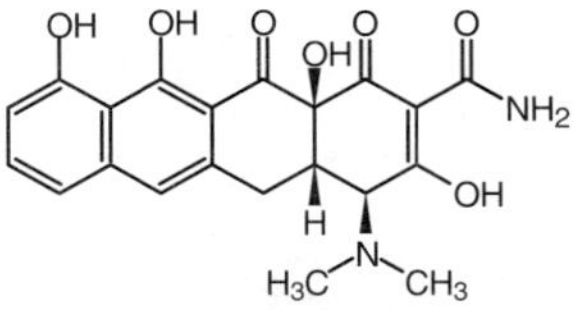

(4*S*,4a*S*,12a*S*)-4-(Dimethylamino)-3,10,11,12a-tetrahydroxy-1,12-dioxo-1,4,4a,5,12,12a-hexahydrotetracen-2-carboxamid
(Anhydrodemethyltetracyclin)

F.

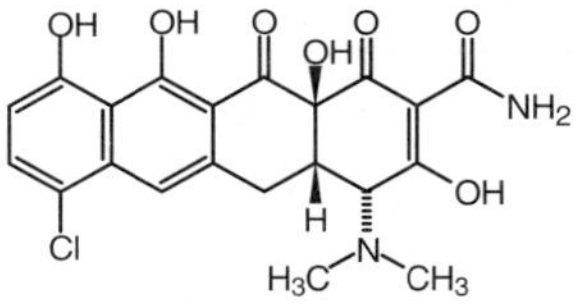

(4*R*,4a*S*,12a*S*)-7-Chlor-4-(dimethylamino)-3,10,11,12a-tetrahydroxy-1,12-dioxo-1,4,4a,5,12,12a-hexahydrotetracen-2-carboxamid
(4-*epi*-Anhydrodemeclocyclin)

G.

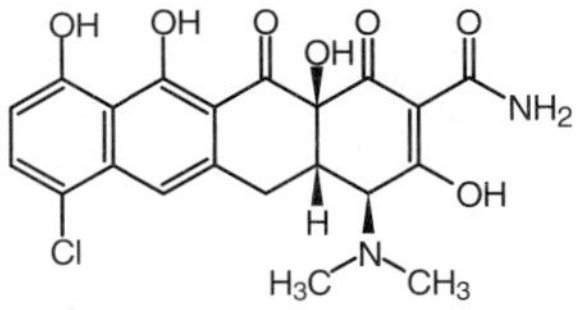

(4*S*,4a*S*,12a*S*)-7-Chlor-4-(dimethylamino)-3,10,11,12a-tetrahydroxy-1,12-dioxo-1,4,4a,5,12,12a-hexahydrotetracen-2-carboxamid
(Anhydrodemeclocyclin)

10.1/0763

Dimethylsulfoxid

Dimethylis sulfoxidum

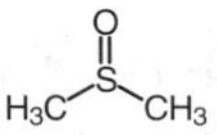

C_2H_6OS — M_r 78,1

CAS Nr. 67-68-5

Definition

(Methansulfinyl)methan

Eigenschaften

Aussehen: farblose Flüssigkeit oder farblose Kristalle, hygroskopisch

Löslichkeit: mischbar mit Wasser und mit Ethanol 96 %

Prüfung auf Identität

1: C
2: A, B, D

A. Die Substanz entspricht der Prüfung „Relative Dichte“ (siehe „Prüfung auf Reinheit“).

B. Die Substanz entspricht der Prüfung „Brechungsindex“ (siehe „Prüfung auf Reinheit“).

C. IR-Spektroskopie (2.2.24)

Vergleich: Dimethylsulfoxid *CRS*

D. 50 mg Nickel(II)-chlorid *R* werden in 5 ml Substanz gelöst. Die Lösung ist grünlich gelb gefärbt. Wird die Lösung im Wasserbad von 50 °C erhitzt, geht die Färbung der Lösung nach Grün bis Bläulich-Grün über. Beim Abkühlen färbt sich die Lösung wieder grünlich gelb.

Prüfung auf Reinheit

Sauer reagierende Substanzen: 50,0 g Substanz werden in 100 ml kohlendioxidfreiem Wasser *R* gelöst. Nach Zusatz von 0,1 ml Phenolphthalein-Lösung *R* 1 dürfen höchstens 5,0 ml Natriumhydroxid-Lösung (0,01 mol · l^{-1}) bis zum Auftreten einer Rosafärbung des Indikators verbraucht werden.

Relative Dichte (2.2.5): 1,100 bis 1,104

Brechungsindex (2.2.6): 1,478 bis 1,480

Erstarrungstemperatur (2.2.18): mindestens 18,3 °C

Absorption (2.2.25): 15 min lang wird Stickstoff *R* durch die Substanz geleitet. Die Absorption der Substanz, gegen Wasser *R* als Kompensationsflüssigkeit gemessen, darf bei 275 nm höchstens 0,30 und bei 285 und 295 nm höchstens 0,20 betragen. Von 270 bis 350 nm gemessen, darf die Substanz kein Absorptionsmaximum zeigen.

Verwandte Substanzen: Gaschromatographie (2.2.28) mit Hilfe des Verfahrens „Normalisierung"

Untersuchungslösung: die Substanz

Referenzlösung a: 50 mg Substanz und 50 mg Dimethylsulfon *R* (Verunreinigung A) werden in Dichlormethan *R* zu 100 ml gelöst.

Referenzlösung b: 1,0 ml Untersuchungslösung wird mit Dichlormethan *R* zu 10,0 ml verdünnt. 0,5 ml dieser Lösung werden mit Dichlormethan *R* zu 100,0 ml verdünnt.

Säule
- Material: Quarzglas
- Größe: *l* = 30 m, ∅ = 0,25 mm
- Stationäre Phase: Methylpolysiloxan *R* (Filmdicke 0,5 µm)

Trägergas: Helium zur Chromatographie *R*

Durchflussrate: 1,5 ml · min^{-1}

Splitverhältnis: 1:100

Temperatur

	Zeit (min)	Temperatur (°C)
Säule	0 – 6	70
	6 – 24	70 → 250
Probeneinlass		280
Detektor		280

Detektion: Flammenionisation

Einspritzen: 0,4 µl

Relative Retention (bezogen auf Dimethylsulfoxid, t_R etwa 5,4 min)
- Verunreinigung A: etwa 1,2

Eignungsprüfung: Referenzlösung a
- Auflösung: mindestens 5,0 zwischen den Peaks von Dimethylsulfoxid und Verunreinigung A

Grenzwerte
- Nicht spezifizierte Verunreinigungen: jeweils höchstens 0,10 Prozent
- Summe aller Verunreinigungen: höchstens 0,15 Prozent
- Berichtsgrenzwert: 0,05 Prozent (Referenzlösung b)

Wasser (2.5.32): höchstens 0,2 Prozent, mit 1,00 g Substanz bestimmt

Lagerung

In einem Glasbehältnis, dicht verschlossen, vor Licht geschützt

Verunreinigungen

Andere bestimmbare Verunreinigungen

(Die folgenden Substanzen werden, falls in einer bestimmten Menge vorhanden, durch eine oder mehrere Prüfmethoden in der Monographie erfasst. Sie werden begrenzt durch das allgemeine Akzeptanzkriterium für weitere Verunreinigungen/nicht spezifizierte Verunreinigungen und/oder durch die Anforderungen der Allgemeinen Monographie **Substanzen zur pharmazeutischen Verwendung (Corpora ad usum pharmaceuticum)**. Diese Verunreinigungen müssen daher nicht identifiziert werden, um die Konformität der Substanz zu zeigen. Siehe auch „5.10 Kontrolle von Verunreinigungen in Substanzen zur pharmazeutischen Verwendung"):
A

A.

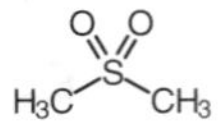

(Methansulfonyl)methan
(Dimethylsulfon)

10.1/0486

Diprophyllin

Diprophyllinum

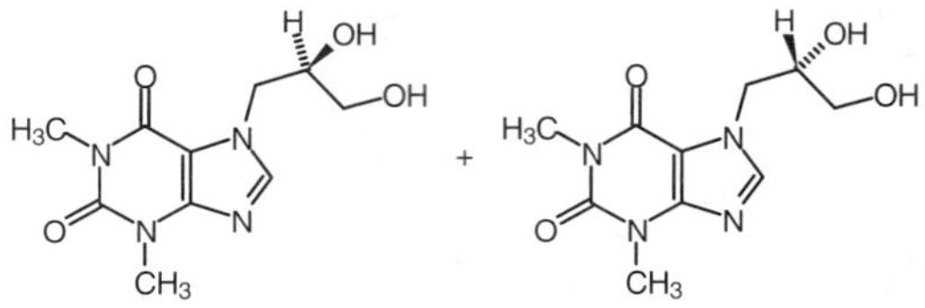

$C_{10}H_{14}N_4O_4$ M_r 254,2

CAS Nr. 479-18-5

Definition

7-[(2*RS*)-2,3-Dihydroxypropyl]-1,3-dimethyl-3,7-dihydro-1*H*-purin-2,6-dion

Gehalt: 98,5 bis 101,0 Prozent (getrocknete Substanz)

Eigenschaften

Aussehen: weißes bis fast weißes, kristallines Pulver

Löslichkeit: leicht löslich in Wasser, schwer löslich in Ethanol 96 %

Prüfung auf Identität

IR-Spektroskopie (2.2.24)

Vergleich: Diprophyllin *CRS*

Prüfung auf Reinheit

Prüflösung: 2,5 g Substanz werden in kohlendioxidfreiem Wasser *R* zu 50 ml gelöst.

Aussehen der Lösung: Die Prüflösung muss klar (2.2.1) und farblos (2.2.2, Methode II) sein.

Sauer oder alkalisch reagierende Substanzen: 10 ml Prüflösung werden mit 0,25 ml Bromthymolblau-Lösung *R* 1 versetzt. Die Lösung muss gelb oder grün gefärbt sein. Bis zum Farbumschlag des Indikators nach Blau dürfen höchstens 0,4 ml Natriumhydroxid-Lösung (0,01 mol · l^{-1}) verbraucht werden.

Verwandte Substanzen: Flüssigchromatographie (2.2.29)

Untersuchungslösung: 50 mg Substanz werden in Wasser *R* zu 50,0 ml gelöst.

Referenzlösung a: 1,0 ml Untersuchungslösung wird mit Wasser *R* zu 100,0 ml verdünnt. 1,0 ml dieser Lösung wird mit Wasser *R* zu 10,0 ml verdünnt.

Referenzlösung b: 5 mg Etofyllin *CRS* (Verunreinigung C) werden in Wasser *R* zu 50 ml gelöst. 0,5 ml Lösung werden mit der Untersuchungslösung zu 20 ml verdünnt.

Säule
- Größe: l = 0,15 m, ∅ = 4,6 mm
- Stationäre Phase: nachsilanisiertes, octadecylsilyliertes Kieselgel zur Chromatographie mit eingebetteten polaren Gruppen *R* (3 µm)
- Temperatur: 30 °C

Mobile Phase: Methanol *R*, Wasser zur Chromatographie *R* (10:90 *V/V*)

Durchflussrate: 0,7 ml · min^{-1}

Detektion: Spektrometer bei 272 nm

Einspritzen: 10 µl

Chromatographiedauer: 3fache Retentionszeit von Diprophyllin

Relative Retention (bezogen auf Diprophyllin, t_R etwa 18 min)
- Verunreinigung C: etwa 1,1

Eignungsprüfung: Referenzlösung b
- Peak-Tal-Verhältnis: mindestens 5, wobei H_p die Höhe des Peaks der Verunreinigung C über der Basislinie und H_v die Höhe des niedrigsten Punkts der Kurve über der Basislinie zwischen den Peaks von Diprophyllin und Verunreinigung C darstellt

Grenzwerte
- Nicht spezifizierte Verunreinigungen: jeweils nicht größer als die Fläche des Hauptpeaks im Chromatogramm der Referenzlösung a (0,10 Prozent)
- Summe aller Verunreinigungen: nicht größer als das 3fache der Fläche des Hauptpeaks im Chromatogramm der Referenzlösung a (0,3 Prozent)
- Ohne Berücksichtigung bleiben: Peaks, deren Fläche nicht größer ist als das 0,5fache der Fläche des Hauptpeaks im Chromatogramm der Referenzlösung a (0,05 Prozent)

Chlorid (2.4.4): höchstens 400 ppm

2,5 ml Prüflösung werden mit Wasser *R* zu 15 ml verdünnt.

Trocknungsverlust (2.2.32): höchstens 0,5 Prozent, mit 1,000 g Substanz durch Trocknen im Trockenschrank bei 105 °C bestimmt

Sulfatasche (2.4.14): höchstens 0,1 Prozent, mit 1,0 g Substanz bestimmt

Gehaltsbestimmung

Um ein Überhitzen zu vermeiden, muss das Reaktionsgemisch während der Titration sorgfältig gemischt und die Titration unmittelbar nach Erreichen des Endpunkts abgebrochen werden.

0,200 g Substanz werden in 3,0 ml wasserfreier Ameisensäure *R* gelöst und nach Zusatz von 50,0 ml Acetanhydrid *R* mit Perchlorsäure (0,1 mol · l^{-1}) titriert. Der Endpunkt wird mit Hilfe der Potentiometrie (2.2.20) bestimmt.

1 ml Perchlorsäure (0,1 mol · l^{-1}) entspricht 25,42 mg $C_{10}H_{14}N_4O_4$.

Lagerung

Vor Licht geschützt

Verunreinigungen

Andere bestimmbare Verunreinigungen

(Die folgenden Substanzen werden, falls in einer bestimmten Menge vorhanden, durch eine oder mehrere Prüfmethoden in der Monographie erfasst. Sie werden begrenzt durch das allgemeine Akzeptanzkriterium für weitere Verunreinigungen/nicht spezifizierte Verunreinigungen und/oder durch die Anforderungen der Allgemeinen Monographie **Substanzen zur pharmazeutischen Verwendung (Corpora ad usum phar-**

maceuticum). Diese Verunreinigungen müssen daher nicht identifiziert werden, um die Konformität der Substanz zu zeigen. Siehe auch „5.10 Kontrolle von Verunreinigungen in Substanzen zur pharmazeutischen Verwendung“):

A, B, C, D

A.

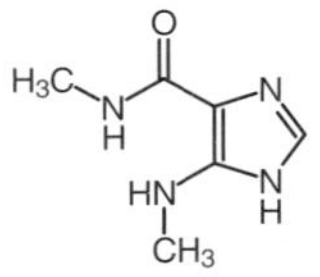

N-Methyl-5-(methylamino)-1*H*-imidazol-4-carboxamid
(Theophyllidin)

B.

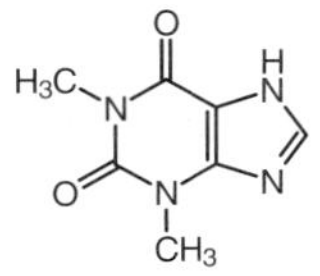

1,3-Dimethyl-3,7-dihydro-1*H*-purin-2,6-dion
(Theophyllin)

C.

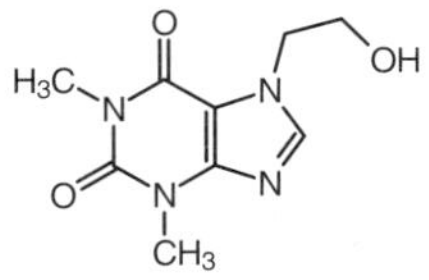

7-(2-Hydroxyethyl)-1,3-dimethyl-3,7-dihydro-1*H*-purin-2,6-dion
(Etofyllin)

D.

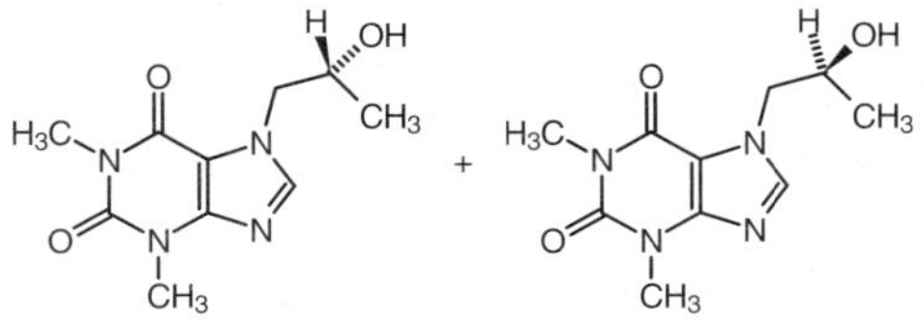

7-[(2*RS*)-2-Hydroxypropyl]-1,3-dimethyl-3,7-dihydro-1*H*-purin-2,6-dion
(Proxyphyllin)

10.1/2582

Donepezilhydrochlorid

Donepezili hydrochloridum

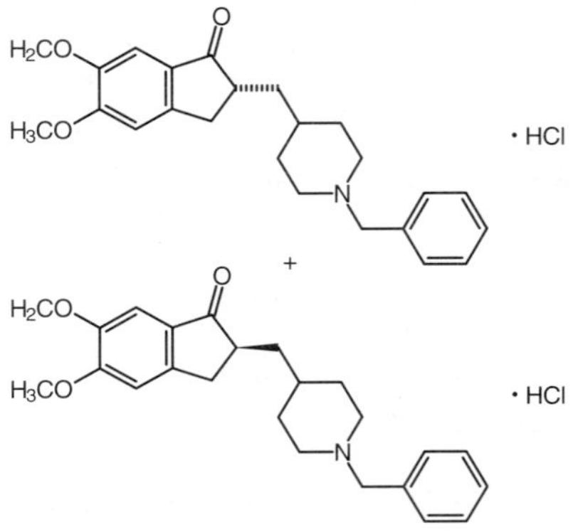

$C_{24}H_{30}ClNO_3$ M_r 416,0

CAS Nr. 120011-70-3

Definition

(2*RS*)-2-[(1-Benzylpiperidin-4-yl)methyl]-5,6-dimethoxy-2,3-dihydro-1*H*-inden-1-on-hydrochlorid

Gehalt: 98,0 bis 102,0 Prozent (wasserfreie Substanz)

Eigenschaften

Aussehen: weißes bis fast weißes, kristallines Pulver

Löslichkeit: sehr schwer löslich in Wasser, sehr leicht löslich in Dichlormethan, sehr schwer löslich in Ethanol 96 %

Prüfung auf Identität

A. IR-Spektroskopie (2.2.24)

Vergleich: Donepezilhydrochlorid *CRS*

B. Die Substanz entspricht der Prüfung „Wasser“ (siehe „Prüfung auf Reinheit“).

C. Die Substanz gibt die Identitätsreaktion a auf Chlorid (2.3.1).

Prüfung auf Reinheit

Verwandte Substanzen: Flüssigchromatographie (2.2.29)

Lösungsmittelmischung: mobile Phase B, mobile Phase A (20:80 *V/V*)

Untersuchungslösung a: 25,0 mg Substanz werden in der Lösungsmittelmischung zu 25,0 ml gelöst.

Untersuchungslösung b: 5,0 ml Untersuchungslösung a werden mit der Lösungsmittelmischung zu 10,0 ml verdünnt.

Referenzlösung a: 1,0 ml Untersuchungslösung a wird mit der Lösungsmittelmischung zu 100,0 ml verdünnt. 1,0 ml dieser Lösung wird mit der Lösungsmittelmischung zu 10,0 ml verdünnt.

Referenzlösung b: 15,0 mg Donepezilhydrochlorid *CRS* werden in der Lösungsmittelmischung zu 30,0 ml gelöst.

Referenzlösung c: 5 mg Donepezil zur Eignungsprüfung *CRS* (mit den Verunreinigungen C, D und E) werden in der Lösungsmittelmischung zu 5 ml gelöst.

Säule
- Größe: l = 0,15 m, ∅ = 4,6 mm
- Stationäre Phase: nachsilanisiertes, phenylhexylsilyliertes Kieselgel zur Chromatographie *R* (3 µm)

Mobile Phase
- Mobile Phase A: 15 ml Triethylamin *R* und etwa 900 ml Wasser zur Chromatographie *R* werden gemischt. Die Mischung wird mit Phosphorsäure 85 % *R* auf einen pH-Wert von 6,8 eingestellt und mit Wasser zur Chromatographie *R* zu 1000 ml verdünnt.
- Mobile Phase B: Acetonitril *R*

Zeit (min)	Mobile Phase A (% *V/V*)	Mobile Phase B (% *V/V*)
0 – 5	80	20
5 – 10	80→60	20→40
10 – 35	60	40

Durchflussrate: 1,0 ml · min^{-1}

Detektion: Spektrometer bei 270 nm

Einspritzen: 100 µl; Untersuchungslösung a, Referenzlösungen a und c

Identifizierung von Verunreinigungen: Zur Identifizierung der Peaks der Verunreinigungen C+E und D werden das mitgelieferte Chromatogramm von Donepezil zur Eignungsprüfung *CRS* und das mit der Referenzlösung c erhaltene Chromatogramm verwendet.

Relative Retention (bezogen auf Donepezil, t_R etwa 15 min)
- Verunreinigungen C und E: etwa 0,78
- Verunreinigung D: etwa 0,83

Eignungsprüfung
- Auflösung: mindestens 2,0 zwischen den Peaks der Verunreinigungen C+E und D im Chromatogramm der Referenzlösung c
- Signal-Rausch-Verhältnis: mindestens 30 für den Hauptpeak im Chromatogramm der Referenzlösung a

Berechnung der Prozentgehalte
- Für jede Verunreinigung wird die Konzentration an Donepezilhydrochlorid in der Referenzlösung a verwendet.

Grenzwerte
- Nicht spezifizierte Verunreinigungen: jeweils höchstens 0,10 Prozent
- Summe aller Verunreinigungen: höchstens 0,3 Prozent
- Berichtsgrenzwert: 0,05 Prozent

Wasser (2.5.12): höchstens 0,4 Prozent, mit 1,00 g Substanz bestimmt

Sulfatasche (2.4.14): höchstens 0,1 Prozent, mit 1,0 g Substanz bestimmt

D

Monographien

Gehaltsbestimmung

Flüssigchromatographie (2.2.29) wie unter „Verwandte Substanzen" beschrieben, mit folgender Änderung:

Einspritzen: 20 µl; Untersuchungslösung b, Referenzlösung b

Der Prozentgehalt an $C_{24}H_{30}ClNO_3$ wird unter Berücksichtigung des für Donepezilhydrochlorid *CRS* angegebenen Gehalts berechnet,

Verunreinigungen

Andere bestimmbare Verunreinigungen

(Die folgenden Substanzen werden, falls in einer bestimmten Menge vorhanden, durch eine oder mehrere Prüfmethoden in der Monographie erfasst. Sie werden begrenzt durch das allgemeine Akzeptanzkriterium für weitere Verunreinigungen/nicht spezifizierte Verunreinigungen und/oder durch die Anforderungen der Allgemeinen Monographie **Substanzen zur pharmazeutischen Verwendung (Corpora ad usum pharmaceuticum)**. Diese Verunreinigungen müssen daher nicht identifiziert werden, um die Konformität der Substanz zu zeigen. Siehe auch „5.10 Kontrolle von Verunreinigungen in Substanzen zur pharmazeutischen Verwendung"):

A, B, C, D, E, F, G

A.

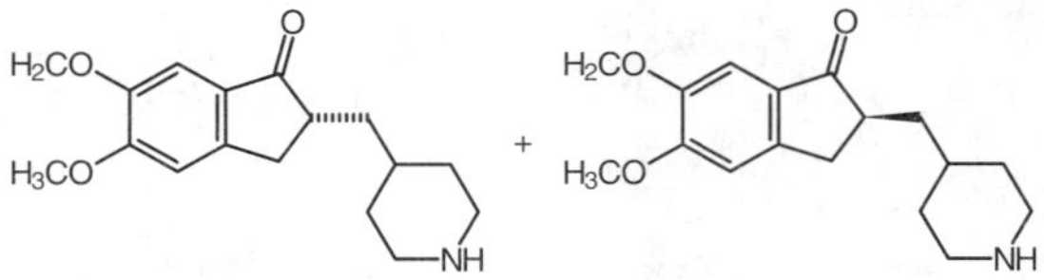

(2*RS*)-5,6-Dimethoxy-2-[(piperidin-4-yl)methyl]-2,3-dihydro-1*H*-inden-1-on

B.

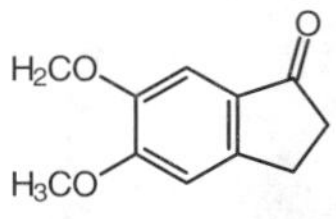

5,6-Dimethoxy-2,3-dihydro-1*H*-inden-1-on

C.

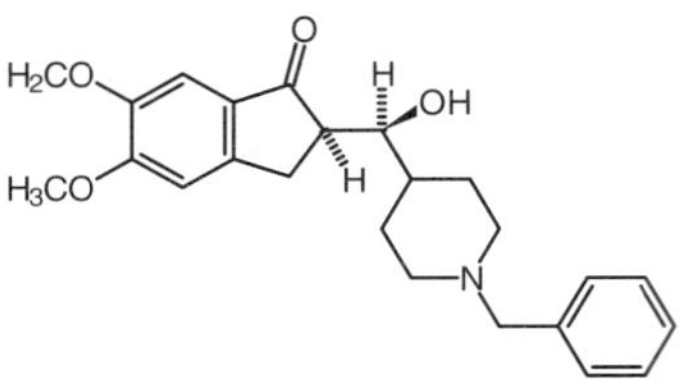

(2*R*)-2-[(*S*)-(1-Benzylpiperidin-4-yl)(hydroxy)methyl]-5,6-dimethoxy-2,3-dihydro-1*H*-inden-1-on

D.

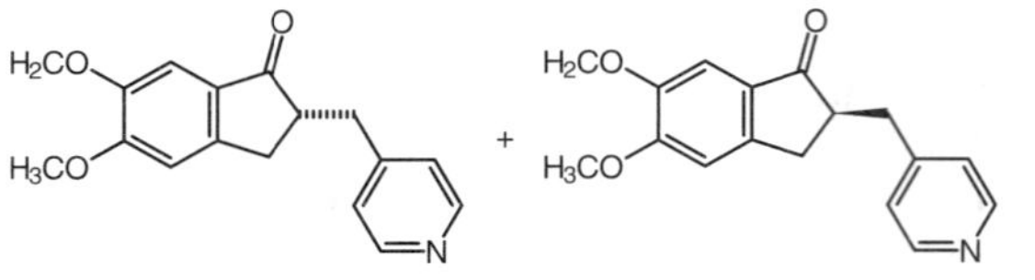

(2*RS*)-5,6-Dimethoxy-2-[(pyridin-4-yl)methyl]-2,3-dihydro-1*H*-inden-1-on

E.

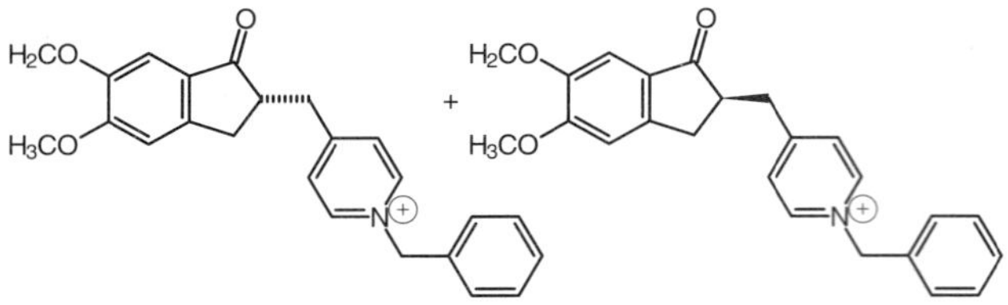

1-Benzyl-4-[[(2*RS*)-5,6-dimethoxy-1-oxo-2,3-dihydro-1*H*-inden-2-yl]methyl]pyridin-1-ium

F.

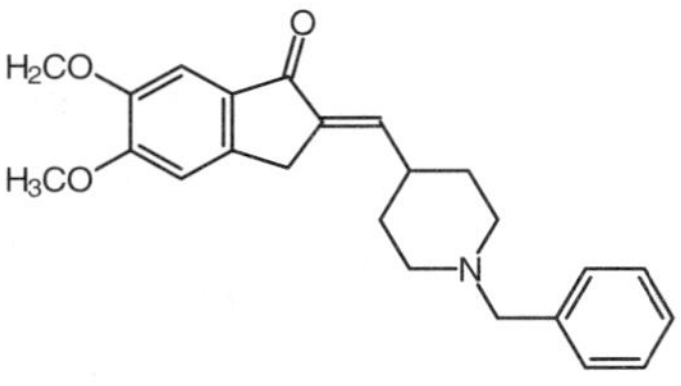

(2*E*)-2-[(1-Benzylpiperidin-4-yl)methyliden]-5,6-dimethoxy-2,3-dihydro-1*H*-inden-1-on

G.

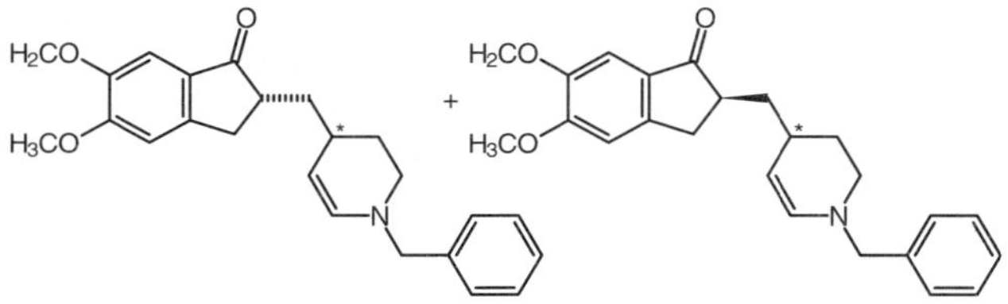

(2*RS*)-2-[(1-Benzyl-1,2,3,4-tetrahydropyridin-4-yl)methyl]-5,6-dimethoxy-2,3-dihydro-1*H*-inden-1-on

10.1/3067

Donepezilhydrochlorid-Monohydrat

Donepezili hydrochloridum monohydricum

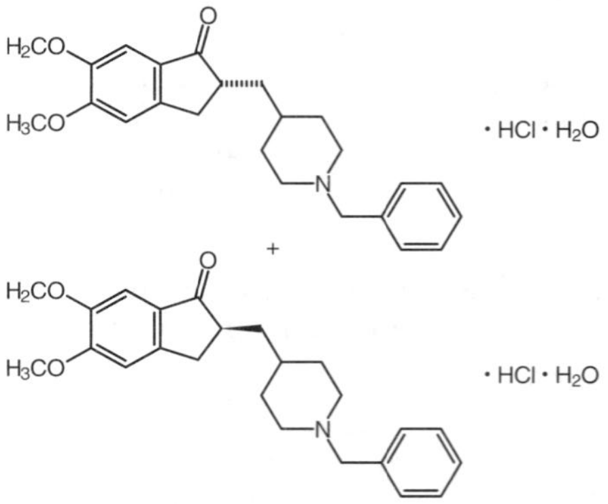

$C_{24}H_{30}ClNO_3$, H_2O M_r 434,0

CAS Nr. 884740-09-4

Definition

(2*RS*)-2-[(1-Benzylpiperidin-4-yl)methyl]-5,6-dimethoxy-2,3-dihydro-1*H*-inden-1-on-hydrochlorid-Monohydrat

Gehalt: 98,0 bis 102,0 Prozent (wasserfreie Substanz)

Eigenschaften

Aussehen: weißes bis fast weißes, kristallines Pulver

Löslichkeit: löslich in Wasser, leicht löslich in Dichlormethan, schwer löslich in Ethanol 96 %

Prüfung auf Identität

A. IR-Spektroskopie (2.2.24)

Vergleich: Donepezilhydrochlorid-Monohydrat *CRS*

B. Die Substanz entspricht der Prüfung „Wasser" (siehe „Prüfung auf Reinheit").

C. Die Substanz gibt die Identitätsreaktion a auf Chlorid (2.3.1).

Prüfung auf Reinheit

Verwandte Substanzen: Flüssigchromatographie (2.2.29)

Lösungsmittelmischung: mobile Phase B, mobile Phase A (20:80 *V/V*)

Untersuchungslösung a: 25,0 mg Substanz werden in der Lösungsmittelmischung zu 25,0 ml gelöst.

Untersuchungslösung b: 5,0 ml Untersuchungslösung a werden mit der Lösungsmittelmischung zu 10,0 ml verdünnt.

Referenzlösung a: 1,0 ml Untersuchungslösung a wird mit der Lösungsmittelmischung zu 100,0 ml verdünnt. 1,0 ml dieser Lösung wird mit der Lösungsmittelmischung zu 10,0 ml verdünnt.

Referenzlösung b: 15,0 mg Donepezilhydrochlorid *CRS* werden in der Lösungsmittelmischung zu 30,0 ml gelöst.

Referenzlösung c: 5 mg Donepezil zur Eignungsprüfung *CRS* (mit den Verunreinigungen C, D und E) werden in der Lösungsmittelmischung zu 5 ml gelöst.

Säule
- Größe: $l = 0,15$ m, $\varnothing = 4,6$ mm
- Stationäre Phase: nachsilanisiertes, phenylhexylsilyliertes Kieselgel zur Chromatographie *R* (3 µm)

Mobile Phase
- Mobile Phase A: 15 ml Triethylamin *R* und etwa 900 ml Wasser zur Chromatographie *R* werden gemischt. Die Mischung wird mit Phosphorsäure 85 % *R* auf einen pH-Wert von 6,8 eingestellt und mit Wasser zur Chromatographie *R* zu 1000 ml verdünnt.
- Mobile Phase B: Acetonitril *R*

Zeit (min)	**Mobile Phase A (% *V/V*)**	**Mobile Phase B (% *V/V*)**
0 – 5	80	20
5 – 10	80 → 60	20 → 40
10 – 35	60	40

Durchflussrate: 1,0 ml · min^{-1}

Detektion: Spektrometer bei 270 nm

Einspritzen: 100 µl; Untersuchungslösung a, Referenzlösungen a und c

Identifizierung von Verunreinigungen: Zur Identifizierung der Peaks der Verunreinigungen C+E und D werden das mitgelieferte Chromatogramm von Donepezil zur Eignungsprüfung *CRS* und das mit der Referenzlösung c erhaltene Chromatogramm verwendet.

Relative Retention (bezogen auf Donepezil, t_R etwa 15 min)
- Verunreinigungen C und E: etwa 0,78
- Verunreinigung D: etwa 0,83

Eignungsprüfung
- Auflösung: mindestens 2,0 zwischen den Peaks der Verunreinigungen C+E und D im Chromatogramm der Referenzlösung c
- Signal-Rausch-Verhältnis: mindestens 30 für den Hauptpeak im Chromatogramm der Referenzlösung a

Berechnung der Prozentgehalte
- Für jede Verunreinigung wird die Konzentration an Donepezilhydrochlorid-Monohydrat in der Referenzlösung a verwendet.

Grenzwerte
- Nicht spezifizierte Verunreinigungen: jeweils höchstens 0,10 Prozent
- Summe aller Verunreinigungen: höchstens 0,3 Prozent
- Berichtsgrenzwert: 0,05 Prozent

Wasser (2.5.12): 4,0 bis 6,0 Prozent, mit 0,200 g Substanz bestimmt

Sulfatasche (2.4.14): höchstens 0,1 Prozent, mit 1,0 g Substanz bestimmt

D

Monographien

Gehaltsbestimmung

Flüssigchromatographie (2.2.29) wie unter „Verwandte Substanzen" beschrieben, mit folgender Änderung:

Einspritzen: 20 µl; Untersuchungslösung b, Referenzlösung b

Der Prozentgehalt an $C_{24}H_{30}ClNO_3$ wird unter Berücksichtigung des für Donepezilhydrochlorid *CRS* angegebenen Gehalts berechnet.

Verunreinigungen

Andere bestimmbare Verunreinigungen

(Die folgenden Substanzen werden, falls in einer bestimmten Menge vorhanden, durch eine oder mehrere Prüfmethoden in der Monographie erfasst. Sie werden begrenzt durch das allgemeine Akzeptanzkriterium für weitere Verunreinigungen/nicht spezifizierte Verunreinigungen und/oder durch die Anforderungen der Allgemeinen Monographie **Substanzen zur pharmazeutischen Verwendung (Corpora ad usum pharmaceuticum)**. Diese Verunreinigungen müssen daher nicht identifiziert werden, um die Konformität der Substanz zu zeigen. Siehe auch „5.10 Kontrolle von Verunreinigungen in Substanzen zur pharmazeutischen Verwendung"):

A, B, C, D, E, F, G

A.

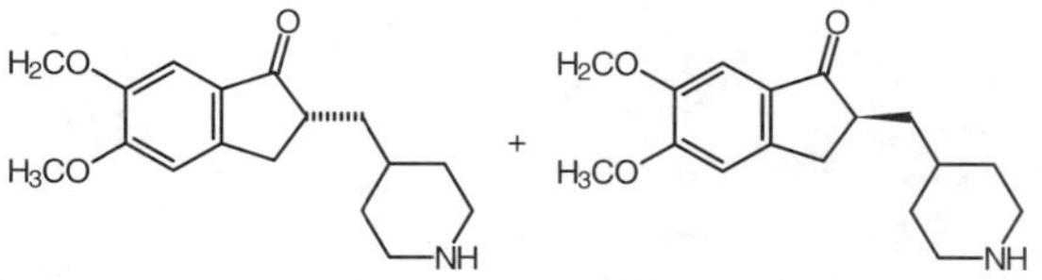

(2*RS*)-5,6-Dimethoxy-2-[(piperidin-4-yl)methyl]-2,3-dihydro-1*H*-inden-1-on

B.

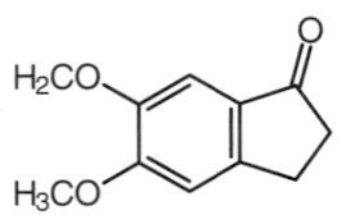

5,6-Dimethoxy-2,3-dihydro-1*H*-inden-1-on

C.

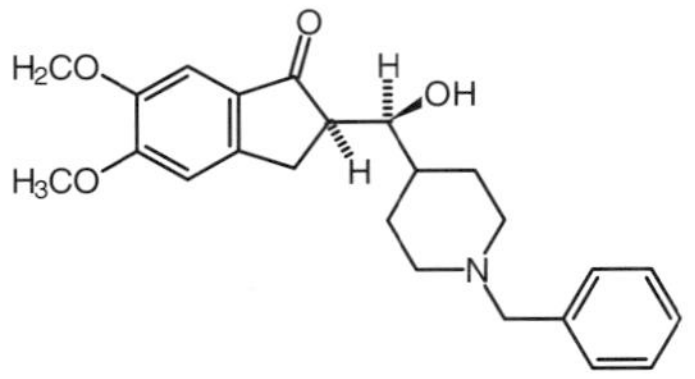

(2*R*)-2-[(*S*)-(1-Benzylpiperidin-4-yl)(hydroxy)methyl]-5,6-dimethoxy-2,3-dihydro-1*H*-inden-1-on

D.

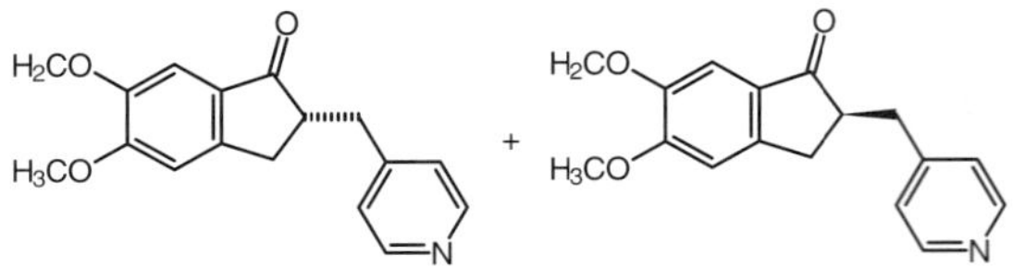

(2*RS*)-5,6-Dimethoxy-2-[(pyridin-4-yl)methyl]-2,3-dihydro-1*H*-inden-1-on

E.

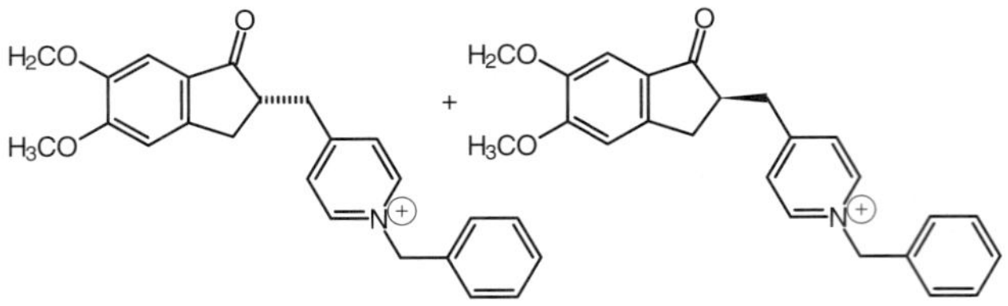

1-Benzyl-4-[[(2*RS*)-5,6-dimethoxy-1-oxo-2,3-dihydro-1*H*-inden-2-yl]methyl]pyridin-1-ium

F.

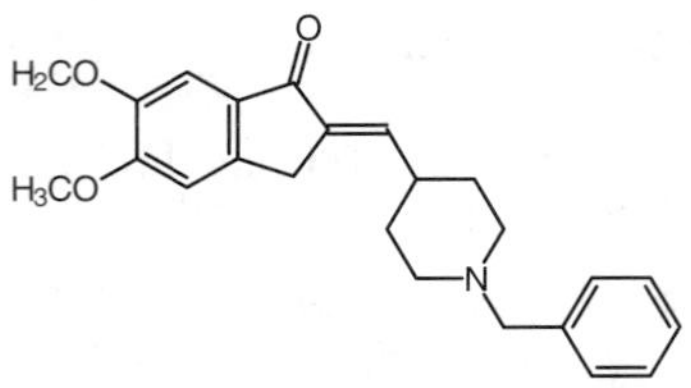

(2*E*)-2-[(1-Benzylpiperidin-4-yl)methyliden]-5,6-dimethoxy-2,3-dihydro-1*H*-inden-1-on

G.

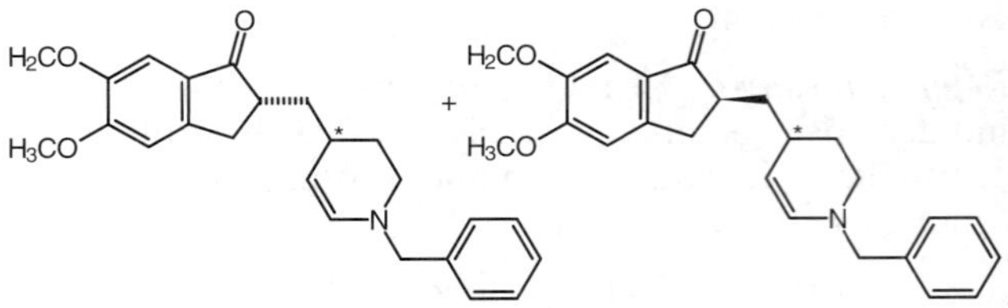

(2*RS*)-2-[(1-Benzyl-1,2,3,4-tetrahydropyridin-4-yl)]methyl]-5,6-dimethoxy-2,3-dihydro-1*H*-inden-1-on

E

Ergometrinmaleat 6355
Exemestan 6357

10.1/0223

Ergometrinmaleat

Ergometrini maleas

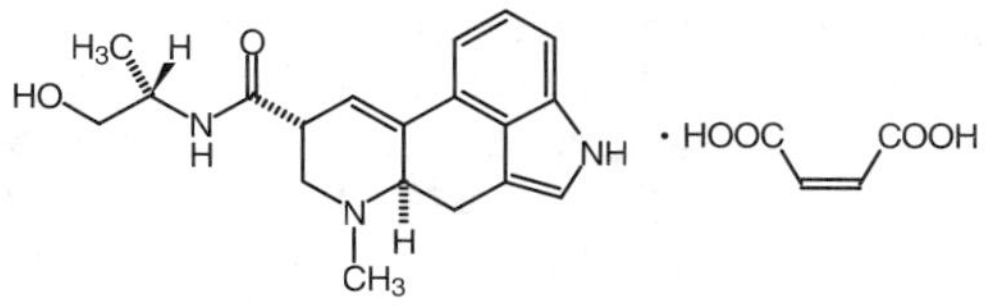

$C_{23}H_{27}N_3O_6$ M_r 441,5

CAS Nr. 129-51-1

Definition

(8β)-*N*-[(2*S*)-1-Hydroxypropan-2-yl]-6-methyl-9,10-didehydroergolin-8-carboxamid-(2*Z*)-but-2-endioat

Gehalt: 98,0 bis 101,0 Prozent (getrocknete Substanz)

Eigenschaften

Aussehen: weißes bis fast weißes oder schwach gefärbtes, kristallines Pulver

Löslichkeit: wenig löslich in Wasser, schwer löslich in Ethanol 96 %

Prüfung auf Identität

1: A
2: B

A. IR-Spektroskopie (2.2.24)

Vergleich: Ergometrinmaleat *CRS*

B. Dünnschichtchromatographie (2.2.27)

Die Lösungen werden unmittelbar vor Gebrauch hergestellt.

Lösungsmittelmischung: konzentrierte Ammoniak-Lösung *R*, Ethanol 80 % *R* (10:90 *V/V*)

Untersuchungslösung: 10 mg Substanz werden in der Lösungsmittelmischung zu 10 ml gelöst.

Referenzlösung: 10 mg Ergometrinmaleat *CRS* werden in der Lösungsmittelmischung zu 10 ml gelöst.

Platte: DC-Platte mit Kieselgel G *R*

Fließmittel: Wasser *R*, Methanol *R*, Dichlormethan *R* (3:25:75 *V/V/V*)

Auftragen: 5 µl

Laufstrecke: 2/3 der Platte

Trocknen: im Kaltluftstrom

Detektion: Die Platte wird mit Dimethylaminobenzaldehyd-Lösung *R* 7 besprüht und etwa 2 min lang im Warmluftstrom getrocknet.

Ergebnis: Der Hauptfleck im Chromatogramm der Untersuchungslösung entspricht in Bezug auf Lage, Farbe und Größe dem Hauptfleck im Chromatogramm der Referenzlösung.

Prüfung auf Reinheit

Prüflösung: 0,100 g Substanz werden ohne Erwärmen und vor Licht geschützt in 9 ml kohlendioxidfreiem Wasser *R* gelöst. Die Lösung wird mit dem gleichen Lösungsmittel zu 10,0 ml verdünnt.

Aussehen der Lösung: Die Prüflösung muss klar (2.2.1) und darf nicht stärker gefärbt sein als die Farbvergleichslösung G_5 oder BG_5 (2.2.2, Methode II).

pH-Wert (2.2.3): 3,6 bis 4,4; an der Prüflösung bestimmt

Spezifische Drehung (2.2.7): +50 bis +56 (getrocknete Substanz), mit der Prüflösung bestimmt

Verwandte Substanzen: Flüssigchromatographie (2.2.29)

Die Prüfung muss unter Lichtschutz durchgeführt werden.

Lösungsmittelmischung: Acetonitril *R*, Wasser *R* (15:85 *V/V*)

Untersuchungslösung: 10,0 mg Substanz werden in 10 ml Lösungsmittelmischung gelöst. Die Lösung wird mit der Lösungsmittelmischung zu 50,0 ml verdünnt.

Referenzlösung a: 1,0 ml Untersuchungslösung wird mit Wasser *R* zu 100,0 ml verdünnt. 1,0 ml dieser Lösung wird mit Wasser *R* zu 10,0 ml verdünnt.

Referenzlösung b: Der Inhalt einer Durchstechflasche mit Ergometrin-Verunreinigungsmischung *CRS* (Verunreinigungen D, E, F und I) wird in 1 ml einer Mischung von 30 Volumteilen mobiler Phase B und 70 Volumteilen Wasser *R* gelöst.

Säule
- Größe: $l = 0{,}10$ m, $\varnothing = 4{,}6$ mm
- Stationäre Phase: nachsilanisiertes, octadecylsilyliertes Kieselgel zur Chromatographie mit erweitertem pH-Bereich *R* (3,5 µm)
- Temperatur: 30 °C

Mobile Phase
- Mobile Phase A: Lösung von Ammoniumcarbamat *R* ($2\ g \cdot l^{-1}$)
- Mobile Phase B: Acetonitril *R*, Wasser zur Chromatographie *R* (50:50 *V/V*)

E

Monographien

Zeit (min)	Mobile Phase A (% *V/V*)	Mobile Phase B (% *V/V*)
0 – 5	85	15
5 – 10	85 → 65	15 → 35
10 – 15	65	35
15 – 20	65 → 20	35 → 80
20 – 25	20	80

Durchflussrate: 2,0 ml · min^{-1}

Detektion: Spektrometer bei 310 nm

Einspritzen: 20 µl

Identifizierung von Verunreinigungen: Zur Identifizierung der Peaks der Verunreinigungen D, E, F und I werden das mitgelieferte Chromatogramm von Ergometrin-Verunreinigungsmischung *CRS* und das mit der Referenzlösung b erhaltene Chromatogramm verwendet.

Relative Retention (bezogen auf Ergometrin, t_R etwa 11,8 min)
- Verunreinigung D: etwa 1,3
- Verunreinigung I: etwa 1,35
- Verunreinigung E: etwa 1,43
- Verunreinigung F: etwa 1,55

Eignungsprüfung: Referenzlösung b
- Auflösung: mindestens 2,0 zwischen den Peaks der Verunreinigungen D und I; mindestens 1,5 zwischen den Peaks der Verunreinigungen I und E

Berechnung der Prozentgehalte
- Für jede Verunreinigung wird die Konzentration an Ergometrinmaleat in der Referenzlösung a verwendet.

Grenzwerte
- Verunreinigung F: höchstens 0,15 Prozent
- Nicht spezifizierte Verunreinigungen: jeweils höchstens 0,10 Prozent
- Summe aller Verunreinigungen: höchstens 0,3 Prozent
- Berichtsgrenzwert: 0,05 Prozent

Trocknungsverlust (2.2.32): höchstens 2,0 Prozent, mit 0,200 g Substanz durch 2 h langes Trocknen im Vakuum bei 80 °C bestimmt

Gehaltsbestimmung

0,150 g Substanz werden in 40 ml wasserfreier Essigsäure *R* gelöst und mit Perchlorsäure (0,05 mol · l^{-1}) titriert. Der Endpunkt wird mit Hilfe der Potentiometrie (2.2.20) bestimmt.

1 ml Perchlorsäure (0,05 mol · l^{-1}) entspricht 22,07 mg $C_{23}H_{27}N_3O_6$.

Lagerung

In dicht verschlossenen Glasbehältnissen, vor Licht geschützt, bei 2 bis 8 °C

Verunreinigungen

Spezifizierte Verunreinigung:

F

Andere bestimmbare Verunreinigungen

(Die folgenden Substanzen werden, falls in einer bestimmten Menge vorhanden, durch eine oder mehrere Prüfmethoden in der Monographie erfasst. Sie werden begrenzt durch das allgemeine Akzeptanzkriterium für weitere Verunreinigungen/nicht spezifizierte Verunreinigungen und/oder durch die Anforderungen der Allgemeinen Monographie **Substanzen zur pharmazeutischen Verwendung (Corpora ad usum pharmaceuticum)**. Diese Verunreinigungen müssen daher nicht identifiziert werden, um die Konformität der Substanz zu zeigen. Siehe auch „5.10 Kontrolle von Verunreinigungen in Substanzen zur pharmazeutischen Verwendung“):
A, B, C, D, E, G, H, I

A.

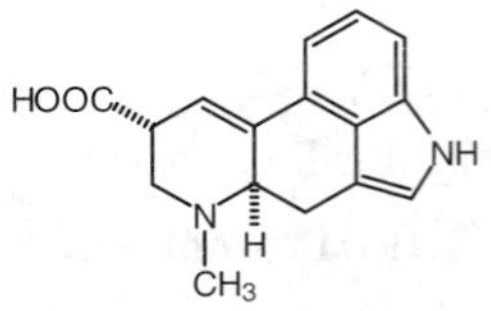

(8β)-6-Methyl-9,10-didehydroergolin-8-carbonsäure (Lysergsäure)

B.

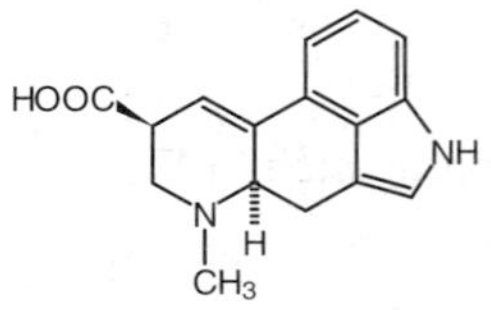

(8α)-6-Methyl-9,10-didehydroergolin-8-carbonsäure (Isolysergsäure)

C.

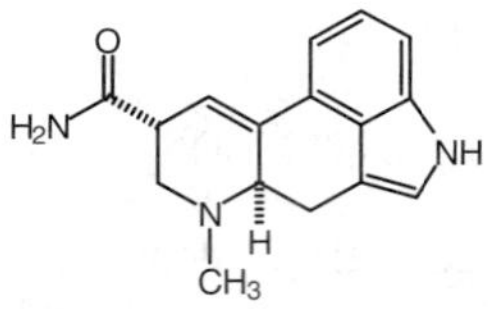

(8β)-6-Methyl-9,10-didehydroergolin-8-carboxamid (Ergin)

D.

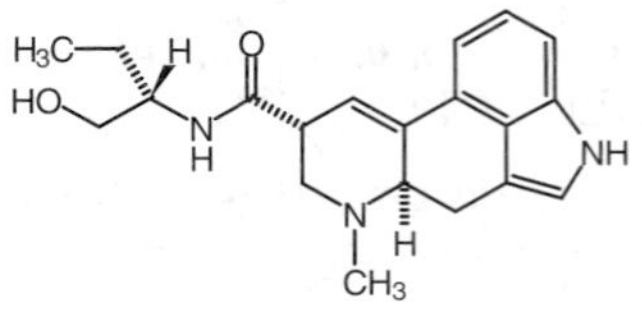

(8 β)-*N*-[(2*S*)-1-Hydroxybutan-2-yl]-6-methyl-9,10-didehydroergolin-8-carboxamid (Methylergometrin)

E.

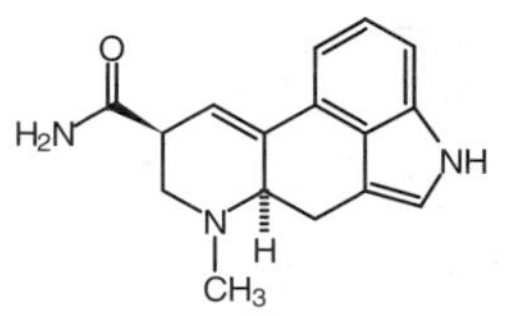

(8α)-6-Methyl-9,10-didehydroergolin-8-carboxamid (Erginin)

F.

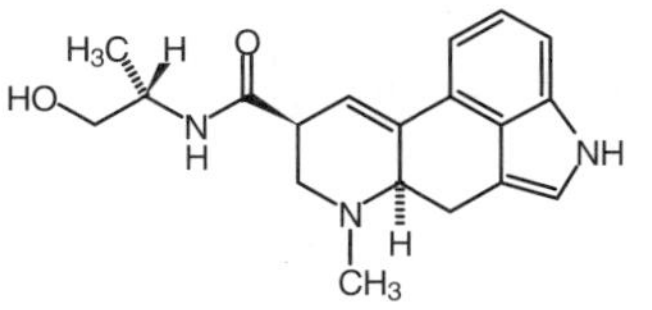

(8α)-*N*-[(2*S*)-1-Hydroxypropan-2-yl]-6-methyl-9,10-didehydroergolin-8-carboxamid (Ergometrinin)

G.

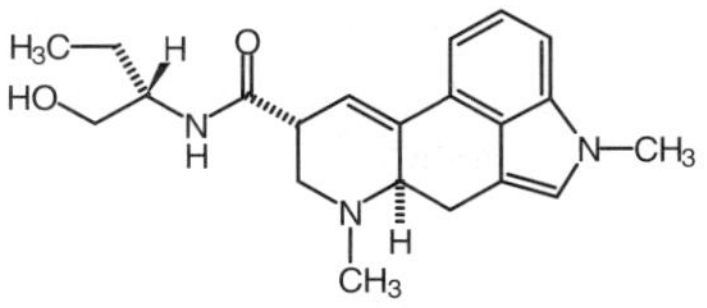

(8β)-*N*-[(2*S*)-1-Hydroxybutan-2-yl]-1,6-dimethyl-9,10-didehydroergolin-8-carboxamid (Methysergid)

H.

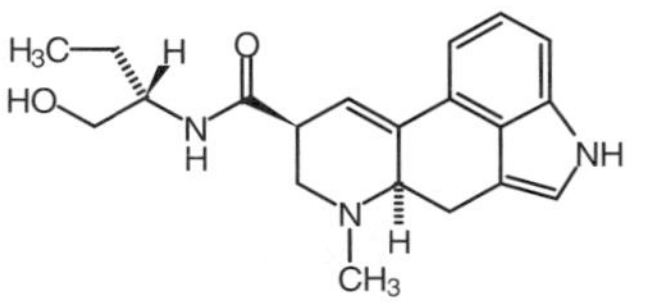

(8α)-*N*-[(2*S*)-1-Hydroxybutan-2-yl]-6-methyl-9,10-didehydroergolin-8-carboxamid (Methylergometrinin)

I.

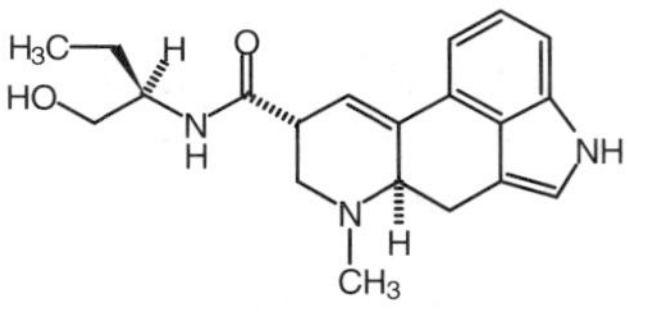

(8β)-*N*-[(2*R*)-1-Hydroxybutan-2-yl]-6-methyl-9,10-didehydroergolin-8-carboxamid (2′-*epi*-Methylergometrin)

10.1/2766

Exemestan

Exemestanum

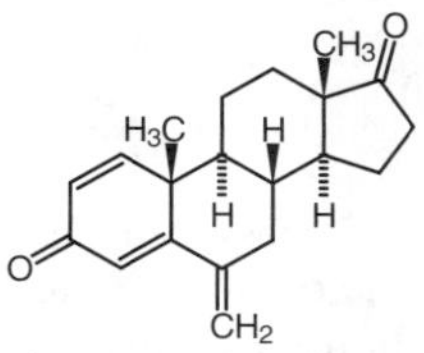

$C_{20}H_{24}O_2$ M_r 296,4

CAS Nr. 107868-30-4

Definition

6-Methylidenandrosta-1,4-dien-3,17-dion

Gehalt: 98,0 bis 102,0 Prozent (getrocknete Substanz)

Eigenschaften

Aussehen: weißes bis schwach gelbes Pulver

Löslichkeit: praktisch unlöslich in Wasser, leicht löslich in Dichlormethan, löslich in Methanol

Prüfung auf Identität

IR-Spektroskopie (2.2.24)

Vergleich: Exemestan *CRS*

Prüfung auf Reinheit

Spezifische Drehung (2.2.7): +290 bis +298 (getrocknete Substanz)

0,250 g Substanz werden in Methanol *R* zu 25,0 ml gelöst.

Verwandte Substanzen: Flüssigchromatographie (2.2.29)

Die Lösungen müssen vor Licht geschützt aufbewahrt werden.

Lösungsmittelmischung: Wasser *R*, Acetonitril *R* (25:75 *V/V*)

Untersuchungslösung: 25,0 mg Substanz werden in der Lösungsmittelmischung zu 25,0 ml gelöst.

E

Monographien

Referenzlösung a: 5 mg Exemestan zur Eignungsprüfung *CRS* (mit Verunreinigung G) werden in der Lösungsmittelmischung zu 5 ml gelöst.

Referenzlösung b: 5 mg Exemestan zur Peak-Identifizierung *CRS* (mit Verunreinigung I) werden in der Lösungsmittelmischung zu 5 ml gelöst.

Referenzlösung c: 1,0 ml Untersuchungslösung wird mit der Lösungsmittelmischung zu 100,0 ml verdünnt. 1,0 ml dieser Lösung wird mit der Lösungsmittelmischung zu 10,0 ml verdünnt.

Referenzlösung d: 25,0 mg Exemestan *CRS* werden in der Lösungsmittelmischung zu 25,0 ml gelöst.

Säule
- Größe: $l = 0,25$ m, $\varnothing = 4,6$ mm
- Stationäre Phase: nachsilanisiertes, octadecylsilyliertes, amorphes, siliciumorganisches Polymer mit eingebetteten polaren Gruppen *R* (3,5 µm)
- Temperatur: 40 °C

Mobile Phase
- Mobile Phase A: Wasser zur Chromatographie *R*
- Mobile Phase B: Acetonitril zur Chromatographie *R*

Zeit (min)	Mobile Phase A (% *V/V*)	Mobile Phase B (% *V/V*)
0 – 5	75	25
5 – 35	75 → 55	25 → 45
35 – 45	55 → 5	45 → 95
45 – 50	5	95

Durchflussrate: 1,2 ml · min^{-1}

Detektion: Spektrometer bei 247 nm

Einspritzen: 10 µl; Untersuchungslösung, Referenzlösungen a, b und c

Identifizierung von Verunreinigungen: Zur Identifizierung des Peaks der Verunreinigung G werden das mitgelieferte Chromatogramm von Exemestan zur Eignungsprüfung *CRS* und das mit der Referenzlösung a erhaltene Chromatogramm verwendet; zur Identifizierung des Peaks der Verunreinigung I werden das mitgelieferte Chromatogramm von Exemestan zur Peak-Identifizierung *CRS* und das mit der Referenzlösung b erhaltene Chromatogramm verwendet.

Relative Retention (bezogen auf Exemestan, t_R etwa 28 min)
- Verunreinigung G: etwa 1,03
- Verunreinigung I: etwa 1,4

Eignungsprüfung: Referenzlösung a
- Peak-Tal-Verhältnis: mindestens 1,5, wobei H_p die Höhe des Peaks der Verunreinigung G über der Basislinie und H_v die Höhe des niedrigsten Punkts der Kurve über der Basislinie zwischen den Peaks von Exemestan und Verunreinigung G darstellt

Berechnung der Prozentgehalte
- Für jede Verunreinigung wird die Konzentration an Exemestan in der Referenzlösung c verwendet.

Grenzwerte
- Verunreinigung I: höchstens 0,15 Prozent
- Nicht spezifizierte Verunreinigungen: jeweils höchstens 0,10 Prozent
- Summe aller Verunreinigungen: höchstens 0,5 Prozent
- Berichtsgrenzwert: 0,05 Prozent

Trocknungsverlust (2.2.32): höchstens 0,5 Prozent, mit 1,000 g Substanz durch 3 h langes Trocknen im Trockenschrank bei 105 °C bestimmt

Sulfatasche (2.4.14): höchstens 0,1 Prozent, mit 1,0 g Substanz bestimmt

Gehaltsbestimmung

Flüssigchromatographie (2.2.29) wie unter „Verwandte Substanzen" beschrieben, mit folgender Änderung:

Einspritzen: Untersuchungslösung, Referenzlösung d

Der Prozentgehalt an $C_{20}H_{24}O_2$ wird unter Berücksichtigung des für Exemestan *CRS* angegebenen Gehalts berechnet.

Lagerung

Vor Licht geschützt

Verunreinigungen

Spezifizierte Verunreinigung:

I

Andere bestimmbare Verunreinigungen

(Die folgenden Substanzen werden, falls in einer bestimmten Menge vorhanden, durch eine oder mehrere Prüfmethoden in der Monographie erfasst. Sie werden begrenzt durch das allgemeine Akzeptanzkriterium für weitere Verunreinigungen/nicht spezifizierte Verunreinigungen und/oder durch die Anforderungen der Allgemeinen Monographie **Substanzen zur pharmazeutischen Verwendung (Corpora ad usum pharmaceuticum)**. Diese Verunreinigungen müssen daher nicht identifiziert werden, um die Konformität der Substanz zu zeigen. Siehe auch „5.10 Kontrolle von Verunreinigungen in Substanzen zur pharmazeutischen Verwendung"):

B, C, D, E, F, G, H, J

B.

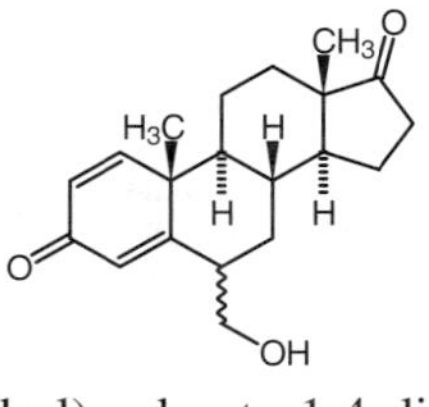

6ξ-(Hydroxymethyl)androsta-1,4-dien-3,17-dion

C.

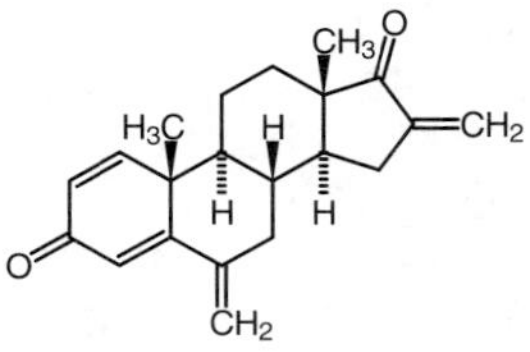

6,16-Dimethylidenandrosta-1,4-dien-3,17-dion

D.

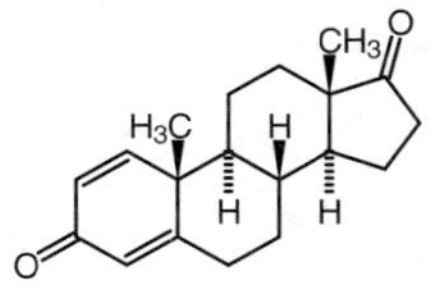

Androsta-1,4-dien-3,17-dion

E.

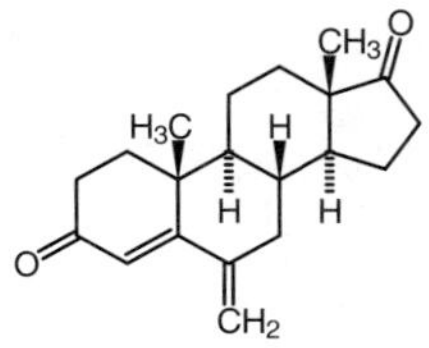

6-Methylidenandrost-4-en-3,17-dion

F.

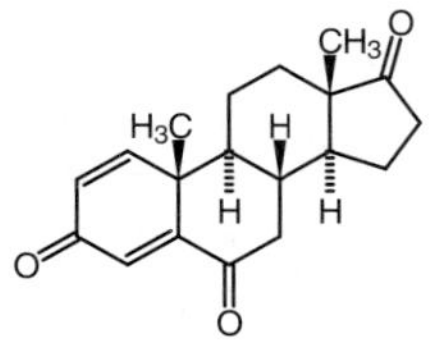

Androsta-1,4-dien-3,6,17-trion

G. Unbekannte Struktur

H.

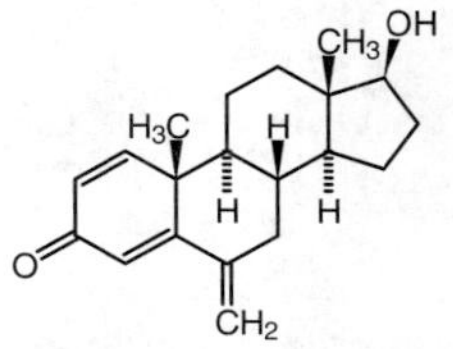

17β-Hydroxy-6-methylidenandrosta-1,4-dien-3-on

I.

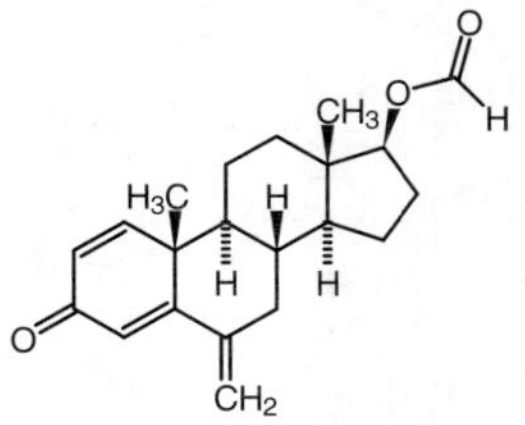

6-Methyliden-3-oxoandrosta-1,4-dien-17β-yl-formiat

J.

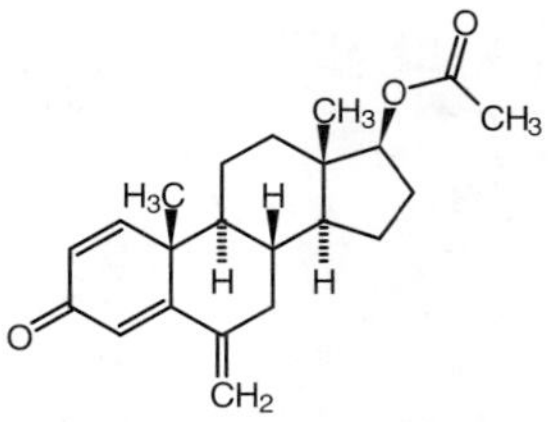

6-Methyliden-3-oxoandrosta-1,4-dien-17β-yl-acetat

F

Fluocortolonpivalat 6363
Fluphenazindecanoat 6365
Fluphenazinenantat 6367

10.1/1212

Fluocortolonpivalat

Fluocortoloni pivalas

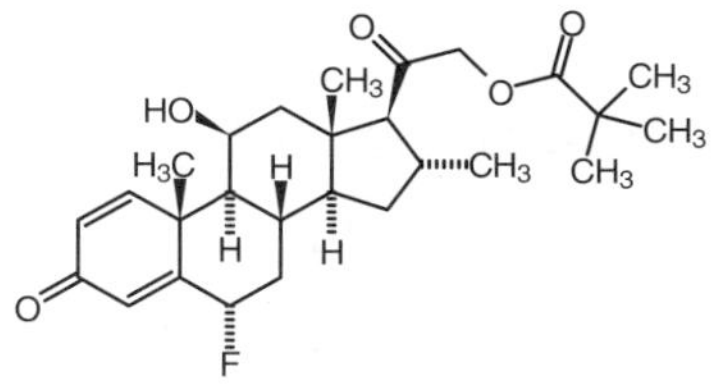

$C_{27}H_{37}FO_5$ M_r 460,6

CAS Nr. 29205-06-9

Definition

6α-Fluor-11β-hydroxy-16α-methyl-3,20-dioxopregna-1,4-dien-21-yl-2,2-dimethylpropanoat

Gehalt: 96,0 bis 102,0 Prozent (getrocknete Substanz)

Eigenschaften

Aussehen: weißes bis fast weißes, kristallines Pulver

Löslichkeit: praktisch unlöslich in Wasser, leicht löslich in Dichlormethan, wenig löslich in Ethanol 96 %

Prüfung auf Identität

1: A, B
2: C, D

A. IR-Spektroskopie (2.2.24)

Vergleich: Fluocortolonpivalat zur Identitätsprüfung und Gehaltsbestimmung *CRS*

B. Die unter „Gehaltsbestimmung" erhaltenen Chromatogramme werden verwendet.

Ergebnis: Der Hauptpeak im Chromatogramm der Untersuchungslösung b entspricht in Bezug auf Retentionszeit und Größe dem Hauptpeak im Chromatogramm der Referenzlösung c.

C. Dünnschichtchromatographie (2.2.27)

Lösungsmittelmischung: Methanol *R*, Dichlormethan *R* (10:90 *V/V*)

Untersuchungslösung: 10 mg Substanz werden in der Lösungsmittelmischung zu 10 ml gelöst.

Referenzlösung a: 20 mg Fluocortolonpivalat zur Identitätsprüfung und Gehaltsbestimmung *CRS* werden in der Lösungsmittelmischung zu 20 ml gelöst.

Referenzlösung b: 10 mg Norethisteron *CRS* werden in der Referenzlösung a zu 10 ml gelöst.

Platte: DC-Platte mit Kieselgel F_{254} *R*

Fließmittel: Eine Mischung von 15 Volumteilen Ether *R* und 77 Volumteilen Dichlormethan *R* wird mit einer Mischung von 1,2 Volumteilen Wasser *R* und 8 Volumteilen Methanol *R* versetzt.

Auftragen: 5 µl

Laufstrecke: 3/4 der Platte

Trocknen: an der Luft

Detektion A: im ultravioletten Licht bei 254 nm

Ergebnis A: Der Hauptfleck im Chromatogramm der Untersuchungslösung entspricht in Bezug auf Lage und Größe dem Hauptfleck im Chromatogramm der Referenzlösung a.

Detektion B: Die Platte wird mit ethanolischer Schwefelsäure *R* besprüht, 10 min lang oder bis zum Erscheinen der Flecke bei 120 °C erhitzt und anschließend erkalten gelassen. Die Auswertung erfolgt im Tageslicht und im ultravioletten Licht bei 365 nm.

Ergebnis B: Der Hauptfleck im Chromatogramm der Untersuchungslösung entspricht in Bezug auf Lage, Farbe im Tageslicht, Fluoreszenz im ultravioletten Licht bei 365 nm und Größe dem Hauptfleck im Chromatogramm der Referenzlösung a.

Eignungsprüfung: Referenzlösung b
– Das Chromatogramm muss 2 deutlich voneinander getrennte Flecke zeigen.

D. Etwa 5 mg Substanz werden in einem Tiegel mit 45 mg schwerem Magnesiumoxid *R* gemischt. Die Mischung wird so lange geglüht, bis der Rückstand fast weiß ist (normalerweise weniger als 5 min lang). Nach dem Erkalten werden 1 ml Wasser *R*, 0,05 ml Phenolphthalein-Lösung *R* 1 und etwa 1 ml verdünnte Salzsäure *R* zugesetzt, damit die Lösung farblos ist. Die Mischung wird filtriert und das Filtrat mit einer frisch hergestellten Mischung von 0,1 ml Alizarin-S-Lösung *R* und 0,1 ml Zirconiumnitrat-Lösung *R* versetzt. Nach dem Mischen und 5 min langem Stehenlassen wird die Färbung dieser Lösung mit der einer in gleicher Weise hergestellten Blindlösung verglichen. Die Lösung ist gelb, die Blindlösung rot gefärbt.

Prüfung auf Reinheit

Spezifische Drehung (2.2.7): +105 bis +110 (getrocknete Substanz)

0,25 g Substanz werden in Dichlormethan *R* zu 25,0 ml gelöst.

Verwandte Substanzen: Flüssigchromatographie (2.2.29)

F

Monographien

Untersuchungslösung a: 25,0 mg Substanz werden in Acetonitril *R* zu 25,0 ml gelöst.

Untersuchungslösung b: 25,0 mg Substanz werden in einer Mischung von 50,0 ml Acetonitril *R* und 50,0 ml Wasser *R* gelöst.

Referenzlösung a: 1,0 ml Untersuchungslösung a wird mit Acetonitril *R* zu 100,0 ml verdünnt. 1,0 ml dieser Lösung wird mit Acetonitril *R* zu 10,0 ml verdünnt.

Referenzlösung b: 2 mg Fluocortolonpivalat zur Eignungsprüfung *CRS* (mit den Verunreinigungen C, D, E und F) werden in 2 ml Acetonitril *R* gelöst.

Referenzlösung c: 25,0 mg Fluocortolonpivalat zur Identitätsprüfung und Gehaltsbestimmung *CRS* werden in einer Mischung von 50,0 ml Acetonitril *R* und 50,0 ml Wasser *R* gelöst.

Säule
- Größe: l = 0,25 m, ∅ = 4,6 mm
- Stationäre Phase: nachsilanisiertes, octadecylsilyliertes Kieselgel zur Chromatographie *R* (5 µm)

Mobile Phase: Methanol *R* 1, Acetonitril zur Chromatographie *R*, Wasser zur Chromatographie *R* (25:30:32 *V/V/V*)

Durchflussrate: 1,5 ml · min^{-1}

Detektion: Spektrometer bei 243 nm

Einspritzen: 20 µl; Untersuchungslösung a, Referenzlösungen a und b

Chromatographiedauer: 2fache Retentionszeit von Fluocortolonpivalat

Identifizierung von Verunreinigungen: Zur Identifizierung der Peaks der Verunreinigungen C, D, E und F werden das mitgelieferte Chromatogramm von Fluocortolonpivalat zur Eignungsprüfung *CRS* und das mit der Referenzlösung b erhaltene Chromatogramm verwendet.

Relative Retention (bezogen auf Fluocortolonpivalat, t_R etwa 21 min)
- Verunreinigung C: etwa 0,9
- Verunreinigung D: etwa 1,1
- Verunreinigung E: etwa 1,4
- Verunreinigung F: etwa 1,6

Eignungsprüfung: Referenzlösung b
- Auflösung: mindestens 1,5 zwischen den Peaks von Fluocortolonpivalat und Verunreinigung D

Berechnung der Prozentgehalte
- Korrekturfaktoren: Die Flächen der Peaks folgender Verunreinigungen werden mit dem entsprechenden Korrekturfaktor multipliziert:
  - Verunreinigung E: 1,4
  - Verunreinigung F: 1,3
- Für jede Verunreinigung wird die Konzentration an Fluocortolonpivalat in der Referenzlösung a verwendet.

Grenzwerte
- Verunreinigungen C, D: jeweils höchstens 1,0 Prozent
- Verunreinigung E: höchstens 0,2 Prozent
- Verunreinigung F: höchstens 0,15 Prozent
- Nicht spezifizierte Verunreinigungen: jeweils höchstens 0,10 Prozent
- Summe aller Verunreinigungen: höchstens 2,0 Prozent
- Berichtsgrenzwert: 0,05 Prozent

Trocknungsverlust (2.2.32): höchstens 1,0 Prozent, mit 1,000 g Substanz durch Trocknen im Trockenschrank bei 105 °C bestimmt

Sulfatasche (2.4.14): höchstens 0,1 Prozent, mit 1,0 g Substanz bestimmt

Gehaltsbestimmung

Flüssigchromatographie (2.2.29) wie unter „Verwandte Substanzen" beschrieben, mit folgenden Änderungen:

Mobile Phase: Methanol *R* 1, Acetonitril zur Chromatographie *R*, Wasser zur Chromatographie *R* (25:40:32 *V/V/V*)

Einspritzen: 10 µl; Untersuchungslösung b, Referenzlösung b und c

Chromatographiedauer: 1,5fache Retentionszeit von Fluocortolonpivalat

Relative Retention (bezogen auf Fluocortolonpivalat, t_R etwa 11 min)
- Verunreinigung D: etwa 1,1

Eignungsprüfung: Referenzlösung b
- Auflösung: mindestens 1,5 zwischen den Peaks von Fluocortolonpivalat und Verunreinigung D

Der Prozentgehalt an $C_{27}H_{37}FO_5$ wird unter Berücksichtigung des für Fluocortolonpivalat zur Identitätsprüfung und Gehaltsbestimmung *CRS* angegebenen Gehalts berechnet.

Lagerung

Vor Licht geschützt

Verunreinigungen

Spezifizierte Verunreinigungen:

C, D, E, F

Andere bestimmbare Verunreinigungen

(Die folgenden Substanzen werden, falls in einer bestimmten Menge vorhanden, durch eine oder mehrere Prüfmethoden in der Monographie erfasst. Sie werden begrenzt durch das allgemeine Akzeptanzkriterium für weitere Verunreinigungen/nicht spezifizierte Verunreinigungen und/oder durch die Anforderungen der Allgemeinen Monographie **Substanzen zur pharmazeutischen Verwendung (Corpora ad usum pharmaceuticum)**. Diese Verunreinigungen müssen daher nicht identifiziert werden, um die Konformität der Substanz zu zeigen. Siehe auch „5.10 Kontrolle von Ver-

unreinigungen in Substanzen zur pharmazeutischen Verwendung“):
A, B

A.

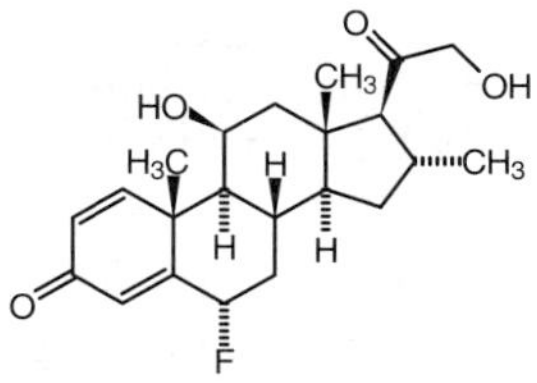

6α-Fluor-11β,21-dihydroxy-16α-methylpregna-1,4-dien-3,20-dion
(Fluocortolon)

B.

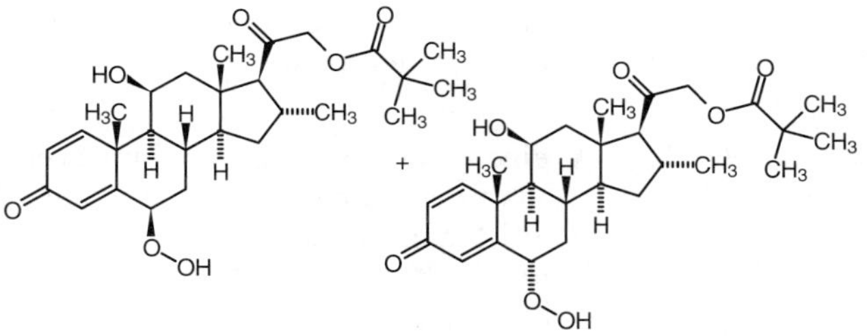

6αβ-Hydroperoxy-11β-hydroxy-16α-methyl-3,20-dioxopregna-1,4-dien-21-yl-2,2-dimethylpropanoat

C.

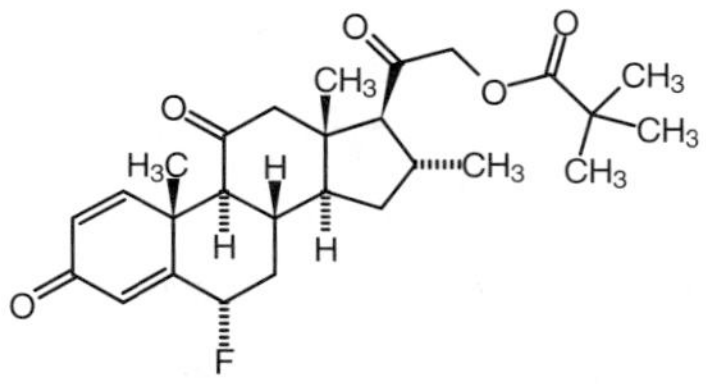

6α-Fluor-16α-methyl-3,11,20-trioxopregna-1,4-dien-21-yl-2,2-dimethylpropanoat

D.

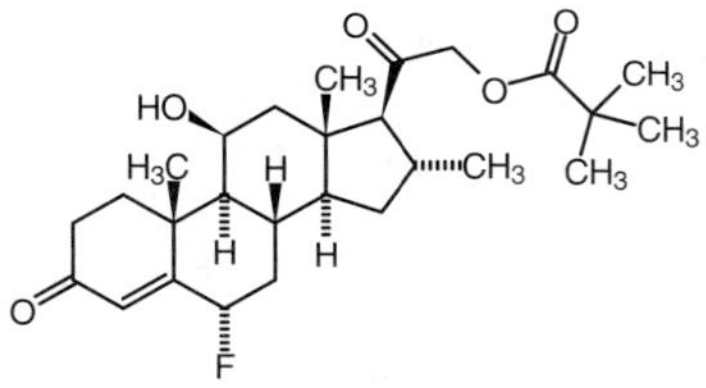

6α-Fluor-11β-hydroxy-16α-methyl-3,20-dioxo=
pregn-4-en-21-yl-2,2-dimethylpropanoat

E.

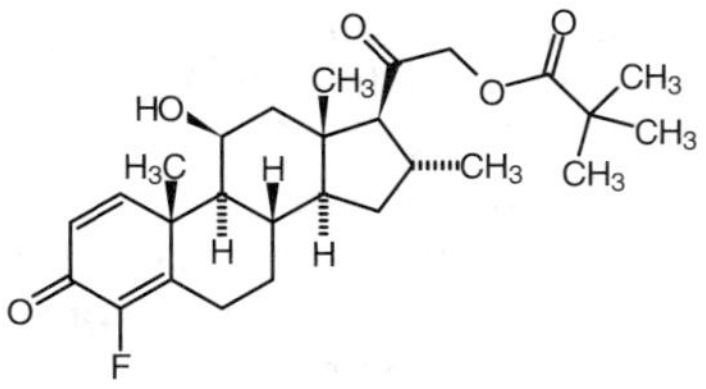

4-Fluor-11β-hydroxy-16α-methyl-3,20-dioxo=
pregna-1,4-dien-21-yl-2,2-dimethylpropanoat

F.

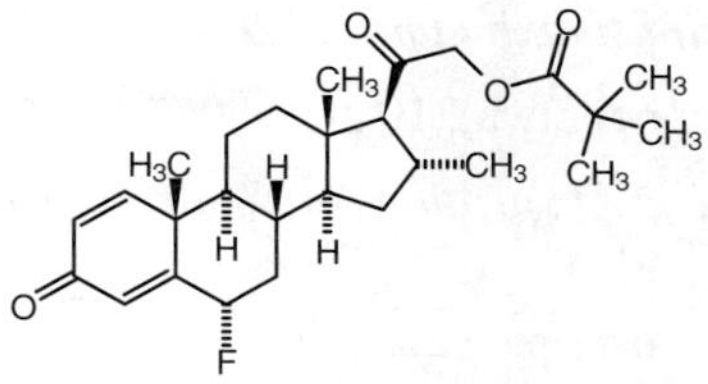

6α-Fluor-16α-methyl-3,20-dioxopregna-1,4-dien=
21-yl-2,2-dimethylpropanoat

10.1/1014

Fluphenazindecanoat
Fluphenazini decanoas

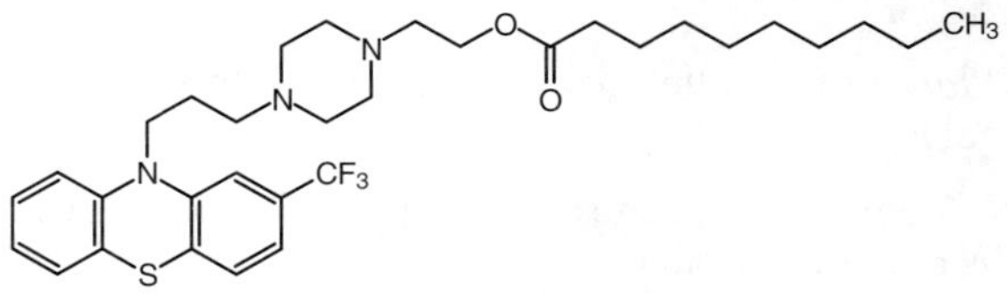

$C_{32}H_{44}F_3N_3O_2S$ M_r 591,8
CAS Nr. 5002-47-1

Definition

[2-[4-[3-[2-(Trifluormethyl)-10*H*-phenothiazin-10-yl]=
propyl]piperazin-1-yl]ethyl]decanoat

Gehalt: 98,5 bis 101,5 Prozent (getrocknete Substanz)

Eigenschaften

Aussehen: blassgelbe, viskose Flüssigkeit oder gelbe Masse

Löslichkeit: praktisch unlöslich in Wasser, sehr leicht löslich in Dichlormethan und in wasserfreiem Ethanol, leicht löslich in Methanol

Prüfung auf Identität

1: B, C
2: A, C

A. UV-Vis-Spektroskopie (2.2.25)

Untersuchungslösung: 50,0 mg Substanz werden in Methanol *R* zu 100,0 ml gelöst. 1,0 ml Lösung wird mit Methanol *R* zu 50,0 ml verdünnt.

Spektralbereich: 230 bis 350 nm

F Monographien

Absorptionsmaximum: bei 260 nm

Schulter: bei etwa 310 nm

Spezifische Absorption im Absorptionsmaximum: 570 bis 630

B. IR-Spektroskopie (2.2.24)

Probenvorbereitung: 50 µl einer Lösung der Substanz beziehungsweise der Referenzsubstanz ($25 g \cdot l^{-1}$) in Dichlormethan *R* werden jeweils auf einen Pressling aus Kaliumbromid *R* aufgebracht. Die Presslinge werden vor Gebrauch 1 h lang bei 60 °C getrocknet.

Vergleich: Fluphenazindecanoat *CRS*

C. Dünnschichtchromatographie (2.2.27)

Untersuchungslösung: 10 mg Substanz werden in Methanol *R* zu 10 ml gelöst.

Referenzlösung a: 10 mg Fluphenazindecanoat *CRS* werden in Methanol *R* zu 10 ml gelöst.

Referenzlösung b: 5 mg Fluphenazinenantat *CRS* (Verunreinigung C) werden in der Referenzlösung a zu 5 ml gelöst.

Platte: DC-Platte mit octadecylsilyliertem Kieselgel F_{254} *R*

Fließmittel: konzentrierte Ammoniak-Lösung *R* 1, Wasser *R*, Methanol *R* (1:4:95 *V/V/V*)

Auftragen: 2 µl

Laufstrecke: 2/3 der Platte

Detektion: im ultravioletten Licht bei 254 nm

Retardationsfaktoren
- Fluphenazindecanoat: etwa 0,17
- Verunreinigung C: etwa 0,26

Eignungsprüfung: Referenzlösung b
- Das Chromatogramm muss 2 deutlich voneinander getrennte Flecke zeigen.

Ergebnis: Der Hauptfleck im Chromatogramm der Untersuchungslösung entspricht in Bezug auf Lage und Größe dem Hauptfleck im Chromatogramm der Referenzlösung a.

Prüfung auf Reinheit

Verwandte Substanzen: Flüssigchromatographie (2.2.29)

Die Prüfung muss unter Lichtschutz durchgeführt werden. Die Lösungen müssen unmittelbar vor Gebrauch hergestellt werden.

Lösungsmittelmischung A: mobile Phase A, mobile Phase B (5:95 *V/V*)

Lösungsmittelmischung B: Wasser *R*, Acetonitril *R* (5:95 *V/V*)

Untersuchungslösung: 10,0 mg Substanz werden in Acetonitril *R* zu 50,0 ml gelöst.

Referenzlösung a: 5 mg Fluphenazinenantat *CRS* (Verunreinigung C) und 5 mg Fluphenazinoctanoat *CRS* (Verunreinigung D) werden in Acetonitril *R* zu 50 ml gelöst.

Referenzlösung b: 5,0 ml Untersuchungslösung werden mit der Lösungsmittelmischung A zu 100,0 ml verdünnt. 1,0 ml dieser Lösung wird mit der Lösungsmittelmischung A zu 10,0 ml verdünnt.

Referenzlösung c: 5,0 mg Fluphenazinsulfoxid *CRS* (Verunreinigung A) und 11,7 mg Fluphenazindihydrochlorid *CRS* (entspricht etwa 10,0 mg Verunreinigung B) werden in der Lösungsmittelmischung B zu 100,0 ml gelöst. 1,0 ml Lösung wird mit der Lösungsmittelmischung B zu 50,0 ml verdünnt.

Säule
- Größe: $l = 0{,}25$ m, $\varnothing = 4{,}6$ mm
- Stationäre Phase: nachsilanisiertes, octadecylsilyliertes Kieselgel zur Chromatographie *R* (5 µm)

Mobile Phase
- Mobile Phase A: eine Lösung von Ammoniumcarbonat *R* ($10 g \cdot l^{-1}$), die mit verdünnter Salzsäure *R* auf einen pH-Wert von 7,5 eingestellt wurde
- Mobile Phase B: mobile Phase A, Acetonitril *R*, Methanol *R* (7,5:45:45 *V/V/V*)

Zeit (min)	Mobile Phase A (% *V/V*)	Mobile Phase B (% *V/V*)
0 – 7	20	80
7 – 17	20 → 0	80 → 100
17 – 80	0	100

Durchflussrate: $1{,}0 ml \cdot min^{-1}$

Detektion: Spektrometer bei 260 nm

Einspritzen: 10 µl

Relative Retention (bezogen auf Fluphenazindecanoat, t_R etwa 34 min)
- Verunreinigung A: etwa 0,13
- Verunreinigung B: etwa 0,33
- Verunreinigung C: etwa 0,76
- Verunreinigung D: etwa 0,82

Eignungsprüfung: Referenzlösung a
- Auflösung: mindestens 6,0 zwischen den Peaks der Verunreinigungen C und D

Grenzwerte
- Verunreinigung A: nicht größer als die Fläche des entsprechenden Peaks im Chromatogramm der Referenzlösung c (0,5 Prozent)
- Verunreinigung B: nicht größer als die Fläche des entsprechenden Peaks im Chromatogramm der Referenzlösung c (1,0 Prozent)
- Jede weitere Verunreinigung: jeweils nicht größer als die Fläche des Hauptpeaks im Chromatogramm der Referenzlösung b (0,5 Prozent)
- Summe aller Verunreinigungen: nicht größer als das 4fache der Fläche des Hauptpeaks im Chromatogramm der Referenzlösung b (2,0 Prozent)
- Ohne Berücksichtigung bleiben: Peaks, deren Fläche nicht größer ist als das 0,1fache der Fläche des

Hauptpeaks im Chromatogramm der Referenzlösung b (0,05 Prozent)

Trocknungsverlust (2.2.32): höchstens 1,0 Prozent, mit 1,000 g Substanz durch 3 h langes Trocknen im Vakuum bei 60 °C bestimmt

Sulfatasche (2.4.14): höchstens 0,1 Prozent, mit 1,0 g Substanz in einem Platintiegel bestimmt

Gehaltsbestimmung

0,250 g Substanz werden in 30 ml Essigsäure 99 % *R* gelöst und nach Zusatz von 0,05 ml Kristallviolett-Lösung *R* als Indikator mit Perchlorsäure ($0,1\ mol \cdot l^{-1}$) bis zum Farbumschlag von Violett nach Grün titriert.

1 ml Perchlorsäure ($0,1\ mol \cdot l^{-1}$) entspricht 29,59 mg $C_{32}H_{44}F_3N_3O_2S$.

Lagerung

Vor Licht geschützt

Verunreinigungen

A.

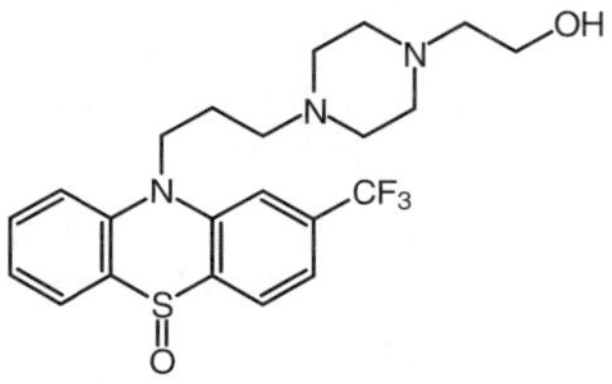

Fluphenazin-*S*-oxid
(Fluphenazinsulfoxid)

B.

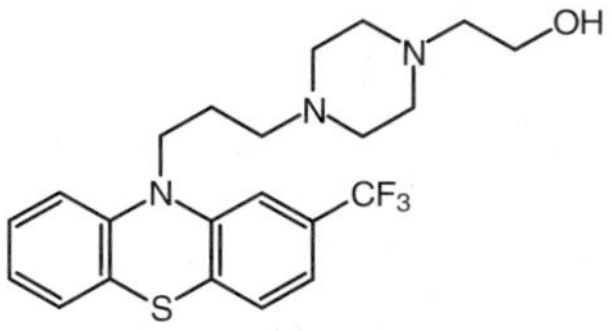

Fluphenazin

C.

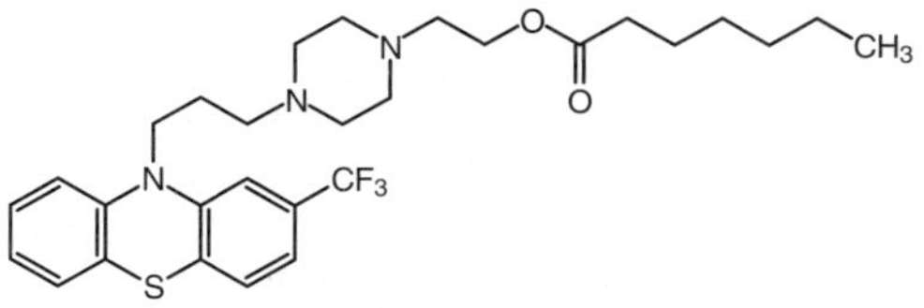

Fluphenazinenantat

D.

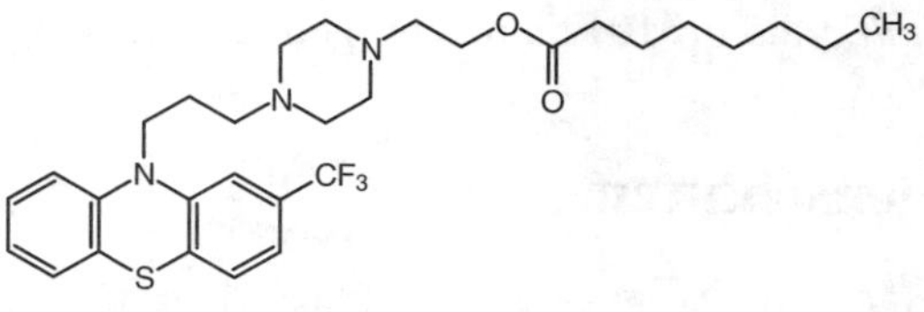

Fluphenazinoctanoat

E.

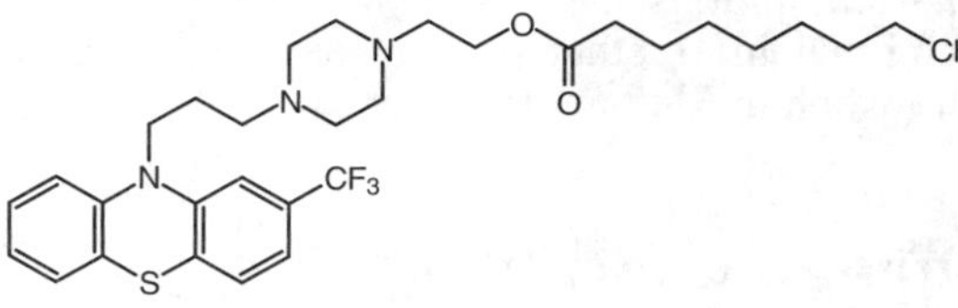

Fluphenazinnonanoat

F.

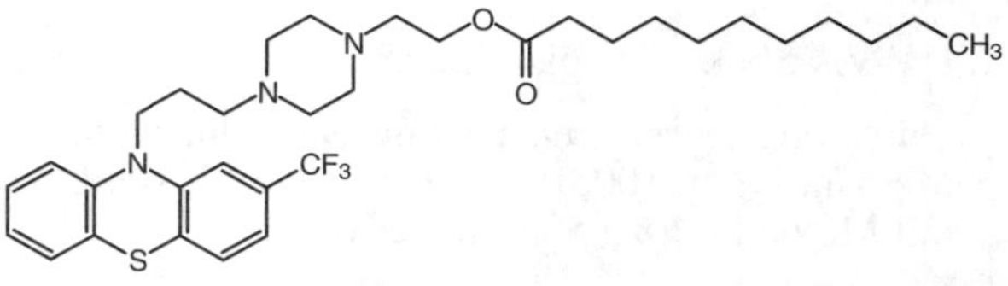

Fluphenazinundecanoat

G.

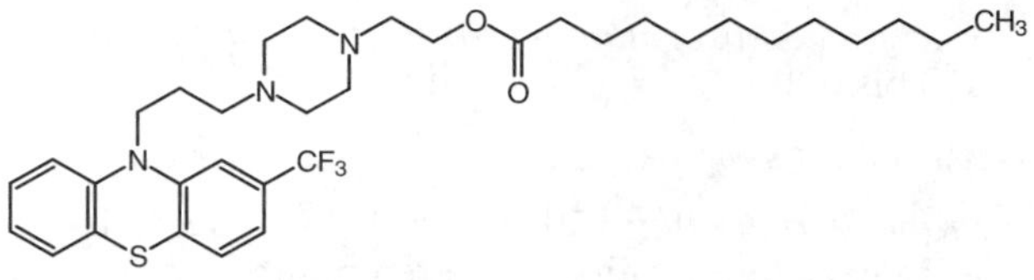

Fluphenazindodecanoat

10.1/1015

Fluphenazinenantat

Fluphenazini enantas

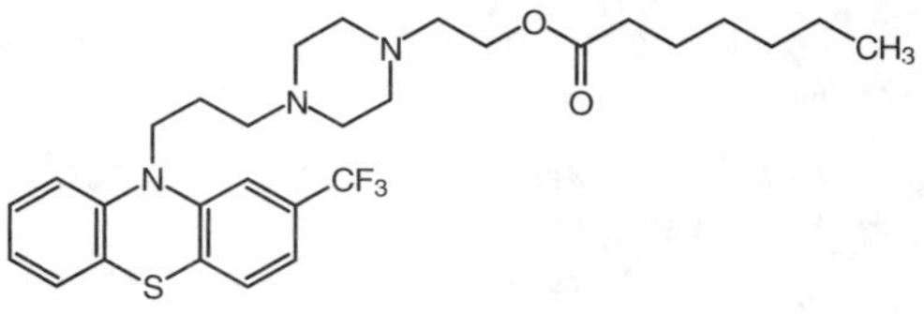

$C_{29}H_{38}F_3N_3O_2S$ M_r 549,7

CAS Nr. 2746-81-8

Definition

[2-[4-[3-[2-(Trifluormethyl)-10*H*-phenothiazin-10-yl]propyl]piperazin-1-yl]ethyl]heptanoat

Gehalt: 98,5 bis 101,5 Prozent (getrocknete Substanz)

Eigenschaften

Aussehen: blassgelbe, viskose Flüssigkeit oder gelbe Masse

Löslichkeit: praktisch unlöslich in Wasser, sehr leicht löslich in Dichlormethan und in wasserfreiem Ethanol, leicht löslich in Methanol

Prüfung auf Identität

1: B, C
2: A, C

A. UV-Vis-Spektroskopie (2.2.25)

Untersuchungslösung: 50,0 mg Substanz werden in Methanol *R* zu 100,0 ml gelöst. 1,0 ml Lösung wird mit Methanol *R* zu 50,0 ml verdünnt.

Spektralbereich: 230 bis 350 nm

Absorptionsmaximum: bei 260 nm

Schulter: bei etwa 310 nm

Spezifische Absorption im Absorptionsmaximum: 610 bis 670

B. IR-Spektroskopie (2.2.24)

Probenvorbereitung: 50 µl einer Lösung der Substanz beziehungsweise der Referenzsubstanz ($25 g \cdot l^{-1}$) in Dichlormethan *R* werden jeweils auf einen Pressling aus Kaliumbromid *R* aufgebracht. Die Presslinge werden vor Gebrauch 1 h lang bei 60 °C getrocknet.

Vergleich: Fluphenazinenantat *CRS*

C. Dünnschichtchromatographie (2.2.27)

Untersuchungslösung: 10 mg Substanz werden in Methanol *R* zu 10 ml gelöst.

Referenzlösung a: 10 mg Fluphenazinenantat *CRS* werden in Methanol *R* zu 10 ml gelöst.

Referenzlösung b: 5 mg Fluphenazindecanoat *CRS* (Verunreinigung C) werden in der Referenzlösung a zu 5 ml gelöst.

Platte: DC-Platte mit octadecylsilyliertem Kieselgel F_{254} *R*

Fließmittel: konzentrierte Ammoniak-Lösung *R* 1, Wasser *R*, Methanol *R* (1:4:95 *V/V/V*)

Auftragen: 2 µl

Laufstrecke: 2/3 der Platte

Detektion: im ultravioletten Licht bei 254 nm

Retardationsfaktoren
- Verunreinigung C: etwa 0,17
- Fluphenazinenantat: etwa 0,26

Eignungsprüfung: Referenzlösung b
- Das Chromatogramm muss 2 deutlich voneinander getrennte Flecke zeigen.

Ergebnis: Der Hauptfleck im Chromatogramm der Untersuchungslösung entspricht in Bezug auf Lage und Größe dem Hauptfleck im Chromatogramm der Referenzlösung a.

Prüfung auf Reinheit

Verwandte Substanzen: Flüssigchromatographie (2.2.29)

Die Prüfung muss unter Lichtschutz durchgeführt werden. Die Lösungen müssen unmittelbar vor Gebrauch hergestellt werden.

Lösungsmittelmischung: mobile Phase A, mobile Phase B (5:95 *V/V*)

Untersuchungslösung: 10,0 mg Substanz werden in Acetonitril *R* zu 50,0 ml gelöst.

Referenzlösung a: 5 mg Fluphenazinenantat *CRS* und 5 mg Fluphenazinoctanoat *CRS* (Verunreinigung D) werden in Acetonitril *R* zu 50 ml gelöst.

Referenzlösung b: 5,0 ml Untersuchungslösung werden mit der Lösungsmittelmischung zu 100,0 ml verdünnt. 1,0 ml dieser Lösung wird mit der Lösungsmittelmischung zu 10,0 ml verdünnt.

Referenzlösung c: 5,0 mg Fluphenazinsulfoxid *CRS* (Verunreinigung A) werden in Acetonitril *R* zu 100,0 ml gelöst. 1,0 ml Lösung wird mit Acetonitril *R* zu 50,0 ml verdünnt.

Säule
- Größe: $l = 0{,}25$ m, ∅ = 4,6 mm
- Stationäre Phase: nachsilanisiertes, octadecylsilyliertes Kieselgel zur Chromatographie *R* (5 µm)

Mobile Phase
- Mobile Phase A: eine Lösung von Ammoniumcarbonat *R* ($10 g \cdot l^{-1}$), die mit verdünnter Salzsäure *R* auf einen pH-Wert von 7,5 eingestellt wurde
- Mobile Phase B: mobile Phase A, Acetonitril *R*, Methanol *R* (7,5:45:45 *V/V/V*)

Zeit (min)	Mobile Phase A (% *V/V*)	Mobile Phase B (% *V/V*)
0 – 7	20	80
7 – 17	20 → 0	80 → 100
17 – 80	0	100

Durchflussrate: $1{,}0 ml \cdot min^{-1}$

Detektion: Spektrometer bei 260 nm

Einspritzen: 10 µl

Relative Retention (bezogen auf Fluphenazinenantat, t_R etwa 25 min)
- Verunreinigung A: etwa 0,2
- Verunreinigung D: etwa 1,1

Eignungsprüfung: Referenzlösung a
- Auflösung: mindestens 6,0 zwischen den Peaks von Fluphenazinenantat und Verunreinigung D

Grenzwerte
- Verunreinigung A: nicht größer als die Fläche des Hauptpeaks im Chromatogramm der Referenzlösung c (0,5 Prozent)
- Jede weitere Verunreinigung: jeweils nicht größer als die Fläche des Hauptpeaks im Chromatogramm der Referenzlösung b (0,5 Prozent)
- Summe aller Verunreinigungen: nicht größer als das 3,2fache der Fläche des Hauptpeaks im Chromatogramm der Referenzlösung b (1,6 Prozent)
- Ohne Berücksichtigung bleiben: Peaks, deren Fläche nicht größer ist als das 0,1fache der Fläche des Hauptpeaks im Chromatogramm der Referenzlösung b (0,05 Prozent)

Trocknungsverlust (2.2.32): höchstens 1,0 Prozent, mit 1,000 g Substanz durch 3 h langes Trocknen im Vakuum bei 60 °C bestimmt

Sulfatasche (2.4.14): höchstens 0,1 Prozent, mit 1,0 g Substanz in einem Platintiegel bestimmt

Gehaltsbestimmung

0,250 g Substanz werden in 30 ml Essigsäure 99 % *R* gelöst und nach Zusatz von 0,05 ml Kristallviolett-Lösung *R* als Indikator mit Perchlorsäure (0,1 mol · l^{-1}) bis zum Farbumschlag von Violett nach Grün titriert.

1 ml Perchlorsäure (0,1 mol · l^{-1}) entspricht 27,49 mg $C_{29}H_{38}F_3N_3O_2S$.

Lagerung

Vor Licht geschützt

Verunreinigungen

A.

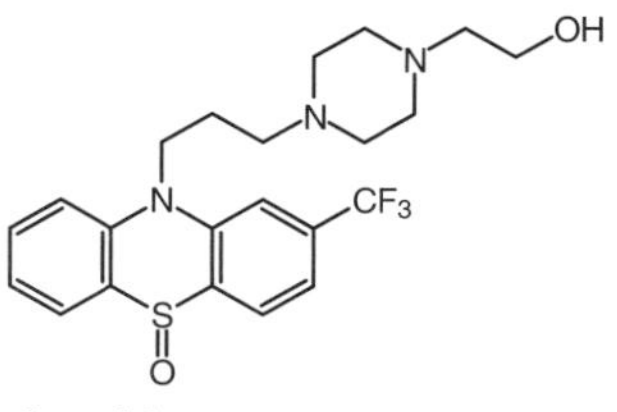

Fluphenazin-*S*-oxid
(Fluphenazinsulfoxid)

B.

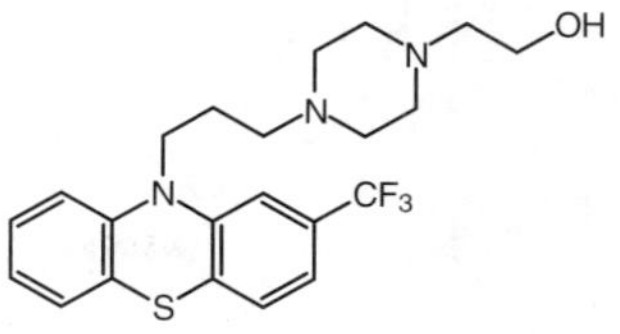

Fluphenazin

C.

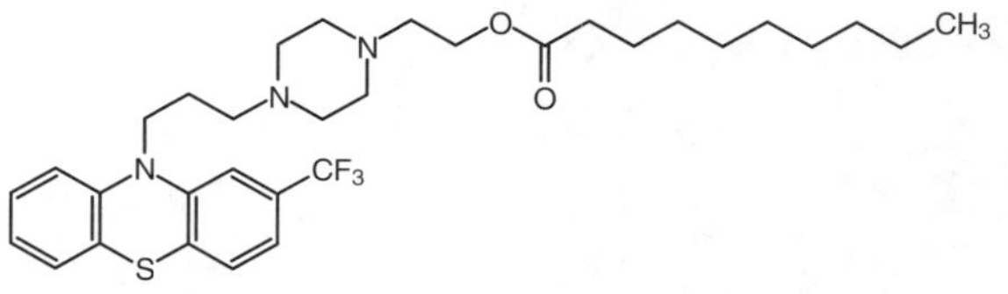

Fluphenazindecanoat

D.

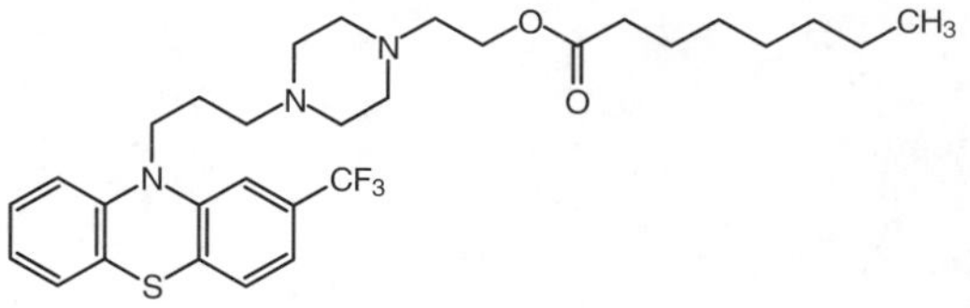

Fluphenazinoctanoat

E.

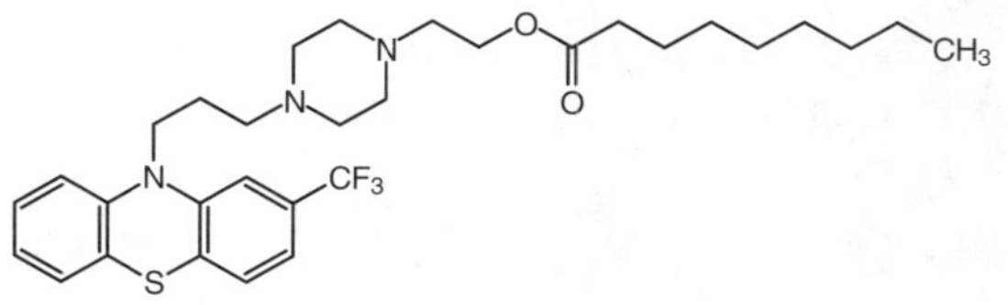

Fluphenazinnonanoat

F.

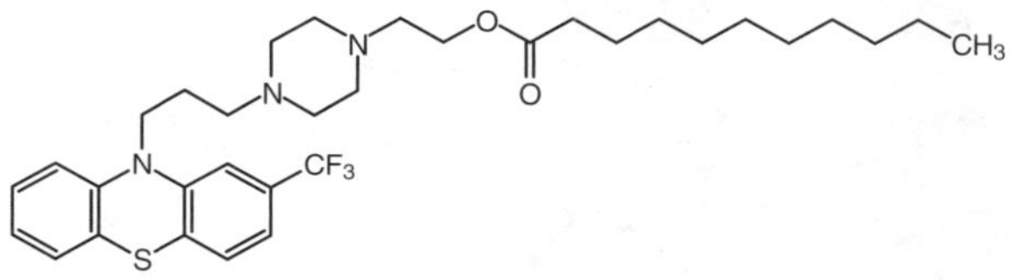

Fluphenazinundecanoat

G.

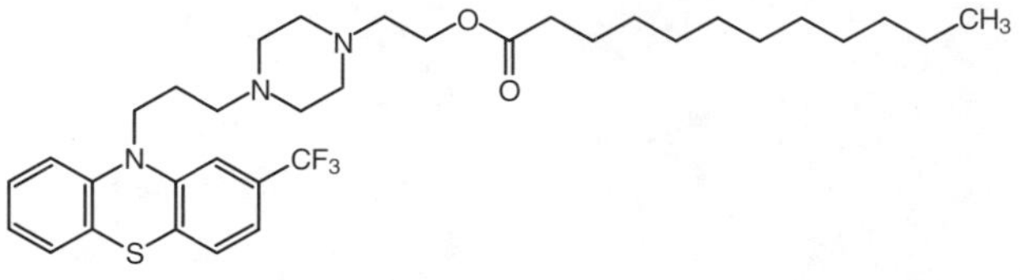

Fluphenazindodecanoat

G

Galantaminhydrobromid 6373
Gentamicinsulfat 6376
Glycin 6379

10.1/2366

Galantaminhydrobromid

Galantamini hydrobromidum

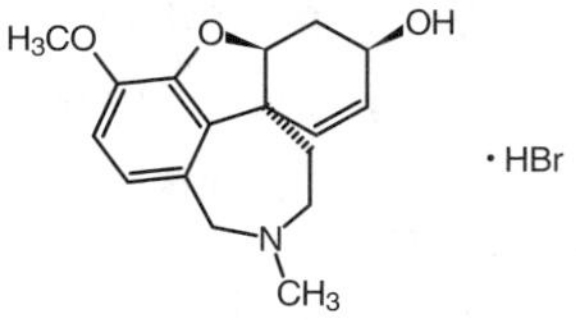

$C_{17}H_{22}BrNO_3$ M_r 368,3

CAS Nr. 1953-04-4

Definition

(4a*S*,6*R*,8a*S*)-3-Methoxy-11-methyl-5,6,9,10,11,12-hexahydro-4a*H*-[1]benzofuro[3a,3,2-*ef*][2]benzazepin-6-ol-hydrobromid

Die Substanz wird aus natürlichen Materialien isoliert oder durch Synthese hergestellt.

Gehalt: 99,0 bis 101,0 Prozent (getrocknete Substanz)

Eigenschaften

Aussehen: weißes bis fast weißes, kristallines oder amorphes Pulver

Löslichkeit: wenig löslich in Wasser, sehr schwer löslich in wasserfreiem Ethanol

Die Substanz löst sich in verdünnten Alkalihydroxid-Lösungen.

Prüfung auf Identität

A. IR-Spektroskopie (2.2.24)

Vergleich: Galantaminhydrobromid *CRS*

B. Die Substanz entspricht der Prüfung „Spezifische Drehung" oder „Enantiomerenreinheit" (siehe „Prüfung auf Reinheit").

C. Die Substanz gibt die Identitätsreaktion a auf Bromid (2.3.1).

Prüfung auf Reinheit

Prüflösung: 0,60 g Substanz werden in kohlendioxidfreiem Wasser *R* zu 30,0 ml gelöst.

pH-Wert (2.2.3): 4,0 bis 5,5; an der Prüflösung bestimmt

Spezifische Drehung (2.2.7) für Galantamin, aus natürlichen Materialien isoliert: –100 bis –90 (getrocknete Substanz), mit der Prüflösung bestimmt

Enantiomerenreinheit für Galantamin, hergestellt durch Synthese: Kapillarelektrophorese (2.2.47)

Die Lösungen sind unmittelbar vor Gebrauch herzustellen.

Elektrolytpufferlösung: Lösung von Natriummonohydrogenphosphat-Dihydrat *R* (8,9 g · l^{-1}), mit Phosphorsäure 85 % *R* auf einen pH-Wert von 3,0 eingestellt

Untersuchungslösung: 25,0 mg Substanz werden in 50,0 ml Wasser *R* gelöst. Die Lösung wird durch einen Membranfilter (nominale Porengröße 0,22 µm) filtriert.

Referenzlösung a: 5 mg Galantamin-Racemat-Mischung *CRS* werden in Wasser *R* zu 10 ml gelöst. 1 ml Lösung wird mit Wasser *R* zu 100 ml verdünnt. Diese Lösung wird durch einen Membranfilter (nominale Porengröße 0,22 µm) filtriert.

Referenzlösung b: 1,0 ml Untersuchungslösung wird mit Wasser *R* zu 100,0 ml verdünnt. 1,0 ml dieser Lösung wird mit Wasser *R* zu 10,0 ml verdünnt. Diese Lösung wird durch einen Membranfilter (nominale Porengröße 0,22 µm) filtriert.

Blindlösung: Wasser *R* wird durch einen Membranfilter (nominale Porengröße 0,22 µm) filtriert.

Kapillare
- Material: unbeschichtetes Quarzglas
- Größe: effektive Länge etwa 0,50 m, ∅ = 75 µm

Temperatur: 20 °C

Pufferlösung zur Kapillarzonenelektrophorese: 0,196 g α-Cyclodextrin *R* werden in 10,0 ml Elektrolytpufferlösung gelöst. Die Lösung wird durch einen Membranfilter (nominale Porengröße 0,22 µm) filtriert.

Detektion: Spektrometer bei 214 nm

Vorkonditionieren der Kapillare: bei 137,9 kPa; die Kapillare wird 5 min lang mit Wasser *R* und 5 min lang mit der Pufferlösung zur Kapillarzonenelektrophorese gespült.

Einspritzen: 4 s lang unter Druck (3,45 kPa)

Migration: durch Anlegen einer Spannung von 15 kV

Laufzeit: 35 min

Relative Migrationszeit (bezogen auf Galantamin, Migrationszeit etwa 18 min)
- Verunreinigung F: etwa 1,05

Eignungsprüfung: Referenzlösung a
- Auflösung: mindestens 2,5 zwischen den Peaks von Galantamin und Verunreinigung F

Grenzwert
- Verunreinigung F: nicht größer als das 1,5fache der Fläche des Hauptpeaks im Elektropherogramm der Referenzlösung b (0,15 Prozent)

G

Monographien

Verwandte Substanzen: Flüssigchromatographie (2.2.29)

A. Galantamin, aus natürlichen Materialien isoliert

Lösungsmittelmischung: mobile Phase B, mobile Phase A (10:90 *V/V*)

Untersuchungslösung: 12 mg Substanz werden in der Lösungsmittelmischung zu 10,0 ml gelöst.

Referenzlösung a: 1,0 ml Untersuchungslösung wird mit der Lösungsmittelmischung zu 100,0 ml verdünnt. 1,0 ml dieser Lösung wird mit der Lösungsmittelmischung zu 10,0 ml verdünnt.

Referenzlösung b: 5 mg Galantamin (natürlich) zur Eignungsprüfung *CRS* (mit den Verunreinigungen A und E) werden in der Lösungsmittelmischung zu 5 ml gelöst.

Säule
- Größe: l = 0,25 m, ∅ = 4,6 mm
- Stationäre Phase: octylsilyliertes Kieselgel zur Chromatographie *R* (5 µm)
- Temperatur: 30 °C

Mobile Phase
- Mobile Phase A: 3,15 g Ammoniumformiat *R* werden in 900 ml Wasser zur Chromatographie *R* gelöst. Die Lösung wird mit wasserfreier Ameisensäure *R* auf einen pH-Wert von 3,8 eingestellt und mit Wasser zur Chromatographie *R* zu 1000 ml verdünnt.
- Mobile Phase B: Acetonitril *R*

Zeit (min)	**Mobile Phase A (% *V/V*)**	**Mobile Phase B (% *V/V*)**
0 – 5	95	5
5 – 20	95 → 80	5 → 20
20 – 23	80 → 50	20 → 50
23 – 31	50 → 20	50 → 80
31 – 35	20	80

Durchflussrate: 1,0 ml · min^{-1}

Detektion: Spektrometer bei 287 nm

Einspritzen: 10 µl

Identifizierung von Verunreinigungen: Zur Identifizierung der Peaks der Verunreinigungen A und E werden das mitgelieferte Chromatogramm von Galantamin (natürlich) zur Eignungsprüfung *CRS* und das mit der Referenzlösung b erhaltene Chromatogramm verwendet.

Relative Retention (bezogen auf Galantamin, t_R etwa 12 min)
- Verunreinigung E: etwa 0,8
- Verunreinigung A: etwa 1,5

Eignungsprüfung: Referenzlösung b
- Auflösung: mindestens 5,0 zwischen den Peaks von Verunreinigung E und Galantamin

Grenzwerte
- Verunreinigung E: nicht größer als das 6fache der Fläche des Hauptpeaks im Chromatogramm der Referenzlösung a (0,6 Prozent)
- Verunreinigung A: nicht größer als das 1,5fache der Fläche des Hauptpeaks im Chromatogramm der Referenzlösung a (0,15 Prozent)
- Nicht spezifizierte Verunreinigungen: jeweils nicht größer als die Fläche des Hauptpeaks im Chromatogramm der Referenzlösung a (0,10 Prozent)
- Summe aller Verunreinigungen: nicht größer als das 8fache der Fläche des Hauptpeaks im Chromatogramm der Referenzlösung a (0,8 Prozent)
- Ohne Berücksichtigung bleiben: Peaks, deren Fläche nicht größer ist als das 0,5fache der Fläche des Hauptpeaks im Chromatogramm der Referenzlösung a (0,05 Prozent)

B. Galantamin, durch Synthese hergestellt

Lösungsmittelmischung: 50 ml Methanol *R* werden mit Wasser *R* zu 1000 ml verdünnt.

Untersuchungslösung: 0,10 g Substanz werden in 50,0 ml Lösungsmittelmischung gelöst. Die Lösung wird mit der Lösungsmittelmischung zu 100,0 ml verdünnt.

Referenzlösung a: 1,0 ml Untersuchungslösung wird mit der Lösungsmittelmischung zu 100,0 ml verdünnt. 5,0 ml dieser Lösung werden mit der Lösungsmittelmischung zu 10,0 ml verdünnt.

Referenzlösung b: 2,5 mg Galantamin (synthetisch) zur Eignungsprüfung *CRS* (mit den Verunreinigungen C und D) werden in der Lösungsmittelmischung zu 5 ml gelöst.

Säule
- Größe: l = 0,10 m, ∅ = 4,6 mm
- Stationäre Phase: nachsilanisiertes, octadecylsilyliertes, amorphes, siliciumorganisches Polymer zur Chromatographie *R* (3,5 µm)
- Temperatur: 55 °C

Mobile Phase
- Mobile Phase A: 0,79 g Natriummonohydrogenphosphat-Dihydrat *R* und 2,46 g Natriumdihydrogenphosphat *R* werden in Wasser zur Chromatographie *R* zu 1000 ml gelöst. 950 ml Lösung werden mit 50 ml Methanol *R* 1 versetzt.
- Mobile Phase B: Acetonitril zur Chromatographie *R*

Zeit (min)	**Mobile Phase A (% *V/V*)**	**Mobile Phase B (% *V/V*)**
0 – 6	100	0
6 – 20	100 → 95	0 → 5
20 – 35	95 → 85	5 → 15
35 – 50	85 → 80	15 → 20

Durchflussrate: 1,5 ml · min^{-1}

Detektion: Spektrometer bei 230 nm

Einspritzen: 20 µl

Identifizierung von Verunreinigungen: Zur Identifizierung der Peaks der Verunreinigungen C und D werden das mitgelieferte Chromatogramm von Galantamin (synthetisch) zur Eignungsprüfung *CRS* und das mit der Referenzlösung b erhaltene Chromatogramm verwendet.

Relative Retention (bezogen auf Galantamin, t_R etwa 16 min)
- Verunreinigung C: etwa 0,8
- Verunreinigung D: etwa 2,1

Eignungsprüfung: Referenzlösung b
- Auflösung: mindestens 4,5 zwischen den Peaks von Verunreinigung C und Galantamin

Grenzwerte
- Verunreinigungen C, D: jeweils nicht größer als das 0,8fache der Fläche des Hauptpeaks im Chromatogramm der Referenzlösung a (0,4 Prozent)
- Nicht spezifizierte Verunreinigungen: jeweils nicht größer als das 0,2fache der Fläche des Hauptpeaks im Chromatogramm der Referenzlösung a (0,10 Prozent)
- Summe aller Verunreinigungen: nicht größer als das 2fache der Fläche des Hauptpeaks im Chromatogramm der Referenzlösung a (1,0 Prozent)
- Ohne Berücksichtigung bleiben: Peaks, deren Fläche nicht größer ist als das 0,1fache der Fläche des Hauptpeaks im Chromatogramm der Referenzlösung a (0,05 Prozent)

Trocknungsverlust (2.2.32): höchstens 1,0 Prozent, mit 1,000 g Substanz durch 4 h langes Trocknen im Trockenschrank bei 105 °C bestimmt

Sulfatasche (2.4.14): höchstens 0,1 Prozent, mit 2,0 g Substanz bestimmt

Gehaltsbestimmung

0,275 g Substanz werden in 40 ml Wasser *R* gelöst. Nach Zusatz von 40 ml Ethanol 96 % *R* und 5 ml Salzsäure (0,01 mol · l^{-1}) wird die Lösung mit Natriumhydroxid-Lösung (0,1 mol · l^{-1}) titriert. Das zwischen den beiden mit Hilfe der Potentiometrie (2.2.20) bestimmten Wendepunkten zugesetzte Volumen wird abgelesen.

1 ml Natriumhydroxid-Lösung (0,1 mol · l^{-1}) entspricht 36,83 mg $C_{17}H_{22}BrNO_3$.

Beschriftung

Die Beschriftung gibt die Herkunft der Substanz an:
- aus natürlichen Materialien isoliert
- durch Synthese hergestellt.

Verunreinigungen

Verwandte Substanzen, Prüfung A:

A, B, E

Spezifizierte Verunreinigungen:

A, E

Andere bestimmbare Verunreinigungen

(Die folgenden Substanzen werden, falls in einer bestimmten Menge vorhanden, durch eine oder mehrere Prüfmethoden in der Monographie erfasst. Sie werden begrenzt durch das allgemeine Akzeptanzkriterium für weitere Verunreinigungen/nicht spezifizierte Verunreinigungen und/oder durch die Anforderungen der Allgemeinen Monographie **Substanzen zur pharmazeutischen Verwendung (Corpora ad usum pharmaceuticum)**. Diese Verunreinigungen müssen daher nicht identifiziert werden, um die Konformität der Substanz zu zeigen. Siehe auch „5.10 Kontrolle von Verunreinigungen in Substanzen zur pharmazeutischen Verwendung“):

B

Verwandte Substanzen, Prüfung B:

A, B, C, D, E, F

Spezifizierte Verunreinigungen:

C, D, F

Andere bestimmbare Verunreinigungen

(Die folgenden Substanzen werden, falls in einer bestimmten Menge vorhanden, durch eine oder mehrere Prüfmethoden in der Monographie erfasst. Sie werden begrenzt durch das allgemeine Akzeptanzkriterium für weitere Verunreinigungen/nicht spezifizierte Verunreinigungen und/oder durch die Anforderungen der Allgemeinen Monographie **Substanzen zur pharmazeutischen Verwendung (Corpora ad usum pharmaceuticum)**. Diese Verunreinigungen müssen daher nicht identifiziert werden, um die Konformität der Substanz zu zeigen. Siehe auch „5.10 Kontrolle von Verunreinigungen in Substanzen zur pharmazeutischen Verwendung“):

A, B, E

A.

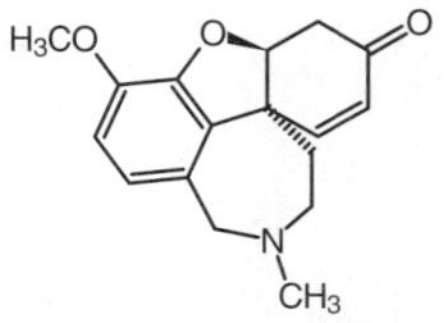

(4a*S*,8a*S*)-3-Methoxy-11-methyl-4a,5,9,10,11,12-hexahydro-6*H*-[1]benzofuro[3a,3,2-*ef*][2]benzazepin-6-on
(Narwedin)

B.

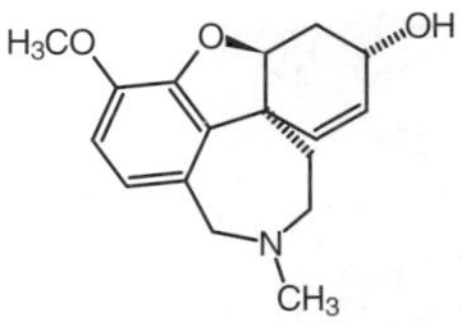

(4a*S*,6*S*,8a*S*)-3-Methoxy-11-methyl-5,6,9,10,11,12-hexahydro-4a*H*-[1]benzofuro[3a,3,2-*ef*][2]benzazepin-6-ol
(*epi*-Galantamin)

G

Monographien

C. 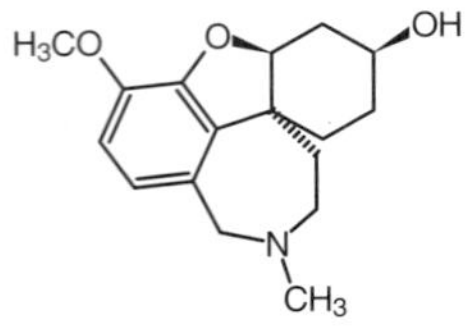

(4a*S*,6*S*,8a*R*)-3-Methoxy-11-methyl-5,6,7,8,9,10,11,12-octahydro-4a*H*-[1]benzofuro[3a,3,2-*ef*][2]benzazepin-6-ol
(Dihydrogalantamin)

D. 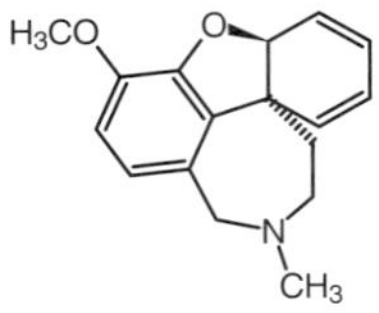

(4a*S*,8a*S*)-3-Methoxy-11-methyl-9,10,11,12-tetrahydro-4a*H*-[1]benzofuro[3a,3,2-*ef*][2]benzazepin
(Anhydrogalantamin)

E. 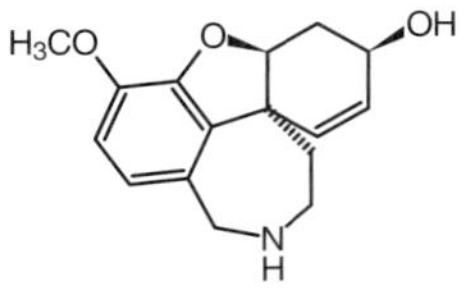

(4a*S*,6*R*,8a*S*)-3-Methoxy-5,6,9,10,11,12-hexahydro-4a*H*-[1]benzofuro[3a,3,2-*ef*][2]benzazepin-6-ol
(*N*-Demethylgalantamin)

F. 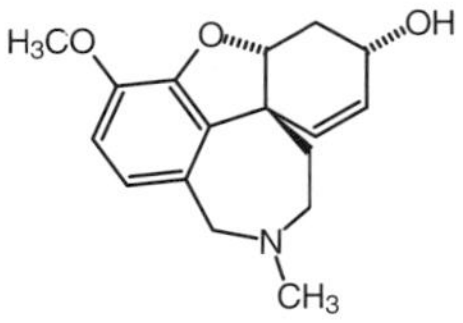

(4a*R*,6*S*,8a*R*)-3-Methoxy-11-methyl-5,6,9,10,11,12-hexahydro-4a*H*-[1]benzofuro[3a,3,2-*ef*][2]benzazepin-6-ol
(*ent*-Galantamin)

10.1/0331

Gentamicinsulfat

Gentamicini sulfas

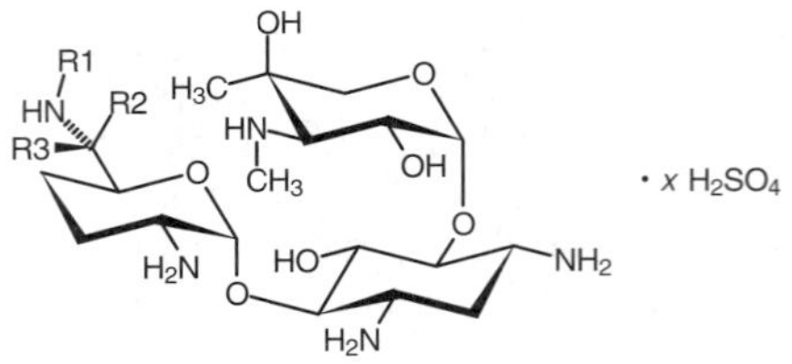

Gentamicin	Summenformel	R1	R2	R3
C1	$C_{21}H_{43}N_5O_7$	CH_3	CH_3	H
C1a	$C_{19}H_{39}N_5O_7$	H	H	H
C2	$C_{20}H_{41}N_5O_7$	H	CH_3	H
C2a	$C_{20}H_{41}N_5O_7$	H	H	CH_3
C2b	$C_{20}H_{41}N_5O_7$	CH_3	H	H

CAS Nr. 1405-41-0

Definition

Gemisch von Sulfaten antimikrobiell wirksamer Substanzen, die von *Micromonospora purpurea* gebildet werden

Hauptbestandteile sind die Gentamicine C1, C1a, C2, C2a und C2b.

Gehalt: mindestens 590 I. E. je Milligramm (wasserfreie Substanz)

Eigenschaften

Aussehen: weißes bis fast weißes, hygroskopisches Pulver

Löslichkeit: leicht löslich in Wasser, praktisch unlöslich in Ethanol 96 %

Prüfung auf Identität

1: B, C
2: A, C

A. Dünnschichtchromatographie (2.2.27)

Untersuchungslösung: 25 mg Substanz werden in Wasser *R* zu 5 ml gelöst.

Referenzlösung: Der Inhalt einer Durchstechflasche mit Gentamicinsulfat *CRS* wird in Wasser *R* zu 5 ml gelöst.

Platte: DC-Platte mit Kieselgel *R*

Fließmittel: die untere Phase einer Mischung gleicher Volumteile konzentrierter Ammoniak-Lösung *R*, Methanol *R* und Dichlormethan *R*

Auftragen: 10 µl

Laufstrecke: 2/3 der Platte

Trocknen: an der Luft

Detektion: Die Platte wird mit Ninhydrin-Lösung *R* 1 besprüht und 5 min lang bei 110 °C erhitzt.

Ergebnis: Die 3 Hauptflecke im Chromatogramm der Untersuchungslösung entsprechen in Bezug auf Lage, Farbe und Größe den 3 Hauptflecken im Chromatogramm der Referenzlösung.

B. Die bei der Prüfung „Zusammensetzung" (siehe „Prüfung auf Reinheit") erhaltenen Chromatogramme werden ausgewertet.

Ergebnis: Das Chromatogramm der Untersuchungslösung b zeigt 5 Hauptpeaks mit den gleichen Retentionszeiten wie die der 5 Hauptpeaks im Chromatogramm der Referenzlösung a.

C. Die Substanz gibt die Identitätsreaktion a auf Sulfat (2.3.1).

Prüfung auf Reinheit

Prüflösung: 0,8 g Substanz werden in kohlendioxidfreiem Wasser *R* zu 20 ml gelöst.

Aussehen der Lösung: Die Prüflösung muss klar (2.2.1) und darf nicht stärker gefärbt sein als Stufe 6 der am besten geeigneten Farbvergleichslösung (2.2.2, Methode II).

pH-Wert (2.2.3): 3,5 bis 5,5; an der Prüflösung bestimmt

Spezifische Drehung (2.2.7): +107 bis +121 (wasserfreie Substanz)

2,5 g Substanz werden in Wasser *R* zu 25,0 ml gelöst.

Zusammensetzung: Flüssigchromatographie (2.2.29) mit Hilfe des Verfahrens „Normalisierung" unter ausschließlicher Berücksichtigung der Peaks der Gentamicine C1, C1a, C2, C2a und C2b

Untersuchungslösung a: 25,0 mg Substanz werden in der mobilen Phase zu 25,0 ml gelöst.

Untersuchungslösung b: 5,0 ml Untersuchungslösung a werden mit der mobilen Phase zu 25,0 ml verdünnt.

Referenzlösung a: 5 mg Gentamicin zur Peak-Identifizierung *CRS* (mit Verunreinigung B) werden in der mobilen Phase zu 25 ml gelöst.

Referenzlösung b: 20,0 mg Sisomicinsulfat *CRS* (Verunreinigung A) werden in der mobilen Phase zu 20,0 ml gelöst.

Referenzlösung c: 1,0 ml Referenzlösung b wird mit der mobilen Phase zu 100,0 ml verdünnt.

Referenzlösung d: 1 ml Referenzlösung b wird mit 5 ml Untersuchungslösung a versetzt und mit der mobilen Phase zu 50 ml verdünnt.

Säule
- Größe: $l = 0{,}25$ m, $\varnothing = 4{,}6$ mm
- Stationäre Phase: octadecylsilyliertes Kieselgel zur Chromatographie *R* (5 µm)
- Temperatur: 35 °C

Mobile Phase: 900 ml kohlendioxidfreies Wasser *R* werden mit 7,0 ml Trifluoressigsäure *R*, 250,0 µl Pentafluorpropansäure *R* und 4,0 ml carbonatfreier Natriumhydroxid-Lösung *R* versetzt. Die Mischung wird zum Äquilibrieren stehen gelassen und mit im Verhältnis 1:25 verdünnter carbonatfreier Natriumhydroxid-Lösung *R* auf einen pH-Wert von 2,6 eingestellt. Nach Zusatz von 15 ml Acetonitril *R* wird diese Mischung mit kohlendioxidfreiem Wasser *R* zu 1000,0 ml verdünnt.

Durchflussrate: 1,0 ml · min^{-1}

Nach-Säule-Lösung: carbonatfreie Natriumhydroxid-Lösung *R*, im Verhältnis 1:25 verdünnt, entgast und pulsfrei dem Säuleneluat unter Verwendung einer 375-µl-Mischschleife aus Kunststoff zugesetzt

Durchflussrate der Nach-Säule-Lösung: 0,3 ml · min^{-1}

Detektion: gepulster amperometrischer oder äquivalenter Detektor mit einer Gold-Messelektrode, einer Silber/Silberchlorid-Bezugselektrode und einer Hilfselektrode aus rostfreiem Stahl als Durchflusszelle, eingestellt auf +0,05 V Detektions-, +0,75 V Oxidations- und –0,15 V Reduktionspotential, mit einer Pulsfrequenz entsprechend dem verwendeten Gerät

Einspritzen: 20 µl; Untersuchungslösung b, Referenzlösungen a, c und d

Chromatographiedauer: 1,2fache Retentionszeit von Gentamicin C1

Identifizierung von Peaks: Zur Identifizierung der Peaks der Gentamicine C1, C1a, C2, C2a und C2b wird das mitgelieferte Chromatogramm von Gentamicin zur Peak-Identifizierung *CRS* verwendet.

Relative Retention (bezogen auf Verunreinigung A, t_R etwa 23 min)
- Gentamicin C1a: etwa 1,1
- Gentamicin C2: etwa 1,8
- Gentamicin C2b: etwa 2,0
- Gentamicin C2a: etwa 2,3
- Gentamicin C1: etwa 3,0

Eignungsprüfung
- Auflösung: mindestens 1,2 zwischen den Peaks von Verunreinigung A und Gentamicin C1a und mindestens 1,5 zwischen den Peaks von Gentamicin C2 und Gentamicin C2b im Chromatogramm der Referenzlösung d
  Falls erforderlich wird der Anteil an Acetonitril *R* in der mobilen Phase geändert, wobei höchstens ein Gesamtvolumen von 50 ml je Liter mobiler Phase zugesetzt werden darf.

- Signal-Rausch-Verhältnis: mindestens 20 für den Hauptpeak im Chromatogramm der Referenzlösung c

Grenzwerte
- Gentamicin C1: 25,0 bis 45,0 Prozent
- Gentamicin C1a: 10,0 bis 30,0 Prozent
- Summe der Gentamicine C2, C2a und C2b: 35,0 bis 55,0 Prozent

Verwandte Substanzen: Flüssigchromatographie (2.2.29) wie unter „Zusammensetzung“ beschrieben, mit folgenden Änderungen:

Zur Berechnung des Prozentgehalts jeder Verunreinigung wird die Referenzlösung c verwendet.

Einspritzen: 20 µl; Untersuchungslösung a, Referenzlösungen a und c

Identifizierung von Verunreinigungen: Zur Identifizierung des Peaks der Verunreinigung A wird das mit der Referenzlösung c erhaltene Chromatogramm verwendet; zur Identifizierung des Peaks der Verunreinigung B werden das mitgelieferte Chromatogramm von Gentamicin zur Peak-Identifizierung *CRS* und das mit der Referenzlösung a erhaltene Chromatogramm verwendet.

Grenzwerte
- Verunreinigungen A, B: jeweils nicht größer als das 3fache der Fläche des Hauptpeaks im Chromatogramm der Referenzlösung c (3,0 Prozent)
- Jede weitere Verunreinigung: jeweils nicht größer als das 3fache der Fläche des Hauptpeaks im Chromatogramm der Referenzlösung c (3,0 Prozent)
- Summe aller Verunreinigungen: nicht größer als das 10fache der Fläche des Hauptpeaks im Chromatogramm der Referenzlösung c (10 Prozent)
- Ohne Berücksichtigung bleiben: Peaks, deren Fläche nicht größer ist als das 0,5fache der Fläche des Hauptpeaks im Chromatogramm der Referenzlösung c (0,5 Prozent)

Methanol (2.4.24, System B): höchstens 1,0 Prozent

Sulfat: 32,0 bis 35,0 Prozent (wasserfreie Substanz)

0,250 g Substanz werden in 100 ml destilliertem Wasser *R* gelöst. Die Lösung wird mit konzentrierter Ammoniak-Lösung *R* auf einen pH-Wert von 11 eingestellt und nach Zusatz von 10,0 ml Bariumchlorid-Lösung (0,1 mol · l^{-1}) und etwa 0,5 mg Phthaleinpurpur *R* mit Natriumedetat-Lösung (0,1 mol · l^{-1}) titriert. Bei beginnendem Farbumschlag des Indikators werden der Lösung 50 ml Ethanol 96 % *R* zugesetzt; anschließend wird die Titration fortgesetzt, bis die violettblaue Färbung verschwindet.

1 ml Bariumchlorid-Lösung (0,1 mol · l^{-1}) entspricht 9,606 mg Sulfat (SO_4).

Wasser (2.5.12): höchstens 15,0 Prozent, mit 0,300 g Substanz bestimmt

Sulfatasche (2.4.14): höchstens 1,0 Prozent, mit 0,50 g Substanz bestimmt

Bakterien-Endotoxine (2.6.14): weniger als 0,71 I. E. Bakterien-Endotoxine je Milligramm Gentamicinsulfat zur Herstellung von Parenteralia, das dabei keinem weiteren geeigneten Verfahren zur Beseitigung von Bakterien-Endotoxinen unterworfen wird

Wertbestimmung

Die Ausführung erfolgt nach „Mikrobiologische Wertbestimmung von Antibiotika“ (2.7.2) unter Verwendung von Gentamicinsulfat *CRS* als Referenzsubstanz.

Lagerung

Dicht verschlossen

Falls die Substanz steril ist, im sterilen, dicht verschlossenen Behältnis mit Originalitätsverschluss

Verunreinigungen

Spezifizierte Verunreinigungen:

A, B

Andere bestimmbare Verunreinigungen

(Die folgenden Substanzen werden, falls in einer bestimmten Menge vorhanden, durch eine oder mehrere Prüfmethoden in der Monographie erfasst. Sie werden begrenzt durch das allgemeine Akzeptanzkriterium für weitere Verunreinigungen/nicht spezifizierte Verunreinigungen und/oder durch die Anforderungen der Allgemeinen Monographie **Substanzen zur pharmazeutischen Verwendung (Corpora ad usum pharmaceuticum)**. Diese Verunreinigungen müssen daher nicht identifiziert werden, um die Konformität der Substanz zu zeigen. Siehe auch „5.10 Kontrolle von Verunreinigungen in Substanzen zur pharmazeutischen Verwendung“):

C, D, E

A.

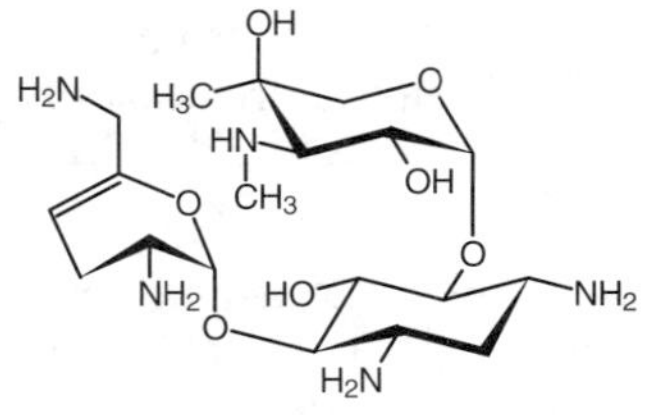

2-Desoxy-4-*O*-[3-desoxy-4-*C*-methyl-3-(methylamino)-β-L-arabinopyranosyl]-6-*O*-(2,6-diamino-2,3,4,6-tetradesoxy-α-D-*glycero*-hex-4-enopyranosyl)-L-streptamin
(Sisomicin)

B.

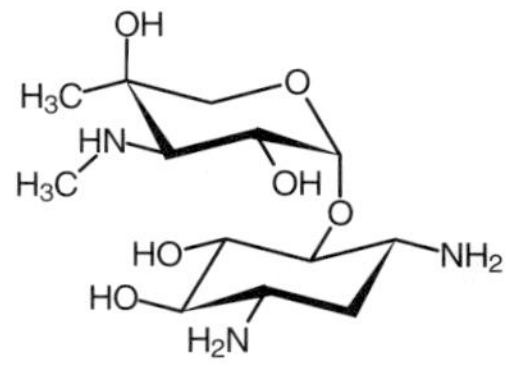

2-Desoxy-4-*O*-[3-desoxy-4-*C*-methyl-3-(methylamino)-β-L-arabinopyranosyl]-L-streptamin
(Garamin)

C.

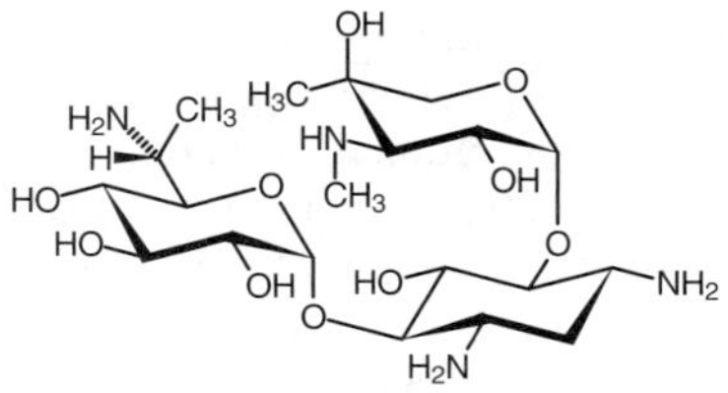

4-*O*-(6-Amino-6,7-didesoxy-D-*glycero*-α-D-*gluco*-heptopyranosyl)-2-desoxy-6-*O*-[3-desoxy-4-*C*-methyl-3-(methylamino)-β-L-arabinopyranosyl]-D-streptamin
(Gentamicin B_1)

D.

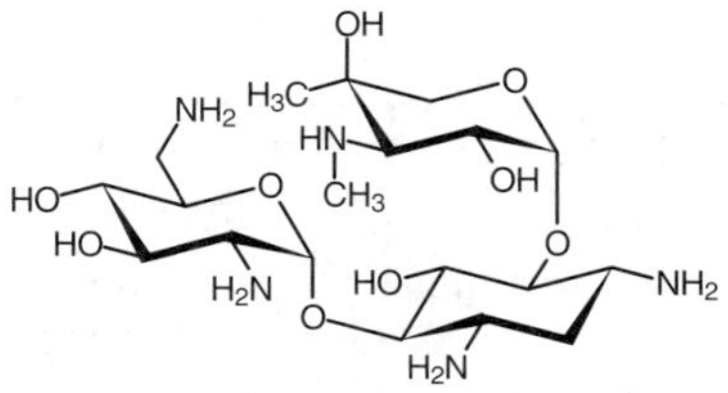

2-Desoxy-4-*O*-[3-desoxy-4-*C*-methyl-3-(methylamino)-β-L-arabinopyranosyl]-6-*O*-(2,6-diamino-2,6-didesoxy-α-D-*gluco*-hexopyranosyl)-L-streptamin

E.

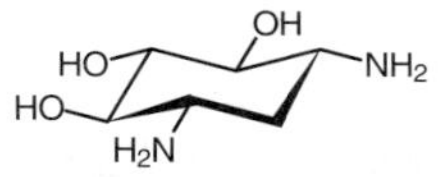

2-Desoxystreptamin

10.1/0614

Glycin

Glycinum

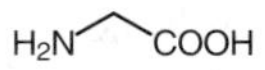

$C_2H_5NO_2$ M_r 75,1

CAS Nr. 56-40-6

Definition

2-Aminoessigsäure

Gehalt: 98,5 bis 101,0 Prozent (getrocknete Substanz)

Eigenschaften

Aussehen: weißes bis fast weißes, kristallines Pulver

Löslichkeit: leicht löslich in Wasser, sehr schwer löslich in Ethanol 96 %

Die Substanz zeigt Polymorphie (5.9).

Prüfung auf Identität

1: A
2: B, C

A. IR-Spektroskopie (2.2.24)

Vergleich: Glycin *CRS*

Wenn die Spektren bei der Prüfung in fester Form unterschiedlich sind, werden Substanz und Referenzsubstanz getrennt in der eben notwendigen Menge Ethanol 60 % *R* gelöst, die Lösungen zur Trockne eingedampft und mit den Rückständen erneut Spektren aufgenommen.

B. Dünnschichtchromatographie (2.2.27)

Untersuchungslösung: 10 mg Substanz werden in Wasser *R* zu 10,0 ml gelöst.

Referenzlösung: 10 mg Glycin *CRS* werden in Wasser *R* zu 10,0 ml gelöst.

Platte: beschichtet mit Cellulose zur Chromatographie *R*

Fließmittel: Essigsäure 99 % *R*, Wasser *R*, 1-Butanol *R* (20:20:60 *V/V/V*)

Auftragen: 5 µl

Laufstrecke: 2/3 der Platte

Trocknen: 30 min lang bei 80 °C

Detektion: Die Platte wird mit Ninhydrin-Lösung *R* besprüht und 15 min lang bei 105 °C erhitzt.

Ergebnis: Der Hauptfleck im Chromatogramm der Untersuchungslösung entspricht in Bezug auf Lage, Farbe und Größe dem Hauptfleck im Chromatogramm der Referenzlösung.

C. 50 mg Substanz werden in 5 ml Wasser *R* gelöst. Nach Zusatz von 1 ml Natriumhypochlorit-Lösung *R* wird die Lösung zum Sieden erhitzt und 2 min lang im Sieden gehalten. Nach Zusatz von 1 ml Salzsäure *R* wird diese Lösung 4 bis 5 min lang im Sieden gehalten, mit 2 ml Salzsäure *R* und 1 ml einer Lösung von Resorcin *R* ($20 g \cdot l^{-1}$) versetzt, 1 min lang im Sieden gehalten und abgekühlt. Die Lösung wird mit 10 ml Wasser *R* versetzt und gemischt. Werden 5 ml dieser Lösung mit 6 ml verdünnter Natriumhydroxid-Lösung *R* versetzt, entsteht eine violette Färbung mit grünlich gelber Fluoreszenz. Nach einigen Minuten wird die Färbung orange, dann gelb, wobei eine intensive Fluoreszenz bestehen bleibt.

Prüfung auf Reinheit

Prüflösung: 5,0 g Substanz werden in kohlendioxidfreiem Wasser *R* zu 50 ml gelöst.

Aussehen der Lösung: Die Prüflösung muss klar (2.2.1) und darf nicht stärker gefärbt sein als die Farbvergleichslösung G_7 (2.2.2, Methode II).

pH-Wert (2.2.3): 5,9 bis 6,4

10 ml Prüflösung werden mit kohlendioxidfreiem Wasser *R* zu 20 ml verdünnt.

Verwandte Substanzen: Flüssigchromatographie (2.2.29)

Lösungsmittelmischung: 500 ml mobile Phase werden mit 1,5 ml Phosphorsäure 85 % *R* versetzt.

Untersuchungslösung: 0,200 g Substanz werden in der Lösungsmittelmischung zu 20,0 ml gelöst.

Referenzlösung a: 1,0 ml Untersuchungslösung wird mit der Lösungsmittelmischung zu 100,0 ml verdünnt. 1,0 ml dieser Lösung wird mit der Lösungsmittelmischung zu 10,0 ml verdünnt.

Referenzlösung b: 80 mg Iminodiessigsäure *R* (Verunreinigung A) und 80 mg Substanz werden in der Lösungsmittelmischung zu 50 ml gelöst.

Referenzlösung c: 50,0 mg Glycinanhydrid *R* (Verunreinigung B), 50,0 mg Diglycin *R* (Verunreinigung H) und 50,0 mg Triglycin *R* (Verunreinigung I) werden in der Lösungsmittelmischung zu 50,0 ml gelöst. 1,0 ml Lösung wird mit der Lösungsmittelmischung zu 100,0 ml verdünnt.

Säule
- Größe: $l = 0{,}25$ m, $\varnothing = 4{,}6$ mm
- Stationäre Phase: nachsilanisiertes, octadecylsilyliertes Kieselgel zur Chromatographie *R* 1 (5 µm)
- Temperatur: 25 °C

Mobile Phase: 1,4 g Natriumpentansulfonat *R* werden in 900 ml Wasser zur Chromatographie *R* gelöst. Die Lösung wird mit Phosphorsäure 85 % *R* auf einen pH-Wert von 2,2 eingestellt und mit Wasser zur Chromatographie *R* zu 1000 ml verdünnt.

Durchflussrate: 1,0 ml · min^{-1}

Detektion: Spektrometer bei 210 nm

Einspritzen: 10 µl

Chromatographiedauer: 4fache Retentionszeit von Glycin

Identifizierung von Verunreinigungen: Zur Identifizierung der Peaks der Verunreinigungen B, H und I wird das mit der Referenzlösung c erhaltene Chromatogramm verwendet.

Relative Retention (bezogen auf Glycin, t_R etwa 5,5 min)
- Verunreinigung A: etwa 0,7
- Verunreinigung B: etwa 0,75
- Verunreinigung H: etwa 1,7
- Verunreinigung I: etwa 2,0

Eignungsprüfung: Referenzlösung b
- Auflösung: mindestens 5,0 zwischen den Peaks von Verunreinigung A und Glycin

Berechnung der Prozentgehalte
- Für jede Verunreinigung wird die Konzentration an Glycin in der Referenzlösung a verwendet.
- Für die Verunreinigungen B, H und I wird die Konzentration der entsprechenden Verunreinigung in der Referenzlösung c verwendet.

Grenzwerte
- Verunreinigungen B, H und I: jeweils höchstens 0,10 Prozent
- Nicht spezifizierte Verunreinigungen: jeweils höchstens 0,10 Prozent
- Summe aller Verunreinigungen: höchstens 0,2 Prozent
- Berichtsgrenzwert: 0,05 Prozent

Mit Ninhydrin nachweisbare Substanzen: Aminosäurenanalyse (2.2.56); die Analyse erfolgt nach Methode 1.

Die Konzentrationen der Untersuchungslösung und der Referenzlösungen können an die Empfindlichkeit der verwendeten Messgeräte angepasst werden. Die Konzentrationen aller Lösungen werden so gewählt, dass die unter „Systemeignung (Eignungsprüfung)" beschriebenen Anforderungen der Allgemeinen Methode 2.2.46 erfüllt sind, wobei die Verhältnisse der Konzentrationen zwischen allen Lösungen wie beschrieben erhalten bleiben müssen.

Lösung A: Wasser *R* oder ein für das verwendete Gerät geeigneter Puffer zur Probenvorbereitung

Untersuchungslösung: 30,0 mg Substanz werden in der Lösung A zu 50,0 ml gelöst.

Referenzlösung a: 1,0 ml Untersuchungslösung wird mit der Lösung A zu 100,0 ml verdünnt. 2,0 ml dieser Lösung werden mit der Lösung A zu 10,0 ml verdünnt.

Referenzlösung b: 30,0 mg Prolin *R* werden in der Lösung A zu 100,0 ml gelöst. 1,0 ml Lösung wird mit der Lösung A zu 250,0 ml verdünnt.

Referenzlösung c: 6,0 ml Ammonium-Lösung (100 ppm NH_4) *R* werden mit der Lösung A zu 50,0 ml verdünnt. 1,0 ml dieser Lösung wird mit der Lösung A zu 100,0 ml verdünnt.

Referenzlösung d: 30 mg Isoleucin *R* und 30 mg Leucin *R* werden in der Lösung A zu 50,0 ml gelöst. 1,0 ml Lösung wird mit der Lösung A zu 200,0 ml verdünnt.

Blindlösung: Lösung A

Geeignete, gleiche Mengen der Untersuchungs- und Blindlösung sowie der Referenzlösungen a, b und d werden in den Aminosäurenanalysator eingespritzt. Ein zur Bestimmung physiologischer Aminosäuren geeignetes Programm wird verwendet.

Eignungsprüfung: Referenzlösung d
- Auflösung: mindestens 1,5 zwischen den Peaks von Isoleucin und Leucin

Berechnung der Prozentgehalte
- Für jede mit Ninhydrin nachweisbare Substanz, die bei 570 nm detektiert wird, wird die Konzentration an Glycin in der Referenzlösung a verwendet.
- Für jede mit Ninhydrin nachweisbare Substanz, die bei 440 nm detektiert wird, wird die Konzentration an Prolin in der Referenzlösung b verwendet; wenn ein Peak bei beiden Wellenlängen über dem Berichtsgrenzwert liegt, wird der bei 570 nm erhaltene Wert zur Quantifizierung verwendet.

Grenzwerte
- Jede mit Ninhydrin nachweisbare Substanz: jeweils höchstens 0,10 Prozent
- Summe aller mit Ninhydrin nachweisbaren Substanzen: höchstens 1,0 Prozent
- Berichtsgrenzwert: 0,05 Prozent

Chlorid (2.4.4): höchstens 75 ppm

0,67 g Substanz werden in Wasser *R* zu 15 ml gelöst.

Ammonium: Aminosäurenanalyse (2.2.56) wie unter „Mit Ninhydrin nachweisbare Substanzen" beschrieben, mit folgenden Änderungen:

Einspritzen: Untersuchungslösung, Referenzlösung c, Blindlösung

Grenzwert
- Ammonium bei 570 nm: nicht größer als die Fläche des entsprechenden Peaks im Chromatogramm der Referenzlösung c (0,02 Prozent) unter Berücksichtigung des Ammonium-Peaks im Chromatogramm der Blindlösung

Trocknungsverlust (2.2.32): höchstens 0,5 Prozent, mit 1,000 g Substanz durch 2 h langes Trocknen im Trockenschrank bei 105 °C bestimmt

Sulfatasche (2.4.14): höchstens 0,1 Prozent, mit 1,0 g Substanz bestimmt

Gehaltsbestimmung

70,0 mg Substanz werden in 5 ml wasserfreier Ameisensäure *R* gelöst und nach Zusatz von 50 ml wasserfreier Essigsäure *R* sofort mit Perchlorsäure (0,1 mol · l^{-1}) titriert. Der Endpunkt wird mit Hilfe der Potentiometrie (2.2.20) bestimmt.

1 ml Perchlorsäure (0,1 mol · l^{-1}) entspricht 7,51 mg $C_2H_5NO_2$.

Verunreinigungen

Spezifizierte Verunreinigungen:

B, H, I

Andere bestimmbare Verunreinigungen

(Die folgenden Substanzen werden, falls in einer bestimmten Menge vorhanden, durch eine oder mehrere Prüfmethoden in der Monographie erfasst. Sie werden begrenzt durch das allgemeine Akzeptanzkriterium für weitere Verunreinigungen/nicht spezifizierte Verunreinigungen und/oder durch die Anforderungen der Allgemeinen Monographie **Substanzen zur pharmazeutischen Verwendung (Corpora ad usum pharmaceuticum)**. Diese Verunreinigungen müssen daher nicht identifiziert werden, um die Konformität der Substanz zu zeigen. Siehe auch „5.10 Kontrolle von Verunreinigungen in Substanzen zur pharmazeutischen Verwendung"):

A, C, D, E, F, G

A.
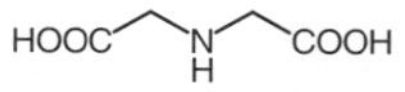

2,2′-Iminodiessigsäure

B.
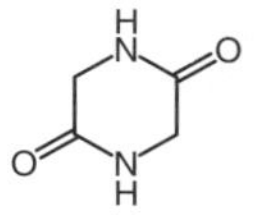

Piperazin-2,5-dion
(Glycinanhydrid)

C.
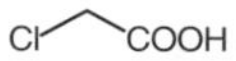

2-Chloressigsäure

D.
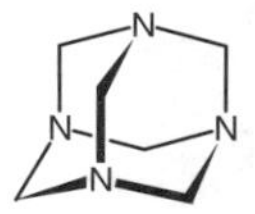

1,3,5,7-Tetraazatricyclo[3.3.1.1^{3,7}]decan

E.
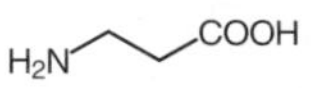

3-Aminopropansäure
(β-Alanin)

F.
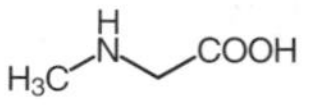

2-(Methylamino)essigsäure
(Sarcosin)

G.
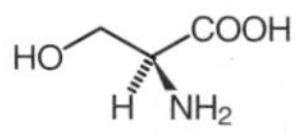

(2*S*)-2-Amino-3-hydroxypropansäure
(Serin)

G

Monographien

H.

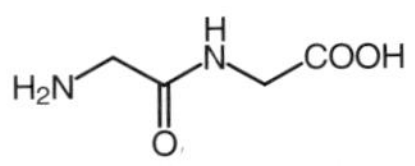

2-[(2-Aminoacetyl)amino]essigsäure
(Diglycin)

I.

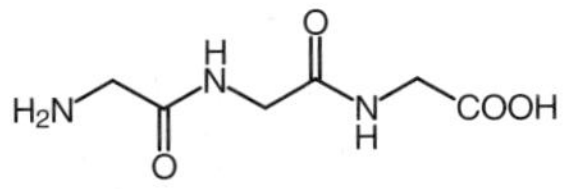

2-[[2-[(2-Aminoacetyl)amino]acetyl]amino]essig=
säure
(Triglycin)

I

Indapamid 6385
Insulinzubereitungen zur Injektion 6387
Irinotecanhydrochlorid-Trihydrat 6391
Isoprenalinhydrochlorid 6394

10.1/1108

Indapamid

Indapamidum

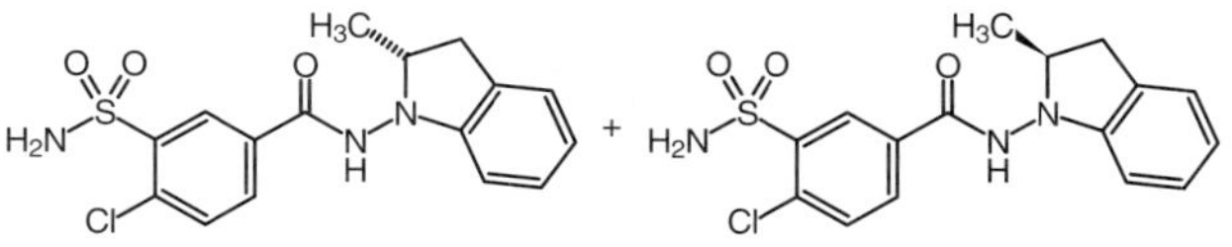

$C_{16}H_{16}ClN_3O_3S$ M_r 365,8

CAS Nr. 26807-65-8

Definition

4-Chlor-*N*-[(2*RS*)-2-methyl-2,3-dihydro-1*H*-indol-1-yl]-3-sulfamoylbenzamid

Gehalt: 98,0 bis 102,0 Prozent (wasserfreie Substanz)

Eigenschaften

Aussehen: weißes bis fast weißes Pulver

Löslichkeit: praktisch unlöslich in Wasser, löslich in Ethanol 96 %

Prüfung auf Identität

1: B
2: A, C

A. UV-Vis-Spektroskopie (2.2.25)

Untersuchungslösung: 50,0 mg Substanz werden in Ethanol 96 % *R* zu 100,0 ml gelöst. 2,0 ml Lösung werden mit Ethanol 96 % *R* zu 100,0 ml verdünnt.

Spektralbereich: 220 bis 350 nm

Absorptionsmaximum: bei 242 nm

Schultern: bei 279 und 287 nm

Spezifische Absorption im Absorptionsmaximum: 590 bis 630

B. IR-Spektroskopie (2.2.24)

Vergleich: Indapamid *CRS*

C. Dünnschichtchromatographie (2.2.27)

Untersuchungslösung: 20 mg Substanz werden in Ethanol 96 % *R* zu 10 ml gelöst.

Referenzlösung a: 20 mg Indapamid *CRS* werden in Ethanol 96 % *R* zu 10 ml gelöst.

Referenzlösung b: 10 mg Indometacin *R* werden in 5 ml Referenzlösung a gelöst. Die Lösung wird mit Ethanol 96 % *R* zu 10 ml verdünnt.

Platte: DC-Platte mit Kieselgel GF_{254} *R*

Fließmittel: Essigsäure 99 % *R*, Aceton *R*, Toluol *R* (1:20:79 *V/V/V*)

Auftragen: 10 µl

Laufstrecke: 2/3 der Platte

Trocknen: an der Luft

Detektion: im ultravioletten Licht bei 254 nm

Eignungsprüfung: Referenzlösung b
– Das Chromatogramm muss 2 deutlich voneinander getrennte Flecke zeigen.

Ergebnis: Der Hauptfleck im Chromatogramm der Untersuchungslösung entspricht in Bezug auf Lage und Größe dem Hauptfleck im Chromatogramm der Referenzlösung a.

Prüfung auf Reinheit

Optische Drehung (2.2.7): –0,02° bis +0,02°

0,250 g Substanz werden in wasserfreiem Ethanol *R* zu 25,0 ml gelöst.

Verwandte Substanzen: Flüssigchromatographie (2.2.29)

Die Prüfung muss unter Lichtschutz durchgeführt werden. Die Lösungen müssen unmittelbar vor Gebrauch hergestellt oder bei 4 °C aufbewahrt werden.

Lösungsmittelmischung: Acetonitril *R*, Methanol *R* (50:50 *V/V*)

Untersuchungslösung: 20,0 mg Substanz werden in 7 ml Lösungsmittelmischung gelöst. Die Lösung wird mit einer Lösung von Natriumedetat *R* (0,2 g · l^{-1}) zu 20,0 ml verdünnt.

Referenzlösung a: 3,0 mg Indapamid-Verunreinigung B *CRS* werden in 3,5 ml Lösungsmittelmischung gelöst. Die Lösung wird mit einer Lösung von Natriumedetat *R* (0,2 g · l^{-1}) zu 10,0 ml verdünnt. 1,0 ml dieser Lösung wird mit 35 ml Lösungsmittelmischung versetzt und mit einer Lösung von Natriumedetat *R* (0,2 g · l^{-1}) zu 100,0 ml verdünnt.

Referenzlösung b: 1,0 ml Untersuchungslösung wird mit 17,5 ml Lösungsmittelmischung versetzt und mit einer Lösung von Natriumedetat *R* (0,2 g · l^{-1}) zu 50,0 ml verdünnt. 1,0 ml dieser Lösung wird mit 7 ml Lösungsmittelmischung versetzt und mit einer Lösung von Natriumedetat *R* (0,2 g · l^{-1}) zu 20,0 ml verdünnt.

Referenzlösung c: 20,0 mg Indapamid *CRS* werden in 7 ml Lösungsmittelmischung gelöst. Die Lösung wird mit einer Lösung von Natriumedetat *R* (0,2 g · l^{-1}) zu 20,0 ml verdünnt.

Referenzlösung d: 25 mg Indapamid *CRS* und 45 mg Methylnitrosoindolin *CRS* (Verunreinigung A) werden in 17,5 ml Lösungsmittelmischung gelöst. Die Lösung wird mit einer Lösung von Natriumedetat *R* (0,2 g · l^{-1}) zu 50 ml verdünnt.

Säule
- Größe: l = 0,20 m, ∅ = 4,6 mm
- Stationäre Phase: nachsilanisiertes, octadecylsilyliertes Kieselgel zur Chromatographie *R* (5 µm)
- Temperatur: 40 °C

Mobile Phase: Essigsäure 99 % *R*, Acetonitril *R*, Methanol *R*, Lösung von Natriumedetat *R* (0,2 g · l^{-1}) (0,1:17,5:17,5:65 *V/V/V/V*)

Durchflussrate: 2 ml · min^{-1}

Detektion: Spektrometer bei 254 nm

Einspritzen: 10 µl; Untersuchungslösung, Referenzlösungen a, b und d

Chromatographiedauer: 2,5fache Retentionszeit von Indapamid

Identifizierung von Verunreinigungen: Zur Identifizierung des Peaks der Verunreinigung A wird das mit der Referenzlösung d erhaltene Chromatogramm verwendet; zur Identifizierung des Peaks der Verunreinigung B wird das mit der Referenzlösung a erhaltene Chromatogramm verwendet.

Relative Retention (bezogen auf Indapamid, t_R etwa 11 min)
- Verunreinigung A: etwa 1,4
- Verunreinigung B: etwa 1,7

Eignungsprüfung
- Auflösung: mindestens 4,0 zwischen den Peaks von Verunreinigung A und Indapamid im Chromatogramm der Referenzlösung d

Grenzwerte
- Verunreinigung B: nicht größer als die Fläche des Hauptpeaks im Chromatogramm der Referenzlösung a (0,3 Prozent)
- Nicht spezifizierte Verunreinigungen: jeweils nicht größer als die Fläche des Hauptpeaks im Chromatogramm der Referenzlösung b (0,10 Prozent)
- Summe aller Verunreinigungen: nicht größer als das 5fache der Fläche des Hauptpeaks im Chromatogramm der Referenzlösung b (0,5 Prozent)
- Ohne Berücksichtigung bleiben: Peaks, deren Fläche nicht größer ist als das 0,5fache der Fläche des Hauptpeaks im Chromatogramm der Referenzlösung b (0,05 Prozent)

Verunreinigung A: Flüssigchromatographie (2.2.29)

Die Prüfung muss unter Lichtschutz durchgeführt werden.

Untersuchungslösung: 25,0 mg Substanz werden in 1 ml Acetonitril *R* gelöst. Die Lösung wird mit Wasser *R* zu 10,0 ml verdünnt, 15 min lang geschüttelt, 1 h lang bei 4 °C stehen gelassen und anschließend filtriert.

Referenzlösung: 25,0 mg Substanz werden in 1,0 ml einer Lösung von Methylnitrosoindolin *CRS* (0,125 mg · l^{-1}) (Verunreinigung A) in Acetonitril *R* gelöst. Die Lösung wird mit Wasser *R* zu 10,0 ml verdünnt, 15 min lang geschüttelt, 1 h lang bei 4 °C stehen gelassen und anschließend filtriert.

Säule
- Größe: l = 0,15 m, ∅ = 4,6 mm
- Stationäre Phase: nachsilanisiertes, octadecylsilyliertes Kieselgel zur Chromatographie *R* (5 µm)
- Temperatur: 30 °C

Mobile Phase: 7 Volumteile Acetonitril *R*, 20 Volumteile Tetrahydrofuran *R* und 73 Volumteile einer Lösung von Triethylamin *R* (1,5 g · l^{-1}), die mit Phosphorsäure 85 % *R* auf einen pH-Wert von 2,8 eingestellt wurde, werden gemischt.

Durchflussrate: 1,4 ml · min^{-1}

Detektion: Spektrometer bei 305 nm

Einspritzen: 0,1 ml

Eignungsprüfung: Referenzlösung
- Signal-Rausch-Verhältnis: mindestens 3 für den Peak der Verunreinigung A, der kurz vor dem Indapamid-Peak auftritt
- Peak-Tal-Verhältnis: mindestens 6,7, wobei H_p die Höhe des Peaks der Verunreinigung A über der Basislinie und H_v die Höhe des niedrigsten Punkts der Kurve über der Basislinie zwischen den Peaks von Verunreinigung A und Indapamid darstellt

Grenzwert
- Verunreinigung A: nicht größer als die Differenz zwischen den Flächen der Peaks von Verunreinigung A in den Chromatogrammen der Referenzlösung und der Untersuchungslösung (5 ppm)

Verunreinigung C: Flüssigchromatographie (2.2.29)

Die Lösungen müssen nach ihrer Herstellung bei 10 °C aufbewahrt werden.

Lösung A: 0,20 g Natriumedetat *R* werden in Wasser zur Chromatographie *R* gelöst. Die Lösung wird mit 1,5 ml wasserfreier Essigsäure *R* versetzt und mit Wasser zur Chromatographie *R* zu 1000 ml verdünnt.

Untersuchungslösung: 75,0 mg Substanz werden in 7,5 ml Acetonitril *R* gelöst. Die Lösung wird mit Wasser *R* zu 25,0 ml verdünnt.

Referenzlösung a: 9,0 mg Indapamid-Verunreinigung C *CRS* werden in 1,0 ml Wasser *R* gelöst. Die Lösung wird mit 6,0 ml Acetonitril *R* versetzt und mit Wasser *R* zu 20,0 ml verdünnt. 1,0 ml dieser Lösung wird mit 7,5 ml Acetonitril *R* versetzt und mit Wasser *R* zu 25,0 ml verdünnt.

Referenzlösung b: 1,0 ml Referenzlösung a wird mit 3,0 ml Acetonitril *R* versetzt und mit Wasser *R* zu 10,0 ml verdünnt.

Referenzlösung c: 1 ml Referenzlösung a wird mit 3 ml Acetonitril *R* versetzt und mit der Untersuchungslösung zu 10 ml verdünnt.

Säule
- Größe: l = 0,05 m, ∅ = 2,1 mm
- Stationäre Phase: nachsilanisiertes, octadecylsilyliertes, mit zu 100 Prozent wässrigen mobilen Phasen kompatibles Kieselgel zur Chromatographie *R* (1,8 µm)
- Temperatur: 50 °C

Mobile Phase: Acetonitril zur Chromatographie *R*, Lösung A (30:70 *V/V*)

Durchflussrate: 0,7 ml · min^{-1}

Detektion: Spektrometer bei 235 nm

Einspritzen: 2 µl; Untersuchungslösung, Referenzlösungen b und c

Chromatographiedauer: 3fache Retentionszeit von Indapamid

Identifizierung von Verunreinigungen: Zur Identifizierung des Peaks der Verunreinigung C wird das mit der Referenzlösung b erhaltene Chromatogramm verwendet.

Relative Retention (bezogen auf Indapamid, t_R etwa 1,3 min)
- Verunreinigung C: etwa 0,5

Eignungsprüfung: Referenzlösung c
- Auflösung: mindestens 4,0 zwischen den Peaks von Verunreinigung C und Indapamid
- Signal-Rausch-Verhältnis: mindestens 20 für den Peak von Verunreinigung C

Berechnung des Gehalts
- Für die Verunreinigung C wird die Konzentration an Verunreinigung C in der Referenzlösung b verwendet.

Grenzwert
- Verunreinigung C: höchstens 600 ppm

Wasser (2.5.12): höchstens 3,0 Prozent, mit 0,100 g Substanz bestimmt

Sulfatasche (2.4.14): höchstens 0,1 Prozent, mit 1,0 g Substanz bestimmt

Gehaltsbestimmung

Flüssigchromatographie (2.2.29) wie unter „Verwandte Substanzen" beschrieben, mit folgender Änderung:

Einspritzen: Untersuchungslösung, Referenzlösung c

Der Prozentgehalt an $C_{16}H_{16}ClN_3O_3S$ wird unter Berücksichtigung des für Indapamid *CRS* angegebenen Gehalts berechnet.

Lagerung

Vor Licht geschützt

Verunreinigungen

Spezifizierte Verunreinigungen:

A, B, C

A.

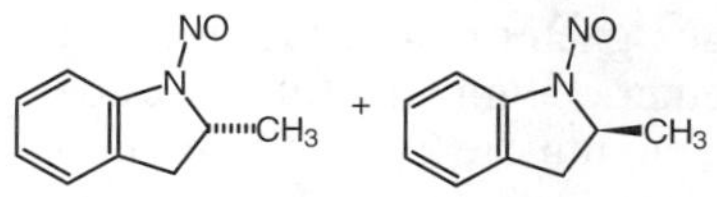

(2*RS*)-2-Methyl-1-nitroso-2,3-dihydro-1*H*-indol

B.

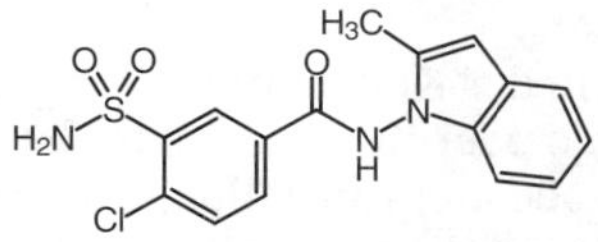

4-Chlor-*N*-(2-methyl-1*H*-indol-1-yl)-3-sulfamoylbenzamid

C.

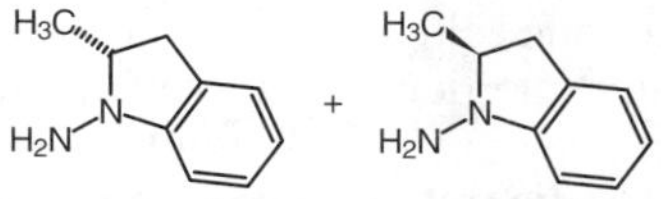

(2*RS*)-2-Methyl-2,3-dihydro-1*H*-indol-1-amin

10.1/0854

Insulinzubereitungen zur Injektion

Praeparationes insulini iniectabiles

I

Monographien

*Insulinzubereitungen zur Injektion müssen den in der Monographie **Parenteralia (Parenteralia)** vorgeschriebenen Anforderungen an Injektionslösungen entsprechen.*

Definition

Insulinzubereitungen zur Injektion sind sterile Zubereitungen von **Insulin human (Insulinum humanum)**, **Insulin vom Schwein (Insulinum porcinum)** oder Insulin vom Rind. Sie enthalten mindestens 90,0 und höchstens 110,0 Prozent der in der Beschriftung angegebenen Menge Insulin und sind entweder Lösungen oder Suspensionen oder werden durch Kombination von Lösungen und Suspensionen hergestellt.

Herstellung

Die Herstellungsverfahren sind so angelegt, dass sie geeignete Eigenschaften hinsichtlich des Einsetzens und der Dauer der therapeutischen Wirkung ergeben.

Je nach Herstellungsverfahren werden folgende Maßnahmen in geeigneter Reihenfolge durchgeführt:

- Zusatz geeigneter Konservierungsmittel
- Zusatz einer geeigneten Substanz oder geeigneter Substanzen, um die Zubereitung blutisotonisch zu machen
- Zusatz einer geeigneten Substanz oder geeigneter Substanzen, um den gewünschten pH-Wert einzustellen
- Bestimmung der Konzentration der insulinhaltigen Komponente oder Komponenten, falls erforderlich mit anschließender Einstellung, so dass die Zubereitung die erforderliche Anzahl an Internationalen Einheiten je Milliliter enthält
- Sterilisieren durch Filtration der insulinhaltigen Komponente oder Komponenten durch Bakterien zurückhaltende Filter. Nachdem diese Maßnahme durchgeführt worden ist, müssen alle darauf folgenden Maßnahmen aseptisch unter Verwendung von Materialien, die mit Hilfe einer geeigneten Methode sterilisiert wurden, durchgeführt werden.

Falls erforderlich werden weitere geeignete Hilfsstoffe zugesetzt und geeignete Maßnahmen durchgeführt, um der oder den insulinhaltigen Komponenten die geeignete physikalische Form zu geben. Die fertige Zubereitung wird unter aseptischen Bedingungen in sterile Behältnisse gefüllt, die so verschlossen werden, dass eine mikrobielle Verunreinigung ausgeschlossen wird.

Prüfung auf Reinheit

pH-Wert (2.2.3): Falls in der entsprechenden Monographie nichts anderes vorgeschrieben ist, muss der pH-Wert der Lösung oder Suspension bei 6,9 bis 7,8 liegen.

Gelöstes Insulin im Überstand: für Insulinzubereitungen zur Injektion in Form von Suspensionen höchstens 2,5 Prozent des gesamten Insulingehalts, falls nichts anderes angegeben ist

10 ml Suspension werden 10 min lang bei 1500 *g* zentrifugiert und der Überstand vom Rückstand sorgfältig getrennt. Der Insulingehalt des Überstands (*S*) wird mit Hilfe einer geeigneten Methode bestimmt. Der Prozentgehalt an Insulin in Lösung wird nach der Formel

$$\frac{100 \cdot S}{T}$$

berechnet, wobei *T* der Gesamtgehalt an Insulin ist, bestimmt wie unter „Gehaltsbestimmung" beschrieben.

Verunreinigungen mit einer größeren Molekülmasse als der von Insulin: Die Prüfung erfolgt mit Hilfe der Ausschlusschromatographie (2.2.30).

Untersuchungslösung: Der zu prüfenden Zubereitung, Suspension oder Lösung, werden 4 µl Salzsäure (6 mol · l^{-1}) *R* je Milliliter zugesetzt, um eine klare, saure Lösung zu erhalten. Liegt eine Suspension vor, ist sie vor der Probenahme zu schütteln, um eine homogene Probe zu erhalten. Wird die Suspension nach dem ersten Säurezusatz nicht innerhalb von 5 min klar, werden weitere kleine Mengen der Säure (weniger als 4 µl je Milliliter) zugesetzt, bis eine klare Lösung erhalten wird. Zubereitungen mit Konzentrationen von mehr als 100 I. E. je Milliliter müssen mit Salzsäure (0,01 mol · l^{-1}) zusätzlich verdünnt werden, um ein Überladen der Säule mit monomerem Insulin zu vermeiden.

Lösung zur Bestimmung des Auflösungsvermögens: Eine Insulinlösung mit einer Konzentration von etwa 4 mg je Milliliter wird verwendet, die mehr als 0,4 Prozent Proteine mit großen Molekülmassen enthält. Geeignet hierzu ist eine Insulinzubereitung zur Injektion (Lösung oder Suspension), die mit einer ausreichenden Menge Salzsäure (6 mol · l^{-1}) *R* geklärt wurde und den angegebenen Prozentgehalt an Proteinen mit großen Molekülmassen enthält, oder eine Lösung von Insulin, die mit Salzsäure (0,01 mol · l^{-1}) hergestellt wurde. Insulin, das den angegebenen Prozentsatz an Proteinen mit großen Molekülmassen enthält, kann durch 10 Tage langes Stehenlassen von Insulinpulver bei Raumtemperatur erhalten werden.

Die Lösungen sind bei 2 bis 10 °C aufzubewahren und innerhalb von 30 h (Insulin-Injektionslösungen) oder 7 Tagen (andere Insulin-Zubereitungen) zu verwenden.

Wird eine automatische Einspritzvorrichtung verwendet, ist sie bei einer Temperatur von 2 bis 10 °C zu halten.

Die Chromatographie kann durchgeführt werden mit
- einer Säule von 0,3 m Länge und mindestens 7,5 mm innerem Durchmesser, gepackt mit hydrophilem Kieselgel zur Chromatographie *R* (5 bis 10 µm) von einer Qualität, die zur Trennung des Insulin-Monomers vom Dimer und von den Polymeren geeignet ist
- einer filtrierten und entgasten Mischung von 15 Volumteilen Essigsäure 99 % *R*, 20 Volumteilen Acetonitril *R* und 65 Volumteilen einer Lösung von Arginin *R* (1,0 g · l^{-1}) als mobile Phase bei einer Durchflussrate von 0,5 ml je Minute
- einem Spektrometer als Detektor bei einer Wellenlänge von 276 nm.

Äquilibrieren der Säule: Bevor eine neue Säule zur Chromatographie benutzt werden kann, muss sie durch wiederholtes Einspritzen einer Insulinlösung, die Proteine mit großen Molekülmassen enthält, äquilibriert werden. Dies kann durch mindestens 3-maliges Einspritzen der Lösung zur Bestimmung des Auflösungsvermögens erfolgen. Die Säule ist äquilibriert, wenn bei 2 aufeinanderfolgenden Einspritzungen reproduzierbare Ergebnisse erhalten werden. Werden protaminhaltige Proben geprüft, ist das Äquilibrieren der Säule mit einer protaminhaltigen Lösung durchzuführen.

100 µl Lösung zur Bestimmung des Auflösungsvermögens werden eingespritzt. Werden die Chromatogramme unter den vorgeschriebenen Bedingungen aufgezeichnet, beträgt die Retentionszeit für polymere Insulinkomplexe oder kovalente Insulin-Protamin-Komplexe etwa 13 bis 17 min, die für kovalent-dimeres Insulin etwa 17,5 min, die für monomeres Insulin etwa 20 min und die für Salze etwa 22 min. Enthält die Prüflösung Konservierungsmittel wie Methyl-4-hydroxybenzoat, *m*-Cresol oder Phenol, werden diese Verbindungen später eluiert. Die Prüfung darf nur ausgewertet werden, wenn die Auflösung, definiert als das Verhältnis der Höhe des Peaks des Dimers zur Höhe des Tals über der

Grundlinie, das die Peaks von Monomer und Dimer voneinander trennt, mindestens 2,0 beträgt.

100 µl Untersuchungslösung werden eingespritzt. Das Chromatogramm wird etwa 35 min lang aufgezeichnet. Wenn im Chromatogramm Peaks mit einer kürzeren Retentionszeit als der des Peaks von Insulin auftreten, darf die Summe ihrer Flächen nicht größer sein als 3,0 Prozent (protaminhaltige Zubereitungen) oder 2,0 Prozent (protaminfreie Zubereitungen) der Gesamtfläche der Peaks. Peaks, deren Retentionszeit länger ist als die des Insulin-Peaks, werden nicht berücksichtigt.

Verwandte Proteine: Die Prüfung erfolgt mit Hilfe der Flüssigchromatographie (2.2.29) wie unter „Gehaltsbestimmung" beschrieben, unter folgenden Elutionsbedingungen:

Zeit (min)	Mobile Phase A (% *V/V*)	Mobile Phase B (% *V/V*)	Erläuterungen
0 – 30	42	58	isokratisch
30 – 44	42 → 11	58 → 89	linearer Gradient
44 – 50	11	89	isokratisch

Die Lösungen sind bei 2 bis 10 °C aufzubewahren und innerhalb von 24 h zu verwenden.

Eine Systemeignungsprüfung (Auflösung, Linearität) wird, wie unter „Gehaltsbestimmung" beschrieben, durchgeführt. Falls erforderlich wird die Zusammensetzung der mobilen Phase so angepasst, dass das A21-Desamido-Insulin vom Schwein vor Beginn des Gradienten vollständig eluiert wird. Das Gradientenprofil kann ebenfalls so geändert werden, dass alle insulinverwandten Verunreinigungen vollständig eluiert werden.

20 µl Untersuchungslösung und 20 µl Referenzlösung a (Insulinzubereitungen mit 100 I. E. je Milliliter) oder Referenzlösung b (Insulinzubereitungen mit 40 I. E. je Milliliter) werden eingespritzt. Falls erforderlich wird das Einspritzvolumen zwischen 10 und 20 µl eingestellt, in Übereinstimmung mit dem Ergebnis, das bei der Prüfung auf Linearität, wie unter „Gehaltsbestimmung" beschrieben, erhalten wurde. Die Chromatogramme werden etwa 50 min lang aufgezeichnet. Falls erforderlich wird die mobile Phase weiter angepasst, um sicherzustellen, dass in der Untersuchungslösung vorhandene Konservierungsmittel deutlich vom Insulin getrennt werden und eine kürzere Retentionszeit aufweisen. Eine geringe Reduzierung der Acetonitrilkonzentration verlängert die Retentionszeit des Insulins verhältnismäßig stärker als die der Konservierungsmittel.

Im Chromatogramm jeder der beiden Referenzlösungen erscheint A21-Desamido-Insulin als kleiner Peak nach dem Hauptpeak mit einer relativen Retention von etwa 1,3, bezogen auf den Hauptpeak von Insulin. Im Chromatogramm der Untersuchungslösung darf die Fläche des Peaks von A21-Desamido-Insulin nicht größer sein als 5,0 Prozent der Gesamtfläche der Peaks; die Summe der Flächen aller Peaks, ohne die Flächen der Peaks von Insulin und A21-Desamido-Insulin, darf nicht größer sein als 6,0 Prozent der Gesamtfläche der Peaks. Peaks von Konservierungsmitteln und Protamin (die frühzeitig eluiert werden) werden nicht berücksichtigt.

Gesamtzink: höchstens die in der jeweiligen Monographie angegebene Menge, mit Hilfe der Atomabsorptionsspektrometrie (2.2.23, Methode I) bestimmt

Falls in der jeweiligen Monographie nicht anders vorgeschrieben, wird folgende Methode angewendet:

Untersuchungslösung: Die Zubereitung wird vorsichtig geschüttelt und ein Volumen, das 200 I. E. Insulin enthält, entnommen und mit Salzsäure (0,01 mol · l^{-1}) zu 25,0 ml verdünnt. Falls erforderlich wird die Lösung mit Salzsäure (0,01 mol · l^{-1}) so verdünnt, dass eine geeignete Konzentration an Zink erhalten wird (zum Beispiel 0,4 bis 1,6 µg Zn je Milliliter).

Referenzlösungen: Als Referenzlösungen werden Lösungen von 0,40 µg, 0,80 µg, 1,00 µg, 1,20 µg beziehungsweise 1,60 µg Zn je Milliliter verwendet, die durch Verdünnen der Zink-Lösung (5 mg · ml^{-1} Zn) *R* mit Salzsäure (0,01 mol · l^{-1}) unmittelbar vor Gebrauch hergestellt werden.

Die Absorption wird bei 213,9 nm mit einer Zink-Hohlkathodenlampe als Strahlungsquelle und einer Luft-Acetylen-Flamme geeigneter Zusammensetzung (zum Beispiel 11 Liter Luft und 2 Liter Acetylen je Minute) gemessen.

Zink in Lösung: falls zutreffend, höchstens die in der jeweiligen Monographie angegebene Menge, mit Hilfe der Atomabsorptionsspektrometrie (2.2.23, Methode I) bestimmt

Untersuchungslösung: Die Zubereitung wird zentrifugiert. 1 ml klarer Überstand wird mit Wasser *R* zu 25,0 ml verdünnt. Falls erforderlich wird die Lösung mit Wasser *R* so verdünnt, dass eine geeignete Konzentration an Zink erhalten wird (zum Beispiel 0,4 bis 1,6 µg Zn je Milliliter).

Referenzlösungen: Als Referenzlösungen werden Lösungen von 0,40 µg, 0,80 µg, 1,00 µg, 1,20 µg beziehungsweise 1,60 µg Zn je Milliliter verwendet, die durch Verdünnen der Zink-Lösung (5 mg · ml^{-1} Zn) *R* mit Salzsäure (0,01 mol · l^{-1}) unmittelbar vor Gebrauch hergestellt werden.

Die Absorption wird bei 213,9 nm mit einer Zink-Hohlkathodenlampe als Strahlungsquelle und einer Luft-Acetylen-Flamme geeigneter Zusammensetzung (zum Beispiel: 11 Liter Luft und 2 Liter Acetylen je Minute) gemessen.

Bakterien-Endotoxine (2.6.14): weniger als 80 I. E. Bakterien-Endotoxine je 100 I. E. Insulin

Gehaltsbestimmung

Die Bestimmung erfolgt mit Hilfe der Flüssigchromatographie (2.2.29).

Untersuchungslösung: Der zu prüfenden Zubereitung (Suspension oder Lösung) werden 4 µl Salzsäure (6 mol · l^{-1}) *R* je Milliliter zugesetzt, um eine klare Lösung zu erhalten. Liegt eine Suspension vor, ist die Zubereitung vor der Probenahme zu schütteln, um eine homogene Probe zu erhalten. Wird die Suspension nach dem ersten Säurezusatz nicht innerhalb von 5 min klar, werden weitere kleine Mengen der Säure (weniger als 4 µl je Milliliter) zugesetzt, bis eine klare Lösung erhalten wird. Zubereitungen mit Konzentrationen von mehr als 100 I. E. je Milliliter müssen mit Salzsäure (0,01 mol · l^{-1}) weiter verdünnt werden, um ein Überladen der Säule zu vermeiden.

Referenzlösung a: Im Fall einer Zubereitung, die nur einen Insulintyp enthält, wird der Inhalt einer Durchstechflasche mit Insulin human *CRS*, Insulin vom Schwein *CRS* beziehungsweise Insulin vom Rind *CRS* in Salzsäure (0,01 mol · l^{-1}) so gelöst, dass eine Konzentration von 4,0 mg je Milliliter erhalten wird. Bei einer Zubereitung, die sowohl Insulin vom Rind als auch Insulin vom Schwein enthält, werden 1,0 ml einer Lösung von 4,0 mg Insulin vom Rind *CRS* je Milliliter Salzsäure (0,01 mol · l^{-1}) und 1,0 ml einer Lösung von 4,0 mg Insulin vom Schwein *CRS* je Milliliter Salzsäure (0,01 mol · l^{-1}) gemischt.

Die Referenzlösung a wird für die Gehaltsbestimmung von Insulinzubereitungen, die 100 I. E. je Milliliter enthalten, verwendet.

Referenzlösung b: 4,0 ml Referenzlösung a werden mit Salzsäure (0,01 mol · l^{-1}) zu 10,0 ml verdünnt.

Die Referenzlösung b wird für die Gehaltsbestimmung von Insulinzubereitungen, die 40 I. E. je Milliliter enthalten, verwendet.

Referenzlösung c: Der Inhalt einer Durchstechflasche mit Insulin human *CRS* wird in Salzsäure (0,01 mol · l^{-1}) so gelöst, dass eine Konzentration von 4,0 mg je Milliliter erhalten wird.

Referenzlösung d: Der Inhalt einer Durchstechflasche mit Insulin vom Schwein zur Eignungsprüfung *CRS* wird in Salzsäure (0,01 mol · l^{-1}) so gelöst, dass eine Konzentration von 4 mg je Milliliter erhalten wird.

Referenzlösung e: 1,0 ml Referenzlösung a wird mit Salzsäure (0,01 mol · l^{-1}) zu 10,0 ml verdünnt.

Referenzlösung f: 1,0 ml Referenzlösung b wird mit Salzsäure (0,01 mol · l^{-1}) zu 10,0 ml verdünnt.

Lösung zur Bestimmung des Auflösungsvermögens: 1,0 ml Referenzlösung c und 1,0 ml Referenzlösung d werden gemischt.

Die Lösungen sind bei 2 bis 10 °C aufzubewahren und innerhalb von 48 h zu verwenden.

Wird eine automatische Einspritzvorrichtung verwendet, ist sie bei einer Temperatur von 2 bis 10 °C zu halten.

Die Chromatographie kann durchgeführt werden mit
- einer Säule aus rostfreiem Stahl von 0,25 m Länge und 4,6 mm innerem Durchmesser, gepackt mit octadecylsilyliertem Kieselgel zur Chromatographie *R* (5 µm)
- folgenden Lösungen als mobile Phase bei einer Durchflussrate von 1 ml je Minute, die bei einer Temperatur von mindestens 20 °C hergestellt und aufbewahrt werden:
  Mobile Phase A: 28,4 g wasserfreies Natriumsulfat *R* werden in Wasser zur Chromatographie *R* zu 1000 ml gelöst; die Lösung wird mit 2,7 ml Phosphorsäure 85 % *R* versetzt und falls erforderlich mit Aminoethanol *R* auf einen pH-Wert von 2,3 eingestellt; diese Lösung wird filtriert und entgast.
  Mobile Phase B: 550 ml mobile Phase A und 450 ml Acetonitril *R* 1 werden gemischt; die Lösung wird auf eine Temperatur von mindestens 20 °C erwärmt, um eine Fällung zu vermeiden, anschließend filtriert und entgast. (Das Mischen der mobilen Phase A mit Acetonitril ist ein endothermer Prozess.)
- einem Spektrometer als Detektor bei einer Wellenlänge von 214 nm.

Die Temperatur der Säule wird bei 40 °C gehalten.

Die Elution erfolgt mit einer Mischung von 42 Volumteilen mobiler Phase A und 58 Volumteilen mobiler Phase B. Falls erforderlich wird die Zusammensetzung geändert.

20 µl Lösung zur Bestimmung des Auflösungsvermögens und 20 µl Referenzlösung d werden eingespritzt. Das Chromatogramm der Lösung zur Bestimmung des Auflösungsvermögens wird so lange aufgezeichnet, bis der dem Hauptpeak im Chromatogramm der Referenzlösung d entsprechende Peak deutlich sichtbar ist. Im Chromatogramm der Lösung zur Bestimmung des Auflösungsvermögens werden die Peaks von Insulin vom Schwein und Insulin human identifiziert. Die Bestimmung darf nur ausgewertet werden, wenn die Auflösung zwischen den Peaks von Insulin human und Insulin vom Schwein mindestens 1,2 beträgt. Falls erforderlich wird die Acetonitrilkonzentration in der mobilen Phase geändert, bis diese Auflösung erreicht ist.

20 µl Untersuchungslösung, 20 µl Referenzlösung a und 20 µl Referenzlösung e (bei Insulinzubereitungen, die 100 I. E. je Milliliter enthalten) beziehungsweise 20 µl Referenzlösung b und 20 µl Referenzlösung f (bei Insulinzubereitungen, die 40 I. E. je Milliliter enthalten) werden eingespritzt. Falls erforderlich wird die mobile Phase weiter verändert, um sicherzustellen, dass in der Untersuchungslösung vorhandene Konservierungsmittel deutlich vom Insulin getrennt werden und eine kürzere Retentionszeit aufweisen. Eine geringe Reduzierung der Acetonitrilkonzentration verlängert die Retentionszeit der Insuline verhältnismäßig stärker als die der Konservierungsmittel. Falls erforderlich wird die Säule nach beendeter Chromatographie mit einer Mischung gleicher Volumteile Acetonitril *R* 1 und Wasser zur Chromatographie *R* genügend lange gewaschen, um sicherzustellen, dass alle störenden Substanzen vor dem Einspritzen der nächsten Lösung eluiert wurden. Die Bestimmung darf nur ausgewertet werden, wenn die Fläche des Hauptpeaks im Chromatogramm der Referenzlösung a oder b das 10(± 0,5)fache der Fläche des Hauptpeaks im Chromatogramm der Referenzlösung e oder f beträgt. Wird diese Forderung nicht erfüllt, wird das Einspritzvolumen zwischen 10 und 20 µl so gewählt, dass die Messwerte im Linearitätsbereich des Detektors liegen.

Der Gehalt an Insulin plus A21-Desamido-Insulin wird aus der Fläche des Peaks von Insulin vom Rind, Insulin vom Schwein oder Insulin human und der Fläche des Peaks des A21-Desamido-Insulins sowie unter Berücksichtigung des für Insulin von Rind *CRS*, Insulin vom Schwein *CRS* beziehungsweise Insulin human *CRS* angegebenen Gehalts an Insulin plus A21-Desamido-Insulin berechnet.

Bei Zubereitungen, die beides, Insulin von Rind und Insulin von Schwein enthalten, wird die Summe der Flächen der Peaks von Insulin vom Rind, Insulin vom Schwein und der entsprechenden A21-Desamido-Insuline verwendet[1].

Lagerung

Wenn nichts anderes vorgeschrieben ist, im sterilen, dicht verschlossenen Behältnis mit Originalitätsverschluss, vor Licht geschützt, bei 2 bis 8 °C

Insulinzubereitungen dürfen nicht gefrieren.

Beschriftung

Die Beschriftung gibt an,
- Aktivität in Internationalen Einheiten je Milliliter
- Konzentration des Insulins in Milligramm je Milliliter (Bei Zubereitungen, die sowohl Insulin vom Schwein als auch Insulin vom Rind enthalten, wird die Konzentration als die Summe der beiden Insulingehalte ausgedrückt.)
- falls zutreffend, dass die Substanz durch enzymatische Modifikation von Insulin vom Schwein hergestellt wurde
- falls zutreffend, dass die Substanz mit rDNA-Rekombinationstechnik hergestellt wurde
- falls zutreffend die Tierart, von der die Substanz gewonnen wurde
- dass die Zubereitung nicht gefrieren darf
- falls zutreffend, dass die Zubereitung vor Gebrauch resuspendiert werden muss.

[1] 100 I. E. Insulin entsprechen 3,47 mg Insulin human, 3,45 mg Insulin vom Schwein und 3,42 mg Insulin vom Rind.

10.1/2675

Irinotecanhydrochlorid-Trihydrat

Irinotecani hydrochloridum trihydricum

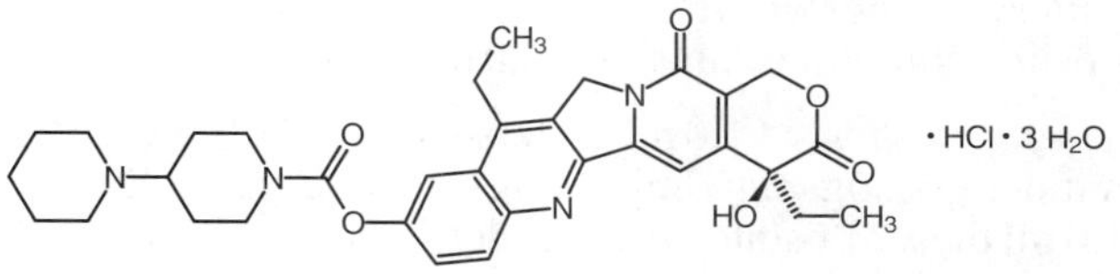

$C_{33}H_{39}ClN_4O_6 \cdot 3\ H_2O$ M_r 677

CAS Nr. 136572-09-3

Definition

(4*S*)-4,11-Diethyl-4-hydroxy-3,14-dioxo-3,4,12,14-tetrahydro-1*H*-pyrano[3′,4′:6,7]indolizino[1,2-*b*]chinolin-9-yl-1,4′-bipiperidin-1′-carboxylat-hydrochlorid-Trihydrat

Gehalt: 98,0 bis 102,0 Prozent (wasserfreie Substanz)

Eigenschaften

Aussehen: blassgelbes bis gelbes, kristallines Pulver

Löslichkeit: wenig löslich in Wasser, in Ethanol 96 % und in Methanol

Die Substanz zeigt Polymorphie (5.9).

Prüfung auf Identität

A. IR-Spektroskopie (2.2.24)

Vergleich: Irinotecanhydrochlorid-Trihydrat *CRS*

Wenn die Spektren bei der Prüfung in fester Form unterschiedlich sind, werden Substanz und Referenzsubstanz getrennt in Methanol *R* gelöst. Nach dem Eindampfen der Lösungen zur Trockne werden mit den Rückständen erneut Spektren aufgenommen.

B. Die Substanz entspricht der Prüfung „Wasser“ (siehe „Prüfung auf Reinheit“).

C. Die Substanz gibt die Identitätsreaktion a auf Chlorid (2.3.1).

0,10 g Substanz werden in Wasser *R* zu 50 ml gelöst.

I

Monographien

Prüfung auf Reinheit

Aussehen der Lösung: Die Lösung muss klar (2.2.1) und darf nicht stärker gefärbt sein als die Referenzlösung GG_2 (2.2.2, Methode II).

0,200 g Substanz werden in Wasser *R* unter Erhitzen auf 80 °C gelöst. Die Lösung wird mit Wasser *R* zu 20 ml verdünnt.

Enantiomerenreinheit: Flüssigchromatographie (2.2.29)

Lösungsmittelmischung: Diethylamin *R*, wasserfreies Ethanol *R* (0,4:100 *V/V*)

Untersuchungslösung: 15,0 mg Substanz werden in der Lösungsmittelmischung zu 10,0 ml gelöst.

Referenzlösung a: 1,0 ml Untersuchungslösung wird mit der Lösungsmittelmischung zu 100,0 ml verdünnt. 1,0 ml dieser Lösung wird mit der Lösungsmittelmischung zu 10,0 ml verdünnt.

Referenzlösung b: Der Inhalt einer Durchstechflasche mit Irinotecan zur Eignungsprüfung 1 *CRS* (mit Verunreinigung L) wird in 1 ml Lösungsmittelmischung gelöst.

Säule
- Größe: $l = 0{,}25$ m, $\varnothing = 4{,}6$ mm
- Stationäre Phase: Kieselgel-Cellulosederivat zur Trennung chiraler Komponenten *R* (10 µm)

Mobile Phase: Diethylamin *R*, wasserfreies Ethanol *R*, Hexan *R* (0,2:50:50 *V/V/V*)

Durchflussrate: 1,0 ml · min^{-1}

Detektion: Spektrometer bei 370 nm

Einspritzen: 20 µl

Chromatographiedauer: 1,5fache Retentionszeit von Irinotecan

Identifizierung von Verunreinigungen: Zur Identifizierung des Peaks der Verunreinigung L wird das mit der Referenzlösung b erhaltene Chromatogramm verwendet.

Relative Retention (bezogen auf Irinotecan, t_R etwa 15 min)
- Verunreinigung L: etwa 0,7

Eignungsprüfung
- Auflösung: mindestens 1,5 zwischen den Peaks von Verunreinigung L und Irinotecan im Chromatogramm der Referenzlösung b

Berechnung des Prozentgehalts
- Für die Verunreinigung L wird die Konzentration an Irinotecanhydrochlorid-Trihydrat in der Referenzlösung a verwendet.

Grenzwert
- Verunreinigung L: höchstens 0,15 Prozent

Verwandte Substanzen: Flüssigchromatographie (2.2.29)

Die Prüfung ist unter Lichtschutz durchzuführen.

Lösungsmittelmischung: Acetonitril *R*, Methanol *R*, mobile Phase A (25:25:50 *V/V/V*)

Untersuchungslösung: 50,0 mg Substanz werden in der Lösungsmittelmischung zu 50,0 ml gelöst.

Referenzlösung a: 50,0 mg Irinotecanhydrochlorid-Trihydrat *CRS* werden in der Lösungsmittelmischung zu 50,0 ml gelöst.

Referenzlösung b: 1,0 ml Untersuchungslösung wird mit der Lösungsmittelmischung zu 100,0 ml verdünnt. 1,0 ml dieser Lösung wird mit der Lösungsmittelmischung zu 10,0 ml verdünnt.

Referenzlösung c: Der Inhalt einer Durchstechflasche mit Irinotecan zur Peak-Identifizierung *CRS* (mit den Verunreinigungen C und E) wird in 1 ml Lösungsmittelmischung gelöst.

Referenzlösung d: 5 mg Irinotecan zur Eignungsprüfung 2 *CRS* (mit Verunreinigung M) werden in der Lösungsmittelmischung zu 10 ml gelöst.

Säule
- Größe: $l = 0{,}25$ m, $\varnothing = 4{,}6$ mm
- Stationäre Phase: nachsilanisiertes, octadecylsilyliertes Kieselgel zur Chromatographie mit eingebetteten polaren Gruppen *R* (5 µm)

Mobile Phase
- Mobile Phase A: 2,72 g Kaliumdihydrogenphosphat *R* werden in 950 ml Wasser zur Chromatographie *R* gelöst. Die Lösung wird mit Phosphorsäure 10 % *R* auf einen pH-Wert von 3,5 eingestellt und mit Wasser zur Chromatographie *R* zu 1000 ml verdünnt.
- Mobile Phase B: Methanol *R* 2, Acetonitril *R* 1 (40:60 *V/V*)

Zeit (min)	Mobile Phase A (% *V/V*)	Mobile Phase B (% *V/V*)
0 – 2	80	20
2 – 42	80 → 30	20 → 70
42 – 47	30	70

Durchflussrate: 1,0 ml · min^{-1}

Detektion: Spektrometer bei 220 nm

Einspritzen: 10 µl; Untersuchungslösung, Referenzlösungen b, c und d

Identifizierung von Verunreinigungen: Zur Identifizierung der Peaks der Verunreinigungen C und E werden das mitgelieferte Chromatogramm von Irinotecan zur Peak-Identifizierung *CRS* und das mit der Referenzlösung c erhaltene Chromatogramm verwendet; zur Identifizierung des Peaks der Verunreinigung M wird das mit der Referenzlösung d erhaltene Chromatogramm verwendet.

Relative Retention (bezogen auf Irinotecan, t_R etwa 17 min)
- Verunreinigung M: etwa 0,9
- Verunreinigung C: etwa 1,3
- Verunreinigung E: etwa 1,5

Eignungsprüfung
- Auflösung: mindestens 2,0 zwischen den Peaks von Verunreinigung M und Irinotecan im Chromatogramm der Referenzlösung d

Berechnung der Prozentgehalte
- Korrekturfaktor: Für Verunreinigung M wird die Fläche des Peaks mit 1,3 multipliziert.
- Für jede Verunreinigung wird die Konzentration von Irinotecanhydrochlorid-Trihydrat in der Referenzlösung b verwendet.

Grenzwerte
- Verunreinigungen C, E, M: jeweils höchstens 0,15 Prozent
- Nicht spezifizierte Verunreinigungen: jeweils höchstens 0,10 Prozent
- Summe aller Verunreinigungen: höchstens 0,5 Prozent
- Berichtsgrenzwert: 0,05 Prozent

Wasser (2.5.12): 7,0 bis 9,0 Prozent, mit 0,100 g Substanz bestimmt

Sulfatasche (2.4.14): höchstens 0,1 Prozent, mit 1,0 g Substanz bestimmt

Gehaltsbestimmung

Flüssigchromatographie (2.2.29) wie unter „Prüfung auf Verwandte Substanzen" beschrieben, mit folgender Änderung:

Einspritzen: 10 µl; Untersuchungslösung, Referenzlösung a

Der Prozentgehalt an $C_{33}H_{39}ClN_4O_6$ wird unter Berücksichtigung des für Irinotecanhydrochlorid-Trihydrat *CRS* angegebenen Gehalts berechnet.

Lagerung

Dicht verschlossen, vor Licht geschützt

Verunreinigungen

Spezifizierte Verunreinigungen:

C, E, L, M

Andere bestimmbare Verunreinigungen

(Die folgenden Substanzen werden, falls in einer bestimmten Menge vorhanden, durch eine oder mehrere Prüfmethoden in der Monographie erfasst. Sie werden begrenzt durch das allgemeine Akzeptanzkriterium für weitere Verunreinigungen/nicht spezifizierte Verunreinigungen und/oder durch die Anforderungen der Allgemeinen Monographie **Substanzen zur pharmazeutischen Verwendung (Corpora ad usum pharmaceuticum)**. Diese Verunreinigungen müssen daher nicht identifiziert werden, um die Konformität der Substanz zu zeigen. Siehe auch „5.10 Kontrolle von Verunreinigungen in Substanzen zur pharmazeutischen Verwendung"):

A, B, D, F, G, H, K

A.

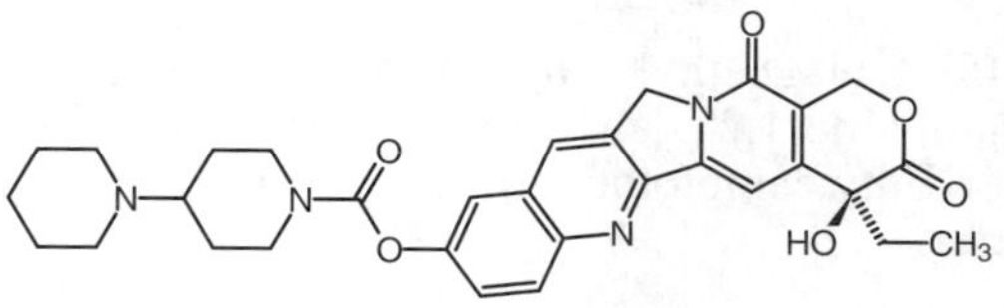

(4*S*)-4-Ethyl-4-hydroxy-3,14-dioxo-3,4,12,14-tetrahydro-1*H*-pyrano[3′,4′:6,7]indolizino[1,2-*b*]chinolin-9-yl-1,4′-bipiperidin-1′-carboxylat
(11-Desethylirinotecan)

B.

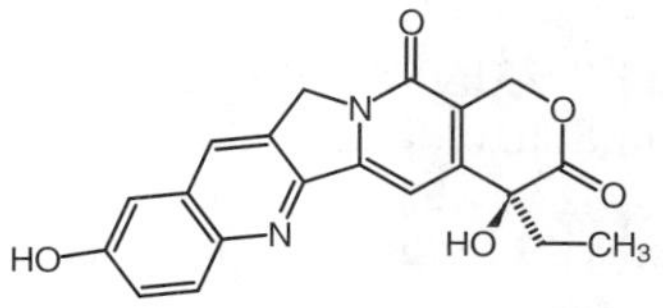

(4*S*)-4-Ethyl-4,9-dihydroxy-1*H*-pyrano[3′,4′:6,7]indolizino[1,2-*b*]chinolin-3,14(4*H*,12*H*)-dion
(9-Hydroxycamptothecin)

C.

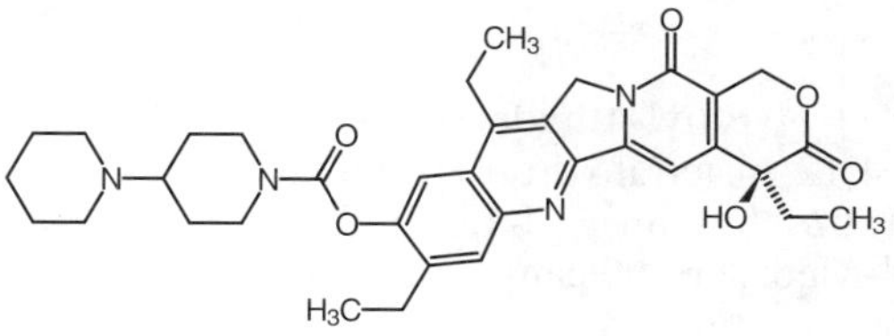

(4*S*)-4,8,11-Triethyl-4-hydroxy-3,14-dioxo-3,4,12,14-tetrahydro-1*H*-pyrano[3′,4′:6,7]indolizino[1,2-*b*]chinolin-9-yl-1,4′-bipiperidin-1′-carboxylat
(8-Ethylirinotecan)

D.

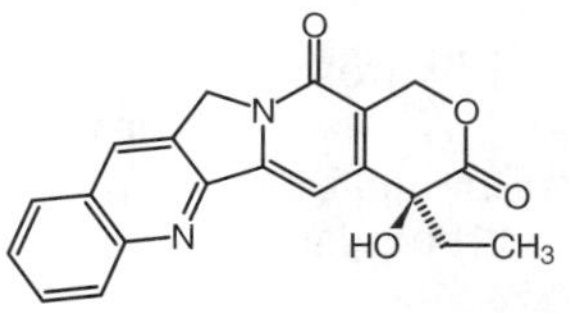

(4*S*)-4-Ethyl-4-hydroxy-1*H*-pyrano[3′,4′:6,7]indolizino[1,2-*b*]chinolin-3,14(4*H*,12*H*)-dion
(Camptothecin)

E.

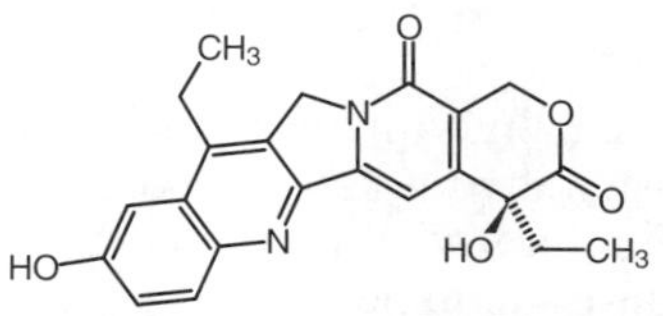

(4*S*)-4,11-Diethyl-4,9-dihydroxy-1*H*-pyrano[3′,4′:6,7]indolizino[1,2-*b*]chinolin-3,14(4*H*,12*H*)-dion
(11-Ethyl-9-hydroxycamptothecin)

F.

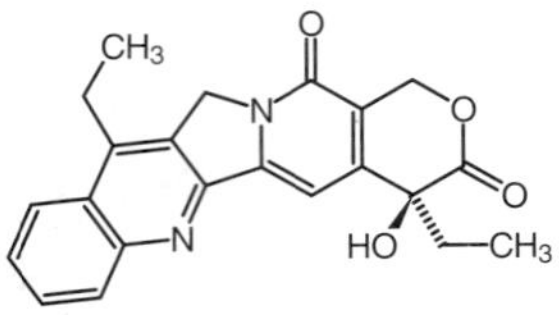

(4*S*)-4,11-Diethyl-4-hydroxy-1*H*-pyrano[3′,4′:6,7]indolizino[1,2-*b*]chinolin-3,14(4*H*,12*H*)-dion
(11-Ethylcamptothecin)

G.

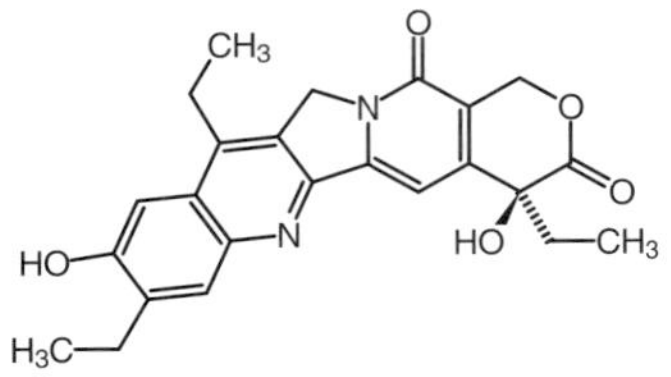

(4*S*)-4,8,11-Triethyl-4,9-dihydroxy-1*H*-pyrano[3′,4′:6,7]indolizino[1,2-*b*]chinolin-3,14(4*H*,12*H*)-dion
(8,11-Diethyl-9-hydroxycamptothecin)

H.

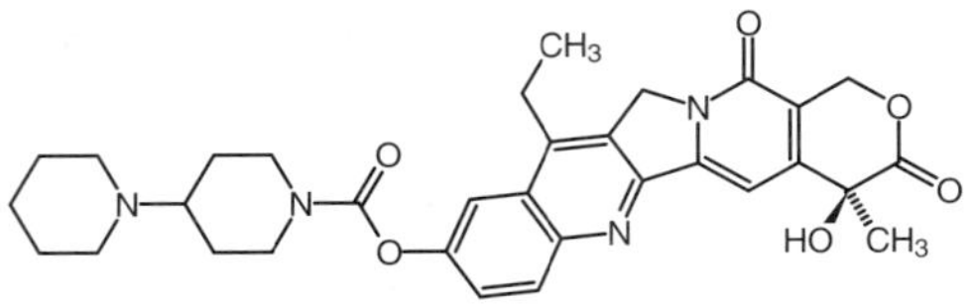

(4*S*)-11-Ethyl-4-hydroxy-4-methyl-3,14-dioxo-3,4,12,14-tetrahydro-1*H*-pyrano[3′,4′:6,7]indolizino[1,2-*b*]chinolin-9-yl-1,4′-bipiperidin-1′-carboxylat
(4-Methylirinotecan-Analogon)

K.

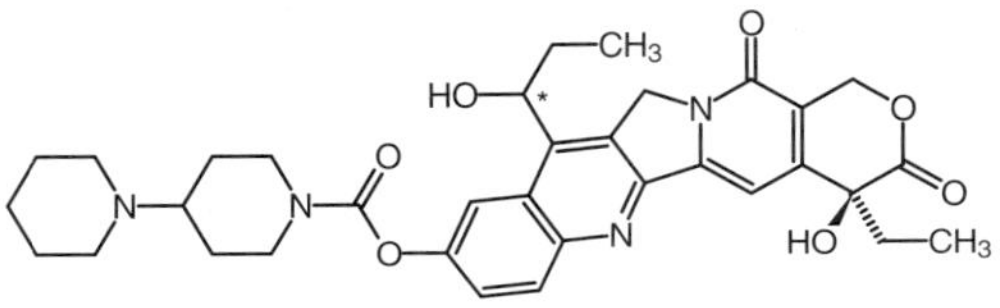

(4*S*)-4-Ethyl-4-hydroxy-11-(1-hydroxypropyl)-3,14-dioxo-3,4,12,14-tetrahydro-1*H*-pyrano[3′,4′:6,7]indolizino[1,2-*b*]chinolin-9-yl-1,4′-bipiperidin-1′-carboxylat

L.

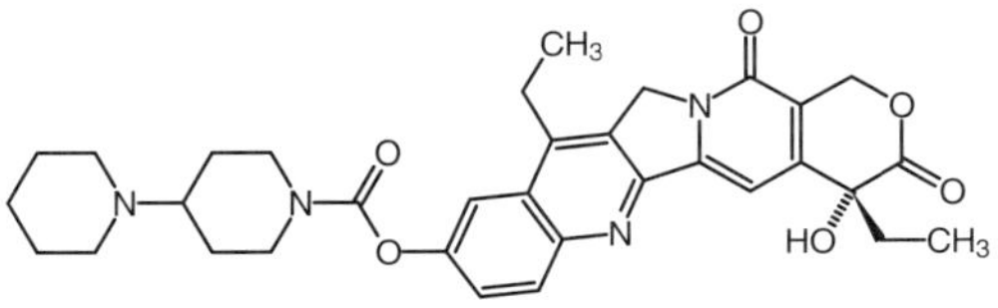

(4*R*)-4,11-Diethyl-4-hydroxy-3,14-dioxo-3,4,12,14-tetrahydro-1*H*-pyrano[3′,4′:6,7]indolizino[1,2-*b*]chinolin-9-yl-1,4′-bipiperidin-1′-carboxylat
(Irinotecan-Enantiomer)

M.

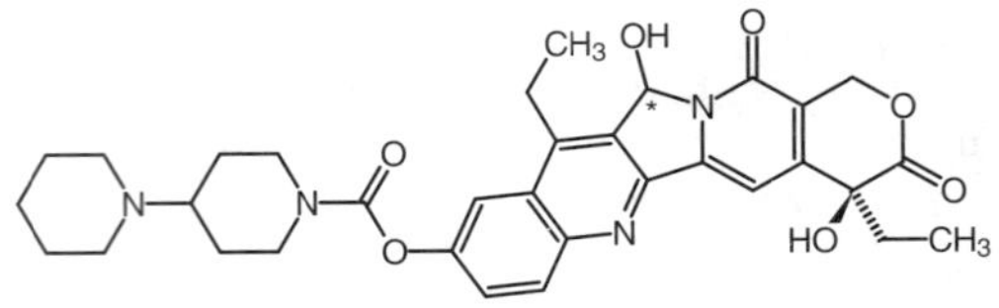

(4*S*)-4,11-Diethyl-4,12-dihydroxy-3,14-dioxo-3,4,12,14-tetrahydro-1*H*-pyrano[3′,4′:6,7]indolizino[1,2-*b*]chinolin-9-yl-1,4′-bipiperidin-1′-carboxylat
(12-Hydroxyirinotecan)

10.1/1332

Isoprenalinhydrochlorid

Isoprenalini hydrochloridum

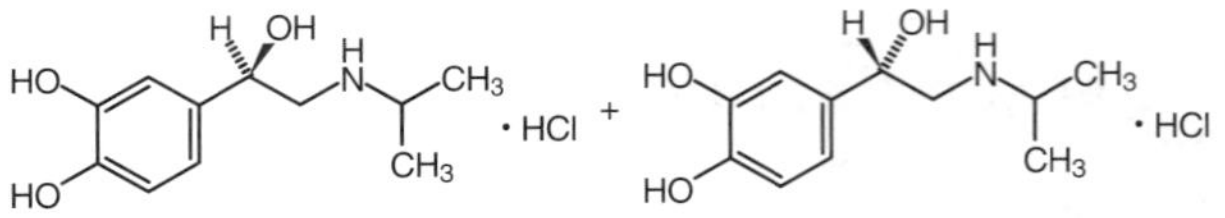

$C_{11}H_{18}ClNO_3$ M_r 247,7

CAS Nr. 51-30-9

Definition

(1*RS*)-1-(3,4-Dihydroxyphenyl)-2-[(1-methylethyl)amino]ethanol-hydrochlorid

Gehalt: 98,0 bis 101,5 Prozent (getrocknete Substanz)

Eigenschaften

Aussehen: weißes bis fast weißes, kristallines Pulver

Löslichkeit: leicht löslich in Wasser, wenig löslich in Ethanol 96 %, praktisch unlöslich in Dichlormethan

Prüfung auf Identität

1: B, C, E
2: A, C, D, E

A. Schmelztemperatur (2.2.14): 165 bis 170 °C, unter Zersetzung

B. IR-Spektroskopie (2.2.24)

Vergleich: Isoprenalinhydrochlorid *CRS*

C. Die Substanz entspricht der Prüfung „Optische Drehung" (siehe „Prüfung auf Reinheit").

D. Werden 0,1 ml Prüflösung (siehe „Prüfung auf Reinheit“) mit 0,05 ml Eisen(III)-chlorid-Lösung *R* 1 und 0,9 ml Wasser *R* versetzt, entwickelt sich eine grüne Färbung. Wird die Lösung anschließend tropfenweise mit Natriumhydrogencarbonat-Lösung *R* versetzt, färbt sie sich zunächst blau und dann rot.

E. 0,5 ml Prüflösung werden mit 1,5 ml Wasser *R* versetzt. Diese Lösung gibt die Identitätsreaktion a auf Chlorid (2.3.1).

Prüfung auf Reinheit

Die Lösungen sind unmittelbar vor Gebrauch herzustellen.

Prüflösung: 2,5 g Substanz werden in kohlendioxidfreiem Wasser *R* zu 25,0 ml gelöst.

Aussehen der Lösung: Die Prüflösung muss klar (2.2.1) und darf nicht stärker gefärbt sein als die Farbvergleichslösung B_7 oder BG_7 (2.2.2, Methode II).

pH-Wert (2.2.3): 4,3 bis 5,5

5 ml Prüflösung und 5 ml kohlendioxidfreies Wasser *R* werden gemischt.

Optische Drehung (2.2.7): –0,10° bis +0,10°, an der Prüflösung bestimmt

Verwandte Substanzen: Flüssigchromatographie (2.2.29)

Untersuchungslösung: 50,0 mg Substanz werden in der mobilen Phase zu 10,0 ml gelöst.

Referenzlösung a: 1,0 ml Untersuchungslösung wird mit der mobilen Phase zu 100,0 ml verdünnt. 5,0 ml dieser Lösung werden mit der mobilen Phase zu 10,0 ml verdünnt.

Referenzlösung b: 2,5 mg Orciprenalinsulfat *CRS* werden in der mobilen Phase zu 100 ml gelöst.

Referenzlösung c: 5 ml Referenzlösung a werden mit 5 ml Referenzlösung b versetzt.

Referenzlösung d: 6,0 mg Isoprenalin-Verunreinigung A *CRS* werden in der mobilen Phase zu 50,0 ml gelöst. 10,0 ml Lösung werden mit der mobilen Phase zu 50,0 ml verdünnt.

Säule
- Größe: $l = 0{,}125$ m, $\varnothing = 4{,}0$ mm
- Stationäre Phase: octadecylsilyliertes Kieselgel zur Chromatographie *R* (5 µm)

Mobile Phase: Methanol *R*, Lösung von Phosphorsäure 85 % *R* (11,5 g · l^{-1}) (5:95 *V/V*)

Durchflussrate: 1,0 ml · min^{-1}

Detektion: Spektrometer bei 280 nm

Einspritzen: 20 µl

Chromatographiedauer: 7fache Retentionszeit von Isoprenalin

Identifizierung von Verunreinigungen: Zur Identifizierung des Peaks der Verunreinigung A wird das mit der Referenzlösung d erhaltene Chromatogramm verwendet; zur Identifizierung des Peaks von Orciprenalin wird das mit der Referenzlösung b erhaltene Chromatogramm verwendet.

Relative Retention (bezogen auf Isoprenalin, t_R etwa 4 min)
- Orciprenalin: etwa 1,5
- Verunreinigung A: etwa 1,8

Falls erforderlich wird die Konzentration von Methanol in der mobilen Phase geändert.

Eignungsprüfung: Referenzlösung c
- Auflösung: mindestens 3,0 zwischen den Peaks von Isoprenalin und Orciprenalin

Grenzwerte
- Verunreinigung A: nicht größer als die Fläche des entsprechenden Peaks im Chromatogramm der Referenzlösung d (0,5 Prozent)
- Nicht spezifizierte Verunreinigungen: jeweils nicht größer als das 0,2fache der Fläche des Hauptpeaks im Chromatogramm der Referenzlösung a (0,10 Prozent)
- Summe aller Verunreinigungen: höchstens 1,0 Prozent
- Ohne Berücksichtigung bleiben: Peaks, deren Fläche nicht größer ist als das 0,1fache der Fläche des Hauptpeaks im Chromatogramm der Referenzlösung a (0,05 Prozent)

Trocknungsverlust (2.2.32): höchstens 1,0 Prozent, mit 1,000 g Substanz durch 4 h langes Trocknen im Vakuum bei 15 bis 25 °C bestimmt

Sulfatasche (2.4.14): höchstens 0,1 Prozent, mit 1,0 g Substanz bestimmt

Gehaltsbestimmung

Um ein Überhitzen zu vermeiden, muss die Reaktionsmischung während der Titration sorgfältig gemischt und die Titration unmittelbar nach Erreichen des Endpunkts abgebrochen werden.

0,150 g Substanz werden in 10 ml wasserfreier Ameisensäure *R* gelöst und nach Zusatz von 50 ml Acetanhydrid *R* mit Perchlorsäure (0,1 mol · l^{-1}) titriert. Der Endpunkt wird mit Hilfe der Potentiometrie (2.2.20) bestimmt.

1 ml Perchlorsäure (0,1 mol · l^{-1}) entspricht 24,77 mg $C_{11}H_{18}ClNO_3$.

Lagerung

Dicht verschlossen, vor Licht geschützt

Verunreinigungen

Spezifizierte Verunreinigung:

A

A.

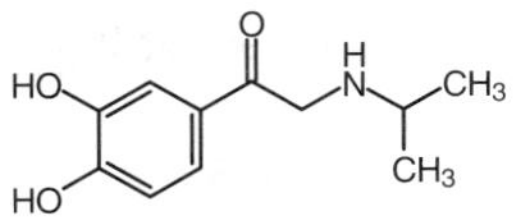

1-(3,4-Dihydroxyphenyl)-2-[(1-methylethyl)amino]=
ethanon

J

Josamycin 6399
Josamycinpropionat 6402

10.1/1983

Josamycin

Josamycinum

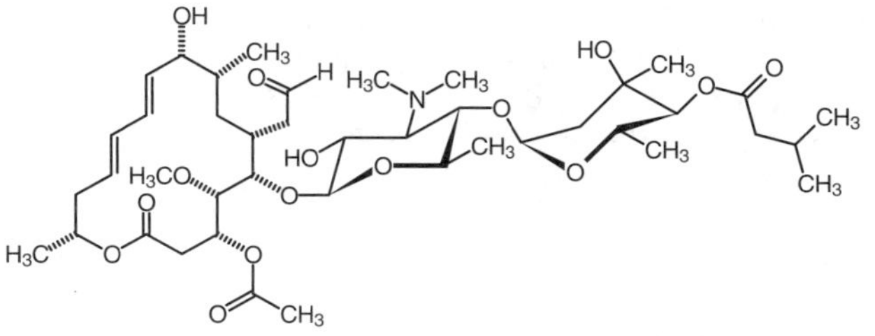

$C_{42}H_{69}NO_{15}$ M_r 828

CAS Nr. 16846-24-5

Definition

Josamycin ist ein Makrolidantibiotikum, das durch Fermentation, zum Beispiel unter Verwendung bestimmter Stämme von *Streptomyces narbonensis* var. *josamyceticus* var. *nova,* gewonnen wird. Die Hauptkomponente ist (4*R*,5*S*,6*S*,7*R*,9*R*,10*R*,11*E*,13*E*,16*R*)-4-(Acetyloxy)-6-[[3,6-didesoxy-4-*O*-[2,6-didesoxy-3-*C*-methyl-4-*O*-(3-methylbutanoyl)-α-L-*ribo*-hexopyranosyl]-3-(dimethylamino)-β-D-glucopyranosyl]oxy]-10-hydroxy-5-methoxy-9,16-dimethyl-7-(2-oxoethyl)oxacyclohexadeca-11,13-dien-2-on.

Gehalt: mindestens 900 Ph. Eur. E. je Milligramm (getrocknete Substanz)

Eigenschaften

Aussehen: weißes bis schwach gelbliches, schwach hygroskopisches Pulver

Löslichkeit: sehr schwer löslich in Wasser, leicht löslich in Dichlormethan und in Methanol, löslich in Aceton

Prüfung auf Identität

1: A, C
2: A, B

A. UV-Vis-Spektroskopie (2.2.25)

Untersuchungslösung: 0,10 g Substanz werden in Methanol *R* zu 100,0 ml gelöst. 1,0 ml Lösung wird mit Methanol *R* zu 50,0 ml verdünnt.

Spektralbereich: 220 bis 350 nm

Absorptionsmaximum: bei 232 nm

Spezifische Absorption im Absorptionsmaximum: 330 bis 370

B. Dünnschichtchromatographie (2.2.27)

Untersuchungslösung: 10 mg Substanz werden in 2,5 ml Methanol *R* gelöst.

Referenzlösung a: 10 mg Josamycin *CRS* werden in 2,5 ml Methanol *R* gelöst.

Referenzlösung b: 10 mg Josamycinpropionat *CRS* werden in 2,5 ml Methanol *R* gelöst.

Platte: DC-Platte mit Kieselgel GF_{254} *R*

Fließmittel: Methanol *R*, Aceton *R*, Ethylacetat *R*, Toluol *R*, Hexan *R* (8:10:20:25:30 *V/V/V/V/V*)

Auftragen: 5 µl

Laufstrecke: 2/3 der Platte

Trocknen: 10 min lang bei 100 °C

Detektion: im ultravioletten Licht bei 254 nm

Ergebnis: Der Hauptfleck im Chromatogramm der Untersuchungslösung entspricht in Bezug auf Lage, Farbe und Größe dem Hauptfleck im Chromatogramm der Referenzlösung a und unterscheidet sich in Bezug auf die Lage vom Hauptfleck im Chromatogramm der Referenzlösung b.

C. Die bei der Prüfung „Verwandte Substanzen“ (siehe „Prüfung auf Reinheit“) erhaltenen Chromatogramme werden ausgewertet.

Ergebnis: Der Hauptpeak im Chromatogramm der Untersuchungslösung entspricht in Bezug auf Retentionszeit und Größe dem Hauptpeak im Chromatogramm der Referenzlösung a.

Prüfung auf Reinheit

Aussehen der Lösung: Die Lösung muss klar (2.2.1) und darf nicht stärker gefärbt sein als die Farbvergleichslösung BG_4 (2.2.2, Methode II).

2,0 g Substanz werden in Methanol *R* zu 20 ml gelöst.

Spezifische Drehung (2.2.7): –75 bis –65 (getrocknete Substanz)

1,000 g Substanz wird in Methanol *R* zu 100,0 ml gelöst. Nach 30 min langem Stehenlassen wird der Drehwinkel gemessen.

Verwandte Substanzen: Flüssigchromatographie (2.2.29)

Lösungsmittelmischung: Acetonitril *R*, Wasser *R* (30:70 *V/V*)

Untersuchungslösung: 50,0 mg Substanz werden in der Lösungsmittelmischung zu 20,0 ml gelöst.

Referenzlösung a: 25,0 mg Josamycin *CRS* werden in der Lösungsmittelmischung zu 10,0 ml gelöst.

Referenzlösung b: 1,0 ml Referenzlösung a wird mit der Lösungsmittelmischung zu 20,0 ml verdünnt.

Referenzlösung c: 1,0 ml Referenzlösung b wird mit der Lösungsmittelmischung zu 50,0 ml verdünnt.

Referenzlösung d: 10 ml Untersuchungslösung werden mit 0,1 ml Wasserstoffperoxid-Lösung 30 % *R* versetzt und im Wasserbad 10 min lang erhitzt. 1,0 ml dieser Lösung und 1,0 ml Untersuchungslösung werden gemischt.

Referenzlösung e: 12,5 mg Josamycin zur Peak-Identifizierung *CRS* (mit den Verunreinigungen A, B, C, D und E) werden in 5 ml Lösungsmittelmischung gelöst.

Säule
- Größe: $l = 0{,}25$ m, $\varnothing = 4{,}6$ mm
- Stationäre Phase: nachsilanisiertes, octadecylsilyliertes Kieselgel zur Chromatographie *R* (5 µm)
- Temperatur: 45 °C

Mobile Phase
- Mobile Phase A: 3 Volumteile einer Lösung von Tetrabutylammoniumhydrogensulfat *R* (67,9 g · l^{-1}), 5 Volumteile einer Lösung von Natriumdihydrogenphosphat-Monohydrat *R* (27,6 g · l^{-1}), die mit Phosphorsäure 10 % *R* auf einen pH-Wert von 3,0 eingestellt wurde, und 21 Volumteile Acetonitril *R* werden gemischt. Die Mischung wird mit Wasser *R* zu 100 Volumteilen verdünnt.
- Mobile Phase B: 5 Volumteile einer Lösung von Natriumdihydrogenphosphat-Monohydrat *R* (27,6 g · l^{-1}), die mit Phosphorsäure 10 % *R* auf einen pH-Wert von 3,0 eingestellt wurde, und 50 Volumteile Acetonitril *R* werden gemischt. Die Mischung wird mit Wasser *R* zu 100 Volumteilen verdünnt.

Zeit (min)	Mobile Phase A (% *V/V*)	Mobile Phase B (% *V/V*)
0 – 38	100	0
38 – 55	100 → 0	0 → 100

Durchflussrate: 2,0 ml · min^{-1}

Detektion: Spektrometer bei 232 nm

Einspritzen: 10 µl; Untersuchungslösung, Referenzlösungen b, c, d und e

Identifizierung von Verunreinigungen: Zur Identifizierung der Peaks der Verunreinigungen A, B, C, D und E werden das mitgelieferte Chromatogramm von Josamycin zur Peak-Identifizierung *CRS* und das mit der Referenzlösung e erhaltene Chromatogramm verwendet.

Relative Retention (bezogen auf Josamycin, t_R etwa 35 min)
- Verunreinigung A: etwa 0,5
- Verunreinigung B: etwa 0,8
- Verunreinigung C: etwa 0,9
- Verunreinigung D: etwa 1,2
- Verunreinigung E: etwa 1,4

Eignungsprüfung: Referenzlösung d
- Auflösung: mindestens 1,7 zwischen den beiden Peaks von Josamycin und dem Peak, der mit einer relativen Retention von etwa 1,1, bezogen auf Josamycin, erscheint
- Retentionszeit von Josamycin: zwischen 32 und 38 min

Falls erforderlich wird die Konzentration von Acetonitril in den mobilen Phasen angepasst.

Grenzwerte
- Verunreinigungen A, B, C, D, E (eine eventuell auftretende Schulter bei den Peaks von Verunreinigung A und/oder Verunreinigung B wird nicht getrennt ausgewertet): jeweils nicht größer als die Fläche des Hauptpeaks im Chromatogramm der Referenzlösung b (5,0 Prozent)
- Jede weitere Verunreinigung: jeweils nicht größer als das 0,6fache der Fläche des Hauptpeaks im Chromatogramm der Referenzlösung b (3,0 Prozent)
- Summe aller Verunreinigungen: nicht größer als das 4fache der Fläche des Hauptpeaks im Chromatogramm der Referenzlösung b (20,0 Prozent)
- Ohne Berücksichtigung bleiben: Peaks, deren Fläche nicht größer ist als die Fläche des Hauptpeaks im Chromatogramm der Referenzlösung c (0,1 Prozent)

Trocknungsverlust (2.2.32): höchstens 1,0 Prozent, mit 1,000 g Substanz durch 3 h langes Trocknen im Vakuum bei 60 °C bestimmt

Sulfatasche (2.4.14): höchstens 0,2 Prozent, mit 1,0 g Substanz bestimmt

Wertbestimmung

30,0 mg Substanz werden in 5 ml Methanol *R* gelöst. Die Lösung wird mit Wasser *R* zu 100,0 ml verdünnt.

Die Ausführung erfolgt nach „Mikrobiologische Wertbestimmung von Antibiotika“ (2.7.2) unter Verwendung von Josamycin *CRS* als Referenzsubstanz.

Lagerung

Dicht verschlossen

Verunreinigungen

Spezifizierte Verunreinigungen:

A, B, C, D, E

Andere bestimmbare Verunreinigungen

(Die folgenden Substanzen werden, falls in einer bestimmten Menge vorhanden, durch eine oder mehrere Prüfmethoden in der Monographie erfasst. Sie werden begrenzt durch das allgemeine Akzeptanzkriterium für weitere Verunreinigungen/nicht spezifizierte Verunreinigungen und/oder durch die Anforderungen der Allgemeinen Monographie **Substanzen zur pharmazeutischen Verwendung (Corpora ad usum pharmaceuticum)**. Diese Verunreinigungen müssen daher nicht identifiziert werden, um die Konformität der Substanz zu zeigen. Siehe auch „5.10 Kontrolle von Verunreinigungen in Substanzen zur pharmazeutischen Verwendung“):

F, G, H, I, J, K

A.

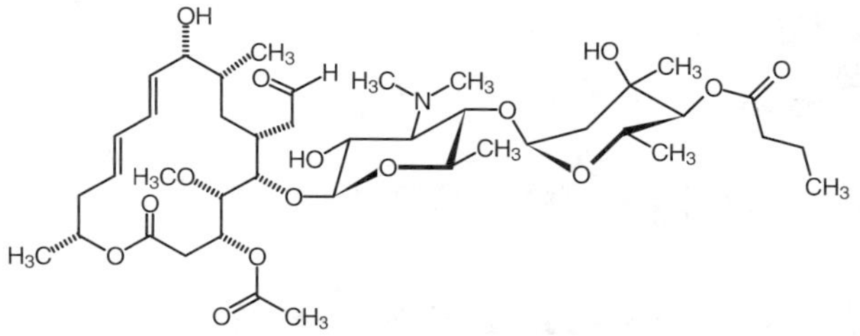

(4*R*,5*S*,6*S*,7*R*,9*R*,10*R*,11*E*,13*E*,16*R*)-4-(Acetyloxy)-6-[[3,6-didesoxy-4-*O*-(2,6-didesoxy-4-*O*-butanoyl-3-*C*-methyl-α-L-*ribo*-hexopyranosyl)-3-(dimethyl=amino)-β-D-glucopyranosyl]oxy]-10-hydroxy-5-methoxy-9,16-dimethyl-7-(2-oxoethyl)oxacyclo=hexadeca-11,13-dien-2-on

B.

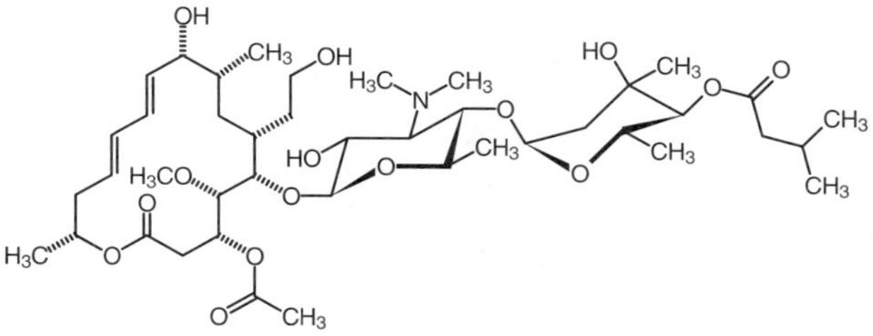

(4*R*,5*S*,6*S*,7*R*,9*R*,10*R*,11*E*,13*E*,16*R*)-4-(Acetyloxy)-6-[[3,6-didesoxy-4-*O*-[2,6-didesoxy-3-*C*-methyl-4-*O*-(3-methylbutanoyl)-α-L-*ribo*-hexopyranosyl]-3-(dimethylamino)-β-D-glucopyranosyl]oxy]-10-hydroxy-7-(2-hydroxyethyl)-5-methoxy-9,16-dimethyloxacyclohexadeca-11,13-dien-2-on

C. Unbekannte Struktur

D.

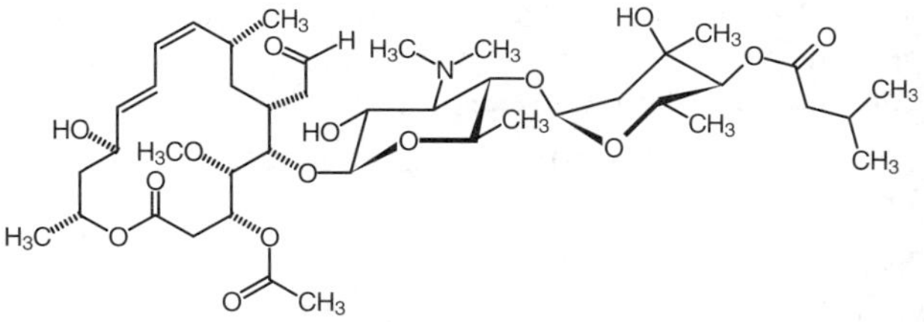

(4*R*,5*S*,6*S*,7*R*,9*R*,10*Z*,12*E*,14*R*,16*R*)-4-(Acetyloxy)-6-[[3,6-didesoxy-4-*O*-[2,6-didesoxy-3-*C*-methyl-4-*O*-(3-methylbutanoyl)-α-L-*ribo*-hexopyranosyl]-3-(dimethylamino)-β-D-glucopyranosyl]oxy]-14-hydroxy-5-methoxy-9,16-dimethyl-7-(2-oxo=ethyl)oxacyclohexadeca-10,12-dien-2-on (Isojosamycin)

E.

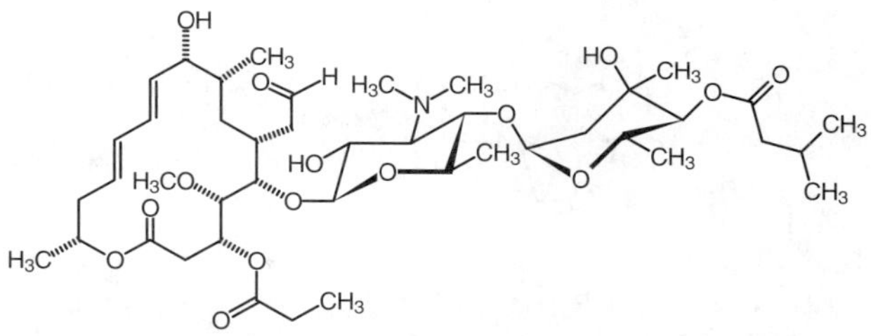

(4*R*,5*S*,6*S*,7*R*,9*R*,10*R*,11*E*,13*E*,16*R*)-6-[[3,6-Dides=oxy-4-*O*-[2,6-didesoxy-3-*C*-methyl-4-*O*-(3-methyl=butanoyl)-α-L-*ribo*-hexopyranosyl]-3-(dimethyl=amino)-β-D-glucopyranosyl]oxy]-10-hydroxy-5-methoxy-9,16-dimethyl-7-(2-oxoethyl)-4-(propa=noyloxy)oxacyclohexadeca-11,13-dien-2-on

F.

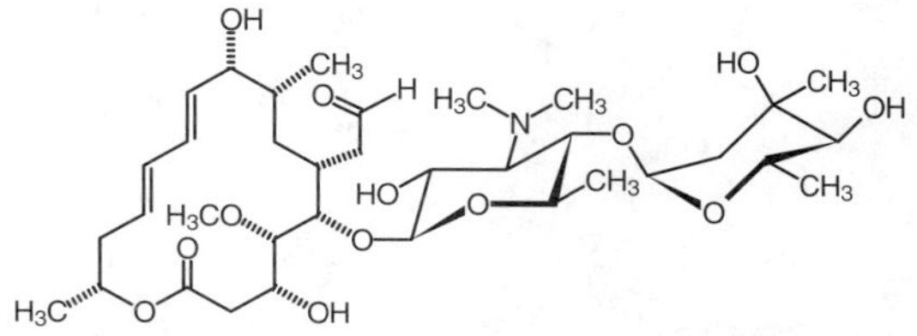

(4*R*,5*S*,6*S*,7*R*,9*R*,10*R*,11*E*,13*E*,16*R*)-6-[[3,6-Dides=oxy-4-*O*-(2,6-didesoxy-3-*C*-methyl-α-L-*ribo*-hexo=pyranosyl)-3-(dimethylamino)-β-D-glucopyrano=syl]oxy]-4,10-dihydroxy-5-methoxy-9,16-dimethyl-7-(2-oxoethyl)oxacyclohexadeca-11,13-dien-2-on

G.

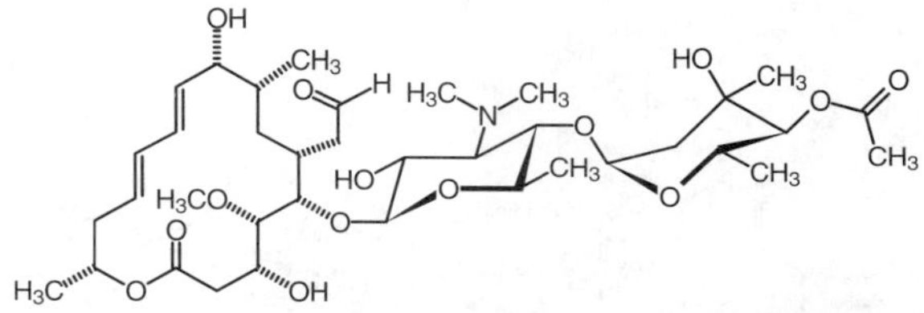

(4*R*,5*S*,6*S*,7*R*,9*R*,10*R*,11*E*,13*E*,16*R*)-6-[[4-*O*-(4-*O*-Acetyl-2,6-didesoxy-3-*C*-methyl-α-L-*ribo*-hexopyra=nosyl)-3,6-didesoxy-3-(dimethylamino)-β-D-gluco=pyranosyl]oxy]-4,10-dihydroxy-5-methoxy-9,16-di=methyl-7-(2-oxoethyl)oxacyclohexadeca-11,13-dien-2-on

H.

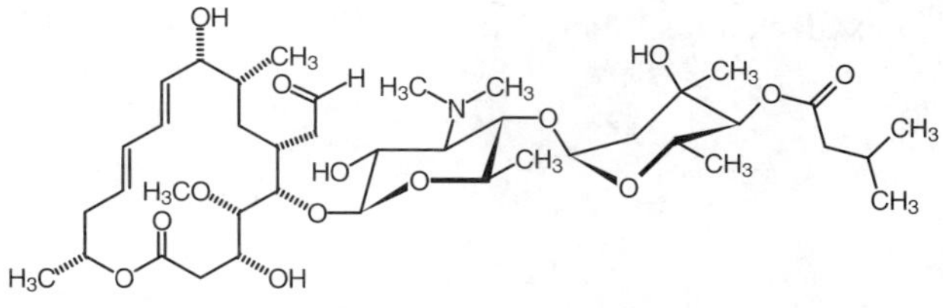

(4*R*,5*S*,6*S*,7*R*,9*R*,10*R*,11*E*,13*E*,16*R*)-6-[[3,6-Dides=oxy-4-*O*-[2,6-didesoxy-3-*C*-methyl-4-*O*-(3-methyl=butanoyl)-α-L-*ribo*-hexopyranosyl]-3-(dimethyl=amino)-β-D-glucopyranosyl]oxy]-4,10-dihydroxy-5-methoxy-9,16-dimethyl-7-(2-oxoethyl)oxacyclo=hexadeca-11,13-dien-2-on

I.

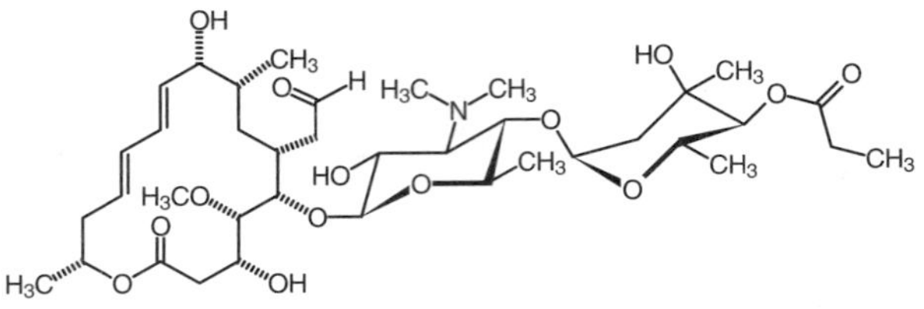

(4*R*,5*S*,6*S*,7*R*,9*R*,10*R*,11*E*,13*E*,16*R*)-6-[[3,6-Didesoxy-4-*O*-(2,6-didesoxy-3-*C*-methyl-4-*O*-propanoyl-α-L-*ribo*-hexopyranosyl)-3-(dimethylamino)-β-D-glucopyranosyl]oxy]-4,10-dihydroxy-5-methoxy-9,16-dimethyl-7-(2-oxoethyl)oxacyclohexadeca-11,13-dien-2-on

J.

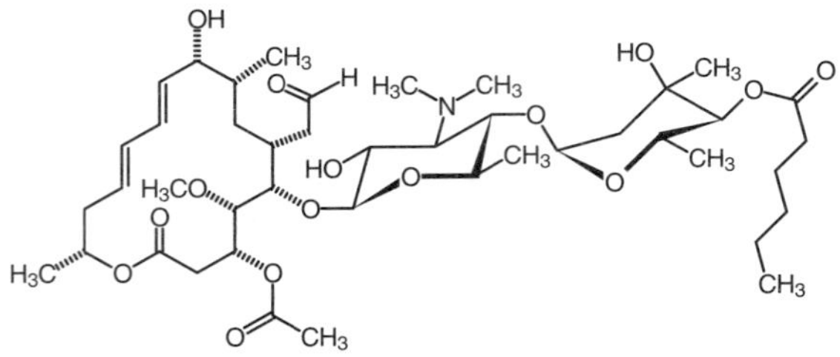

(4*R*,5*S*,6*S*,7*R*,9*R*,10*R*,11*E*,13*E*,16*R*)-4-(Acetyloxy)-6-[[3,6-didesoxy-4-*O*-(2,6-didesoxy-4-*O*-hexanoyl-3-*C*-methyl-α-L-*ribo*-hexopyranosyl)-3-(dimethylamino)-β-D-glucopyranosyl]oxy]-10-hydroxy-5-methoxy-9,16-dimethyl-7-(2-oxoethyl)oxacyclohexadeca-11,13-dien-2-on

K.

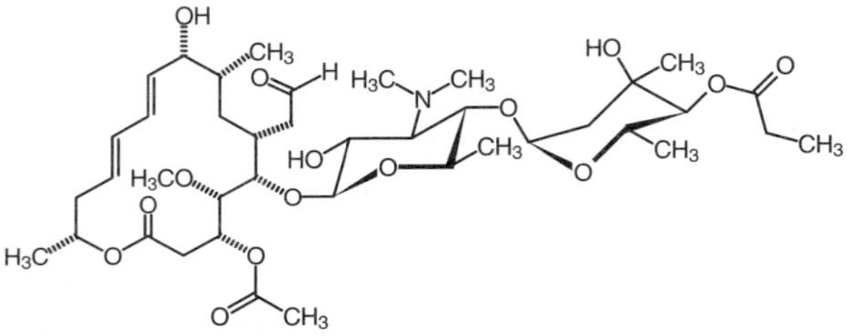

(4*R*,5*S*,6*S*,7*R*,9*R*,10*R*,11*E*,13*E*,16*R*)-4-(Acetyloxy)-6-[[3,6-didesoxy-4-*O*-(2,6-didesoxy-3-*C*-methyl-4-*O*-propanoyl-α-L-*ribo*-hexopyranosyl)-3-(dimethylamino)-β-D-glucopyranosyl]oxy]-10-hydroxy-5-methoxy-9,16-dimethyl-7-(2-oxoethyl)oxacyclohexadeca-11,13-dien-2-on

10.1/1982

Josamycinpropionat
Josamycini propionas

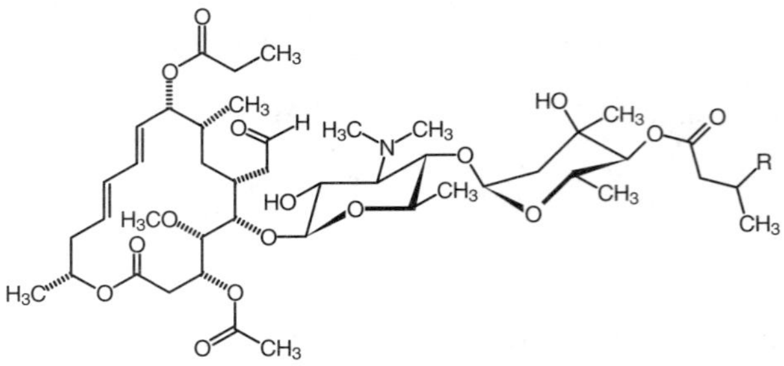

Leukomycinpropionat	R	Summenformel	M_r
A3	CH_3	$C_{45}H_{73}NO_{16}$	884
A4	H	$C_{44}H_{71}NO_{16}$	870

Definition

Propionsäureester eines Makrolidantibiotikums, das von bestimmten Stämmen von *Streptomyces narbonensis* var. *josamyceticus* var. *nova* gewonnen oder durch andere Verfahren hergestellt wird

Die Hauptkomponente ist [(4*R*,5*S*,6*S*,7*R*,9*R*,10*R*,11*E*,13*E*,16*R*)-4-(Acetyloxy)-6-[[3,6-didesoxy-4-*O*-[2,6-didesoxy-3-*C*-methyl-4-*O*-(3-methylbutanoyl)-α-L-*ribo*-hexopyranosyl]-3-(dimethylamino)-β-D-glucopyranosyl]oxy]-5-methoxy-9,16-dimethyl-7-(2-oxoethyl)-10-(propanoyloxy)oxacyclohexadeca-11,13-dien-2-on]propionat (Leukomycin-A3-propionat).

Halbsynthetische Substanz, hergestellt aus einer durch Fermentation gewonnenen Substanz

Gehalt: mindestens 843 Ph. Eur. E. je Milligramm (getrocknete Substanz)

Eigenschaften

Aussehen: weißes bis schwach gelbliches, kristallines, schwach hygroskopisches Pulver

Löslichkeit: praktisch unlöslich in Wasser, leicht löslich in Dichlormethan und in Methanol, löslich in Aceton

Prüfung auf Identität

1: A, B
2: B, C

Die Lösungen in Methanol müssen unmittelbar vor Gebrauch hergestellt werden.

A. 0,10 g Substanz werden in Methanol *R* zu 100,0 ml gelöst. 1,0 ml Lösung wird mit Methanol *R* zu 50,0 ml verdünnt. Diese Lösung, zwischen 220 und 350 nm gemessen, zeigt ein Absorptionsmaximum (2.2.25) bei 231 nm. Die spezifische Absorption, im Maximum gemessen, liegt zwischen 310 und 350.

B. Dünnschichtchromatographie (2.2.27)

Untersuchungslösung: 10 mg Substanz werden in Methanol *R* zu 1 ml gelöst.

Referenzlösung a: 10 mg Josamycinpropionat *CRS* werden in Methanol *R* zu 1 ml gelöst.

Referenzlösung b: 10 mg Josamycin *CRS* werden in Methanol *R* zu 1 ml gelöst.

Referenzlösung c: 10 mg Spiramycin *CRS* werden in Dichlormethan *R* zu 1 ml gelöst.

Referenzlösung d: 0,5 ml Referenzlösung a werden mit 0,5 ml Referenzlösung b gemischt.

Platte: DC-Platte mit Kieselgel G *R*

Fließmittel: Methanol *R*, Aceton *R*, Ethylacetat *R*, Toluol *R* und Hexan *R* (8:10:20:25:30 *V/V/V/V/V*)

Auftragen: 10 µl

Laufstrecke: 2/3 der Platte

Trocknen: 10 min lang bei 100 °C

Detektion: Die Platte wird mit verdünnter Schwefelsäure *R* besprüht und anschließend 10 min lang bei 100 °C erhitzt.

Eignungsprüfung: Das Chromatogramm der Referenzlösung d muss 2 deutlich voneinander getrennte Hauptflecke zeigen.

Ergebnis: Der Hauptfleck im Chromatogramm der Untersuchungslösung entspricht in Bezug auf Lage, Farbe und Größe dem Hauptfleck im Chromatogramm der Referenzlösung a. Die Lage des Hauptflecks im Chromatogramm der Untersuchungslösung unterscheidet sich von der des jeweiligen Hauptflecks in den Chromatogrammen der Referenzlösungen b und c.

C. Etwa 10 mg Substanz werden in 5 ml Salzsäure *R* 1 gelöst. Nach 10 bis 20 min langem Stehenlassen entsteht eine Rosafärbung, die in Braun übergeht.

Prüfung auf Reinheit

Aussehen der Lösung: Die Lösung muss klar (2.2.1) und darf nicht stärker gefärbt sein als die Farbvergleichslösung BG_4 (2.2.2, Methode II).

1 g Substanz wird in Methanol *R* zu 10 ml gelöst.

Spezifische Drehung (2.2.7): –75 bis –65 (getrocknete Substanz)

1,000 g Substanz wird in Methanol *R* zu 100,0 ml gelöst. Nach 30 min langem Stehenlassen wird der Drehwinkel gemessen.

Verwandte Substanzen: Flüssigchromatographie (2.2.29)

Untersuchungslösung: 50,0 mg Substanz werden in Acetonitril zur Chromatographie *R* zu 100,0 ml gelöst.

Referenzlösung a: 50,0 mg Josamycinpropionat *CRS* werden in Acetonitril zur Chromatographie *R* zu 100,0 ml gelöst.

Referenzlösung b: 5 mg Substanz werden in 10 ml Methanol *R* gelöst. Die Lösung wird mit 40 µl Phosphorsäure 10 % *R* versetzt, gemischt, 5 min lang stehen gelassen und anschließend eingespritzt.

Referenzlösung c: 2,0 ml Referenzlösung a werden mit Acetonitril zur Chromatographie *R* zu 100,0 ml verdünnt.

Säule
- Größe: $l = 0{,}15$ m, $\varnothing = 3{,}9$ mm
- Stationäre Phase: nachsilanisiertes, octadecylsilyliertes Kieselgel zur Chromatographie *R* (5 µm)
- Temperatur: 30 °C

Mobile Phase: Acetonitril *R*, Lösung von Ammoniumacetat *R* ($15{,}4\ g \cdot l^{-1}$), die zuvor mit Phosphorsäure 10 % *R* auf einen pH-Wert von 6,0 eingestellt wurde (60:40 *V/V*)

Durchflussrate: $1{,}0\ ml \cdot min^{-1}$

Detektion: Spektrometer bei 232 nm

Einspritzen: 20 µl; Untersuchungslösung, Referenzlösungen b und c

Chromatographiedauer: 3fache Retentionszeit von Leukomycin-A3-propionat

Relative Retention (bezogen auf Leukomycin-A3-propionat, t_R etwa 18 min)
- Verunreinigung E: etwa 0,2
- Verunreinigung A: etwa 0,3
- Verunreinigung B: etwa 0,5
- Leukomycin-A4-propionat: etwa 0,7
- Verunreinigung C: etwa 1,4
- Verunreinigung D: etwa 2,0

Eignungsprüfung: Referenzlösung b
- Auflösung: mindestens 2,0 zwischen den 2 Peaks, die mit einer relativen Retention von etwa 0,5 beziehungsweise 0,7, bezogen auf Leukomycin-A3-propionat, auftreten

Grenzwerte
- Verunreinigung D: nicht größer als das 1,5fache der Fläche des Hauptpeaks im Chromatogramm der Referenzlösung c
- Verunreinigungen A, B, C, E: jeweils nicht größer als die Fläche des Hauptpeaks im Chromatogramm der Referenzlösung c
- Jede weitere Verunreinigung: jeweils nicht größer als die Fläche des Hauptpeaks im Chromatogramm der Referenzlösung c
- Summe aller Verunreinigungen: nicht größer als das 7fache der Fläche des Hauptpeaks im Chromatogramm der Referenzlösung c
- Ohne Berücksichtigung bleiben: Peaks, deren Fläche nicht größer ist als das 0,1fache der Fläche des

Hauptpeaks im Chromatogramm der Referenzlösung c

Trocknungsverlust (2.2.32): höchstens 1,0 Prozent, mit 1,000 g Substanz durch 3 h langes Trocknen im Vakuumtrockenschrank bei 60 °C bestimmt

Sulfatasche (2.4.14): höchstens 0,2 Prozent, mit 1,0 g Substanz bestimmt

Wertbestimmung

40,0 mg Substanz werden in 20 ml Methanol *R* gelöst. Die Lösung wird mit Phosphat-Pufferlösung pH 5,6 *R* zu 100,0 ml verdünnt.

Die Ausführung erfolgt nach „Mikrobiologische Wertbestimmung von Antibiotika“ (2.7.2) unter Verwendung von Josamycinpropionat *CRS* als Referenzsubstanz.

Lagerung

Dicht verschlossen

Verunreinigungen

Spezifizierte Verunreinigungen:

A, B, C, D, E

A.

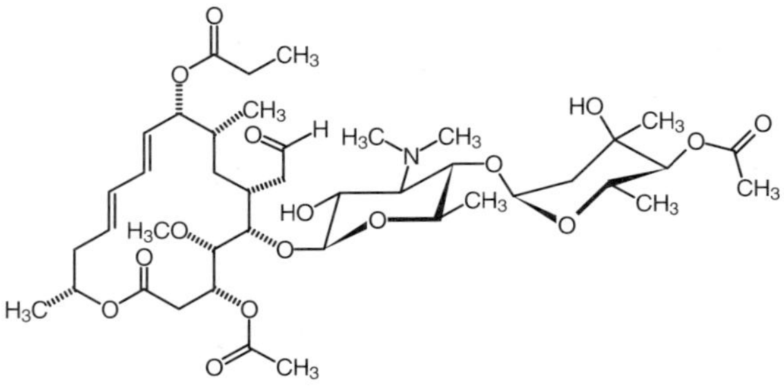

Leukomycin-A8-9-propionat

B.

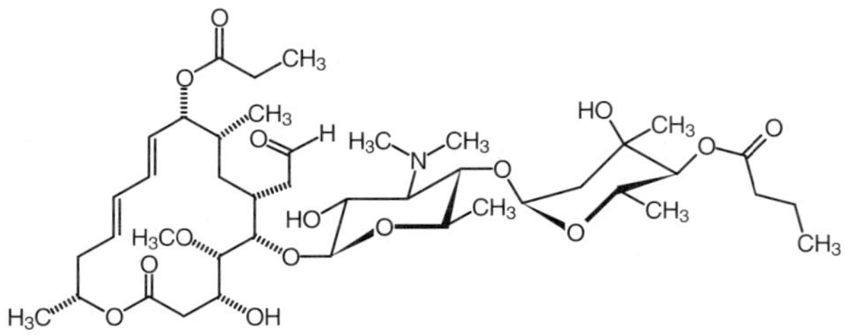

Leukomycin-A5-9-propionat

C.

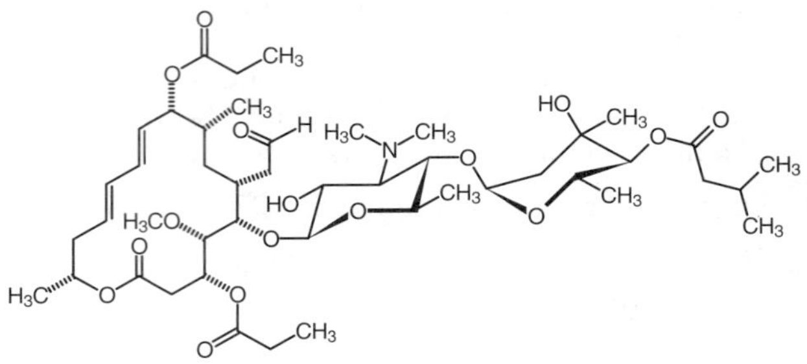

Platenomycin-A1-9-propionat

D.

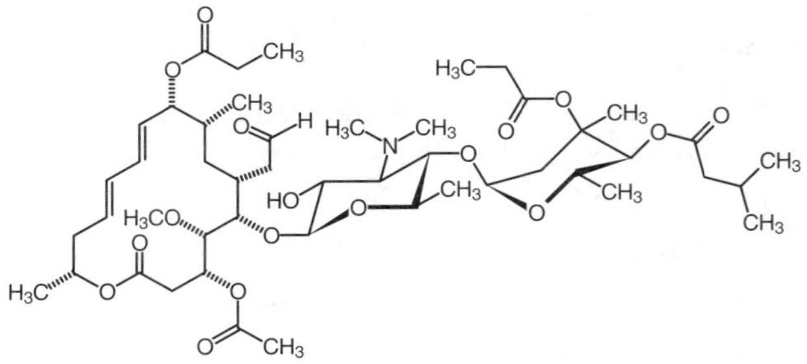

Leukomycin-A3-3″,9-dipropionat

E.

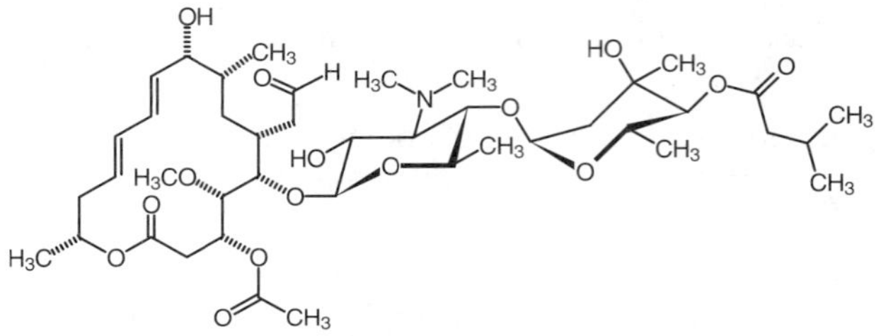

(4*R*,5*S*,6*S*,7*R*,9*R*,10*R*,11*E*,13*E*,16*R*)-4-(Acetyloxy)-6-[[3,6-didesoxy-4-*O*-[2,6-didesoxy-3-*C*-methyl-4-*O*-(3-methylbutanol)-α-L-*ribo*-hexopyranosyl]-3-(dimethylamino)-β-D-glucopyranosyl]oxy]-10-hydroxy-5-methoxy-9,16-dimethyl-7-(2-oxoethyl)oxacylohexadeca-11,13-dien-2-on
(Josamycin)

L

Lactitol-Monohydrat 6407
Levocabastinhydrochlorid 6409
Levonorgestrel 6412
Lisinopril-Dihydrat 6416

10.1/1337

Lactitol-Monohydrat

Lactitolum monohydricum

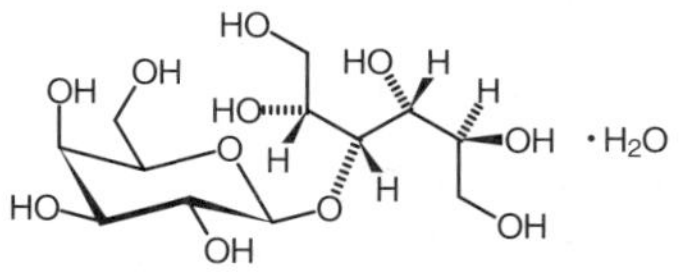

$C_{12}H_{24}O_{11} \cdot H_2O$ M_r 362,3

CAS Nr. 81025-04-9

Definition

4-*O*-β-D-Galactopyranosyl-D-glucitol-Monohydrat

Gehalt: 96,5 bis 102,0 Prozent (wasserfreie Substanz)

Eigenschaften

Aussehen: weißes bis fast weißes, kristallines Pulver

Löslichkeit: sehr leicht löslich in Wasser, schwer bis sehr schwer löslich in Ethanol 96 %, praktisch unlöslich in Dichlormethan

Prüfung auf Identität

1: B
2: A, C

A. Die Substanz entspricht der Prüfung „Spezifische Drehung" (siehe „Prüfung auf Reinheit").

B. IR-Spektroskopie (2.2.24)

Vergleich: Lactitol-Monohydrat *CRS*

C. Dünnschichtchromatographie (2.2.27)

Untersuchungslösung: 50 mg Substanz werden in Methanol *R* zu 20 ml gelöst.

Referenzlösung a: 5 mg Lactitol-Monohydrat *CRS* werden in Methanol *R* zu 2 ml gelöst.

Referenzlösung b: 2,5 mg Sorbitol *CRS* (Verunreinigung E) werden in 1 ml Referenzlösung a gelöst. Die Lösung wird mit Methanol *R* zu 10 ml verdünnt.

Platte: DC-Platte mit Kieselgel G *R*

Fließmittel: Wasser *R*, Acetonitril *R* (25:75 *V/V*)

Auftragen: 2 µl

Laufstrecke: 2/3 der Platte

Trocknen: an der Luft

Detektion: Die Platte wird mit Aminobenzoesäure-Lösung *R* besprüht und anschließend im Kaltluftstrom getrocknet, bis das Aceton entfernt ist. Die Platte wird 15 min lang bei 100 °C erhitzt und nach dem Erkalten mit einer Lösung von Natriumperiodat *R* ($2 g \cdot l^{-1}$) besprüht. Nach dem Trocknen im Kaltluftstrom wird die Platte 15 min lang bei 100 °C erhitzt.

Eignungsprüfung: Das Chromatogramm der Referenzlösung b muss 2 deutlich voneinander getrennte Flecke zeigen.

Ergebnis: Der Hauptfleck im Chromatogramm der Untersuchungslösung entspricht in Bezug auf Lage, Farbe und Größe dem Hauptfleck im Chromatogramm der Referenzlösung a.

Prüfung auf Reinheit

Prüflösung: 5,000 g Substanz werden in kohlendioxidfreiem Wasser *R* zu 50,0 ml gelöst.

Aussehen der Lösung: Die Prüflösung muss klar (2.2.1) und darf nicht stärker gefärbt sein als die Farbvergleichslösung BG_7 (2.2.2, Methode II).

Sauer oder alkalisch reagierende Substanzen: 10 ml Prüflösung werden mit 10 ml kohlendioxidfreiem Wasser *R* versetzt. 10 ml dieser Lösung werden mit 0,05 ml Phenolphthalein-Lösung *R* versetzt. Bis zum Umschlag des Indikators nach Rosa dürfen höchstens 0,2 ml Natriumhydroxid-Lösung ($0,01 mol \cdot l^{-1}$) verbraucht werden. Weitere 10 ml dieser Lösung werden mit 0,05 ml Methylrot-Lösung *R* versetzt. Bis zum Farbumschlag des Indikators nach Rot dürfen höchstens 0,3 ml Salzsäure ($0,01 mol \cdot l^{-1}$) verbraucht werden.

Spezifische Drehung (2.2.7): +13,5 bis +15,5 (wasserfreie Substanz), mit der Prüflösung bestimmt

Verwandte Substanzen: Flüssigchromatographie (2.2.29)

Untersuchungslösung a: 50,0 mg Substanz werden in Wasser *R* zu 10,0 ml gelöst.

Untersuchungslösung b: 2,0 ml Untersuchungslösung a werden mit Wasser *R* zu 50,0 ml verdünnt.

Referenzlösung a: 5,0 mg Lactitol-Monohydrat *CRS* und 5 mg Glycerol *R* werden in Wasser *R* zu 25,0 ml gelöst.

Referenzlösung b: 1,0 ml Untersuchungslösung a wird mit Wasser *R* zu 100,0 ml verdünnt. 5,0 ml dieser Lösung werden mit Wasser *R* zu 100,0 ml verdünnt.

Referenzlösung c: 2,5 ml Referenzlösung a werden mit Wasser *R* zu 10,0 ml verdünnt.

Säule
- Größe: $l = 0,30$ m, $\varnothing = 7,8$ mm
- Stationäre Phase: stark saurer Kationenaustauscher, Calciumsalz *R*
- Temperatur: 60 °C

L

Monographien

Mobile Phase: Wasser zur Chromatographie *R*

Durchflussrate: 0,6 ml · min^{-1}

Detektion: Differenzial-Refraktometer als Detektor, bei einer konstanten Temperatur gehalten (zum Beispiel 35 °C)

Einspritzen: 100 µl; Untersuchungslösung a, Referenzlösungen b und c

Chromatographiedauer: 2,5fache Retentionszeit von Lactitol

Relative Retention (bezogen auf Lactitol, t_R etwa 13 min)
– Verunreinigung A: etwa 0,7
– Verunreinigung B: etwa 0,8
– Glycerol: etwa 1,3
– Verunreinigung C: etwa 1,5
– Verunreinigung D: etwa 1,8
– Verunreinigung E: etwa 1,9

Eignungsprüfung: Referenzlösung c
– Auflösung: mindestens 5,0 zwischen den Peaks von Lactitol und Glycerol

Grenzwerte
– Verunreinigung B: nicht größer als die Fläche des Lactitol-Peaks im Chromatogramm der Referenzlösung c (1,0 Prozent)
– Summe aller weiteren Verunreinigungen: nicht größer als die Fläche des Lactitol-Peaks im Chromatogramm der Referenzlösung c (1,0 Prozent)
– Ohne Berücksichtigung bleiben: Peaks, deren Fläche nicht größer ist als die Fläche des Hauptpeaks im Chromatogramm der Referenzlösung b (0,05 Prozent)

Reduzierende Zucker: höchstens 0,2 Prozent

5,0 g Substanz werden in 3 ml Wasser *R* unter Erwärmen gelöst. Nach dem Abkühlen wird die Lösung mit 20 ml Kupfer(II)-citrat-Lösung *R* und einigen Glasperlen versetzt. Die Lösung wird so erhitzt, dass sie nach 4 min zu sieden beginnt, und 3 min lang im Sieden gehalten. Nach raschem Abkühlen werden der Lösung 100 ml einer 2,4-prozentigen Lösung (*V/V*) von Essigsäure 99 % *R* und 20,0 ml Iod-Lösung (0,025 mol · l^{-1}) zugesetzt. Unter ständigem Rühren wird die Lösung mit 25 ml einer Mischung von 6 Volumteilen Salzsäure *R* und 94 Volumteilen Wasser *R* versetzt. Nach Lösen des Niederschlags wird der Iodüberschuss mit Natriumthiosulfat-Lösung (0,05 mol · l^{-1}) titriert, wobei gegen Ende der Titration 1 ml Stärke-Lösung *R* als Indikator zugesetzt wird.

Der Verbrauch an Natriumthiosulfat-Lösung (0,05 mol · l^{-1}) muss mindestens 12,8 ml betragen.

Wasser (2.5.12): 4,5 bis 5,5 Prozent, mit 0,300 g Substanz bestimmt

Sulfatasche (2.4.14): höchstens 0,1 Prozent, mit 1,0 g Substanz bestimmt

Mikrobielle Verunreinigung

TAMC: Akzeptanzkriterium 10^3 KBE je Gramm (2.6.12)

TYMC: Akzeptanzkriterium 10^2 KBE je Gramm (2.6.12)

Abwesenheit von *Escherichia coli* (2.6.13)

Abwesenheit von Salmonellen (2.6.13)

Abwesenheit von *Pseudomonas aeruginosa* (2.6.13)

Gehaltsbestimmung

Flüssigchromatographie (2.2.29) wie unter „Verwandte Substanzen" beschrieben, mit folgender Änderung:

Einspritzen: Untersuchungslösung b, Referenzlösung a

Der Prozentgehalt an $C_{12}H_{24}O_{11}$ wird unter Berücksichtigung des für Lactitol-Monohydrat *CRS* angegebenen Gehalts berechnet.

Verunreinigungen

Spezifizierte Verunreinigungen:

A, B, C, D, E

A.

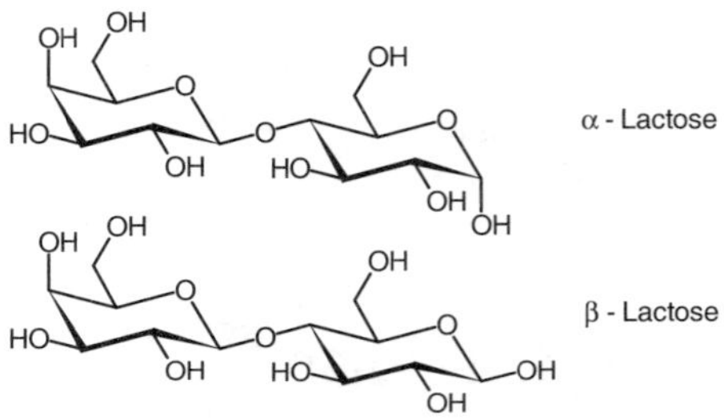

4-*O*-β-D-Galactopyranosyl-D-glucopyranose (Lactose)

B.

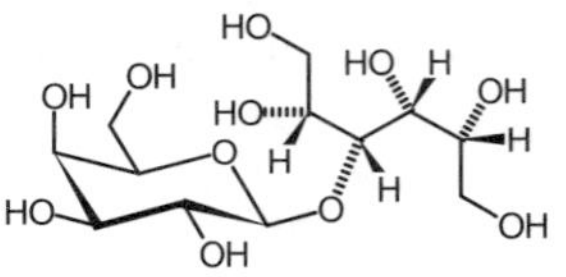

3-*O*-β-D-Galactopyranosyl-D-mannitol (Lactulitol)

C.

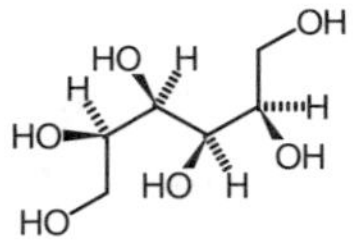

D-Mannitol

D.

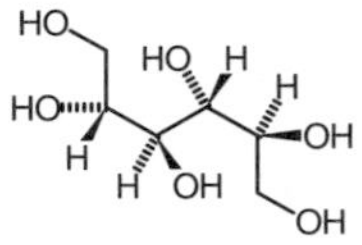

Galactitol (Dulcitol)

E.

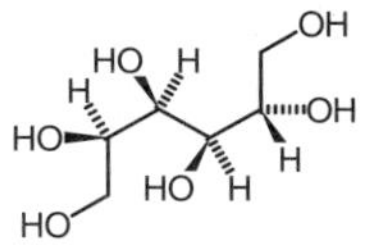

D-Glucitol
(D-Sorbitol)

10.1/1484

Levocabastinhydrochlorid

Levocabastini hydrochloridum

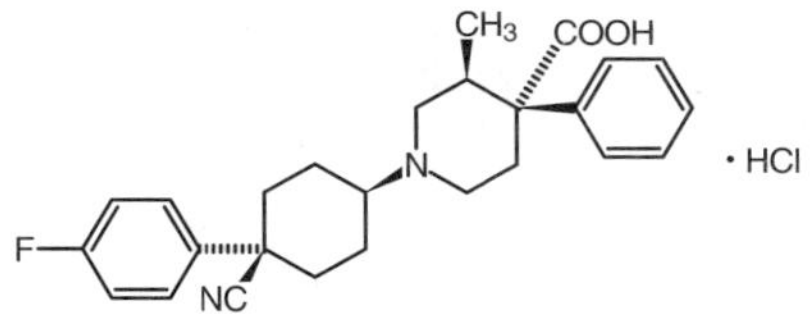

$C_{26}H_{30}ClFN_2O_2$ — M_r 457,0

CAS Nr. 79547-78-7

Definition

(3*S*,4*R*)-1-[*cis*-4-Cyan-4-(4-fluorphenyl)cyclohexyl]-3-methyl-4-phenylpiperidin-4-carbonsäure-hydrochlorid

Gehalt: 98,5 bis 101,5 Prozent (getrocknete Substanz)

Eigenschaften

Aussehen: weißes bis fast weißes Pulver

Löslichkeit: praktisch unlöslich in Wasser, wenig löslich in Methanol, schwer löslich in Ethanol 96 % und in einer Lösung von Natriumhydroxid (2 g · l^{-1})

Prüfung auf Identität

A. Die Substanz entspricht der Prüfung „Spezifische Drehung" (siehe „Prüfung auf Reinheit").

B. IR-Spektroskopie (2.2.24)

Vergleich: Levocabastinhydrochlorid *CRS*

C. 50 mg Substanz werden in einer Mischung von 0,4 ml Ammoniak-Lösung *R* und 2 ml Wasser *R* gelöst. Nach dem Mischen wird die Lösung 5 min lang stehen gelassen und anschließend filtriert. Das Filtrat gibt nach Ansäuern mit verdünnter Salpetersäure *R* die Identitätsreaktion a auf Chlorid (2.3.1).

Prüfung auf Reinheit

Prüflösung: 0,250 g Substanz werden in Methanol *R* zu 25,0 ml gelöst.

Aussehen der Lösung: Die Prüflösung muss klar (2.2.1) und darf nicht stärker gefärbt sein als die Farbvergleichslösung G_7 (2.2.2, Methode II).

Spezifische Drehung (2.2.7): –106 bis –102 (getrocknete Substanz), mit der Prüflösung bestimmt

Verwandte Substanzen: Flüssigchromatographie (2.2.29)

Die Prüfung muss unter Lichtschutz durchgeführt werden.

Untersuchungslösung: 50 mg Substanz werden in Methanol *R* zu 10,0 ml gelöst.

Referenzlösung a: Der Inhalt einer Durchstechflasche mit Levocabastin zur Eignungsprüfung 1 *CRS* (mit den Verunreinigungen A, B, E, J und K) wird in 1 ml Methanol *R* gelöst.

Referenzlösung b: 1,0 ml Untersuchungslösung wird mit Methanol *R* zu 20,0 ml verdünnt. 1,0 ml dieser Lösung wird mit Methanol *R* zu 10,0 ml verdünnt.

Säule
- Größe: *l* = 0,10 m, ∅ = 2,1 mm
- Stationäre Phase: nachsilanisiertes, ethanverbrücktes, phenylsilyliertes Kieselgel zur Chromatographie (Hybridmaterial) *R* (1,7 µm)
- Temperatur: 60 °C

Mobile Phase
- Mobile Phase A: Lösung von Tetrabutylammoniumhydrogensulfat *R* (17 g · l^{-1})
- Mobile Phase B: Acetonitril *R* 1

Zeit (min)	Mobile Phase A (% *V/V*)	Mobile Phase B (% *V/V*)
0 – 0,5	95	5
0,5 – 3,5	95 → 90	5 → 10
3,5 – 6,0	90 → 85	10 → 15
6,0 – 11,0	85 → 70	15 → 30
11,0 – 14,5	70 → 20	30 → 80
14,5 – 15,5	20	80

Durchflussrate: 0,45 ml · min^{-1}

Detektion: Spektrometer bei 214 nm

Einspritzen: 2,0 µl

Identifizierung von Verunreinigungen: Zur Identifizierung der Peaks der Verunreinigungen A, B, E, J und K werden das mitgelieferte Chromatogramm von Levocabastin zur Eignungsprüfung 1 *CRS* und das mit der Referenzlösung a erhaltene Chromatogramm verwendet.

L

Monographien

Relative Retention (bezogen auf Levocabastin, t_R etwa 6,5 min)
- Verunreinigung A: etwa 0,85
- Verunreinigung J: etwa 0,86
- Verunreinigung B: etwa 0,90
- Verunreinigung E: etwa 0,94
- Verunreinigung K: etwa 1,07

Eignungsprüfung: Referenzlösung a
- Peak-Tal-Verhältnis: mindestens 2,9, wobei H_p die Höhe des Peaks der Verunreinigung K über der Basislinie und H_v die Höhe des niedrigsten Punkts der Kurve über der Basislinie zwischen den Peaks von Levocabastin und Verunreinigung K darstellt; mindestens 5,0, wobei H_p die Höhe des Peaks der Verunreinigung J über der Basislinie und H_v die Höhe des niedrigsten Punkts der Kurve über der Basislinie zwischen den Peaks der Verunreinigungen A und J darstellt

Berechnung der Prozentgehalte
- Für jede Verunreinigung wird die Konzentration an Levocabastinhydrochlorid in der Referenzlösung b verwendet.

Grenzwerte
- Verunreinigung E: höchstens 0,4 Prozent
- Verunreinigung A: höchstens 0,2 Prozent
- Verunreinigung B: höchstens 0,15 Prozent
- Nicht spezifizierte Verunreinigungen: jeweils höchstens 0,10 Prozent
- Summe aller Verunreinigungen: höchstens 0,6 Prozent
- Berichtsgrenzwert: 0,05 Prozent

Verunreinigung C: Flüssigchromatographie (2.2.29)

Die Prüfung muss unter Lichtschutz durchgeführt werden.

Untersuchungslösung: 50 mg Substanz werden in Methanol *R* zu 10,0 ml gelöst.

Referenzlösung a: Der Inhalt einer Durchstechflasche mit Levocabastin zur Eignungsprüfung 2 *CRS* (mit Verunreinigung C) wird in 1 ml Methanol *R* gelöst.

Referenzlösung b: 1,0 ml Untersuchungslösung wird mit Methanol *R* zu 20,0 ml verdünnt. 1,0 ml dieser Lösung wird mit Methanol *R* zu 10,0 ml verdünnt.

Säule
- Größe: $l = 0,15$ m, $\varnothing = 2,1$ mm
- Stationäre Phase: nachsilanisiertes, octadecylsilyliertes, mit zu 100 Prozent wässrigen mobilen Phasen kompatibles Kieselgel zur Chromatographie *R* (1,8 µm)
- Temperatur: 35 °C

Mobile Phase
- Mobile Phase A: Lösung von Tetrabutylammoniumhydrogensulfat *R* (17 g · l⁻¹)
- Mobile Phase B: Acetonitril *R* 1

Zeit (min)	Mobile Phase A (% *V/V*)	Mobile Phase B (% *V/V*)
0 – 0,5	90	10
0,5 – 15,5	90 → 80	10 → 20
15,5 – 20,5	80 → 50	20 → 50

Durchflussrate: 0,30 ml · min^{-1}

Detektion: Spektrometer bei 214 nm

Einspritzen: 2,0 µl

Identifizierung von Verunreinigungen: Zur Identifizierung des Peaks der Verunreinigung C werden das mitgelieferte Chromatogramm von Levocabastin zur Eignungsprüfung 2 *CRS* und das mit der Referenzlösung a erhaltene Chromatogramm verwendet.

Relative Retention (bezogen auf Levocabastin, t_R etwa 16 min)
- Verunreinigung C: etwa 0,98

Eignungsprüfung: Referenzlösung a
- Peak-Tal-Verhältnis: mindestens 10,0, wobei H_p die Höhe des Peaks der Verunreinigung C über der Basislinie und H_v die Höhe des niedrigsten Punkts der Kurve über der Basislinie zwischen den Peaks von Verunreinigung C und Levocabastin darstellt

Berechnung des Prozentgehalts
- Für Verunreinigung C wird die Konzentration an Levocabastinhydrochlorid in der Referenzlösung b verwendet.

Grenzwert
- Verunreinigung C: höchstens 0,3 Prozent

Trocknungsverlust (2.2.32): höchstens 0,5 Prozent, mit 1,000 g Substanz durch Trocknen im Trockenschrank bei 105 °C bestimmt

Sulfatasche (2.4.14): höchstens 0,1 Prozent, mit 1,0 g Substanz in einem Platintiegel bestimmt

Gehaltsbestimmung

0,175 g Substanz werden in 50 ml zuvor gegen Phenolrot-Lösung *R* neutralisiertem Ethanol 96 % *R* gelöst, mit 5,0 ml Wasser *R* versetzt und mit Natriumhydroxid-Lösung (0,1 mol · l^{-1}) titriert. Der Endpunkt wird mit Hilfe der Potentiometrie (2.2.20) bestimmt. Das bis zum zweiten Wendepunkt zugesetzte Volumen wird abgelesen.

1 ml Natriumhydroxid-Lösung (0,1 mol · l^{-1}) entspricht 22,85 mg $C_{26}H_{30}ClFN_2O_2$.

Lagerung

Vor Licht geschützt

Verunreinigungen

Spezifizierte Verunreinigungen:

A, B, C, E

Andere bestimmbare Verunreinigungen

(Die folgenden Substanzen werden, falls in einer bestimmten Menge vorhanden, durch eine oder mehrere Prüfmethoden in der Monographie erfasst. Sie werden begrenzt durch das allgemeine Akzeptanzkriterium für weitere Verunreinigungen/nicht spezifizierte Verunreinigungen und/oder durch die Anforderungen der Allgemeinen Monographie **Substanzen zur pharmazeutischen Verwendung (Corpora ad usum pharmaceuticum)**. Diese Verunreinigungen müssen daher nicht identifiziert werden, um die Konformität der Substanz zu zeigen. Siehe auch „5.10 Kontrolle von Verunreinigungen in Substanzen zur pharmazeutischen Verwendung“):

D, F, G, H, I, J, K, L

A.

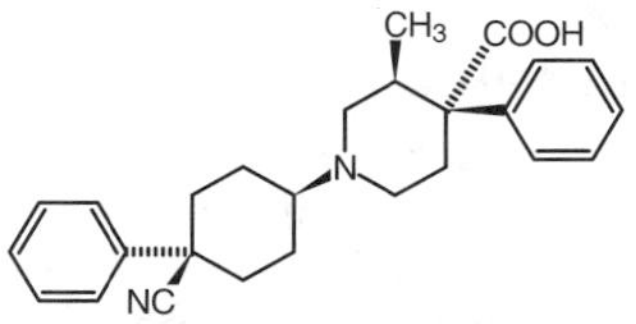

(3*S*,4*R*)-1-(*cis*-4-Cyan-4-phenylcyclohexyl)-3-methyl-4-phenylpiperidin-4-carbonsäure

B.

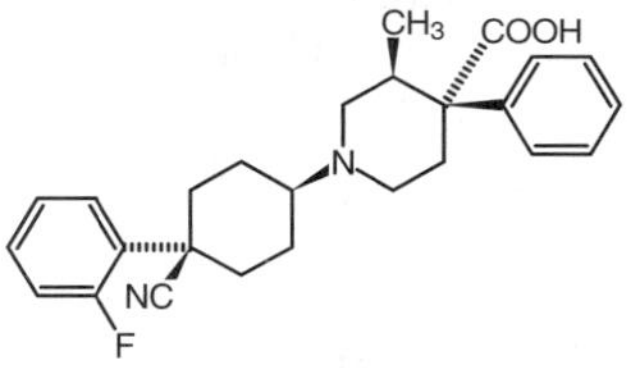

(3*S*,4*R*)-1-[*cis*-4-Cyan-4-(2-fluorphenyl)cyclohexyl]-3-methyl-4-phenylpiperidin-4-carbonsäure

C.

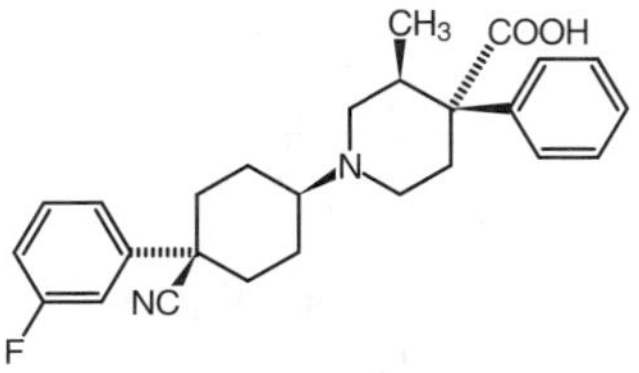

(3*S*,4*R*)-1-[*cis*-4-Cyan-4-(3-fluorphenyl)cyclohexyl]-3-methyl-4-phenylpiperidin-4-carbonsäure

D.

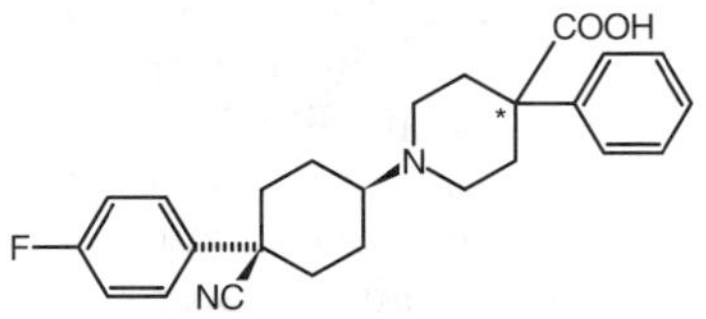

1-[*cis*-4-Cyan-4-(4-fluorphenyl)cyclohexyl]-4-phenylpiperidin-4-carbonsäure

E.

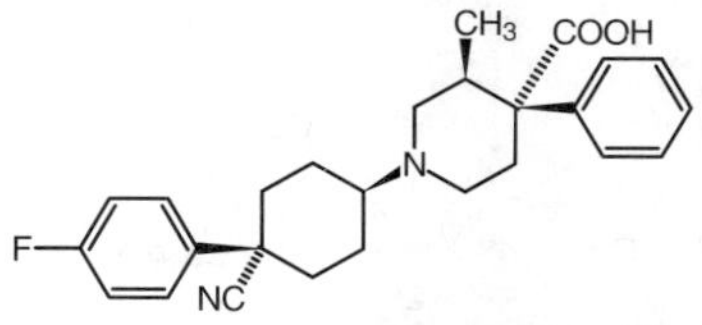

(3*S*,4*R*)-1-[*trans*-4-Cyan-4-(4-fluorphenyl)cyclohexyl]-3-methyl-4-phenylpiperidin-4-carbonsäure

F.

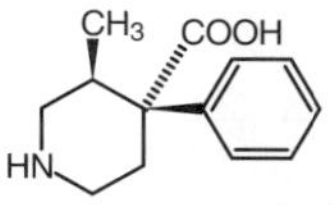

(3*S*,4*R*)-3-Methyl-4-phenylpiperidin-4-carbonsäure

G.

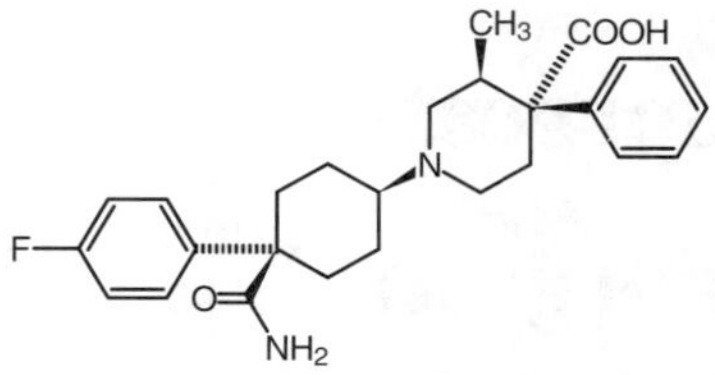

(3*S*,4*R*)-1-[*cis*-4-Carbamoyl-4-(4-fluorphenyl)cyclohexyl]-3-methyl-4-phenylpiperidin-4-carbonsäure

H.

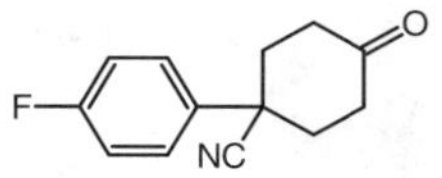

1-(4-Fluorphenyl)-4-oxocyclohexancarbonitril

I.

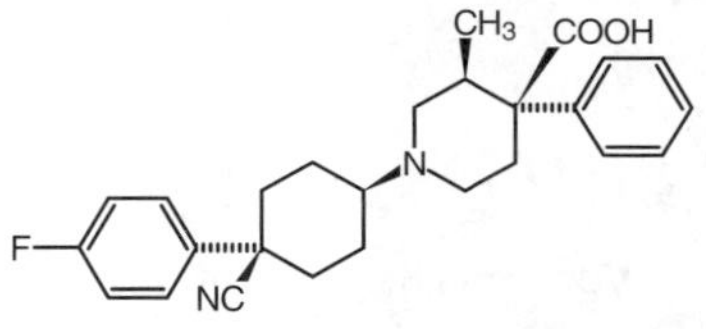

(3*S*,4*S*)-1-[*cis*-4-Cyan-4-(4-fluorphenyl)cyclohexyl]-3-methyl-4-phenylpiperidin-4-carbonsäure

J.

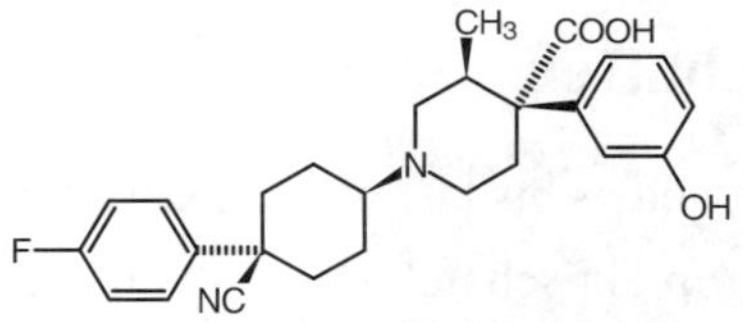

(3*S*,4*R*)-1-[*cis*-4-Cyan-4-(4-fluorphenyl)cyclohexyl]-4-(3-hydroxyphenyl)-3-methylpiperidin-4-carbonsäure

K.

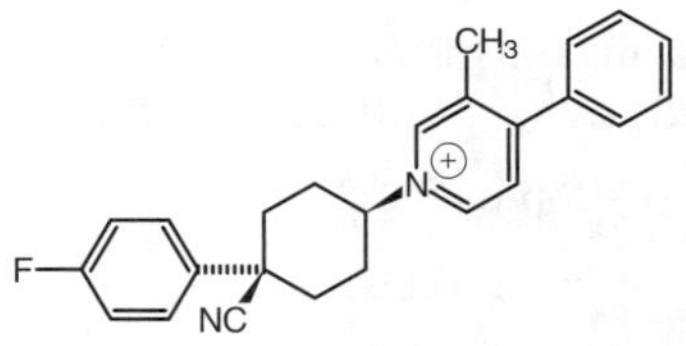

1-[*cis*-4-Cyan-4-(4-fluorphenyl)cyclohexyl]-3-methyl-4-phenylpyridinium

L.

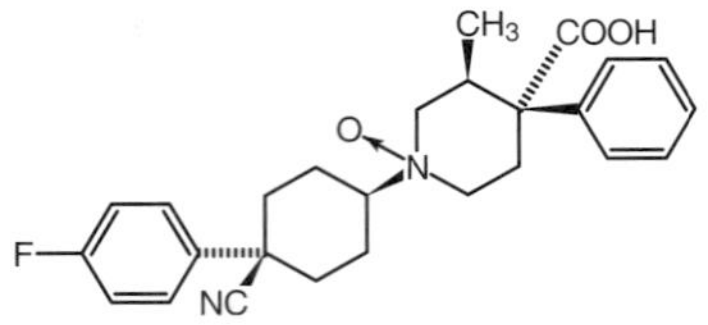

(3*S*,4*R*)-1-[*cis*-4-Cyan-4-(4-fluorphenyl)cyclohexyl]-3-methyl-4-phenylpiperidin-4-carbonsäure-1-oxid

10.1/0926

Levonorgestrel

Levonorgestrelum

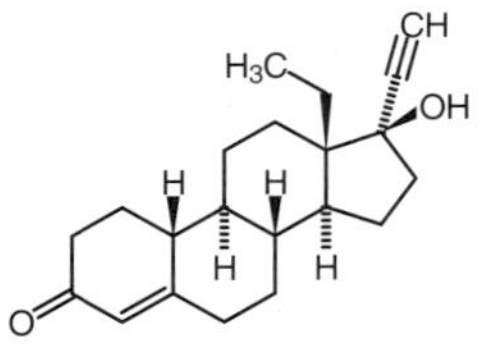

$C_{21}H_{28}O_2$ M_r 312,5

CAS Nr. 797-63-7

Definition

13-Ethyl-17-hydroxy-18,19-dinor-17α-pregn-4-en-20-in-3-on

Gehalt: 98,0 bis 102,0 Prozent (getrocknete Substanz)

Eigenschaften

Aussehen: weißes bis fast weißes, kristallines Pulver

Löslichkeit: praktisch unlöslich in Wasser, wenig löslich in Dichlormethan, schwer löslich in Ethanol 96 %

Prüfung auf Identität

A. Die Substanz entspricht der Prüfung „Spezifische Drehung" (siehe „Prüfung auf Reinheit").

B. IR-Spektroskopie (2.2.24)

Vergleich: Levonorgestrel *CRS*

Prüfung auf Reinheit

Spezifische Drehung (2.2.7): –35 bis –30

0,200 g Substanz werden in Dichlormethan *R* zu 20,0 ml gelöst.

Verwandte Substanzen

A. Verunreinigungen A, B, H, K, M, O, S, U: Flüssigchromatographie (2.2.29)

Lösungsmittelmischung: Wasser *R*, Acetonitril *R* (30:70 *V/V*)

Untersuchungslösung: 10,0 mg Substanz werden in 7 ml Acetonitril *R* mit Hilfe von Ultraschall gelöst. Die Lösung wird mit Wasser *R* zu 10,0 ml verdünnt.

Referenzlösung a: 5 mg Levonorgestrel zur Eignungsprüfung 1 *CRS* (mit den Verunreinigungen A, H, K, M, O und S) werden in 3,5 ml Acetonitril *R* mit Hilfe von Ultraschall gelöst. Die Lösung wird mit Wasser *R* zu 5 ml verdünnt.

Referenzlösung b: 1,0 ml Untersuchungslösung wird mit der Lösungsmittelmischung zu 100,0 ml verdünnt. 1,0 ml dieser Lösung wird mit der Lösungsmittelmischung zu 10,0 ml verdünnt.

Referenzlösung c: 5,0 mg Levonorgestrel-Verunreinigung B *CRS* werden in 35 ml Acetonitril *R* gelöst. Die Lösung wird mit Wasser *R* zu 50,0 ml verdünnt. 1,0 ml dieser Lösung wird mit der Lösungsmittelmischung zu 100,0 ml verdünnt.

Referenzlösung d: 5,0 mg Norethisteron *CRS* (Verunreinigung U) werden in 35 ml Acetonitril *R* gelöst. Die Lösung wird mit Wasser *R* zu 50,0 ml verdünnt. 1,0 ml dieser Lösung wird mit der Lösungsmittelmischung zu 100,0 ml verdünnt.

Säule
- Größe: l = 0,25 m, ∅ = 4,6 mm
- Stationäre Phase: nachsilanisiertes, octylsilyliertes Kieselgel zur Chromatographie mit eingebetteten polaren Gruppen *R* (5 µm)
- Temperatur: 30 °C

Mobile Phase
- Mobile Phase A: Acetonitril *R* 1, Wasser zur Chromatographie *R* (40:60 *V/V*)
- Mobile Phase B: Acetonitril *R* 1

Zeit (min)	Mobile Phase A (% *V/V*)	Mobile Phase B (% *V/V*)
0 – 50	100 → 20	0 → 80

Durchflussrate: 0,7 ml · min^{-1}

Detektion: Spektrometer bei 215 nm und für Verunreinigung O bei 200 nm

Einspritzen: 50 µl

Identifizierung von Verunreinigungen: Zur Identifizierung der Peaks der Verunreinigungen A, H, K, M und S werden das mitgelieferte Chromatogramm von Levonorgestrel zur Eignungsprüfung 1 *CRS* und das mit der Referenzlösung a bei 215 nm erhaltene Chromatogramm verwendet; zur Identifizierung des Peaks der Verunreinigung O werden das mitgelieferte Chromatogramm von Levonorgestrel zur Eignungsprüfung 1 *CRS* und das mit der Referenzlösung a bei 200 nm erhaltene Chromatogramm verwendet; zur Identifizierung des Peaks der Verunreinigung B wird das mit der Referenzlösung c erhaltene

Chromatogramm verwendet; zur Identifizierung des Peaks der Verunreinigung U wird das mit der Referenzlösung d erhaltene Chromatogramm verwendet.

Relative Retention (bezogen auf Levonorgestrel, t_R etwa 20 min)
- Verunreinigung H: etwa 0,5
- Verunreinigung U: etwa 0,8
- Verunreinigung K: etwa 0,85
- Verunreinigung A: etwa 0,91
- Verunreinigung M: etwa 0,95
- Verunreinigung O: etwa 1,16
- Verunreinigung B: etwa 1,26
- Verunreinigung S: etwa 1,9

Eignungsprüfung
- Signal-Rausch-Verhältnis: mindestens 60 für den Hauptpeak im Chromatogramm der Referenzlösung b
- Peak-Tal-Verhältnis: mindestens 3,0, wobei H_p die Höhe des Peaks der Verunreinigung M über der Basislinie und H_v die Höhe des niedrigsten Punkts der Kurve über der Basislinie zwischen den Peaks der Verunreinigungen A und M im Chromatogramm der Referenzlösung a darstellt

Berechnung der Prozentgehalte
- Korrekturfaktoren: Die Flächen der Peaks folgender Verunreinigungen werden mit dem entsprechenden Korrekturfaktor multipliziert:
  - Verunreinigung A: 0,4
  - Verunreinigung M: 3,1
  - Verunreinigung O: 2,6
- Für Verunreinigung B wird die Konzentration an Verunreinigung B in der Referenzlösung c verwendet.
- Für Verunreinigung U wird die Konzentration an Verunreinigung U in der Referenzlösung d verwendet.
- Für alle Verunreinigungen ohne Verunreinigungen B und U wird die Konzentration an Levonorgestrel in der Referenzlösung b verwendet.

Grenzwerte
- Verunreinigungen A, B, K: jeweils höchstens 0,3 Prozent
- Verunreinigung O bei 200 nm: höchstens 0,3 Prozent
- Verunreinigungen M, S, U: jeweils höchstens 0,2 Prozent
- Verunreinigung H: höchstens 0,15 Prozent
- Nicht spezifizierte Verunreinigungen: jeweils höchstens 0,10 Prozent
- Summe aller Verunreinigungen ohne Verunreinigung O: höchstens 1,0 Prozent
- Berichtsgrenzwert: 0,05 Prozent

B. Verunreinigungen V, W: Flüssigchromatographie (2.2.29)

Lösungsmittelmischung: Wasser *R*, Acetonitril *R* (30:70 *V/V*)

Untersuchungslösung: 10,0 mg Substanz werden in 7 ml Acetonitril *R* mit Hilfe von Ultraschall gelöst. Die Lösung wird mit Wasser *R* zu 10,0 ml verdünnt.

Referenzlösung a: 5 mg Levonorgestrel zur Eignungsprüfung 2 *CRS* (mit den Verunreinigungen V und W) werden in 3,5 ml Acetonitril *R* mit Hilfe von Ultraschall gelöst. Die Lösung wird mit Wasser *R* zu 5 ml verdünnt.

Referenzlösung b: 5,0 mg Ethinylestradiol *CRS* werden in 35 ml Acetonitril *R* mit Hilfe von Ultraschall gelöst. Die Lösung wird mit Wasser *R* zu 50,0 ml verdünnt. 3,0 ml dieser Lösung werden mit der Lösungsmittelmischung zu 100,0 ml verdünnt.

Säule
- Größe: $l = 0{,}15$ m, $\varnothing = 4{,}6$ mm
- Stationäre Phase: nachsilanisiertes, octadecylsilyliertes, mit zu 100 Prozent wässrigen mobilen Phasen kompatibles Kieselgel zur Chromatographie *R* (3 µm)

Mobile Phase
- Mobile Phase A: Acetonitril *R* 1, Wasser zur Chromatographie *R* (40:60 *V/V*)
- Mobile Phase B: Wasser zur Chromatographie *R*, Acetonitril *R* 1 (10:90 *V/V*)

Zeit (min)	Mobile Phase A (% *V/V*)	Mobile Phase B (% *V/V*)
0 – 1	92	8
1 – 3	92 → 82	8 → 18
3 – 6	82	18
6 – 16	82 → 60	18 → 40
16 – 21	60 → 0	40 → 100
21 – 32	0	100

Durchflussrate: 1 ml · min^{-1}

Detektion: Spektrometer bei 200 nm

Einspritzen: 50 µl

Identifizierung von Verunreinigungen: Zur Identifizierung der Peaks der Verunreinigungen V und W werden das mitgelieferte Chromatogramm von Levonorgestrel zur Eignungsprüfung 2 *CRS* und das mit der Referenzlösung a erhaltene Chromatogramm verwendet.

Relative Retention (bezogen auf Levonorgestrel, t_R etwa 12 min)
- Verunreinigung W: etwa 0,9
- Verunreinigung V: etwa 1,9

Eignungsprüfung: Referenzlösung a
- Auflösung: mindestens 2,8 zwischen den Peaks von Verunreinigung W und Levonorgestrel

Berechnung der Prozentgehalte
- Für jede Verunreinigung wird die Konzentration an Ethinylestradiol in der Referenzlösung b verwendet.

Grenzwerte
- Verunreinigung W: höchstens 0,3 Prozent
- Verunreinigung V: höchstens 0,15 Prozent

Trocknungsverlust (2.2.32): höchstens 0,5 Prozent, mit 1,000 g Substanz durch Trocknen im Trockenschrank bei 105 °C bestimmt

Sulfatasche (2.4.14): höchstens 0,1 Prozent, mit 1,0 g Substanz bestimmt

Gehaltsbestimmung

0,200 g Substanz werden in 45 ml Tetrahydrofuran *R* gelöst und 1 min nach Zusatz von 10 ml einer Lösung von Silbernitrat *R* (100 g · l^{-1}) mit Natriumhydroxid-Lösung (0,1 mol · l^{-1}) titriert. Der Endpunkt wird mit Hilfe der Potentiometrie (2.2.20) bestimmt. Eine Blindtitration wird durchgeführt.

1 ml Natriumhydroxid-Lösung (0,1 mol · l^{-1}) entspricht 31,25 mg $C_{21}H_{28}O_2$.

Lagerung

Vor Licht geschützt

Verunreinigungen

Spezifizierte Verunreinigungen:

A, B, H, K, M, O, S, U, V, W

Andere bestimmbare Verunreinigungen

(Die folgenden Substanzen werden, falls in einer bestimmten Menge vorhanden, durch eine oder mehrere Prüfmethoden in der Monographie erfasst. Sie werden begrenzt durch das allgemeine Akzeptanzkriterium für weitere Verunreinigungen/nicht spezifizierte Verunreinigungen und/oder durch die Anforderungen der Allgemeinen Monographie **Substanzen zur pharmazeutischen Verwendung (Corpora ad usum pharmaceuticum)**. Diese Verunreinigungen müssen daher nicht identifiziert werden, um die Konformität der Substanz zu zeigen. Siehe auch „5.10 Kontrolle von Verunreinigungen in Substanzen zur pharmazeutischen Verwendung“):

C, D, G, I, J, L, N, P, Q, R, T

A.

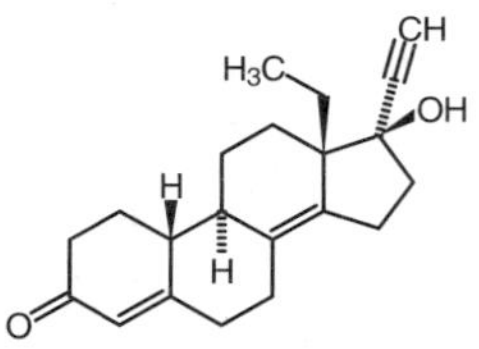

13-Ethyl-17-hydroxy-18,19-dinor-17α-pregna-4,8(14)-dien-20-in-3-on

B.

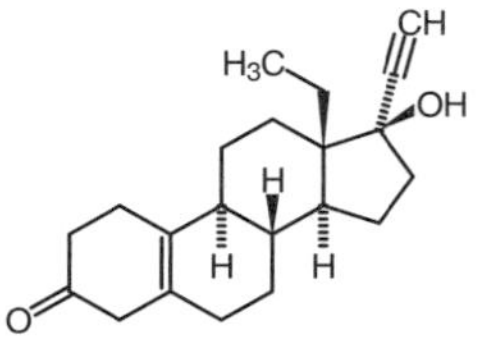

13-Ethyl-17-hydroxy-18,19-dinor-17α-pregn-5(10)-en-20-in-3-on

C.

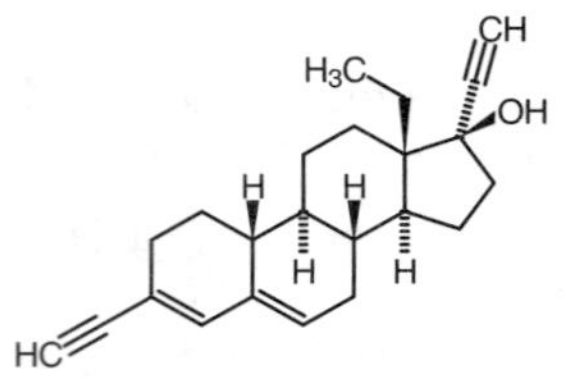

13-Ethyl-3-ethinyl-18,19-dinor-17α-pregna-3,5-dien-20-in-17-ol

D.

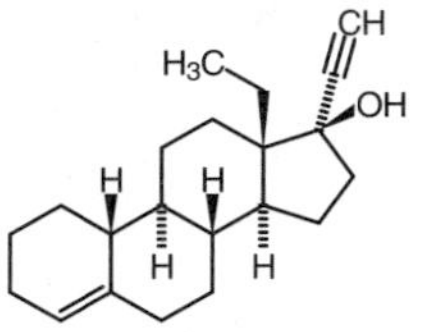

13-Ethyl-18,19-dinor-17α-pregn-4-en-20-in-17-ol (3-Desoxolevonorgestrel)

G.

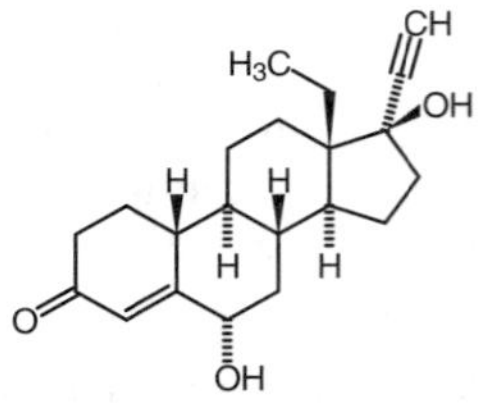

13-Ethyl-6α,17-dihydroxy-18,19-dinor-17α-pregn-4-en-20-in-3-on (6α-Hydroxylevonorgestrel)

H.

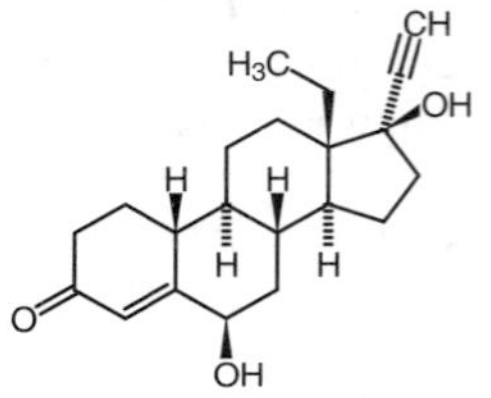

13-Ethyl-6β,17-dihydroxy-18,19-dinor-17α-pregn-4-en-20-in-3-on (6β-Hydroxylevonorgestrel)

I.

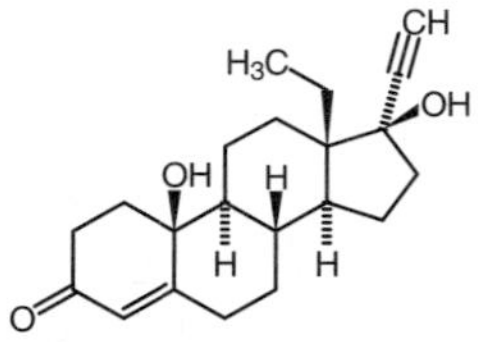

13-Ethyl-10,17-dihydroxy-18,19-dinor-17α-pregn-4-en-20-in-3-on (10-Hydroxylevonorgestrel)

J.

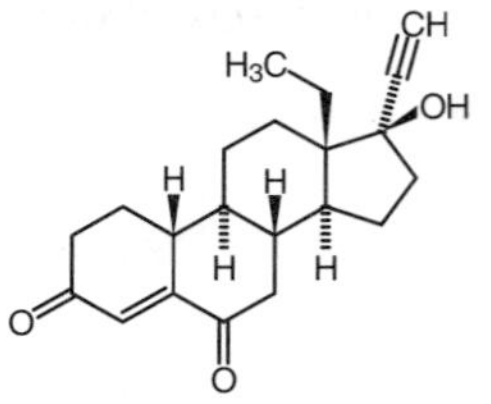

13-Ethyl-17-hydroxy-18,19-dinor-17α-pregn-4-en-20-in-3,6-dion (6-Oxolevonorgestrel)

K.

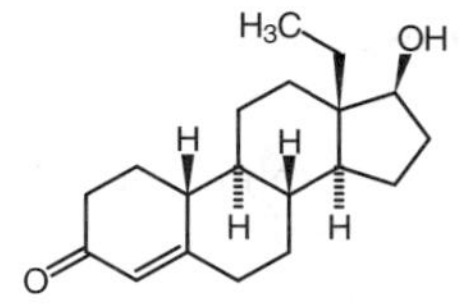

13-Ethyl-17β-hydroxygon-4-en-3-on
(18-Methylnandrolon)

L.

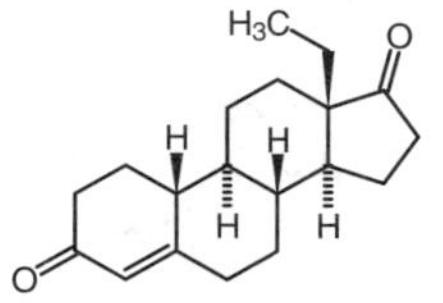

13-Ethylgon-4-en-3,17-dion
(Levodion)

M.

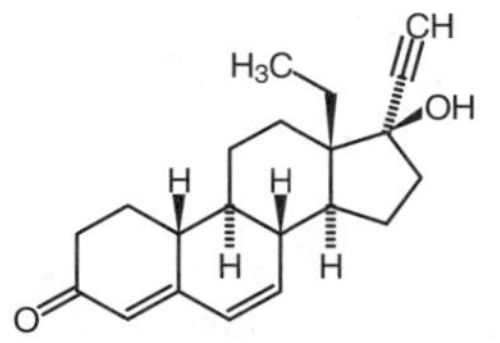

13-Ethyl-17-hydroxy-18,19-dinor-17α-pregna-4,6-dien-20-in-3-on
(Δ6-Levonorgestrel)

N.

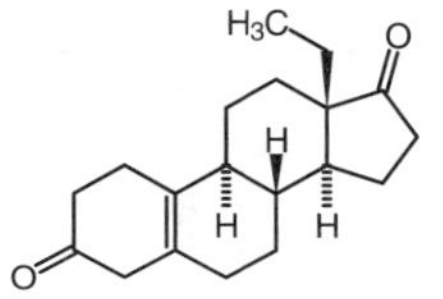

13-Ethylgon-5(10)-en-3,17-dion
(Δ5(10)-Levodion)

O.

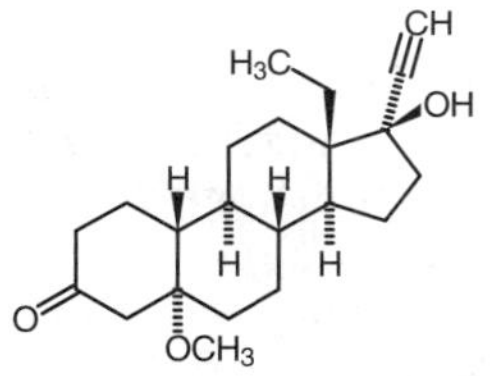

13-Ethyl-17-hydroxy-5α-methoxy-18,19-dinor-17α-pregn-20-in-3-on
(4,5-Dihydro-5α-methoxylevonorgestrel)

P.

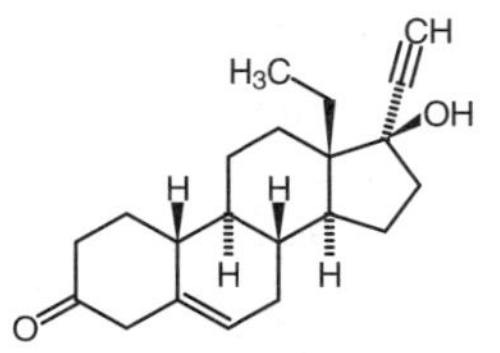

13-Ethyl-17-hydroxy-18,19-dinor-17α-pregn-5-en-20-in-3-on
(Δ5-Levonorgestrel)

Q.

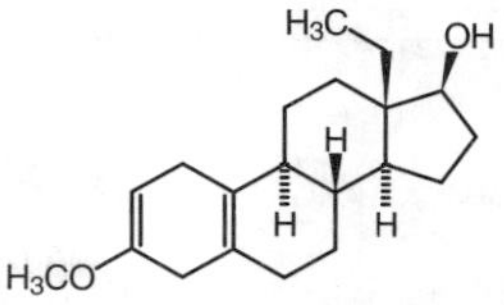

13-Ethyl-3-methoxygona-2,5(10)-dien-17β-ol

R.

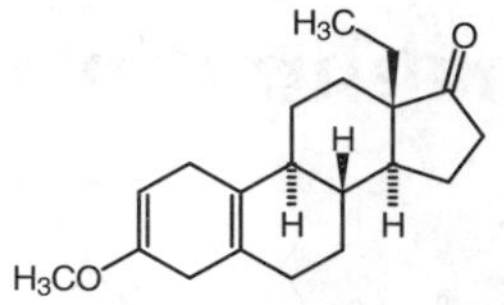

13-Ethyl-3-methoxygona-2,5(10)-dien-17-on

S.

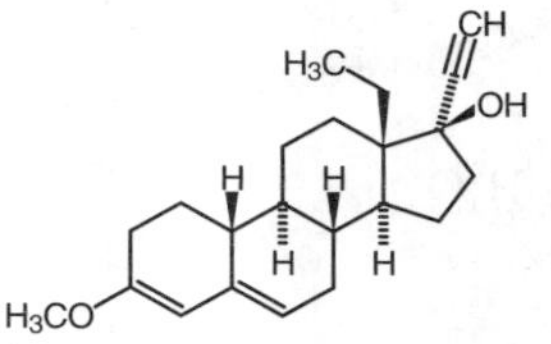

13-Ethyl-3-methoxy-18,19-dinor-17α-pregna-3,5-dien-20-in-17-ol

T.

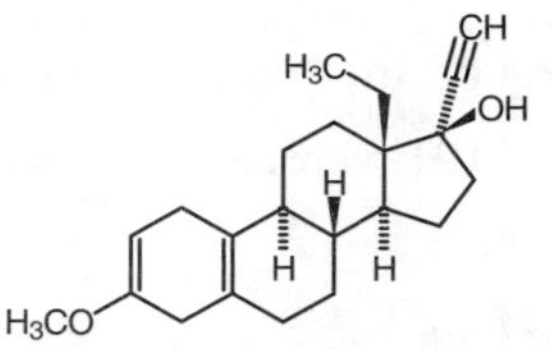

13-Ethyl-3-methoxy-18,19-dinor-17α-pregna-2,5(10)-dien-20-in-17-ol

U.

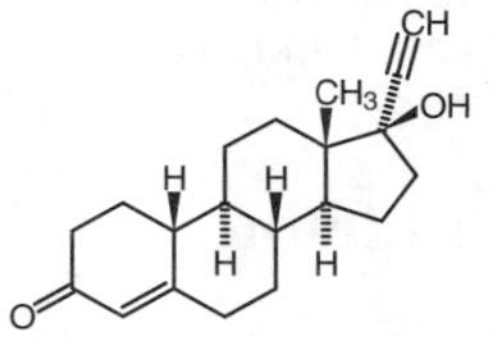

17-Hydroxy-19-nor-17α-pregn-4-en-20-in-3-on
(Norethisteron)

V.

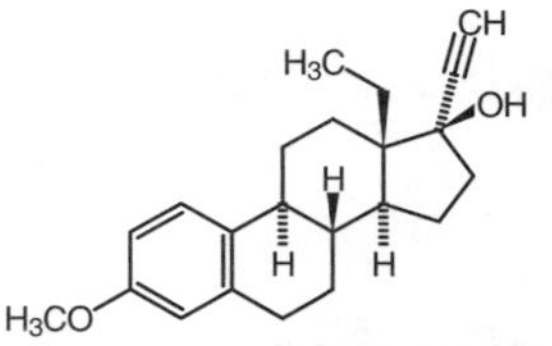

13-Ethyl-3-methoxy-18,19-dinor-17α-pregna-1,3,5(10)-trien-20-in-17-ol

W.

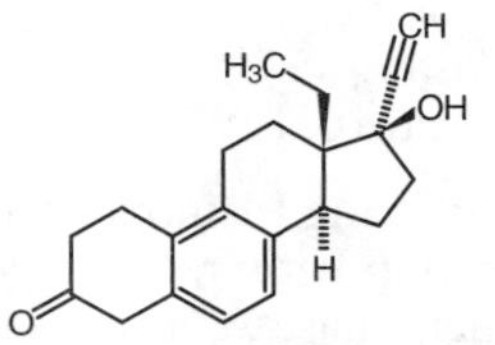

13-Ethyl-17-hydroxy-18,19-dinor-17α-pregna-5,7,9-trien-20-in-3-on

10.1/1120

Lisinopril-Dihydrat

Lisinoprilum dihydricum

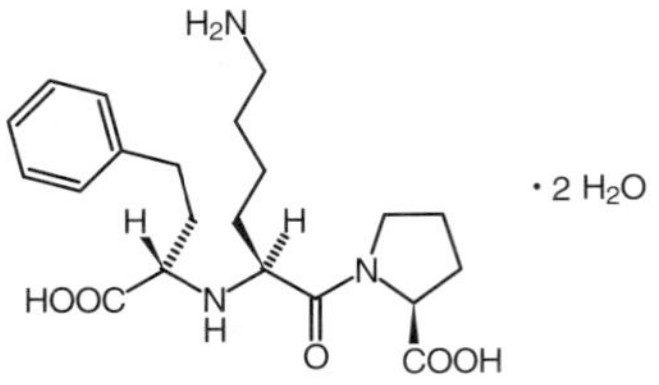

$C_{21}H_{31}N_3O_5 \cdot 2\,H_2O$ M_r 441,5

CAS Nr. 83915-83-7

Definition

(2*S*)-1-[(2*S*)-6-Amino-2-[[(1*S*)-1-carboxy-3-phenylpropyl]amino]hexanoyl]pyrrolidin-2-carbonsäure-Dihydrat

Gehalt: 98,5 bis 101,5 Prozent (wasserfreie Substanz)

Eigenschaften

Aussehen: weißes bis fast weißes, kristallines Pulver

Löslichkeit: löslich in Wasser, praktisch unlöslich in wasserfreiem Ethanol und in Heptan

Prüfung auf Identität

A. Spezifische Drehung (2.2.7): –47 bis –43 (wasserfreie Substanz)

0,5 g Substanz werden in Zinkacetat-Lösung *R* zu 50,0 ml gelöst.

B. IR-Spektroskopie (2.2.24)

Vergleich: Lisinopril-Dihydrat *CRS*

Prüfung auf Reinheit

Verwandte Substanzen: Flüssigchromatographie (2.2.29)

Untersuchungslösung: 50,0 mg Substanz werden in der mobilen Phase A zu 10,0 ml gelöst.

Referenzlösung a: 5 mg Lisinopril zur Eignungsprüfung A *CRS* (mit den Verunreinigungen A und E) werden in der mobilen Phase A zu 1 ml gelöst.

Referenzlösung b: 1,0 ml Untersuchungslösung wird mit der mobilen Phase A zu 100,0 ml verdünnt. 1,0 ml dieser Lösung wird mit der mobilen Phase A zu 10,0 ml verdünnt.

Referenzlösung c: Der Inhalt einer Durchstechflasche mit Lisinopril-Verunreinigung F *CRS* wird in 1 ml mobiler Phase A gelöst.

Referenzlösung d: 5 mg Lisinopril zur Peak-Identifizierung *CRS* (mit Verunreinigung G) werden in der mobilen Phase A zu 1 ml gelöst.

Säule
- Größe: l = 0,25 m, ∅ = 4,6 mm
- Stationäre Phase: desaktiviertes, nachsilanisiertes, octadecylsilyliertes Kieselgel zur Chromatographie *R* (5 µm)
- Temperatur: 50 °C

Mobile Phase
- Mobile Phase A: 3 Volumteile Acetonitril *R* 1 und 97 Volumteile einer Lösung von Natriumdihydrogenphosphat *R* ($3{,}12\,g \cdot l^{-1}$), die zuvor mit Phosphorsäure 10 % *R* auf einen pH-Wert von 3,8 eingestellt wurde, werden gemischt.
- Mobile Phase B: 20,5 Volumteile Acetonitril *R* 1 und 79,5 Volumteile einer Lösung von Natriumdihydrogenphosphat *R* ($3{,}12\,g \cdot l^{-1}$), die zuvor mit Phosphorsäure 10 % *R* auf einen pH-Wert von 3,5 eingestellt wurde, werden gemischt.

Zeit (min)	Mobile Phase A (% *V/V*)	Mobile Phase B (% *V/V*)
0 – 2	100	0
2 – 37	100 → 0	0 → 100
37 – 62	0	100

Durchflussrate: $1{,}6\,ml \cdot min^{-1}$

Detektion: Spektrometer bei 210 nm

Einspritzen: 50 µl

Identifizierung von Verunreinigungen: Zur Identifizierung der Peaks der Verunreinigungen A und E werden das mitgelieferte Chromatogramm von Lisinopril zur Eignungsprüfung A *CRS* und das mit der Referenzlösung a erhaltene Chromatogramm verwendet; zur Identifizierung des Peaks der Verunreinigung F wird das mit der Referenzlösung c erhaltene Chromatogramm verwendet; zur Identifizierung des Peaks der Verunreinigung G werden das mitgelieferte Chromatogramm von Lisinopril zur Peak-Identifizierung *CRS* und das mit der Referenzlösung d erhaltene Chromatogramm verwendet.

Relative Retention (bezogen auf Lisinopril, t_R etwa 14 min)
- Verunreinigung A: etwa 0,7
- Verunreinigung E: etwa 1,2
- Verunreinigung F: etwa 1,9
- Verunreinigung G: etwa 2,9

Eignungsprüfung
- Auflösung: mindestens 1,5 zwischen den Peaks von Lisinopril und Verunreinigung E im Chromatogramm der Referenzlösung a

- Signal-Rausch-Verhältnis: mindestens 45 für den Hauptpeak im Chromatogramm der Referenzlösung b

Berechnung der Prozentgehalte
- Korrekturfaktor: Die Fläche des Peaks der Verunreinigung F wird mit 2,1 multipliziert.
- Für jede Verunreinigung wird die Konzentration an Lisinopril-Dihydrat in der Referenzlösung b verwendet.

Grenzwerte
- Verunreinigungen A, E, F: jeweils höchstens 0,2 Prozent
- Verunreinigung G: höchstens 0,15 Prozent
- Nicht spezifizierte Verunreinigungen: jeweils höchstens 0,10 Prozent
- Summe aller Verunreinigungen: höchstens 0,5 Prozent
- Berichtsgrenzwert: 0,05 Prozent; Peaks mit einer Retentionszeit kürzer als 3 min werden nicht berücksichtigt.

Wasser (2.5.12): 8,0 bis 9,5 Prozent, mit 0,200 g Substanz bestimmt

Sulfatasche (2.4.14): höchstens 0,1 Prozent, mit 1,0 g Substanz bestimmt

Gehaltsbestimmung

0,350 g Substanz werden in 50 ml Wasser *R* gelöst und mit Natriumhydroxid-Lösung (0,1 mol · l^{-1}) titriert. Der Endpunkt wird mit Hilfe der Potentiometrie (2.2.20) bestimmt, wobei bis zum 1. Wendepunkt titriert wird.

1 ml Natriumhydroxid-Lösung (0,1 mol · l^{-1}) entspricht 40,55 mg $C_{21}H_{31}N_3O_5$.

Verunreinigungen

Spezifizierte Verunreinigungen:

A, E, F, G

Andere bestimmbare Verunreinigungen

(Die folgenden Substanzen werden, falls in einer bestimmten Menge vorhanden, durch eine oder mehrere Prüfmethoden in der Monographie erfasst. Sie werden begrenzt durch das allgemeine Akzeptanzkriterium für weitere Verunreinigungen/nicht spezifizierte Verunreinigungen und/oder durch die Anforderungen der Allgemeinen Monographie **Substanzen zur pharmazeutischen Verwendung (Corpora ad usum pharmaceuticum)**. Diese Verunreinigungen müssen daher nicht identifiziert werden, um die Konformität der Substanz zu zeigen. Siehe auch „5.10 Kontrolle von Verunreinigungen in Substanzen zur pharmazeutischen Verwendung"):

B, C, D, H, I, J

A.

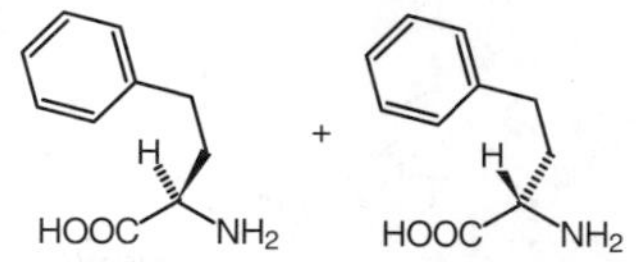

(2*RS*)-2-Amino-4-phenylbutansäure

B.

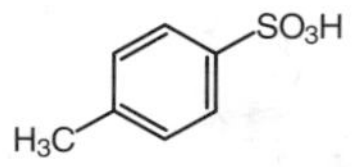

4-Methylbenzolsulfonsäure

C.

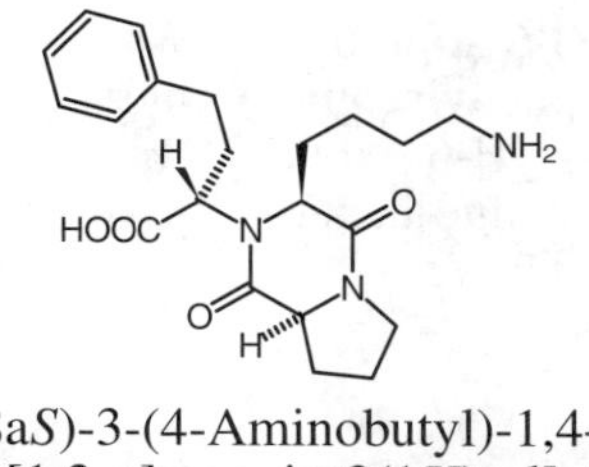

(2*S*)-2-[(3*S*,8a*S*)-3-(4-Aminobutyl)-1,4-dioxohexahydropyrrolo[1,2-*a*]pyrazin-2(1*H*)-yl]-4-phenylbutansäure
(*S*,*S*,*S*-Diketopiperazin)

D.

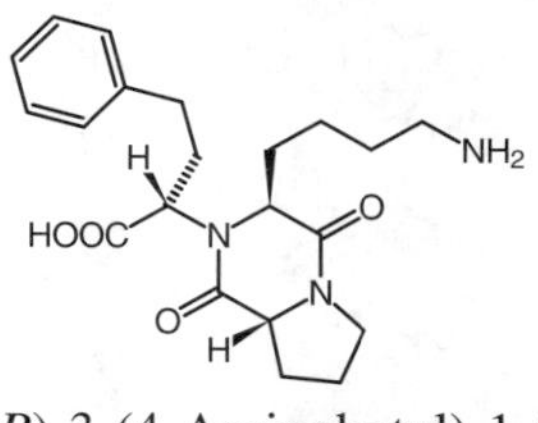

(2*S*)-2-[(3*S*,8a*R*)-3-(4-Aminobutyl)-1,4-dioxohexahydropyrrolo[1,2-*a*]pyrazin-2(1*H*)-yl]-4-phenylbutansäure
(*R*,*S*,*S*-Diketopiperazin)

E.

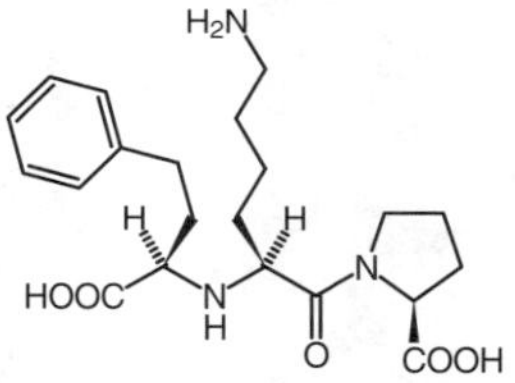

(2*S*)-1-[(2*S*)-6-Amino-2-[[(1*R*)-1-carboxy-3-phenylpropyl]amino]hexanoyl]pyrrolidin-2-carbonsäure
(Lisinopril-*R*,*S*,*S*-Isomer)

F.

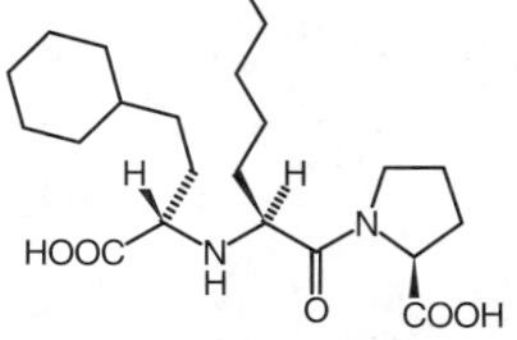

(2*S*)-1-[(2*S*)-6-Amino-2-[[(1*S*)-1-carboxy-3-cyclohexylpropyl]amino]hexanoyl]pyrrolidin-2-carbonsäure
(Cyclohexyl-Analogon)

G.

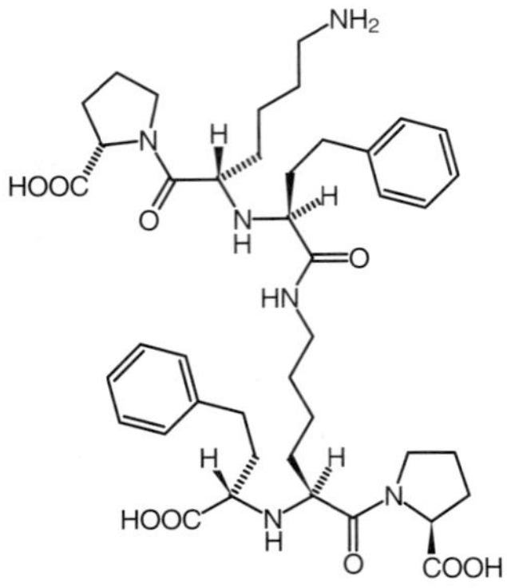

(2*S*)-1-[(2*S*)-6-Amino-2-[[(2*S*)-1-[[(5*S*)-5-[[(1*S*)-1-carboxy-3-phenylpropyl]amino]-6-[(2*S*)-2-carboxypyrrolidin-1-yl]-6-oxohexyl]amino]-1-oxo-4-phenylbutan-2-yl]amino]hexanoyl]pyrrolidin-2-carbonsäure (Lisinopril-Dimer)

H.

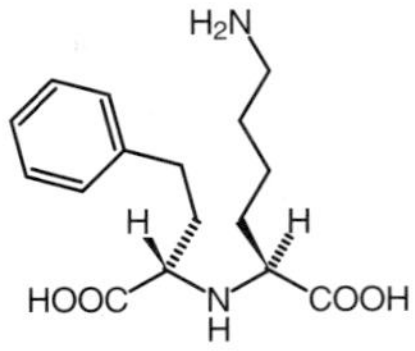

(2*S*)-6-Amino-2-[[(1*S*)-1-carboxy-3-phenylpropyl]amino]hexansäure

I.

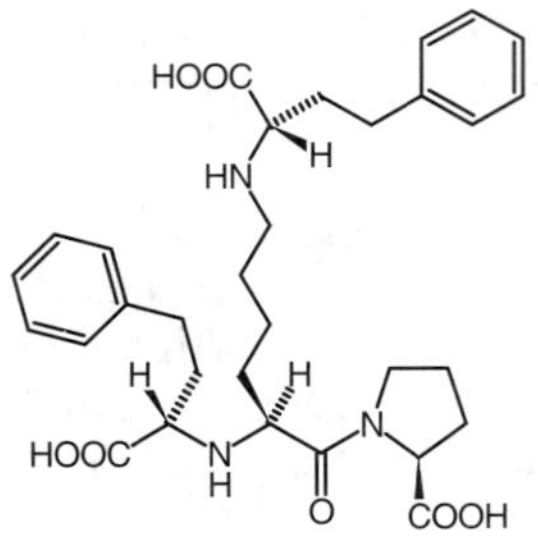

(2*S*)-1-[(2*S*)-2,6-Bis[[(1*S*)-1-carboxy-3-phenylpropyl]amino]hexanoyl]pyrrolidin-2-carbonsäure

J.

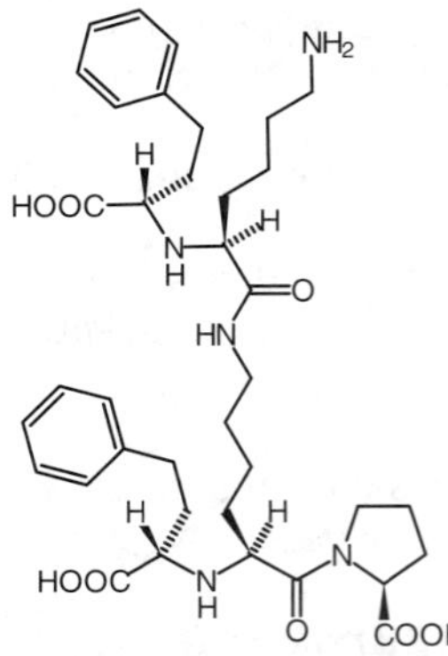

(2*S*)-1-[(2*S*)-6-[(2*S*)-6-Amino-2-[[(1*S*)-1-carboxy-3-phenylpropyl]amino]hexanamido]-2-[[(1*S*)-1-carboxy-3-phenylpropyl]amino]hexanoyl]pyrrolidin-2-carbonsäure

M

Raffiniertes Maisöl 6421
Mercaptopurin-Monohydrat 6422
Metforminhydrochlorid 6423
Mometasonfuroat 6426

10.1/1342

Raffiniertes Maisöl

Maydis oleum raffinatum

Definition

Das aus den Samen von *Zea mays* L. durch mechanisches Auspressen oder durch Extraktion und anschließende Raffination gewonnene fette Öl

Herstellung

Bei der Herstellung des Öls werden Materialien und Methoden verwendet, die sicherstellen, dass der Gehalt an Brassicasterol (2.4.23) in der Sterolfraktion des Öls höchstens 0,3 Prozent beträgt.

Eigenschaften

Aussehen: klares, hellgelbes bis gelbes Öl

Löslichkeit: praktisch unlöslich in Wasser und in Ethanol 96 %, mischbar mit Dichlormethan und mit Petrolether (Destillationsbereich 40 bis 60 °C)

Relative Dichte: etwa 0,920

Brechungsindex: etwa 1,474

Prüfung auf Identität

1: B
2: A

A. Identifizierung fetter Öle durch Dünnschichtchromatographie (2.3.2)

Ergebnis: Das Chromatogramm der Untersuchungslösung entspricht dem der Referenzlösung.

B. Das Öl entspricht der Prüfung „Fettsäurenzusammensetzung" (siehe „Prüfung auf Reinheit").

Prüfung auf Reinheit

Säurezahl (2.5.1): höchstens 0,5; mit 10,0 g Öl bestimmt; höchstens 0,3 für raffiniertes Maisöl zur Herstellung von Parenteralia

Peroxidzahl (2.5.5, Methode A): höchstens 10,0; höchstens 5,0 für raffiniertes Maisöl zur Herstellung von Parenteralia

Unverseifbare Anteile (2.5.7): höchstens 2,8 Prozent, mit 5,0 g Öl bestimmt

Alkalisch reagierende Substanzen (2.4.19): Das Öl muss der Prüfung entsprechen.

Fettsäurenzusammensetzung (2.4.22, Methode A): Die in Tab. 2.4.22-3 beschriebene Kalibriermischung wird verwendet.

Zusammensetzung der Fettsäurenfraktion des Öls

– Summe der Fettsäuren mit einer Kettenlänge kleiner als C_{16}:	höchstens 0,6 Prozent
– Palmitinsäure:	8,6 bis 16,5 Prozent
– Stearinsäure:	höchstens 3,3 Prozent
– Ölsäure und Isomer:	20,0 bis 42,2 Prozent
– Linolsäure:	39,4 bis 65,6 Prozent
– Linolensäure:	0,5 bis 1,5 Prozent
– Arachinsäure:	höchstens 0,8 Prozent
– Eicosensäure:	höchstens 0,5 Prozent
– Behensäure:	höchstens 0,5 Prozent
– alle anderen Fettsäuren:	jeweils höchstens 0,5 Prozent

Wasser (2.5.32): höchstens 0,1 Prozent, mit 1,00 g Öl bestimmt

Lagerung

Vor Licht geschützt, bei höchstens 25 °C

Beschriftung

Die Beschriftung gibt an,
- falls zutreffend, dass das Öl zur Herstellung von Parenteralia geeignet ist
- ob das Öl durch mechanisches Auspressen oder durch Extraktion gewonnen wurde.

M

Monographien

10.1/0096

Mercaptopurin-Monohydrat

Mercaptopurinum monohydricum

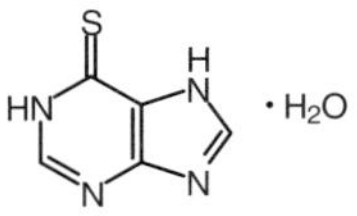

$C_5H_4N_4S \cdot H_2O$ — M_r 170,2

CAS Nr. 6112-76-1

Definition

7*H*-Purin-6-thiol-Monohydrat

Gehalt: 98,5 bis 101,0 Prozent (wasserfreie Substanz)

Eigenschaften

Aussehen: gelbes, kristallines Pulver

Löslichkeit: praktisch unlöslich in Wasser, schwer löslich in Ethanol 96 %, praktisch unlöslich in Heptan

Die Substanz löst sich in Alkalihydroxid-Lösungen.

Prüfung auf Identität

A. 20 mg Substanz werden in 5 ml Dimethylsulfoxid *R* gelöst. Die Lösung wird mit einer Lösung von Salzsäure *R* (10,3 g · l^{-1}) zu 100 ml verdünnt. 5 ml dieser Lösung werden mit einer Lösung von Salzsäure *R* (10,3 g · l^{-1}) zu 200 ml verdünnt. Diese Lösung, zwischen 230 und 350 nm gemessen (2.2.25), zeigt nur ein Absorptionsmaximum bei 325 nm.

B. Werden etwa 20 mg Substanz in 20 ml auf 60 °C erwärmtem Ethanol 96 % *R* gelöst und mit 1 ml einer gesättigten Lösung von Quecksilber(II)-acetat *R* in Ethanol 96 % *R* versetzt, entsteht ein weißer Niederschlag.

C. Werden etwa 20 mg Substanz in 20 ml auf 60 °C erwärmtem Ethanol 96 % *R* gelöst und mit 1 ml einer Lösung von Blei(II)-acetat *R* (10 g · l^{-1}) in Ethanol 96 % *R* versetzt, entsteht ein gelber Niederschlag.

Prüfung auf Reinheit

Verwandte Substanzen: Flüssigchromatographie (2.2.29)

Die Lösungen müssen unmittelbar vor Gebrauch hergestellt werden.

Untersuchungslösung: 12,0 mg Substanz werden in 2,5 ml Methanol *R* gelöst. Die Lösung wird mit einer 0,1-prozentigen Lösung (*V/V*) von wasserfreier Ameisensäure *R* zu 100,0 ml verdünnt.

Referenzlösung a: 3,0 mg Mercaptopurin-Verunreinigung B *CRS* und 4,5 mg Mercaptopurin-Verunreinigung A *CRS* werden in der mobilen Phase A zu 250,0 ml gelöst. 1,0 ml Lösung wird mit der mobilen Phase A zu 100,0 ml gelöst.

Referenzlösung b: 1,0 ml Untersuchungslösung wird mit einer 0,1-prozentigen Lösung (*V/V*) von wasserfreier Ameisensäure *R* zu 100,0 ml verdünnt.

Referenzlösung c: 3 mg Mercaptopurin-Verunreinigung D *CRS* werden in 10 ml Dimethylsulfoxid *R* gelöst. Die Lösung wird mit der mobilen Phase A zu 250 ml verdünnt. 1 ml dieser Lösung wird mit der mobilen Phase A zu 100 ml verdünnt.

Säule
- Größe: *l* = 0,10 m, ∅ = 4,6 mm
- Stationäre Phase: nachsilanisiertes, octadecylsilyliertes Kieselgel zur Chromatographie *R* (3 µm)
- Temperatur: 30 °C

Mobile Phase
- Mobile Phase A: Methanol *R*, 0,1-prozentige Lösung (*V/V*) von wasserfreier Ameisensäure *R* (2:98 *V/V*)
- Mobile Phase B: Methanol *R*, 0,1-prozentige Lösung (*V/V*) von wasserfreier Ameisensäure *R* (50:50 *V/V*)

Zeit (min)	Mobile Phase A (% *V/V*)	Mobile Phase B (% *V/V*)
0 – 8	100	0
8 – 20	100 → 0	0 → 100
20 – 25	0	100

Durchflussrate: 1,0 ml · min^{-1}

Detektion: Spektrometer bei 260 nm

Einspritzen: 50 µl

Autosampler: 4 °C

Identifizierung von Verunreinigungen: Zur Identifizierung der Peaks der Verunreinigungen A und B wird das mit der Referenzlösung a erhaltene Chromatogramm verwendet; zur Identifizierung des Peaks der Verunreinigung D wird das mit der Referenzlösung c erhaltene Chromatogramm verwendet.

Relative Retention (bezogen auf Mercaptopurin, t_R etwa 6 min)
- Verunreinigung B: etwa 0,3
- Verunreinigung A: etwa 0,5
- Verunreinigung D: etwa 3,5

Eignungsprüfung: Referenzlösung a
- Auflösung: mindestens 5,0 zwischen den Peaks der Verunreinigungen B und A

Berechnung der Prozentgehalte
- Korrekturfaktor: Die Fläche des Peaks der Verunreinigung D wird mit 0,25 multipliziert.
- Für die Verunreinigungen A und B wird die Konzentration der entsprechenden Verunreinigung in der Referenzlösung a verwendet.
- Für Verunreinigungen ohne die Verunreinigungen A und B wird die Konzentration an Mercaptopurin-Monohydrat in der Referenzlösung b verwendet.

Grenzwerte
- Verunreinigung A: höchstens 0,15 Prozent
- Verunreinigungen B, D: jeweils höchstens 0,10 Prozent
- Nicht spezifizierte Verunreinigungen: jeweils höchstens 0,10 Prozent
- Summe aller Verunreinigungen: höchstens 0,3 Prozent
- Berichtsgrenzwert: 0,05 Prozent

Wasser (2.5.12): 10,0 bis 12,0 Prozent, mit 0,250 g Substanz bestimmt

Sulfatasche (2.4.14): höchstens 0,1 Prozent, mit 1,0 g Substanz bestimmt

Gehaltsbestimmung

0,100 g Substanz werden in 50 ml Dimethylformamid *R* gelöst und mit Tetrabutylammoniumhydroxid-Lösung (0,1 mol · l^{-1}) titriert. Der Endpunkt wird mit Hilfe der Potentiometrie (2.2.20) bestimmt.

1 ml Tetrabutylammoniumhydroxid-Lösung (0,1 mol · l^{-1}) entspricht 15,22 mg $C_5H_4N_4S$.

Lagerung

Vor Licht geschützt

Verunreinigungen

Spezifizierte Verunreinigungen:

A, B, D

Andere bestimmbare Verunreinigungen

(Die folgenden Substanzen werden, falls in einer bestimmten Menge vorhanden, durch eine oder mehrere Prüfmethoden in der Monographie erfasst. Sie werden begrenzt durch das allgemeine Akzeptanzkriterium für weitere Verunreinigungen/nicht spezifizierte Verunreinigungen und/oder durch die Anforderungen der Allgemeinen Monographie **Substanzen zur pharmazeutischen Verwendung (Corpora ad usum pharmaceuticum)**. Diese Verunreinigungen müssen daher nicht identifiziert werden, um die Konformität der Substanz zu zeigen. Siehe auch „5.10 Kontrolle von Verunreinigungen in Substanzen zur pharmazeutischen Verwendung“):

C

A.

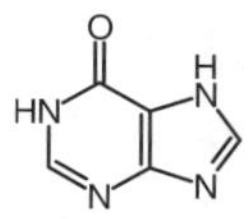

1,7-Dihydro-6*H*-purin-6-on (Hypoxanthin)

B.

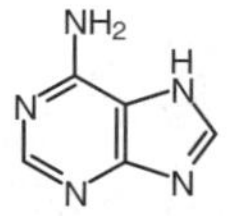

7*H*-Purin-6-amin (Adenin)

C.

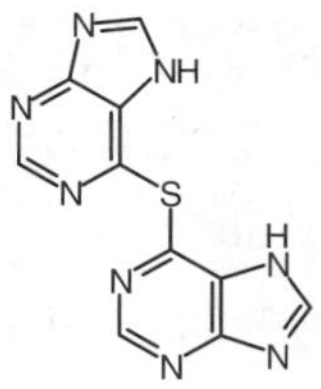

6,6′-Sulfandiyldi-7*H*-purin

D.

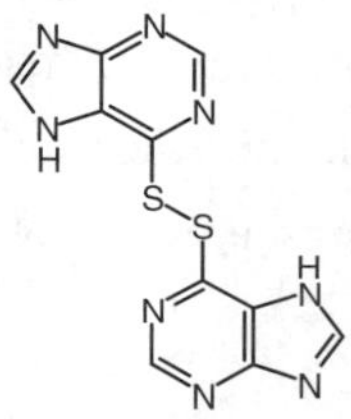

6,6′-Disulfandiyldi-7*H*-purin

10.1/0931

Metforminhydrochlorid

Metformini hydrochloridum

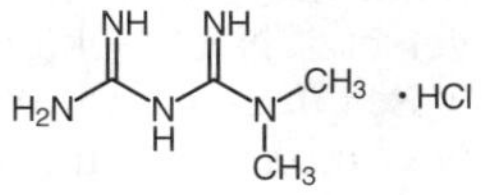

$C_4H_{12}ClN_5$ M_r 165,6

CAS Nr. 1115-70-4

Definition

1,1-Dimethylbiguanid-hydrochlorid

Gehalt: 98,5 bis 101,0 Prozent (getrocknete Substanz)

Eigenschaften

Aussehen: weiße bis fast weiße Kristalle

Löslichkeit: leicht löslich in Wasser, schwer löslich in Ethanol 96 %, praktisch unlöslich in Aceton und in Dichlormethan

Prüfung auf Identität

1: B, E
2: A, C, D, E

A. Schmelztemperatur (2.2.14): 222 bis 226 °C

B. IR-Spektroskopie (2.2.24)

Vergleich: Metforminhydrochlorid *CRS*

C. Dünnschichtchromatographie (2.2.27)

Untersuchungslösung: 20 mg Substanz werden in Wasser *R* zu 5 ml gelöst.

Referenzlösung: 20 mg Metforminhydrochlorid *CRS* werden in Wasser *R* zu 5 ml gelöst.

Platte: DC-Platte mit Kieselgel G *R*

Fließmittel: Essigsäure 99 % *R*, 1-Butanol *R*, Wasser *R* (10:40:50 *V/V/V*); die obere Phase wird verwendet.

Auftragen: 5 µl

Laufstrecke: 3/4 der Platte

Trocknen: 15 min lang bei 100 bis 105 °C

Detektion: Besprühen mit einer 20 min vor Gebrauch hergestellten Mischung gleicher Volumteile einer Lösung von Nitroprussidnatrium *R* ($100\ g \cdot l^{-1}$), einer Lösung von Kaliumhexacyanoferrat(III) *R* ($100\ g \cdot l^{-1}$) und einer Lösung von Natriumhydroxid *R* ($100\ g \cdot l^{-1}$)

Ergebnis: Der Hauptfleck im Chromatogramm der Untersuchungslösung entspricht in Bezug auf Lage, Farbe und Größe dem Hauptfleck im Chromatogramm der Referenzlösung.

D. Etwa 5 mg Substanz werden in Wasser *R* zu 100 ml gelöst. 2 ml Lösung werden mit 0,25 ml konzentrierter Natriumhydroxid-Lösung *R* und 0,10 ml 1-Naphthol-Lösung *R* versetzt. Nach Schütteln und 15 min langem Stehenlassen in einer Eis-Wasser-Mischung werden 0,5 ml Natriumhypobromit-Lösung *R* zugesetzt. Es entsteht eine Rosafärbung.

E. Die Substanz gibt die Identitätsreaktion a auf Chlorid (2.3.1).

Prüfung auf Reinheit

Prüflösung: 2,0 g Substanz werden in Wasser *R* zu 20 ml gelöst.

Aussehen der Lösung: Die Prüflösung muss klar (2.2.1) und farblos (2.2.2, Methode II) sein. Die Lösung wird auf 50 °C erhitzt und auf Raumtemperatur abgekühlt.

Verunreinigung F: Flüssigchromatographie (2.2.29)

Derivatisierungslösung: Die Lösung muss unmittelbar vor Gebrauch hergestellt werden. 1 ml Fluordinitrobenzol *R* wird mit 100,0 ml Acetonitril *R* verdünnt.

Blindlösung: 5,0 ml Acetonitril *R* werden mit 100 µl Triethylamin *R* 1 und 1,0 ml Derivatisierungslösung versetzt und sorgfältig geschüttelt. Die Mischung wird 30 min lang bei 60 °C erhitzt und nach dem Erkalten mit Acetonitril *R* zu 10,0 ml verdünnt.

Untersuchungslösung: Die Lösung muss unmittelbar vor Gebrauch hergestellt werden. 10,0 mg Substanz werden in 5,0 ml Acetonitril *R* suspendiert. Die Suspension wird 5 min lang mit Ultraschall behandelt, anschließend mit 100 µl Triethylamin *R* 1 und 1,0 ml Derivatisierungslösung versetzt und gründlich geschüttelt. Die Mischung wird 30 min lang bei 60 °C erhitzt und nach dem Erkalten mit Acetonitril *R* zu 10,0 ml verdünnt. Vor Gebrauch wird die Mischung filtriert oder 5 min lang bei 800 *g* zentrifugiert.

Referenzlösung: 1,0 ml Metformin-Verunreinigung F *CRS* wird in 100,0 ml Acetonitril *R* gelöst. 2,5 ml Lösung werden mit Acetonitril *R* zu 100,0 ml verdünnt. 1,0 ml dieser Lösung wird nacheinander mit 5,0 ml Acetonitril *R*, 100 µl Triethylamin *R* 1 und 1,0 ml Derivatisierungslösung versetzt und gründlich geschüttelt. Die Mischung wird 30 min lang bei 60 °C erhitzt und nach dem Erkalten mit Acetonitril *R* zu 10,0 ml verdünnt.

Säule
- Größe: $l = 0{,}125$ m, $\varnothing = 3$ mm
- Stationäre Phase: nachsilanisiertes, octadecylsilyliertes Kieselgel zur Chromatographie *R* 1 (5 µm), sphärisch
- Temperatur: 30 °C

Mobile Phase
- Mobile Phase A: Phosphorsäure 85 % *R*, Wasser zur Chromatographie *R* (0,1:99,9 *V/V*)
- Mobile Phase B: Acetonitril *R*

Zeit (min)	Mobile Phase A (% *V/V*)	Mobile Phase B (% *V/V*)
0 – 10	60 → 45	40 → 55
10 – 11	45 → 25	55 → 75
11 – 15	25	75

Durchflussrate: $0{,}7\ ml \cdot min^{-1}$

Detektion: Spektrometer bei 380 nm

Einspritzen: 5 µl

Identifizierung von Verunreinigungen: Zur Identifizierung des Peaks des Derivats der Verunreinigung F werden die mit der Blindlösung und der Referenzlösung erhaltenen Chromatogramme verwendet.

Retentionszeit
- Derivat der Verunreinigung F: etwa 4 min

Eignungsprüfung: Referenzlösung
- Auflösung: mindestens 3,0 zwischen dem Peak des Derivats der Verunreinigung F und den in der Nähe auftretenden Peaks des Derivatisierungsreagenzes

Grenzwert
- Verunreinigung F: nicht größer als die Fläche des entsprechenden Peaks im Chromatogramm der Referenzlösung (0,05 Prozent)

Verwandte Substanzen: Flüssigchromatographie (2.2.29)

Untersuchungslösung: 50,0 mg Substanz werden in der mobilen Phase zu 10,0 ml gelöst.

Referenzlösung a: 20,0 mg Metformin-Verunreinigung A *CRS* werden in Wasser *R* zu 100,0 ml gelöst. 1,0 ml Lösung wird mit der mobilen Phase zu 200,0 ml verdünnt.

Referenzlösung b: 1,0 ml Untersuchungslösung wird mit der mobilen Phase zu 50,0 ml verdünnt. 1,0 ml dieser Lösung wird mit der mobilen Phase zu 20,0 ml verdünnt.

Referenzlösung c: 10 mg Melamin *R* (Verunreinigung D) werden in etwa 90 ml Wasser *R* gelöst. Die Lösung wird mit 5 ml Untersuchungslösung versetzt und mit Wasser *R* zu 100 ml verdünnt. 1 ml dieser Lösung wird mit der mobilen Phase zu 50 ml verdünnt.

Säule
- Größe: $l = 0{,}25$ m, $\varnothing = 4{,}6$ mm
- Stationäre Phase: stark saurer Kieselgel-Kationenaustauscher zur Chromatographie *R* (10 µm)

Mobile Phase: Lösung von Ammoniumdihydrogenphosphat *R* ($17\ g \cdot l^{-1}$), die mit Phosphorsäure 85 % *R* auf einen pH-Wert von 3,0 eingestellt wurde

Durchflussrate: $1{,}0\ ml \cdot min^{-1}$

Detektion: Spektrometer bei 218 nm

Einspritzen: 20 µl

Chromatographiedauer: 2fache Retentionszeit von Metformin

Identifizierung von Verunreinigungen: Zur Identifizierung des Peaks der Verunreinigung A wird das mit der Referenzlösung a erhaltene Chromatogramm verwendet; zur Identifizierung des Peaks der Verunreinigung D wird das mit der Referenzlösung c erhaltene Chromatogramm verwendet.

Relative Retention (bezogen auf Metformin, t_R etwa 14 min)
- Verunreinigung A: etwa 0,3
- Verunreinigung D: etwa 0,4

Eignungsprüfung: Referenzlösung c
- Auflösung: mindestens 10 zwischen den Peaks von Verunreinigung D und Metformin

Grenzwerte
- Verunreinigung A: nicht größer als die Fläche des entsprechenden Peaks im Chromatogramm der Referenzlösung a (0,02 Prozent)
- Nicht spezifizierte Verunreinigungen: jeweils nicht größer als das 0,5fache der Fläche des Hauptpeaks im Chromatogramm der Referenzlösung b (0,05 Prozent)
- Summe aller Verunreinigungen: höchstens 0,2 Prozent
- Ohne Berücksichtigung bleiben: Peaks, deren Fläche nicht größer ist als das 0,3fache der Fläche des Hauptpeaks im Chromatogramm der Referenzlösung b (0,03 Prozent); der Peak der Verunreinigung A wird berücksichtigt.

Trocknungsverlust (2.2.32): höchstens 0,5 Prozent, mit 1,000 g Substanz durch 5 h langes Trocknen im Trockenschrank bei 105 °C bestimmt

Sulfatasche (2.4.14): höchstens 0,1 Prozent, mit 1,0 g Substanz bestimmt

Gehaltsbestimmung

0,100 g Substanz werden in 4 ml wasserfreier Ameisensäure *R* gelöst und nach Zusatz von 80 ml Acetonitril *R* sofort mit Perchlorsäure ($0{,}1\ mol \cdot l^{-1}$) titriert. Der Endpunkt wird mit Hilfe der Potentiometrie (2.2.20) bestimmt.

1 ml Perchlorsäure ($0{,}1\ mol \cdot l^{-1}$) entspricht 16,56 mg $C_4H_{12}ClN_5$.

Verunreinigungen

Spezifizierte Verunreinigungen:

A, F

Andere bestimmbare Verunreinigungen

(Die folgenden Substanzen werden, falls in einer bestimmten Menge vorhanden, durch eine oder mehrere Prüfmethoden in der Monographie erfasst. Sie werden begrenzt durch das allgemeine Akzeptanzkriterium für weitere Verunreinigungen/nicht spezifizierte Verunreinigungen und/oder durch die Anforderungen der Allgemeinen Monographie **Substanzen zur pharmazeutischen Verwendung (Corpora ad usum pharmaceuticum)**. Diese Verunreinigungen müssen daher nicht identifiziert werden, um die Konformität der Substanz zu zeigen. Siehe auch „5.10 Kontrolle von Verunreinigungen in Substanzen zur pharmazeutischen Verwendung“):

B, C, D, E

A.

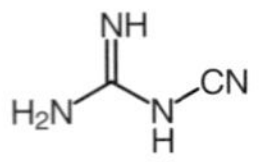

Cyanguanidin

B.

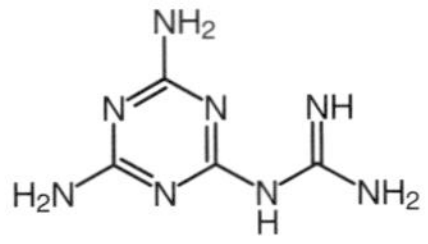

(4,6-Diamino-1,3,5-triazin-2-yl)guanidin

C.

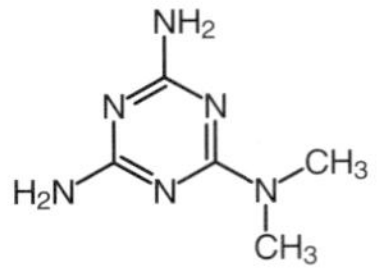

N^2,N^2-Dimethyl-1,3,5-triazin-2,4,6-triamin
(*N*,*N*-Dimethylmelamin)

D.

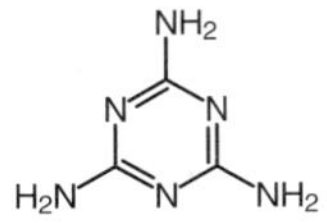

1,3,5-Triazin-2,4,6-triamin
(Melamin)

E.

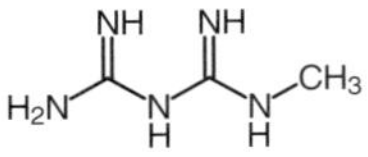

1-Methylbiguanid

F.

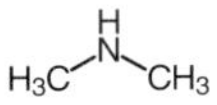

N-Methylmethanamin
(Dimethylamin)

10.1/1449

Mometasonfuroat

Mometasoni furoas

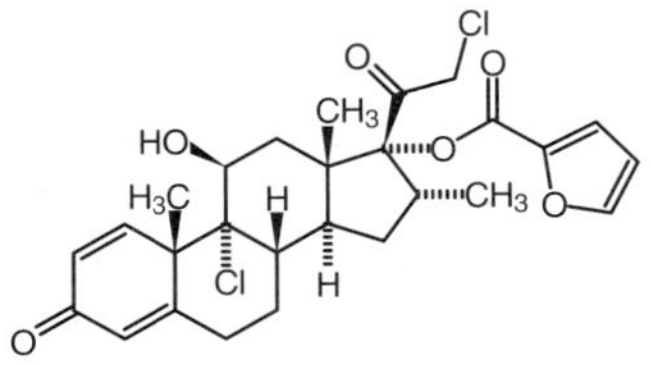

$C_{27}H_{30}Cl_2O_6$ M_r 521,4

CAS Nr. 83919-23-7

Definition

(9,21-Dichlor-11β-hydroxy-16α-methyl-3,20-dioxo= pregna-1,4-dien-17-yl)(furan-2-carboxylat)

Gehalt: 98,0 bis 102,0 Prozent (getrocknete Substanz)

Eigenschaften

Aussehen: weißes bis fast weißes Pulver

Löslichkeit: praktisch unlöslich in Wasser, löslich in Aceton und in Dichlormethan, schwer löslich in Ethanol 96 %

Prüfung auf Identität

1: A, D, E
2: B, C

A. IR-Spektroskopie (2.2.24)

Vergleich: Mometasonfuroat *CRS*

B. Dünnschichtchromatographie (2.2.27)

Untersuchungslösung: 10 mg Substanz werden in der mobilen Phase zu 10,0 ml gelöst.

Referenzlösung: 10 mg Mometasonfuroat *CRS* werden in der mobilen Phase zu 10,0 ml gelöst.

Platte: DC-Platte mit Kieselgel F_{254} *R*

Fließmittel: Methanol *R*, Dichlormethan *R* (10:90 *V/V*)

Auftragen: 10 µl; das Volumen kann je nach verwendetem Plattentyp angepasst werden.

Laufstrecke: 3/4 der Platte

Trocknen: an der Luft

Detektion: Die Platte wird mit einer Lösung besprüht, die wie folgt hergestellt wird: 0,25 g 2,4-Dihydroxybenzaldehyd *R* werden in Essigsäure 99 % *R* zu 50 ml gelöst. Die Lösung wird mit einer Mischung von 12,5 ml Schwefelsäure *R* und 37,5 ml Essigsäure 99 % *R* versetzt. Die Platte wird anschließend 35 min lang oder bis zum Erscheinen der Flecke bei 90 °C erhitzt. Nach dem Erkalten erfolgt die Auswertung im Tageslicht und im ultravioletten Licht bei 365 nm.

Ergebnis: Der Hauptfleck im Chromatogramm der Untersuchungslösung entspricht in Bezug auf Lage, Farbe und Größe dem Hauptfleck im Chromatogramm der Referenzlösung.

C. 80 mg Substanz werden in einem Tiegel mit 0,30 g wasserfreiem Natriumcarbonat *R* gemischt und anschließend so lange geglüht, bis der Rückstand fast weiß ist. Nach dem Erkalten wird der Rückstand in 5 ml verdünnter Salpetersäure *R* gelöst und die Lösung filtriert. 1 ml Filtrat, mit 1 ml Wasser *R* versetzt, gibt die Identitätsreaktion a auf Chlorid (2.3.1).

D. Die unter „Gehaltsbestimmung“ erhaltenen Chromatogramme werden ausgewertet.

Ergebnis: Der Hauptpeak im Chromatogramm der Untersuchungslösung b entspricht in Bezug auf Retentionszeit und Größe dem Hauptpeak im Chromatogramm der Referenzlösung c.

E. Trocknungsverlust („siehe Prüfung auf Reinheit“)

Prüfung auf Reinheit

Spezifische Drehung (2.2.7): +50 bis +55 (getrocknete Substanz)

50,0 mg Substanz werden in Ethanol 96 % *R* zu 10,0 ml gelöst.

Verwandte Substanzen: Flüssigchromatographie (2.2.29)

Die Lösungen müssen unmittelbar vor Gebrauch hergestellt werden.

Lösungsmittelmischung: 200 ml Acetonitril *R* und 200 ml Wasser *R* werden gemischt. Die Mischung wird mit 0,4 ml Essigsäure *R* versetzt.

Untersuchungslösung a: 25,0 mg Substanz werden in 15 ml Acetonitril *R* gelöst. Die Lösung wird mit der Lösungsmittelmischung zu 50,0 ml verdünnt.

Untersuchungslösung b: 5,0 ml Untersuchungslösung a werden mit der Lösungsmittelmischung zu 25,0 ml verdünnt.

Referenzlösung a: 5 mg Mometasonfuroat zur Eignungsprüfung *CRS* (mit den Verunreinigungen C und J) werden in 3 ml Acetonitril *R* gelöst. Die Lösung wird mit der Lösungsmittelmischung zu 10 ml verdünnt.

Referenzlösung b: 1,0 ml Untersuchungslösung a wird mit der Lösungsmittelmischung zu 100,0 ml verdünnt. 1,0 ml dieser Lösung wird mit der Lösungsmittelmischung zu 10,0 ml verdünnt.

Referenzlösung c: 25,0 mg Mometasonfuroat-Monohydrat *CRS* werden in 15 ml Acetonitril *R* gelöst. Die Lösung wird mit der Lösungsmittelmischung zu 50,0 ml verdünnt. 5,0 ml dieser Lösung werden mit der Lösungsmittelmischung zu 25.0 ml verdünnt.

Säule
- Größe: $l = 0{,}25$ m, $\varnothing = 4{,}6$ mm
- Stationäre Phase: nachsilanisiertes, octadecylsilyliertes Kieselgel zur Chromatographie *R* (5 µm)

Mobile Phase: Acetonitril *R*, Wasser zur Chromatographie *R* (50:50 *V/V*)

Durchflussrate: 1,0 ml · min^{-1}

Detektion: Spektrometer bei 254 nm

Einspritzen: 20 µl; Untersuchungslösung a, Referenzlösungen a und b

Chromatographiedauer: 3,5fache Retentionszeit von Mometasonfuroat

Identifizierung von Verunreinigungen: Zur Identifizierung der Peaks der Verunreinigungen C und J werden das mitgelieferte Chromatogramm von Mometasonfuroat zur Eignungsprüfung *CRS* und das mit der Referenzlösung a erhaltene Chromatogramm verwendet.

Relative Retention (bezogen auf Mometasonfuroat, t_R etwa 24 min)
- Verunreinigung C: etwa 0,9
- Verunreinigung J: etwa 1,5

Eignungsprüfung: Referenzlösung a
- Auflösung: mindestens 2,5 zwischen den Peaks von Verunreinigung C und Mometasonfuroat

Grenzwerte
- Verunreinigung J: nicht größer als das 1,5fache der Fläche des Hauptpeaks im Chromatogramm der Referenzlösung b (0,15 Prozent)
- Nicht spezifizierte Verunreinigungen: jeweils nicht größer als die Fläche des Hauptpeaks im Chromatogramm der Referenzlösung b (0,10 Prozent)
- Summe aller Verunreinigungen: nicht größer als das 3fache der Fläche des Hauptpeaks im Chromatogramm der Referenzlösung b (0,3 Prozent)
- Ohne Berücksichtigung bleiben: Peaks, deren Fläche nicht größer ist als das 0,5fache der Fläche des Hauptpeaks im Chromatogramm der Referenzlösung b (0,05 Prozent)

Trocknungsverlust (2.2.32): höchstens 0,5 Prozent, mit 1,000 g Substanz durch Trocknen im Trockenschrank bei 105 °C bestimmt

Gehaltsbestimmung

Flüssigchromatographie (2.2.29) wie unter „Verwandte Substanzen“ beschrieben, mit folgender Änderung:

Einspritzen: Untersuchungslösung b, Referenzlösung c

Der Prozentgehalt an $C_{27}H_{30}Cl_2O_6$ wird unter Berücksichtigung des für Mometasonfuroat-Monohydrat *CRS* angegebenen Gehalts berechnet.

Verunreinigungen

Spezifizierte Verunreinigung:

J

Andere bestimmbare Verunreinigungen

(Die folgenden Substanzen werden, falls in einer bestimmten Menge vorhanden, durch eine oder mehrere Prüfmethoden in der Monographie erfasst. Sie werden begrenzt durch das allgemeine Akzeptanzkriterium für weitere Verunreinigungen/nicht spezifizierte Verunreinigungen und/oder durch die Anforderungen der Allgemeinen Monographie **Substanzen zur pharmazeutischen Verwendung (Corpora ad usum pharmaceuticum)**. Diese Verunreinigungen müssen daher nicht identifiziert werden, um die Konformität der Substanz zu zeigen. Siehe auch „5.10 Kontrolle von Ver-

unreinigungen in Substanzen zur pharmazeutischen Verwendung“):

A, B, C, D, E, F, G, H, I, K, L, M, N, O, P, Q, R, S, T, U

A.

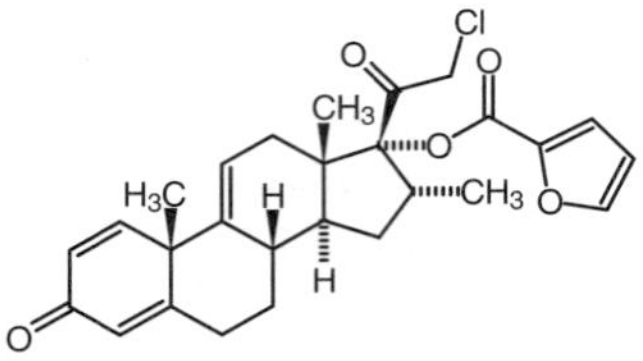

[21-Chlor-16α-methyl-3,20-dioxopregna-1,4,9(11)-trien-17-yl](furan-2-carboxylat)

B.

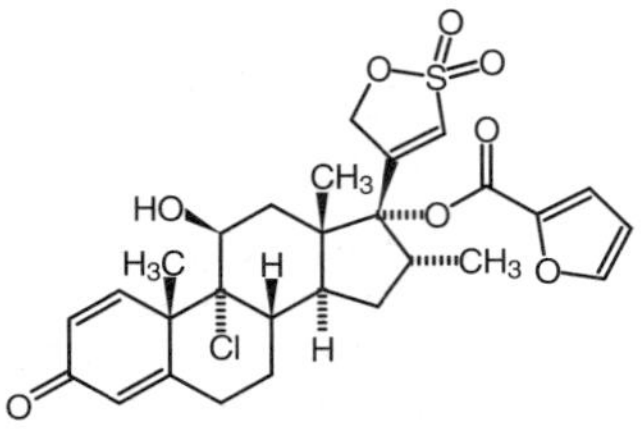

[9-Chlor-17β-(2,2-dioxo-2,5-dihydro-1,2λ^6-oxathiol-4-yl)-11β-hydroxy-16α-methyl-3-oxoandrosta-1,4-dien-17α-yl](furan-2-carboxylat)

C.

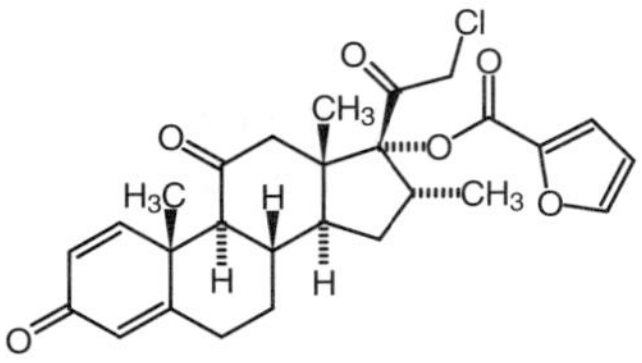

(21-Chlor-16α-methyl-3,11,20-trioxopregna-1,4-dien-17-yl)(furan-2-carboxylat)

D.

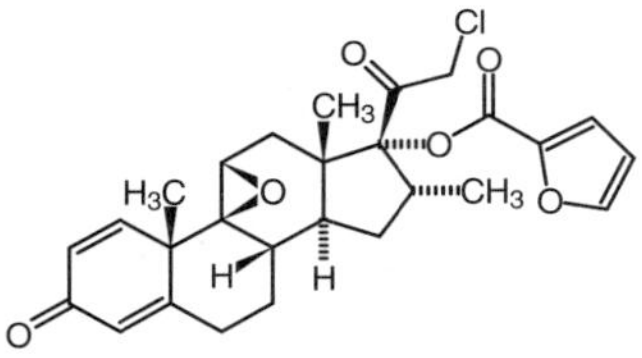

(21-Chlor-9,11β-epoxy-16α-methyl-3,20-dioxo-9β-pregna-1,4-dien-17-yl)(furan-2-carboxylat)

E.

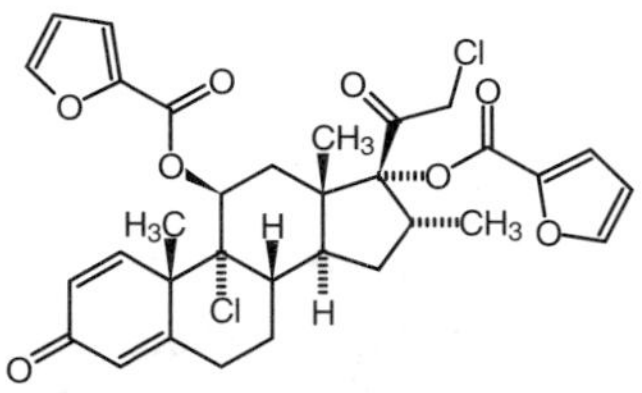

(9,21-Dichlor-16α-methyl-3,20-dioxopregna-1,4-dien-11β,17-diyl)di(furan-2-carboxylat)

F.

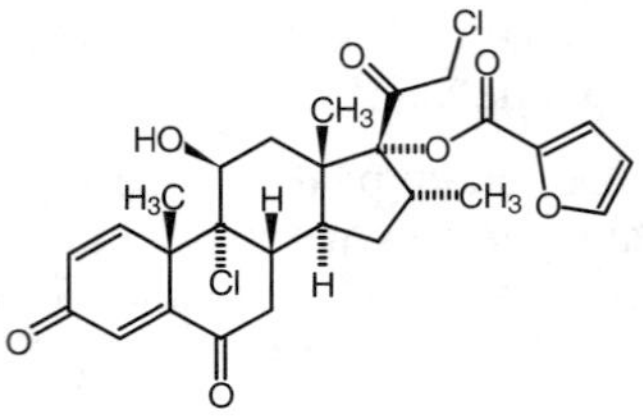

(9,21-Dichlor-11β-hydroxy-16α-methyl-3,6,20-trioxopregna-1,4-dien-17-yl)(furan-2-carboxylat)

G.

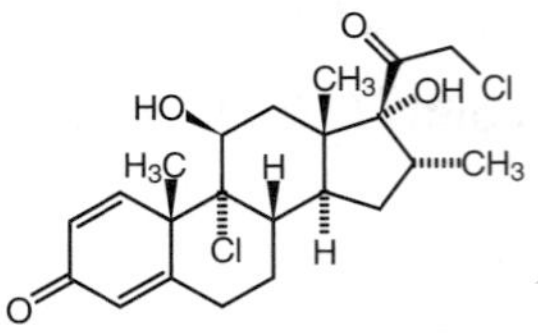

9,21-Dichlor-11β,17-dihydroxy-16α-methylpregna-1,4-dien-3,20-dion
(Mometason)

H.

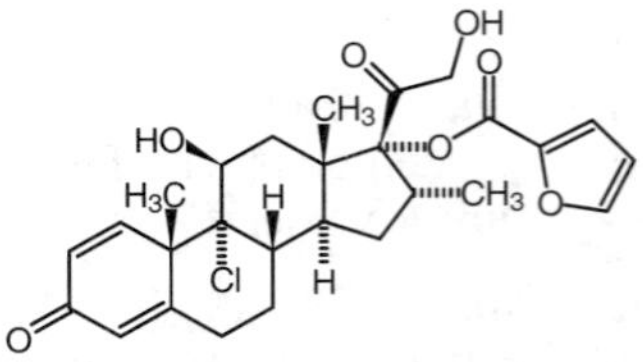

(9-Chlor-11β,21-dihydroxy-16α-methyl-3,20-dioxopregna-1,4-dien-17-yl)(furan-2-carboxylat)

I.

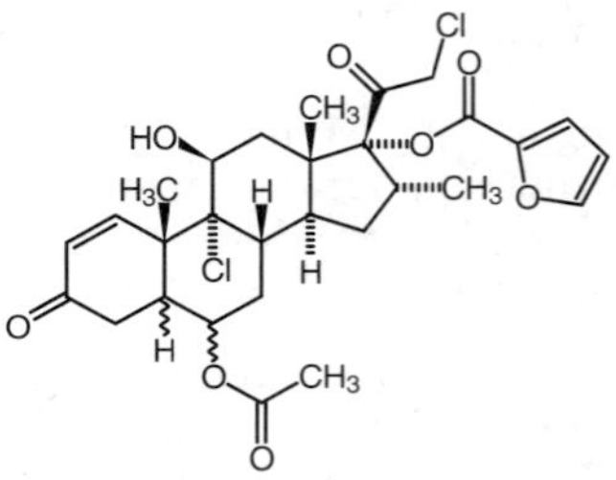

(6ξ-Acetyloxy-9,21-dichlor-11β-hydroxy-16α-methyl-3,20-dioxo-5ξ-pregn-1-en-17-yl)(furan-2-carboxylat)

J.

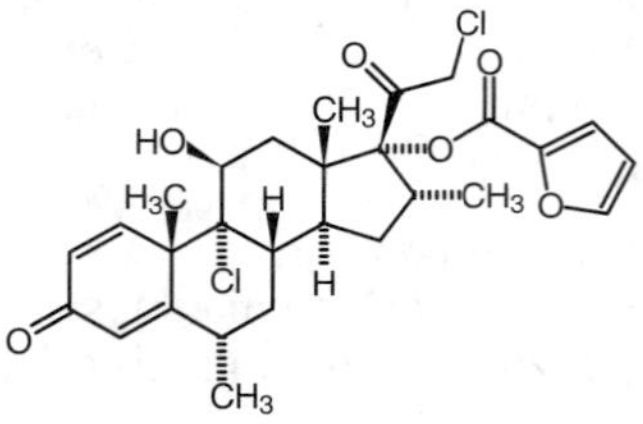

(9,21-Dichlor-11β-hydroxy-6α,16α-dimethyl-3,20-dioxopregna-1,4-dien-17-yl)(furan-2-carboxylat)

K.

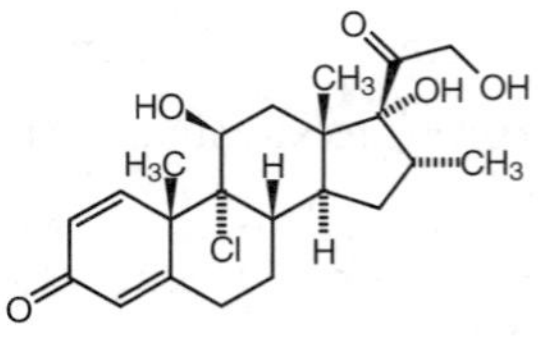

9-Chlor-11β,17,21-trihydroxy-16α-methylpregna-1,4-dien-3,20-dion

L.

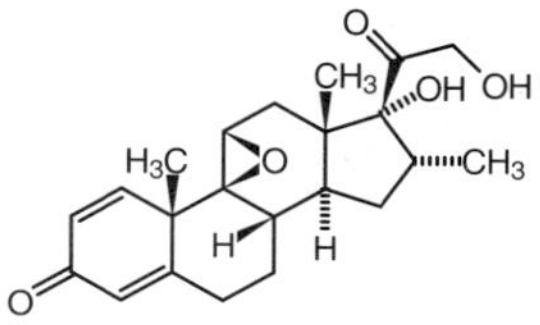

9,11β-Epoxy-17,21-dihydroxy-16α-methyl-9β-pregna-1,4-dien-3,20-dion

M.

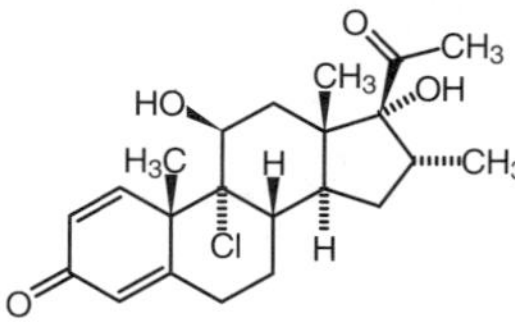

9-Chlor-11β,17-dihydroxy-16α-methylpregna-1,4-dien-3,20-dion

N.

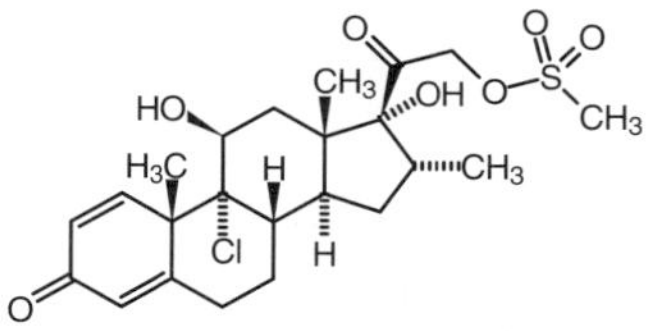

(9-Chlor-11β,17-dihydroxy-16α-methyl-3,20-dioxopregna-1,4-dien-21-yl)methansulfonat

O.

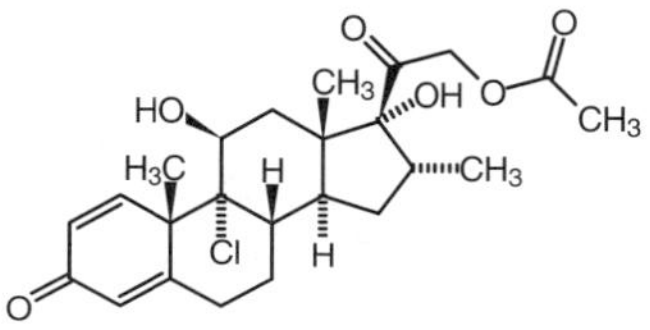

(9-Chlor-11β,17-dihydroxy-16α-methyl-3,20-dioxopregna-1,4-dien-21-yl)(acetat)

P.

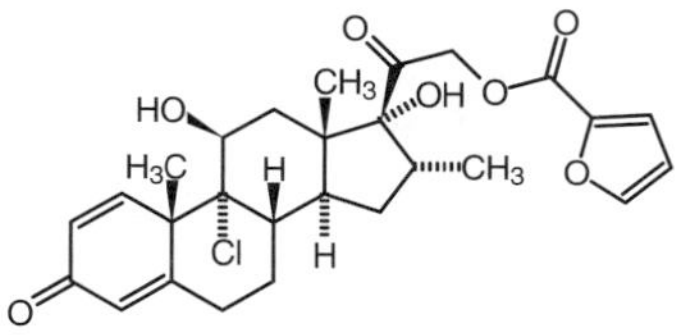

(9-Chlor-11β,17-dihydroxy-16α-methyl-3,20-dioxopregna-1,4-dien-21-yl)(furan-2-carboxylat)

Q.

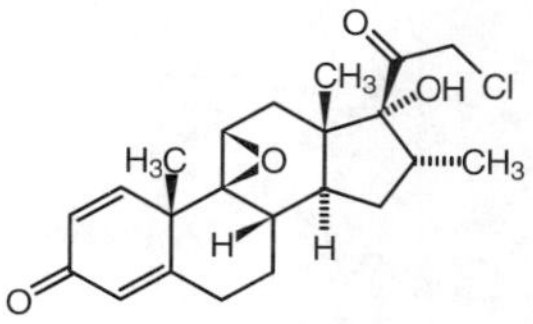

21-Chlor-9,11β-epoxy-17-hydroxy-16α-methyl-9β-pregna-1,4-dien-3,20-dion

R.

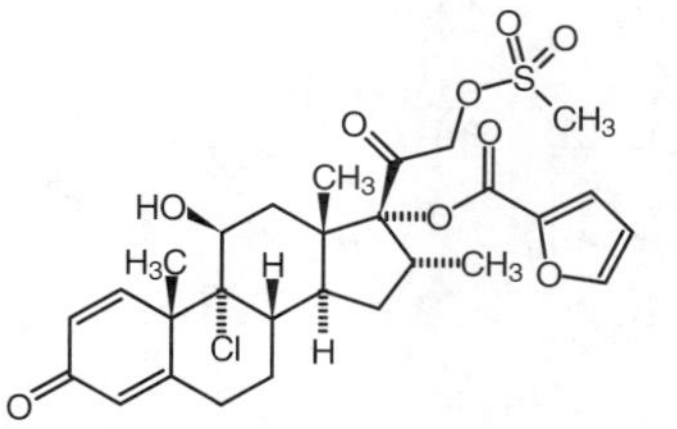

[9-Chlor-11β-hydroxy-21-[(methansulfonyl)oxy]-16α-methyl-3,20-dioxopregna-1,4-dien-17-yl](furan-2-carboxylat)

S.

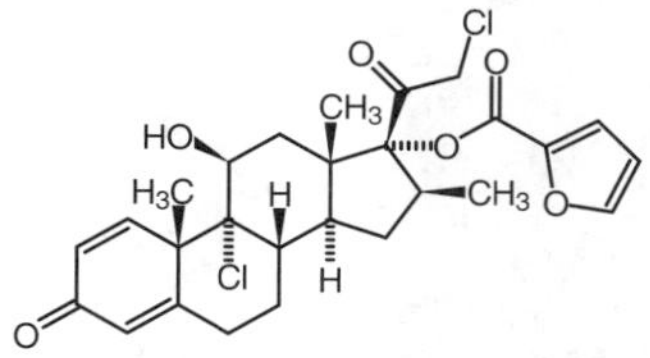

(9,21-Dichlor-11β-hydroxy-16β-methyl-3,20-dioxopregna-1,4-dien-17-yl)(furan-2-carboxylat)

T.

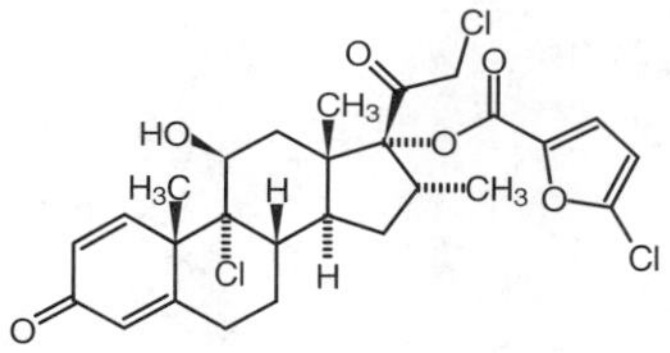

(9,21-Dichlor-11β-hydroxy-16α-methyl-3,20-dioxopregna-1,4-dien-17-yl)(5-chlorfuran-2-carboxylat)

U. Unbekannte Struktur

M

Monographien

N

Neomycinsulfat 6433
Nevirapin-Hemihydrat 6435
Nomegestrolacetat 6437

10.1/0197

Neomycinsulfat

Neomycini sulfas

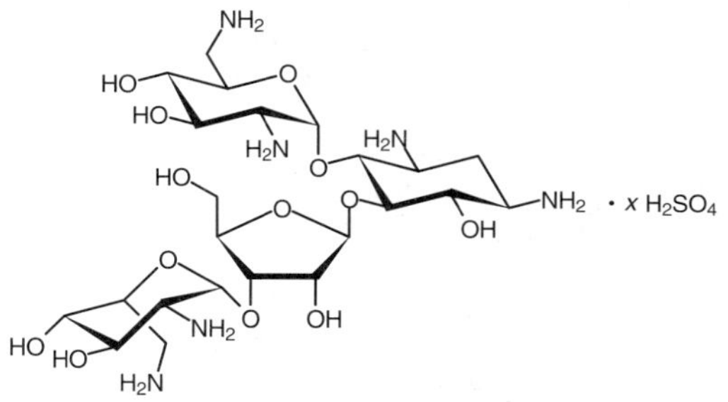

$C_{23}H_{46}N_6O_{13} \cdot \times H_2SO_4$ M_r 615 (Base)

Definition

Neomycinsulfat ist ein Gemisch von Sulfaten verschiedener Substanzen, die beim Wachstum von bestimmten ausgewählten Stämmen von *Streptomyces fradiae* gebildet werden. Die Hauptkomponente ist das Sulfat von 2-Desoxy-4-*O*-(2,6-diamino-2,6-didesoxy-α-D-glucopyranosyl)-5-*O*-[3-*O*-(2,6-diamino-2,6-didesoxy-β-L-idopyranosyl)-β-D-ribofuranosyl]-D-streptamin (Neomycin B).

Gehalt: mindestens 680 I. E. je Milligramm Substanz (getrocknete Substanz)

Eigenschaften

Aussehen: weißes bis gelblich weißes, hygroskopisches Pulver

Löslichkeit: sehr leicht löslich in Wasser, sehr schwer löslich in Ethanol 96 %, praktisch unlöslich in Aceton

Prüfung auf Identität

A. Die bei der Prüfung „Verwandte Substanzen" (siehe „Prüfung auf Reinheit") erhaltenen Chromatogramme werden ausgewertet.

   Ergebnis
   - Der Hauptpeak im Chromatogramm der Untersuchungslösung entspricht in Bezug auf die Retentionszeit dem Hauptpeak im Chromatogramm der Referenzlösung e.
   - Die Substanz entspricht den angegebenen Grenzwerten für die Verunreinigung C.

B. Die Substanz gibt die Identitätsreaktion a auf Sulfat (2.3.1).

Prüfung auf Reinheit

pH-Wert (2.2.3): 5,0 bis 7,5

0,1 g Substanz werden in kohlendioxidfreiem Wasser *R* zu 10 ml gelöst.

Spezifische Drehung (2.2.7): +53,5 bis +59,0 (getrocknete Substanz)

1,00 g Substanz wird in Wasser *R* zu 10,0 ml gelöst.

Verwandte Substanzen: Flüssigchromatographie (2.2.29)

Untersuchungslösung: 25,0 mg Substanz werden in der mobilen Phase zu 50,0 ml gelöst.

Referenzlösung a: 25,0 mg Framycetinsulfat *CRS* werden in der mobilen Phase zu 50,0 ml gelöst.

Referenzlösung b: 5,0 ml Referenzlösung a werden mit der mobilen Phase zu 100,0 ml verdünnt.

Referenzlösung c: 1,0 ml Referenzlösung a wird mit der mobilen Phase zu 100,0 ml verdünnt.

Referenzlösung d: Der Inhalt einer Durchstechflasche mit Neamin *CRS* (entsprechend 0,5 mg) wird in der mobilen Phase zu 50,0 ml gelöst.

Referenzlösung e: 10 mg Neomycinsulfat *CRS* werden in der mobilen Phase zu 100,0 ml gelöst.

Säule
- Größe: l = 0,25 m, ∅ = 4,6 mm
- Stationäre Phase: desaktiviertes, octadecylsilyliertes Kieselgel zur Chromatographie *R* (5 µm)
- Temperatur: 25 °C

Mobile Phase: 20,0 ml Trifluoressigsäure *R*, 6,0 ml carbonatfreie Natriumhydroxid-Lösung *R* und 500 ml Wasser *R* werden gemischt. Die Mischung wird äquilibrieren gelassen, mit Wasser *R* zu 1000 ml verdünnt und entgast.

Durchflussrate: 0,7 ml · min^{-1}

Nach-Säule-Lösung: carbonatfreie Natriumhydroxid-Lösung *R*, 1:25 verdünnt, zuvor entgast, pulsfrei dem Säuleneluat unter Verwendung einer 375-µl-Mischschleife aus Kunststoff zugesetzt

Durchflussrate: 0,5 ml · min^{-1}

Detektion: gepulster amperometrischer Detektor mit einer Gold-Messelektrode, einer Silber/Silberchlorid-Referenzelektrode und einer Hilfselektrode aus rostfreiem Stahl als Durchflusszelle, eingestellt auf 0,00 V Detektions-, +0,80 V Oxidations- und –0,60 V Reduktionspotenzial, mit einer Pulsfrequenz entsprechend dem verwendeten Gerät

Einspritzen: 10 µl; Untersuchungslösung, Referenzlösungen b, c, d und e

Chromatographiedauer: 1,5fache Retentionszeit von Neomycin B

Relative Retention (bezogen auf Neomycin B, t_R etwa 10 min)
- Verunreinigung A: etwa 0,65
- Verunreinigung C: etwa 0,9
- Verunreinigung G: etwa 1,1

Eignungsprüfung
- Auflösung: mindestens 2,0 zwischen den Peaks von Verunreinigung C und Neomycin B im Chromatogramm der Referenzlösung e
  Falls erforderlich wird der Anteil der carbonatfreien Natriumhydroxid-Lösung in der mobilen Phase angepasst.
- Signal-Rausch-Verhältnis: mindestens 10 für den Hauptpeak im Chromatogramm der Referenzlösung c

Grenzwerte
- Verunreinigung A: nicht größer als die Fläche des Hauptpeaks im Chromatogramm der Referenzlösung d (2,0 Prozent)
- Verunreinigung C: nicht größer als das 3fache der Fläche des Hauptpeaks im Chromatogramm der Referenzlösung b (15,0 Prozent) und nicht kleiner als das 0,6fache der Fläche des Hauptpeaks im Chromatogramm der Referenzlösung b (3,0 Prozent)
- Jede weitere Verunreinigung: jeweils nicht größer als die Fläche des Hauptpeaks im Chromatogramm der Referenzlösung b (5,0 Prozent)
- Summe aller weiteren Verunreinigungen: nicht größer als das 3fache der Fläche des Hauptpeaks im Chromatogramm der Referenzlösung b (15,0 Prozent)
- Ohne Berücksichtigung bleiben: Peaks, deren Fläche nicht größer ist als die Fläche des Hauptpeaks im Chromatogramm der Referenzlösung c (1,0 Prozent)

Sulfat: 27,0 bis 31,0 Prozent (getrocknete Substanz)

0,250 g Substanz werden in 100 ml Wasser *R* gelöst. Die Lösung wird mit konzentrierter Ammoniak-Lösung *R* auf einen pH-Wert von 11 eingestellt. Nach Zusatz von 10,0 ml Bariumchlorid-Lösung (0,1 mol · l^{-1}) und etwa 0,5 mg Phthaleinpurpur *R* wird die Mischung mit Natriumedetat-Lösung (0,1 mol · l^{-1}) titriert. Beim beginnenden Farbumschlag werden 50 ml Ethanol 96 % *R* zugesetzt. Die Titration wird bis zum Verschwinden der violettblauen Färbung fortgesetzt.

1 ml Bariumchlorid-Lösung (0,1 mol · l^{-1}) entspricht 9,606 mg Sulfat (SO_4).

Trocknungsverlust (2.2.32): höchstens 8,0 Prozent, mit 1,000 g Substanz durch 3 h langes Trocknen im Vakuum bei 60 °C unterhalb von 0,7 kPa bestimmt

Sulfatasche (2.4.14): höchstens 1,0 Prozent, mit 1,0 g Substanz bestimmt

Wertbestimmung

Die Ausführung erfolgt nach „Mikrobiologische Wertbestimmung von Antibiotika" (2.7.2) unter Verwendung von Neomycinsulfat zur mikrobiologischen Wertbestimmung *CRS* als Referenzsubstanz.

Lagerung

Dicht verschlossen, vor Licht geschützt

Verunreinigungen

A.

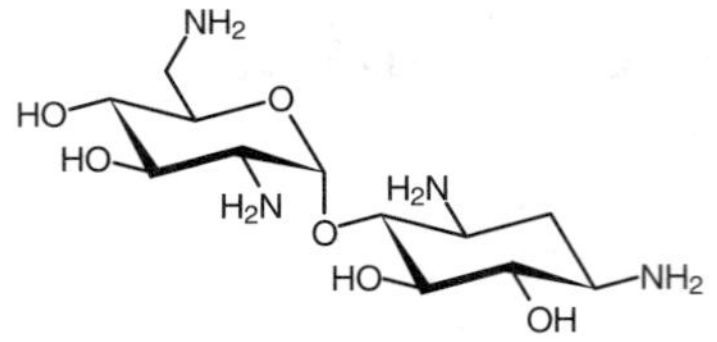

2-Desoxy-4-*O*-(2,6-diamino-2,6-didesoxy-α-D-glucopyranosyl)-D-streptamin
(Neamin oder Neomycin A-LP)

B.

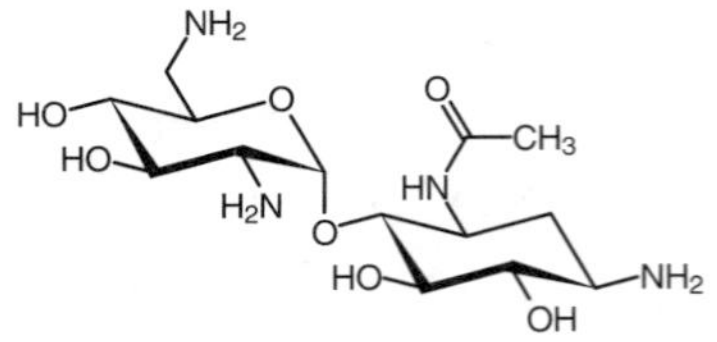

3-*N*-Acetyl-2-desoxy-4-*O*-(2,6-diamino-2,6-didesoxy-α-D-glucopyranosyl)-D-streptamin
(3-Acetylneamin)

C.

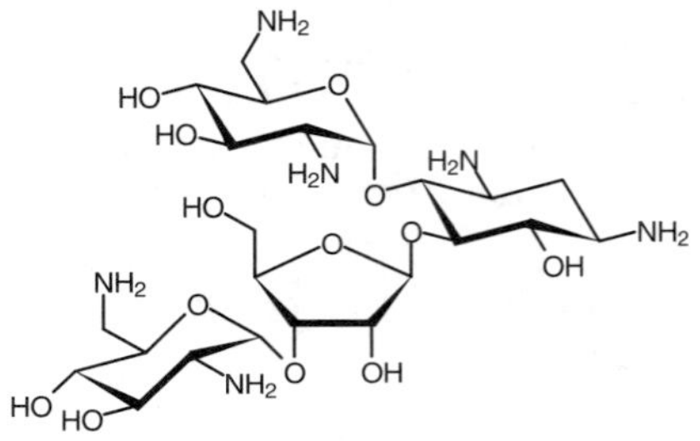

2-Desoxy-4-*O*-(2,6-diamino-2,6-didesoxy-α-D-glucopyranosyl)-5-*O*-[3-*O*-(2,6-diamino-2,6-didesoxy-α-D-glucopyranosyl)-β-D-ribofuranosyl]-D-streptamin
(Neomycin C)

D.

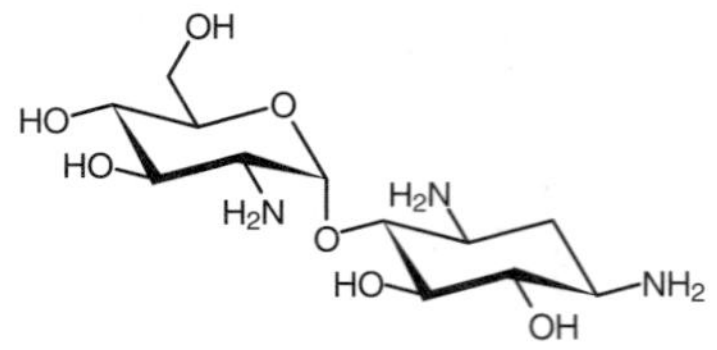

4-*O*-(2-Amino-2-desoxy-α-D-glucopyranosyl)-2-desoxy-D-streptamin
(Paromamin oder Neomycin D)

E.

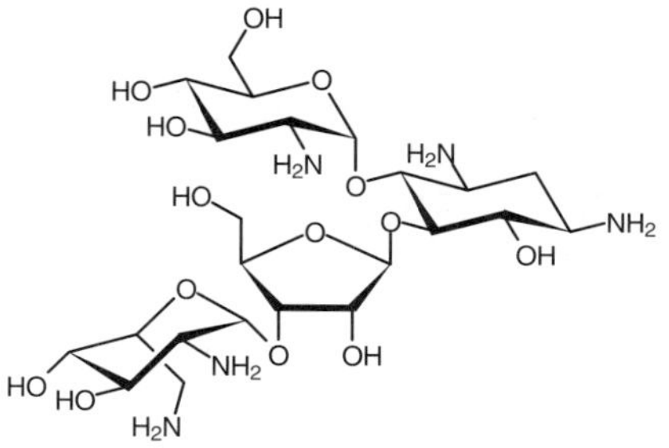

4-*O*-(2-Amino-2-desoxy-α-D-glucopyranosyl)-2-desoxy-5-*O*-[3-*O*-(2,6-diamino-2,6-didesoxy-β-L-idopyranosyl)-β-D-ribofuranosyl]-D-streptamin
(Paromomycin I oder Neomycin E)

F.

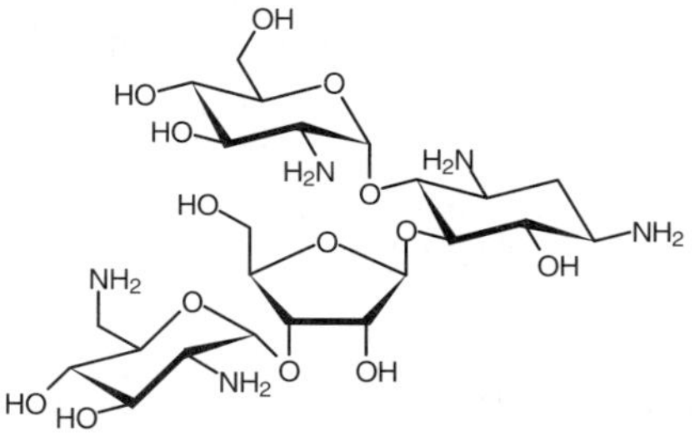

4-*O*-(2-Amino-2-desoxy-α-D-glucopyranosyl)-2-desoxy-5-*O*-[3-*O*-(2,6-diamino-2,6-didesoxy-α-D-glucopyranosyl)-β-D-ribofuranosyl]-D-streptamin
(Paromomycin II oder Neomycin F)

G.

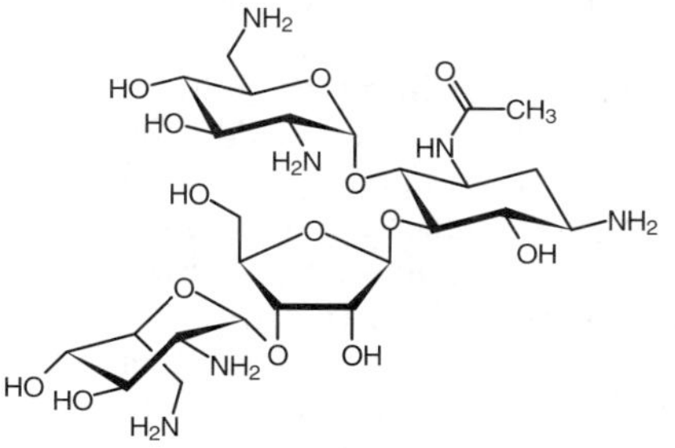

3-*N*-Acetyl-2-desoxy-4-*O*-(2,6-diamino-2,6-didesoxy-α-D-glucopyranosyl)-5-*O*-[3-*O*-(2,6-diamino-2,6-didesoxy-β-L-idopyranosyl)-β-D-ribofuranosyl]-D-streptamin
(Neomycin B-LP)

10.1/2479

N

Monographien

Nevirapin-Hemihydrat
Nevirapinum hemihydricum

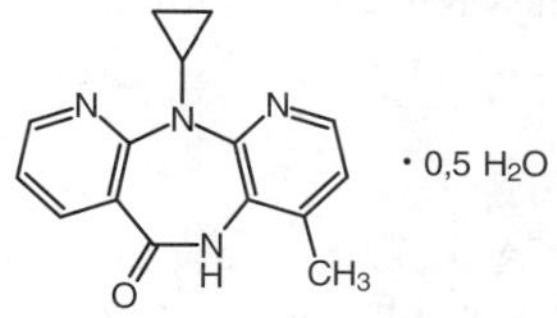

$C_{15}H_{14}N_4O \cdot 0,5\ H_2O$ M_r 275,3

CAS Nr. 220988-26-1

Definition

11-Cyclopropyl-4-methyl-5,11-dihydro-6*H*-dipyrido[3,2-*b*:2′,3′-*e*][1,4]diazepin-6-on-Hemihydrat

Gehalt: 97,5 bis 102,0 Prozent (wasserfreie Substanz)

Eigenschaften

Aussehen: weißes bis fast weißes Pulver

Löslichkeit: praktisch unlöslich in Wasser, schwer löslich in Dichlormethan und in Methanol

Prüfung auf Identität

A. IR-Spektroskopie (2.2.24)

Vergleich: Nevirapin-Hemihydrat *CRS*

B. Die Substanz entspricht der Prüfung „Wasser" (siehe „Prüfung auf Reinheit").

Prüfung auf Reinheit

Verwandte Substanzen: Flüssigchromatographie (2.2.29)

Untersuchungslösung: 20,0 mg Substanz werden in Methanol *R* bis zum vollständigen Lösen mit Ultraschall behandelt. Die Lösung wird mit Methanol *R* zu 50,0 ml verdünnt.

Referenzlösung a: 1,0 ml Untersuchungslösung wird mit Methanol *R* zu 100,0 ml verdünnt. 1,0 ml dieser Lösung wird mit Methanol *R* zu 10,0 ml verdünnt.

Referenzlösung b: Der Inhalt einer Durchstechflasche mit Nevirapin zur Peak-Identifizierung *CRS* (mit den Verunreinigungen A, B und C) wird mit 1 ml Methanol *R* versetzt, gemischt und 1 min lang mit Ultraschall behandelt.

Referenzlösung c: 20,0 mg wasserfreies Nevirapin *CRS* werden in Methanol *R* bis zum vollständigen Lösen mit Ultraschall behandelt. Die Lösung wird mit Methanol *R* zu 50,0 ml verdünnt.

Säule
- Größe: *l* = 50 mm, ∅ = 2,1 mm
- Stationäre Phase: nachsilanisiertes, octadecylsilyliertes, mit zu 100 Prozent wässrigen mobilen Phasen kompatibles Kieselgel zur Chromatographie *R* (1,8 µm)
- Temperatur: 40 °C

Mobile Phase
- Mobile Phase A: 0,77 g Ammoniumacetat *R* werden in 900 ml Wasser zur Chromatographie *R* gelöst. Die Lösung wird mit Essigsäure *R* auf einen pH-Wert von 5,6 eingestellt und mit Wasser zur Chromatographie *R* zu 1000 ml verdünnt.
- Mobile Phase B: Acetonitril *R*

Zeit (min)	**Mobile Phase A (% *V/V*)**	**Mobile Phase B (% *V/V*)**
0 – 1,35	90	10
1,35 – 3,85	90 → 67	10 → 33
3,85 – 6,70	67 → 60	33 → 40
6,70 – 7,65	60	40

Durchflussrate: 0,7 ml · min^{-1}

Detektion: Spektrometer bei 282 nm

Einspritzen: 2,0 µl; Untersuchungslösung, Referenzlösungen a und b

Identifizierung von Verunreinigungen: Zur Identifizierung der Peaks der Verunreinigungen A, B und C werden das mitgelieferte Chromatogramm von Nevirapin zur Peak-Identifizierung *CRS* und das mit der Referenzlösung b erhaltene Chromatogramm verwendet.

Relative Retention (bezogen auf Nevirapin, t_R etwa 3 min)
- Verunreinigung B: etwa 0,9
- Verunreinigung A: etwa 1,2
- Verunreinigung C: etwa 1,3

Eignungsprüfung
- Auflösung: mindestens 5,0 zwischen den Peaks von Verunreinigung B und Nevirapin und mindestens 5,0 zwischen den Peaks von Nevirapin und Verunreinigung A im Chromatogramm der Referenzlösung b
- Symmetriefaktor: höchstens 1,7 für den Peak von Nevirapin im Chromatogramm der Referenzlösung a

Berechnung der Prozentgehalte
- Für jede Verunreinigung wird die Konzentration an Nevirapin-Hemihydrat in der Referenzlösung a verwendet.

Grenzwerte
- Verunreinigungen A, B, C: jeweils höchstens 0,2 Prozent
- Nicht spezifizierte Verunreinigungen: jeweils höchstens 0,10 Prozent
- Summe aller Verunreinigungen: höchstens 0,6 Prozent
- Berichtsgrenzwert: 0,05 Prozent

Wasser (2.5.12): 3,1 bis 3,9 Prozent, mit 0,300 g Substanz bestimmt

Sulfatasche (2.4.14): höchstens 0,1 Prozent, mit 1,0 g Substanz bestimmt

Gehaltsbestimmung

Flüssigchromatographie (2.2.29) wie unter „Verwandte Substanzen" beschrieben, mit folgender Änderung:

Einspritzen: 2,0 µl; Untersuchungslösung, Referenzlösung c

Der Prozentgehalt an $C_{15}H_{14}N_4O$ wird unter Berücksichtigung des für wasserfreies Nevirapin *CRS* angegebenen Gehalts berechnet.

Verunreinigungen

Spezifizierte Verunreinigungen:

A, B, C

Andere bestimmbare Verunreinigungen

(Die folgenden Substanzen werden, falls in einer bestimmten Menge vorhanden, durch eine oder mehrere Prüfmethoden in der Monographie erfasst. Sie werden begrenzt durch das allgemeine Akzeptanzkriterium für weitere Verunreinigungen/nicht spezifizierte Verunreinigungen und/oder durch die Anforderungen der Allgemeinen Monographie **Substanzen zur pharmazeutischen Verwendung (Corpora ad usum pharmaceuticum)**. Diese Verunreinigungen müssen daher nicht identifiziert werden, um die Konformität der Substanz zu zeigen. Siehe auch „5.10 Kontrolle von Verunreinigungen in Substanzen zur pharmazeutischen Verwendung"):

D

A.

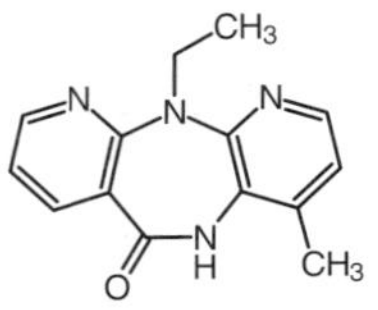

11-Ethyl-4-methyl-5,11-dihydro-6*H*-dipyrido[3,2-*b*:2′,3′-*e*][1,4]diazepin-6-on

B.

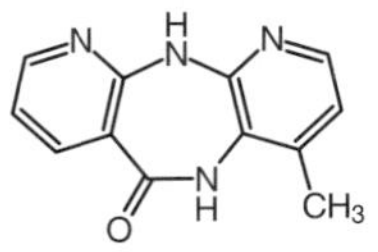

4-Methyl-5,11-dihydro-6*H*-dipyrido[3,2-*b*:2′,3′-*e*][1,4]diazepin-6-on

C.

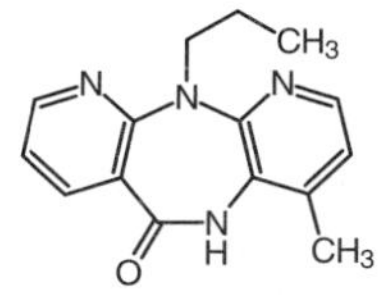

4-Methyl-11-propyl-5,11-dihydro-6*H*-dipyrido[3,2-*b*:2′,3′-*e*][1,4]diazepin-6-on

D.

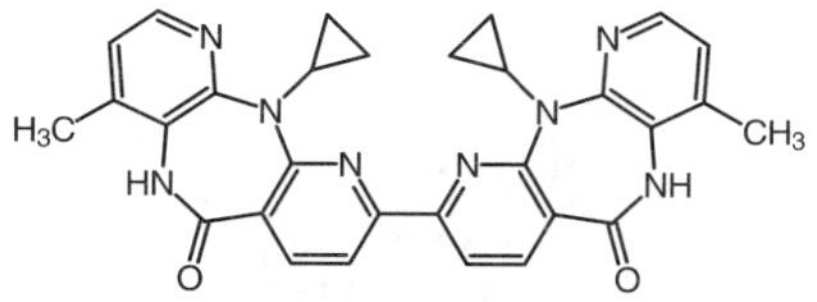

11,11′-Dicyclopropyl-4,4′-dimethyl-5,5′,11,11′-tetrahydro-6*H*,6′*H*-9,9′-bidipyrido[3,2-*b*:2′,3′-*e*][1,4]diazepin-6,6′-dion

10.1/1551

Nomegestrolacetat

Nomegestroli acetas

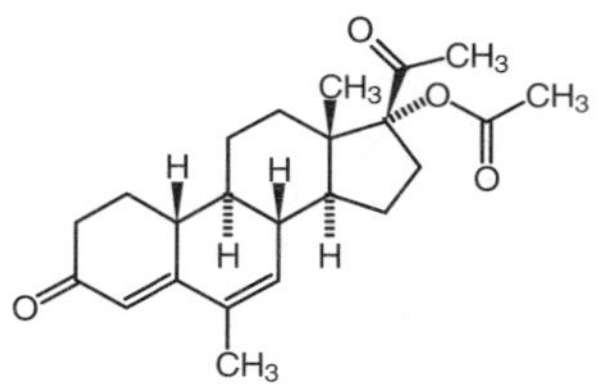

$C_{23}H_{30}O_4$ M_r 370,5

CAS Nr. 58652-20-3

Definition

6-Methyl-3,20-dioxo-19-norpregna-4,6-dien-17-yl-acetat

Gehalt: 98,0 bis 102,0 Prozent (getrocknete Substanz)

Eigenschaften

Aussehen: weißes bis fast weißes, kristallines Pulver

Löslichkeit: praktisch unlöslich in Wasser, leicht löslich in Aceton, löslich in Ethanol 96 %, praktisch unlöslich in Heptan

Prüfung auf Identität

IR-Spektroskopie (2.2.24)

Vergleich: Nomegestrolacetat zur Identifizierung und Gehaltsbestimmung *CRS*

Prüfung auf Reinheit

Aussehen der Lösung: Die Lösung muss klar (2.2.1) und darf nicht stärker gefärbt sein als die Farbvergleichslösung G_5 (2.2.2, Methode II).

1,0 g Substanz wird in Dichlormethan *R* zu 10 ml gelöst.

Spezifische Drehung (2.2.7): –64,0 bis –60,0 (getrocknete Substanz)

0,500 g Substanz werden in wasserfreiem Ethanol *R* zu 25,0 ml gelöst.

Verwandte Substanzen: Flüssigchromatographie (2.2.29)

Untersuchungslösung: 25,0 mg Substanz werden in Methanol *R* zu 50,0 ml gelöst.

Referenzlösung a: 25,0 mg Nomegestrolacetat zur Identifizierung und Gehaltsbestimmung *CRS* werden in Methanol *R* zu 50,0 ml gelöst.

Referenzlösung b: 1,0 ml Untersuchungslösung wird mit der mobilen Phase zu 100,0 ml verdünnt. 1,0 dieser Lösung wird mit der mobilen Phase zu 10,0 ml verdünnt.

Referenzlösung c: 25,0 mg Nomegestrolacetat-Verunreinigung A *CRS* werden in Methanol *R* zu 100,0 ml gelöst. 0,25 ml Lösung werden mit der Referenzlösung a zu 25,0 ml verdünnt.

Referenzlösung d: Der Inhalt einer Durchstechflasche mit Nomegestrolacetat-Verunreinigung B *CRS* wird in 1 ml Methanol *R* gelöst.

Säule
- Größe: l = 0,25 m, ∅ = 4,6 mm
- Stationäre Phase: nachsilanisiertes, octadecylsilyliertes Kieselgel zur Chromatographie *R* (5 µm)

Mobile Phase: Acetonitril zur Chromatographie *R*, Methanol *R* 1, Wasser zur Chromatographie *R* (24:38:38 *V/V/V*)

Durchflussrate: 1,3 ml · min^{-1}

Detektion: Spektrometer bei 245 und 290 nm

Einspritzen: 10 µl; Untersuchungslösung, Referenzlösungen b, c und d

Chromatographiedauer: 1,5fache Retentionszeit von Nomegestrolacetat

Identifizierung von Verunreinigungen: Zur Identifizierung des Peaks der Verunreinigung A wird das mit der Referenzlösung c bei 245 nm erhaltene Chromatogramm verwendet; zur Identifizierung des Peaks der Verunreinigung B wird das mit der Referenzlösung d bei 290 nm erhaltene Chromatogramm verwendet.

Relative Retention (bezogen auf Nomegestrolacetat, t_R etwa 17 min)
- Verunreinigung B: etwa 0,6
- Verunreinigung A: etwa 1,1

Eignungsprüfung: Referenzlösung c bei 245 nm
- Peak-Tal-Verhältnis: mindestens 5, wobei H_p die Höhe des Peaks der Verunreinigung A über der Basislinie und H_v die Höhe des niedrigsten Punkts der Kurve über der Basislinie zwischen den Peaks von Nomegestrolacetat und Verunreinigung A darstellt

Berechnung der Prozentgehalte
- Für jede Verunreinigung bei 245 nm wird die Konzentration an Verunreinigung A in der Referenzlösung c verwendet.
- Für jede Verunreinigung bei 290 nm wird die Konzentration an Nomegestrolacetat in der Referenzlösung b verwendet.

Grenzwerte
- Verunreinigung A bei 245 nm: höchstens 0,2 Prozent
- Verunreinigung B bei 290 nm: höchstens 0,15 Prozent
- Nicht spezifizierte Verunreinigungen bei 245 nm und bei 290 nm: jeweils höchstens 0,10 Prozent
- Summe aller Verunreinigungen ohne Verunreinigung A, bei 245 nm und bei 290 nm: höchstens 0,3 Prozent
- Berichtsgrenzwert bei 245 nm und bei 290 nm: 0,05 Prozent

Trocknungsverlust (2.2.32): höchstens 0,5 Prozent, mit 1,000 g Substanz durch Trocknen im Trockenschrank bei 105 °C bestimmt

Gehaltsbestimmung

Flüssigchromatographie (2.2.29) wie unter „Verwandte Substanzen" beschrieben, mit folgenden Änderungen:

Detektion: Spektrometer bei 290 nm

Einspritzen: Untersuchungslösung, Referenzlösung a

Der Prozentgehalt an $C_{23}H_{30}O_4$ wird unter Berücksichtigung des für Nomegestrolacetat zur Identifizierung und Gehaltsbestimmung *CRS* angegebenen Gehalts berechnet.

Lagerung

Vor Licht geschützt

Verunreinigungen

Spezifizierte Verunreinigungen:

A, B

A.

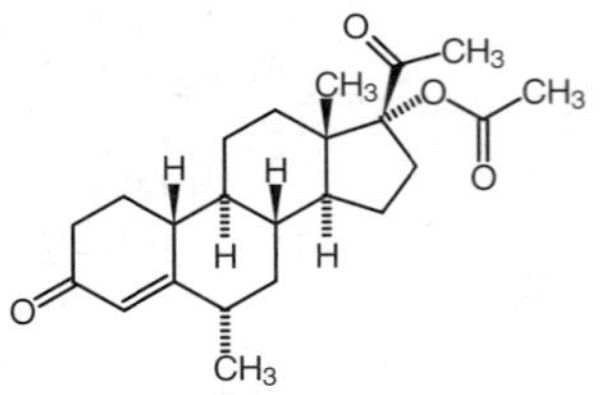

6α-Methyl-3,20-dioxo-19-norpregn-4-en-17-ylacetat

B.

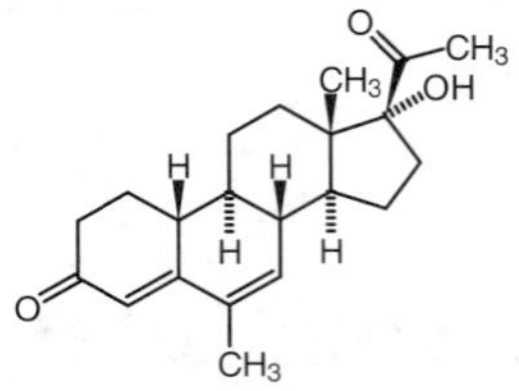

17-Hydroxy-6-methyl-19-norpregna-4,6-dien-3,20-dion (Nomegestrol)

O

Oxfendazol für Tiere 6441
Oxymetazolinhydrochlorid 6442

10.1/1458

Oxfendazol für Tiere

Oxfendazolum ad usum veterinarium

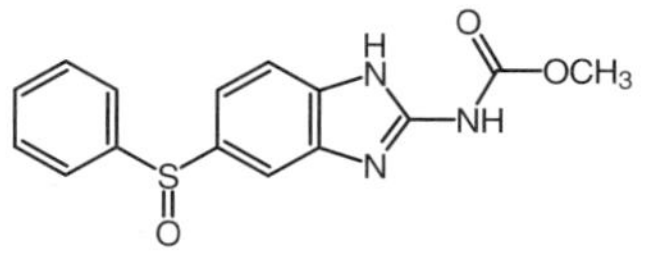

$C_{15}H_{13}N_3O_3S$ M_r 315,3

CAS Nr. 53716-50-0

Definition

Methyl[[5-(phenylsulfinyl)-1*H*-benzimidazol-2-yl]carbamat]

Gehalt: 97,5 bis 100,5 Prozent (getrocknete Substanz)

Eigenschaften

Aussehen: weißes bis fast weißes Pulver

Löslichkeit: praktisch unlöslich in Wasser, schwer löslich in Dichlormethan und in Ethanol 96 %

Die Substanz zeigt Polymorphie (5.9).

Prüfung auf Identität

IR-Spektroskopie (2.2.24)

Vergleich: Oxfendazol *CRS*

Wenn die Spektren bei der Prüfung in fester Form unterschiedlich sind, werden Substanz und Referenzsubstanz getrennt in Ethanol 96 % *R* gelöst. Nach dem Eindampfen der Lösungen zur Trockne werden mit den Rückständen erneut Spektren aufgenommen.

Prüfung auf Reinheit

Verwandte Substanzen: Flüssigchromatographie (2.2.29)

Untersuchungslösung: 25,0 mg Substanz werden in der mobilen Phase zu 100,0 ml gelöst.

Referenzlösung a: 1,0 ml Untersuchungslösung wird mit der mobilen Phase zu 100,0 ml verdünnt.

Referenzlösung b: Um die Verunreinigung C *in situ* herzustellen, werden 10 ml Untersuchungslösung mit 0,25 ml Wasserstoffperoxid-Lösung 30 % *R* versetzt und mit der mobilen Phase zu 25 ml verdünnt.

Referenzlösung c: 5,0 mg Fenbendazol *CRS* (Verunreinigung A) werden in der mobilen Phase zu 100,0 ml gelöst. 1,0 ml Lösung wird mit der mobilen Phase zu 20,0 ml verdünnt.

Referenzlösung d: 10,0 mg Oxfendazol-Verunreinigung B *CRS* werden in der mobilen Phase zu 100,0 ml gelöst. 1,0 ml Lösung wird mit der mobilen Phase zu 20,0 ml verdünnt.

Referenzlösung e: 5 mg Oxfendazol mit Verunreinigung D *CRS* werden in der mobilen Phase zu 20 ml gelöst.

Säule
- Größe: l = 0,25 m, ∅ = 4,6 mm
- Stationäre Phase: nachsilanisiertes, octadecylsilyliertes Kieselgel zur Chromatographie *R* (5 µm)

Mobile Phase: 36 Volumteile Acetonitril *R* und 64 Volumteile einer Lösung von Natriumpentansulfonat *R* (2 g · l^{-1}), die mit einer 2,8-prozentigen Lösung (*V/V*) von Schwefelsäure *R* auf einen pH-Wert von 2,7 eingestellt wurde, werden gemischt.

Durchflussrate: 1 ml · min^{-1}

Detektion: Spektrometer bei 254 nm

Einspritzen: 20 µl

Chromatographiedauer: 6fache Retentionszeit von Oxfendazol

Identifizierung von Verunreinigungen: Zur Identifizierung des Peaks der Verunreinigung A wird das mit der Referenzlösung c erhaltene Chromatogramm verwendet; zur Identifizierung des Peaks der Verunreinigung B wird das mit der Referenzlösung d erhaltene Chromatogramm verwendet; zur Identifizierung des Peaks der Verunreinigung C wird das mit der Referenzlösung b erhaltene Chromatogramm verwendet; zur Identifizierung des Peaks der Verunreinigung D werden das mitgelieferte Chromatogramm von Oxfendazol mit Verunreinigung D *CRS* und das mit der Referenzlösung e erhaltene Chromatogramm verwendet.

Relative Retention (bezogen auf Oxfendazol, t_R etwa 7 min)
- Verunreinigung C: etwa 0,4
- Verunreinigung B: etwa 1,9
- Verunreinigung D: etwa 2,7
- Verunreinigung A: etwa 5,4

Eignungsprüfung: Referenzlösung b
- Auflösung: mindestens 4,0 zwischen den Peaks von Verunreinigung C und Oxfendazol

Grenzwerte
- Verunreinigung B: nicht größer als die Fläche des entsprechenden Peaks im Chromatogramm der Referenzlösung d (2,0 Prozent)
- Verunreinigung A: nicht größer als die Fläche des entsprechenden Peaks im Chromatogramm der Referenzlösung c (1,0 Prozent)

O

Monographien

- Verunreinigungen C, D: jeweils nicht größer als die Fläche des Hauptpeaks im Chromatogramm der Referenzlösung a (1,0 Prozent)
- Nicht spezifizierte Verunreinigungen: jeweils nicht größer als das 0,2fache der Fläche des Hauptpeaks im Chromatogramm der Referenzlösung a (0,20 Prozent)
- Summe aller Verunreinigungen: höchstens 3,0 Prozent
- Ohne Berücksichtigung bleiben: Peaks, deren Fläche nicht größer ist als das 0,1fache der Fläche des Hauptpeaks im Chromatogramm der Referenzlösung a (0,10 Prozent)

Trocknungsverlust (2.2.32): höchstens 0,5 Prozent, mit 1,000 g Substanz durch 2 h langes Trocknen im Vakuum bei 105 °C bestimmt

Sulfatasche (2.4.14): höchstens 0,2 Prozent, mit 1,0 g Substanz bestimmt

Gehaltsbestimmung

0,250 g Substanz werden in 3 ml wasserfreier Ameisensäure *R* gelöst und nach Zusatz von 40 ml wasserfreier Essigsäure *R* mit Perchlorsäure (0,1 mol · l^{-1}) titriert. Der Endpunkt wird mit Hilfe der Potentiometrie (2.2.20) bestimmt.

1 ml Perchlorsäure (0,1 mol · l^{-1}) entspricht 31,53 mg $C_{15}H_{13}N_3O_3S$.

Lagerung

Vor Licht geschützt

Verunreinigungen

Spezifizierte Verunreinigungen:

A, B, C, D

A.

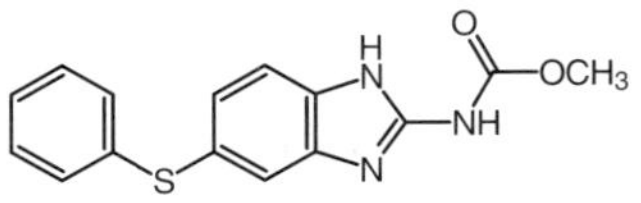

Methyl[[5-(phenylsulfanyl)-1*H*-benzimidazol-2-yl]carbamat]
(Fenbendazol)

B.

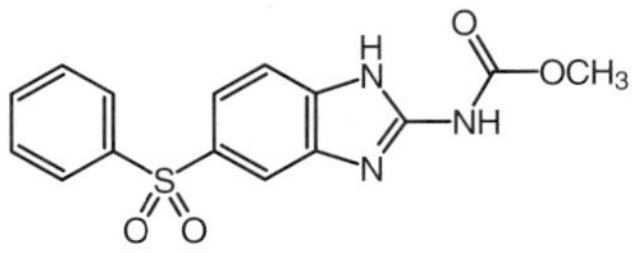

Methyl[[5-(phenylsulfonyl)-1*H*-benzimidazol-2-yl]carbamat]

C.

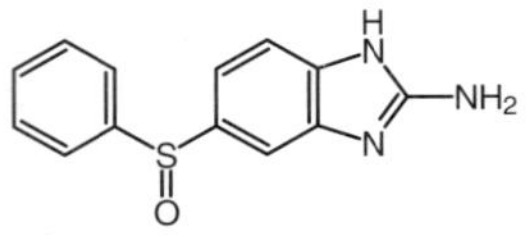

5-(Phenylsulfinyl)-1*H*-benzimidazol-2-amin

D.

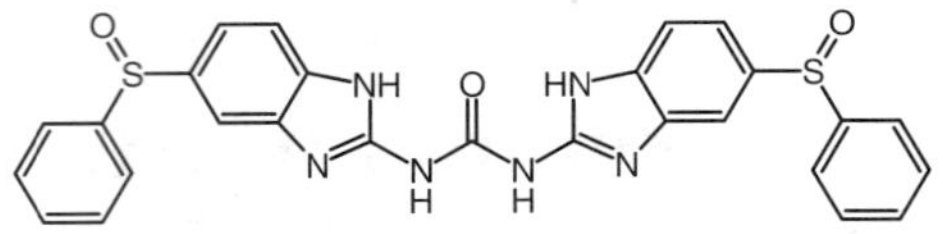

N,N'-Bis[5-(phenylsulfinyl)-1*H*-benzimidazol-2-yl]harnstoff

10.1/0943

Oxymetazolinhydrochlorid

Oxymetazolini hydrochloridum

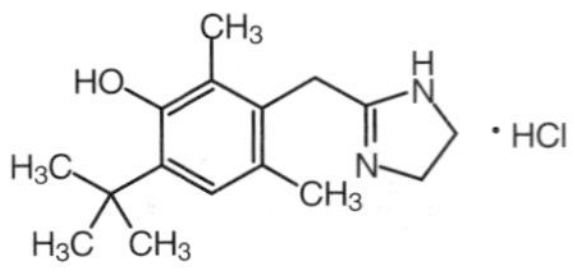

$C_{16}H_{25}ClN_2O$ M_r 296,8

CAS Nr. 2315-02-8

Definition

3-[(4,5-Dihydro-1*H*-imidazol-2-yl)methyl]-6-(1,1-dimethylethyl)-2,4-dimethylphenol-hydrochlorid

Gehalt: 99,0 bis 101,0 Prozent (wasserfreie Substanz)

Eigenschaften

Aussehen: weißes bis fast weißes, kristallines Pulver

Löslichkeit: leicht löslich in Wasser und in Ethanol 96 %

Prüfung auf Identität

1: A, D
2: B, C, D

A. IR-Spektroskopie (2.2.24)

Vergleich: Oxymetazolinhydrochlorid *CRS*

B. Dünnschichtchromatographie (2.2.27)

Untersuchungslösung: 20 mg Substanz werden in einer Mischung gleicher Volumteile Ethylacetat *R* und Methanol *R* zu 5 ml gelöst.

Referenzlösung: 20 mg Oxymetazolinhydrochlorid *CRS* werden in einer Mischung gleicher Volumteile Ethylacetat *R* und Methanol *R* zu 5 ml gelöst.

Platte: DC-Platte mit Kieselgel G *R*

Fließmittel: Diethylamin *R*, Cyclohexan *R*, wasserfreies Ethanol *R* (6:15:79 *V/V/V*)

Auftragen: 5 µl

Laufstrecke: 2/3 der Platte

Trocknen: 5 min lang im Warmluftstrom, anschließend erkalten lassen

Detektion: Die Platte wird mit einer frisch hergestellten Lösung von Kaliumhexacyanoferrat(III) *R* (5,0 g · l^{-1}) in Eisen(III)-chlorid-Lösung *R* 2 besprüht. Die Auswertung erfolgt im Tageslicht.

Ergebnis: Der Hauptfleck im Chromatogramm der Untersuchungslösung entspricht in Bezug auf Lage, Farbe und Größe dem Hauptfleck im Chromatogramm der Referenzlösung.

C. Eine Lösung von etwa 2 mg Substanz in 1 ml Wasser *R* wird mit 0,2 ml einer Lösung von Nitroprussidnatrium *R* (50 g · l^{-1}) und 0,2 ml verdünnter Natriumhydroxid-Lösung *R* versetzt und 10 min lang stehen gelassen. Nach Zusatz von 2 ml Natriumhydrogencarbonat-Lösung *R* entsteht eine violette Färbung.

D. Die Substanz gibt die Identitätsreaktion a auf Chlorid (2.3.1).

Prüfung auf Reinheit

Aussehen der Lösung: Die Lösung muss klar (2.2.1) und darf nicht stärker gefärbt sein als die Farbvergleichslösung BG_7 (2.2.2, Methode II).

2,5 g Substanz werden in Wasser *R* zu 50 ml gelöst.

Sauer oder alkalisch reagierende Substanzen: 0,25 g Substanz werden in kohlendioxidfreiem Wasser *R* zu 25 ml gelöst. Die Lösung wird mit 0,1 ml Methylrot-Lösung *R* und 0,2 ml Salzsäure (0,01 mol · l^{-1}) versetzt. Die Lösung muss rot gefärbt sein. Bis zum Farbumschlag des Indikators nach Gelb dürfen höchstens 0,4 ml Natriumhydroxid-Lösung (0,01 mol · l^{-1}) verbraucht werden.

Verwandte Substanzen: Flüssigchromatographie (2.2.29)

Die Lösungen müssen unmittelbar vor Gebrauch hergestellt werden.

Untersuchungslösung: 50,0 mg Substanz werden in Wasser *R* zu 50,0 ml gelöst.

Referenzlösung a: 5,0 ml Untersuchungslösung werden mit Wasser *R* zu 100,0 ml verdünnt. 2,0 ml dieser Lösung werden mit Wasser *R* zu 100,0 ml verdünnt.

Referenzlösung b: 5,0 mg Oxymetazolin-Verunreinigung A *CRS* und 5 mg Substanz werden in Wasser *R* zu 50,0 ml gelöst. 10,0 ml Lösung werden mit Wasser *R* zu 50,0 ml verdünnt.

Referenzlösung c: 1,0 ml Referenzlösung b wird mit Wasser *R* zu 20,0 ml verdünnt.

Säule
- Größe: l = 0,25 m, ∅ = 4,6 mm
- Stationäre Phase: nachsilanisiertes, octadecylsilyliertes Kieselgel zur Chromatographie mit eingebetteten polaren Gruppen *R* (5 µm)

Mobile Phase
- Mobile Phase A: eine Lösung von Kaliumdihydrogenphosphat *R* (1,36 g · l^{-1}), die mit Phosphorsäure 85 % *R* auf einen pH-Wert von 3,0 eingestellt wurde
- Mobile Phase B: Acetonitril zur Chromatographie *R*

Zeit (min)	Mobile Phase A (% *V/V*)	Mobile Phase B (% *V/V*)
0 – 5	70	30
5 – 20	70 → 15	30 → 85
20 – 35	15	85

Durchflussrate: 1,0 ml · min^{-1}

Detektion: Spektrometer bei 220 nm

Einspritzen: 10 µl

Relative Retention (bezogen auf Oxymetazolin, t_R etwa 5,0 min)
- Verunreinigung A: etwa 0,9

Eignungsprüfung: Referenzlösung b
- Auflösung: mindestens 4,0 zwischen den Peaks von Verunreinigung A und Oxymetazolin

Grenzwerte
- Verunreinigung A: nicht größer als das 1,5fache der Fläche des entsprechenden Peaks im Chromatogramm der Referenzlösung c (0,15 Prozent)
- Nicht spezifizierte Verunreinigungen: jeweils nicht größer als die Fläche des Hauptpeaks im Chromatogramm der Referenzlösung a (0,10 Prozent)
- Summe aller Verunreinigungen: nicht größer als das 5fache der Fläche des Hauptpeaks im Chromatogramm der Referenzlösung a (0,5 Prozent)
- Ohne Berücksichtigung bleiben: Peaks, deren Fläche nicht größer ist als das 0,5fache der Fläche des Hauptpeaks im Chromatogramm der Referenzlösung a (0,05 Prozent)

Wasser (2.5.32): höchstens 0,3 Prozent, mit 1,00 g Substanz bestimmt

Sulfatasche (2.4.14): höchstens 0,1 Prozent, mit 1,0 g Substanz bestimmt

Gehaltsbestimmung

0,200 g Substanz werden in einer Mischung von 20 ml wasserfreier Essigsäure *R* und 20 ml Acetanhydrid *R* gelöst und mit Perchlorsäure (0,1 mol · l^{-1}) titriert. Der Endpunkt wird mit Hilfe der Potentiometrie (2.2.20) bestimmt.

1 ml Perchlorsäure (0,1 mol · l^{-1}) entspricht 29,68 mg $C_{16}H_{25}ClN_2O$.

Verunreinigungen

Spezifizierte Verunreinigung:

A

Andere bestimmbare Verunreinigungen

(Die folgenden Substanzen werden, falls in einer bestimmten Menge vorhanden, durch eine oder mehrere Prüfmethoden in der Monographie erfasst. Sie werden begrenzt durch das allgemeine Akzeptanzkriterium für weitere Verunreinigungen/nicht spezifizierte Verunreinigungen und/oder durch die Anforderungen der Allgemeinen Monographie **Substanzen zur pharmazeutischen Verwendung (Corpora ad usum pharmaceuticum)**. Diese Verunreinigungen müssen daher nicht identifiziert werden, um die Konformität der Substanz zu zeigen. Siehe auch „5.10 Kontrolle von Verunreinigungen in Substanzen zur pharmazeutischen Verwendung"):

B, C, D, E

A.

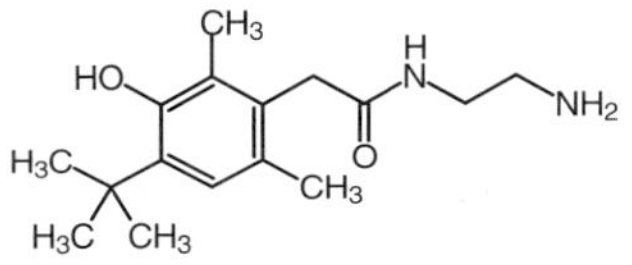

N-(2-Aminoethyl)-2-[4-(1,1-dimethylethyl)-3-hydroxy-2,6-dimethylphenyl]acetamid

B.

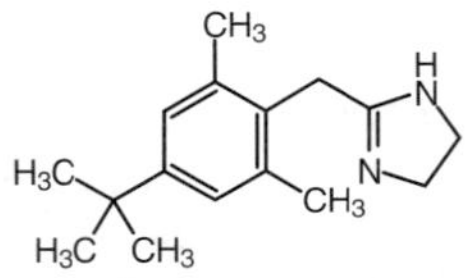

2-[[4-(1,1-Dimethylethyl)-2,6-dimethylphenyl]methyl]-4,5-dihydro-1*H*-imidazol (Xylometazolin)

C.

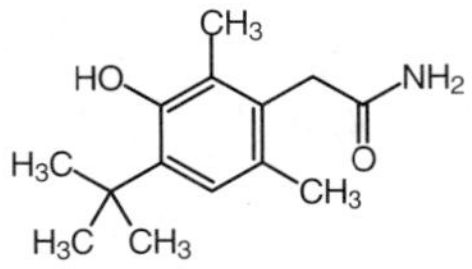

2-[4-(1,1-Dimethylethyl)-3-hydroxy-2,6-dimethylphenyl]acetamid

D.

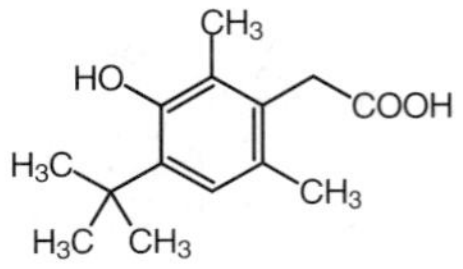

2-[4-(1,1-Dimethylethyl)-3-hydroxy-2,6-dimethylphenyl]essigsäure

E.

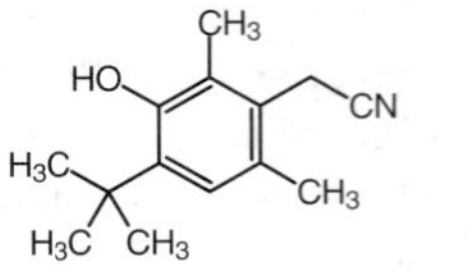

2-[4-(1,1-Dimethylethyl)-3-hydroxy-2,6-dimethylphenyl]acetonitril

P

Paclitaxel 6447
Pentoxifyllin 6452
Perindopril-*tert*-butylamin 6455
Phenylephrin 6459
Phenylephrinhydrochlorid 6461
Pimobendan für Tiere 6463
Polymyxin-B-sulfat 6465
Prazosinhydrochlorid 6467
Prednicarbat 6469
Primaquinbisdihydrogenphosphat 6471
Pyrantelembonat 6473
Pyrimethamin 6475

10.1/1794

Paclitaxel

Paclitaxelum

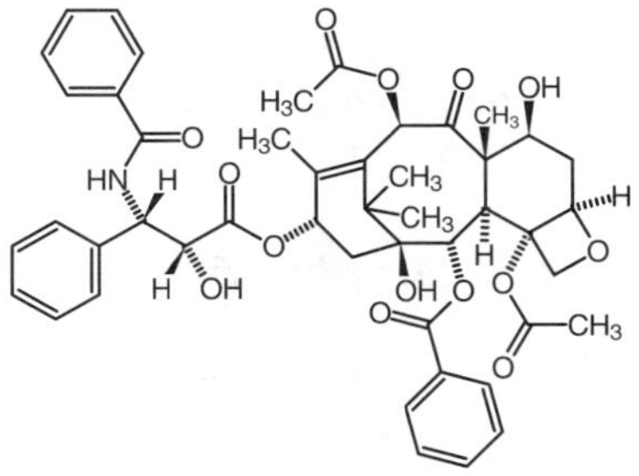

$C_{47}H_{51}NO_{14}$ M_r 854

CAS Nr. 33069-62-4

Definition

4,10β-Bis(acetyloxy)-13α-[[(2*R*,3*S*)-3-benzamido-2-hydroxy-3-phenylpropanoyl]oxy]-1,7β-dihydroxy-9-oxo-5β,20-epoxytax-11-en-2α-ylbenzoat

Die Substanz wird aus natürlichen Materialien isoliert oder durch Fermentation oder ein halbsynthetisches Verfahren hergestellt.

Gehalt: 97,0 bis 102,0 Prozent (wasserfreie Substanz)

Eigenschaften

Aussehen: weißes bis fast weißes, kristallines Pulver

Löslichkeit: praktisch unlöslich in Wasser, leicht löslich in Dichlormethan, löslich in Methanol

Prüfung auf Identität

A. Die Substanz entspricht der Prüfung „Spezifische Drehung" (siehe „Prüfung auf Reinheit").

B. IR-Spektroskopie (2.2.24)

Vergleich: Paclitaxel *CRS*

Wenn die Spektren bei der Prüfung in fester Form unterschiedlich sind, werden jeweils 10 mg Substanz und Referenzsubstanz getrennt in 0,4 ml Dichlormethan *R* gelöst. Nach dem Eindampfen der Lösungen zur Trockne werden mit den Rückständen erneut Spektren aufgenommen.

Prüfung auf Reinheit

Aussehen der Lösung: Die Lösung muss klar (2.2.1) und farblos (2.2.2, Methode II) sein.

0,1 g Substanz werden in 10 ml Methanol *R* gelöst.

Spezifische Drehung (2.2.7): –55,0 bis –49,0 (wasserfreie Substanz)

0,250 g Substanz werden in Methanol *R* zu 25,0 ml gelöst.

Verwandte Substanzen: Flüssigchromatographie (2.2.29)

A. Paclitaxel, aus natürlichen Materialien isoliert oder durch Fermentation hergestellt

Untersuchungslösung a: 20,0 mg Substanz werden in Acetonitril *R* 1 zu 10,0 ml gelöst.

Untersuchungslösung b: 1,0 ml Untersuchungslösung a wird mit Acetonitril *R* 1 zu 20,0 ml verdünnt.

Referenzlösung a: 1,0 ml Untersuchungslösung a wird mit Acetonitril *R* 1 zu 10,0 ml verdünnt. 1,0 ml dieser Lösung wird mit Acetonitril *R* 1 zu 100,0 ml verdünnt.

Referenzlösung b: 5,0 mg Paclitaxel *CRS* werden in Acetonitril *R* 1 zu 5,0 ml gelöst. 2,0 ml Lösung werden mit Acetonitril *R* 1 zu 20,0 ml verdünnt.

Referenzlösung c: 2,0 mg Paclitaxel-Verunreinigung C *CRS* werden in Acetonitril *R* 1 zu 20,0 ml gelöst.

Referenzlösung d: 1,0 ml Referenzlösung c wird mit Acetonitril *R* 1 zu 50,0 ml verdünnt.

Referenzlösung e: 1 ml Referenzlösung b wird mit 1 ml Referenzlösung c versetzt.

Referenzlösung f: 5 mg Paclitaxel natürlichen Ursprungs zur Peak-Identifizierung *CRS* (mit den Verunreinigungen A, B, C, D, E, F, H, O, P, Q und R) werden in Acetonitril *R* 1 zu 5 ml gelöst.

Säule
- Größe: $l = 0{,}25$ m, $\varnothing = 4{,}6$ mm
- Stationäre Phase: diisopropylcyanosilyliertes Kieselgel zur Chromatographie *R* (5 µm), mit einer spezifischen Oberfläche von $180\ m^2 \cdot g^{-1}$ und einer Porengröße von 8 nm
- Temperatur: 20 ± 1 °C

Mobile Phase
- Mobile Phase A: Methanol *R* 1, Wasser zur Chromatographie *R* (20:80 *V/V*)
- Mobile Phase B: Methanol *R* 1, Acetonitril zur Chromatographie *R* (20:80 *V/V*)

Zeit (min)	Mobile Phase A (% *V/V*)	Mobile Phase B (% *V/V*)
0 – 60	85 → 56	15 → 44
60 – 61	56 → 85	44 → 15
61 – 75	85	15

Durchflussrate: $1{,}0\ ml \cdot min^{-1}$

Detektion: Spektrometer bei 227 nm

Einspritzen: 10 µl; Untersuchungslösung a, Referenzlösungen a, d, e und f

Identifizierung von Verunreinigungen: Zur Identifizierung der Peaks der Verunreinigungen A, B, C, D, E, F, H, O, P, Q und R werden das mitgelieferte Chromatogramm von Paclitaxel natürlichen Ursprungs zur Peak-Identifizierung *CRS* und das mit der Referenzlösung f erhaltene Chromatogramm verwendet.

Relative Retention (bezogen auf Paclitaxel, t_R etwa 50 min)
- Verunreinigungen A und B: etwa 0,90
- Verunreinigung R: etwa 0,93
- Verunreinigung H: etwa 0,96
- Verunreinigungen Q und P: etwa 1,02
- Verunreinigung C: etwa 1,05
- Verunreinigung D: etwa 1,07
- Verunreinigungen O und E: etwa 1,15
- Verunreinigung F: etwa 1,20

Eignungsprüfung: Referenzlösung e
- Auflösung: mindestens 3,5 zwischen den Peaks von Paclitaxel und Verunreinigung C

Grenzwerte
- Summe der Verunreinigungen E und O: nicht größer als das 5fache der Fläche des Hauptpeaks im Chromatogramm der Referenzlösung a (0,5 Prozent)
- Verunreinigung R: nicht größer als das 5fache der Fläche des Hauptpeaks im Chromatogramm der Referenzlösung a (0,5 Prozent)
- Summe der Verunreinigungen A und B: nicht größer als das 4fache der Fläche des Hauptpeaks im Chromatogramm der Referenzlösung a (0,4 Prozent)
- Verunreinigung C: nicht größer als das 3fache der Fläche des entsprechenden Peaks im Chromatogramm der Referenzlösung d (0,3 Prozent)
- Verunreinigung D: nicht größer als das 2fache der Fläche des Hauptpeaks im Chromatogramm der Referenzlösung a (0,2 Prozent)
- Summe der Verunreinigungen P und Q: nicht größer als das 2fache der Fläche des Hauptpeaks im Chromatogramm der Referenzlösung a (0,2 Prozent)
- Verunreinigung F: nicht größer als die Fläche des Hauptpeaks im Chromatogramm der Referenzlösung d (0,1 Prozent)
- Nicht spezifizierte Verunreinigungen: jeweils nicht größer als die Fläche des Hauptpeaks im Chromatogramm der Referenzlösung a (0,10 Prozent)
- Summe aller Verunreinigungen: nicht größer als das 15fache der Fläche des Hauptpeaks im Chromatogramm der Referenzlösung a (1,5 Prozent)
- Ohne Berücksichtigung bleiben: Peaks, deren Fläche nicht größer ist als das 0,5fache der Fläche des Hauptpeaks im Chromatogramm der Referenzlösung a (0,05 Prozent)

B. Paclitaxel, durch ein halbsynthetisches Verfahren hergestellt

Untersuchungslösung: 10,0 mg Substanz werden in Acetonitril *R* 1 zu 10,0 ml gelöst.

Referenzlösung a: 1,0 ml Untersuchungslösung wird mit Acetonitril *R* 1 zu 10,0 ml verdünnt. 1,0 ml dieser Lösung wird mit Acetonitril *R* 1 zu 100,0 ml verdünnt.

Referenzlösung b: 5,0 mg Paclitaxel *CRS* werden in Acetonitril *R* 1 zu 5,0 ml gelöst.

Referenzlösung c: 5 mg Paclitaxel (halbsynthetisch) zur Peak-Identifizierung *CRS* (mit den Verunreinigungen A, G, I und L) werden in Acetonitril *R* 1 zu 5 ml gelöst.

Referenzlösung d: Der Inhalt einer Durchstechflasche mit Paclitaxel (halbsynthetisch) zur Eignungsprüfung *CRS* (mit den Verunreinigungen E, H und N) wird in 1 ml Acetonitril *R* 1 gelöst.

Säule
- Größe: $l = 0{,}15$ m, $\varnothing = 4{,}6$ mm
- Stationäre Phase: nachsilanisiertes, octadecylsilyliertes Kieselgel zur Chromatographie *R* (3 µm) mit einer spezifischen Oberfläche von $300\ m^2 \cdot g^{-1}$ und einer Porengröße von 12 nm
- Temperatur: 35 °C

Mobile Phase
- Mobile Phase A: Acetonitril zur Chromatographie *R*, Wasser zur Chromatographie *R* (40:60 *V/V*)
- Mobile Phase B: Acetonitril zur Chromatographie *R*

Zeit (min)	**Mobile Phase A (% *V/V*)**	**Mobile Phase B (% *V/V*)**
0 – 20	100	0
20 – 60	100 → 10	0 → 90
60 – 62	10 → 100	90 → 0
62 – 70	100	0

Durchflussrate: $1{,}2\ ml \cdot min^{-1}$

Detektion: Spektrometer bei 227 nm

Einspritzen: 15 µl; Untersuchungslösung, Referenzlösungen a, c und d

Identifizierung von Verunreinigungen: Zur Identifizierung der Peaks der Verunreinigungen A, G, I und L werden das mitgelieferte Chromatogramm von Paclitaxel (halbsynthetisch) zur Peak-Identifizierung *CRS* und das mit der Referenzlösung c erhaltene Chromatogramm verwendet; zur Identifizierung der Peaks der Verunreinigungen E, H und N werden das mitgelieferte Chromatogramm von Paclitaxel (halbsynthetisch) zur Eignungsprüfung *CRS* und das mit der Referenzlösung d erhaltene Chromatogramm verwendet.

Relative Retention (bezogen auf Paclitaxel, t_R etwa 23 min)
- Verunreinigung N: etwa 0,2

- Verunreinigung G: etwa 0,5
- Verunreinigung A: etwa 0,8
- Verunreinigungen M, J und H: etwa 0,9
- Verunreinigung E: etwa 1,3
- Verunreinigung I: etwa 1,4
- Verunreinigung L: etwa 1,5
- Verunreinigung K: etwa 2,2

Eignungsprüfung: Referenzlösung d
- Auflösung: mindestens 1,5 zwischen den Peaks von Verunreinigung H und Paclitaxel

Grenzwerte
- Korrekturfaktor: Für die Berechnung des Gehalts wird die Fläche des Peaks von Verunreinigung N mit 1,29 multipliziert.
- Verunreinigung A: nicht größer als das 7fache der Fläche des Hauptpeaks im Chromatogramm der Referenzlösung a (0,7 Prozent)
- Verunreinigung L: nicht größer als das 5fache der Fläche des Hauptpeaks im Chromatogramm der Referenzlösung a (0,5 Prozent)
- Verunreinigungen E, I: jeweils nicht größer als das 4fache der Fläche des Hauptpeaks im Chromatogramm der Referenzlösung a (0,4 Prozent)
- Summe der Verunreinigungen H, J und M: nicht größer als das 4fache der Fläche des Hauptpeaks im Chromatogramm der Referenzlösung a (0,4 Prozent)
- Verunreinigungen G, K, N: jeweils nicht größer als das 2fache der Fläche des Hauptpeaks im Chromatogramm der Referenzlösung a (0,2 Prozent)
- Nicht spezifizierte Verunreinigungen: jeweils nicht größer als die Fläche des Hauptpeaks im Chromatogramm der Referenzlösung a (0,10 Prozent)
- Summe aller Verunreinigungen: nicht größer als das 12fache der Fläche des Hauptpeaks im Chromatogramm der Referenzlösung a (1,2 Prozent)
- Ohne Berücksichtigung bleiben: Peaks, deren Fläche nicht größer ist als das 0,5fache der Fläche des Hauptpeaks im Chromatogramm der Referenzlösung a (0,05 Prozent)

Wasser (2.5.32): höchstens 3,0 Prozent, mit 0,050 g Substanz bestimmt

Mikrobielle Verunreinigung

TAMC: Akzeptanzkriterium 10^2 KBE je Gramm (2.6.12)

Bakterien-Endotoxine (2.6.14): weniger als 0,4 I. E. Bakterien-Endotoxine je Milligramm Paclitaxel

Gehaltsbestimmung

A. Paclitaxel, aus natürlichen Materialien isoliert oder durch Fermentation hergestellt

Flüssigchromatographie (2.2.29) wie unter „Verwandte Substanzen, Prüfung A" beschrieben, mit folgender Änderung:

Einspritzen: Untersuchungslösung b, Referenzlösung b

Der Prozentgehalt an $C_{47}H_{51}NO_{14}$ wird unter Berücksichtigung des für Paclitaxel *CRS* angegebenen Gehalts berechnet.

B. Paclitaxel, durch ein halbsynthetisches Verfahren hergestellt

Flüssigchromatographie (2.2.29) wie unter „Verwandte Substanzen, Prüfung B" beschrieben, mit folgender Änderung:

Einspritzen: 10 µl; Untersuchungslösung, Referenzlösung b

Der Prozentgehalt an $C_{47}H_{51}NO_{14}$ wird unter Berücksichtigung des für Paclitaxel *CRS* angegebenen Gehalts berechnet.

Lagerung

Dicht verschlossen, vor Licht geschützt

Beschriftung

Die Beschriftung gibt die Herkunft der Substanz an:
- aus natürlichen Materialien isoliert
- durch Fermentation hergestellt
- durch ein halbsynthetisches Verfahren hergestellt.

Verunreinigungen

Verwandte Substanzen, Prüfung A:

A, B, C, D, E, F, H, O, P, Q, R

Spezifizierte Verunreinigungen:

A, B, C, D, E, F, O, P, Q, R

Andere bestimmbare Verunreinigungen

(Die folgenden Substanzen werden, falls in einer bestimmten Menge vorhanden, durch eine oder mehrere Prüfmethoden in der Monographie erfasst. Sie werden begrenzt durch das allgemeine Akzeptanzkriterium für weitere Verunreinigungen/nicht spezifizierte Verunreinigungen und/oder durch die Anforderungen der Allgemeinen Monographie **Substanzen zur pharmazeutischen Verwendung (Corpora ad usum pharmaceuticum)**. Diese Verunreinigungen müssen daher nicht identifiziert werden, um die Konformität der Substanz zu zeigen. Siehe auch „5.10 Kontrolle von Verunreinigungen in Substanzen zur pharmazeutischen Verwendung"):

H

Verwandte Substanzen, Prüfung B:

A, E, G, H, I, J, K, L, M, N

Spezifizierte Verunreinigungen:

A, E, G, H, I, J, K, L, M, N

A.

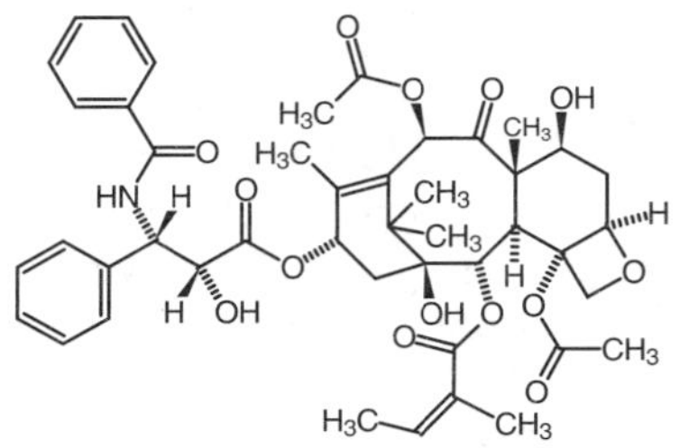

4,10β-Bis(acetyloxy)-13α-[[(2*R*,3*S*)-3-benzamido-2-hydroxy-3-phenylpropanoyl]oxy]-1,7β-dihydroxy-9-oxo-5β,20-epoxytax-11-en-2α-yl-(2*E*)-2-methyl=but-2-enoat
(2-*O*-Debenzoyl-2-*O*-tigloylpaclitaxel)

B.

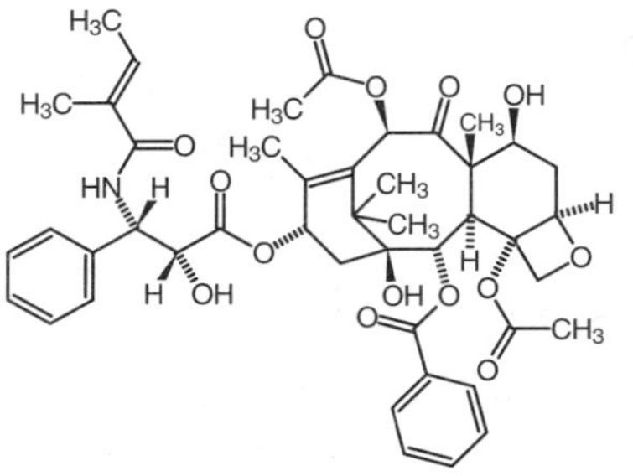

4,10β-Bis(acetyloxy)-1,7β-dihydroxy-13α-[[(2*R*,3*S*)-2-hydroxy-3-[[(2*E*)-2-methylbut-2-enoyl]amino]-3-phenylpropanoyl]oxy]-9-oxo-5β,20-epoxytax-11-en-2α-yl-benzoat
(*N*-Debenzoyl-*N*-tigloylpaclitaxel; Cephalomannin)

C.

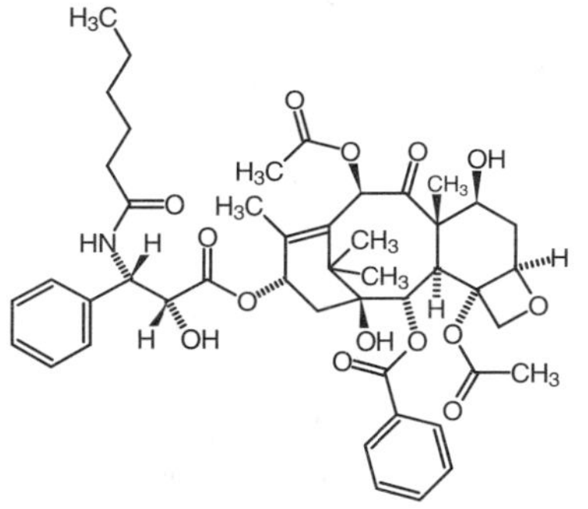

4,10β-Bis(acetyloxy)-13α-[[(2*R*,3*S*)-3-(hexanoyl=amino)-2-hydroxy-3-phenylpropanoyl]oxy]-1,7β-dihydroxy-9-oxo-5β,20-epoxytax-11-en-2α-yl-benzoat
(*N*-Debenzoyl-*N*-hexanoylpaclitaxel; Paclitaxel C)

D.

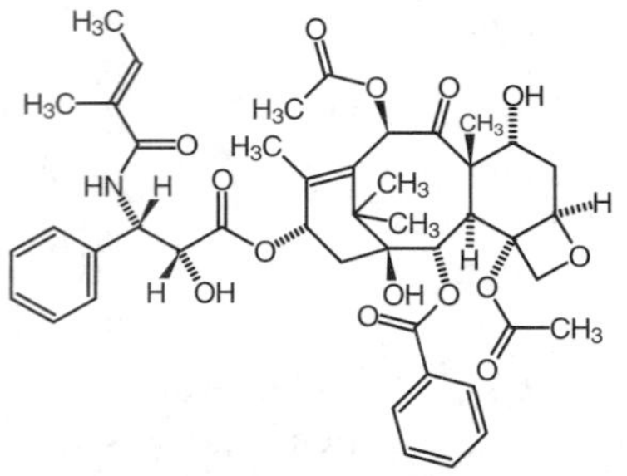

4,10β-Bis(acetyloxy)-1,7α-dihydroxy-13α-[[(2*R*,3*S*)-2-hydroxy-3-[[(2*E*)-2-methylbut-2-enoyl]amino]-3-phenylpropanoyl]oxy]-9-oxo-5β,20-epoxytax-11-en-2α-yl-benzoat
(*N*-Debenzoyl-*N*-tigloyl-7-*epi*-paclitaxel; 7-*epi*-Cephalomannin)

E.

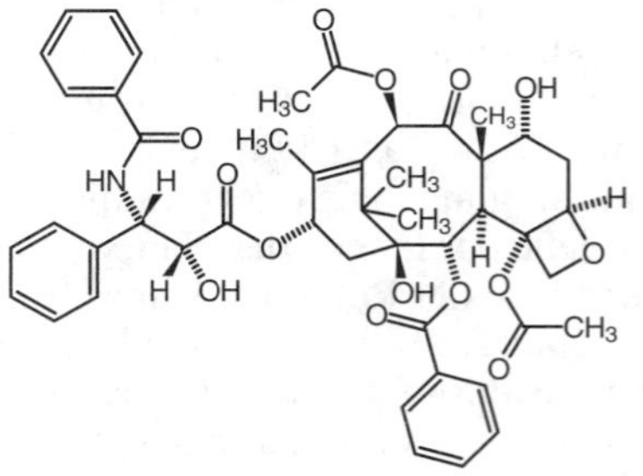

4,10β-Bis(acetyloxy)-13α-[[(2*R*,3*S*)-3-benzamido-2-hydroxy-3-phenylpropanoyl]oxy]-1,7α-dihydroxy-9-oxo-5β,20-epoxytax-11-en-2α-yl-benzoat
(7-*epi*-Paclitaxel)

F.

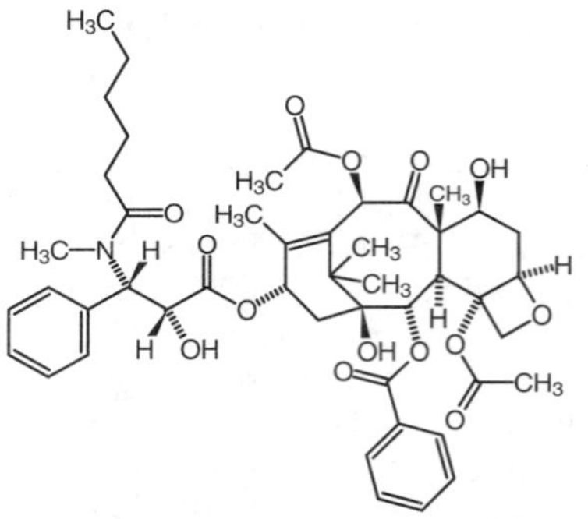

4,10β-Bis(acetyloxy)-13α-[[(2*R*,3*S*)-3-[hexanoyl(me=thyl)amino]-2-hydroxy-3-phenylpropanoyl]oxy]-1,7β-dihydroxy-9-oxo-5β,20-epoxytax-11-en-2α-yl-benzoat
(*N*-Debenzoyl-*N*-hexanoyl-*N*-methylpaclitaxel; *N*-Methylpaclitaxel C)

G.

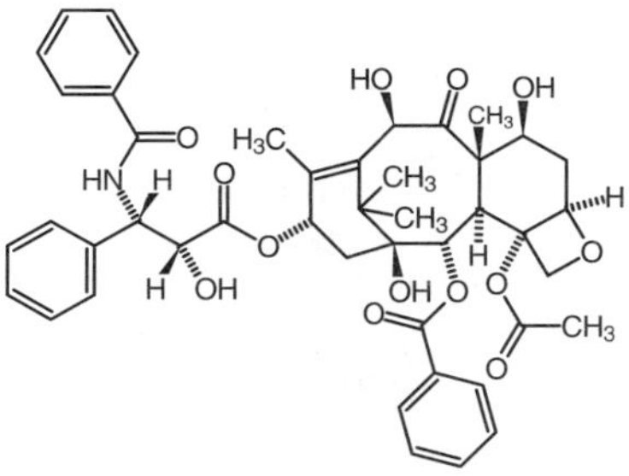

4-(Acetyloxy)-13α-[[(2*R*,3*S*)-3-benzamido-2-hydroxy-3-phenylpropanoyl]oxy]-1,7β,10β-trihydroxy-9-oxo-5β,20-epoxytax-11-en-2α-yl-benzoat
(10-*O*-Desacetylpaclitaxel)

H.

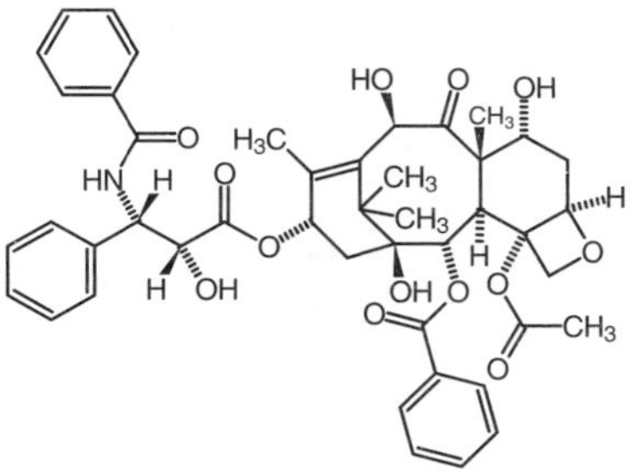

4-(Acetyloxy)-13α-[[(2*R*,3*S*)-3-benzamido-2-hydroxy-3-phenylpropanoyl]oxy]-1,7α,10β-trihydroxy-9-oxo-5β,20-epoxytax-11-en-2α-yl-benzoat
(10-*O*-Desacetyl-7-*epi*-Paclitaxel)

I.

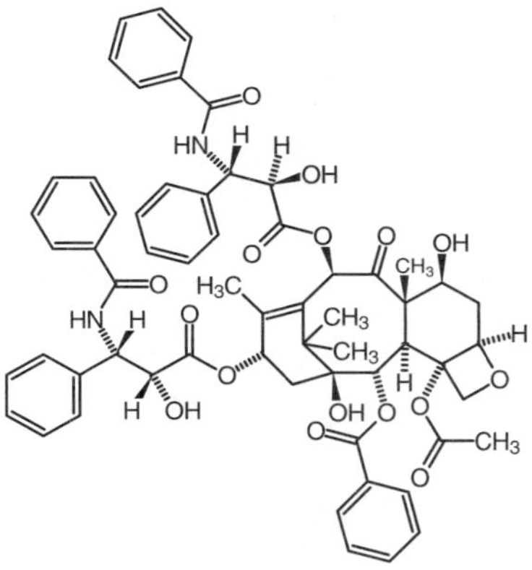

4-(Acetyloxy)-10β,13α-bis[[(2*R*,3*S*)-3-benzamido-2-hydroxy-3-phenylpropanoyl]oxy]-1,7β-dihydroxy-9-oxo-5β,20-epoxytax-11-en-2α-yl-benzoat
(10-*O*-[(2*R*,3*S*)-3-Benzamido-2-hydroxy-3-phenylpropanoyl]-10-*O*-desacetylpaclitaxel)

J.

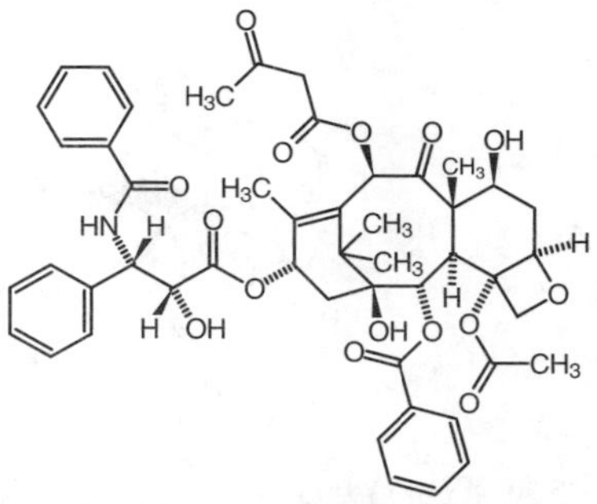

4-(Acetyloxy)-13α-[[(2*R*,3*S*)-3-benzamido-2-hydroxy-3-phenylpropanoyl]oxy]-1,7β-dihydroxy-9-oxo-10β-[(3-oxobutanoyl)oxy]-5β,20-epoxytax-11-en-2α-yl-benzoat
(10-*O*-Desacetyl-10-*O*-(3-oxobutanoyl)paclitaxel)

K.

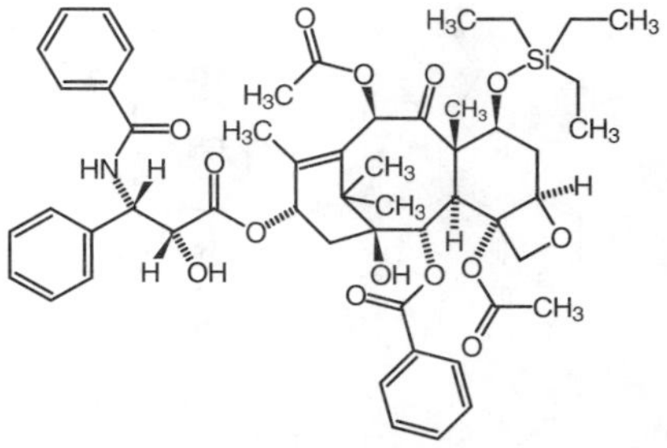

4,10β-Bis(acetyloxy)-13α-[[(2*R*,3*S*)-3-benzamido-2-hydroxy-3-phenylpropanoyl]oxy]-1-hydroxy-9-oxo-7β-[triethylsilyl)oxy]-5β,20-epoxytax-11-en-2α-yl-benzoat
(7-*O*-(Triethylsilanyl)paclitaxel)

L.

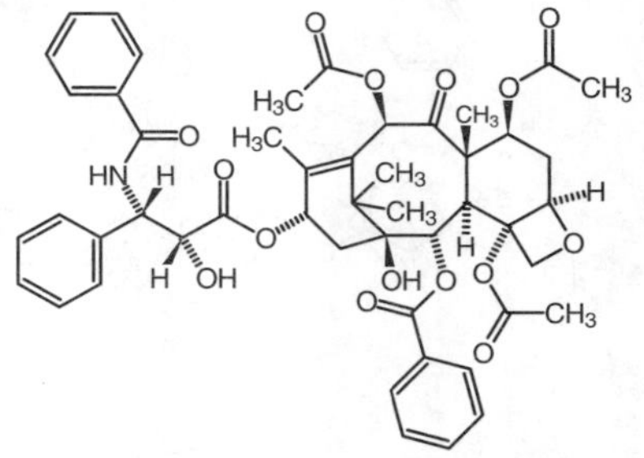

4,7β,10β-Tris(acetyloxy)-13α-[[(2*R*,3*S*)-3-benzamido-2-hydroxy-3-phenylpropanoyl]oxy]-1-hydroxy-9-oxo-5β,20-epoxytax-11-en-2α-yl-benzoat
(7-*O*-Acetylpaclitaxel)

M.

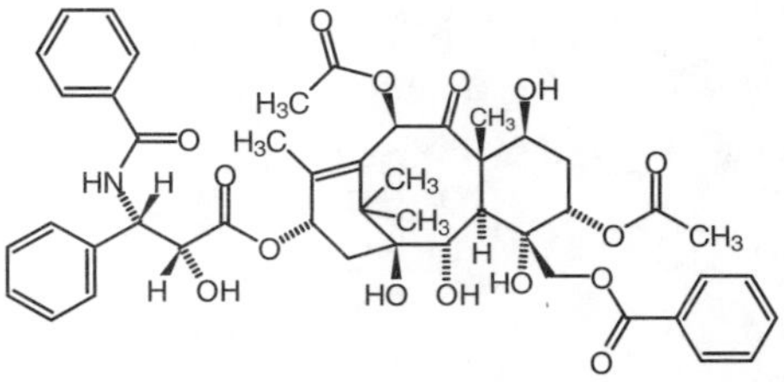

5α,10β-Bis(acetyloxy)-13α-[[(2*R*,3*S*)-3-benzamido-2-hydroxy-3-phenylpropanoyl]oxy]-1,2α,4,7β-tetrahydroxy-9-oxotax-11-en-20-yl-benzoat

N.

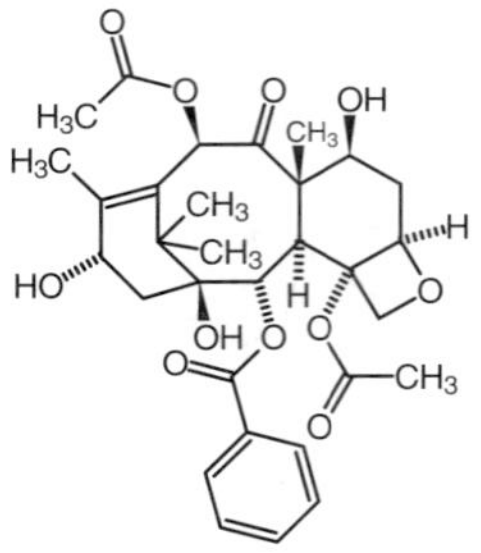

4,10β-Bis(acetyloxy)-1,7β,13α-trihydroxy-9-oxo-5β,20-epoxytax-11-en-2α-yl-benzoat
(13-*O*-De[(2*R*,3*S*)-3-benzamido-2-hydroxy-3-phenylpropanoyl]paclitaxel; Baccatin III)

O.

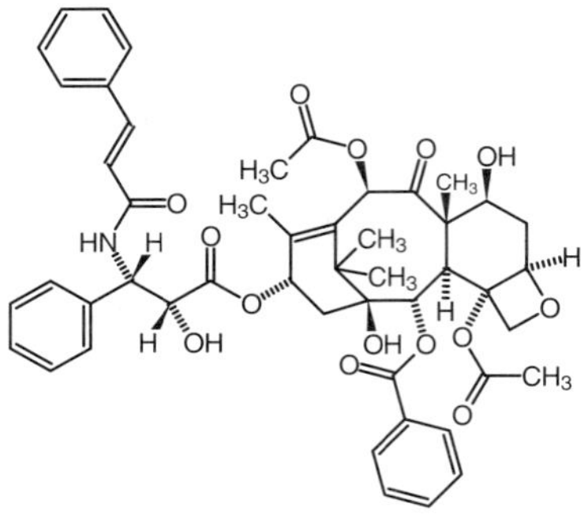

4,10β-Bis(acetyloxy)-1,7β-dihydroxy-13α-[[(2*R*,3*S*)-2-hydroxy-3-phenyl-3-[[(2*E*)-3-phenylprop-2-enoyl]=amino]propanoyl]oxy]-9-oxo-5β,20-epoxytax-11-en-2α-yl-benzoat
(*N*-Cinnamoyl-*N*-debenzoylpaclitaxel)

P.

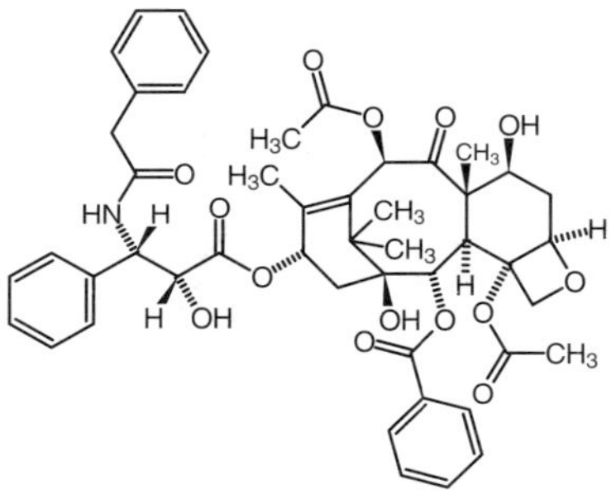

4,10β-Bis(acetyloxy)-1,7β-dihydroxy-13α-[[(2*R*,3*S*)-2-hydroxy-3-phenyl-3-(2-phenylacetamido)propano=yl]oxy]-9-oxo-5β,20-epoxytax-11-en-2α-yl-benzoat
(*N*-Debenzoyl-*N*-(phenylacetyl)paclitaxel)

Q.

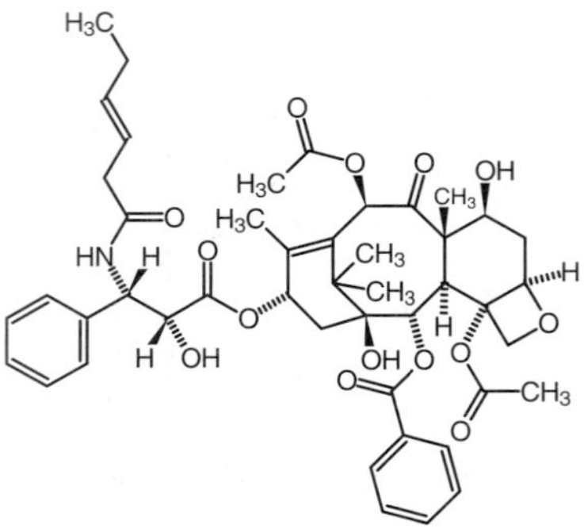

4,10β-Bis(acetyloxy)-13α-[[(2*R*,3*S*)-3-[[(3*E*)-hex-3-enoyl]amino]-2-hydroxy-3-phenylpropanoyl]oxy]-1,7β-dihydroxy-9-oxo-5β,20-epoxytax-11-en-2α-yl-benzoat
(*N*-Debenzoyl-*N*-[(3*E*)-hex-3-enoyl]paclitaxel)

R.

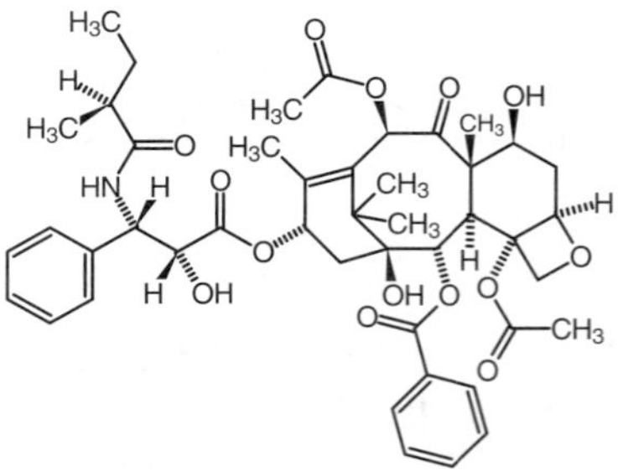

4,10β-Bis(acetyloxy)-1,7β-dihydroxy-13α-[[(2*R*,3*S*)-2-hydroxy-3-[[(2*S*)-2-methylbutanoyl]amino]-3-phenylpropanoyl]oxy]-9-oxo-5β,20-epoxytax-11-en-2α-yl-benzoat
(*N*-Debenzoyl-*N*-[(2*S*)-2-methylbutanoyl]paclitaxel)

10.1/0851

Pentoxifyllin

Pentoxifyllinum

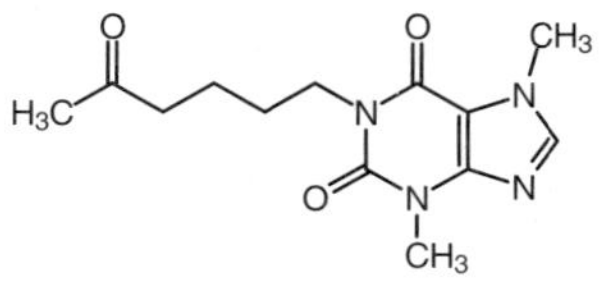

$C_{13}H_{18}N_4O_3$ — M_r 278,3

CAS Nr. 6493-05-6

Definition

3,7-Dimethyl-1-(5-oxohexyl)-3,7-dihydro-1*H*-purin-2,6-dion

Gehalt: 99,0 bis 101,0 Prozent (getrocknete Substanz)

Eigenschaften

Aussehen: weißes bis fast weißes, kristallines Pulver

Löslichkeit: löslich in Wasser, leicht löslich in Dichlormethan, wenig löslich in Ethanol 96 %

Prüfung auf Identität

1: A, B
2: A, C, D

A. Schmelztemperatur (2.2.14): 103 bis 107 °C

B. IR-Spektroskopie (2.2.24)

Vergleich: Pentoxifyllin *CRS*

C. Dünnschichtchromatographie (2.2.27)

Untersuchungslösung: 20 mg Substanz werden in Methanol *R* zu 10 ml gelöst.

Referenzlösung: 20 mg Pentoxifyllin *CRS* werden in Methanol *R* zu 10 ml gelöst.

Platte: DC-Platte mit Kieselgel F_{254} *R*

Fließmittel: Methanol *R*, Ethylacetat *R* (15:85 *V/V*)

Auftragen: 5 µl

Laufstrecke: 2/3 der Platte

Trocknen: an der Luft

Detektion: im ultravioletten Licht bei 254 nm

Ergebnis: Der Hauptfleck im Chromatogramm der Untersuchungslösung entspricht in Bezug auf Lage und Größe dem Hauptfleck im Chromatogramm der Referenzlösung.

D. Die Substanz gibt die Identitätsreaktion auf Xanthine (2.3.1).

Prüfung auf Reinheit

Prüflösung: 2,5 g Substanz werden in kohlendioxidfreiem Wasser *R*, das aus destilliertem Wasser *R* hergestellt wurde, zu 50 ml gelöst.

Aussehen der Lösung: Eine 40-prozentige Lösung (*V/V*) der Prüflösung muss klar (2.2.1) und darf nicht stärker gefärbt sein als die Farbvergleichslösung G_7 (2.2.2, Methode II).

Sauer reagierende Substanzen: 8 ml Prüflösung werden mit 12 ml kohlendioxidfreiem Wasser *R* und 0,05 ml Bromthymolblau-Lösung *R* 1 versetzt. Die Lösung muss grün oder gelb gefärbt sein. Bis zum Farbumschlag des Indikators nach Blau dürfen höchstens 0,2 ml Natriumhydroxid-Lösung (0,01 mol · l^{-1}) verbraucht werden.

Verwandte Substanzen: Flüssigchromatographie (2.2.29)

Lösung A: eine Lösung von Kaliumdihydrogenphosphat *R* (5,44 g · l^{-1})

Lösungsmittelmischung: Methanol *R*, Lösung A (50:50 *V/V*)

Untersuchungslösung: 50,0 mg Substanz werden in der Lösungsmittelmischung zu 25,0 ml gelöst.

Referenzlösung a: 2,0 ml Untersuchungslösung werden mit der Lösungsmittelmischung zu 100,0 ml verdünnt. 5,0 ml dieser Lösung werden mit der Lösungsmittelmischung zu 100,0 ml verdünnt.

Referenzlösung b: 10,0 ml Referenzlösung a werden mit der Lösungsmittelmischung zu 50,0 ml verdünnt.

Referenzlösung c: 2 mg Coffein *R* (Verunreinigung F) und 2 mg Theophyllin *R* (Verunreinigung C) werden in der Lösungsmittelmischung gelöst. Die Lösung wird mit 1 ml Untersuchungslösung versetzt und mit der Lösungsmittelmischung zu 10 ml verdünnt.

Referenzlösung d: 5,0 mg Coffein *R* (Verunreinigung F), 5,0 mg Theobromin *R* (Verunreinigung A) und 5,0 mg Theophyllin *R* (Verunreinigung C) werden in der Lösungsmittelmischung zu 100,0 ml gelöst. 1,0 ml Lösung wird mit der Lösungsmittelmischung zu 25,0 ml verdünnt.

Säule
- Größe: l = 0,25 m, ∅ = 4,0 mm
- Stationäre Phase: desaktiviertes, octylsilyliertes Kieselgel zur Chromatographie *R* (5 µm)
- Temperatur: 30 °C

Mobile Phase
- Mobile Phase A: Methanol *R*, Lösung A (30:70 *V/V*)
- Mobile Phase B: Lösung A, Methanol *R* (30:70 *V/V*)

Zeit (min)	Mobile Phase A (% *V/V*)	Mobile Phase B (% *V/V*)
0 – 6	85	15
6 – 13	85 → 10	15 → 90
13 – 30	10	90
30 – 35	10 → 85	90 → 15
35 – 45	85	15

Durchflussrate: 1 ml · min^{-1}

Detektion: Spektrometer bei 272 nm

Einspritzen: 10 µl

Relative Retention (bezogen auf Pentoxifyllin, t_R etwa 12 min)
- Verunreinigung A: etwa 0,3
- Verunreinigung C: etwa 0,4
- Verunreinigung F: etwa 0,5
- Verunreinigung J: etwa 1,6

Eignungsprüfung: Referenzlösung c

- Auflösung: mindestens 4,0 zwischen den Peaks der Verunreinigungen C und F

Grenzwerte
- Verunreinigungen A, C, F: jeweils nicht größer als die Fläche des entsprechenden Peaks im Chromatogramm der Referenzlösung d (0,1 Prozent)

- Verunreinigung J: nicht größer als die Fläche des Hauptpeaks im Chromatogramm der Referenzlösung a (0,1 Prozent)
- Jede weitere Verunreinigung: jeweils nicht größer als die Fläche des Hauptpeaks im Chromatogramm der Referenzlösung a (0,1 Prozent)
- Summe aller Verunreinigungen: nicht größer als das 5fache der Fläche des Hauptpeaks im Chromatogramm der Referenzlösung a (0,5 Prozent)
- Ohne Berücksichtigung bleiben: Peaks, deren Fläche nicht größer ist als die Fläche des Hauptpeaks im Chromatogramm der Referenzlösung b (0,02 Prozent)

Chlorid (2.4.4): höchstens 100 ppm

20 ml Prüflösung werden in einem Scheidetrichter 2-mal mit je 20 ml 2-Methyl-1-propanol *R* ausgeschüttelt. 10 ml der wässrigen Phase werden mit Wasser *R* zu 15 ml verdünnt.

Sulfat (2.4.13): höchstens 200 ppm, mit 15 ml Prüflösung bestimmt

Trocknungsverlust (2.2.32): höchstens 0,5 Prozent, mit 1,000 g Substanz durch Trocknen im Vakuum bei 60 °C bestimmt

Sulfatasche (2.4.14): höchstens 0,1 Prozent, mit 1,0 g Substanz bestimmt

Gehaltsbestimmung

0,200 g Substanz werden in 5 ml wasserfreier Essigsäure *R* gelöst und nach Zusatz von 20 ml Acetanhydrid *R* mit Perchlorsäure (0,1 mol · l^{-1}) titriert. Der Endpunkt wird mit Hilfe der Potentiometrie (2.2.20) bestimmt.

1 ml Perchlorsäure (0,1 mol · l^{-1}) entspricht 27,83 mg $C_{13}H_{18}N_4O_3$.

Lagerung

Vor Licht geschützt

Verunreinigungen

Spezifizierte Verunreinigungen:

A, C, F, J

Andere bestimmbare Verunreinigungen

(Die folgenden Substanzen werden, falls in einer bestimmten Menge vorhanden, durch eine oder mehrere Prüfmethoden in der Monographie erfasst. Sie werden begrenzt durch das allgemeine Akzeptanzkriterium für weitere Verunreinigungen/nicht spezifizierte Verunreinigungen und/oder durch die Anforderungen der Allgemeinen Monographie **Substanzen zur pharmazeutischen Verwendung (Corpora ad usum pharmaceuticum)**. Diese Verunreinigungen müssen daher nicht identifiziert werden, um die Konformität der Substanz zu zeigen. Siehe auch „5.10 Kontrolle von Verunreinigungen in Substanzen zur pharmazeutischen Verwendung"):

B, D, E, G, H, I, K

A.

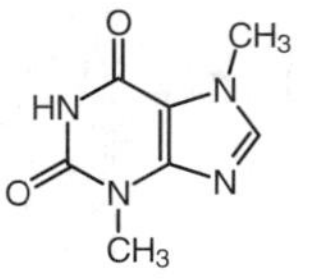

Theobromin

B.

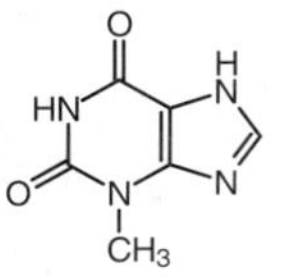

3-Methyl-3,7-dihydro-1*H*-purin-2,6-dion

C.

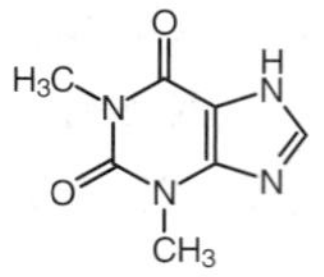

Theophyllin

D.

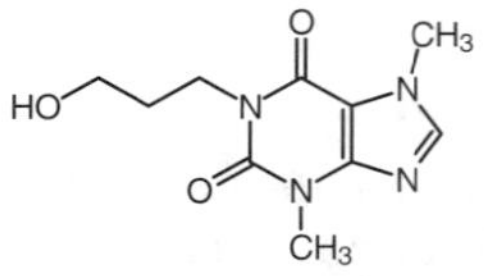

1-(3-Hydroxypropyl)-3,7-dimethyl-3,7-dihydro-1*H*-purin-2,6-dion

E.

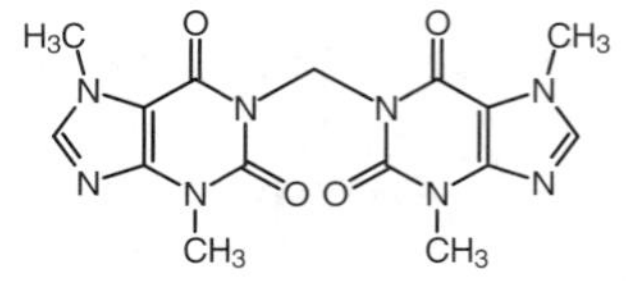

1,1′-Methylenbis(3,7-dimethyl-3,7-dihydro-1*H*-purin-2,6-dion)

F.

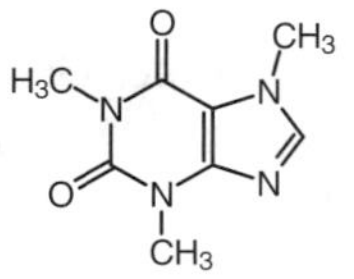

Coffein

G.

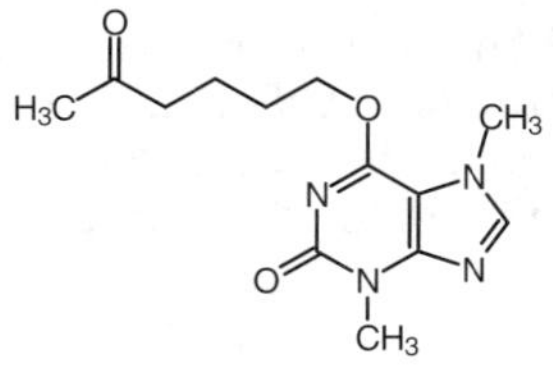

3,7-Dimethyl-6-(5-oxohexyloxy)-3,7-dihydro-2*H*-purin-2-on

H.

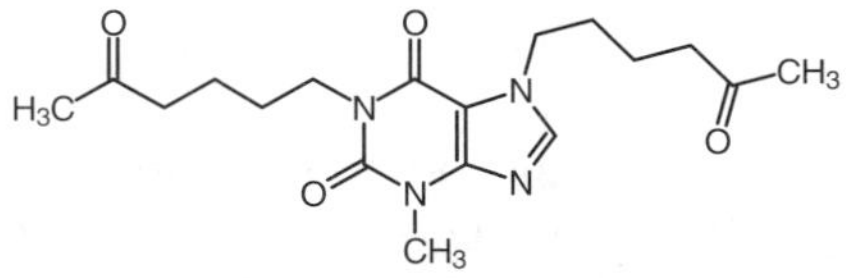

3-Methyl-1,7-bis(5-oxohexyl)-3,7-dihydro-1*H*-purin-2,6-dion

I.

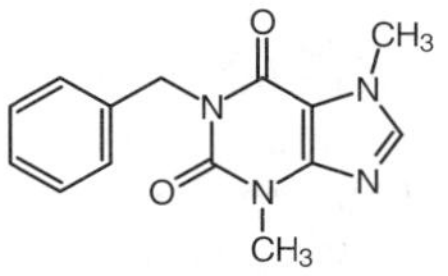

1-Benzyl-3,7-dimethyl-3,7-dihydro-1*H*-purin-2,6-dion

J.

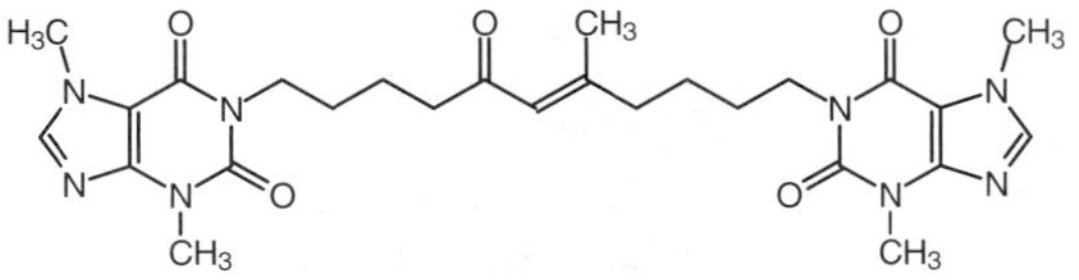

1-[(5*E*)-11-(3,7-Dimethyl-2,6-dioxo-2,3,6,7-tetrahydro-1*H*-purin-1-yl)-5-methyl-7-oxoundec-5-enyl]-3,7-dimethyl-3,7-dihydro-1*H*-purin-2,6-dion

K.

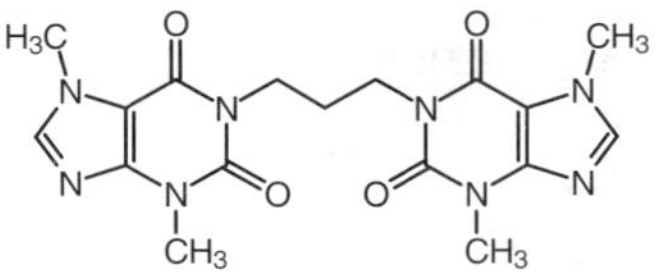

1,1′-(Propan-1,3-diyl)bis(3,7-dimethyl-3,7-dihydro-1*H*-purin-2,6-dion)

10.1/2019

Perindopril-*tert*-butylamin

tert-Butylamini perindoprilum

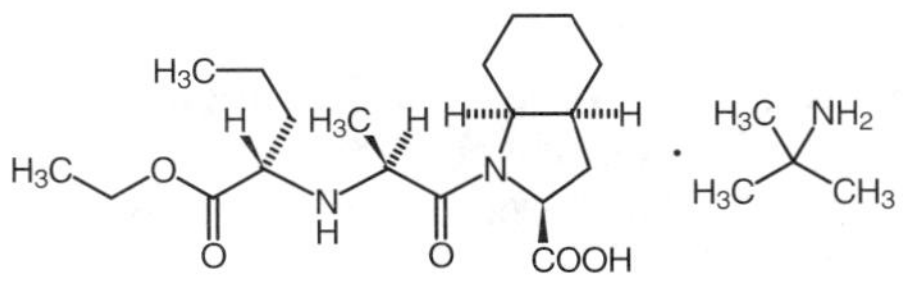

$C_{23}H_{43}N_3O_5$ M_r 441,6

CAS Nr. 107133-36-8

Definition

(2-Methylpropan-2-amin)[(2*S*,3a*S*,7a*S*)-1-[(2*S*)-2-[[(1*S*)-1-(ethoxycarbonyl)butyl]amino]propanoyl]octahydro-1*H*-indol-2-carboxylat]

Gehalt: 99,0 bis 101,0 Prozent (wasserfreie Substanz)

Eigenschaften

Aussehen: weißes bis fast weißes, kristallines, schwach hygroskopisches Pulver

Löslichkeit: leicht löslich in Wasser und in Ethanol 96 %, löslich bis wenig löslich in Dichlormethan

Die Substanz zeigt Polymorphie (5.9).

Prüfung auf Identität

A. Spezifische Drehung (2.2.7): –69 bis –66 (wasserfreie Substanz)

0,250 g Substanz werden in Ethanol 96 % *R* zu 25,0 ml gelöst.

B. IR-Spektroskopie (2.2.24)

Vergleich: Perindopril-*tert*-butylamin *CRS*

Wenn die erhaltenen Spektren unterschiedlich sind, werden Substanz und Referenzsubstanz getrennt in Dichlormethan *R* gelöst. Nach dem Eindampfen der Lösungen zur Trockne werden mit den Rückständen erneut Spektren aufgenommen.

C. Die bei der Prüfung „Verunreinigung A" (siehe „Prüfung auf Reinheit") erhaltenen Chromatogramme werden ausgewertet.

Ergebnis: Im Chromatogramm der Untersuchungslösung tritt ein Fleck auf, der in Bezug auf den R_F-Wert dem Fleck mit dem größeren R_F-Wert im Chromatogramm der Referenzlösung c entspricht (*tert*-Butylamin).

Prüfung auf Reinheit

Verunreinigung A: Dünnschichtchromatographie (2.2.27)

Untersuchungslösung: 0,20 g Substanz werden in Methanol *R* zu 10,0 ml gelöst.

Referenzlösung a: 5 mg Perindopril-Verunreinigung A *CRS* werden in Methanol *R* zu 25,0 ml gelöst.

Referenzlösung b: 5,0 ml Referenzlösung a werden mit Methanol *R* zu 20,0 ml verdünnt.

Referenzlösung c: 5 ml Referenzlösung a werden mit 5 ml einer Lösung von 1,1-Dimethylethylamin *R* (20 g · l⁻¹) in Methanol *R* versetzt.

Platte: DC-Platte mit Kieselgel *R*

Fließmittel: Essigsäure 99 % *R*, Toluol *R*, Methanol *R* (1:40:60 *V/V/V*)

P Monographien

Auftragen: 10 µl; Untersuchungslösung, Referenzlösungen b und c

Laufstrecke: 2/3 der Platte

Trocknen: im Warmluftstrom

Detektion: Die Platte wird mindestens 20 h lang Iodgas ausgesetzt.

Eignungsprüfung: Referenzlösung c
- Das Chromatogramm muss 2 deutlich voneinander getrennte Flecke zeigen.

Grenzwert
- Verunreinigung A: Ein der Verunreinigung A entsprechender Fleck im Chromatogramm der Untersuchungslösung darf nicht intensiver sein als der Fleck im Chromatogramm der Referenzlösung b (0,25 Prozent).

Stereochemische Reinheit: Flüssigchromatographie (2.2.29)

Untersuchungslösung: 20 mg Substanz werden in Ethanol 96 % *R* zu 10,0 ml gelöst.

Referenzlösung a: 1,0 ml Untersuchungslösung wird mit Ethanol 96 % *R* zu 100,0 ml verdünnt. 1,0 ml dieser Lösung wird mit Ethanol 96 % *R* zu 10,0 ml verdünnt.

Referenzlösung b: 10 mg Perindopril zur stereochemischen Reinheitsprüfung *CRS* (mit Verunreinigung I) werden in Ethanol 96 % *R* zu 5 ml gelöst.

Säule
- Größe: $l = 0{,}25$ m, $\varnothing = 4{,}6$ mm
- Stationäre Phase: desaktiviertes, nachsilanisiertes, octadecylsilyliertes Kieselgel zur Chromatographie *R* (5 µm)
- Temperatur: 50 °C für die Säule und die Leitung vor der Säule (die Methode wurde entwickelt mit einer Temperatur von 50 °C über mindestens 30 cm der Leitung vor der Säule)

Mobile Phase: In folgender Reihenfolge werden gemischt: 21,7 Volumteile Acetonitril *R* 1, 0,3 Volumteile Pentanol *R* und 78 Volumteile einer Lösung von Natriumheptansulfonat *R* (1,50 g · l^{-1}), die zuvor mit einer Mischung gleicher Volumteile Perchlorsäure *R* und Wasser zur Chromatographie *R* auf einen pH-Wert von 2,0 eingestellt wurde.

Durchflussrate: 0,8 ml · min^{-1}

Detektion: Spektrometer bei 215 nm

Äquilibrieren: mindestens 4 h lang

Einspritzen: 10 µl

Identifizierung von Verunreinigungen: Zur Identifizierung des Peaks der Verunreinigung I werden das mitgelieferte Chromatogramm von Perindopril zur stereochemischen Reinheitsprüfung *CRS* und das mit der Referenzlösung b erhaltene Chromatogramm verwendet.

Chromatographiedauer: 1,5fache Retentionszeit von Perindopril

Relative Retention (bezogen auf Perindopril, t_R etwa 100 min)
- Verunreinigung I: etwa 0,9

Eignungsprüfung
- Das Chromatogramm der Referenzlösung b muss dem mitgelieferten Chromatogramm von Perindopril zur stereochemischen Reinheitsprüfung *CRS* entsprechen.
- Signal-Rausch-Verhältnis: mindestens 3 für den Hauptpeak im Chromatogramm der Referenzlösung a
- Peak-Tal-Verhältnis: mindestens 3, wobei H_p die Höhe des Peaks der Verunreinigung I über der Basislinie und H_v die Höhe des niedrigsten Punkts der Kurve über der Basislinie zwischen den Peaks von Verunreinigung I und Perindopril im Chromatogramm der Referenzlösung b darstellt

Grenzwerte
- Verunreinigung I: nicht größer als die Fläche des Hauptpeaks im Chromatogramm der Referenzlösung a (0,1 Prozent)
- Nicht spezifizierte Verunreinigungen: jeweils nicht größer als die Fläche des Hauptpeaks im Chromatogramm der Referenzlösung a (0,10 Prozent)
- Ohne Berücksichtigung bleiben: Peaks mit einer relativen Retention unter 0,6 und über 1,4, bezogen auf Perindopril

Verwandte Substanzen: Flüssigchromatographie (2.2.29)

Die Lösungen müssen unmittelbar vor Gebrauch hergestellt oder bis zur Verwendung bei einer Temperatur unterhalb von 10 °C aufbewahrt werden.

Untersuchungslösung: 60 mg Substanz werden in der mobilen Phase A zu 20,0 ml gelöst.

Referenzlösung a: 3 mg Perindopril zur Peak-Identifizierung *CRS* (mit den Verunreinigungen B, E, F, H und K) werden in 1 ml mobiler Phase A gelöst.

Referenzlösung b: 1,0 ml Untersuchungslösung wird mit der mobilen Phase A zu 200,0 ml verdünnt.

Referenzlösung c: 1,0 ml Referenzlösung b wird mit der mobilen Phase A zu 10,0 ml verdünnt.

Säule
- Größe: $l = 0{,}15$ m, $\varnothing = 4$ mm
- Stationäre Phase: nachsilanisiertes, octylsilyliertes Kieselgel zur Chromatographie *R* (5 µm)
- Temperatur: 60 °C für die Säule und die Leitung vor der Säule

Mobile Phase
- Mobile Phase A: Wasser zur Chromatographie *R*, das zuvor mit einer Mischung gleicher Volumteile Perchlorsäure *R* und Wasser zur Chromatographie *R* auf einen pH-Wert von 2,5 eingestellt wurde
- Mobile Phase B: 0,03-prozentige Lösung (*V/V*) von Perchlorsäure *R* in Acetonitril *R* 1

Zeit (min)	Mobile Phase A (% *V/V*)	Mobile Phase B (% *V/V*)
0 – 5	95	5
5 – 60	95 → 40	5 → 60

Durchflussrate: 1,0 ml · min^{-1}

Detektion: Spektrometer bei 215 nm

Einspritzen: 20 µl

Identifizierung von Verunreinigungen: Zur Identifizierung der Peaks der Verunreinigungen B, E, F, H und K werden das mitgelieferte Chromatogramm von Perindopril zur Peak-Identifizierung *CRS* und das mit der Referenzlösung a erhaltene Chromatogramm verwendet.

Relative Retention (bezogen auf Perindopril, t_R etwa 25 min)
- Verunreinigung B: etwa 0,68
- Verunreinigung K: etwa 0,72
- Verunreinigung E: etwa 1,2
- Verunreinigung F: etwa 1,6
- Verunreinigung H: etwa 1,8 (kann als 1 oder 2 Peaks auftreten)

Eignungsprüfung: Referenzlösung a
- Peak-Tal-Verhältnis: mindestens 3, wobei H_p die Höhe des Peaks der Verunreinigung B über der Basislinie und H_v die Höhe des niedrigsten Punkts der Kurve über der Basislinie zwischen den Peaks der Verunreinigungen B und K darstellt

Grenzwerte
- Verunreinigung E: nicht größer als das 0,8fache der Fläche des Hauptpeaks im Chromatogramm der Referenzlösung b (0,4 Prozent)
- Verunreinigung B: nicht größer als das 0,6fache der Fläche des Hauptpeaks im Chromatogramm der Referenzlösung b (0,3 Prozent)
- Verunreinigungen F, H: jeweils nicht größer als das 0,4fache der Fläche des Hauptpeaks im Chromatogramm der Referenzlösung b (0,2 Prozent)
- Nicht spezifizierte Verunreinigungen: jeweils nicht größer als das 0,2fache der Fläche des Hauptpeaks im Chromatogramm der Referenzlösung b (0,10 Prozent)
- Summe aller Verunreinigungen: nicht größer als das 2fache der Fläche des Hauptpeaks im Chromatogramm der Referenzlösung b (1,0 Prozent)
- Ohne Berücksichtigung bleiben: Peaks, deren Fläche nicht größer ist als die Fläche des Hauptpeaks im Chromatogramm der Referenzlösung c (0,05 Prozent)

Wasser (2.5.12): höchstens 1,0 Prozent, mit 0,50 g Substanz bestimmt

Sulfatasche (2.4.14): höchstens 0,1 Prozent, mit 1,0 g Substanz bestimmt

Gehaltsbestimmung

0,160 g Substanz werden in 50 ml wasserfreier Essigsäure *R* gelöst und mit Perchlorsäure (0,1 mol · l^{-1}) titriert. Der Endpunkt wird mit Hilfe der Potentiometrie (2.2.20) bestimmt.

1 ml Perchlorsäure (0,1 mol · l^{-1}) entspricht 22,08 mg $C_{23}H_{43}N_3O_5$.

Lagerung

Dicht verschlossen

Verunreinigungen

Spezifizierte Verunreinigungen:

A, B, E, F, H, I

Andere bestimmbare Verunreinigungen

(Die folgenden Substanzen werden, falls in einer bestimmten Menge vorhanden, durch eine oder mehrere Prüfmethoden in der Monographie erfasst. Sie werden begrenzt durch das allgemeine Akzeptanzkriterium für weitere Verunreinigungen/nicht spezifizierte Verunreinigungen und/oder durch die Anforderungen der Allgemeinen Monographie **Substanzen zur pharmazeutischen Verwendung (Corpora ad usum pharmaceuticum)**. Diese Verunreinigungen müssen daher nicht identifiziert werden, um die Konformität der Substanz zu zeigen. Siehe auch „5.10 Kontrolle von Verunreinigungen in Substanzen zur pharmazeutischen Verwendung“):

C, D, G, J, K, L, M, N, O, P, Q, R, S, T, U, V, W, X, Y, Z, AA, BB, CC

A.

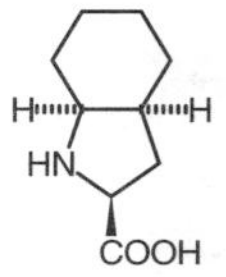

(2*S*,3a*S*,7a*S*)-Octahydro-1*H*-indol-2-carbonsäure

B.

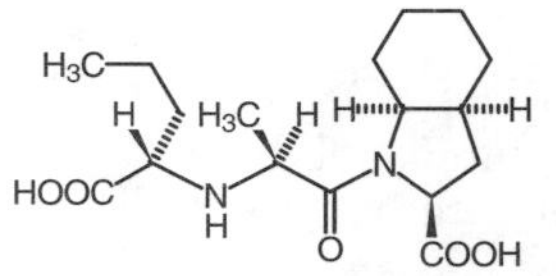

(2*S*,3a*S*,7a*S*)-1-[(2*S*)-2-[[(1*S*)-1-Carboxybutyl]amino]propanoyl]octahydro-1*H*-indol-2-carbonsäure (Perindoprilat)

C.

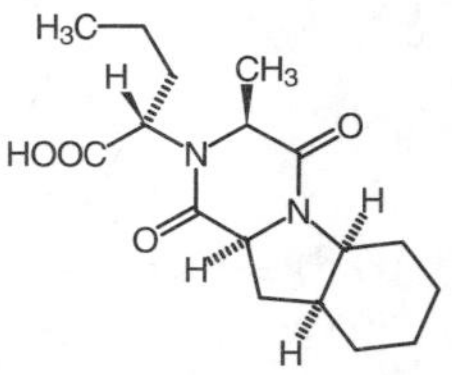

(2*S*)-2-[(3*S*,5a*S*,9a*S*,10a*S*)-3-Methyl-1,4-dioxodecahydropyrazino[1,2-*a*]indol-2(1*H*)-yl]pentansäure

P

Monographien

D. 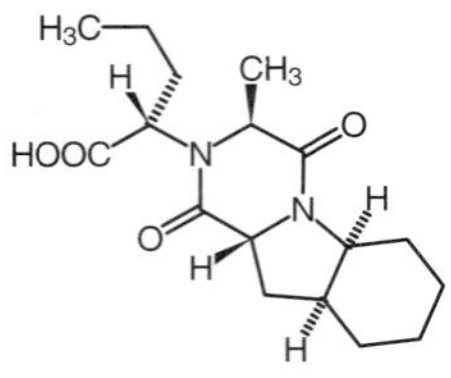

(2*S*)-2-[(3*S*,5a*S*,9a*S*,10a*R*)-3-Methyl-1,4-dioxodecahydropyrazino[1,2-*a*]indol-2(1*H*)-yl]pentansäure

E. 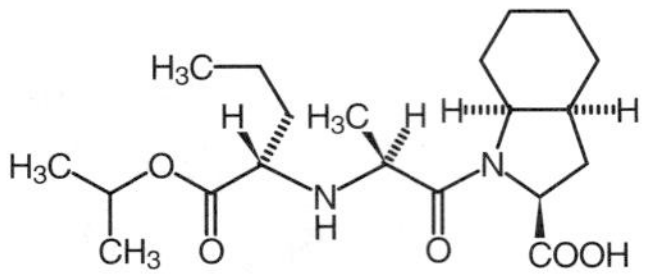

(2*S*,3a*S*,7a*S*)-1-[(2*S*)-2-[[(1*S*)-1-[(1-Methylethoxy)carbonyl]butyl]amino]propanoyl]octahydro-1*H*-indol-2-carbonsäure

F. 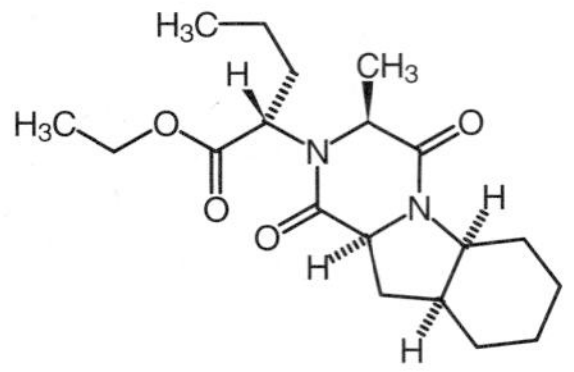

Ethyl[(2*S*)-2-[(3*S*,5a*S*,9a*S*,10a*S*)-3-methyl-1,4-dioxodecahydropyrazino[1,2-*a*]indol-2(1*H*)-yl]pentanoat]

G. 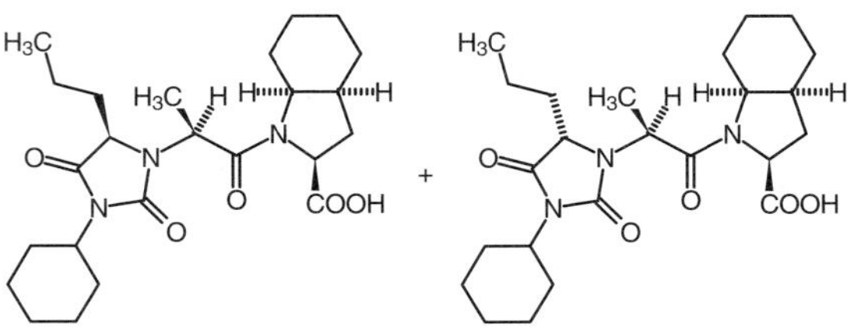

(2*S*,3a*S*,7a*S*)-1-[(2*S*)-2-[(5*RS*)-3-Cyclohexyl-2,4-dioxo-5-propylimidazolidin-1-yl]propanoyl]octahydro-1*H*-indol-2-carbonsäure

H. 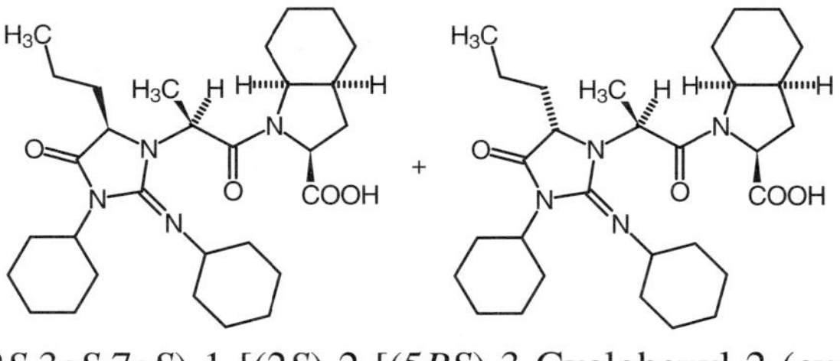

(2*S*,3a*S*,7a*S*)-1-[(2*S*)-2-[(5*RS*)-3-Cyclohexyl-2-(cyclohexylimino)-4-oxo-5-propylimidazolidin-1-yl]propanoyl]octahydro-1*H*-indol-2-carbonsäure

I. 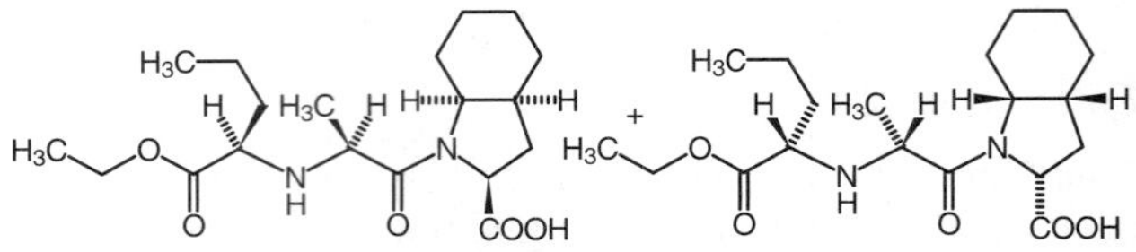

(2*RS*,3a*RS*,7a*RS*)-1-[(2*RS*)-2-[[(1*SR*)-1-(Ethoxycarbonyl)butyl]amino]propanoyl]octahydro-1*H*-indol-2-carbonsäure
((±)-1″-*epi*-Perindopril)

J. 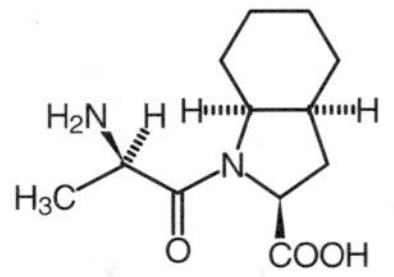

(2*S*,3a*S*,7a*S*)-1-[(2*S*)-2-Aminopropanoyl]octahydro-1*H*-indol-2-carbonsäure

K. 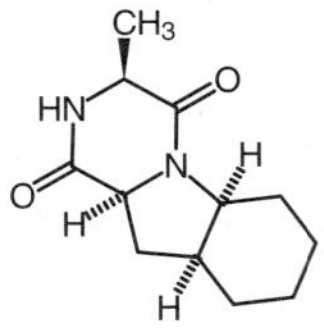

(3*S*,5a*S*,9a*S*,10a*S*)-3-Methyldecahydropyrazino[1,2-*a*]indol-1,4-dion

L. 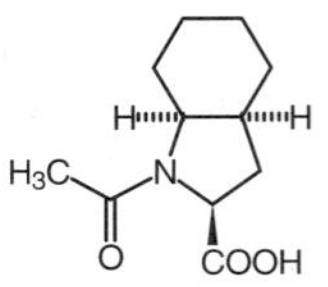

(2*S*,3a*S*,7a*S*)-1-Acetyloctahydro-1*H*-indol-2-carbonsäure

M. 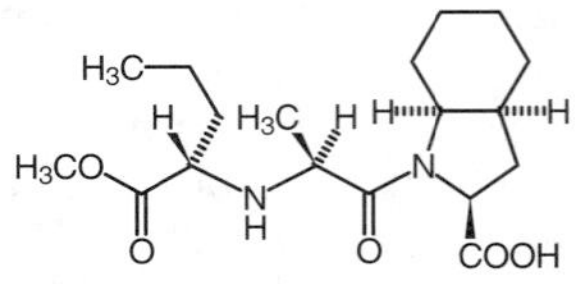

(2*S*,3a*S*,7a*S*)-1-[(2*S*)-2-[[(1*S*)-1-(Methoxycarbonyl)butyl]amino]propanoyl]octahydro-1*H*-indol-2-carbonsäure

N. 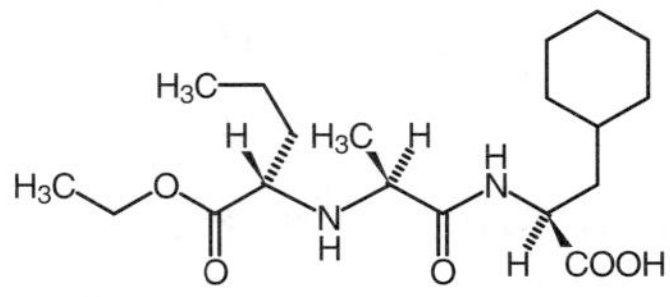

(2*S*)-3-Cyclohexyl-2-[[(2*S*)-2-[[(1*S*)-1-(ethoxycarbonyl)butyl]amino]propanoyl]amino]propansäure

O.

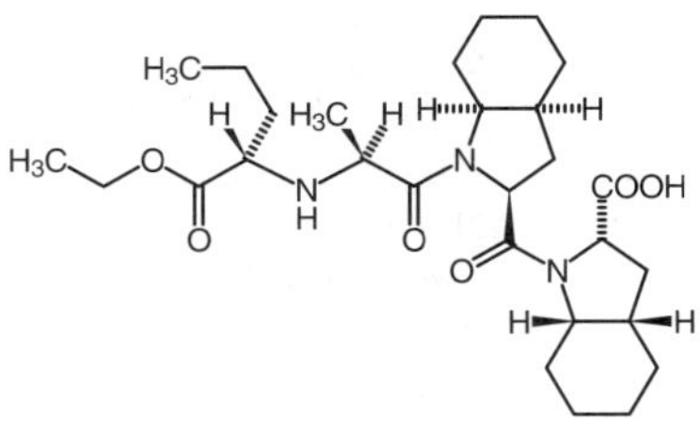

(2*S*,3a*S*,7a*S*)-1-[[(2*S*,3a*S*,7a*S*)-1-[(2*S*)-2-[[(1*S*)-1-(Ethoxycarbonyl)butyl]amino]propanoyl]octahydro-1*H*-indol-2-yl]carbonyl]octahydro-1*H*-indol-2-carbonsäure

P. bis CC.

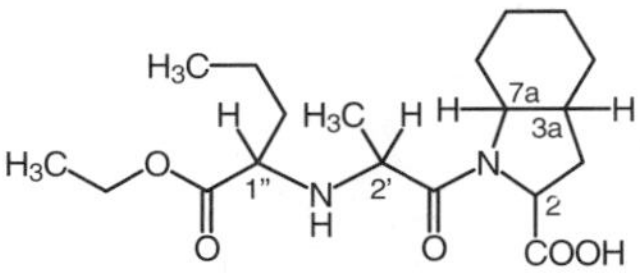

1-[2-[[1-(Ethoxycarbonyl)butyl]amino]propanoyl]-octahydro-1*H*-indol-2-carbonsäure

P. (2*RS*,3a*RS*,7a*RS*)-, (2′*SR*)-, (1″*RS*)-: (±)-2′-*epi*-Perindopril

Q. (2*RS*,3a*RS*,7a*SR*)-, (2′*RS*)-, (1″*RS*)-: (±)-7a-*epi*-Perindopril

R. (2*RS*,3a*SR*,7a*RS*)-, (2′*RS*)-, (1″*RS*)-: (±)-3a-*epi*-Perindopril

S. (2*SR*,3a*RS*,7a*RS*)-, (2′*RS*)-, (1″*RS*)-: (±)-2-*epi*-Perindopril

T. (2*RS*,3a*RS*,7a*RS*)-, (2′*SR*)-, (1″*SR*)-: (±)-1″,2′-Di-*epi*-perindopril

U. (2*RS*,3a*RS*,7a*SR*)-, (2′*RS*)-, (1″*SR*)-: (±)-1″,7a-Di-*epi*-perindopril

V. (2*SR*,3a*SR*,7a*RS*)-, (2′*RS*)-, (1″*RS*)-: (±)-2,3a-Di-*epi*-perindopril

W. (2*SR*,3a*RS*,7a*RS*)-, (2′*RS*)-, (1″*SR*)-: (±)-1″,2-Di-*epi*-perindopril

X. (2*SR*,3a*RS*,7a*SR*)-, (2′*RS*)-, (1″*RS*)-: (±)-2,7a-Di-*epi*-perindopril

Y. (2*SR*,3a*RS*,7a*RS*)-, (2′*SR*)-, (1″*RS*)-: (±)-2,2′-Di-*epi*-perindopril

Z. (2*RS*,3a*SR*,7a*RS*)-, (2′*RS*)-, (1″*SR*)-: (±)-1″,3a-Di-*epi*-perindopril

AA. (2*RS*,3a*SR*,7a*SR*)-, (2′*RS*)-, (1″*RS*)-: (±)-3a,7a-Di-*epi*-perindopril

BB. (2*RS*,3a*SR*,7a*RS*)-, (2′*SR*)-, (1″*RS*)-: (±)-2′,3a-Di-*epi*-perindopril

CC. (2*RS*,3a*RS*,7a*SR*)-, (2′*SR*)-, (1″*RS*)-: (±)-2′,7a-Di-*epi*-perindopril

10.1/1035

Phenylephrin

Phenylephrinum

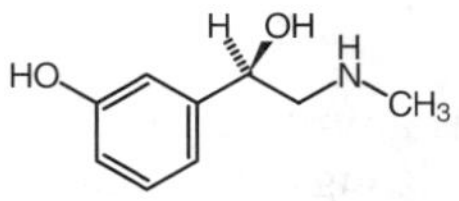

$C_9H_{13}NO_2$ M_r 167,2

CAS Nr. 59-42-7

Definition

(1*R*)-1-(3-Hydroxyphenyl)-2-(methylamino)ethanol

Gehalt: 99,0 bis 100,5 Prozent (getrocknete Substanz)

Eigenschaften

Aussehen: weißes bis fast weißes, kristallines Pulver

Löslichkeit: schwer löslich in Wasser, wenig löslich in Methanol, schwer löslich in Ethanol 96 %

Die Substanz löst sich in verdünnten Mineralsäuren und in verdünnten Alkalihydroxid-Lösungen.

Schmelztemperatur: etwa 174 °C

Prüfung auf Identität

1: A, B
2: A, C, D

A. Die Substanz entspricht der Prüfung „Spezifische Drehung" (siehe „Prüfung auf Reinheit").

B. IR-Spektroskopie (2.2.24)

Vergleich: Phenylephrin *CRS*

C. Dünnschichtchromatographie (2.2.27)

Lösungsmittelmischung: Mischung gleicher Volumteile Dichlormethan *R* und methanolischer Salzsäure (Salzsäure *R* mit Methanol *R* im Verhältnis 1:10 verdünnt)

Untersuchungslösung: 0,1 g Substanz werden in der Lösungsmittelmischung zu 5 ml gelöst.

Referenzlösung: 20 mg Phenylephrin *CRS* werden in der Lösungsmittelmischung zu 1 ml gelöst.

Platte: DC-Platte mit Kieselgel F_{254} *R*

Fließmittel: konzentrierte Ammoniak-Lösung *R*, Methanol *R*, Dichlormethan *R* (0,5:25:70 *V/V/V*)

Auftragen: 10 µl

Laufstrecke: 15 cm

Trocknen: im Kaltluftstrom

Detektion: im ultravioletten Licht bei 254 nm

Die Platte wird mit einer Lösung von Echtrotsalz B *R* ($1 g \cdot l^{-1}$) in einer Lösung von Natriumcarbonat *R* ($50 g \cdot l^{-1}$) besprüht. Die Auswertung erfolgt im Tageslicht.

Ergebnis: Der Hauptfleck im Chromatogramm der Untersuchungslösung entspricht in Bezug auf Lage, Farbe und Größe dem Hauptfleck im Chromatogramm der Referenzlösung.

D. Etwa 10 mg Substanz werden in 1 ml Salzsäure ($1 mol \cdot l^{-1}$) gelöst. Nach Zusatz von 0,05 ml Kupfer(II)-sulfat-Lösung *R* und 1 ml einer Lösung von Natriumhydroxid *R* ($200 g \cdot l^{-1}$) entwickelt sich eine violette Färbung. Mit 1 ml Ether *R* geschüttelt, bleibt die obere Phase farblos.

Prüfung auf Reinheit

Aussehen der Lösung: Die Lösung muss klar (2.2.1) und darf nicht stärker gefärbt sein als die Farbvergleichslösung G_7 (2.2.2, Methode II).

1 g Substanz wird in Salzsäure ($1 mol \cdot l^{-1}$) zu 10 ml gelöst.

Spezifische Drehung (2.2.7): –57 bis –53 (getrocknete Substanz)

1,250 g Substanz werden in Salzsäure ($1 mol \cdot l^{-1}$) zu 25,0 ml gelöst.

Verwandte Substanzen: Flüssigchromatographie (2.2.29)

Lösungsmittelmischung: verdünnte Salzsäure *R*, mobile Phase B, mobile Phase A (5:200:800 *V/V/V*)

Pufferlösung pH 2,8: 3,25 g Natriumoctansulfonat-Monohydrat *R* werden unter 30 min langem Rühren in 1000 ml Wasser zur Chromatographie *R* gelöst. Die Lösung wird mit Phosphorsäure 10 % *R* auf einen pH-Wert von 2,8 eingestellt.

Untersuchungslösung: 41,0 mg Substanz werden in der Lösungsmittelmischung zu 50,0 ml gelöst.

Referenzlösung a: 5,0 ml Untersuchungslösung werden mit der Lösungsmittelmischung zu 100,0 ml verdünnt. 2,0 ml dieser Lösung werden mit der Lösungsmittelmischung zu 100,0 ml verdünnt.

Referenzlösung b: Der Inhalt einer Durchstechflasche mit Phenylephrinhydrochlorid zur Peak-Identifizierung *CRS* (mit den Verunreinigungen C und E) wird in 2 ml Lösungsmittelmischung gelöst.

Säule
- Größe: $l = 0{,}055$ m, $\varnothing = 4{,}0$ mm
- Stationäre Phase: nachsilanisiertes, octadecylsilyliertes Kieselgel zur Chromatographie *R* 1 (3 µm)
- Temperatur: 45 °C

Mobile Phase
- Mobile Phase A: Acetonitril *R* 1, Pufferlösung pH 2,8 (10:90 *V/V*)
- Mobile Phase B: Pufferlösung pH 2,8, Acetonitril *R* 1 (10:90 *V/V*)

Zeit (min)	**Mobile Phase A (% *V/V*)**	**Mobile Phase B (% *V/V*)**
0 – 3	93	7
3 – 13	93 → 70	7 → 30
13 – 14	70 → 93	30 → 7

Durchflussrate: $1{,}5 ml \cdot min^{-1}$

Detektion: Spektrometer bei 215 nm

Einspritzen: 10 µl

Identifizierung von Verunreinigungen: Zur Identifizierung der Peaks der Verunreinigungen C und E wird das mit der Referenzlösung b erhaltene Chromatogramm verwendet.

Relative Retention (bezogen auf Phenylephrin, t_R etwa 2,8 min)
- Verunreinigung C: etwa 1,3
- Verunreinigung E: etwa 3,6

Eignungsprüfung
- Symmetriefaktor: höchstens 1,9 für den Hauptpeak im Chromatogramm der Untersuchungslösung
- Peak-Tal-Verhältnis: mindestens 5,0, wobei H_p die Höhe des Peaks der Verunreinigung C über der Basislinie und H_v die Höhe des niedrigsten Punkts der Kurve über der Basislinie zwischen den Peaks von Phenylephrin und Verunreinigung C im Chromatogramm der Referenzlösung b darstellt

Grenzwerte
- Korrekturfaktoren: Für die Berechnung der Gehalte werden die Flächen der Peaks folgender Verunreinigungen mit dem entsprechenden Korrekturfaktor multipliziert:
  - Verunreinigung C: 0,5
  - Verunreinigung E: 0,5
- Verunreinigungen C, E: jeweils nicht größer als die Fläche des Hauptpeaks im Chromatogramm der Referenzlösung a (0,1 Prozent)

- Nicht spezifizierte Verunreinigungen: jeweils nicht größer als die Fläche des Hauptpeaks im Chromatogramm der Referenzlösung a (0,10 Prozent)
- Summe aller Verunreinigungen: nicht größer als das 2fache der Fläche des Hauptpeaks im Chromatogramm der Referenzlösung a (0,2 Prozent)
- Ohne Berücksichtigung bleiben: Peaks, deren Fläche nicht größer ist als das 0,5fache der Fläche des Hauptpeaks im Chromatogramm der Referenzlösung a (0,05 Prozent)

Trocknungsverlust (2.2.32): höchstens 0,5 Prozent, mit 1,000 g Substanz durch Trocknen im Trockenschrank bei 105 °C bestimmt

Sulfatasche (2.4.14): höchstens 0,1 Prozent, mit 1,0 g Substanz bestimmt

Gehaltsbestimmung

0,150 g Substanz werden in 60 ml wasserfreier Essigsäure *R* gelöst und mit Perchlorsäure (0,1 mol · l^{-1}) titriert. Der Endpunkt wird mit Hilfe der Potentiometrie (2.2.20) bestimmt.

1 ml Perchlorsäure (0,1 mol · l^{-1}) entspricht 16,72 mg $C_9H_{13}NO_2$.

Lagerung

Dicht verschlossen, vor Licht geschützt

Verunreinigungen

Spezifizierte Verunreinigungen:

C, E

Andere bestimmbare Verunreinigungen

(Die folgenden Substanzen werden, falls in einer bestimmten Menge vorhanden, durch eine oder mehrere Prüfmethoden in der Monographie erfasst. Sie werden begrenzt durch das allgemeine Akzeptanzkriterium für weitere Verunreinigungen/nicht spezifizierte Verunreinigungen und/oder durch die Anforderungen der Allgemeinen Monographie **Substanzen zur pharmazeutischen Verwendung (Corpora ad usum pharmaceuticum)**. Diese Verunreinigungen müssen daher nicht identifiziert werden, um die Konformität der Substanz zu zeigen. Siehe auch „5.10 Kontrolle von Verunreinigungen in Substanzen zur pharmazeutischen Verwendung"):

A, D

A.

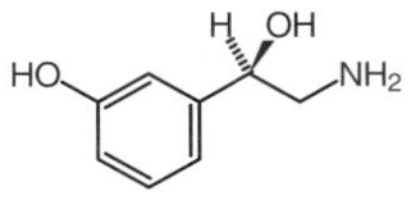

(1*R*)-2-Amino-1-(3-hydroxyphenyl)ethanol
(Norphenylephrin)

C.

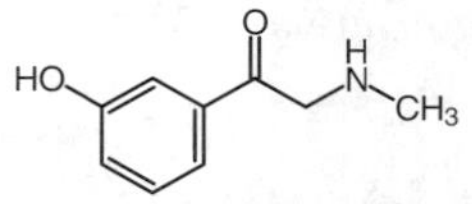

1-(3-Hydroxyphenyl)-2-(methylamino)ethanon
(Phenylephron)

D.

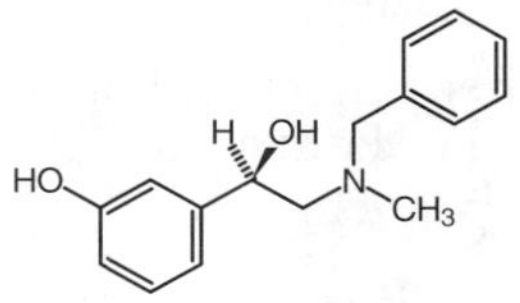

(1*R*)-2-(Benzylmethylamino)-1-(3-hydroxyphenyl)-ethanol
(Benzylphenylephrin)

E.

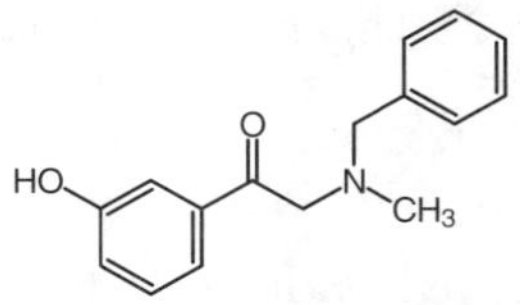

2-(Benzylmethylamino)-1-(3-hydroxyphenyl)ethanon
(Benzylphenylephron)

10.1/0632

Phenylephrinhydrochlorid

Phenylephrini hydrochloridum

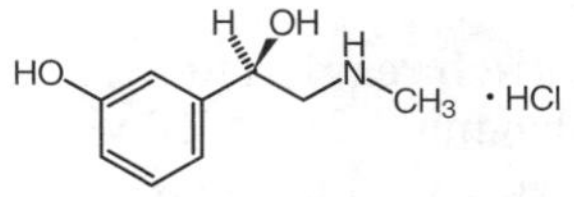

$C_9H_{14}ClNO_2$ M_r 203,7

CAS Nr. 61-76-7

Definition

(1*R*)-1-(3-Hydroxyphenyl)-2-(methylamino)ethanolhydrochlorid

Gehalt: 98,5 bis 101,0 Prozent (getrocknete Substanz)

Eigenschaften

Aussehen: weißes bis fast weißes, kristallines Pulver

Löslichkeit: leicht löslich in Wasser und in Ethanol 96 %

Schmelztemperatur: etwa 143 °C

Prüfung auf Identität

1: A, C, E
2: A, B, D, E

A. Die Substanz entspricht der Prüfung „Spezifische Drehung" (siehe „Prüfung auf Reinheit").

B. Schmelztemperatur (2.2.14): 171 bis 176 °C

0,3 g Substanz werden in 3 ml Wasser *R* gelöst. Nach Zusatz von 1 ml verdünnter Ammoniak-Lösung *R* 1 wird die Kristallisation durch Reiben mit einem Glasstab an der Wand des Reagenzglases eingeleitet. Die Kristalle werden mit eisgekühltem Wasser *R* gewaschen und 2 h lang bei 105 °C getrocknet.

C. IR-Spektroskopie (2.2.24)

Probenvorbereitung: Presslinge

Vergleich: Phenylephrinhydrochlorid *CRS*

D. Etwa 10 mg Substanz werden in 1 ml Wasser *R* gelöst. Nach Zusatz von 0,05 ml einer Lösung von Kupfer(II)-sulfat-Pentahydrat *R* (125 g · l^{-1}) und 1 ml einer Lösung von Natriumhydroxid *R* (200 g · l^{-1}) entsteht eine violette Färbung. Nach Ausschütteln mit 1 ml Ether *R* bleibt die Etherphase farblos.

E. Die Substanz gibt die Identitätsreaktion a auf Chlorid (2.3.1).

Prüfung auf Reinheit

Prüflösung: 2,00 g Substanz werden in kohlendioxidfreiem Wasser *R*, das aus destilliertem Wasser *R* hergestellt wurde, zu 100,0 ml gelöst.

Aussehen der Lösung: Die Prüflösung muss klar (2.2.1) und farblos (2.2.2, Methode II) sein.

Sauer oder alkalisch reagierende Substanzen: 10 ml Prüflösung werden mit 0,1 ml Methylrot-Lösung *R* und 0,2 ml Natriumhydroxid-Lösung (0,01 mol · l^{-1}) versetzt. Die Lösung muss gelb gefärbt sein. Bis zum Farbumschlag des Indikators nach Rot dürfen höchstens 0,4 ml Salzsäure (0,01 mol · l^{-1}) verbraucht werden.

Spezifische Drehung (2.2.7): –47 bis –43 (getrocknete Substanz), mit der Prüflösung bestimmt

Verwandte Substanzen: Flüssigchromatographie (2.2.29)

Lösungsmittelmischung: mobile Phase B, mobile Phase A (20:80 *V/V*)

Pufferlösung pH 2,8: 3,25 g Natriumoctansulfonat-Monohydrat *R* werden unter 30 min langem Rühren in 1000 ml Wasser zur Chromatographie *R* gelöst. Die Lösung wird mit Phosphorsäure 10 % *R* auf einen pH-Wert von 2,8 eingestellt.

Untersuchungslösung: 50,0 mg Substanz werden in der Lösungsmittelmischung zu 50,0 ml gelöst.

Referenzlösung a: 5,0 ml Untersuchungslösung werden mit der Lösungsmittelmischung zu 100,0 ml verdünnt. 2,0 ml dieser Lösung werden mit der Lösungsmittelmischung zu 100,0 ml verdünnt.

Referenzlösung b: Der Inhalt einer Durchstechflasche mit Phenylephrinhydrochlorid zur Peak-Identifizierung *CRS* (mit den Verunreinigungen C und E) wird in 2 ml Lösungsmittelmischung gelöst.

Säule
- Größe: l = 0,055 m, ∅ = 4,0 mm
- Stationäre Phase: nachsilanisiertes, octadecylsilyliertes Kieselgel zur Chromatographie *R* 1 (3 µm)
- Temperatur: 45 °C

Mobile Phase
- Mobile Phase A: Acetonitril *R* 1, Pufferlösung pH 2,8 (10:90 *V/V*)
- Mobile Phase B: Pufferlösung pH 2,8, Acetonitril *R* 1 (10:90 *V/V*)

Zeit (min)	Mobile Phase A (% *V/V*)	Mobile Phase B (% *V/V*)
0 – 3	93	7
3 – 13	93 → 70	7 → 30
13 – 14	70 → 93	30 → 7

Durchflussrate: 1,5 ml · min^{-1}

Detektion: Spektrometer bei 215 nm

Einspritzen: 10 µl

Identifizierung von Verunreinigungen: Zur Identifizierung der Peaks der Verunreinigungen C und E wird das mit der Referenzlösung b erhaltene Chromatogramm verwendet.

Relative Retention (bezogen auf Phenylephrin, t_R etwa 2,8 min)
- Verunreinigung C: etwa 1,3
- Verunreinigung E: etwa 3,6

Eignungsprüfung
- Symmetriefaktor: höchstens 1,9 für den Hauptpeak im Chromatogramm der Untersuchungslösung
- Peak-Tal-Verhältnis: mindestens 5,0, wobei H_p die Höhe des Peaks der Verunreinigung C über der Basislinie und H_v die Höhe des niedrigsten Punkts der Kurve über der Basislinie zwischen den Peaks von Phenylephrin und Verunreinigung C im Chromatogramm der Referenzlösung b darstellt

Grenzwerte
- Korrekturfaktoren: Für die Berechnung der Gehalte werden die Flächen der Peaks folgender Verunreinigungen mit dem entsprechenden Korrekturfaktor multipliziert:
  - Verunreinigung C: 0,5
  - Verunreinigung E: 0,5
- Verunreinigungen C, E: jeweils nicht größer als die Fläche des Hauptpeaks im Chromatogramm der Referenzlösung a (0,1 Prozent)

– Nicht spezifizierte Verunreinigungen: jeweils nicht größer als die Fläche des Hauptpeaks im Chromatogramm der Referenzlösung a (0,10 Prozent)
– Summe aller Verunreinigungen: nicht größer als das 2fache der Fläche des Hauptpeaks im Chromatogramm der Referenzlösung a (0,2 Prozent)
– Ohne Berücksichtigung bleiben: Peaks, deren Fläche nicht größer ist als das 0,5fache der Fläche des Hauptpeaks im Chromatogramm der Referenzlösung a (0,05 Prozent)

Sulfat (2.4.13): höchstens 500 ppm, mit der Prüflösung bestimmt

Trocknungsverlust (2.2.32): höchstens 1,0 Prozent, mit 1,000 g Substanz durch Trocknen im Trockenschrank bei 105 °C bestimmt

Sulfatasche (2.4.14): höchstens 0,1 Prozent, mit 1,0 g Substanz bestimmt

Gehaltsbestimmung

0,150 g Substanz werden in einer Mischung von 0,5 ml Salzsäure (0,1 mol · l^{-1}) und 80 ml Ethanol 96 % *R* gelöst und mit ethanolischer Natriumhydroxid-Lösung (0,1 mol · l^{-1}) titriert. Das zwischen den beiden mit Hilfe der Potentiometrie (2.2.20) bestimmten Wendepunkten zugesetzte Volumen wird abgelesen.

1 ml ethanolische Natriumhydroxid-Lösung (0,1 mol · l^{-1}) entspricht 20,37 mg $C_9H_{14}ClNO_2$.

Verunreinigungen

Spezifizierte Verunreinigungen:

C, E

Andere bestimmbare Verunreinigungen

(Die folgenden Substanzen werden, falls in einer bestimmten Menge vorhanden, durch eine oder mehrere Prüfmethoden in der Monographie erfasst. Sie werden begrenzt durch das allgemeine Akzeptanzkriterium für weitere Verunreinigungen/nicht spezifizierte Verunreinigungen und/oder durch die Anforderungen der Allgemeinen Monographie **Substanzen zur pharmazeutischen Verwendung (Corpora ad usum pharmaceuticum)**. Diese Verunreinigungen müssen daher nicht identifiziert werden, um die Konformität der Substanz zu zeigen. Siehe auch „5.10 Kontrolle von Verunreinigungen in Substanzen zur pharmazeutischen Verwendung“):

A, D

A.

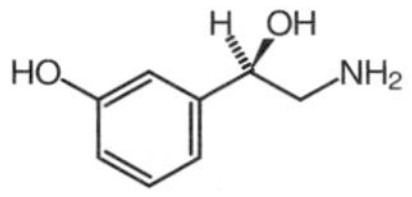

(1*R*)-2-Amino-1-(3-hydroxyphenyl)ethanol
(Norphenylephrin)

C.

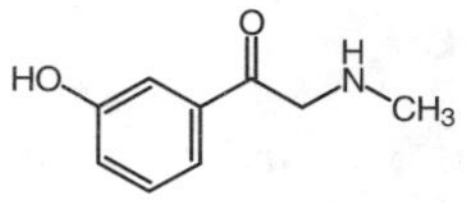

1-(3-Hydroxyphenyl)-2-(methylamino)ethanon
(Phenylephron)

D.

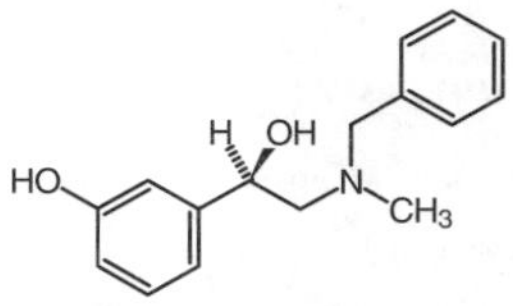

(1*R*)-2-(Benzylmethylamino)-1-(3-hydroxyphenyl)ethanol
(Benzylphenylephrin)

E.

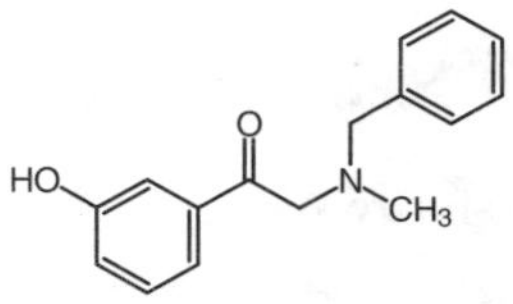

2-(Benzylmethylamino)-1-(3-hydroxyphenyl)ethanon
(Benzylphenylephron)

10.1/2179

Pimobendan für Tiere

Pimobendanum ad usum veterinarium

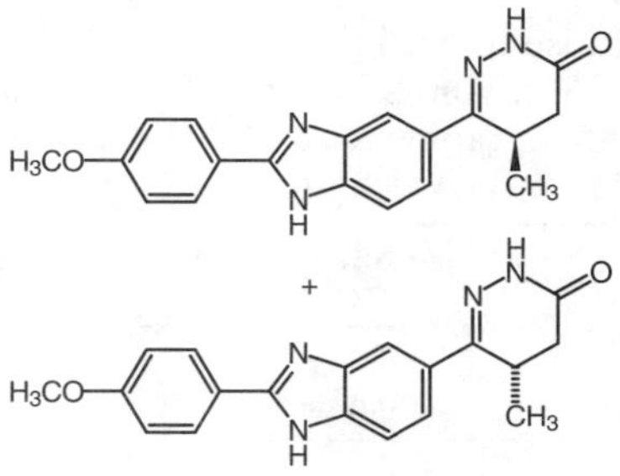

$C_{19}H_{18}N_4O_2$ — M_r 334,4

CAS Nr. 74150-27-9

Definition

(5*RS*)-6-[2-(4-Methoxyphenyl)-1*H*-benzimidazol-5-yl]-5-methyl-4,5-dihydropyridazin-3(2*H*)-on

Gehalt: 98,0 bis 101,0 Prozent (wasserfreie Substanz)

Eigenschaften

Aussehen: weißes bis schwach gelbliches, hygroskopisches Pulver

Löslichkeit: praktisch unlöslich in Wasser, leicht löslich in Dimethylformamid, schwer löslich in Aceton und in Methanol

Schmelztemperatur: etwa 242 °C

Prüfung auf Identität

IR-Spektroskopie (2.2.24)

Vergleich: Pimobendan *CRS*

Prüfung auf Reinheit

Verwandte Substanzen: Flüssigchromatographie (2.2.29)

Untersuchungslösung: 50 mg Substanz werden in Methanol *R* zu 10,0 ml gelöst.

Referenzlösung a: 1,0 ml Untersuchungslösung wird mit Methanol *R* zu 100,0 ml verdünnt. 2,0 ml dieser Lösung werden mit Methanol *R* zu 10,0 ml verdünnt.

Referenzlösung b: Der Inhalt einer Durchstechflasche mit Pimobendan zur Eignungsprüfung *CRS* (mit den Verunreinigungen A und B) wird in 1,0 ml Methanol *R* gelöst.

Säule
- Größe: $l = 0{,}125$ m, $\varnothing = 4{,}6$ mm
- Stationäre Phase: desaktiviertes, nachsilanisiertes, octadecylsilyliertes Kieselgel zur Chromatographie *R* (5 µm)
- Temperatur: 45 °C

Mobile Phase
- Mobile Phase A: 3,0 g Kaliumdihydrogenphosphat *R* werden in 950 ml Wasser zur Chromatographie *R* gelöst. Die Lösung wird mit Phosphorsäure 10 % *R* auf einen pH-Wert von 2,5 eingestellt und mit Wasser zur Chromatographie *R* zu 1000 ml verdünnt.
- Mobile Phase B: Acetonitril *R*

Zeit (min)	Mobile Phase A (% *V/V*)	Mobile Phase B (% *V/V*)
0 – 6	85 → 80	15 → 20
6 – 20	80 → 20	20 → 80

Durchflussrate: 1 ml · min^{-1}

Detektion: Spektrometer bei 290 nm

Einspritzen: 10 µl

Identifizierung von Verunreinigungen: Zur Identifizierung der Peaks der Verunreinigungen A und B wird das mit der Referenzlösung b erhaltene Chromatogramm verwendet.

Relative Retention (bezogen auf Pimobendan, t_R etwa 8,3 min)
- Verunreinigung A: etwa 1,3
- Verunreinigung B: etwa 1,4

Eignungsprüfung: Referenzlösung b
- Auflösung: mindestens 2,0 zwischen den Peaks der Verunreinigungen A und B

Grenzwerte
- Nicht spezifizierte Verunreinigungen: jeweils nicht größer als die Fläche des Hauptpeaks im Chromatogramm der Referenzlösung a (0,20 Prozent)
- Summe aller Verunreinigungen: nicht größer als die Fläche des Hauptpeaks im Chromatogramm der Referenzlösung a (0,2 Prozent)
- Ohne Berücksichtigung bleiben: Peaks, deren Fläche nicht größer ist als das 0,5fache der Fläche des Hauptpeaks im Chromatogramm der Referenzlösung a (0,10 Prozent)

Schwermetalle (2.4.8): höchstens 10 ppm

2,0 g Substanz müssen der Grenzprüfung F entsprechen. Zur Herstellung der Referenzlösung werden 2 ml Blei-Lösung (10 ppm Pb) *R* verwendet.

Wasser (2.5.12): höchstens 1,0 Prozent, mit 0,500 g Substanz bestimmt

Sulfatasche (2.4.14): höchstens 0,1 Prozent, mit 1,0 g Substanz bestimmt

Gehaltsbestimmung

0,250 g Substanz werden in 5 ml wasserfreier Ameisensäure *R* gelöst. Die Lösung wird mit 10 ml Acetanhydrid *R* und 70 ml wasserfreier Essigsäure *R* versetzt und mit Perchlorsäure (0,1 mol · l^{-1}) titriert. Der Endpunkt wird mit Hilfe der Potentiometrie (2.2.20) bestimmt.

1 ml Perchlorsäure (0,1 mol · l^{-1}) entspricht 33,44 mg $C_{19}H_{18}N_4O_2$.

Lagerung

Dicht verschlossen

Verunreinigungen

Andere bestimmbare Verunreinigungen

(Die folgenden Substanzen werden, falls in einer bestimmten Menge vorhanden, durch eine oder mehrere Prüfmethoden in der Monographie erfasst. Sie werden begrenzt durch das allgemeine Akzeptanzkriterium für weitere Verunreinigungen/nicht spezifizierte Verunreinigungen und/oder durch die Anforderungen der Allgemeinen Monographie **Substanzen zur pharmazeutischen Verwendung (Corpora ad usum pharmaceuticum)**. Diese Verunreinigungen müssen daher nicht identifiziert werden, um die Konformität der Substanz zu zeigen. Siehe auch „5.10 Kontrolle von Verunreinigungen in Substanzen zur pharmazeutischen Verwendung“):

A, B

A.

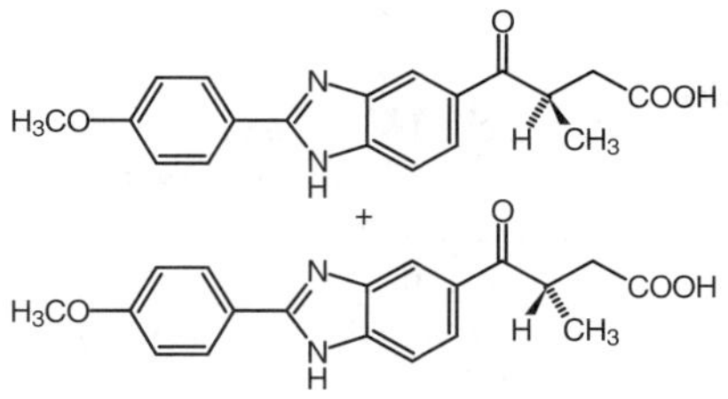

(3*RS*)-4-[2-(4-Methoxyphenyl)-1*H*-benzimidazol-5-yl]-3-methyl-4-oxobutansäure

B.

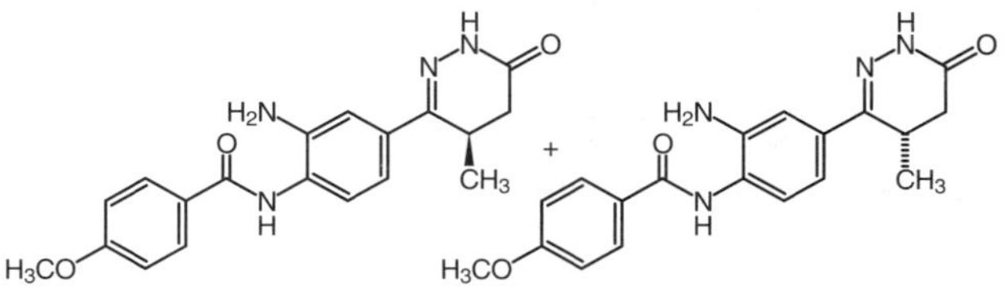

(5*RS*)-6-[3-Amino-4-(4-methoxybenzamido)phenyl]-5-methyl-4,5-dihydropyridazin-3(2*H*)-on

10.1/0203

Polymyxin-B-sulfat

Polymyxini B sulfas

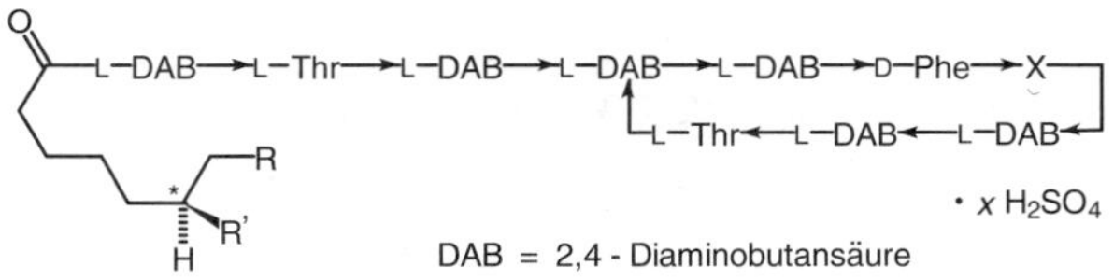

DAB = 2,4 - Diaminobutansäure

Polymyxin	R	R′	X	Summenformel	M_r
B1	CH_3	CH_3	L-Leu	$C_{56}H_{98}N_{16}O_{13}$	1203
B2	H	CH_3	L-Leu	$C_{55}H_{96}N_{16}O_{13}$	1189
B3	CH_3	H	L-Leu	$C_{55}H_{96}N_{16}O_{13}$	1189
B1-I	CH_3	CH_3	L-Ile	$C_{56}H_{98}N_{16}O_{13}$	1203

Definition

Gemisch von Sulfaten von Polypeptiden, die von bestimmten Stämmen von *Paenibacillus polymyxa* gewonnen werden

Der Hauptbestandteil ist Polymyxin B1.

Aktivität: mindestens 6500 I. E. je Milligramm (getrocknete Substanz)

Eigenschaften

Aussehen: weißes bis fast weißes, hygroskopisches Pulver

Löslichkeit: leicht löslich in Wasser, praktisch unlöslich in Ethanol 96 %

Prüfung auf Identität

1: B, D
2: A, C, D

A. Dünnschichtchromatographie (2.2.27)

Untersuchungslösung: 5 mg Substanz werden in 1 ml einer Mischung gleicher Volumteile Salzsäure *R* und Wasser *R* gelöst. Die Lösung wird in einem zugeschmolzenen Röhrchen 5 h lang bei 135 °C erhitzt und anschließend im Wasserbad zur Trockne eingedampft. Das Erhitzen wird fortgesetzt, bis die Salzsäure vollständig verdampft ist. Der Rückstand wird in 0,5 ml Wasser *R* gelöst.

Referenzlösung a: 20 mg Leucin *R* werden in Wasser *R* zu 10 ml gelöst.

Referenzlösung b: 20 mg Threonin *R* werden in Wasser *R* zu 10 ml gelöst.

Referenzlösung c: 20 mg Phenylalanin *R* werden in Wasser *R* zu 10 ml gelöst.

Referenzlösung d: 20 mg Serin *R* werden in Wasser *R* zu 10 ml gelöst.

Platte: DC-Platte mit Kieselgel G *R*

Die Prüfung wird vor Licht geschützt durchgeführt.

Fließmittel: Wasser *R*, Phenol *R* (25:75 *V*/*V*)

Auftragen: 5 µl; bandförmig 10 mm

Die Platte wird so in eine Chromatographiekammer gestellt, dass sie nicht mit dem Fließmittel in Kontakt kommt. Sie wird mindestens 12 h lang den Fließmitteldämpfen ausgesetzt.

Laufstrecke: 2/3 der Platte mit demselben Fließmittel

Trocknen: bei 100 bis 105 °C

Detektion: Die Platte wird mit Ninhydrin-Lösung *R* 1 besprüht und anschließend 5 min lang bei 110 °C erhitzt.

Ergebnis: Das Chromatogramm der Untersuchungslösung zeigt Zonen, die den Zonen in den Chromatogrammen der Referenzlösungen a, b und c entsprechen, jedoch keine Zone, die der Zone im Chromatogramm der Referenzlösung d entspricht. Das Chromatogramm der Untersuchungslösung weist ferner eine Zone mit einem sehr kleinen R_F-Wert auf (2,4-Diaminobutansäure).

B. Die unter „Zusammensetzung“ (siehe „Prüfung auf Reinheit“) erhaltenen Chromatogramme werden ausgewertet.

Ergebnis: Die Peaks der Polymyxine B1, B2, B3 und B1-I im Chromatogramm der Untersuchungslösung entsprechen in Bezug auf ihre Retentionszeit den entsprechenden Peaks im Chromatogramm der Referenzlösung a.

C. Etwa 2 mg Substanz werden in 5 ml Wasser *R* gelöst. Die Lösung wird mit 5 ml einer Lösung von Natriumhydroxid *R* (100 g · l^{-1}) versetzt. Werden unter ständigem Schütteln tropfenweise 0,25 ml einer Lösung von Kupfer(II)-sulfat-Pentahydrat *R* (10 g · l^{-1}) zugesetzt, entwickelt sich eine rötlich violette Färbung.

D. Die Substanz gibt die Identitätsreaktion a auf Sulfat (2.3.1).

Prüfung auf Reinheit

pH-Wert (2.2.3): 5,0 bis 7,0

0,2 g Substanz werden in kohlendioxidfreiem Wasser *R* zu 10 ml gelöst.

Zusammensetzung: Flüssigchromatographie (2.2.29) mit Hilfe des Verfahrens „Normalisierung“

Lösungsmittelmischung: Acetonitril *R*, Wasser *R* (20:80 *V/V*)

Untersuchungslösung: 50,0 mg Substanz werden in der Lösungsmittelmischung zu 100,0 ml gelöst.

Referenzlösung a: Der Inhalt einer Durchstechflasche mit Polymyxin-B-sulfat *CRS* wird in der Lösungsmittelmischung zu 50 ml gelöst.

Referenzlösung b: 1 ml Referenzlösung a wird mit der Lösungsmittelmischung zu 100 ml verdünnt.

Säule
- Größe: l = 0,25 m, ∅ = 4,6 mm
- Stationäre Phase: nachsilanisiertes, octadecylsilyliertes Kieselgel zur Chromatographie *R* (5 µm)
- Temperatur: 30 °C

Mobile Phase: eine Mischung von 20 Volumteilen Acetonitril *R* 1 und 80 Volumteilen einer Lösung, die wie folgt hergestellt wird: 4,46 g wasserfreies Natriumsulfat *R* werden in 900 ml Wasser zur Chromatographie *R* gelöst. Die Lösung wird mit Phosphorsäure 10 % *R* auf einen pH-Wert von 2,3 eingestellt und mit Wasser zur Chromatographie *R* zu 1000 ml verdünnt.

Durchflussrate: 1,0 ml · min^{-1}

Detektion: Spektrometer bei 215 nm

Einspritzen: 20 µl

Chromatographiedauer: 1,4fache Retentionszeit von Polymyxin B1

Identifizierung von Peaks: Zur Identifizierung der Peaks der Polymyxine B1, B2, B3 und B1-I werden das mitgelieferte Chromatogramm von Polymyxin-B-sulfat *CRS* und das mit der Referenzlösung a erhaltene Chromatogramm verwendet.

Relative Retention (bezogen auf Polymyxin B1, t_R etwa 35 min)
- Polymyxin B2: etwa 0,5
- Polymyxin B3: etwa 0,6
- Polymyxin B1-I: etwa 0,8

Eignungsprüfung
- Auflösung: mindestens 3,0 zwischen den Peaks von Polymyxin B2 und Polymyxin B3 im Chromatogramm der Referenzlösung a
- Signal-Rausch-Verhältnis: mindestens 20 für den Peak von Polymyxin B1 im Chromatogramm der Referenzlösung b

Grenzwerte
- Polymyxin B1-I: höchstens 15,0 Prozent
- Polymyxin B3: höchstens 6,0 Prozent
- Summe der Polymyxine B1, B2, B3 und B1-I: mindestens 80,0 Prozent
- Berichtsgrenzwert: 0,40 Prozent

Verwandte Substanzen: Flüssigchromatographie (2.2.29) wie unter „Zusammensetzung“ beschrieben

Grenzwerte
- Jede Verunreinigung: jeweils höchstens 3,0 Prozent
- Summe aller Verunreinigungen: höchstens 17,0 Prozent
- Berichtsgrenzwert: 0,40 Prozent

Sulfat: 15,5 bis 17,5 Prozent (getrocknete Substanz)

0,250 g Substanz werden in 100 ml Wasser *R* gelöst. Die Lösung wird mit konzentrierter Ammoniak-Lösung *R* auf einen pH-Wert von 11 eingestellt und nach Zusatz von 10,0 ml Bariumchlorid-Lösung (0,1 mol · l^{-1}) und etwa 0,5 mg Phthaleinpurpur *R* mit Natriumedetat-Lösung (0,1 mol · l^{-1}) titriert. Beim beginnenden Farbumschlag werden 50 ml Ethanol 96 % *R* zugesetzt. Die Titration wird bis zum Verschwinden der blauvioletten Färbung fortgesetzt.

1 ml Bariumchlorid-Lösung (0,1 mol · l^{-1}) entspricht 9,606 mg Sulfat (SO_4).

Trocknungsverlust (2.2.32): höchstens 6,0 Prozent, mit 1,000 g Substanz durch 3 h langes Trocknen im Vakuum bei 60 °C und höchstens 0,7 kPa bestimmt

Sulfatasche (2.4.14): höchstens 0,75 Prozent, mit 1,0 g Substanz bestimmt

Pyrogene (2.6.8): Polymyxin-B-sulfat zur Herstellung von Parenteralia, das dabei keinem weiteren geeigneten Verfahren zur Beseitigung von Pyrogenen unterworfen wird, muss der Prüfung entsprechen. Jedem Kaninchen wird 1 ml einer Lösung, die 1,5 mg Substanz je Milliliter in Wasser für Injektionszwecke *R* enthält, je Kilogramm Körpermasse injiziert.

Wertbestimmung

Die Ausführung erfolgt nach „Mikrobiologische Wertbestimmung von Antibiotika“ (2.7.2) unter Verwendung von Polymyxin-B-sulfat zur mikrobiologischen Wertbestimmung *CRS* als Referenzsubstanz.

Lagerung

Dicht verschlossen, vor Licht geschützt

Falls die Substanz steril ist, im sterilen, dicht verschlossenen Behältnis mit Originalitätsverschluss

Beschriftung

Die Beschriftung gibt, falls zutreffend, an, dass die Substanz zur Herstellung von Parenteralia geeignet ist.

10.1/0856

Prazosinhydrochlorid

Prazosini hydrochloridum

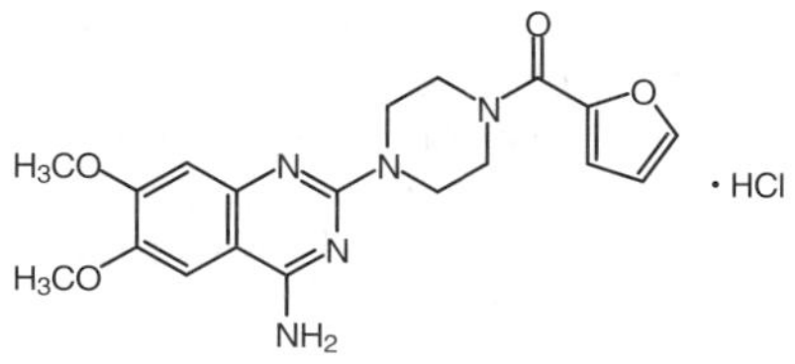

$C_{19}H_{22}ClN_5O_4$ M_r 419,9

CAS Nr. 19237-84-4

Definition

[4-(4-Amino-6,7-dimethoxychinazolin-2-yl)piperazin-1-yl](furan-2-yl)methanon-hydrochlorid

Gehalt: 98,5 bis 101,0 Prozent (wasserfreie Substanz)

Eigenschaften

Aussehen: weißes bis fast weißes Pulver

Löslichkeit: sehr schwer löslich in Wasser, schwer löslich in Ethanol 96 % und in Methanol, praktisch unlöslich in Aceton

Prüfung auf Identität

1: A, C
2: B, C

A. IR-Spektroskopie (2.2.24)

Vergleich: Prazosinhydrochlorid *CRS*

B. Dünnschichtchromatographie (2.2.27)

Untersuchungslösung: 10 mg Substanz werden in einer Mischung von 1 Volumteil Diethylamin *R*, 10 Volumteilen Methanol *R* und 10 Volumteilen Dichlormethan *R* zu 10 ml gelöst.

Referenzlösung: 10 mg Prazosinhydrochlorid *CRS* werden in einer Mischung von 1 Volumteil Diethylamin *R*, 10 Volumteilen Methanol *R* und 10 Volumteilen Dichlormethan *R* zu 10 ml gelöst.

Platte: DC-Platte mit Kieselgel GF_{254} *R*

Fließmittel: Diethylamin *R*, Ethylacetat *R* (5:95 *V/V*)

Auftragen: 10 µl

Laufstrecke: 2/3 der Platte

Trocknen: im Warmluftstrom

Detektion: im ultravioletten Licht bei 254 nm

Ergebnis: Der Hauptfleck im Chromatogramm der Untersuchungslösung entspricht in Bezug auf Lage und Größe dem Hauptfleck im Chromatogramm der Referenzlösung.

C. Etwa 2 mg Substanz werden in 2 ml Wasser *R* gelöst. Die Lösung gibt die Identitätsreaktion a auf Chlorid (2.3.1).

Prüfung auf Reinheit

Verwandte Substanzen: Flüssigchromatographie (2.2.29)

Untersuchungslösung: 50,0 mg Substanz werden in der mobilen Phase zu 50,0 ml gelöst.

Referenzlösung a: 1,0 ml Untersuchungslösung wird mit der mobilen Phase zu 100,0 ml verdünnt. 1,0 ml dieser Lösung wird mit der mobilen Phase zu 10,0 ml verdünnt.

Referenzlösung b: 1 ml Untersuchungslösung wird mit der mobilen Phase zu 10 ml verdünnt. In 1 ml dieser Lösung wird der Inhalt einer Durchstechflasche mit Prazosin-Verunreinigung A *CRS* gelöst.

Säule
- Größe: $l = 0{,}25$ m, $\varnothing = 4{,}6$ mm
- Stationäre Phase: nachsilanisiertes, octadecylsilyliertes Kieselgel zur Chromatographie *R* (5 µm)

Mobile Phase: 50 Volumteile Methanol *R* und 50 Volumteile einer Lösung von Natriumpentansulfonat *R* ($3{,}5\ g \cdot l^{-1}$) und Tetramethylammoniumhydroxid *R* ($3{,}6\ g \cdot l^{-1}$), die mit Essigsäure 99 % *R* zuvor auf einen pH-Wert von 5,0 eingestellt wurde, werden gemischt.

Durchflussrate: $1\ ml \cdot min^{-1}$

Detektion: Spektrometer bei 254 nm

Einspritzen: 20 µl

Chromatographiedauer: 4fache Retentionszeit von Prazosin

Identifizierung von Verunreinigungen: Zur Identifizierung des Peaks der Verunreinigung A wird das mit der Referenzlösung b erhaltene Chromatogramm verwendet.

Relative Retention (bezogen auf Prazosin, t_R etwa 8 min)
– Verunreinigung A: etwa 0,8

Eignungsprüfung: Referenzlösung b
– Auflösung: mindestens 3,0 zwischen den Peaks von Verunreinigung A und Prazosin

Berechnung der Prozentgehalte
– Für jede Verunreinigung wird die Konzentration an Prazosinhydrochlorid in der Referenzlösung a verwendet.

Grenzwerte
– Verunreinigung A: höchstens 0,2 Prozent
– Nicht spezifizierte Verunreinigungen: jeweils höchstens 0,10 Prozent
– Summe aller Verunreinigungen: höchstens 0,5 Prozent
– Berichtsgrenzwert: 0,05 Prozent

Eisen: höchstens 100 ppm

Atomabsorptionsspektrometrie (2.2.23, Methode I)

Untersuchungslösung: 1,0 g Substanz wird tropfenweise mit etwa 1,5 ml Salpetersäure *R* versetzt. Nach beendeter Dampfentwicklung wird die Mischung auf dem Wasserbad erhitzt und anschließend durch kontinuierliche Erhöhung der Temperatur von 150 auf 1000 ± 50 °C geglüht. Die Endtemperatur wird 1 h lang gehalten. Nach dem Abkühlen wird der Rückstand in 20 ml verdünnter Salzsäure *R* gelöst. Die Lösung wird bis auf etwa 5 ml eingeengt und mit verdünnter Salzsäure *R* zu 25,0 ml verdünnt.

Referenzlösungen: Die Referenzlösungen werden aus der Eisen-Lösung (8 ppm Fe) *R* durch Verdünnen mit der erforderlichen Menge Wasser *R* hergestellt.

Strahlungsquelle: Eisen-Hohlkathodenlampe

Wellenlänge: 248 nm

Atomisierung: Luft-Acetylen-Flamme

Wasser (2.5.12): höchstens 0,5 Prozent, mit 1,00 g Substanz bestimmt

Als Lösungsmittel wird eine Mischung gleicher Volumteile Dichlormethan *R* und Methanol *R* verwendet.

Sulfatasche (2.4.14): höchstens 0,1 Prozent, mit 1,0 g Substanz bestimmt

Gehaltsbestimmung

Um ein Überhitzen zu vermeiden, muss das Reaktionsgemisch während der Titration sorgfältig gemischt und die Titration unmittelbar nach Erreichen des Endpunkts abgebrochen werden.

0,350 g Substanz werden in einer Mischung von 20 ml wasserfreier Ameisensäure *R* und 30 ml Acetanhydrid *R* gelöst und mit Perchlorsäure (0,1 mol · l^{-1}) schnell titriert. Der Endpunkt wird mit Hilfe der Potentiometrie (2.2.20) bestimmt.

1 ml Perchlorsäure (0,1 mol · l^{-1}) entspricht 41,99 mg $C_{19}H_{22}ClN_5O_4$.

Lagerung

Vor Licht geschützt

Verunreinigungen

Spezifizierte Verunreinigung:

A

Andere bestimmbare Verunreinigungen

(Die folgenden Substanzen werden, falls in einer bestimmten Menge vorhanden, durch eine oder mehrere Prüfmethoden in der Monographie erfasst. Sie werden begrenzt durch das allgemeine Akzeptanzkriterium für weitere Verunreinigungen/nicht spezifizierte Verunreinigungen und/oder durch die Anforderungen der Allgemeinen Monographie **Substanzen zur pharmazeutischen Verwendung (Corpora ad usum pharmaceuticum)**. Diese Verunreinigungen müssen daher nicht identifiziert werden, um die Konformität der Substanz zu zeigen. Siehe auch „5.10 Kontrolle von Verunreinigungen in Substanzen zur pharmazeutischen Verwendung“):

B, C, D, E

A.

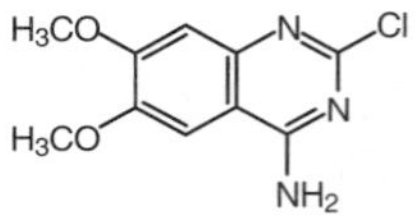

2-Chlor-6,7-dimethoxychinazolin-4-amin

B.

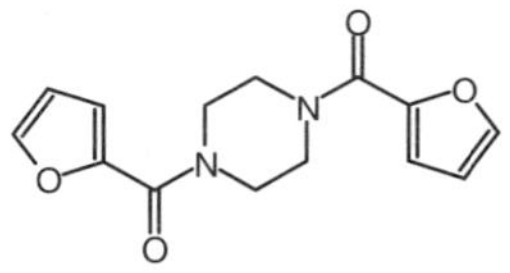

(Piperazin-1,4-diyl)bis[(furan-2-yl)methanon]

C.

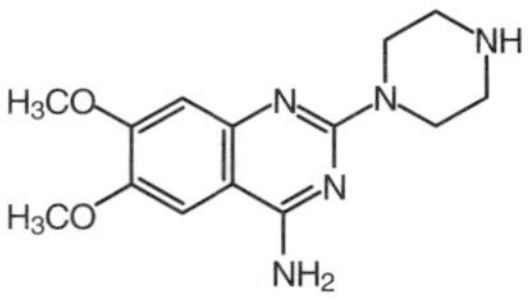

6,7-Dimethoxy-2-(piperazin-1-yl)chinazolin-4-amin

D.

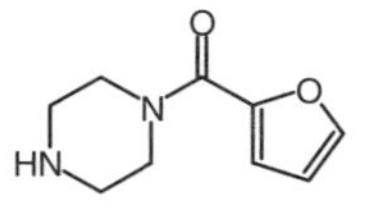

(Furan-2-yl)(piperazin-1-yl)methanon

E.

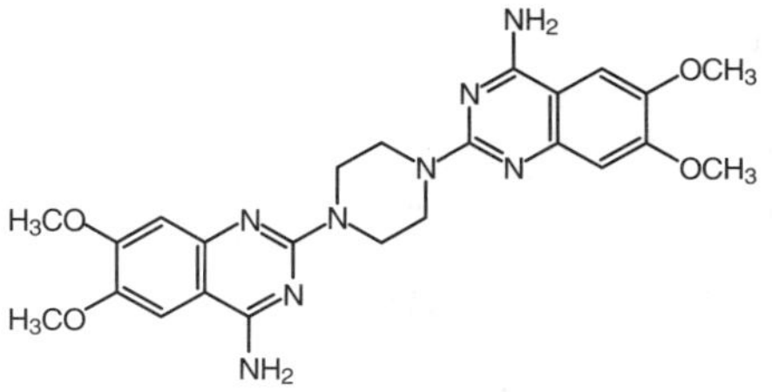

2,2′-(Piperazin-1,4-diyl)bis(6,7-dimethoxychinazo=lin-4-amin)

10.1/1467

Prednicarbat

Prednicarbatum

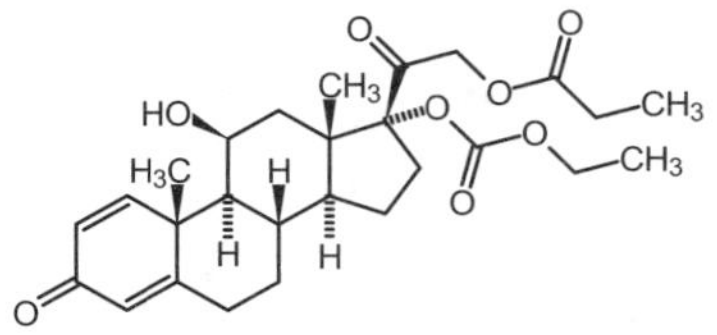

$C_{27}H_{36}O_8$ M_r 488,6

CAS Nr. 73771-04-7

Definition

11β-Hydroxy-3,20-dioxopregna-1,4-dien-17,21-diyl-17-(ethylcarbonat)-21-propanoat

Gehalt: 97,0 bis 102,0 Prozent (getrocknete Substanz)

Eigenschaften

Aussehen: weißes bis fast weißes, kristallines Pulver

Löslichkeit: praktisch unlöslich in Wasser, leicht löslich in Aceton und in Ethanol 96 %, wenig löslich in Propylenglycol

Die Substanz zeigt Polymorphie (5.9).

Prüfung auf Identität

1: A
2: B

A. IR-Spektroskopie (2.2.24)

Vergleich: Prednicarbat *CRS*

Wenn die Spektren bei der Prüfung in fester Form unterschiedlich sind, werden Substanz und Referenzsubstanz getrennt in der eben notwendigen Menge Ethanol 96 % *R* gelöst. Nach dem Eindampfen der Lösungen zur Trockne auf dem Wasserbad werden mit den Rückständen erneut Spektren aufgenommen.

B. Dünnschichtchromatographie (2.2.27)

Untersuchungslösung: 10 mg Substanz werden in der mobilen Phase zu 10,0 ml gelöst.

Referenzlösung: 10 mg Prednicarbat *CRS* werden in der mobilen Phase zu 10,0 ml gelöst.

Platte: DC-Platte mit Kieselgel F_{254} *R*

Fließmittel: Methanol *R*, Dichlormethan *R* (10:90 *V/V*)

Auftragen: 5 µl; das Volumen kann je nach verwendetem Plattentyp angepasst werden.

Laufstrecke: 3/4 der Platte

Trocknen: an der Luft

Detektion: Die Platte wird mit einer Lösung besprüht, die wie folgt hergestellt wird: 0,25 g 2,4-Dihydroxybenzaldehyd *R* werden in Essigsäure 99 % *R* zu 50 ml gelöst. Die Lösung wird mit einer Mischung von 12,5 ml Schwefelsäure *R* und 37,5 ml Essigsäure 99 % *R* versetzt. Anschließend wird die Platte 35 min lang oder bis zum Erscheinen der Flecke bei 90 °C erhitzt und anschließend erkalten gelassen. Die Auswertung erfolgt im Tageslicht und im ultravioletten Licht bei 365 nm.

Ergebnis: Der Hauptfleck im Chromatogramm der Untersuchungslösung entspricht in Bezug auf Lage, Farbe und Größe dem Hauptfleck im Chromatogramm der Referenzlösung.

Prüfung auf Reinheit

Spezifische Drehung (2.2.7): +60 bis +66 (getrocknete Substanz)

0,250 g Substanz werden in Ethanol 96 % *R* zu 25,0 ml gelöst.

Verwandte Substanzen: Flüssigchromatographie (2.2.29)

Die Lösungen müssen unmittelbar vor Gebrauch hergestellt werden.

Untersuchungslösung: 30,0 mg Substanz werden in der mobilen Phase zu 50,0 ml gelöst.

Referenzlösung a: 3 mg Prednicarbat zur Eignungsprüfung A *CRS* (mit den Verunreinigungen B, C, D, E und F) werden in der mobilen Phase zu 5 ml gelöst.

Referenzlösung b: 1,0 ml Untersuchungslösung wird mit der mobilen Phase zu 100,0 ml verdünnt. 1,0 ml dieser Lösung wird mit der mobilen Phase zu 10,0 ml verdünnt.

Referenzlösung c: 30,0 mg Prednicarbat *CRS* werden in der mobilen Phase zu 50,0 ml gelöst.

Säule
– Größe: $l = 0{,}125$ m, ∅ = 4 mm

- Stationäre Phase: nachsilanisiertes, octadecylsilyliertes Kieselgel zur Chromatographie *R* (5 µm)

Mobile Phase: Acetonitril zur Chromatographie *R*, Wasser zur Chromatographie *R* (50:60 *V/V*)

Durchflussrate: 0,7 ml · min^{-1}

Detektion: Spektrometer bei 243 nm

Einspritzen: 20 µl; Untersuchungslösung, Referenzlösungen a und b

Chromatographiedauer: 2fache Retentionszeit von Prednicarbat

Identifizierung von Verunreinigungen: Zur Identifizierung der Peaks der Verunreinigungen B, C, D, E und F werden das mitgelieferte Chromatogramm von Prednicarbat zur Eignungsprüfung A *CRS* und das mit der Referenzlösung a erhaltene Chromatogramm verwendet.

Relative Retention (bezogen auf Prednicarbat, t_R etwa 20 min)
- Verunreinigung B: etwa 0,25
- Verunreinigung C: etwa 0,35
- Verunreinigung D: etwa 0,39
- Verunreinigung E: etwa 0,6
- Verunreinigung F: etwa 1,2

Eignungsprüfung: Referenzlösung a
- Auflösung
  - mindestens 3,0 zwischen den Peaks von Prednicarbat und Verunreinigung F
  - mindestens 1,5 zwischen den Peaks der Verunreinigungen C und D

Berechnung der Prozentgehalte: Für jede Verunreinigung wird die Konzentration an Prednicarbat in der Referenzlösung b verwendet.

Grenzwerte
- Verunreinigung F: höchstens 0,8 Prozent
- Verunreinigung C: höchstens 0,5 Prozent
- Verunreinigung E: höchstens 0,3 Prozent
- Verunreinigungen B, D: jeweils höchstens 0,2 Prozent
- Nicht spezifizierte Verunreinigungen: jeweils höchstens 0,10 Prozent
- Summe aller Verunreinigungen: höchstens 2,0 Prozent
- Berichtsgrenzwert: 0,05 Prozent

Trocknungsverlust (2.2.32): höchstens 0,5 Prozent, mit 1,000 g Substanz durch Trocknen im Trockenschrank bei 105 °C bestimmt

Gehaltsbestimmung

Flüssigchromatographie (2.2.29) wie unter „Verwandte Substanzen" beschrieben, mit folgender Änderung:

Einspritzen: Untersuchungslösung, Referenzlösung c

Der Prozentgehalt an $C_{27}H_{36}O_8$ wird unter Berücksichtigung des für Prednicarbat *CRS* angegebenen Gehalts berechnet.

Lagerung

Vor Licht geschützt

Verunreinigungen

Spezifizierte Verunreinigungen:

B, C, D, E, F

Andere bestimmbare Verunreinigungen

(Die folgenden Substanzen werden, falls in einer bestimmten Menge vorhanden, durch eine oder mehrere Prüfmethoden in der Monographie erfasst. Sie werden begrenzt durch das allgemeine Akzeptanzkriterium für weitere Verunreinigungen/nicht spezifizierte Verunreinigungen und/oder durch die Anforderungen der Allgemeinen Monographie **Substanzen zur pharmazeutischen Verwendung (Corpora ad usum pharmaceuticum)**. Diese Verunreinigungen müssen daher nicht identifiziert werden, um die Konformität der Substanz zu zeigen. Siehe auch „5.10 Kontrolle von Verunreinigungen in Substanzen zur pharmazeutischen Verwendung"):

A

A.

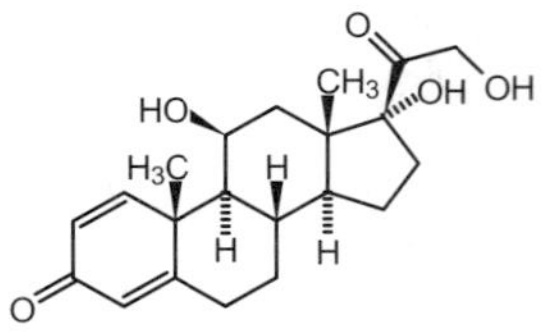

11β,17,21-Trihydroxypregna-1,4-dien-3,20-dion (Prednisolon)

B.

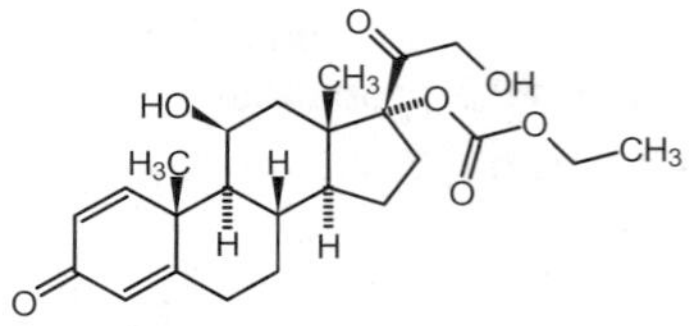

Ethyl-11β,21-dihydroxy-3,20-dioxopregna-1,4-dien-17-yl-carbonat (Prednisolon-17-ethylcarbonat)

C.

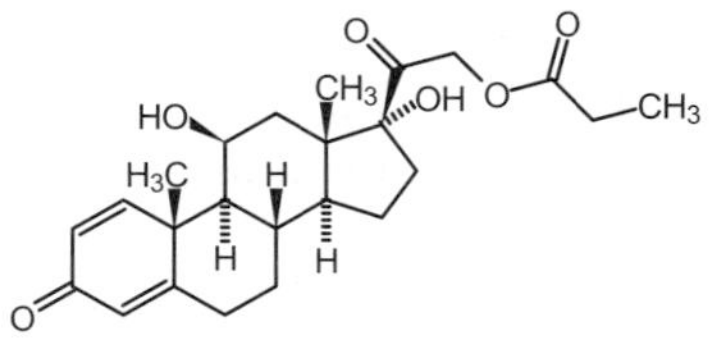

11β,17-Dihydroxy-3,20-dioxopregna-1,4-dien-21-yl=propanoat (Prednisolon-21-propanoat)

D.

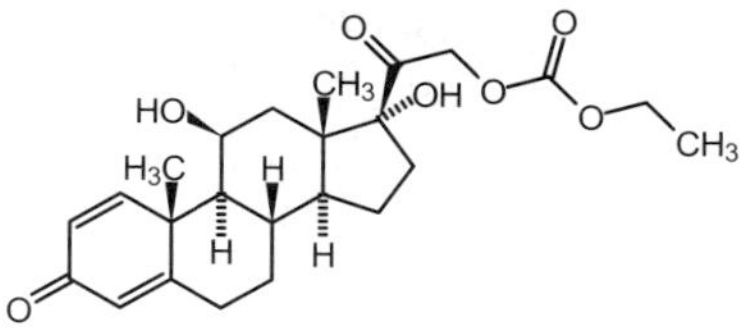

Ethyl-11β,17-dihydroxy-3,20-dioxopregna-1,4-dien-21-yl-carbonat
(Prednisolon-21-ethylcarbonat)

E.

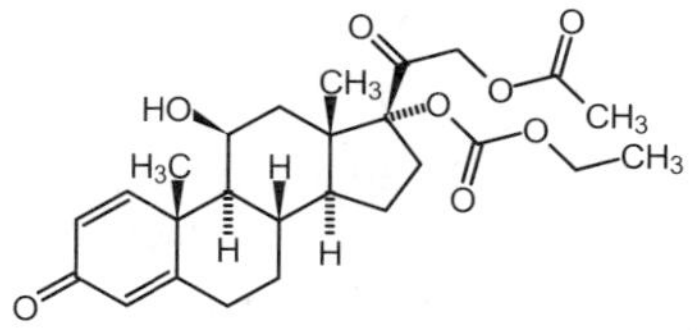

11β-Hydroxy-3,20-dioxopregna-1,4-dien-17,21-diyl-21-acetat-17-(ethylcarbonat)
(Prednisolon-21-acetat-17-ethylcarbonat)

F.

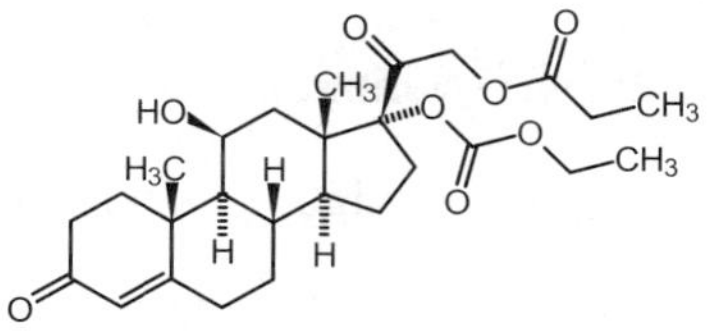

11β-Hydroxy-3,20-dioxopregn-4-en-17,21-diyl-17-(ethylcarbonat)-21-propanoat
(1,2-Dihydroprednicarbat)

10.1/0635

Primaquinbisdihydrogenphosphat

Primaquini diphosphas

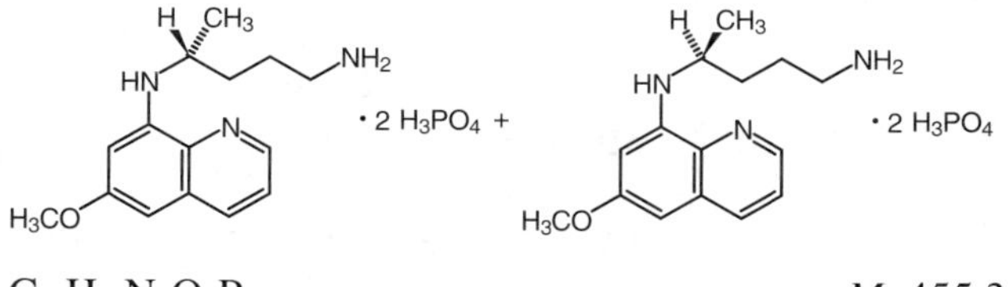

$C_{15}H_{27}N_3O_9P_2$ M_r 455,3

CAS Nr. 63-45-6

Definition

(4*RS*)-*N*[4]-(6-Methoxychinolin-8-yl)pentan-1,4-diamin-bis(dihydrogenphosphat)

Gehalt: 98,5 bis 101,5 Prozent (getrocknete Substanz)

Eigenschaften

Aussehen: oranges, kristallines Pulver

Löslichkeit: löslich in Wasser, praktisch unlöslich in Ethanol 96 %

Schmelztemperatur: etwa 200 °C, unter Zersetzung

Prüfung auf Identität

1: B, D
2: A, C, D

A. UV-Vis-Spektroskopie (2.2.25)

Untersuchungslösung a: 15 mg Substanz werden in einer Lösung von Salzsäure *R* (1,03 g · l⁻¹) zu 100,0 ml gelöst.

Untersuchungslösung b: 5,0 ml Untersuchungslösung a werden mit in einer Lösung von Salzsäure *R* (1,03 g · l⁻¹) zu 50,0 ml verdünnt.

Spektralbereich
- Untersuchungslösung a: 310 bis 450 nm
- Untersuchungslösung b: 215 bis 310 nm

Absorptionsmaxima
- Untersuchungslösung a: bei 332 und 415 nm
- Untersuchungslösung b: bei 225, 265 und 282 nm

Spezifische Absorption im Absorptionsmaximum:

Untersuchungslösung a
- bei 332 nm: 45 bis 52
- bei 415 nm: 27 bis 35

Untersuchungslösung b
- bei 225 nm: 495 bis 515
- bei 265 nm: 335 bis 350
- bei 282 nm: 330 bis 345

B. IR-Spektroskopie (2.2.24)

Die Substanzen werden als Presslinge geprüft, die wie folgt hergestellt werden: 0,1 g Substanz und 0,1 g Referenzsubstanz werden getrennt in jeweils 5 ml Wasser *R* gelöst. Nach Zusatz von jeweils 2 ml verdünnter Ammoniak-Lösung *R* 2 und 5 ml Dichlormethan *R* werden die Mischungen geschüttelt. Die Dichlormethanphasen werden über jeweils 0,5 g wasserfreiem Natriumsulfat *R* getrocknet. Unter Verwendung von jeweils 0,3 g Kaliumbromid *R* werden Presslinge hergestellt, auf die 0,1 ml der jeweiligen Dichlormethanphase tropfenweise aufgebracht werden. Zwischen dem Auftropfen wird das Dichlormethan jeweils verdampfen gelassen; anschließend werden die Presslinge 2 min lang bei 50 °C getrocknet.

Vergleich: Primaquinbisdihydrogenphosphat *CRS*

C. Dünnschichtchromatographie (2.2.27)

Alle Arbeiten sind so rasch wie möglich und unter Lichtschutz durchzuführen. Die Lösungen sind unmittelbar vor Gebrauch herzustellen.

Untersuchungslösung: 0,20 g Substanz werden in 5 ml Wasser *R* gelöst. Die Lösung wird mit Methanol *R* zu 10 ml verdünnt. 1 ml dieser Lösung wird mit einer Mischung gleicher Volumteile Methanol *R* und Wasser *R* zu 10 ml verdünnt.

Referenzlösung: 20 mg Primaquinbisdihydrogenphosphat *CRS* werden in 5 ml Wasser *R* gelöst. Die Lösung wird mit Methanol *R* zu 10 ml verdünnt.

Platte: DC-Platte mit Kieselgel GF_{254} *R*

Vorbehandlung: Die Platte wird mit dem Fließmittel gewaschen und an der Luft trocknen gelassen.

Fließmittel: konzentrierte Ammoniak-Lösung *R*, Methanol *R*, Dichlormethan *R* (1:40:60 *V/V/V*)

Auftragen: 5 µl

Laufstrecke: 2/3 der Platte

Trocknen: an der Luft

Detektion: im ultravioletten Licht bei 254 nm

Ergebnis: Der Hauptfleck im Chromatogramm der Untersuchungslösung entspricht in Bezug auf Lage und Größe dem Hauptfleck im Chromatogramm der Referenzlösung.

D. 50 mg Substanz werden in 5 ml Wasser *R* gelöst. Nach Zusatz von 2 ml verdünnter Natriumhydroxid-Lösung *R* wird die Lösung 2-mal mit je 5 ml Dichlormethan *R* geschüttelt. Die wässrige Phase, mit Salpetersäure *R* angesäuert, gibt die Identitätsreaktion b auf Phosphat (2.3.1).

Prüfung auf Reinheit

Verwandte Substanzen: Flüssigchromatographie (2.2.29)

Untersuchungslösung: Eine frisch hergestellte Lösung wird verwendet. 25,0 mg Substanz werden in der mobilen Phase A, falls erforderlich mit Hilfe von Ultraschall, zu 50,0 ml gelöst.

Referenzlösung a: 5 mg Primaquin zur Eignungsprüfung *CRS* (mit Verunreinigung A) werden in der mobilen Phase A zu 10 ml gelöst.

Referenzlösung b: 1,0 ml Untersuchungslösung wird mit der mobilen Phase A zu 100,0 ml verdünnt. 1,0 ml dieser Lösung wird mit der mobilen Phase A zu 10,0 ml verdünnt.

Säule
- Größe: $l = 0{,}15$ m, $\varnothing = 4{,}6$ mm
- Stationäre Phase: nachsilanisiertes, octylsilyliertes Kieselgel zur Chromatographie mit eingebetteten polaren Gruppen *R* (5 µm)
- Temperatur: 25 °C

Mobile Phase
- Mobile Phase A: Trifluoressigsäure *R*, Tetrahydrofuran *R*, Acetonitril *R*, Wasser zur Chromatographie *R* (0,1:1:9:90 *V/V/V/V*)
- Mobile Phase B: Acetonitril *R*

Zeit (min)	**Mobile Phase A (% *V/V*)**	**Mobile Phase B (% *V/V*)**
0 – 15	100	0
15 – 40	100 → 50	0 → 50

Durchflussrate: 1,2 ml · min^{-1}

Detektion: Spektrometer bei 265 nm

Einspritzen: 25 µl

Relative Retention (bezogen auf Primaquin, t_R etwa 13 min)
- Verunreinigung A: etwa 0,86

Eignungsprüfung: Referenzlösung a
- Auflösung: mindestens 2,0 zwischen den Peaks der Verunreinigung A und Primaquin

Berechnung der Prozentgehalte
- Für jede Verunreinigung wird die Konzentration an Primaquinbisdihydrogenphosphat in der Referenzlösung b verwendet.

Grenzwerte
- Nicht spezifizierte Verunreinigungen: jeweils höchstens 0,10 Prozent
- Summe aller Verunreinigungen: höchstens 0,5 Prozent
- Berichtsgrenzwert: 0,05 Prozent

Trocknungsverlust (2.2.32): höchstens 0,5 Prozent, mit 1,000 g Substanz durch Trocknen im Trockenschrank bei 105 °C bestimmt

Gehaltsbestimmung

0,200 g Substanz werden unter Erwärmen in 40 ml wasserfreier Essigsäure *R* gelöst und nach dem Erkalten mit Perchlorsäure (0,1 mol · l^{-1}) titriert. Der Endpunkt wird mit Hilfe der Potentiometrie (2.2.20) bestimmt.

1 ml Perchlorsäure (0,1 mol · l^{-1}) entspricht 22,77 mg $C_{15}H_{27}N_3O_9P_2$.

Lagerung

Vor Licht geschützt

Verunreinigungen

Andere bestimmbare Verunreinigungen

(Die folgenden Substanzen werden, falls in einer bestimmten Menge vorhanden, durch eine oder mehrere Prüfmethoden in der Monographie erfasst. Sie werden begrenzt durch das allgemeine Akzeptanzkriterium für weitere Verunreinigungen/nicht spezifizierte Verunreinigungen und/oder durch die Anforderungen der Allgemeinen Monographie **Substanzen zur pharmazeutischen Verwendung (Corpora ad usum pharmaceuticum)**. Diese Verunreinigungen müssen daher nicht identifiziert werden, um die Konformität der Substanz zu zeigen. Siehe auch „5.10 Kontrolle von Ver-

unreinigungen in Substanzen zur pharmazeutischen Verwendung“):

A, B, C, D

A.

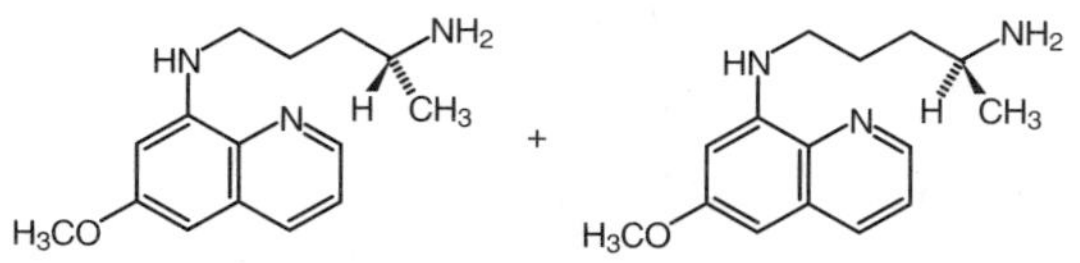

(4*RS*)-N^1-(6-Methoxychinolin-8-yl)pentan-1,4-diamin
(Chinocid)

B.

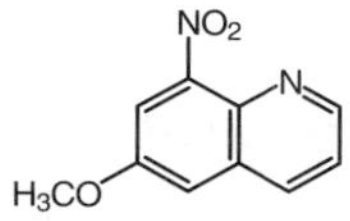

6-Methoxy-8-nitrochinolin

C.

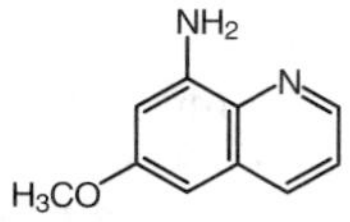

6-Methoxychinolin-8-amin

D.

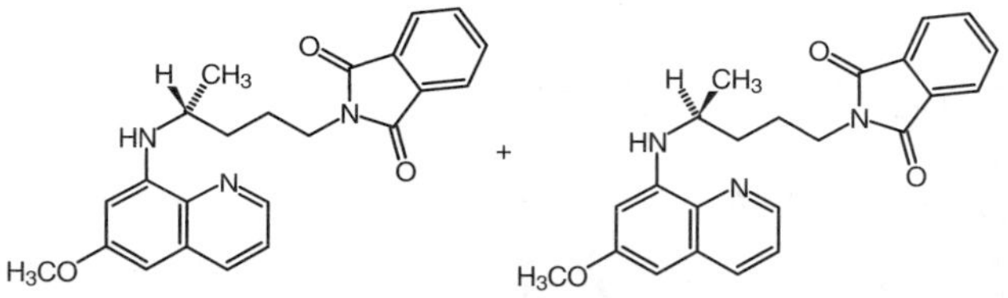

2-[(4*RS*)-4-[(6-Methoxychinolin-8-yl)amino]pentyl]-1*H*-isoindol-1,3(2*H*)-dion

10.1/1680

Pyrantelembonat

Pyranteli embonas

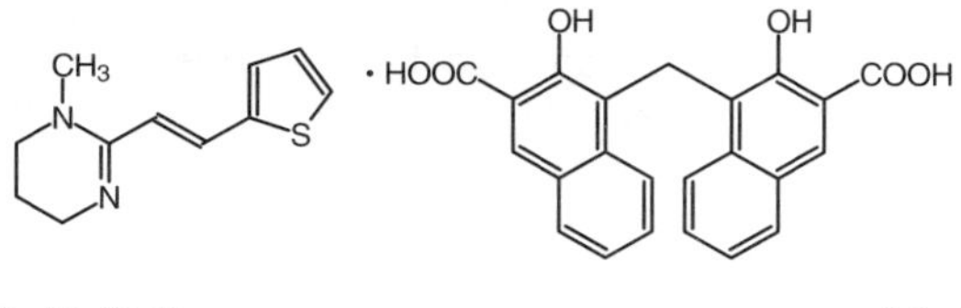

$C_{34}H_{30}N_2O_6S$ M_r 594,7

CAS Nr. 22204-24-6

Definition

1-Methyl-2-[(*E*)-2-(thiophen-2-yl)eth-1-en-1-yl]-1,4,5,6-tetrahydropyrimidin-hydrogen-4,4′-methylenbis(3-hydroxynaphthalin-2-carboxylat)

Gehalt: 98,0 bis 102,0 Prozent (getrocknete Substanz)

Eigenschaften

Aussehen: blassgelbes bis gelbes Pulver

Löslichkeit: praktisch unlöslich in Wasser, löslich in Dimethylsulfoxid, praktisch unlöslich in Methanol

Prüfung auf Identität

IR-Spektroskopie (2.2.24)

Vergleich: Pyrantelembonat *CRS*

Prüfung auf Reinheit

Verwandte Substanzen: Flüssigchromatographie (2.2.29)

Die Lösungen müssen unmittelbar vor Gebrauch hergestellt und vor Licht geschützt werden.

Lösungsmittelmischung: 5 Volumteile Essigsäure 99 % *R* werden mit 5 Volumteilen Wasser zur Chromatographie *R* gemischt. Die Mischung wird unter Kühlen mit 2 Volumteilen Diethylamin *R* versetzt.

Untersuchungslösung a: 0,800 g Substanz werden in 7 ml Lösungsmittelmischung gelöst. Die Lösung wird mit Acetonitril *R* zu 100,0 ml verdünnt.

Untersuchungslösung b: 1,0 ml Untersuchungslösung a wird mit der mobilen Phase zu 10,0 ml verdünnt.

Referenzlösung a: 10 mg Pyrantel-Verunreinigung A *CRS* werden in der Lösungsmittelmischung gelöst. Die Lösung wird mit 2,5 ml Untersuchungslösung b versetzt und mit der Lösungsmittelmischung zu 50 ml verdünnt. 2 ml dieser Lösung werden mit der Lösungsmittelmischung zu 100 ml verdünnt.

Referenzlösung b: 1,0 ml Untersuchungslösung b wird mit der mobilen Phase zu 200,0 ml verdünnt.

Referenzlösung c: 8,0 mg Pyrantel-Verunreinigung D *CRS* werden in Acetonitril *R* zu 10,0 ml gelöst. 1,0 ml Lösung wird mit Acetonitril *R* zu 100,0 ml verdünnt.

Referenzlösung d: 8,0 mg Pyrantel-Verunreinigung C *CRS* werden in Acetonitril *R* zu 10,0 ml gelöst. 1,0 ml Lösung wird mit Acetonitril *R* zu 100,0 ml verdünnt.

Säule
- Größe: l = 0,25 m, ∅ = 4,6 mm
- Stationäre Phase: Kieselgel zur Chromatographie *R* (5 µm)
- Temperatur: 30 °C

Mobile Phase: Lösungsmittelmischung, Acetonitril zur Chromatographie *R* (72:928 *V/V*)

Durchflussrate: 1 ml · min^{-1}

Detektion: Spektrometer bei 288 nm und für Verunreinigung D bei 238 nm

Einspritzen: 20 µl; Untersuchungslösung b, Referenzlösungen a, b und d
Für Verunreinigung D: 50 µl; Untersuchungslösung a, Referenzlösung c

Chromatographiedauer: 4fache Retentionszeit von Pyrantel

Identifizierung von Verunreinigungen: Zur Identifizierung des Peaks der Verunreinigung C wird das mit der Referenzlösung d erhaltene Chromatogramm verwendet; zur Identifizierung des Peaks der Verunreinigung D wird das mit der Referenzlösung c erhaltene Chromatogramm verwendet.

Relative Retention (bezogen auf Pyrantel, t_R etwa 11 min)
- Verunreinigung C: etwa 0,3
- Embonsäure: etwa 0,5
- Verunreinigung A: etwa 1,3
- Verunreinigung D: etwa 2,2

Eignungsprüfung: Referenzlösung a
- Auflösung: mindestens 4,0 zwischen den Peaks von Pyrantel und Verunreinigung A

Berechnung der Prozentgehalte
- Für Verunreinigung D wird die Konzentration an Verunreinigung D in der Referenzlösung c verwendet.
- Für Verunreinigung C wird die Konzentration an Verunreinigung C in der Referenzlösung d verwendet.
- Für alle Verunreinigungen ohne die Verunreinigungen C und D wird die Konzentration an Pyrantelembonat in der Referenzlösung b verwendet.

Grenzwerte
- Verunreinigung D: höchstens 0,2 Prozent
- Verunreinigung C: höchstens 0,10 Prozent
- Nicht spezifizierte Verunreinigungen: jeweils höchstens 0,10 Prozent
- Summe aller Verunreinigungen ohne die Verunreinigungen C und D (der Peak der Embonsäure wird nicht berücksichtigt): höchstens 0,3 Prozent
- Berichtsgrenzwert: 0,05 Prozent

Chlorid (2.4.4): höchstens 360 ppm

0,46 g Substanz werden mit 10 ml verdünnter Salpetersäure *R* und 30 ml Wasser *R* versetzt. Die Mischung wird 5 min lang im Wasserbad erhitzt, anschließend abgekühlt und mit Wasser *R* zu 50 ml verdünnt. Diese Mischung wird sorgfältig gemischt und filtriert.

Sulfat (2.4.13): höchstens 0,1 Prozent

0,50 g Substanz werden mit 2,5 ml verdünnter Salpetersäure *R* versetzt. Die Mischung wird mit destilliertem Wasser *R* zu 50 ml verdünnt. Diese Mischung wird 5 min lang im Wasserbad erhitzt, 2 min lang geschüttelt, anschließend abgekühlt und filtriert.

Eisen (2.4.9): höchstens 75 ppm

0,66 g Substanz werden 2 h lang bei 800 ± 50 °C geglüht. Der Rückstand wird in 2,5 ml verdünnter Salzsäure *R* unter 10 min langem Erwärmen gelöst. Die Lösung wird abgekühlt und mit Wasser *R* zu 50 ml verdünnt.

Trocknungsverlust (2.2.32): höchstens 1,0 Prozent, mit 1,000 g Substanz durch 3 h langes Trocknen im Vakuum bei 60 °C bestimmt

Sulfatasche (2.4.14): höchstens 0,1 Prozent, mit 1,0 g Substanz bestimmt

Gehaltsbestimmung

0,450 g Substanz werden mit 10 ml Acetanhydrid *R* und 50 ml Essigsäure 99 % *R* versetzt. Die Mischung wird auf 50 °C erhitzt und 10 min lang gerührt. Die Mischung wird erkalten gelassen (wobei keine klare Lösung erhalten wird) und mit Perchlorsäure (0,1 mol · l^{-1}) titriert. Der Endpunkt wird mit Hilfe der Potentiometrie (2.2.20) bestimmt. Eine Blindtitration wird durchgeführt.

1 ml Perchlorsäure (0,1 mol · l^{-1}) entspricht 59,47 mg $C_{34}H_{30}N_2O_6S$.

Lagerung

Vor Licht geschützt

Verunreinigungen

Spezifizierte Verunreinigungen:

C, D

Andere bestimmbare Verunreinigungen

(Die folgenden Substanzen werden, falls in einer bestimmten Menge vorhanden, durch eine oder mehrere Prüfmethoden in der Monographie erfasst. Sie werden begrenzt durch das allgemeine Akzeptanzkriterium für weitere Verunreinigungen/nicht spezifizierte Verunreinigungen und/oder durch die Anforderungen der Allgemeinen Monographie **Substanzen zur pharmazeutischen Verwendung (Corpora ad usum pharmaceuticum)**. Diese Verunreinigungen müssen daher nicht identifiziert werden, um die Konformität der Substanz zu zeigen. Siehe auch „5.10 Kontrolle von Verunreinigungen in Substanzen zur pharmazeutischen Verwendung“):

A, B

A.

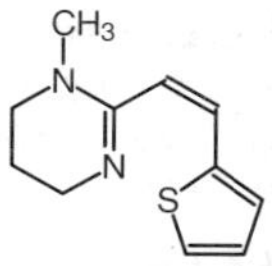

1-Methyl-2-[(Z)-2-(thiophen-2-yl)eth-1-en-1-yl]-1,4,5,6-tetrahydropyrimidin

B.

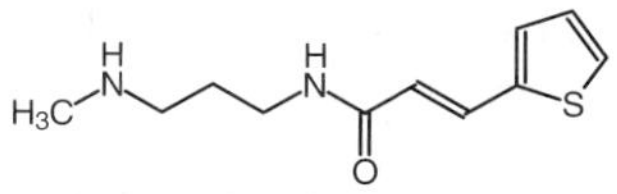

(E)-N-[3-(Methylamino)propyl]-3-(thiophen-2-yl)prop-2-enamid

C.

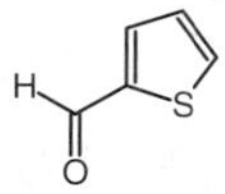

Thiophen-2-carbaldehyd

D.

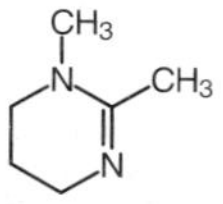

1,2-Dimethyl-1,4,5,6-tetrahydropyrimidin

10.1/0288

Pyrimethamin

Pyrimethaminum

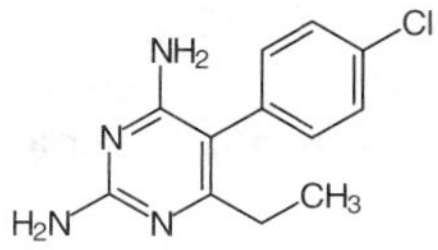

$C_{12}H_{13}ClN_4$ M_r 248,7

CAS Nr. 58-14-0

Definition

5-(4-Chlorphenyl)-6-ethylpyrimidin-2,4-diamin

Gehalt: 99,0 bis 101,0 Prozent (getrocknete Substanz)

Eigenschaften

Aussehen: weißes bis fast weißes, kristallines Pulver oder farblose Kristalle

Löslichkeit: praktisch unlöslich in Wasser, schwer löslich in Ethanol 96 %

Prüfung auf Identität

1: B
2: A, C

A. Schmelztemperatur (2.2.14): 239 bis 243 °C

B. IR-Spektroskopie (2.2.24)

Vergleich: Pyrimethamin *CRS*.

C. Dünnschichtchromatographie (2.2.27)

Lösungsmittelmischung: Methanol *R*, Dichlormethan *R* (10:90 *V/V*)

Untersuchungslösung: 0,1 g Substanz werden in der Lösungsmittelmischung zu 100 ml gelöst.

Referenzlösung: 0,1 g Pyrimethamin *CRS* werden in der Lösungsmittelmischung zu 100 ml gelöst.

Platte: DC-Platte mit Kieselgel F_{254} *R*

Fließmittel: Dichlormethan *R*, 1-Propanol *R*, Essigsäure 99 % *R*, Toluol *R* (4:8:12:76 *V/V/V/V*)

Auftragen: 20 µl

Laufstrecke: 2/3 der Platte

Trocknen: an der Luft

Detektion: im ultravioletten Licht bei 254 nm

Ergebnis: Der Hauptfleck im Chromatogramm der Untersuchungslösung entspricht in Bezug auf Lage und Größe dem Hauptfleck im Chromatogramm der Referenzlösung.

Prüfung auf Reinheit

Prüflösung: 1,0 g Substanz wird 2 min lang mit 50 ml kohlendioxidfreiem Wasser *R* geschüttelt und abfiltriert.

Aussehen der Lösung: *Die Lösung wird unmittelbar vor Gebrauch hergestellt.* 0,25 g Substanz werden in einer Mischung von 1 Volumteil Methanol *R* und 3 Volumteilen Dichlormethan *R* zu 10 ml gelöst. Die Lösung muss klar (2.2.1) und darf nicht stärker gefärbt sein als die Farbvergleichslösung BG_6 (2.2.2, Methode II).

Sauer oder alkalisch reagierende Substanzen: Werden 10 ml Prüflösung mit 0,05 ml Phenolphthalein-Lösung *R* 1 versetzt, muss die Lösung farblos bleiben. Bis zum Umschlag des Indikators nach Rosa dürfen höchstens 0,2 ml Natriumhydroxid-Lösung (0,01 mol · l^{-1}) verbraucht werden. Nach Zusatz von 0,4 ml Salzsäure (0,01 mol · l^{-1}) und 0,05 ml Methylrot-Lösung *R* muss die Lösung rot oder orange gefärbt sein.

Verwandte Substanzen: Flüssigchromatographie (2.2.29)

Lösungsmittelmischung: mobile Phase A, mobile Phase B (50:50 *V/V*)

Untersuchungslösung: 10,0 mg Substanz werden mit Hilfe von Ultraschall in 4 ml Lösungsmittelmischung gelöst. Die Lösung wird mit der Lösungsmittelmischung zu 10,0 ml verdünnt.

Referenzlösung a: 10 mg Substanz und 10 mg Pyrimethamin-Verunreinigung B *CRS* werden mit Hilfe von Ultraschall in 50 ml Lösungsmittelmischung gelöst. Die Lösung wird mit der Lösungsmittelmischung zu 100 ml verdünnt.

Referenzlösung b: 1,0 ml Untersuchungslösung wird mit der Lösungsmittelmischung zu 100,0 ml verdünnt. 1,0 ml dieser Lösung wird mit der Lösungsmittelmischung zu 10,0 ml verdünnt.

Säule
- Größe: $l = 0{,}25$ m, $\varnothing = 4{,}6$ mm
- Stationäre Phase: nachsilanisiertes, octadecylsilyliertes Kieselgel zur Chromatographie *R* 1 (5 µm)
- Temperatur: 30 °C

Mobile Phase
- Mobile Phase A: 2,72 g Kaliumdihydrogenphosphat *R* werden in 900 ml Wasser zur Chromatographie *R* gelöst. Die Lösung wird mit Ammoniak-Lösung *R* auf einen pH-Wert von 8,0 eingestellt und mit Wasser zur Chromatographie *R* zu 1000 ml verdünnt.
- Mobile Phase B: Acetonitril *R* 1

Zeit (min)	**Mobile Phase A (% *V/V*)**	**Mobile Phase B (% *V/V*)**
0 – 6	65	35
6 – 20	65 → 40	35 → 60
20 – 35	40 → 55	60 → 45

Durchflussrate: 1,0 ml · min^{-1}

Detektion: Spektrometer bei 210 nm

Einspritzen: 10 µl

Identifizierung von Verunreinigungen: Zur Identifizierung des Peaks der Verunreinigung B wird das mit der Referenzlösung a erhaltene Chromatogramm verwendet.

Relative Retention (bezogen auf Pyrimethamin, t_R etwa 15 min)
- Verunreinigung B: etwa 0,8

Eignungsprüfung: Referenzlösung a
- Auflösung: mindestens 5,0 zwischen den Peaks von Verunreinigung B und Pyrimethamin

Berechnung der Prozentgehalte
- Für jede Verunreinigung wird die Konzentration an Pyrimethamin in der Referenzlösung b verwendet.

Grenzwerte
- Nicht spezifizierte Verunreinigungen: jeweils höchstens 0,10 Prozent
- Summe aller Verunreinigungen: höchstens 0,3 Prozent
- Berichtsgrenzwert: 0,05 Prozent

Sulfat (2.4.13): höchstens 80 ppm, mit der Prüflösung bestimmt

Zur Herstellung der Referenzlösung werden 2,5 ml Sulfat-Lösung (10 ppm SO_4) *R* mit 12,5 ml destilliertem Wasser *R* verdünnt.

Trocknungsverlust (2.2.32): höchstens 0,5 Prozent, mit 0,500 g Substanz durch 4 h langes Trocknen im Trockenschrank bei 105 °C bestimmt

Sulfatasche (2.4.14): höchstens 0,1 Prozent, mit 1,0 g Substanz bestimmt

Gehaltsbestimmung

0,200 g Substanz werden in 25 ml wasserfreier Essigsäure *R* unter Erwärmen gelöst und nach dem Erkalten mit Perchlorsäure (0,1 mol · l^{-1}) titriert. Der Endpunkt wird mit Hilfe der Potentiometrie (2.2.20) bestimmt.

1 ml Perchlorsäure (0,1 mol · l^{-1}) entspricht 24,87 mg $C_{12}H_{13}ClN_4$.

Lagerung

Vor Licht geschützt

Verunreinigungen

Andere bestimmbare Verunreinigungen

(Die folgenden Substanzen werden, falls in einer bestimmten Menge vorhanden, durch eine oder mehrere Prüfmethoden in der Monographie erfasst. Sie werden begrenzt durch das allgemeine Akzeptanzkriterium für weitere Verunreinigungen/nicht spezifizierte Verunreinigungen und/oder durch die Anforderungen der Allgemeinen Monographie **Substanzen zur pharmazeutischen Verwendung (Corpora ad usum pharmaceuticum)**. Diese Verunreinigungen müssen daher nicht identifiziert werden, um die Konformität der Substanz zu zeigen. Siehe auch „5.10 Kontrolle von Verunreinigungen in Substanzen zur pharmazeutischen Verwendung“):

A, B, C, D

A.

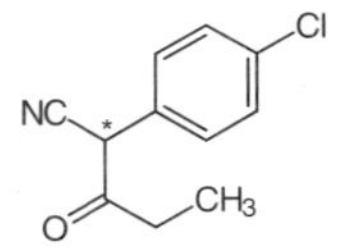

(2*Ξ*)-2-(4-Chlorphenyl)-3-oxopentannitril

B.

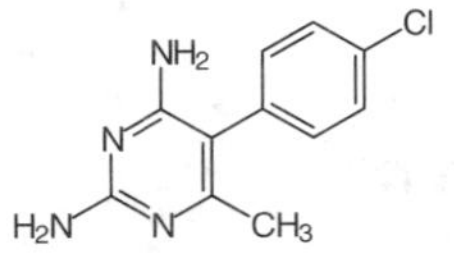

5-(4-Chlorphenyl)-6-methylpyrimidin-2,4-diamin

C.

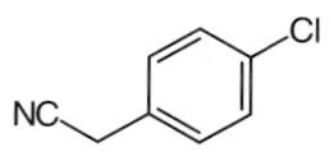

(4-Chlorphenyl)acetonitril

D.

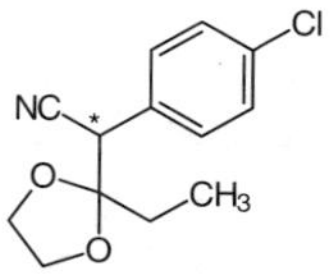

(Ξ)-(4-Chlorphenyl)(2-ethyl-1,3-dioxolan-2-yl)=
acetonitril

R

Hydriertes Rizinusöl 6481
Rosuvastatin-Calcium 6482
Rosuvastatin-Tabletten 6486

10.1/1497

Hydriertes Rizinusöl

Ricini oleum hydrogenatum

Definition

Das durch Hydrieren von **Nativem Rizinusöl (Ricini oleum virginale)** oder **Raffiniertem Rizinusöl (Ricini oleum raffinatum)** oder einer Mischung von beiden erhaltene fette Öl.

Die Substanz besteht hauptsächlich aus dem Triglycerid der 12-Hydroxystearinsäure ((12*Ξ*)-12-Hydroxyoctadecansäure).

Eigenschaften

Aussehen: feines, fast weißes bis blassgelbes Pulver oder fast weiße bis blassgelbe Masse oder Flocken

Löslichkeit: praktisch unlöslich in Wasser, schwer löslich in Dichlormethan, sehr schwer löslich in wasserfreiem Ethanol, praktisch unlöslich in Petrolether

Prüfung auf Identität

A. Schmelztemperatur (2.2.14): 83 bis 88 °C

B. Die Substanz entspricht der Prüfung „Hydroxylzahl" (siehe „Prüfung auf Reinheit").

C. Die Substanz entspricht der Prüfung „Fettsäurenzusammensetzung" (siehe „Prüfung auf Reinheit").

Prüfung auf Reinheit

Säurezahl (2.5.1): höchstens 4,0; mit 10,0 g Substanz, in 75 ml heißem Ethanol 96 % *R* gelöst, bestimmt

Hydroxylzahl (2.5.3, Methode A): 145 bis 165

Die noch warme Lösung wird titriert.

Iodzahl (2.5.4, Methode A): höchstens 5,0

Alkalisch reagierende Substanzen: 1,0 g Substanz wird unter Erwärmen in einer Mischung von 1,5 ml Ethanol 96 % *R* und 3 ml Toluol *R* gelöst. Nach Zusatz von 0,05 ml einer Lösung von Bromphenolblau *R* ($0{,}4\ g \cdot l^{-1}$) in Ethanol 96 % *R* dürfen bis zum Farbumschlag des Indikators nach Gelb höchstens 0,2 ml Salzsäure ($0{,}01\ mol \cdot l^{-1}$) verbraucht werden.

Fettsäurenzusammensetzung: Gaschromatographie (2.4.22, Methode A), mit folgenden Änderungen:

Die in Tab. 2.4.22-3 beschriebene Kalibriermischung wird verwendet.

Untersuchungslösung: 75 mg Substanz werden in einem 10-ml-Zentrifugenglas mit Schraubverschluss unter Schütteln und Erhitzen auf 50 bis 60 °C in 2 ml *tert*-Butylmethylether *R* 1 gelöst. Die noch warme Lösung wird mit 1 ml einer Lösung von Natrium *R* ($12\ g \cdot l^{-1}$) in wasserfreiem Methanol *R*, die unter den erforderlichen Vorsichtsmaßnahmen hergestellt wurde, versetzt. Die Mischung wird mindestens 5 min lang kräftig geschüttelt, mit 5 ml destilliertem Wasser *R* versetzt, etwa 30 s lang kräftig geschüttelt und 15 min lang bei 1500 *g* zentrifugiert. Die obere Phase wird verwendet.

Referenzlösung: 50 mg Methyl-12-hydroxystearat *CRS* und 50 mg Methylstearat *CRS* werden in 10,0 ml *tert*-Butylmethylether *R* 1 gelöst.

Säule
- Material: Quarzglas
- Größe: l = 30 m, ∅ = 0,25 mm
- Stationäre Phase: Macrogol 20 000 *R* (Filmdicke 0,25 µm)

Trägergas: Helium zur Chromatographie *R*

Durchflussrate: $0{,}9\ ml \cdot min^{-1}$

Splitverhältnis: 1:100

Temperatur

	Zeit (min)	Temperatur (°C)
Säule	0 – 55	215
Probeneinlass		250
Detektor		250

Detektion: Flammenionisation

Einspritzen: 1 µl

Eignungsprüfung
- Symmetriefaktor: 0,7 bis 1,5 für den Methylstearat-Peak im Chromatogramm der Untersuchungslösung

Der Prozentgehalt (*m/m*) jeder Fettsäure wird nach folgender Formel berechnet:

$$\frac{A_{x,s,c}}{\sum A_{x,s,c}} \cdot 100$$

$A_{x,s,c}$ = korrigierte Fläche des Peaks der jeweiligen Fettsäure im Chromatogramm der Untersuchungslösung:

$$A_{x,s,c} = A_{x,s} \cdot R_c$$

$A_{x,s}$ = Fläche der Peaks, die den Methylestern der spezifizierten oder nicht spezifizierten Fettsäuren entsprechen

R_c = relativer Korrekturfaktor für den Peak von Methyl-12-hydroxystearat:

$$R_c = \frac{m_{1,r} \cdot A_{2,r}}{A_{1,r} \cdot m_{2,r}}$$

R

Monographien

R_c = 1 für Peaks, die allen anderen spezifizierten oder nicht spezifizierten Fettsäuren entsprechen

$m_{1,r}$ = Masse von Methyl-12-hydroxystearat in der Referenzlösung

$m_{2,r}$ = Masse von Methylstearat in der Referenzlösung

$A_{1,r}$ = Fläche des Peaks von Methyl-12-hydroxystearat im Chromatogramm der Referenzlösung

$A_{2,r}$ = Fläche des Peaks von Methylstearat im Chromatogramm der Referenzlösung

Zusammensetzung der Fettsäurenfraktion der Substanz

- Palmitinsäure: höchstens 2,0 Prozent
- Stearinsäure: 7,0 bis 14,0 Prozent
- Arachinsäure: höchstens 1,0 Prozent
- 12-Oxostearinsäure: höchstens 5,0 Prozent
- 12-Hydroxystearinsäure: 78,0 bis 91,0 Prozent
- Jede andere Fettsäure: jeweils höchstens 3,0 Prozent

Lagerung

In dem Verbrauch angemessenen, möglichst vollständig gefüllten Behältnissen

Verunreinigungen

A.

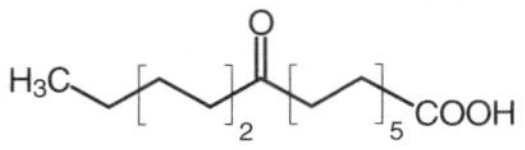

12-Oxooctadecansäure (12-Oxostearinsäure)

10.1/2631

Rosuvastatin-Calcium

Rosuvastatinum calcicum

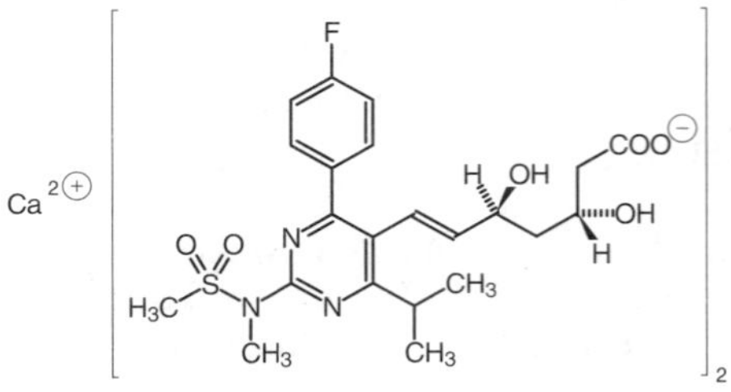

$C_{44}H_{54}CaF_2N_6O_{12}S_2$ M_r 1001

CAS Nr. 147098-20-2

Definition

Calcium-bis[(3*R*,5*S*,6*E*)-7-[4-(4-fluorphenyl)-2-(*N*-methylmethansulfonamido)-6-(propan-2-yl)pyrimidin-5-yl]-3,5-dihydroxyhept-6-enoat]

Gehalt: 97,0 bis 102,0 Prozent (wasserfreie Substanz)

Eigenschaften

Aussehen: weißes bis fast weißes, hygroskopisches Pulver

Löslichkeit: schwer löslich in Wasser, leicht löslich in Dichlormethan, praktisch unlöslich in wasserfreiem Ethanol

Prüfung auf Identität

A. IR-Spektroskopie (2.2.24)

Vergleich: Rosuvastatin-Calcium *CRS*

B. Die Substanz entspricht der Prüfung „Enantiomerenreinheit“ (siehe „Prüfung auf Reinheit“).

C. Die Substanz gibt die Identitätsreaktion b auf Calcium (2.3.1).

Prüfung auf Reinheit

Enantiomerenreinheit: Flüssigchromatographie (2.2.29)

Die Prüfung ist unter Lichtschutz durchzuführen.

Lösungsmittelmischung: Acetonitril *R*, Wasser *R* (25:75 *V/V*)

Untersuchungslösung: 25,0 mg Substanz werden in 6 ml Acetonitril *R* gelöst. Die Lösung wird mit Wasser *R* zu 25,0 ml verdünnt.

Referenzlösung a: 1,0 ml Untersuchungslösung wird mit der Lösungsmittelmischung zu 100,0 ml verdünnt. 1,0 ml dieser Lösung wird mit der Lösungsmittelmischung zu 10,0 ml verdünnt.

Referenzlösung b: Der Inhalt einer Durchstechflasche mit Rosuvastatin-Verunreinigung G *CRS* wird in 1 ml Untersuchungslösung gelöst.

Säule
- Größe: l = 0,15 m, ∅ = 4,6 mm
- Stationäre Phase: Kieselgel-Cellulosederivat zur Trennung chiraler Komponenten *R* (5 µm)
- Temperatur: 35 °C

Mobile Phase: Acetonitril zur Chromatographie *R*, 0,1-prozentige Lösung (*V/V*) von Trifluoressigsäure *R* (25:75 *V/V*)

Durchflussrate: 0,5 ml · min^{-1}

Detektion: Spektrometer bei 242 nm

Einspritzen: 10 µl

Chromatographiedauer: 2,6fache Retentionszeit von Rosuvastatin

Identifizierung von Verunreinigungen: Zur Identifizierung des Peaks der Verunreinigung G wird das mit der Referenzlösung b erhaltene Chromatogramm verwendet.

Relative Retention (bezogen auf Rosuvastatin, t_R etwa 29 min)
- Verunreinigung G: etwa 0,9

Eignungsprüfung: Referenzlösung b
- Auflösung: mindestens 1,5 zwischen den Peaks von Verunreinigung G und Rosuvastatin

Berechnung des Prozentgehalts
- Für Verunreinigung G wird die Konzentration an Rosuvastatin-Calcium in der Referenzlösung a verwendet.

Grenzwert
- Verunreinigung G: höchstens 0,15 Prozent

Verunreinigung L: Flüssigchromatographie (2.2.29)

Die Prüfung muss unter Lichtschutz durchgeführt werden.

Lösungsmittelmischung: Acetonitril *R*, Wasser *R* (50:50 *V/V*)

Untersuchungslösung: 20,0 mg Substanz werden in 50 ml Acetonitril *R* gelöst. Die Lösung wird mit Wasser *R* zu 100,0 ml verdünnt.

Referenzlösung a: 5 mg Rosuvastatin zur Identifizierung der Verunreinigung L *CRS* werden in 10 ml Acetonitril *R* gelöst. Die Lösung wird mit Wasser *R* zu 20 ml verdünnt.

Referenzlösung b: 1,0 ml Untersuchungslösung wird mit der Lösungsmittelmischung zu 100,0 ml verdünnt. 1,0 ml dieser Lösung wird mit der Lösungsmittelmischung zu 10,0 ml verdünnt.

Säule
- Größe: l = 0,15 m, ∅ = 4,6 mm
- Stationäre Phase: nachsilanisiertes, octylsilyliertes Kieselgel zur Chromatographie mit festem Kern *R* (2,7 µm)

Mobile Phase: 650 ml einer 0,02-prozentigen Lösung (*V/V*) von Trifluoressigsäure *R* werden mit 350 ml einer Mischung von 1 Volumteil Ethanol 96 % *R* und 2 Volumteilen Acetonitril zur Chromatographie *R* versetzt.

Durchflussrate: 0,7 ml · min^{-1}

Detektion: Spektrometer bei 243 nm

Einspritzen: 10 µl

Chromatographiedauer: 3fache Retentionszeit von Rosuvastatin

Identifizierung von Verunreinigungen: Zur Identifizierung des Peaks der Verunreinigung L werden das mitgelieferte Chromatogramm von Rosuvastatin zur Identifizierung der Verunreinigung L *CRS* und das mit der Referenzlösung a erhaltene Chromatogramm verwendet.

Relative Retention (bezogen auf Rosuvastatin, t_R etwa 22 min)
- Verunreinigung L: etwa 1,1

Eignungsprüfung: Referenzlösung a
- Peak-Tal-Verhältnis: mindestens 2,5, wobei H_p die Höhe des Peaks der Verunreinigung L über der Basislinie und H_v die Höhe des niedrigsten Punkts der Kurve über der Basislinie zwischen den Peaks von Rosuvastatin und Verunreinigung L darstellt

Berechnung des Prozentgehalts
- Korrekturfaktor: Für die Berechnung des Gehalts wird die Fläche des Peaks von Verunreinigung L mit 1,8 multipliziert.
- Für Verunreinigung L wird die Konzentration an Rosuvastatin-Calcium in der Referenzlösung b verwendet.

Grenzwert
- Verunreinigung L: höchstens 0,15 Prozent

Verwandte Substanzen: Flüssigchromatographie (2.2.29)

Die Prüfung ist unter Lichtschutz durchzuführen und die Lösungen müssen unmittelbar vor Gebrauch hergestellt werden.

Lösungsmittelmischung: Acetonitril *R*, Wasser *R* (25:75 *V/V*)

Untersuchungslösung: 35,0 mg Substanz werden in 12 ml Acetonitril *R* gelöst. Die Lösung wird mit Wasser *R* zu 50,0 ml verdünnt.

Referenzlösung a: 35,0 mg Rosuvastatin-Calcium *CRS* werden in 12 ml Acetonitril *R* gelöst. Die Lösung wird mit Wasser *R* zu 50,0 ml verdünnt.

Referenzlösung b: 1,0 ml Untersuchungslösung wird mit der Lösungsmittelmischung zu 100,0 ml verdünnt.

1,0 ml dieser Lösung wird mit der Lösungsmittelmischung zu 10,0 ml verdünnt.

Referenzlösung c: 7 mg Rosuvastatin zur Eignungsprüfung *CRS* (mit den Verunreinigungen A, B und C) werden in 2,5 ml Acetonitril *R* gelöst. Die Lösung wird mit Wasser *R* zu 10 ml verdünnt.

Referenzlösung d: Der Inhalt einer Durchstechflasche mit Rosuvastatin-Verunreinigungsmischung *CRS* (Verunreinigungen D und K) wird in 1 ml Lösungsmittelmischung gelöst.

Referenzlösung e: 7 mg Rosuvastatin zur Peak-Identifizierung *CRS* (mit Verunreinigung M) werden in 2.5 ml Acetonitril *R* gelöst. Die Lösung wird mit Wasser *R* zu 10 ml verdünnt.

Säule
- Größe: $l = 0{,}15$ m, $\varnothing = 3{,}0$ mm
- Stationäre Phase: desaktiviertes, nachsilanisiertes, octadecylsilyliertes Kieselgel zur Chromatographie *R* (3 µm)
- Temperatur: 40 °C

Mobile Phase
- Mobile Phase A: 1-prozentige Lösung (*V/V*) von Trifluoressigsäure *R*, Acetonitril zur Chromatographie *R*, Wasser zur Chromatographie *R* (1:29:70 *V/V/V*)
- Mobile Phase B: 1-prozentige Lösung (*V/V*) von Trifluoressigsäure *R*, Wasser zur Chromatographie *R*, Acetonitril zur Chromatographie *R* (1:24:75 *V/V/V*)

Zeit (min)	Mobile Phase A (% *V/V*)	Mobile Phase B (% *V/V*)
0 – 30	100	0
30 – 50	100 → 60	0 → 40
50 – 60	60 → 0	40 → 100
60 – 70	0	100

Durchflussrate: 0,75 ml · min^{-1}

Detektion: Spektrometer bei 242 nm

Einspritzen: 10 µl; Untersuchungslösung, Referenzlösungen b, c, d und e

Identifizierung von Verunreinigungen: Zur Identifizierung der Peaks der Verunreinigungen A, B und C werden das mitgelieferte Chromatogramm von Rosuvastatin zur Eignungsprüfung *CRS* und das mit der Referenzlösung c erhaltene Chromatogramm verwendet; zur Identifizierung der Peaks der Verunreinigungen D und K werden das mitgelieferte Chromatogramm von Rosuvastatin-Verunreinigungsmischung *CRS* und das mit der Referenzlösung d erhaltene Chromatogramm verwendet; zur Identifizierung des Peaks der Verunreinigung M werden das mitgelieferte Chromatogramm von Rosuvastatin zur Peak-Identifizierung *CRS* und das mit der Referenzlösung e erhaltene Chromatogramm verwendet.

Relative Retention (bezogen auf Rosuvastatin, t_R etwa 25 min)
- Verunreinigung M: etwa 0,8
- Verunreinigung A: etwa 0,9
- Verunreinigung B: etwa 1,1
- Verunreinigung C: etwa 1,5
- Verunreinigung D: etwa 1,9
- Verunreinigung K: etwa 2,0

Eignungsprüfung: Referenzlösung c
- Auflösung: mindestens 2,0 zwischen den Peaks von Rosuvastatin und Verunreinigung B

Berechnung der Prozentgehalte
- Korrekturfaktor: Die Peakfläche von Verunreinigung C wird mit 1,4 multipliziert.
- Für jede Verunreinigung wird die Konzentration an Rosuvastatin-Calcium in der Referenzlösung b verwendet.

Grenzwerte
- Verunreinigung C: höchstens 0,8 Prozent
- Verunreinigung B: höchstens 0,5 Prozent
- Verunreinigung A: höchstens 0,2 Prozent
- Verunreinigungen D, K, M: jeweils höchstens 0,15 Prozent
- Nicht spezifizierte Verunreinigungen: jeweils höchstens 0,10 Prozent
- Summe aller Verunreinigungen: höchstens 1,2 Prozent
- Berichtsgrenzwert: 0,05 Prozent

Wasser (2.5.12): höchstens 6,1 Prozent, mit 0,100 g Substanz bestimmt

Gehaltsbestimmung

Flüssigchromatographie (2.2.29) wie unter „Verwandte Substanzen" beschrieben, mit folgender Änderung:

Einspritzen: Untersuchungslösung, Referenzlösung a

Der Prozentgehalt an $C_{44}H_{54}CaF_2N_6O_{12}S_2$ wird unter Berücksichtigung des für Rosuvastatin-Calcium *CRS* angegebenen Gehalts berechnet.

Lagerung

Dicht verschlossen, vor Licht geschützt, bei 2 bis 8 °C

Verunreinigungen

Spezifizierte Verunreinigungen:

A, B, C, D, G, K, L, M

Andere bestimmbare Verunreinigungen

(Die folgenden Substanzen werden, falls in einer bestimmten Menge vorhanden, durch eine oder mehrere Prüfmethoden in der Monographie erfasst. Sie werden begrenzt durch das allgemeine Akzeptanzkriterium für weitere Verunreinigungen/nicht spezifizierte Verunreinigungen und/oder durch die Anforderungen der Allgemeinen Monographie **Substanzen zur pharmazeutischen Verwendung (Corpora ad usum phar-**

maceuticum). Diese Verunreinigungen müssen daher nicht identifiziert werden, um die Konformität der Substanz zu zeigen. Siehe auch „5.10 Kontrolle von Verunreinigungen in Substanzen zur pharmazeutischen Verwendung“):

E, F, J

A.

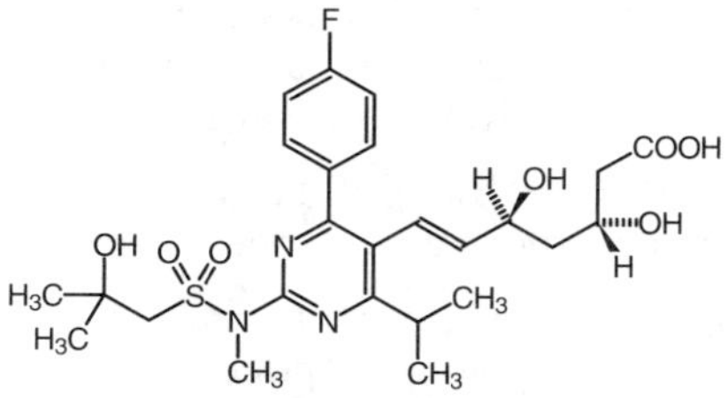

(3*R*,5*S*,6*E*)-7-[2-(2,*N*-Dimethyl-2-hydroxypropan-1-sulfonamido)-4-(4-fluorphenyl)-6-(propan-2-yl)pyrimidin-5-yl]-3,5-dihydroxyhept-6-ensäure

B.

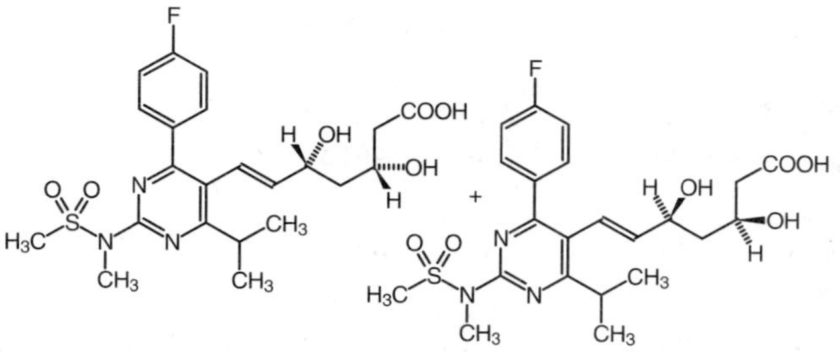

(3*RS*,5*RS*,6*E*)-7-[4-(4-Fluorphenyl)-2-(*N*-methylmethansulfonamido)-6-(propan-2-yl)pyrimidin-5-yl]-3,5-dihydroxyhept-6-ensäure

C.

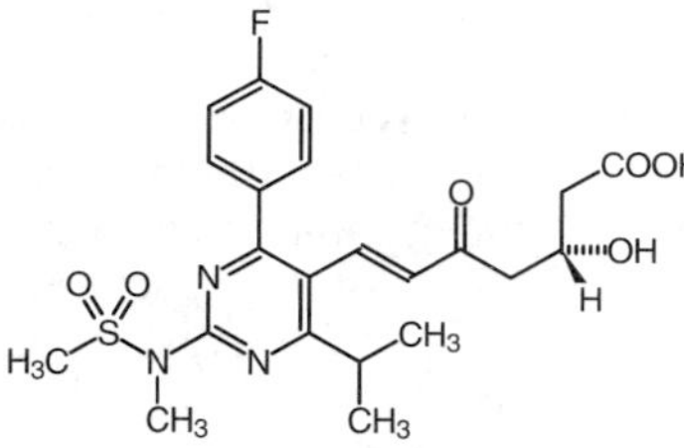

(3*R*,6*E*)-7-[4-(4-Fluorphenyl)-2-(*N*-methylmethansulfonamido)-6-(propan-2-yl)pyrimidin-5-yl]-3-hydroxy-5-oxohept-6-ensäure

D.

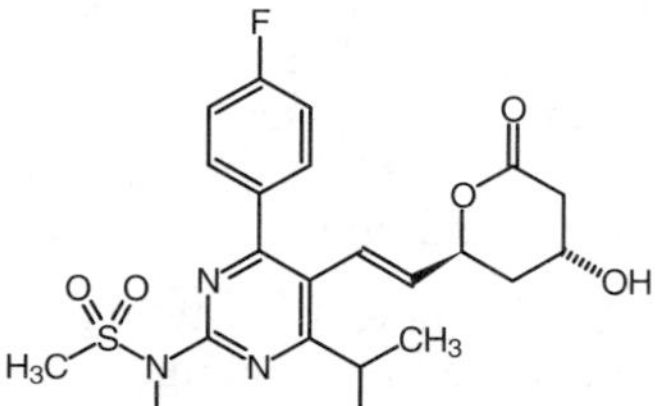

N-[4-(4-Fluorphenyl)-5-[(1*E*)-2-[(2*S*,4*R*)-4-hydroxy-6-oxooxan-2-yl]ethen-1-yl]-6-(propan-2-yl)pyrimidin-2-yl]-*N*-methylmethansulfonamid

E.

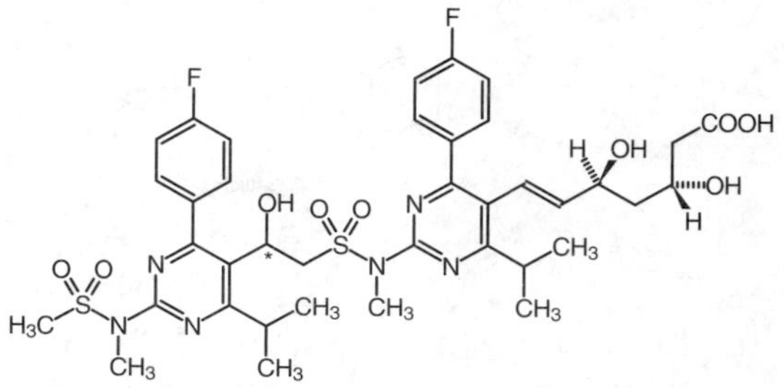

(3*R*,5*S*,6*E*)-7-[4-(4-Fluorphenyl)-2-[(2*Ξ*)-2-[4-(4-fluorphenyl)-2-(*N*-methylmethansulfonamido)-6-(propan-2-yl)pyrimidin-5-yl]-2-hydroxy-*N*-methylethan-1-sulfonamido]-6-(propan-2-yl)pyrimidin-5-yl]-3,5-dihydroxyhept-6-ensäure

F.

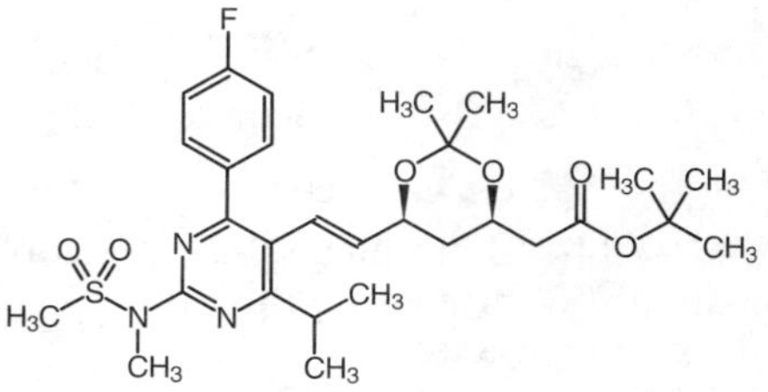

tert-Butyl[(4*R*,6*S*)-6-[(1*E*)-2-[4-(4-fluorphenyl)-2-(*N*-methylmethansulfonamido)-6-(propan-2-yl)pyrimidin-5-yl]ethen-1-yl]-2,2-dimethyl-1,3-dioxan-4-yl]acetat

G.

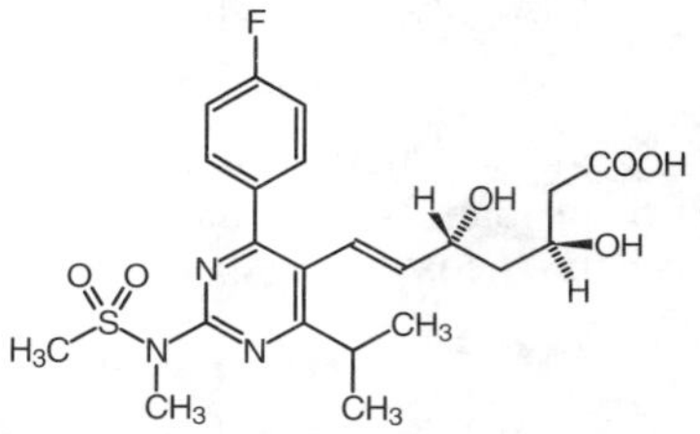

(3*S*,5*R*,6*E*)-7-[4-(4-Fluorphenyl)-2-(*N*-methylmethansulfonamido)-6-(propan-2-yl)pyrimidin-5-yl]-3,5-dihydroxyhept-6-ensäure

J.

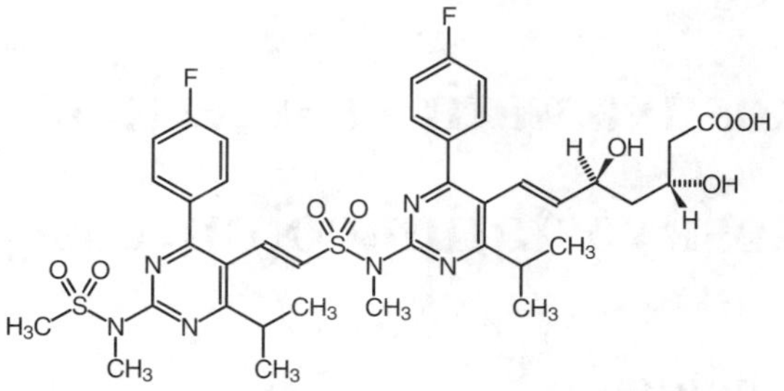

(3*R*,5*S*,6*E*)-7-[4-(4-Fluorphenyl)-2-[(1*E*)-2-[4-(4-fluorphenyl)-2-(*N*-methylmethansulfonamido)-6-(propan-2-yl)pyrimidin-5yl]-*N*-methylethen-1-sulfonamido]-6-(propan-2-yl)pyrimidin-5-yl]-3,5-dihydroxyhept-6-ensäure

K.

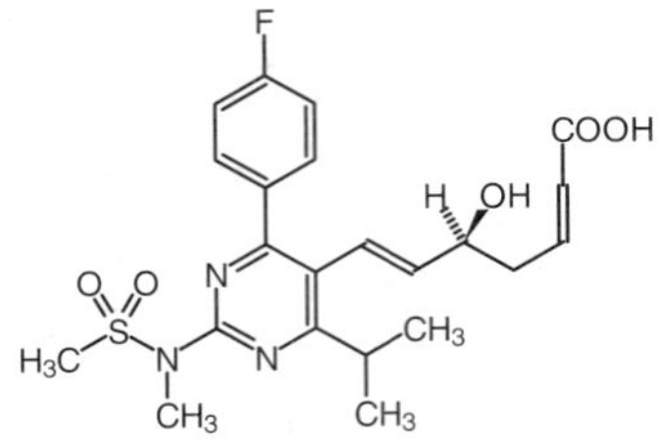

(2Ξ,5S,6E)-7-[4-(4-Fluorphenyl)-2-(N-methyl=methansulfonamido)-6-(propan-2-yl)pyrimidin-5-yl]-5-hydroxyhepta-2,6-diensäure

L.

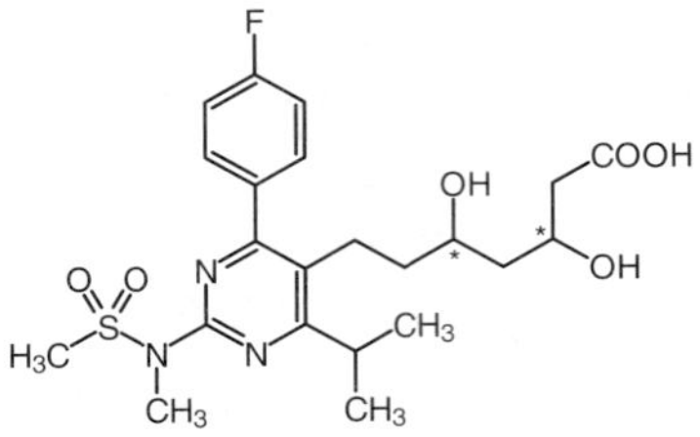

(3Ξ,5Ξ)-7-[4-(4-Fluorphenyl)-2-(N-methylmethan=sulfonamido)-6-(propan-2-yl)pyrimidin-5-yl]-3,5-dihydroxyheptansäure

M.

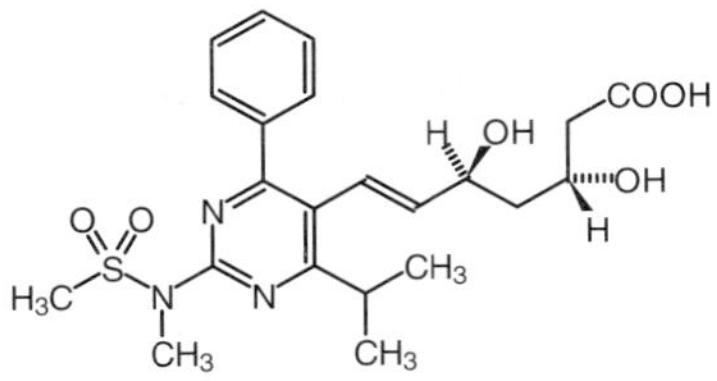

(3R,5S,6E)-7-[2-(N-methylmethansulfonamido)-4-phenyl-6-(propan-2-yl)pyrimidin-5-yl]-3,5-dihydroxyhept-6-ensäure

10.1/3008

Rosuvastatin-Tabletten

Rosuvastatini compressi

Definition

Rosuvastatin-Tabletten enthalten **Rosuvastatin-Calcium (Rosuvastatinum calcicum)**.

Die Tabletten entsprechen der Monographie ***Tabletten (Compressi)*** *und den folgenden zusätzlichen Anforderungen.*

Gehalt: 93,0 bis 105,0 Prozent des in der Beschriftung angegebenen Gehalts an Rosuvastatin ($C_{22}H_{28}FN_3O_6S$)

Prüfung auf Identität

A. Das UV-Spektrum des Hauptpeaks in den Chromatogrammen der bei der Gehaltsbestimmung verwendeten Lösungen wird mit einem Dioden-Array-Detektor im Bereich von 210 bis 400 nm aufgenommen.

Ergebnis: Das UV-Spektrum des Hauptpeaks im Chromatogramm der Untersuchungslösung entspricht dem UV-Spektrum des Hauptpeaks im Chromatogramm der Referenzlösung a.

B. Die bei der Gehaltsbestimmung erhaltenen Chromatogramme werden ausgewertet.

Ergebnis: Der Hauptpeak im Chromatogramm der Untersuchungslösung entspricht in Bezug auf Retentionszeit und Größe dem Hauptpeak im Chromatogramm der Referenzlösung a.

Prüfung auf Reinheit

Verwandte Substanzen: Flüssigchromatographie (2.2.29)

Die Prüfung ist unter Lichtschutz durchzuführen und die Lösungen müssen unmittelbar vor Gebrauch hergestellt werden.

Lösungsmittelmischung: Acetonitril *R*, Wasser *R* (25:75 *V/V*)

Untersuchungslösung: Eine angemessene Anzahl Tabletten (mindestens 6) wird mit mindestens 50 ml Wasser *R* versetzt. Die Mischung wird kräftig geschüttelt, bis die Tabletten vollständig zerfallen sind, und nach Zusatz eines geeigneten Volumens Acetonitril *R* erneut kräftig geschüttelt. Anschließend wird die Mischung mit einem geeigneten Volumen Wasser *R* versetzt, sodass ein Verhältnis von Acetonitril zu Wasser von 25:75 (*V/V*) erhalten wird. Die Mischung wird durch einen Filter aus Poly(vinylidendifluorid) filtriert und falls erforderlich mit der Lösungsmittelmischung so verdünnt, dass eine Konzentration an Rosuvastatin-Calcium von 1 mg je Milliliter erhalten wird.

Referenzlösung a: 25,0 mg Rosuvastatin-Calcium *CRS* werden mit 25 ml Wasser *R* versetzt. Die Mischung wird mindestens 10 min lang stehen gelassen und anschließend bis zum Lösen etwa 30 min lang mit Ultraschall behandelt, wobei sie alle 10 min geschüttelt wird. Die Lösung wird mit 12,5 ml Acetonitril *R* versetzt, sorgfältig gemischt und mit Wasser *R* zu 50,0 ml verdünnt. 1,0 ml dieser Lösung wird mit der Lösungsmittelmischung zu 50,0 ml verdünnt.

Referenzlösung b: 7 mg Rosuvastatin zur Eignungsprüfung *CRS* (mit den Verunreinigungen A, B und C) werden in 2,5 ml Acetonitril *R* gelöst. Die Lösung wird mit Wasser *R* zu 10 ml verdünnt.

Referenzlösung c: Der Inhalt einer Durchstechflasche mit Rosuvastatin-Verunreinigungsmischung *CRS* (mit Verunreinigung D) wird in 1 ml Lösungsmittelmischung gelöst.

Referenzlösung d: 2 mg Rosuvastatinethylester *R* (Verunreinigung FP-A) werden in 20 ml Lösungsmittelmischung gelöst. 1 ml Lösung wird mit der Lösungsmittelmischung zu 100 ml verdünnt.

Säule
- Größe: $l = 0{,}15$ m, ∅ = 3,0 mm
- Stationäre Phase: nachsilanisiertes, octadecylsilyliertes, amorphes, siliciumorganisches Polymer zur Chromatographie *R* (3,5 µm)
- Temperatur: 40 °C

Mobile Phase
- Mobile Phase A: 1-prozentige Lösung (*V/V*) von Trifluoressigsäure *R*, Acetonitril zur Chromatographie *R*, Wasser zur Chromatographie *R* (1:31:68 *V/V/V*)
- Mobile Phase B: 1-prozentige Lösung (*V/V*) von Trifluoressigsäure *R*, Wasser zur Chromatographie *R*, Acetonitril zur Chromatographie *R* (1:37:66 *V/V/V*)

Zeit (min)	Mobile Phase A (% *V/V*)	Mobile Phase B (% *V/V*)
0 – 26	100	0
26 – 36	100 → 20	0 → 80
36 – 46	20	80

Durchflussrate: 0,7 ml · min^{-1}

Detektion: Spektrometer bei 242 nm

Einspritzen: 10 µl

Identifizierung von Verunreinigungen: Zur Identifizierung der Peaks der Verunreinigungen A, B und C werden das mitgelieferte Chromatogramm von Rosuvastatin zur Eignungsprüfung *CRS* und das mit der Referenzlösung b erhaltene Chromatogramm verwendet. Zur Identifizierung des Peaks der Verunreinigung D werden das mitgelieferte Chromatogramm von Rosuvastatin-Verunreinigungsmischung *CRS* und das mit der Referenzlösung c erhaltene Chromatogramm verwendet. Zur Identifizierung der Verunreinigung FP-A wird das mit der Referenzlösung d erhaltene Chromatogramm verwendet.

Relative Retention (bezogen auf Rosuvastatin, t_R etwa 11 min)
- Verunreinigung A: etwa 0,9
- Verunreinigung B: etwa 1,1
- Verunreinigung C: etwa 1,7
- Verunreinigung D: etwa 2,2
- Verunreinigung FP-A: etwa 3,1

Eignungsprüfung: Referenzlösung b
- Peak-Tal-Verhältnis: mindestens 2,0, wobei H_p die Höhe des Peaks der Verunreinigung B über der Basislinie und H_v die Höhe des niedrigsten Punkts der Kurve über der Basislinie zwischen den Peaks von Rosuvastatin und Verunreinigung B darstellt

Berechnung der Prozentgehalte
- Korrekturfaktor: Die Fläche des Peaks von Verunreinigung C wird mit 1,4 multipliziert.
- Für jede Verunreinigung wird die Konzentration an Rosuvastatin-Calcium in der Referenzlösung a verwendet.

Grenzwerte
- Verunreinigungen C, D: jeweils höchstens 1,5 Prozent
- Verunreinigung FP-A: höchstens 0,5 Prozent
- Nicht spezifizierte Verunreinigungen: jeweils höchstens 0,2 Prozent
- Summe aller Verunreinigungen: höchstens 2,5 Prozent
- Berichtsgrenzwert: 0,1 Prozent; Peaks der Verunreinigungen A und B werden nicht berücksichtigt.

Wirkstofffreisetzung (2.9.3, Apparat 2): *Die Prüfung ist unter Lichtschutz durchzuführen.*

Abgesehen von begründeten und zugelassenen Fällen müssen die Tabletten der Prüfung und den Akzeptanzkriterien wie nachfolgend beschrieben entsprechen.

Freisetzungsmedium (Citrat-Pufferlösung pH 6,6 (0,05 mol · l^{-1})): 147,0 g Natriumcitrat *R* werden in 2 Liter Wasser *R* gelöst. Die Lösung wird mit 3,3 g wasserfreier Citronensäure *R* versetzt und mit Wasser *R* zu 10 Liter verdünnt. Falls notwendig wird die Lösung mit Natriumcitrat *R* oder wasserfreier Citronensäure *R* auf einen pH-Wert von 6,6 ± 0,05 eingestellt. 900 ml Freisetzungsmedium werden verwendet.

Rotationsgeschwindigkeit: 50 min^{-1}

Zeit: 30 min

Analyse: Flüssigchromatographie (2.2.29)

Untersuchungslösung: Die Proben werden aus dem Freisetzungsgefäß gezogen und durch einen Filter aus Poly(vinylidendifluorid) filtriert.

Referenzlösung: 25,0 mg Rosuvastatin-Calcium *CRS* werden mit 25 ml Wasser *R* versetzt. Die Mischung wird mindestens 10 min lang stehen gelassen und anschließend bis zum Lösen etwa 30 min lang mit Ultraschall behandelt, wobei sie alle 10 min geschüttelt wird. Die Lösung wird mit 12,5 ml Acetonitril *R* versetzt, sorgfältig gemischt und mit Wasser *R* zu 50,0 ml verdünnt. Ein geeignetes Volumen der Lösung wird mit dem Freisetzungsmedium so verdünnt, dass eine Konzentration an Rosuvastatin erhalten wird, die basierend auf dem in der Beschriftung für die Rosuvastatin-Tabletten angegebenen Gehalt der theoretischen Konzentration an Rosuvastatin in der Untersuchungslösung entspricht.

Säule
- Größe: $l = 0{,}05$ m, ∅ = 4,6 mm
- Stationäre Phase: nachsilanisiertes, octadecylsilyliertes Kieselgel zur Chromatographie *R* (5 µm)

Mobile Phase: Phosphorsäure 85 % *R*, Acetonitril zur Chromatographie *R*, Wasser zur Chromatographie *R* (0,1:40:60 *V/V/V*)

Durchflussrate: 1,0 ml · min^{-1}

Detektion: Spektrometer bei 242 nm

Einspritzen: 20 µl

Chromatographiedauer: 5 min

Eignungsprüfung: Referenzlösung
- Wiederholpräzision: höchstens 1,0 Prozent relative Standardabweichung, mit 6 Einspritzungen bestimmt

Die Menge an Rosuvastatin ($C_{22}H_{28}FN_3O_6S$), die in Lösung gegangen ist, wird unter Berücksichtigung des für Rosuvastatin-Calcium *CRS* angegebenen Gehalts und eines Umrechnungsfaktors von 0,96 berechnet und

R

Monographien

in Prozent des in der Beschriftung angegebenen Gehalts ausgedrückt.

Akzeptanzkriterium
- $Q = 75$ Prozent nach 30 min

Gehaltsbestimmung

Flüssigchromatographie (2.2.29): *Die Bestimmung ist unter Lichtschutz durchzuführen.*

Lösungsmittelmischung: Acetonitril *R*, Wasser *R* (25:75 *V/V*)

Untersuchungslösung: Eine angemessene Anzahl Tabletten (mindestens 6) wird mit mindestens 50 ml Wasser *R* versetzt. Die Mischung wird kräftig geschüttelt, bis die Tabletten vollständig zerfallen sind, und nach Zusatz eines geeigneten Volumens Acetonitril *R* erneut kräftig geschüttelt. Anschließend wird die Mischung mit einem geeigneten Volumen Wasser *R* versetzt, sodass ein Verhältnis von Acetonitril zu Wasser von 25:75 (*V/V*) erhalten wird. Die Mischung wird durch einen Filter aus Poly(vinylidendifluorid) filtriert und falls erforderlich mit der Lösungsmittelmischung so verdünnt, dass eine Konzentration an Rosuvastatin-Calcium von 0,1 mg je Milliliter erhalten wird.

Referenzlösung a: 25,0 mg Rosuvastatin-Calcium *CRS* werden mit 25 ml Wasser *R* versetzt. Die Mischung wird mindestens 10 min lang stehen gelassen und anschließend bis zum vollständigen Lösen etwa 30 min lang mit Ultraschall behandelt, wobei sie alle 10 min geschüttelt wird. Die Lösung wird mit 12,5 ml Acetonitril *R* versetzt, sorgfältig gemischt und mit Wasser *R* zu 50,0 ml verdünnt. 1,0 ml dieser Lösung wird mit der Lösungsmittelmischung zu 5,0 ml verdünnt.

Referenzlösung b: 7 mg Rosuvastatin zur Eignungsprüfung *CRS* (mit den Verunreinigungen A, B und C) werden in 2,5 ml Acetonitril *R* gelöst. Die Lösung wird mit Wasser *R* zu 10 ml verdünnt.

Säule
- Größe: $l = 0{,}15$ m, $\varnothing = 3{,}0$ mm
- Stationäre Phase: nachsilanisiertes, octadecylsilyliertes, amorphes, siliciumorganisches Polymer zur Chromatographie *R* (3,5 µm)
- Temperatur: 40 °C

Mobile Phase
- Mobile Phase A: 1-prozentige Lösung (*V/V*) von Trifluoressigsäure *R*, Acetonitril zur Chromatographie *R*, Wasser zur Chromatographie *R* (1:31:68 *V/V/V*)
- Mobile Phase B: 1-prozentige Lösung (*V/V*) von Trifluoressigsäure *R*, Acetonitril zur Chromatographie *R* (1:100 *V/V*)

Zeit (min)	Mobile Phase A (% *V/V*)	Mobile Phase B (% *V/V*)
0 – 14	100	0
14 – 15	100 → 10	0 → 90

Durchflussrate: 0,7 ml · min^{-1}

Detektion: Spektrometer bei 242 nm

Einspritzen: 10 µl

Identifizierung von Verunreinigungen: Zur Identifizierung des Peaks der Verunreinigung B werden das mitgelieferte Chromatogramm von Rosuvastatin zur Eignungsprüfung *CRS* und das mit der Referenzlösung b erhaltene Chromatogramm verwendet.

Relative Retention (bezogen auf Rosuvastatin, t_R etwa 11 min)
- Verunreinigung B: etwa 1,1

Eignungsprüfung
- Wiederholpräzision: höchstens 1,0 Prozent relative Standardabweichung, mit 6 Einspritzungen der Referenzlösung a bestimmt
- Peak-Tal-Verhältnis: mindestens 2,0, wobei H_p die Höhe des Peaks der Verunreinigung B über der Basislinie und H_v die Höhe des niedrigsten Punkts der Kurve über der Basislinie zwischen den Peaks von Rosuvastatin und Verunreinigung B im Chromatogramm der Referenzlösung b darstellt

Berechnung der Prozentgehalte: Der Prozentgehalt an Rosuvastatin ($C_{22}H_{28}FN_3O_6S$) wird unter Berücksichtigung des für Rosuvastatin-Calcium *CRS* angegebenen Gehalts und mit einem Umrechnungsfaktor von 0,96 berechnet.

Verunreinigungen

Spezifizierte Verunreinigungen:

C, D, FP-A

Andere bestimmbare Verunreinigungen

(Die folgenden Substanzen werden, falls in einer bestimmten Menge vorhanden, durch eine oder mehrere Prüfmethoden in der Monographie erfasst.):
A, B, FP-B

A.

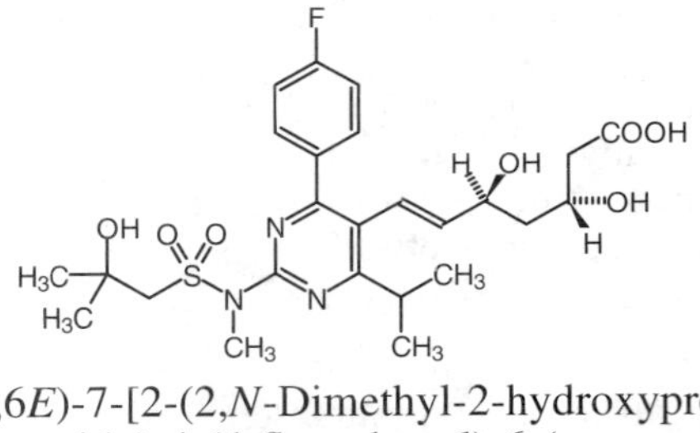

(3*R*,5*S*,6*E*)-7-[2-(2,*N*-Dimethyl-2-hydroxypropan-1-sulfonamido)-4-(4-fluorphenyl)-6-(propan-2-yl)pyrimidin-5-yl]-3,5-dihydroxyhept-6-ensäure

B.

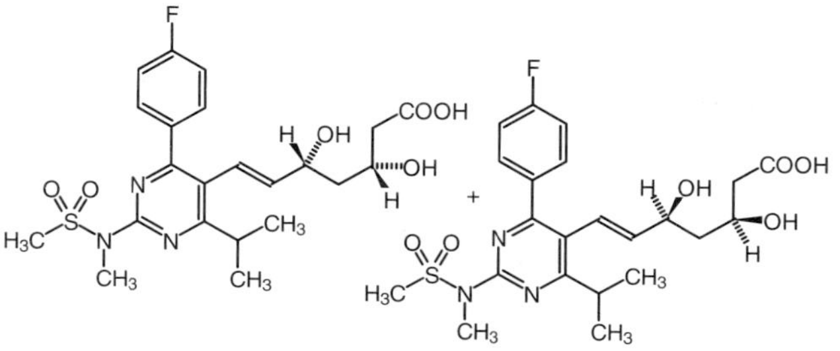

(3*RS*,5*RS*,6*E*)-7-[4-(4-Fluorphenyl)-2-(*N*-methylmethansulfonamido)-6-(propan-2-yl)pyrimidin-5-yl]-3,5-dihydroxyhept-6-ensäure

C.

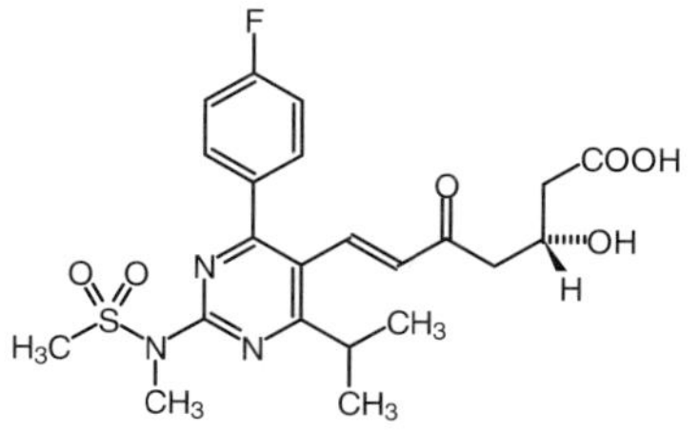

(3*R*,6*E*)-7-[4-(4-Fluorphenyl)-2-(*N*-methylmethansulfonamido)-6-(propan-2-yl)pyrimidin-5-yl]-3-hydroxy-5-oxohept-6-ensäure

D.

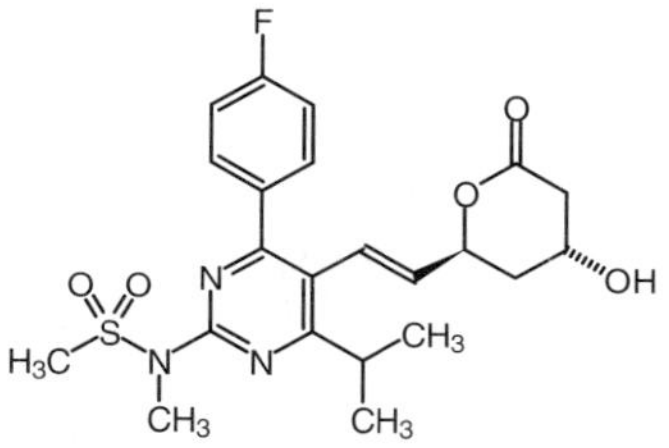

N-[4-(4-Fluorphenyl)-5-[(1*E*)-2-[(2*S*,4*R*)-4-hydroxy-6-oxooxan-2-yl]ethen-1-yl]-6-(propan-2-yl)pyrimidin-2-yl]-*N*-methylmethansulfonamid

FP-A.

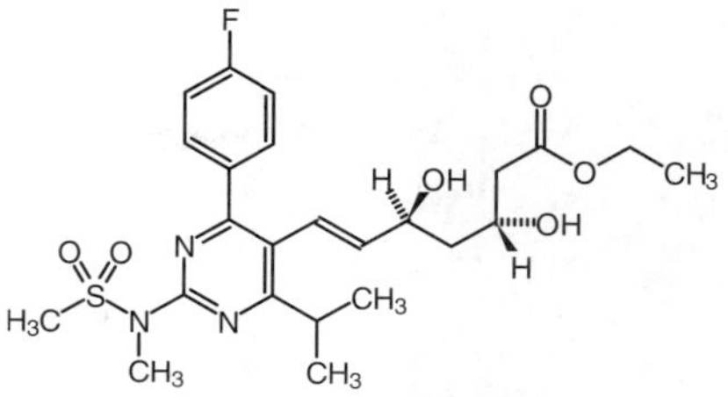

Ethyl(3*R*,5*S*,6*E*)-7-[4-(4-fluorphenyl)-2-(*N*-methylmethansulfonamido)-6-(propan-2-yl)pyrimidin-5-yl]-3,5-dihydroxyhept-6-enoat (Rosuvastatinethylester)

FP-B.

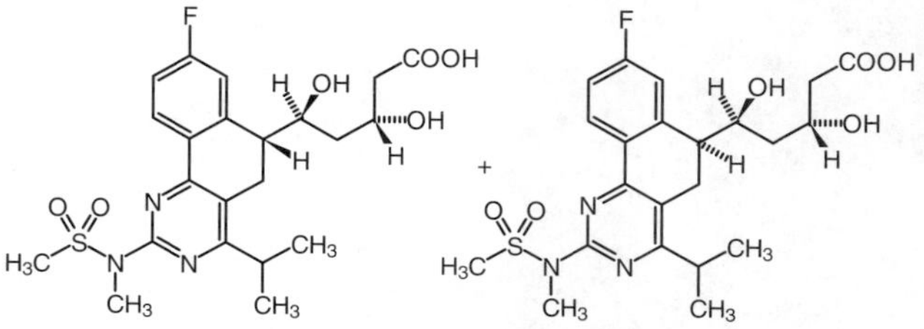

(3*R*,5*S*)-5-[(6*RS*)-8-Fluor-2-(*N*-methylmethansulfonamido)-4-(propan-2-yl)-5,6-dihydrobenzo[*h*]chinazolin-6-yl]-3,5-dihydroxypentansäure

R

Monographien

S

Spiramycin 6493
Squalan 6496
Stanozolol 6497
Sulfamethizol 6499

10.1/0293

Spiramycin

Spiramycinum

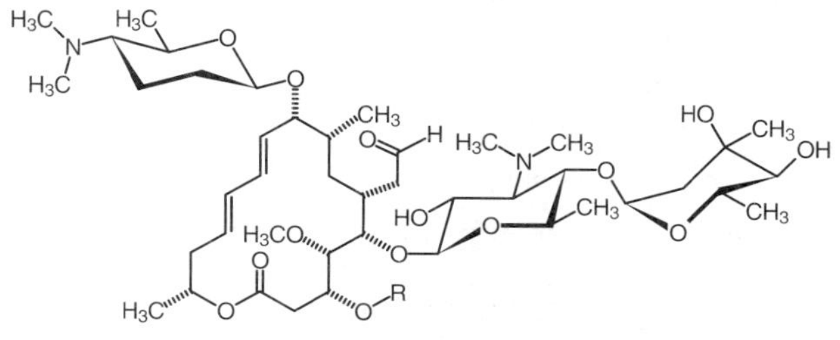

Komponente	R	Summenformel	M_r
Spiramycin I	H	$C_{43}H_{74}N_2O_{14}$	843,1
Spiramycin II	CO–CH$_3$	$C_{45}H_{76}N_2O_{15}$	885,1
Spiramycin III	CO–CH$_2$–CH$_3$	$C_{46}H_{78}N_2O_{15}$	899,1

Definition

Spiramycin ist ein Makrolid-Antibiotikum, das von bestimmten Stämmen von *Streptomyces ambofaciens* gewonnen oder nach anderen Verfahren hergestellt wird. Die Hauptkomponente ist (4*R*,5*S*,6*S*,7*R*,9*R*,10*R*,11*E*,13*E*,16*R*)-6-[[3,6-Didesoxy-4-*O*-(2,6-didesoxy-3-*C*-methyl-α-L-*ribo*-hexopyranosyl)-3-(dimethylamino)-β-D-glucopyranosyl]oxy]-4-hydroxy-5-methoxy-9,16-dimethyl-7-(2-oxoethyl)-10-[[2,3,4,6-tetradesoxy-4-(dimethylamino)-D-*erythro*-hexopyranosyl]oxy]oxacyclohexadeca-11,13-dien-2-on (Spiramycin I, M_r 843). Spiramycin II (4-*O*-Acetylspiramycin I) und Spiramycin III (4-*O*-Propanoylspiramycin I) sind auch vorhanden.

Aktivität: mindestens 4100 I. E. je Milligramm (getrocknete Substanz)

Eigenschaften

Aussehen: weißes bis schwach gelbliches, schwach hygroskopisches Pulver

Löslichkeit: schwer löslich in Wasser, leicht löslich in Aceton, in Ethanol 96 % und in Methanol

Prüfung auf Identität

A. UV-Vis-Spektroskopie (2.2.25)

Untersuchungslösung: 0,10 g Substanz werden in Methanol *R* zu 100,0 ml gelöst. 1,0 ml Lösung wird mit Methanol *R* zu 100,0 ml verdünnt.

Spektralbereich: 220 bis 350 nm

Absorptionsmaximum: bei 232 nm

Spezifische Absorption im Absorptionsmaximum: etwa 340

B. Dünnschichtchromatographie (2.2.27)

Untersuchungslösung: 40 mg Substanz werden in Methanol *R* zu 10 ml gelöst.

Referenzlösung a: 40 mg Spiramycin *CRS* werden in Methanol *R* zu 10 ml gelöst.

Referenzlösung b: 40 mg Erythromycin A *CRS* werden in Methanol *R* zu 10 ml gelöst.

Platte: DC-Platte mit Kieselgel G *R*

Fließmittel: die obere Phase einer Mischung von 4 Volumteilen 2-Propanol *R*, 8 Volumteilen einer mit konzentrierter Natriumhydroxid-Lösung *R* auf einen pH-Wert von 9,6 eingestellten Lösung von Ammoniumacetat *R* (150 g · l^{-1}) und 9 Volumteilen Ethylacetat *R*

Auftragen: 5 µl

Laufstrecke: 3/4 der Platte

Trocknen: an der Luft

Detektion: Die Platte wird mit Anisaldehyd-Reagenz *R* 1 besprüht und anschließend 5 min lang bei 110 °C erhitzt.

Ergebnis: Der Hauptfleck im Chromatogramm der Untersuchungslösung entspricht in Bezug auf Lage, Farbe und Größe dem Hauptfleck im Chromatogramm der Referenzlösung a. Treten im Chromatogramm der Untersuchungslösung 1 oder 2 Flecke mit einem etwas höheren R_F -Wert als dem des Hauptflecks auf, entsprechen sie in Bezug auf Lage und Farbe den Nebenflecken im Chromatogramm der Referenzlösung a und unterscheiden sich von den Flecken im Chromatogramm der Referenzlösung b.

C. 0,5 g Substanz werden in 10 ml verdünnter Schwefelsäure *R* 1 gelöst. Die Lösung wird mit 25 ml Wasser *R* versetzt, mit Natriumhydroxid-Lösung (0,1 mol · l^{-1}) auf einen pH-Wert von etwa 8 eingestellt und mit Wasser *R* zu 50 ml verdünnt. Werden 5 ml dieser Lösung mit 2 ml einer Mischung von 1 Volumteil Wasser *R* und 2 Volumteilen Schwefelsäure *R* versetzt, entsteht eine Braunfärbung.

Prüfung auf Reinheit

pH-Wert (2.2.3): 8,5 bis 10,5

0,5 g Substanz werden in 5 ml Methanol *R* gelöst. Die Lösung wird mit kohlendioxidfreiem Wasser *R* zu 100 ml verdünnt.

Spezifische Drehung (2.2.7): –85 bis –80 (getrocknete Substanz)

1,00 g Substanz wird in einer 10-prozentigen Lösung (*V*/*V*) von verdünnter Essigsäure *R* zu 50,0 ml gelöst.

S

Monographien

Zusammensetzung: Flüssigchromatographie (2.2.29) wie unter „Verwandte Substanzen" beschrieben

Einspritzen: Untersuchungslösung, Referenzlösung a

Die Prozentgehalte an Spiramycin I, II und III werden unter Berücksichtigung der für Spiramycin *CRS* angegebenen Gehalte berechnet.

Grenzwerte (getrocknete Substanz)

- Spiramycin I: mindestens 80,0 Prozent
- Spiramycin II: höchstens 5,0 Prozent
- Spiramycin III: höchstens 10,0 Prozent
- Summe der Gehalte an Spiramycin I, II und III: mindestens 90,0 Prozent

Verwandte Substanzen: Flüssigchromatographie (2.2.29)

Die Lösungen sind unmittelbar vor Gebrauch herzustellen.

Lösungsmittelmischung: Methanol *R*, Wasser *R* (30:70 *V/V*)

Untersuchungslösung: 25,0 mg Substanz werden in der Lösungsmittelmischung zu 25,0 ml gelöst.

Referenzlösung a: 25,0 mg Spiramycin *CRS* werden in der Lösungsmittelmischung zu 25,0 ml gelöst.

Referenzlösung b: 2,0 ml Referenzlösung a werden mit der Lösungsmittelmischung zu 100,0 ml verdünnt.

Referenzlösung c: 5 mg Spiramycin *CRS* werden in 15 ml Pufferlösung pH 2,2 *R* gelöst. Die Lösung wird mit Wasser *R* zu 25 ml verdünnt, 5 min lang im Wasserbad von 60 °C erhitzt und anschließend unter kaltem Wasser abgekühlt.

Blindlösung: die Lösungsmittelmischung

Säule

- Größe: $l = 0{,}25$ m, ∅ = 4,6 mm
- Stationäre Phase: nachsilanisiertes, octadecylsilyliertes, amorphes, siliciumorganisches Polymer mit eingebetteten polaren Gruppen *R* (5 µm) (octadecylsilyliertes Methylkieselgel mit eingebetteten polaren Gruppen) mit einer Porengröße von 12,5 nm und einem Kohlenstoffgehalt von 15 Prozent
- Temperatur: 70 °C

Mobile Phase: 5 Volumteile einer Lösung von Kaliummonohydrogenphosphat *R* (34,8 g · l^{-1}), die mit einer Lösung von Kaliumdihydrogenphosphat *R* (27,2 g · l^{-1}) auf einen pH-Wert von 6,5 eingestellt wurde, 40 Volumteile Acetonitril *R* und 55 Volumteile Wasser *R* werden gemischt.

Durchflussrate: 1,0 ml · min^{-1}

Detektion: Spektrometer bei 232 nm

Einspritzen: 20 µl; Blindlösung, Untersuchungslösung, Referenzlösungen b und c

Chromatographiedauer: 3fache Retentionszeit von Spiramycin I

Identifizierung der Spiramycine: Zur Identifizierung der Peaks von Spiramycin I, II und III werden das mitgelieferte Chromatogramm von Spiramycin *CRS* und das mit der Referenzlösung a erhaltene Chromatogramm verwendet.

Relative Retention (bezogen auf Spiramycin I, t_R 20 bis 30 min)

- Verunreinigung F: etwa 0,41
- Verunreinigung A: etwa 0,45
- Verunreinigung D: etwa 0,50
- Verunreinigung G: etwa 0,66
- Verunreinigung B: etwa 0,73
- Verunreinigung H: etwa 0,87
- Spiramycin II: etwa 1,4
- Spiramycin III: etwa 2,0
- Verunreinigung E: etwa 2,5

Falls erforderlich wird der Anteil an Acetonitril in der mobilen Phase angepasst.

Eignungsprüfung: Referenzlösung c

- Auflösung: mindestens 10,0 zwischen den Peaks von Verunreinigung A und Spiramycin I

Grenzwerte

- Verunreinigungen A, B, D, E, F, G, H: jeweils nicht größer als die Fläche des Hauptpeaks im Chromatogramm der Referenzlösung b (2,0 Prozent)
- Jede weitere Verunreinigung: jeweils nicht größer als die Fläche des Hauptpeaks im Chromatogramm der Referenzlösung b (2,0 Prozent)
- Summe aller Verunreinigungen: nicht größer als das 5fache der Fläche des Hauptpeaks im Chromatogramm der Referenzlösung b (10,0 Prozent)
- Ohne Berücksichtigung bleiben: Peaks, deren Fläche nicht größer ist als das 0,05fache der Fläche des Hauptpeaks im Chromatogramm der Referenzlösung b (0,1 Prozent); die Peaks der Spiramycine I, II und III

Trocknungsverlust (2.2.32): höchstens 3,5 Prozent, mit 0,500 g Substanz durch 6 h langes Trocknen im Vakuum bei 80 °C und höchstens 0,7 kPa bestimmt

Sulfatasche (2.4.14): höchstens 0,1 Prozent, mit 1,0 g Substanz bestimmt

Wertbestimmung

Die Ausführung erfolgt nach „Mikrobiologische Wertbestimmung von Antibiotika" (2.7.2) unter Verwendung von Spiramycin *CRS* als Referenzsubstanz.

Lagerung

Dicht verschlossen

Verunreinigungen

Spezifizierte Verunreinigungen:

A, B, D, E, F, G, H

Andere bestimmbare Verunreinigungen

(Die folgenden Substanzen werden, falls in einer bestimmten Menge vorhanden, durch eine oder mehrere Prüfmethoden in der Monographie erfasst. Sie werden begrenzt durch das allgemeine Akzeptanzkriterium für weitere Verunreinigungen/nicht spezifizierte Verunreinigungen und/oder durch die Anforderungen der Allgemeinen Monographie **Substanzen zur pharmazeutischen Verwendung (Corpora ad usum pharmaceuticum)**. Diese Verunreinigungen müssen daher nicht identifiziert werden, um die Konformität der Substanz zu zeigen. Siehe auch „5.10 Kontrolle von Verunreinigungen in Substanzen zur pharmazeutischen Verwendung“):

C

A.

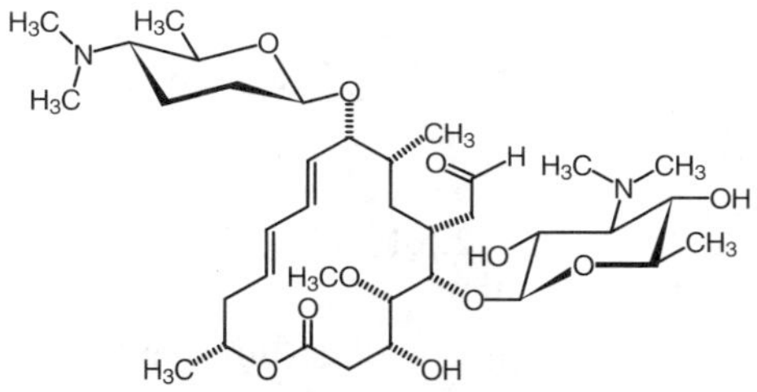

(4*R*,5*S*,6*S*,7*R*,9*R*,10*R*,11*E*,13*E*,16*R*)-6-[[3,6-Didesoxy-3-(dimethylamino)-β-D-glucopyranosyl]oxy]-4-hydroxy-5-methoxy-9,16-dimethyl-7-(2-oxoethyl)-10-[[2,3,4,6-tetradesoxy-4-(dimethylamino)-β-D-*erythro*-hexopyranosyl]oxy]oxacyclohexadeca-11,13-dien-2-on
(Neospiramycin I)

B.

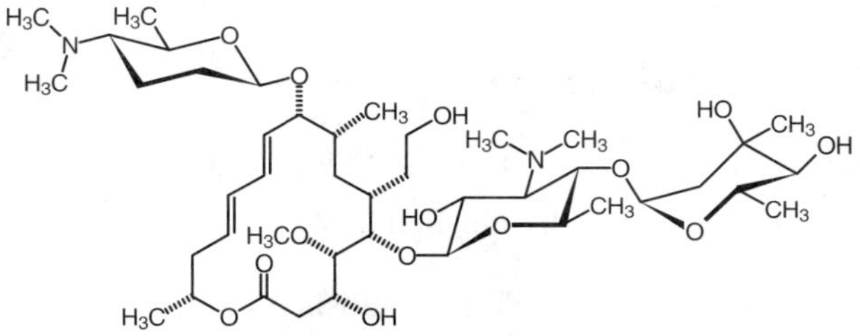

(4*R*,5*S*,6*S*,7*R*,9*R*,10*R*,11*E*,13*E*,16*R*)-6-[[3,6-Didesoxy-4-*O*-(2,6-didesoxy-3-*C*-methyl-α-L-*ribo*-hexopyranosyl)-3-(dimethylamino)-β-D-glucopyranosyl]oxy]-4-hydroxy-7-(2-hydroxyethyl)-5-methoxy-9,16-dimethyl-10-[[2,3,4,6-tetradesoxy-4-(dimethylamino)-β-D-*erythro*-hexopyranosyl]oxy]oxacyclohexadeca-11,13-dien-2-on
(Spiramycin IV)

C.

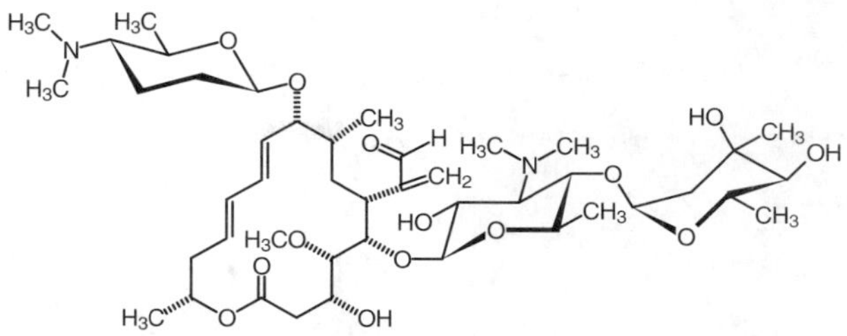

(4*R*,5*S*,6*S*,7*S*,9*R*,10*R*,11*E*,13*E*,16*R*)-6-[[3,6-Didesoxy-4-*O*-(2,6-didesoxy-3-*C*-methyl-α-L-*ribo*-hexopyranosyl)-3-(dimethylamino)-β-D-glucopyranosyl]oxy]-7-(1-formylethenyl)-4-hydroxy-5-methoxy-9,16-dimethyl-10-[[2,3,4,6-tetradesoxy-4-(dimethylamino)-β-D-*erythro*-hexopyranosyl]oxy]oxacyclohexadeca-11,13-dien-2-on
(17-Methylenspiramycin I)

D.

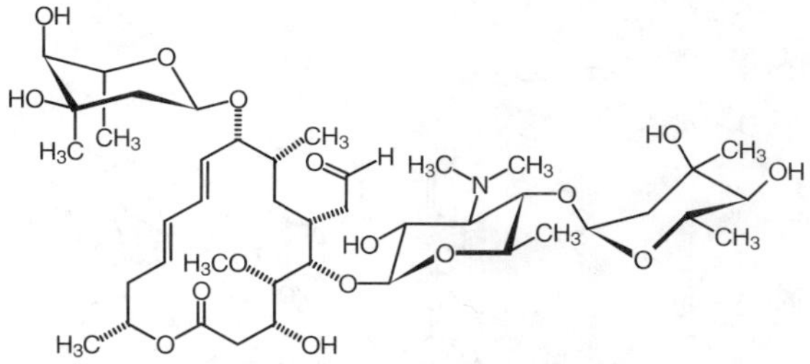

(4*R*,5*S*,6*S*,7*R*,9*R*,10*R*,11*E*,13*E*,16*R*)-6-[[3,6-Didesoxy-4-*O*-(2,6-didesoxy-3-*C*-methyl-α-L-*ribo*-hexopyranosyl)-3-(dimethylamino)-β-D-glucopyranosyl]oxy]-10-[(2,6-didesoxy-3-*C*-methyl-α-L-*ribo*-hexopyranosyl)oxy]-4-hydroxy-5-methoxy-9,16-dimethyl-7-(2-oxoethyl)oxacyclohexadeca-11,13-dien-2-on
(Spiramycin V)

E.

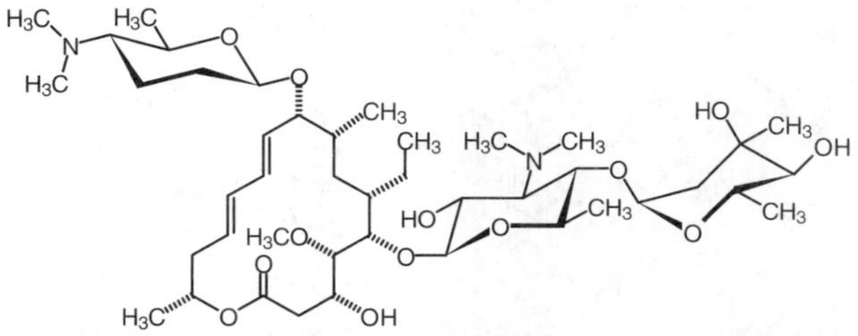

(4*R*,5*S*,6*S*,7*S*,9*R*,10*R*,11*E*,13*E*,16*R*)-6-[[3,6-Didesoxy-4-*O*-(2,6-didesoxy-3-*C*-methyl-α-L-*ribo*-hexopyranosyl)-3-(dimethylamino)-β-D-glucopyranosyl]oxy]-7-ethyl-4-hydroxy-5-methoxy-9,16-dimethyl-10-[[2,3,4,6-tetradesoxy-4-(dimethylamino)-β-D-*erythro*-hexopyranosyl]oxy]oxacyclohexadeca-11,13-dien-2-on
(18-Desoxy-18-dihydrospiramycin I oder DSPM)

F.

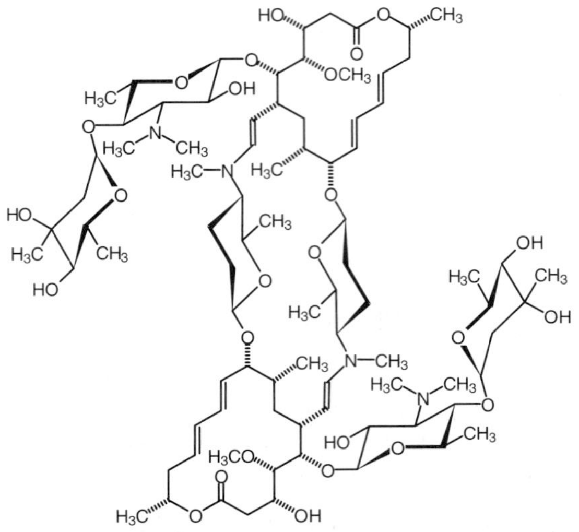

Spiramycin-Dimer

G.

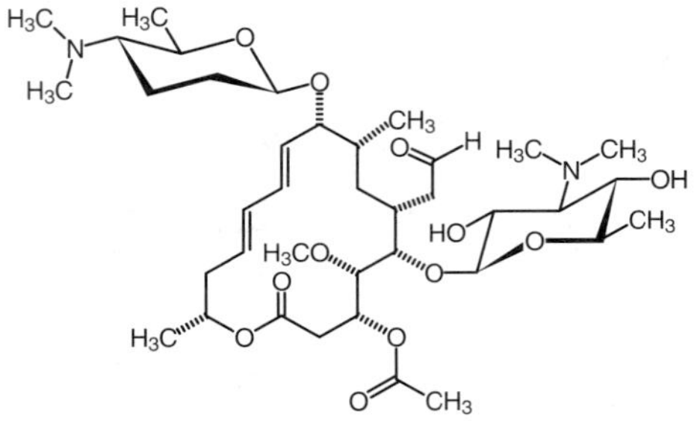

(4*R*,5*S*,6*S*,7*R*,9*R*,10*R*,11*E*,13*E*,16*R*)-6-[[3,6-Didesoxy-3-(dimethylamino)-β-D-glucopyranosyl]oxy]-5-methoxy-9,16-dimethyl-2-oxo-7-(2-oxoethyl)-10-[[2,3,4,6-tetradesoxy-4-(dimethylamino)-β-D-*erythro*-hexopyranosyl]oxy]oxacyclohexadeca-11,13-dien-4-ylacetat
(Neospiramycin II)

H.

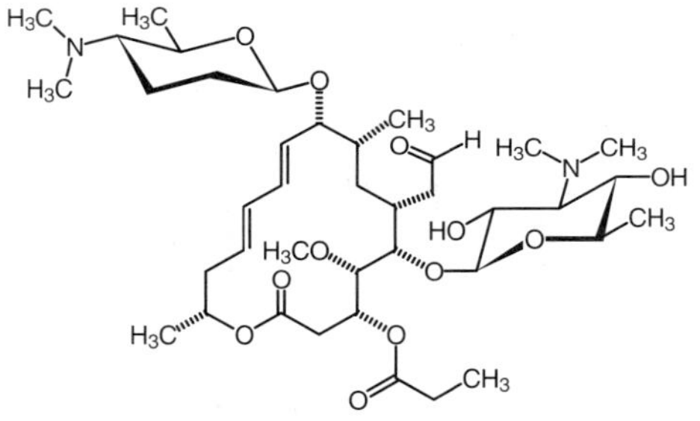

(4*R*,5*S*,6*S*,7*R*,9*R*,10*R*,11*E*,13*E*,16*R*)-6-[[3,6-Didesoxy-3-(dimethylamino)-β-D-glucopyranosyl]oxy]-5-methoxy-9,16-dimethyl-2-oxo-7-(2-oxoethyl)-10-[[2,3,4,6-tetradesoxy-4-(dimethylamino)-β-D-*erythro*-hexopyranosyl]oxy]oxacyclohexadeca-11,13-dien-4-ylpropanoat
(Neospiramycin III)

10.1/1630

Squalan

Squalanum

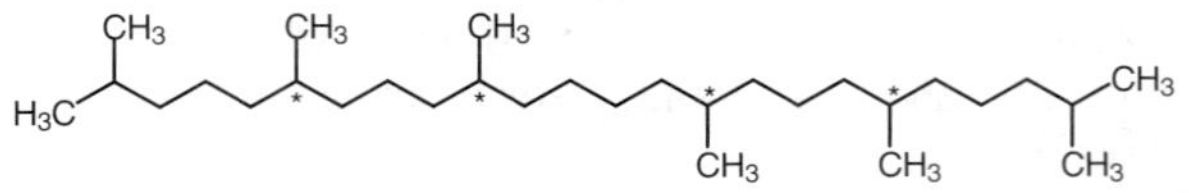

$C_{30}H_{62}$ M_r 422,8

CAS Nr. 111-01-3

Definition

(6Ξ,10Ξ,15Ξ,19Ξ)-2,6,10,15,19,23-Hexamethyltetracosan (Perhydrosqualen)

Die Substanz kann pflanzlicher (unverseifbarer Anteil von Olivenöl) oder tierischer (Haifischlebertran) Herkunft sein oder synthetisch hergestellt sein.

Gehalt: 96,0 bis 103,0 Prozent

Herstellung

Die Herkunft des Squalans (pflanzlich, tierisch oder synthetisch) wird vom Hersteller angegeben.

Eigenschaften

Aussehen: klare, farblose, ölige Flüssigkeit

Löslichkeit: praktisch unlöslich in Wasser, mischbar mit den meisten Fetten und Ölen, leicht löslich in Aceton und in Cyclohexan, praktisch unlöslich in Ethanol 96 %

Relative Dichte: etwa 0,815

Prüfung auf Identität

A. IR-Spektroskopie (2.2.24)

Vergleich: Squalan *CRS*

B. Die Substanz entspricht der Prüfung „Brechungsindex“ (siehe „Prüfung auf Reinheit“).

Prüfung auf Reinheit

Aussehen: Die Substanz muss klar (2.2.1) und farblos (2.2.2, Methode II) sein.

Brechungsindex (2.2.6): 1,450 bis 1,454

Säurezahl (2.5.1): höchstens 0,2

Iodzahl (2.5.4, Methode A): höchstens 4,0

Verseifungszahl (2.5.6): höchstens 3,0

Asche (2.4.16): höchstens 0,5 Prozent, mit 1,000 g Substanz bestimmt

Gehaltsbestimmung

Gaschromatographie (2.2.28)

Interner-Standard-Lösung: 1,0 ml Dimethylacetamid *R* wird mit 100,0 ml Heptan *R* versetzt.

Untersuchungslösung: 0,100 g Substanz werden in der Interner-Standard-Lösung zu 25,0 ml gelöst.

Referenzlösung a: 0,100 g Squalan *CRS* werden in der Interner-Standard-Lösung zu 25,0 ml gelöst.

Referenzlösung b: 0,1 ml Methylerucat *R* werden mit 0,100 g Substanz versetzt. Die Mischung wird mit der Interner-Standard-Lösung zu 25 ml verdünnt.

Säule
- Material: Quarzglas
- Größe: $l = 30$ m, $\varnothing = 0{,}32$ mm
- Stationäre Phase: Methylpolysiloxan *R* (Filmdicke 1 µm)

Trägergas: Helium zur Chromatographie *R*

Durchflussrate: 1,7 ml · min^{-1}

Splitverhältnis: 1:12

Temperatur

	Zeit (min)	Temperatur (°C)
Säule	0 – 39	60 → 290
	39 – 50	290
Probeneinlass		275
Detektor		300

Detektion: Flammenionisation

Einspritzen: 1 µl

Relative Retention (bezogen auf Squalan, t_R etwa 41 min)
- Interner Standard: etwa 0,2
- Methylerucat: etwa 0,9
- Cyclosqualan: 1,05

Eignungsprüfung: Referenzlösung b
- Auflösung: mindestens 5 zwischen den Peaks von Methylerucat und Squalan

Der Prozentgehalt an $C_{30}H_{62}$ wird unter Verwendung des mit der Referenzlösung a erhaltenen Chromatogramms und unter Berücksichtigung des für Squalan *CRS* angegebenen Gehalts berechnet.

Beschriftung

Die Beschriftung gibt an, ob die Substanz pflanzlicher oder tierischer Herkunft ist oder synthetisch hergestellt wurde.

10.1/1568

Stanozolol

Stanozololum

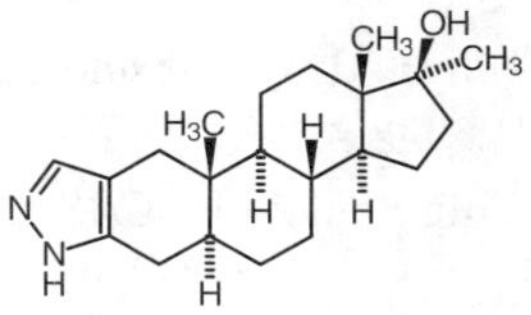

$C_{21}H_{32}N_2O$ M_r 328,5

CAS Nr. 10418-03-8

Definition

17-Methyl-2′*H*-5α-androst-2-eno[3,2-*c*]pyrazol-17β-ol

Gehalt: 98,5 bis 101,0 Prozent (getrocknete Substanz)

Eigenschaften

Aussehen: weißes bis fast weißes, kristallines, hygroskopisches Pulver

Löslichkeit: praktisch unlöslich in Wasser, löslich in Dimethylformamid, schwer löslich in Ethanol 96 %, sehr schwer löslich in Dichlormethan

Die Substanz zeigt Polymorphie (5.9).

Prüfung auf Identität

A. IR-Spektroskopie (2.2.24)

Vergleich: Stanozolol *CRS*

Wenn die Spektren bei der Prüfung in fester Form unterschiedlich sind, werden Substanz und Referenzsubstanz getrennt in der eben notwendigen Menge Dichlormethan *R* gelöst. Nach Eindampfen der Lösungen zur Trockne bei Raumtemperatur unter einem Luftstrom werden mit den Rückständen erneut Spektren aufgenommen.

B. Flüssigchromatographie (2.2.29) wie unter „Verwandte Substanzen“ (siehe „Prüfung auf Reinheit“) beschrieben, mit folgender Änderung:

S

Monographien

Einspritzen: Untersuchungslösung, Referenzlösung c

Ergebnis: Der Hauptpeak im Chromatogramm der Untersuchungslösung entspricht in Bezug auf Retentionszeit und Größe dem Hauptpeak im Chromatogramm der Referenzlösung c.

Prüfung auf Reinheit

Spezifische Drehung (2.2.7): +37 bis +41 (getrocknete Substanz)

60,0 mg Substanz werden in Methanol *R* zu 20,0 ml gelöst.

Verunreinigungen A, B: Dünnschichtchromatographie (2.2.27)

Lösungsmittelmischung: Methanol *R* 1, Dichlormethan *R* (10:90 *V/V*)

Untersuchungslösung: 20 mg Substanz werden in 1,0 ml Lösungsmittelmischung gelöst.

Referenzlösung: 2 mg Stanozolol *CRS*, 2,0 mg Stanozolol-Verunreinigung A *CRS* und 2,0 mg Stanozolol-Verunreinigung B *CRS* werden in 1,0 ml Lösungsmittelmischung gelöst. 0,1 ml Lösung werden mit der Lösungsmittelmischung zu 2,0 ml verdünnt.

Platte: DC-Platte mit Kieselgel *R*

Fließmittel: Essigsäure 99 % *R*, Ethylacetat *R*, Cyclohexan *R* (2:48:50 *V/V/V*)

Auftragen: 10 µl

Laufstrecke: 3/4 der Platte

Trocknen: an der Luft

Detektion: Die Platte wird mit Vanillin-Reagenz *R* besprüht und bei 120 °C erhitzt.

Eignungsprüfung: Referenzlösung
- Das Chromatogramm muss 3 deutlich voneinander getrennte Flecke zeigen, die in aufsteigender Reihenfolge der R_F-Werte Stanozolol, Verunreinigung A und Verunreinigung B entsprechen.

Grenzwerte
- Verunreinigung A: Ein der Verunreinigung A entsprechender Fleck darf nicht intensiver sein als der entsprechende Fleck im Chromatogramm der Referenzlösung (0,5 Prozent).
- Verunreinigung B: Ein der Verunreinigung B entsprechender Fleck darf nicht intensiver sein als der entsprechende Fleck im Chromatogramm der Referenzlösung (0,5 Prozent).

Verwandte Substanzen: Flüssigchromatographie (2.2.29)

Untersuchungslösung: 15,0 mg Substanz werden in Methanol *R* zu 5,0 ml gelöst.

Referenzlösung a: 1,0 ml Untersuchungslösung wird mit Methanol *R* zu 100,0 ml verdünnt. 1,0 ml dieser Lösung wird mit Methanol *R* zu 10,0 ml verdünnt.

Referenzlösung b: 1 mg Stanozolol *CRS* und 1 mg Stanozolol-Verunreinigung B *CRS* werden in Methanol *R* zu 20 ml gelöst.

Referenzlösung c: 15,0 mg Stanozolol *CRS* werden in Methanol *R* zu 5,0 ml gelöst.

Säule
- Größe: l = 0,15 m, ∅ = 4,6 mm
- Stationäre Phase: nachsilanisiertes, octadecylsilyliertes Kieselgel zur Chromatographie *R* 1 (5 µm)

Mobile Phase: Lösung von Natriumdihydrogenphosphat *R* (1 g · l^{-1}), die mit Phosphorsäure 85 % *R* auf einen pH-Wert von 3,0 eingestellt wurde, Methanol *R* 1 (30:70 *V/V*)

Durchflussrate: 1,5 ml · min^{-1}

Detektion: Spektrometer bei 228 nm

Einspritzen: 25 µl; Untersuchungslösung, Referenzlösungen a und b

Chromatographiedauer: 3fache Retentionszeit von Stanozolol

Identifizierung von Verunreinigungen: Zur Identifizierung des Peaks der Verunreinigung B wird das mit der Referenzlösung b erhaltene Chromatogramm verwendet.

Relative Retention (bezogen auf Stanozolol, t_R etwa 12 min)
- Verunreinigung B: etwa 1,3

Eignungsprüfung: Referenzlösung b
- Auflösung: mindestens 4,0 zwischen den Peaks von Stanozolol und Verunreinigung B

Grenzwerte
- Nicht spezifizierte Verunreinigungen: jeweils nicht größer als die Fläche des Hauptpeaks im Chromatogramm der Referenzlösung a (0,10 Prozent)
- Summe aller Verunreinigungen: nicht größer als das 5fache der Fläche des Hauptpeaks im Chromatogramm der Referenzlösung a (0,5 Prozent)
- Ohne Berücksichtigung bleiben: Peaks, deren Fläche nicht größer ist als das 0,5fache der Fläche des Hauptpeaks im Chromatogramm der Referenzlösung a (0,05 Prozent)

Trocknungsverlust (2.2.32): höchstens 1,0 Prozent, mit 1,000 g Substanz durch Trocknen bei 105 °C und höchstens 0,7 kPa bestimmt

Gehaltsbestimmung

0,250 g Substanz werden in 50 ml wasserfreier Essigsäure *R* gelöst und mit Perchlorsäure (0,1 mol · l^{-1}) titriert. Der Endpunkt wird mit Hilfe der Potentiometrie (2.2.20) bestimmt.

1 ml Perchlorsäure (0,1 mol · l^{-1}) entspricht 32,85 mg $C_{21}H_{32}N_2O$.

Lagerung

Dicht verschlossen, vor Licht geschützt

Verunreinigungen

Spezifizierte Verunreinigungen:

A, B

A.

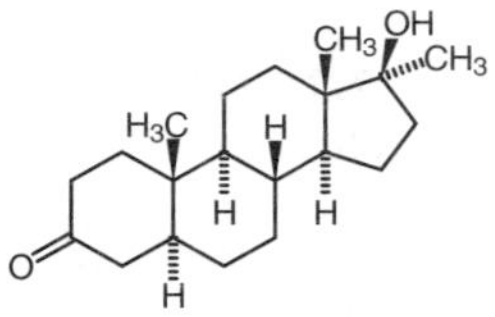

17β-Hydroxy-17-methyl-5α-androstan-3-on
(Mestanolon)

B.

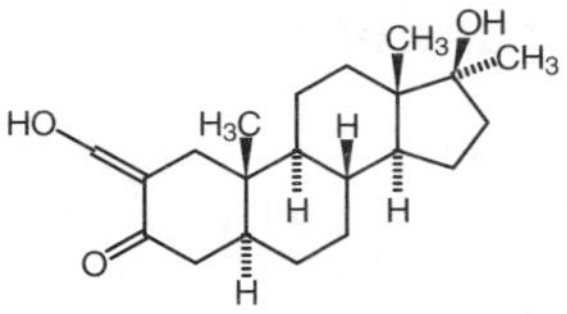

17β-Hydroxy-2-(hydroxymethylen)-17-methyl-5α-androstan-3-on
(Oxymetholon)

10.1/0637

Sulfamethizol

Sulfamethizolum

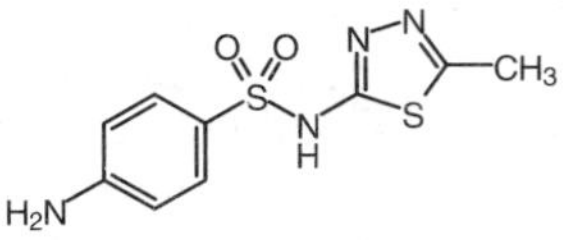

$C_9H_{10}N_4O_2S_2$ M_r 270,3

CAS Nr. 144-82-1

Definition

4-Amino-*N*-(5-methyl-1,3,4-thiadiazol-2-yl)benzol-1-sulfonamid

Gehalt: 99,0 bis 101,0 Prozent (getrocknete Substanz)

Eigenschaften

Aussehen: kristallines Pulver oder Kristalle, weiß bis gelblich weiß

Löslichkeit: sehr schwer löslich in Wasser, löslich in Aceton, wenig löslich in Ethanol 96 %

Die Substanz löst sich in verdünnten Alkalihydroxid-Lösungen und in verdünnten Mineralsäuren.

Schmelztemperatur: etwa 210 °C

Prüfung auf Identität

1: A
2: B

A. IR-Spektroskopie (2.2.24)

Vergleich: Sulfamethizol *CRS*

B. Dünnschichtchromatographie (2.2.27)

Untersuchungslösung: 30 mg Substanz werden in Aceton *R* zu 3 ml gelöst.

Referenzlösung: 30 mg Sulfamethizol *CRS* werden in Aceton *R* zu 3 ml gelöst.

Platte: DC-Platte mit Kieselgel F_{254} *R*

Fließmittel: Methanol *R*, Dichlormethan *R* (15:85 *V/V*)

Auftragen: 2 µl; das Volumen kann je nach verwendetem Plattentyp angepasst werden.

Laufstrecke: 3/4 der Platte

Trocknen: bei 100 bis 105 °C

Detektion A: im ultravioletten Licht bei 254 nm

Ergebnis A: Der Hauptfleck im Chromatogramm der Untersuchungslösung entspricht in Bezug auf Lage und Größe dem Hauptfleck im Chromatogramm der Referenzlösung.

Detektion B: Die Platte wird mit einer Lösung von Kupfer(II)-acetat *R* (40 g · l^{-1}) behandelt. Die Auswertung erfolgt im Tageslicht.

Ergebnis B: Der Hauptfleck im Chromatogramm der Untersuchungslösung entspricht in Bezug auf die Farbe dem Hauptfleck im Chromatogramm der Referenzlösung.

Prüfung auf Reinheit

Aussehen der Lösung: Die Lösung darf nicht stärker gefärbt sein als die Farbvergleichslösung G_5, BG_5 oder GG_5 (2.2.2, Methode II).

1,0 g Substanz wird in einer Mischung von 5 ml verdünnter Natriumhydroxid-Lösung *R* und 5 ml Wasser *R* gelöst.

Sauer reagierende Substanzen: 1,25 g Substanz werden mit 25 ml kohlendioxidfreiem Wasser *R* versetzt. Die Mischung wird 5 min lang bei etwa 70 °C erhitzt,

S

Monographien

anschließend 15 min lang in einer Eis-Wasser-Mischung abgekühlt und filtriert. 20 ml Filtrat werden mit 0,1 ml Bromthymolblau-Lösung *R* 1 versetzt. Bis zum Farbumschlag des Indikators dürfen höchstens 0,5 ml Natriumhydroxid-Lösung (0,1 mol · l^{-1}) verbraucht werden.

Verwandte Substanzen: Flüssigchromatographie (2.2.29)

Lösungsmittelmischung: Methanol *R*, Wasser *R* (15:85 *V/V*)

Untersuchungslösung: 20,0 mg Substanz werden in 1 ml Methanol *R*, falls erforderlich mit Hilfe von Ultraschall, gelöst. Die Lösung wird mit der Lösungsmittelmischung zu 20,0 ml verdünnt.

Referenzlösung a: 1,0 ml Untersuchungslösung wird mit der Lösungsmittelmischung zu 100,0 ml verdünnt. 1,0 ml dieser Lösung wird mit der Lösungsmittelmischung zu 10,0 ml verdünnt.

Referenzlösung b: 2 mg Sulfamethizol zur Eignungsprüfung *CRS* (mit den Verunreinigungen B, C und D) werden in 0,1 ml Methanol *R* gelöst. Die Lösung wird, falls erforderlich, mit Ultraschall behandelt und mit der Lösungsmittelmischung zu 2 ml verdünnt.

Säule
- Größe: $l = 0,25$ m, $\varnothing = 4,6$ mm
- Stationäre Phase: nachsilanisiertes, octadecylsilyliertes, mit zu 100 Prozent wässrigen mobilen Phasen kompatibles Kieselgel zur Chromatographie *R* (5 µm)
- Temperatur: 30 °C

Mobile Phase
- Mobile Phase A: Essigsäure *R*, Methanol *R*, Wasser zur Chromatographie *R* (1:14:85 *V/V/V*)
- Mobile Phase B: Essigsäure *R*, Methanol *R* (1:99 *V/V*)

Zeit (min)	Mobile Phase A (% *V/V*)	Mobile Phase B (% *V/V*)
0 – 20	100	0
20 – 40	100 → 30	0 → 70
40 – 45	30	70

Durchflussrate: 1,0 ml · min^{-1}

Detektion: Spektrometer bei 254 nm

Einspritzen: 20 µl

Identifizierung von Verunreinigungen: Zur Identifizierung der Peaks der Verunreinigungen B, C und D werden das mitgelieferte Chromatogramm von Sulfamethizol zur Eignungsprüfung *CRS* und das mit der Referenzlösung b erhaltene Chromatogramm verwendet.

Relative Retention (bezogen auf Sulfamethizol, t_R etwa 17 min)
- Verunreinigung B: etwa 0,23
- Verunreinigung C: etwa 0,24
- Verunreinigung D: etwa 1,9

Eignungsprüfung: Referenzlösung b
- Auflösung: mindestens 1,5 zwischen den Peaks der Verunreinigungen B und C

Berechnung der Prozentgehalte
- Korrekturfaktor: Die Fläche des Peaks der Verunreinigung D wird mit 1,4 multipliziert.
- Für jede Verunreinigung wird die Konzentration an Sulfamethizol in der Referenzlösung a verwendet.

Grenzwerte
- Verunreinigung D: höchstens 0,2 Prozent
- Nicht spezifizierte Verunreinigungen: jeweils höchstens 0,10 Prozent
- Summe aller Verunreinigungen: höchstens 0,5 Prozent
- Berichtsgrenzwert: 0,05 Prozent

Trocknungsverlust (2.2.32): höchstens 0,5 Prozent, mit 1,000 g Substanz durch Trocknen im Trockenschrank bei 105 °C bestimmt

Sulfatasche (2.4.14): höchstens 0,1 Prozent, mit 1,0 g Substanz bestimmt

Gehaltsbestimmung

Mit 0,2500 g Substanz wird die Bestimmung nach „Stickstoff in primären aromatischen Aminen" (2.5.8) durchgeführt. Der Endpunkt wird elektrometrisch bestimmt.

1 ml Natriumnitrit-Lösung (0,1 mol · l^{-1}) entspricht 27,03 mg $C_9H_{10}N_4O_2S_2$.

Lagerung

Vor Licht geschützt

Verunreinigungen

Spezifizierte Verunreinigung:

D

Andere bestimmbare Verunreinigungen

(Die folgenden Substanzen werden, falls in einer bestimmten Menge vorhanden, durch eine oder mehrere Prüfmethoden in der Monographie erfasst. Sie werden begrenzt durch das allgemeine Akzeptanzkriterium für weitere Verunreinigungen/nicht spezifizierte Verunreinigungen und/oder durch die Anforderungen der Allgemeinen Monographie **Substanzen zur pharmazeutischen Verwendung (Corpora ad usum pharmaceuticum)**. Diese Verunreinigungen müssen daher nicht identifiziert werden, um die Konformität der Substanz zu zeigen. Siehe auch „5.10 Kontrolle von Verunreinigungen in Substanzen zur pharmazeutischen Verwendung"):
A, B, C

A.

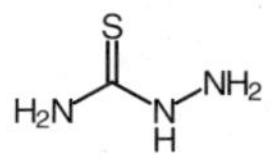

Hydrazincarbothioamid
(Thiosemicarbazid)

B.

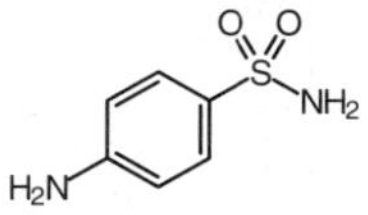

4-Aminobenzol-1-sulfonamid
(Sulfanilamid)

C.

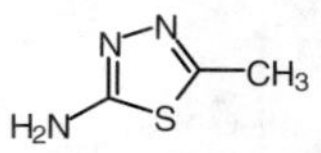

5-Methyl-1,3,4-thiadiazol-2-amin

D.

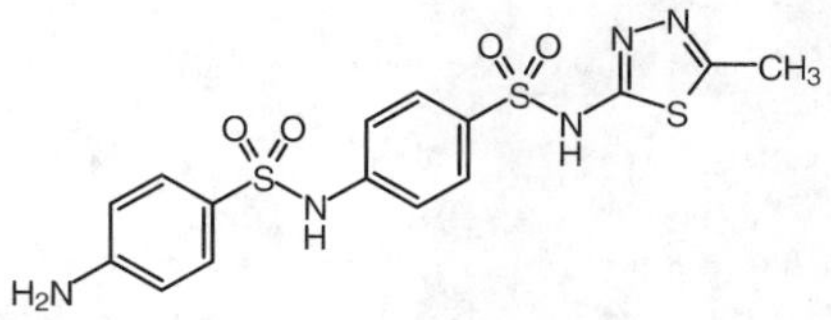

4-(4-Aminobenzol-1-sulfonamido)-*N*-(5-methyl-1,3,4-thiadiazol-2-yl)benzol-1-sulfonamid

S

Monographien

T

Testosteron 6505
Tiaprofensäure 6507
Tilidinhydrochlorid-Hemihydrat 6509
Tranexamsäure 6511

10.1/1373

Testosteron

Testosteronum

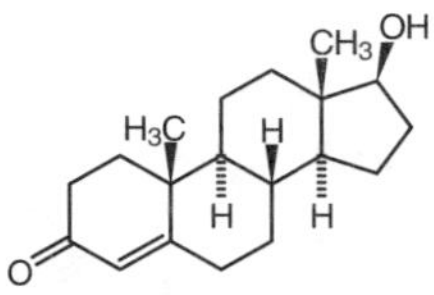

$C_{19}H_{28}O_2$ M_r 288,4

CAS Nr. 58-22-0

Definition

17β-Hydroxyandrost-4-en-3-on

Gehalt: 98,0 bis 102,0 Prozent (getrocknete Substanz)

Eigenschaften

Aussehen: weißes bis fast weißes, kristallines Pulver oder farblose bis gelblich weiße Kristalle

Löslichkeit: praktisch unlöslich in Wasser, leicht löslich in Dichlormethan und in Ethanol 96 %, praktisch unlöslich in fetten Ölen

Schmelztemperatur: etwa 155 °C

Prüfung auf Identität

IR-Spektroskopie (2.2.24)

Vergleich: Testosteron zur Identitätsprüfung und Gehaltsbestimmung *CRS*

Prüfung auf Reinheit

Spezifische Drehung (2.2.7): +106 bis +114 (getrocknete Substanz)

0,250 g Substanz werden in wasserfreiem Ethanol *R* zu 25,0 ml gelöst.

Verwandte Substanzen: Flüssigchromatographie (2.2.29)

Lösungsmittelmischung: Acetonitril *R*, Wasser *R* (30:70 *V/V*)

Untersuchungslösung: 35,0 mg Substanz werden in 30 ml Acetonitril *R* gelöst. Die Lösung wird mit Wasser *R* zu 100,0 ml verdünnt.

Referenzlösung a: 9 mg Testosteron zur Eignungsprüfung A *CRS* (mit den Verunreinigungen C, G und K) werden in 8 ml Acetonitril *R* gelöst. Die Lösung wird mit Wasser *R* zu 25 ml verdünnt.

Referenzlösung b: 7,0 mg Testosteron-Verunreinigung I *CRS* werden in 30 ml Acetonitril *R* gelöst. Die Lösung wird mit Wasser *R* zu 100,0 ml verdünnt. 1,0 ml dieser Lösung wird mit der Lösungsmittelmischung zu 100,0 ml verdünnt.

Referenzlösung c: 1,0 ml Untersuchungslösung wird mit der Lösungsmittelmischung zu 100,0 ml verdünnt. 1,0 ml dieser Lösung wird mit der Lösungsmittelmischung zu 10,0 ml verdünnt.

Referenzlösung d: 35,0 mg Testosteron zur Identitätsprüfung und Gehaltsbestimmung *CRS* werden in 30 ml Acetonitril *R* gelöst. Die Lösung wird mit Wasser *R* zu 100,0 ml verdünnt.

Säule
- Größe: $l = 0{,}10$ m, $\varnothing = 4{,}6$ mm
- Stationäre Phase: nachsilanisiertes, phenylhexylsilyliertes Kieselgel zur Chromatographie mit festem Kern *R* (2,7 µm)
- Temperatur: 30 °C

Mobile Phase
- Mobile Phase A: Wasser zur Chromatographie *R*
- Mobile Phase B: Acetonitril zur Chromatographie *R*

Zeit (min)	Mobile Phase A (% *V/V*)	Mobile Phase B (% *V/V*)
0 – 2,7	65	35
2,7 – 7	65 → 63	35 → 37
7 – 10	63 → 10	37 → 90
10 – 12	10	90

Durchflussrate: 1,5 ml · min^{-1}

Detektion: Spektrometer bei 242 nm und für Verunreinigung I bei 290 nm

Einspritzen: 20 µl; Untersuchungslösung, Referenzlösungen a, b und c

Identifizierung von Verunreinigungen: Zur Identifizierung der Peaks der Verunreinigungen C, G und K werden das mitgelieferte Chromatogramm von Testosteron zur Eignungsprüfung A *CRS* und das mit der Referenzlösung a erhaltene Chromatogramm verwendet; zur Identifizierung des Peaks der Verunreinigung I wird das mit der Referenzlösung b erhaltene Chromatogramm verwendet.

Relative Retention (bezogen auf Testosteron, t_R etwa 4 min)
- Verunreinigung I: etwa 0,84
- Verunreinigung K: etwa 0,86
- Verunreinigung G: etwa 1,1
- Verunreinigung C: etwa 1,3

T

Monographien

Eignungsprüfung: Referenzlösung a

- Peak-Tal-Verhältnis: mindestens 2,0, wobei H_p die Höhe des Peaks der Verunreinigung G über der Basislinie und H_v die Höhe des niedrigsten Punkts der Kurve über der Basislinie zwischen den Peaks von Testosteron und Verunreinigung G darstellt

Berechnung der Prozentgehalte

- Für Verunreinigung I wird die Konzentration an Verunreinigung I in der Referenzlösung b verwendet.
- Für Verunreinigungen ohne Verunreinigung I wird die Konzentration an Testosteron in der Referenzlösung c verwendet.

Grenzwerte

- Verunreinigung C: höchstens 0,3 Prozent
- Verunreinigung I bei 290 nm: höchstens 0,2 Prozent
- Verunreinigung K: höchstens 0,15 Prozent
- Nicht spezifizierte Verunreinigungen: jeweils höchstens 0,10 Prozent
- Summe aller Verunreinigungen: höchstens 0,6 Prozent
- Berichtsgrenzwert: 0,05 Prozent

Trocknungsverlust (2.2.32): höchstens 1,0 Prozent, mit 0,500 g Substanz durch 2 h langes Trocknen im Trockenschrank bei 105 °C bestimmt

Gehaltsbestimmung

Flüssigchromatographie (2.2.29) wie unter „Verwandte Substanzen“ beschrieben, mit folgender Änderung:

Einspritzen: 5 µl; Untersuchungslösung, Referenzlösung

Der Prozentgehalt von $C_{19}H_{28}O_2$ wird unter Berücksichtigung des für Testosteron zur Identitätsprüfung und Gehaltsbestimmung *CRS* angegebenen Gehalts berechnet.

Lagerung

Vor Licht geschützt

Verunreinigungen

Spezifizierte Verunreinigungen:

C, I, K

Andere bestimmbare Verunreinigungen

(Die folgenden Substanzen werden, falls in einer bestimmten Menge vorhanden, durch eine oder mehrere Prüfmethoden in der Monographie erfasst. Sie werden begrenzt durch das allgemeine Akzeptanzkriterium für weitere Verunreinigungen/nicht spezifizierte Verunreinigungen und/oder durch die Anforderungen der Allgemeinen Monographie **Substanzen zur pharmazeutischen Verwendung (Corpora ad usum pharmaceuticum)**. Diese Verunreinigungen müssen daher nicht identifiziert werden, um die Konformität der Substanz zu zeigen. Siehe auch „5.10 Kontrolle von Verunreinigungen in Substanzen zur pharmazeutischen Verwendung“):

A, B, E, G, H, J, L, M

A.

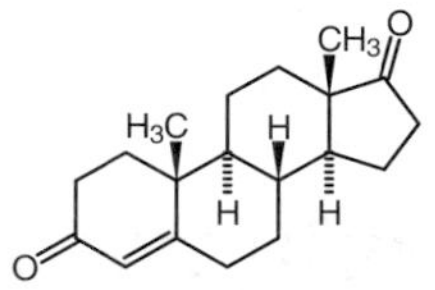

Androst-4-en-3,17-dion
(Androstendion)

B.

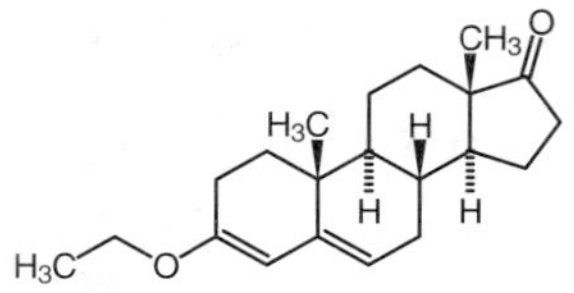

3-Ethoxyandrosta-3,5-dien-17-on
(Androstendionethylenolether)

C.

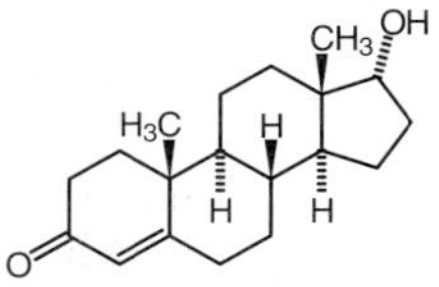

17α-Hydroxyandrost-4-en-3-on
(17-*epi*-Testosteron)

E.

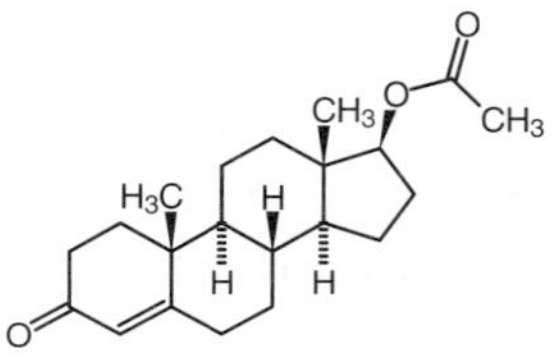

3-Oxoandrost-4-en-17β-ylacetat
(Testosteronacetat)

G.

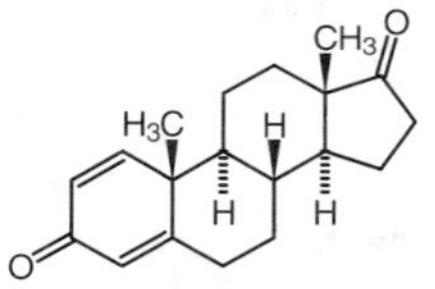

Androsta-1,4-dien-3,17-dion
(Androstadiendion)

H.

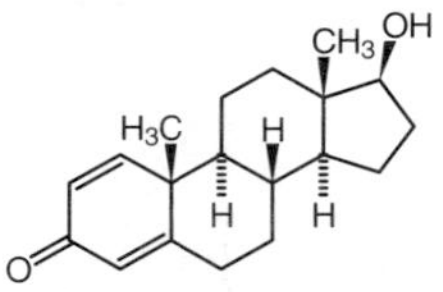

17β-Hydroxyandrosta-1,4-dien-3-on
(Boldenon)

I.

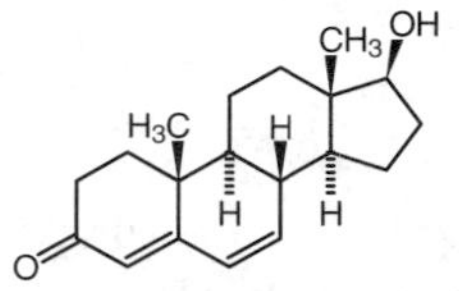

17β-Hydroxyandrosta-4,6-dien-3-on
(Δ6-Testosteron)

J.

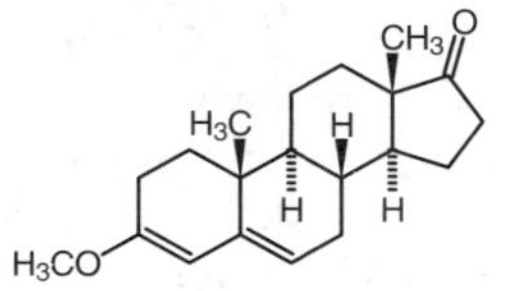

3-Methoxyandrosta-3,5-dien-17-on
(Androstendionmethylenolether)

K.

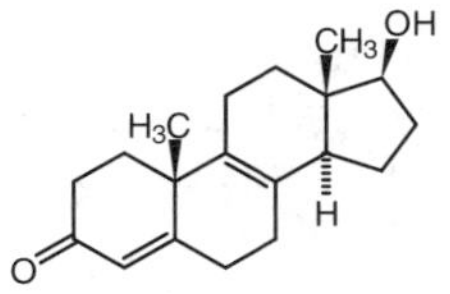

17β-Hydroxyandrosta-4,8-dien-3-on

L.

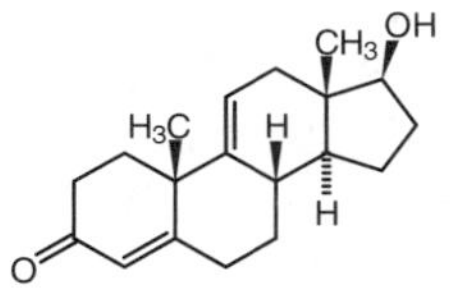

17β-Hydroxyandrosta-4,9(11)-dien-3-on

M.

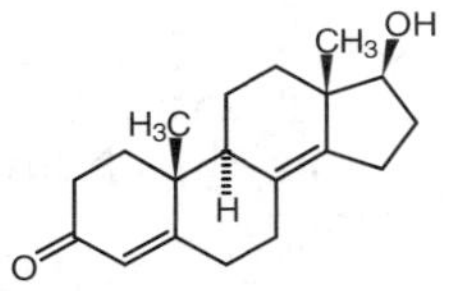

17β-Hydroxyandrosta-4,8(14)-dien-3-on

10.1/1157

Tiaprofensäure

Acidum tiaprofenicum

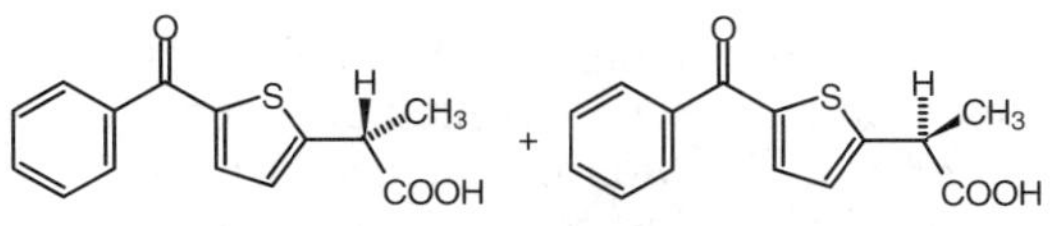

$C_{14}H_{12}O_3S$ M_r 260,3

CAS Nr. 33005-95-7

Definition

(2*RS*)-2-(5-Benzoylthiophen-2-yl)propansäure

Gehalt: 99,0 bis 101,0 Prozent (getrocknete Substanz)

Eigenschaften

Aussehen: weißes bis fast weißes, kristallines Pulver

Löslichkeit: praktisch unlöslich in Wasser, leicht löslich in Aceton, in Dichlormethan und in Ethanol 96 %

Prüfung auf Identität

1: C
2: A, B, D

A. Schmelztemperatur (2.2.14): 95 bis 99 °C

B. UV-Vis-Spektroskopie (2.2.25)

Untersuchungslösung: 25,0 mg Substanz werden in ethanolischer Salzsäure *R* zu 50,0 ml gelöst. 1,0 ml Lösung wird mit ethanolischer Salzsäure *R* zu 50,0 ml verdünnt.

Spektralbereich: 220 bis 350 nm

Absorptionsmaximum: bei 305 nm

Schulter: bei 262 nm

Spezifische Absorption im Absorptionsmaximum: 550 bis 590

C. IR-Spektroskopie (2.2.24)

Vergleich: Tiaprofensäure *CRS*

D. Dünnschichtchromatographie (2.2.27)

Untersuchungslösung: 10 mg Substanz werden in Dichlormethan *R* zu 10 ml gelöst.

Referenzlösung a: 10 mg Tiaprofensäure *CRS* werden in Dichlormethan *R* zu 10 ml gelöst.

Referenzlösung b: 10 mg Ketoprofen *CRS* werden in Dichlormethan *R* zu 10 ml gelöst. 1 ml Lösung wird mit der Referenzlösung a zu 2 ml verdünnt.

Platte: DC-Platte mit Kieselgel F_{254} *R*

Fließmittel: Essigsäure *R*, Dichlormethan *R*, Aceton *R* (1:20:80 *V/V/V*)

Auftragen: 10 µl

Laufstrecke: 3/4 der Platte

Trocknen: an der Luft

Detektion: im ultravioletten Licht bei 254 nm

Retardationsfaktoren
– Tiaprofensäure: etwa 0,3
– Ketoprofen: etwa 0,4

Eignungsprüfung: Referenzlösung b
– Das Chromatogramm muss 2 deutlich voneinander getrennte Hauptflecke zeigen.

Ergebnis: Der Hauptfleck im Chromatogramm der Untersuchungslösung entspricht in Bezug auf Lage und Größe dem Hauptfleck im Chromatogramm der Referenzlösung a.

Prüfung auf Reinheit

Aussehen der Lösung: Die Lösung muss klar (2.2.1) und darf nicht stärker gefärbt sein als die Farbvergleichslösung G_6 (2.2.2, Methode II).

2,0 g Substanz werden in Ethanol 96 % *R* zu 20 ml gelöst.

Optische Drehung (2.2.7): –0,10° bis +0,10°

0,50 g Substanz werden in Ethylacetat *R* zu 10,0 ml gelöst.

Verwandte Substanzen: Flüssigchromatographie (2.2.29)

Untersuchungslösung: 20,0 mg Substanz werden in der mobilen Phase zu 20,0 ml gelöst.

Referenzlösung a: 1,0 ml Untersuchungslösung wird mit der mobilen Phase zu 50,0 ml verdünnt. 1,0 ml dieser Lösung wird mit der mobilen Phase zu 10,0 ml verdünnt.

Referenzlösung b: 5,0 ml Referenzlösung a werden mit der mobilen Phase zu 10,0 ml verdünnt.

Referenzlösung c: 10,0 mg Tiaprofensäure-Verunreinigung C *CRS* werden in der mobilen Phase zu 100,0 ml gelöst. 1,0 ml Lösung wird mit der mobilen Phase zu 50,0 ml verdünnt.

Referenzlösung d: 1 ml Referenzlösung a wird mit der Referenzlösung c zu 2 ml verdünnt.

Säule
- Größe: $l = 0{,}25$ m, $\varnothing = 4{,}6$ mm
- Stationäre Phase: Kieselgel zur Chromatographie *R* (5 µm)

Mobile Phase: Wasser zur Chromatographie *R*, Essigsäure 99 % *R*, Hexan *R*, Dichlormethan *R* (0,25:20:500:500 *V/V/V/V*); die Essigsäure wird mit Wasser versetzt und die Mischung nach Zusatz von Hexan und Dichlormethan 2 min lang mit Ultraschall behandelt. Während der Prüfung darf die Mischung nicht mit Helium entgast werden.

Durchflussrate: 1 ml · min^{-1}

Detektion: Spektrometer bei 250 nm

Einspritzen: 20 µl

Chromatographiedauer: 2fache Retentionszeit von Tiaprofensäure

Identifizierung von Verunreinigungen: Zur Identifizierung des Peaks der Verunreinigung C wird das mit der Referenzlösung c erhaltene Chromatogramm verwendet.

Relative Retention (bezogen auf Tiaprofensäure, t_R etwa 14 min)
- Verunreinigung C: etwa 0,86

Eignungsprüfung: Referenzlösung d
- Auflösung: mindestens 3,0 zwischen den Peaks von Verunreinigung C und Tiaprofensäure

Grenzwerte
- Verunreinigung C: nicht größer als die Fläche des entsprechenden Peaks im Chromatogramm der Referenzlösung c (0,2 Prozent)
- Nicht spezifizierte Verunreinigungen: jeweils nicht größer als die Fläche des Hauptpeaks im Chromatogramm der Referenzlösung b (0,10 Prozent)
- Summe aller Verunreinigungen ohne Verunreinigung C: nicht größer als das 1,5fache der Fläche des Hauptpeaks im Chromatogramm der Referenzlösung a (0,3 Prozent)
- Ohne Berücksichtigung bleiben: Peaks, deren Fläche nicht größer ist als das 0,5fache der Fläche des Hauptpeaks im Chromatogramm der Referenzlösung b (0,05 Prozent)

Trocknungsverlust (2.2.32): höchstens 0,5 Prozent, mit 1,000 g Substanz durch 3 h langes Trocknen im Vakuum bei 60 °C bestimmt

Sulfatasche (2.4.14): höchstens 0,1 Prozent, mit 1,0 g Substanz bestimmt

Gehaltsbestimmung

0,250 g Substanz werden in 25 ml Ethanol 96 % *R* gelöst und nach Zusatz von 25 ml Wasser *R* und 0,5 ml Phenolphthalein-Lösung *R* mit Natriumhydroxid-Lösung (0,1 mol · l^{-1}) titriert.

1 ml Natriumhydroxid-Lösung (0,1 mol · l^{-1}) entspricht 26,03 mg $C_{14}H_{12}O_3S$.

Lagerung

Vor Licht geschützt

Verunreinigungen

Spezifizierte Verunreinigung:

C

Andere bestimmbare Verunreinigungen

(Die folgenden Substanzen werden, falls in einer bestimmten Menge vorhanden, durch eine oder mehrere Prüfmethoden in der Monographie erfasst. Sie werden begrenzt durch das allgemeine Akzeptanzkriterium für weitere Verunreinigungen/nicht spezifizierte Verunreinigungen und/oder durch die Anforderungen der Allgemeinen Monographie **Substanzen zur pharmazeutischen Verwendung (Corpora ad usum pharmaceuticum)**. Diese Verunreinigungen müssen daher nicht identifiziert werden, um die Konformität der Substanz zu zeigen. Siehe auch „5.10 Kontrolle von Verunreinigungen in Substanzen zur pharmazeutischen Verwendung“):

A, B, D, E, F

A.

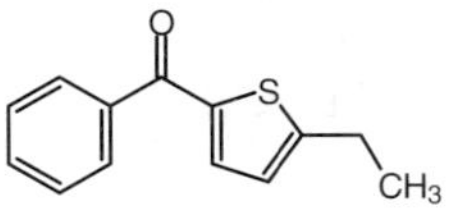

(5-Ethylthiophen-2-yl)phenylmethanon

B.

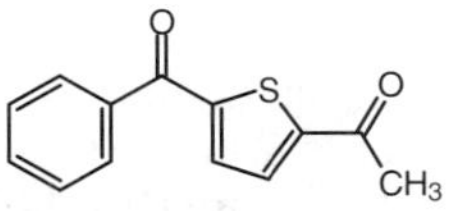

1-(5-Benzoylthiophen-2-yl)ethanon

C.

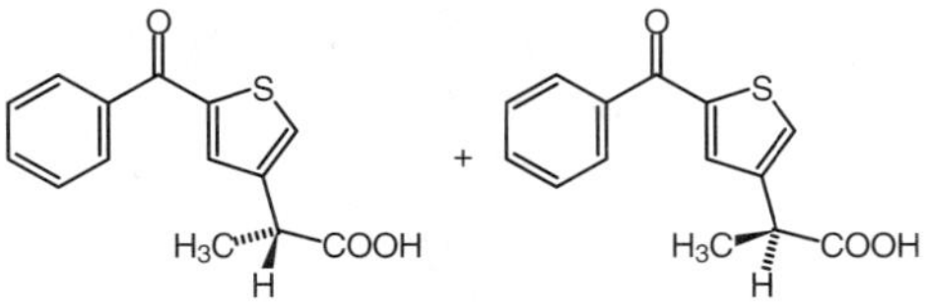

(2*RS*)-2-(5-Benzoylthiophen-3-yl)propansäure

D.

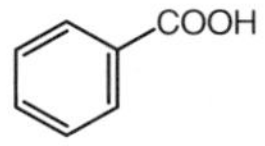

Benzoesäure

E.

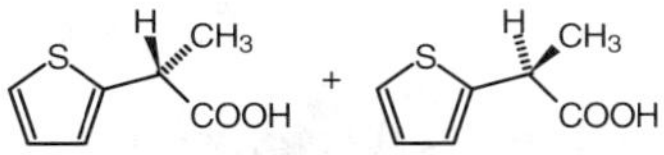

(2*RS*)-2-(Thiophen-2-yl)propansäure

F.

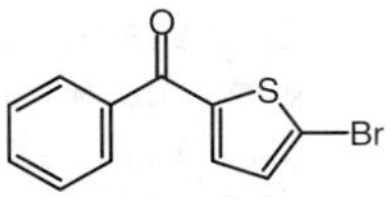

(5-Bromthiophen-2-yl)phenylmethanon

10.1/1767

Tilidinhydrochlorid-Hemihydrat

Tilidini hydrochloridum hemihydricum

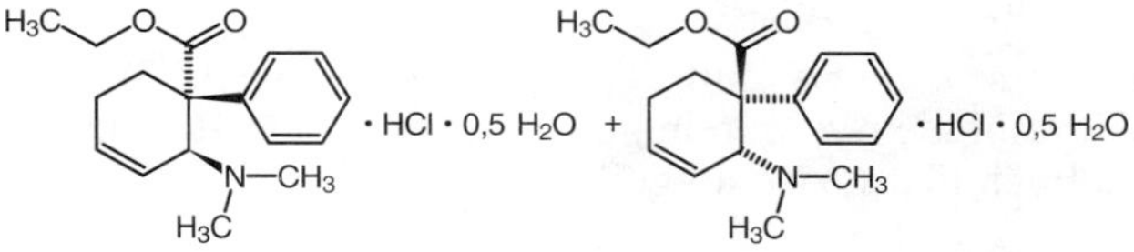

$C_{17}H_{24}ClNO_2 \cdot 0{,}5\,H_2O$ M_r 318,8

CAS Nr. 255733-17-6

Definition

Ethyl[(1*RS*,6*SR*)-6-(dimethylamino)-3,6-dihydro[1,1′-biphenyl]-1(2*H*)-carboxylat]-hydrochlorid-Hemihydrat

Gehalt: 99,0 bis 101,0 Prozent (wasserfreie Substanz)

Ein geeignetes Antioxidans kann zugesetzt sein.

Eigenschaften

Aussehen: weißes bis fast weißes, kristallines Pulver

Löslichkeit: leicht löslich in Wasser, sehr leicht löslich in Dichlormethan, leicht löslich in Ethanol 96 %

Prüfung auf Identität

A. IR-Spektroskopie (2.2.24)

Vergleich: Tilidinhydrochlorid-Hemihydrat *CRS*

B. Die Substanz gibt die Identitätsreaktion a auf Chlorid (2.3.1).

Prüfung auf Reinheit

Prüflösung: 1,0 g Substanz wird in kohlendioxidfreiem Wasser *R* zu 20 ml gelöst.

Aussehen der Lösung: Die Prüflösung muss klar (2.2.1) und darf nicht stärker gefärbt sein als die Farbvergleichslösung G_7 (2.2.2, Methode II).

Sauer oder alkalisch reagierende Substanzen: Werden 20,0 ml Prüflösung mit 0,2 ml Natriumhydroxid-Lösung (0,01 mol · l^{-1}) versetzt, darf der pH-Wert der Lö-

T

Monographien

sung nicht kleiner als 4,1 sein. Werden 20,0 ml Prüflösung mit 0,4 ml Salzsäure (0,01 mol · l^{-1}) versetzt, darf der pH-Wert nicht größer als 4,3 sein.

Verwandte Substanzen: Flüssigchromatographie (2.2.29)

Die Lösungen müssen unmittelbar vor Gebrauch hergestellt werden.

Untersuchungslösung: 50,0 mg Substanz werden in der mobilen Phase zu 50,0 ml gelöst.

Referenzlösung a: 1,0 ml Untersuchungslösung wird mit der mobilen Phase zu 100,0 ml verdünnt. 1,0 ml dieser Lösung wird mit der mobilen Phase zu 10,0 ml verdünnt.

Referenzlösung b: 5 mg Tilidin zur Eignungsprüfung *CRS* (mit den Verunreinigungen D und E) werden in der mobilen Phase zu 5 ml gelöst.

Vorsäule
- Größe: l = 4 mm, ∅ = 4,0 mm
- Stationäre Phase: octadecylsilyliertes Kieselgel zur Chromatographie *R* 1 (5 µm)

Säule
- Größe: l = 0,125 m, ∅ = 4,0 mm
- Stationäre Phase: octadecylsilyliertes Kieselgel zur Chromatographie *R* 1 (5 µm)

Mobile Phase: Gleiche Volumteile Acetonitril zur Chromatographie *R* und einer Lösung von Ammoniumcarbonat *R* (0,98 g · l^{-1}) werden gemischt.

Durchflussrate: 0,8 ml · min^{-1}

Detektion: Spektrometer bei 220 nm

Einspritzen: 10 µl

Chromatographiedauer: 2fache Retentionszeit von Tilidin

Identifizierung von Verunreinigungen: Zur Identifizierung der Peaks der Verunreinigungen D und E werden das mitgelieferte Chromatogramm von Tilidin zur Eignungsprüfung *CRS* und das mit der Referenzlösung b erhaltene Chromatogramm verwendet; die Verunreinigungen D und E können in umgekehrter Reihenfolge eluiert werden, deshalb müssen die Höhen der entsprechenden Peaks im mitgelieferten Chromatogramm von Tilidin zur Eignungsprüfung *CRS* berücksichtigt werden.

Relative Retention (bezogen auf Tilidin, t_R etwa 15 min)
- Verunreinigung E: etwa 0,4
- Verunreinigung D: etwa 0,5 (D und E können vertauscht sein)

Eignungsprüfung: Referenzlösung b
- Auflösung: mindestens 1,5 zwischen den Peaks der Verunreinigungen E und D

Berechnung der Prozentgehalte
- Korrekturfaktor: Die Fläche des Peaks der Verunreinigung E wird mit 0,5 multipliziert.
- Für jede Verunreinigung wird die Konzentration an Tilidinhydrochlorid-Hemihydrat in der Referenzlösung a verwendet.

Grenzwerte
- Verunreinigung E: höchstens 0,15 Prozent
- Nicht spezifizierte Verunreinigungen: jeweils höchstens 0,10 Prozent
- Summe aller Verunreinigungen: höchstens 0,5 Prozent
- Berichtsgrenzwert: 0,05 Prozent

Wasser (2.5.12): 2,5 bis 3,1 Prozent, mit 0,300 g Substanz bestimmt

Gehaltsbestimmung

0,250 g Substanz werden in einer Mischung von 10 ml wasserfreier Essigsäure *R* und 50 ml Acetanhydrid *R* gelöst und mit Perchlorsäure (0,1 mol · l^{-1}) titriert. Der Endpunkt wird mit Hilfe der Potentiometrie (2.2.20) bestimmt.

1 ml Perchlorsäure (0,1 mol · l^{-1}) entspricht 30,98 mg $C_{17}H_{24}ClNO_2$.

Lagerung

Vor Licht geschützt

Verunreinigungen

Spezifizierte Verunreinigung:

E

Andere bestimmbare Verunreinigungen

(Die folgenden Substanzen werden, falls in einer bestimmten Menge vorhanden, durch eine oder mehrere Prüfmethoden in der Monographie erfasst. Sie werden begrenzt durch das allgemeine Akzeptanzkriterium für weitere Verunreinigungen/nicht spezifizierte Verunreinigungen und/oder durch die Anforderungen der Allgemeinen Monographie **Substanzen zur pharmazeutischen Verwendung (Corpora ad usum pharmaceuticum)**. Diese Verunreinigungen müssen daher nicht identifiziert werden, um die Konformität der Substanz zu zeigen. Siehe auch „5.10 Kontrolle von Verunreinigungen in Substanzen zur pharmazeutischen Verwendung"):

A, B, C, D

A.

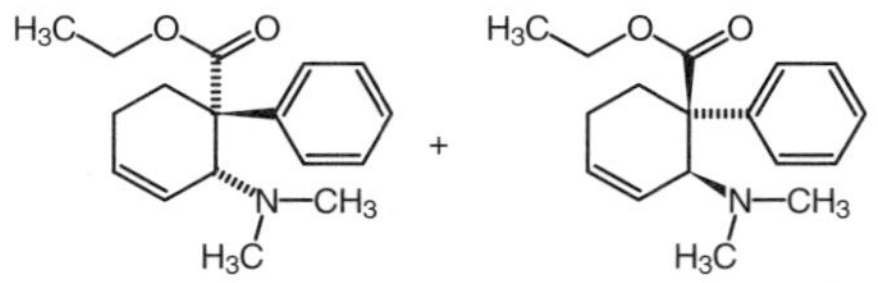

Ethyl[(1*RS*,6*RS*)-6-(dimethylamino)-3,6-dihydro=[1,1′-biphenyl]-1(2*H*)-carboxylat]

B. 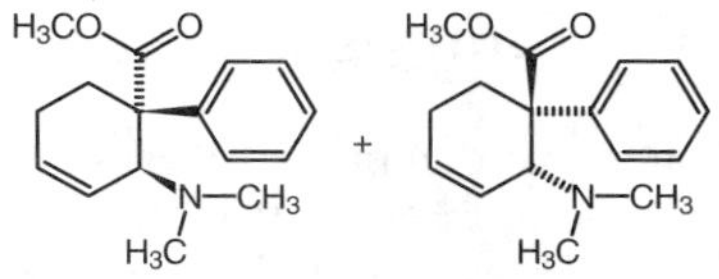

Methyl[(1*RS*,6*SR*)-6-(dimethylamino)-3,6-dihydro[1,1′-biphenyl]-1(2*H*)-carboxylat]

C. 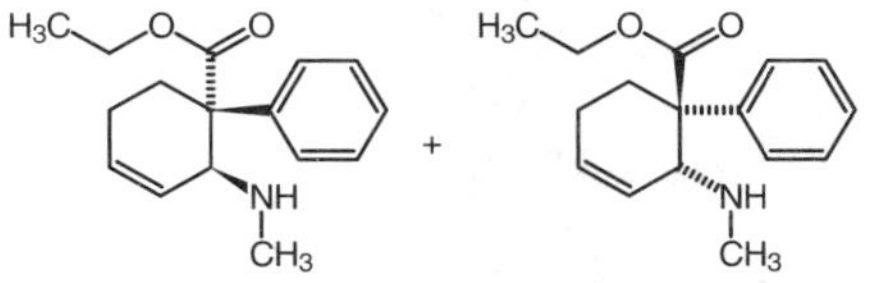

Ethyl[(1*RS*,6*SR*)-6-(methylamino)-3,6-dihydro[1,1′-biphenyl]-1(2*H*)-carboxylat]

D. 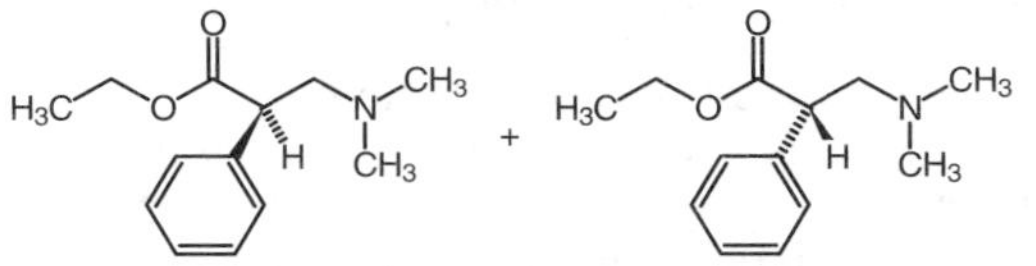

Ethyl[(2*RS*)-3-(dimethylamino)-2-phenylpropanoat]

E. 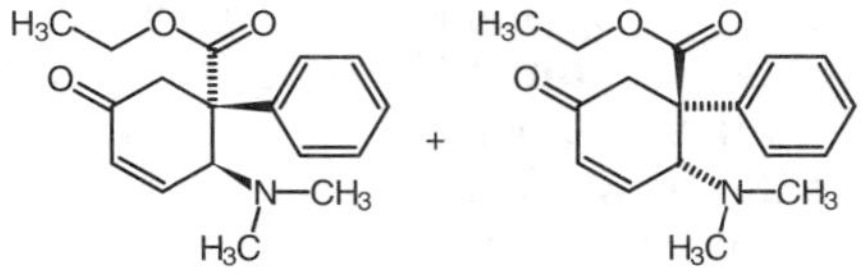

Ethyl[(1*RS*,6*SR*)-6-(dimethylamino)-3-oxo-3,6-dihydro[1,1′-biphenyl]-1(2*H*)-carboxylat]

10.1/0875

Tranexamsäure

Acidum tranexamicum

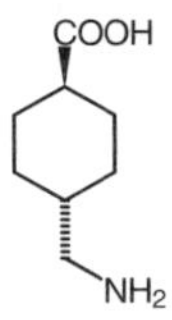

$C_8H_{15}NO_2$ — M_r 157,2

CAS Nr. 1197-18-8

Definition

(1*r*,4*r*)-4-(Aminomethyl)cyclohexan-1-carbonsäure

Gehalt: 99,0 bis 101,0 Prozent (getrocknete Substanz)

Eigenschaften

Aussehen: weißes bis fast weißes, kristallines Pulver

Löslichkeit: leicht löslich in Wasser und in Essigsäure 99 %, praktisch unlöslich in Aceton und in Ethanol 96 %

Prüfung auf Identität

IR-Spektroskopie (2.2.24)

Vergleich: Tranexamsäure *CRS*

Prüfung auf Reinheit

pH-Wert (2.2.3): 7,0 bis 8,0

2,5 g Substanz werden in kohlendioxidfreiem Wasser *R* zu 50 ml gelöst.

Verwandte Substanzen: Flüssigchromatographie (2.2.29)

Untersuchungslösung: 0,200 g Substanz werden in Wasser *R* zu 20,0 ml gelöst.

Referenzlösung a: 1,0 ml Untersuchungslösung wird mit Wasser *R* zu 100,0 ml verdünnt. 1,0 ml dieser Lösung wird mit Wasser *R* zu 20,0 ml verdünnt.

Referenzlösung b: 5,0 mg Tranexamsäure-Verunreinigung D *CRS* werden in Wasser *R* zu 50,0 ml gelöst.

Referenzlösung c: 5,0 ml Referenzlösung b werden mit Wasser *R* zu 100,0 ml verdünnt.

Referenzlösung d: 2,5 mg Tranexamsäure-Verunreinigung E *CRS* werden in Wasser *R* zu 50,0 ml gelöst. 1,0 ml Lösung wird mit Wasser *R* zu 10,0 ml verdünnt.

Referenzlösung e: 2,5 mg Tranexamsäure-Verunreinigung C *CRS*, 2,5 mg Tranexamsäure-Verunreinigung F *CRS* und 7,5 mg Tranexamsäure-Verunreinigung B *CRS* werden in 25 ml Wasser *R* gelöst. 1 ml Lösung wird mit 1 ml Referenzlösung b und 18 ml Untersuchungslösung gemischt.

Säule
- Größe: l = 0,25 m, ∅ = 4,6 mm
- Stationäre Phase: nachsilanisiertes, octadecylsilyliertes Kieselgel zur Chromatographie *R* (5 µm)

Mobile Phase: 11,0 g wasserfreies Natriumdihydrogenphosphat *R* werden in 500 ml Wasser zur Chromatographie *R* gelöst. Die Lösung wird mit 5 ml Triethylamin *R* und 1,4 g Natriumlaurylsulfat *R* 1 versetzt, mit Phosphorsäure 85 % *R* auf einen pH-Wert von 2,0 eingestellt und mit Wasser zur Chromatographie *R* zu 600 ml verdünnt. Diese Lösung wird mit 400 ml Methanol *R* 2 versetzt.

Durchflussrate: 0,9 ml · min^{-1}

Detektion: Spektrometer bei 210 nm

T

Monographien

Einspritzen: 40 µl; Untersuchungslösung, Referenzlösungen a, c, d und e

Chromatographiedauer: 2,5fache Retentionszeit von Tranexamsäure

Identifizierung von Verunreinigungen: Zur Identifizierung des Peaks der Verunreinigung D wird das mit der Referenzlösung c erhaltene Chromatogramm verwendet; zur Identifizierung des Peaks der Verunreinigung E wird das mit der Referenzlösung d erhaltene Chromatogramm verwendet; zur Identifizierung der Peaks der Verunreinigungen B, C und F wird das mit der Referenzlösung e erhaltene Chromatogramm verwendet.

Relative Retention (bezogen auf Tranexamsäure, t_R etwa 10 min)
- Verunreinigung F: etwa 0,3
- Verunreinigung C: etwa 1,1
- Verunreinigung D: etwa 1,2
- Verunreinigung E: etwa 1,3
- Verunreinigung B: etwa 1,5

Eignungsprüfung: Referenzlösung e
- Auflösung: mindestens 2,0 zwischen den Peaks von Tranexamsäure und Verunreinigung C; mindestens 1,5 zwischen den Peaks der Verunreinigungen C und D

Berechnung der Prozentgehalte
- Korrekturfaktor: Die Flächen der Peaks folgender Verunreinigungen werden mit dem entsprechenden Korrekturfaktur multipliziert:
  - Verunreinigung B: 1,3
  - Verunreinigung C: 0,4
  - Verunreinigung F: 0,6
- Für die Verunreinigungen C und D wird die Konzentration an Verunreinigung D in der Referenzlösung c verwendet.
- Für die Verunreinigungen E und F wird die Konzentration an Verunreinigung E in der Referenzlösung d verwendet.
- Für Verunreinigungen ohne die Verunreinigungen C, D, E und F wird die Konzentration an Tranexamsäure in der Referenzlösung a verwendet.

Grenzwerte
- Verunreinigung B: höchstens 0,15 Prozent
- Verunreinigungen C, D, E, F: jeweils höchstens 0,05 Prozent
- Nicht spezifizierte Verunreinigungen: jeweils höchstens 0,05 Prozent
- Summe aller Verunreinigungen: höchstens 0,2 Prozent
- Berichtsgrenzwert: 0,03 Prozent

Halogenide, berechnet als Chlorid (2.4.4): höchstens 140 ppm

1,2 g Substanz werden in Wasser *R* zu 50 ml gelöst.

Trocknungsverlust (2.2.32): höchstens 0,5 Prozent, mit 1,000 g Substanz durch 2 h langes Trocknen im Trockenschrank bei 105 °C bestimmt

Sulfatasche (2.4.14): höchstens 0,1 Prozent, mit 1,0 g Substanz bestimmt

Gehaltsbestimmung

0,140 g Substanz werden in 20 ml wasserfreier Essigsäure *R* gelöst und mit Perchlorsäure (0,1 mol · l^{-1}) titriert. Der Endpunkt wird mit Hilfe der Potentiometrie (2.2.20) bestimmt.

1 ml Perchlorsäure (0,1 mol · l^{-1}) entspricht 15,72 mg $C_8H_{15}NO_2$.

Verunreinigungen

Spezifizierte Verunreinigungen:

B, C, D, E, F

Andere bestimmbare Verunreinigungen

(Die folgenden Substanzen werden, falls in einer bestimmten Menge vorhanden, durch eine oder mehrere Prüfmethoden in der Monographie erfasst. Sie werden begrenzt durch das allgemeine Akzeptanzkriterium für weitere Verunreinigungen/nicht spezifizierte Verunreinigungen und/oder durch die Anforderungen der Allgemeinen Monographie **Substanzen zur pharmazeutischen Verwendung (Corpora ad usum pharmaceuticum)**. Diese Verunreinigungen müssen daher nicht identifiziert werden, um die Konformität der Substanz zu zeigen. Siehe auch „5.10 Kontrolle von Verunreinigungen in Substanzen zur pharmazeutischen Verwendung“):

A

A.

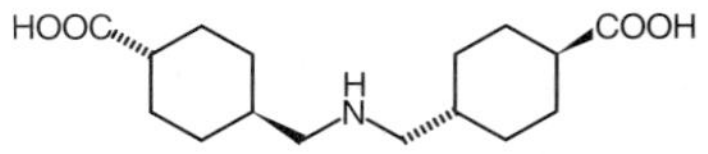

(1*r*,4*r*,1′*r*,4′*r*)-4,4′-[Azandiylbis(methylen)]di(cyclohexan-1-carbonsäure)

B.

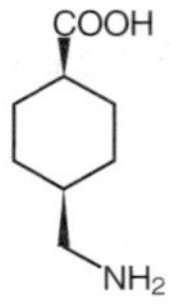

(1*s*,4*s*)-4-(Aminomethyl)cyclohexan-1-carbonsäure

C.

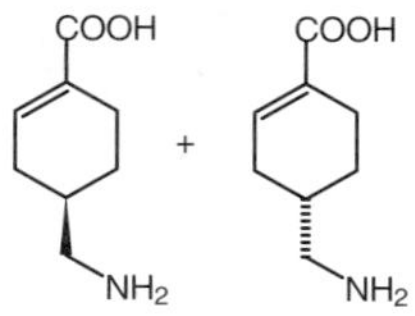

(4*RS*)-4-(Aminomethyl)cyclohex-1-en-1-carbonsäure

D.

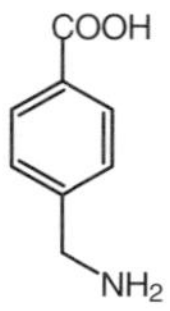

4-(Aminomethyl)benzoesäure

E.

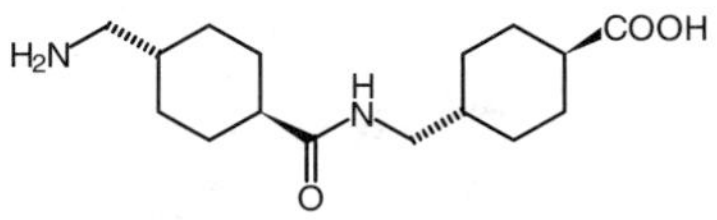

(1*r*,4*r*)-4-[[(1*r*,4*r*)-4-(Aminomethyl)cyclohexan-1-carboxamido]methyl]cyclohexan-1-carbonsäure

F.

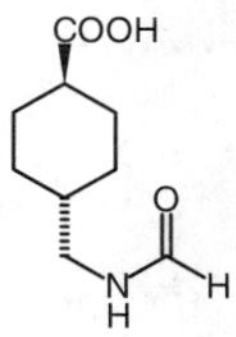

(1*r*,4*r*)-4-(Formamidomethyl)cyclohexan-1-carbonsäure

T

Monographien

X

Xylometazolinhydrochlorid 6517

10.1/1162

Xylometazolinhydrochlorid

Xylometazolini hydrochloridum

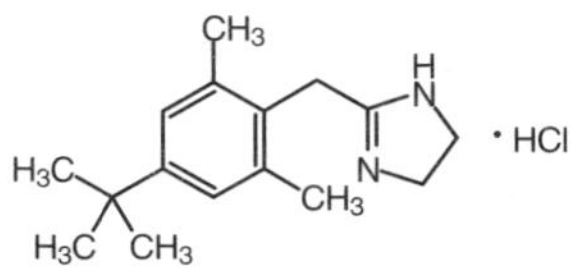

$C_{16}H_{25}ClN_2$ M_r 280,8

CAS Nr. 1218-35-5

Definition

2-[4-(1,1-Dimethylethyl)-2,6-dimethylbenzyl]-4,5-dihydro-1*H*-imidazol-hydrochlorid

Gehalt: 99,0 bis 101,0 Prozent (getrocknete Substanz)

Eigenschaften

Aussehen: weißes bis fast weißes, kristallines Pulver

Löslichkeit: leicht löslich in Wasser, in Ethanol 96 % und in Methanol

Prüfung auf Identität

1: A, E
2: B, C, D, E

A. IR-Spektroskopie (2.2.24)

Vergleich: Xylometazolinhydrochlorid *CRS*

B. Dünnschichtchromatographie (2.2.27)

Untersuchungslösung: 20 mg Substanz werden in Methanol *R* zu 5 ml gelöst.

Referenzlösung: 20 mg Xylometazolinhydrochlorid *CRS* werden in Methanol *R* zu 5 ml gelöst.

Platte: DC-Platte mit Kieselgel G *R*

Fließmittel: konzentrierte Ammoniak-Lösung *R*, Methanol *R* (5:100 *V/V*)

Auftragen: 5 µl

Laufstrecke: 2/3 der Platte

Trocknen: an der Luft

Behandlung mit Chlor: Auf den Boden einer Chromatographiekammer wird eine Schale mit einer Mischung von 1 Volumteil Salzsäure *R* 1, 1 Volumteil Wasser *R* und 2 Volumteilen einer Lösung von Kaliumpermanganat *R* (15 g · l^{-1}) gestellt. Die Kammer wird geschlossen und 15 min lang stehen gelassen. Die getrocknete Platte wird in die Kammer gestellt, die Kammer geschlossen und die Platte 5 min lang Chlorgas ausgesetzt. Nach dem Herausnehmen wird die Platte so lange in einen Kaltluftstrom gehalten, bis der Überschuss an Chlor entfernt ist und das Aufbringen eines Tropfens Kaliumiodid-Stärke-Lösung *R* auf eine Fläche der Kieselgelschicht unterhalb der Auftragspunkte keine Blaufärbung hervorruft.

Detektion: Die Platte wird mit Kaliumiodid-Stärke-Lösung *R* besprüht.

Ergebnis: Der Hauptfleck im Chromatogramm der Untersuchungslösung entspricht in Bezug auf Lage, Farbe und Größe dem Hauptfleck im Chromatogramm der Referenzlösung.

C. Etwa 0,5 mg Substanz werden in 1 ml Methanol *R* gelöst. Die Lösung wird mit 0,5 ml einer frisch hergestellten Lösung von Nitroprussidnatrium *R* (50 g · l^{-1}) und 0,5 ml einer Lösung von Natriumhydroxid *R* (20 g · l^{-1}) versetzt. Wird nach 10 min langem Stehenlassen 1 ml einer Lösung von Natriumhydrogencarbonat *R* (80 g · l^{-1}) zugesetzt, entwickelt sich eine violette Färbung.

D. 0,2 g Substanz werden in 1 ml Wasser *R* gelöst. Die Lösung wird mit 2,5 ml Ethanol 96 % *R* und 2 ml Natriumhydroxid-Lösung (1 mol · l^{-1}) versetzt. Nach gründlichem Mischen wird diese Lösung im ultravioletten Licht bei 365 nm geprüft. Die Lösung zeigt keine Fluoreszenz oder höchstens die gleiche Fluoreszenz wie eine in gleicher Weise hergestellte Blindlösung. Die Prüfung darf nur ausgewertet werden, wenn eine in gleicher Weise hergestellte Lösung mit Naphazolinhydrochlorid *CRS* anstelle der Substanz eine deutliche bläuliche Fluoreszenz zeigt.

E. Die Substanz gibt die Identitätsreaktion a auf Chlorid (2.3.1).

Prüfung auf Reinheit

Aussehen der Lösung: Die Lösung muss klar (2.2.1) und darf nicht stärker gefärbt sein als die Farbvergleichslösung G_6 (2.2.2, Methode II).

2,5 g Substanz werden in Wasser *R* zu 50,0 ml gelöst.

Sauer oder alkalisch reagierende Substanzen: 0,25 g Substanz werden in kohlendioxidfreiem Wasser *R* zu 25 ml gelöst. Nach Zusatz von 0,1 ml Methylrot-Lösung *R* und 0,1 ml Salzsäure (0,01 mol · l^{-1}) muss die Lösung rot gefärbt sein. Bis zum Farbumschlag des Indikators nach Gelb dürfen höchstens 0,2 ml Natriumhydroxid-Lösung (0,01 mol · l^{-1}) verbraucht werden.

Verwandte Substanzen: Flüssigchromatographie (2.2.29)

X

Monographien

Untersuchungslösung: 50,0 mg Substanz werden in Wasser *R* zu 50,0 ml gelöst. Vor dem Einspritzen wird die Lösung 1 h lang stehen gelassen.

Referenzlösung a: 5,0 ml Untersuchungslösung werden mit Wasser *R* zu 100,0 ml verdünnt. 2,0 ml dieser Lösung werden mit Wasser *R* zu 100,0 ml verdünnt.

Referenzlösung b: 5,0 mg Xylometazolin-Verunreinigung A *CRS* und 5 mg Substanz werden in Wasser *R* zu 50,0 ml gelöst. 10,0 ml Lösung werden mit Wasser *R* zu 50,0 ml verdünnt.

Referenzlösung c: 5,0 ml Referenzlösung b werden mit Wasser *R* zu 50,0 ml verdünnt.

Säule
- Größe: $l = 0{,}25$ m, $\varnothing = 4{,}6$ mm
- Stationäre Phase: nachsilanisiertes, octadecylsilyliertes Kieselgel zur Chromatographie mit eingebetteten polaren Gruppen *R* (5 µm)

Mobile Phase
- Mobile Phase A: Lösung von Kaliumdihydrogenphosphat *R* (1,36 g · l^{-1}), die mit Phosphorsäure 85 % *R* auf einen pH-Wert von 3,0 eingestellt wurde
- Mobile Phase B: Acetonitril zur Chromatographie *R*

Zeit (min)	Mobile Phase A (% *V/V*)	Mobile Phase B (% *V/V*)
0 – 5	70	30
5 – 20	70 → 15	30 → 85
20 – 35	15	85

Durchflussrate: 1,0 ml · min^{-1}

Detektion: Spektrometer bei 220 nm

Einspritzen: 10 µl

Relative Retention (bezogen auf Xylometazolin, t_R etwa 7,2 min)
- Verunreinigung A: etwa 0,79

Eignungsprüfung: Referenzlösung b
- Auflösung: mindestens 2,5 zwischen den Peaks von Verunreinigung A und Xylometazolin

Grenzwerte
- Verunreinigung A: nicht größer als die Fläche des entsprechenden Peaks im Chromatogramm der Referenzlösung c (0,2 Prozent)
- Nicht spezifizierte Verunreinigungen: jeweils nicht größer als die Fläche des Hauptpeaks im Chromatogramm der Referenzlösung a (0,10 Prozent)
- Summe aller Verunreinigungen: nicht größer als das 5fache der Fläche des Hauptpeaks im Chromatogramm der Referenzlösung a (0,5 Prozent)
- Ohne Berücksichtigung bleiben: Peaks, deren Fläche nicht größer ist als das 0,5fache der Fläche des Hauptpeaks im Chromatogramm der Referenzlösung a (0,05 Prozent)

Trocknungsverlust (2.2.32): höchstens 0,5 Prozent, mit 1,000 g Substanz durch Trocknen im Trockenschrank bei 105 °C bestimmt

Sulfatasche (2.4.14): höchstens 0,1 Prozent, mit 1,0 g Substanz bestimmt

Gehaltsbestimmung

0,200 g Substanz werden in 25 ml wasserfreier Essigsäure *R* gelöst, mit 10 ml Acetanhydrid *R* versetzt und mit Perchlorsäure (0,1 mol · l^{-1}) titriert. Der Endpunkt wird mit Hilfe der Potentiometrie (2.2.20) bestimmt.

1 ml Perchlorsäure (0,1 mol · l^{-1}) entspricht 28,08 mg $C_{16}H_{25}ClN_2$.

Lagerung

Vor Licht geschützt

Verunreinigungen

Spezifizierte Verunreinigung:

A

Andere bestimmbare Verunreinigungen

(Die folgenden Substanzen werden, falls in einer bestimmten Menge vorhanden, durch eine oder mehrere Prüfmethoden in der Monographie erfasst. Sie werden begrenzt durch das allgemeine Akzeptanzkriterium für weitere Verunreinigungen/nicht spezifizierte Verunreinigungen und/oder durch die Anforderungen der Allgemeinen Monographie **Substanzen zur pharmazeutischen Verwendung (Corpora ad usum pharmaceuticum)**. Diese Verunreinigungen müssen daher nicht identifiziert werden, um die Konformität der Substanz zu zeigen. Siehe auch „5.10 Kontrolle von Verunreinigungen in Substanzen zur pharmazeutischen Verwendung"):

B, C, D, E, F

A.

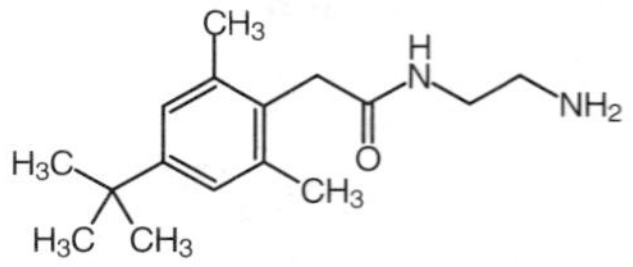

N-(2-Aminoethyl)-2-[4-(1,1-dimethylethyl)-2,6-dimethylphenyl]acetamid

B.

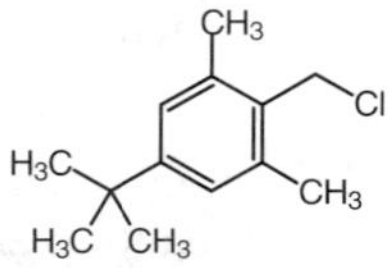

2-(Chlormethyl)-5-(1,1-dimethylethyl)-1,3-dimethylbenzol

C.

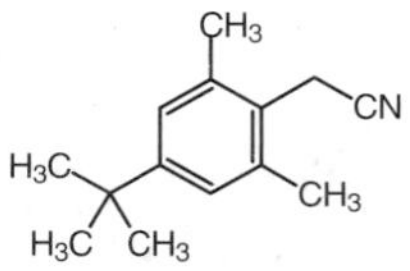

[4-(1,1-Dimethylethyl)-2,6-dimethylphenyl]acetonitril

D.

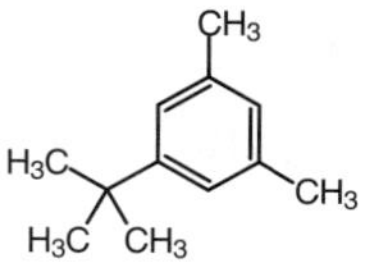

1-(1,1-Dimethylethyl)-3,5-dimethylbenzol

E.

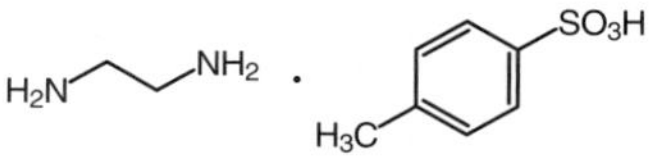

Ethan-1,2-diamin-mono(4-methylbenzolsulfonat)

F.

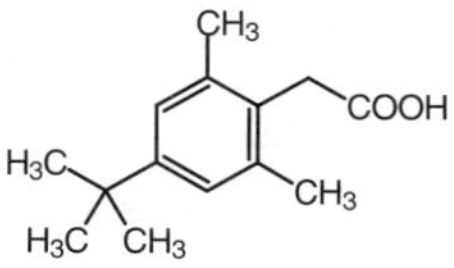

[4-(1,1-Dimethylethyl)-2,6-dimethylphenyl]essig=
säure

Z

Wasserhaltiges Zanamivir 6523
Zoledronsäure-Monohydrat 6525
Zolpidemtartrat 6527

10.1/2611

Wasserhaltiges Zanamivir

Zanamivirum hydricum

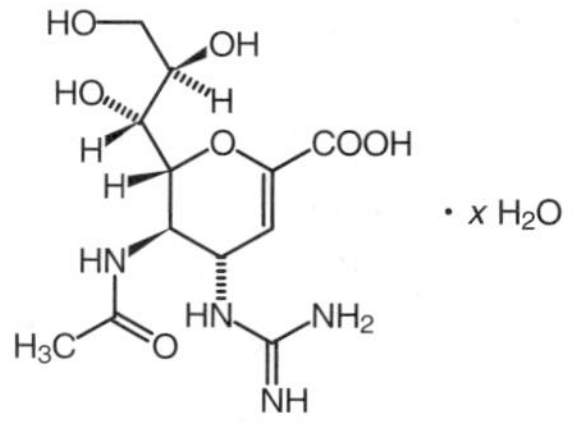

$C_{12}H_{20}N_4O_7 \cdot x\ H_2O$ — M_r 332,3 (wasserfreie Substanz)

CAS Nr. 551942-41-7

Definition

(2*R*,3*R*,4*S*)-3-Acetamido-4-carbamimidamido-2-[(1*R*,2*R*)-1,2,3-trihydroxypropyl]-3,4-dihydro-2*H*-pyran-6-carbonsäure-Hydrat

Gehalt: 97,0 bis 102,0 Prozent (getrocknete Substanz)

Die Substanz enthält unterschiedliche Mengen Wasser.

Eigenschaften

Aussehen: weißes bis fast weißes, schwach hygroskopisches Pulver

Löslichkeit: schwer löslich in Wasser, praktisch unlöslich in Dichlormethan und in Ethanol 96 %

Prüfung auf Identität

A. Die Substanz entspricht der Prüfung „Spezifische Drehung“ (siehe „Prüfung auf Reinheit“).

B. IR-Spektroskopie (2.2.24)

Vergleich: Wasserhaltiges Zanamivir *CRS*

Prüfung auf Reinheit

Spezifische Drehung (2.2.7): +36,0 bis +38,5 (getrocknete Substanz)

0,250 g Substanz werden mit Hilfe von Ultraschall in 25,0 ml Wasser *R* vollständig gelöst.

Verwandte Substanzen: Flüssigchromatographie (2.2.29)

Untersuchungslösung a: 23,0 mg Substanz werden in 20 ml Wasser *R* gelöst. Die Lösung wird mit Acetonitril *R* 1 zu 50,0 ml verdünnt.

Untersuchungslösung b: 5,0 ml Untersuchungslösung a werden mit der mobilen Phase zu 50,0 ml verdünnt.

Referenzlösung a: 23,0 mg Zanamivir zur Gehaltsbestimmung *CRS* werden in 20 ml Wasser *R* gelöst. Die Lösung wird mit Acetonitril *R* 1 zu 50,0 ml verdünnt. 5,0 ml dieser Lösung werden mit der mobilen Phase zu 50,0 ml verdünnt.

Referenzlösung b: 5 mg Zanamivir zur Eignungsprüfung *CRS* (mit den Verunreinigungen A, B, C und E) werden in 6 ml Wasser *R* gelöst. Die Lösung wird mit Acetonitril *R* 1 zu 10 ml verdünnt.

Referenzlösung c: 1,0 ml Untersuchungslösung a wird mit der mobilen Phase zu 100,0 ml verdünnt. 1,0 ml dieser Lösung wird mit der mobilen Phase zu 10,0 ml verdünnt.

Referenzlösung d: 3,0 mg Zanamivir-Verunreinigung F *CRS* werden in der mobilen Phase zu 100,0 ml gelöst.

Referenzlösung e: 1,0 ml Referenzlösung d wird mit der mobilen Phase zu 100,0 ml verdünnt. 3,0 ml dieser Lösung werden mit der mobilen Phase zu 20,0 ml verdünnt.

Säule
- Größe: l = 0,25 m, ∅ = 4,6 mm
- Stationäre Phase: aminoalkyliertes Vinyl-Polymer zur Chromatographie *R* (5 µm)
- Temperatur: 30 °C

Mobile Phase: eine Lösung von Schwefelsäure *R* ($0{,}7\ g \cdot l^{-1}$), mit verdünnter Ammoniak-Lösung *R* 3 auf einen pH-Wert von 5,5 eingestellt, Acetonitril *R* 1 (40:60 *V/V*)

Durchflussrate: $1{,}5\ ml \cdot min^{-1}$

Detektion: Spektrometer bei 234 nm

Vorbehandlung der Säule: Vor der ersten Verwendung wird die Säule mit einer Lösung von Ammoniumsulfat *R* ($0{,}7\ g \cdot l^{-1}$) etwa 1 h lang bei 30 °C mit einer Durchflussrate von $1{,}5\ ml \cdot min^{-1}$ gespült. Vor jeder weiteren Verwendung wird die Säule mindestens 8 h lang mit der mobilen Phase gespült.

Einspritzen: 20 µl; Untersuchungslösung a, Referenzlösungen b, c und e

Chromatographiedauer: 3fache Retentionszeit von Zanamivir

Identifizierung von Verunreinigungen: Zur Identifizierung der Peaks der Verunreinigungen A, B, C und E werden das mitgelieferte Chromatogramm von Zanamivir zur Eignungsprüfung *CRS* und das mit der Referenzlösung b erhaltene Chromatogramm verwendet; zur Identifizierung des Peaks der Verunreinigung F wird das mit der Referenzlösung e erhaltene Chromatogramm verwendet.

Relative Retention (bezogen auf Zanamivir, t_R etwa 9 min)
- Verunreinigung F: etwa 0,3
- Verunreinigung B: etwa 0,6
- Verunreinigung C: etwa 0,75
- Verunreinigung E: etwa 0,8
- Verunreinigung A: etwa 2,6

Eignungsprüfung
- Signal-Rausch-Verhältnis: mindestens 10 für den Hauptpeak im Chromatogramm der Referenzlösung e
- Peak-Tal-Verhältnis: mindestens 2,5, wobei H_p die Höhe des Peaks der Verunreinigung E über der Basislinie und H_v die Höhe des niedrigsten Punkts der Kurve über der Basislinie zwischen den Peaks der Verunreinigungen C und E im Chromatogramm der Referenzlösung b darstellt

Berechnung der Prozentgehalte
- Für Verunreinigung F wird die Konzentration der Verunreinigung F in der Referenzlösung e verwendet.
- Für alle Verunreinigungen ohne Verunreinigung F wird die Konzentration an Wasserhaltigem Zanamivir in der Referenzlösung c verwendet.

Grenzwerte
- Verunreinigung A: höchstens 0,5 Prozent
- Verunreinigung B: höchstens 0,3 Prozent
- Verunreinigung C: höchstens 0,2 Prozent
- Verunreinigung F: höchstens 0,01 Prozent
- Nicht spezifizierte Verunreinigungen: jeweils höchstens 0,10 Prozent
- Summe aller Verunreinigungen: höchstens 1,2 Prozent
- Berichtsgrenzwert: 0,05 Prozent; außer für den Peak der Verunreinigung F.

Trocknungsverlust (2.2.32): 4,0 bis 9,0 Prozent, mit 1,000 g Substanz durch Trocknen im Vakuum bei 105 °C bestimmt

Sulfatasche (2.4.14): höchstens 0,1 Prozent, mit 1,0 g Substanz bestimmt

Gehaltsbestimmung

Flüssigchromatographie (2.2.29) wie unter „Verwandte Substanzen" beschrieben, mit folgender Änderung:

Einspritzen: Untersuchungslösung b, Referenzlösung a

Der Prozentgehalt an $C_{12}H_{20}N_4O_7$ wird unter Berücksichtigung des für Zanamivir zur Gehaltsbestimmung *CRS* angegebenen Gehalts berechnet.

Lagerung

Dicht verschlossen, vor Licht geschützt

Verunreinigungen

Spezifizierte Verunreinigungen:

A, B, C, F

Andere bestimmbare Verunreinigungen

(Die folgenden Substanzen werden, falls in einer bestimmten Menge vorhanden, durch eine oder mehrere Prüfmethoden in der Monographie erfasst. Sie werden begrenzt durch das allgemeine Akzeptanzkriterium für weitere Verunreinigungen/nicht spezifizierte Verunreinigungen und/oder durch die Anforderungen der Allgemeinen Monographie **Substanzen zur pharmazeutischen Verwendung (Corpora ad usum pharmaceuticum)**. Diese Verunreinigungen müssen daher nicht identifiziert werden, um die Konformität der Substanz zu zeigen. Siehe auch „5.10 Kontrolle von Verunreinigungen in Substanzen zur pharmazeutischen Verwendung"):

D, E, H

A.

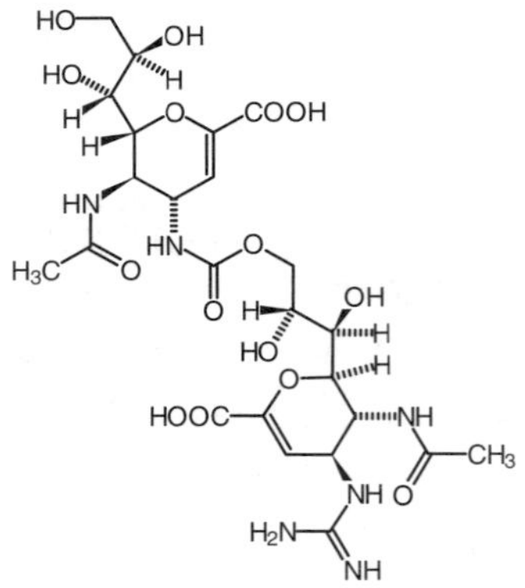

(2*R*,3*R*,4*S*)-3-Acetamido-2-[(1*R*,2*R*)-3-[[[(2*R*,3*R*,4*S*)-3-acetamido-6-carboxy-2-[(1*R*,2*R*)-1,2,3-trihydroxy=propyl]-3,4-dihydro-2*H*-pyran-4-yl]carbamoyl]oxy]-1,2-dihydroxypropyl]-4-carbamimidamido-3,4-dihydro-2*H*-pyran-6-carbonsäure

B. Unbekannte Struktur

C.

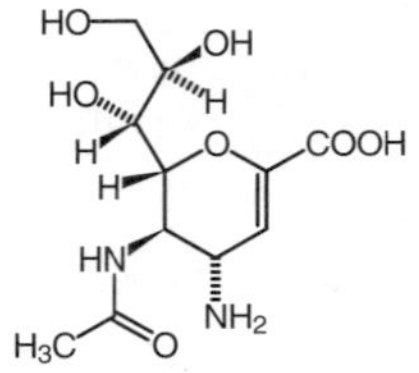

(2*R*,3*R*,4*S*)-3-Acetamido-4-amino-2-[(1*R*,2*R*)-1,2,3-trihydroxypropyl]-3,4-dihydro-2*H*-pyran-6-carbonsäure

D.

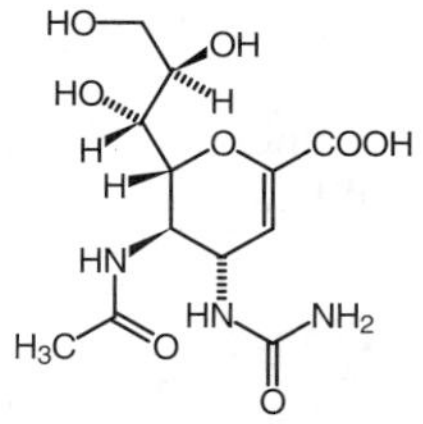

(2*R*,3*R*,4*S*)-3-Acetamido-4-(carbamoylamino)-2-[(1*R*,2*R*)-1,2,3-trihydroxypropyl]-3,4-dihydro-2*H*-pyran-6-carbonsäure

E.

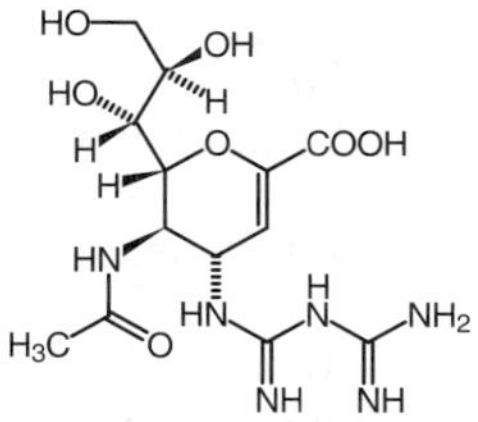

(2*R*,3*R*,4*S*)-3-Acetamido-4-(*N*′-carbamimidoylcarbamimidamido)-2-[(1*R*,2*R*)-1,2,3-trihydroxypropyl]-3,4-dihydro-2*H*-pyran-6-carbonsäure

F.

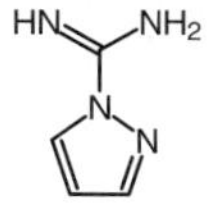

1*H*-Pyrazol-1-carboximidamid

H.

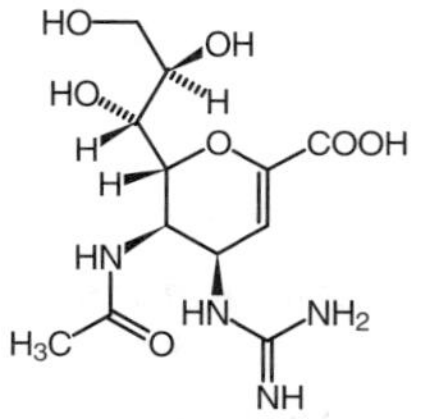

(2*R*,3*R*,4*R*)-3-Acetamido-4-carbamimidamido-2-[(1*R*,2*R*)-1,2,3-trihydroxypropyl]-3,4-dihydro-2*H*-pyran-6-carbonsäure

10.1/2743

Zoledronsäure-Monohydrat

Acidum zoledronicum monohydricum

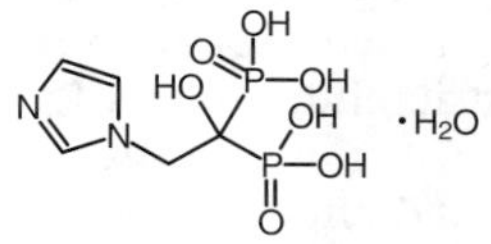

$C_5H_{10}N_2O_7P_2 \cdot H_2O$ M_r 290,1

CAS Nr. 165800-06-6

Definition

[1-Hydroxy-2-(1*H*-imidazol-1-yl)ethan-1,1-diyl]bis(phosphonsäure)-Monohydrat

Gehalt: 99,0 bis 102,0 Prozent (wasserfreie Substanz)

Eigenschaften

Aussehen: weißes bis fast weißes, kristallines Pulver

Löslichkeit: schwer löslich in Wasser, praktisch unlöslich in wasserfreiem Ethanol und in Heptan

Prüfung auf Identität

A. IR-Spektroskopie (2.2.24)

Vergleich: Zoledronsäure-Monohydrat *CRS*

B. Die Substanz entspricht der Prüfung „Wasser" (siehe „Prüfung auf Reinheit").

Prüfung auf Reinheit

Aussehen der Lösung: Die Lösung muss klar (2.2.1) und darf nicht stärker gefärbt sein als die Farbvergleichslösung B_7 oder BG_7 (2.2.2, Methode II).

0,5 g Substanz werden in einer Lösung von Natriumhydroxid *R* ($4 g \cdot l^{-1}$) zu 50,0 ml gelöst.

pH-Wert (2.2.3): 1,8 bis 2,8

0,150 g Substanz werden in kohlendioxidfreiem Wasser *R* zu 50,0 ml gelöst, wobei die Mischung, falls erforderlich, 10 min lang mit Ultraschall behandelt wird.

Verwandte Substanzen: Flüssigchromatographie (2.2.29)

Lösung A: 10,8 g Natriumoctansulfonat *R* und 37 mg Natriumedetat *R* werden in Wasser zur Chromatographie *R* gelöst. Die Lösung wird mit 10 ml Perchlorsäure *R* und 2 ml Phosphorsäure 85 % *R* versetzt und mit Wasser zur Chromatographie *R* zu 1000 ml verdünnt.

Untersuchungslösung: 40,0 mg Substanz werden in der mobilen Phase gelöst. Die Lösung wird 30 min lang mit Ultraschall behandelt und mit der mobilen Phase zu 20,0 ml verdünnt.

Referenzlösung a: 2 mg Zoledronsäure-Verunreinigung A *CRS*, 5 mg Zoledronsäure-Verunreinigung B *CRS* und 2 mg Natriumnitrat *R* werden in der mobilen Phase zu 50 ml gelöst. 1 ml Lösung wird mit 7 ml mobiler Phase versetzt und mit der Untersuchungslösung zu 20 ml verdünnt.

Referenzlösung b: 1,0 ml Untersuchungslösung wird mit der mobilen Phase zu 100,0 ml verdünnt. 1,0 ml dieser Lösung wird mit der mobilen Phase zu 10,0 ml verdünnt.

Säule
- Größe: l = 0,25 m, ∅ = 4,6 mm
- Stationäre Phase: nachsilanisiertes, phenylhexylsilyliertes Kieselgel zur Chromatographie *R* (5 µm)
- Temperatur: 20 °C

Mobile Phase: Acetonitril *R* 1, Lösung A (4:96 *V/V*)

Durchflussrate: 0,6 ml · min^{-1}

Detektion: Spektrometer bei 215 nm

Vorkonditionierung: Das Gerät und die Säule werden vor jeder Serie von Einspritzungen einmal wie folgt vorkonditioniert:
- Gerät: Das Gerät ohne Säule wird etwa 20 min lang mit einer 25-prozentigen Lösung (*V/V*) von Essigsäure *R* bei einer Durchflussrate von 5 ml · min^{-1} gespült; anschließend wird etwa 2 h lang mit Wasser zur Chromatographie *R* bei einer Durchflussrate von 5 ml · min^{-1} gespült.
- Säule: Die Säule wird etwa 1 h lang mit der mobilen Phase bei einer Durchflussrate von 0,6 ml · min^{-1} gespült. Während des Spülens wird die Untersuchungslösung 15-mal eingespritzt; für jede Einspritzung beträgt die Laufzeit etwa 3 min.

Einspritzen: 10 µl

Chromatographiedauer: 5fache Retentionszeit von Zoledronsäure

Identifizierung von Verunreinigungen: Zur Identifizierung der Peaks der Verunreinigungen A und B sowie des Nitrat-Ions wird das mit der Referenzlösung a erhaltene Chromatogramm verwendet.

Relative Retention (bezogen auf Zoledronsäure, t_R etwa 6 min)
- Nitrat: etwa 0,6
- Verunreinigung B: etwa 0,7
- Verunreinigung A: etwa 0,9

Eignungsprüfung: Referenzlösung a
- Auflösung: mindestens 1,5 zwischen den Peaks von Verunreinigung A und Zoledronsäure; mindestens 1,5 zwischen dem Peak des Nitrat-Ions und dem der Verunreinigung B

Berechnung der Prozentgehalte
- Korrekturfaktor: Die Fläche des Peaks von Verunreinigung B wird mit 1,9 multipliziert.
- Für jede Verunreinigung wird die Konzentration an Zoledronsäure-Monohydrat in der Referenzlösung b verwendet.

Grenzwerte
- Verunreinigung B: höchstens 0,5 Prozent
- Nicht spezifizierte Verunreinigungen: jeweils höchstens 0,10 Prozent
- Summe aller Verunreinigungen: höchstens 0,5 Prozent
- Berichtsgrenzwert: 0,05 Prozent; der Peak des Nitrat-Ions wird nicht berücksichtigt.

Veunreinigungen E und F: Flüssigchromatographie (2.2.29)

Untersuchungslösung: 50,0 mg Substanz werden in der mobilen Phase B, falls erforderlich mit Hilfe von Ultraschall, gelöst. Die Lösung wird mit der mobilen Phase B zu 10,0 ml verdünnt.

Referenzlösung a: 95,0 mg wasserfreies Natriumdihydrogenphosphat *R* und 79,0 mg phosphorige Säure *R* (Verunreinigung E) werden in Wasser *R* zu 100,0 ml gelöst.

Referenzlösung b: 34,0 mg Natriumchlorid *R* werden in Wasser *R* zu 100,0 ml gelöst.

Referenzlösung c: 1,0 ml Referenzlösung a wird mit 0,5 ml Referenzlösung b versetzt und mit der mobilen Phase B zu 100,0 ml verdünnt.

Referenzlösung d: 0,1 ml Referenzlösung a werden mit der mobilen Phase B zu 100 ml verdünnt.

Vorsäule
- Größe: l = 0,05 m, ∅ = 4,0 mm
- Stationäre Phase: Anionenaustauscher *R* (13 µm)

Säule
- Größe: l = 0,25 m, ∅ = 4,0 mm
- Stationäre Phase: Anionenaustauscher *R* (9 µm)
- Temperatur: 30 °C

Mobile Phase
- Mobile Phase A: kohlendioxidfreies Wasser *R*
- Mobile Phase B: Lösung von Natriumhydroxid *R* (4,0 g · l^{-1}) in kohlendioxidfreiem Wasser *R*

Zeit (min)	Mobile Phase A (% *V/V*)	Mobile Phase B (% *V/V*)
0 – 13	80 → 70	20 → 30
13 – 17	70 → 60	30 → 40
17 – 29	60	40

Durchflussrate: 1,0 ml · min^{-1}

Detektion: Leitfähigkeitsdetektor; ein selbstregenerierender Anionensuppressor wird verwendet.

Einspritzen: 20 µl

Identifizierung von Verunreinigungen: Zur Identifizierung der Peaks der Verunreinigungen E und F wird das mit der Referenzlösung a erhaltene Chromatogramm verwendet; zur Identifizierung des Peaks des Chlorid-Ions wird das mit der Referenzlösung b erhaltene Chromatogramm verwendet.

Relative Retention (bezogen auf Chlorid, t_R etwa 5 min)
- Verunreinigung E: etwa 1,2
- Verunreinigung F: etwa 3,4

Eignungsprüfung
- Auflösung: mindestens 1,5 zwischen dem Peak des Chlorid-Ions und dem der Verunreinigung E im Chromatogramm der Referenzlösung c
- Signal-Rausch-Verhältnis: mindestens 10 für den Peak der Verunreinigung F im Chromatogramm der Referenzlösung d

Berechnung der Prozentgehalte
- Für jede Verunreinigung wird die Konzentration der entsprechenden Verunreinigung in der Referenzlösung c verwendet.

Grenzwerte
- Verunreinigungen E, F: jeweils höchstens 0,15 Prozent

Wasser (2.5.12): 5,0 bis 7,5 Prozent, mit 0,100 g Substanz bestimmt

Gehaltsbestimmung

0,150 g Substanz werden in 50 ml kohlendioxidfreiem Wasser *R* gelöst, wobei die Mischung, falls erforderlich, 10 min lang mit Ultraschall behandelt wird. Die Lösung wird mit Natriumhydroxid-Lösung (0,1 mol · l^{-1}) titriert. Der Endpunkt wird mit Hilfe der Potentiometrie (2.2.20) bestimmt. Das bis zum dritten Wendepunkt zugesetzte Volumen wird abgelesen.

1 ml Natriumhydroxid-Lösung (0,1 mol · l^{-1}) entspricht 9,07 mg $C_5H_{10}N_2O_7P_2$.

Verunreinigungen

Spezifizierte Verunreinigungen:

B, E, F

Andere bestimmbare Verunreinigungen

(Die folgenden Substanzen werden, falls in einer bestimmten Menge vorhanden, durch eine oder mehrere Prüfmethoden in der Monographie erfasst. Sie werden begrenzt durch das allgemeine Akzeptanzkriterium für weitere Verunreinigungen/nicht spezifizierte Verunreinigungen und/oder durch die Anforderungen der Allgemeinen Monographie **Substanzen zur pharmazeutischen Verwendung (Corpora ad usum pharmaceuticum)**. Diese Verunreinigungen müssen daher nicht identifiziert werden, um die Konformität der Substanz zu zeigen. Siehe auch „5.10 Kontrolle von Verunreinigungen in Substanzen zur pharmazeutischen Verwendung"):

A, C, D

A.

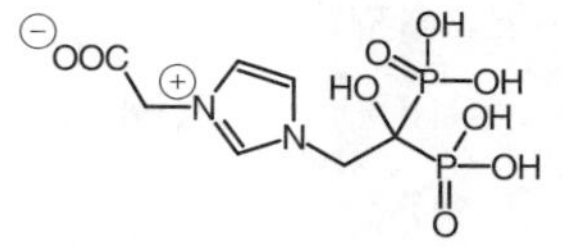

[1-(2-Hydroxy-2,2-diphosphonoethyl)-1*H*-imidazol-3-ium-3-yl]acetat

B.

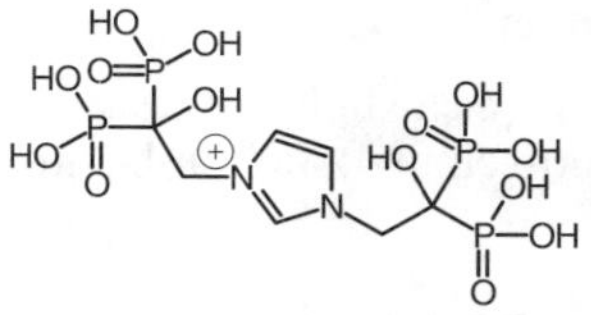

1,3-Bis(2-hydroxy-2,2-diphosphonoethyl)-1*H*-imidazol-3-ium

C.

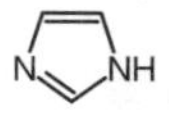

1*H*-Imidazol

D.

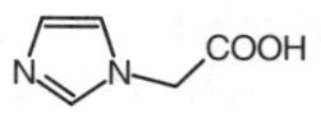

(1*H*-Imidazol-1-yl)essigsäure

E.

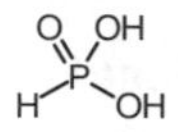

Phosphonsäure
(Phosphorige Säure)

F.

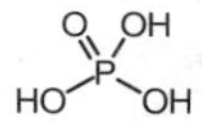

Phosphorsäure

10.1/1280

Zolpidemtartrat

Zolpidemi tartras

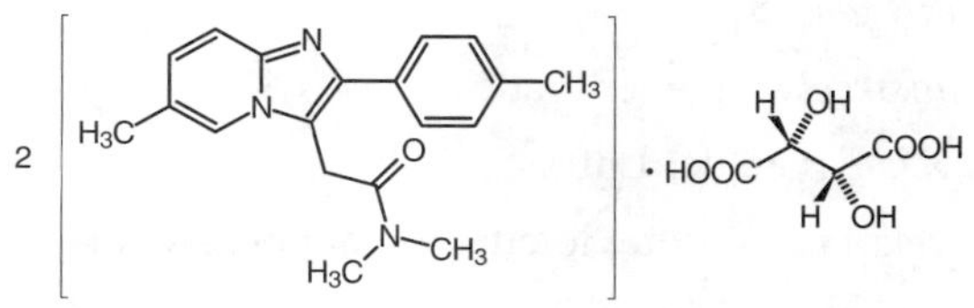

$C_{42}H_{48}N_6O_8$ M_r 765

CAS Nr. 99294-93-6

Definition

Bis[*N*,*N*-dimethyl-2-[6-methyl-2-(4-methylphenyl)imidazo[1,2-*a*]pyridin-3-yl]acetamid]-(2*R*,3*R*)-2,3-dihydroxybutandioat

Gehalt: 98,5 bis 101,0 Prozent (wasserfreie Substanz)

Eigenschaften

Aussehen: weißes bis fast weißes, kristallines, hygroskopisches Pulver

Löslichkeit: schwer löslich in Wasser, wenig löslich in Methanol, praktisch unlöslich in Dichlormethan

Prüfung auf Identität

1: A, C
2: B, C

A. IR-Spektroskopie (2.2.24)

Probenvorbereitung: 0,10 g Substanz werden in 10 ml einer Lösung von Salzsäure *R* ($10{,}3\ g \cdot l^{-1}$) gelöst. Nach Zusatz von 10 ml Wasser *R* wird die Lösung tropfenweise unter Rühren mit 1 ml verdünnter Ammoniak-Lösung *R* 2 versetzt. Der Niederschlag wird abfiltriert, mit Wasser *R* gewaschen und anschließend 2 h lang bei 105 °C getrocknet.

Die Prüfung erfolgt mit Hilfe von Presslingen.

Vergleich: 0,10 g Zolpidemtartrat *CRS* werden in gleicher Weise behandelt.

B. Dünnschichtchromatographie (2.2.27)

Untersuchungslösung: 50 mg Substanz werden in 5 ml Methanol *R* gelöst. Nach Zusatz von 0,1 ml Diethylamin *R* wird die Lösung mit Methanol *R* zu 10 ml verdünnt.

Referenzlösung a: 50 mg Zolpidemtartrat *CRS* werden in 5 ml Methanol *R* gelöst. Nach Zusatz von 0,1 ml Diethylamin *R* wird die Lösung mit Methanol *R* zu 10 ml verdünnt.

Referenzlösung b: 50 mg Flunitrazepam *CRS* werden in 5 ml Dichlormethan *R* gelöst. Die Lösung wird mit Dichlormethan *R* zu 10 ml verdünnt. 1 ml dieser Lösung wird mit 1 ml Referenzlösung a gemischt.

Platte: DC-Platte mit Kieselgel F_{254} *R*

Fließmittel: Diethylamin *R*, Cyclohexan *R*, Ethylacetat *R* (10:45:45 *V/V/V*)

Auftragen: 5 µl

Laufstrecke: 2/3 der Platte

Trocknen: an der Luft

Detektion: im ultravioletten Licht bei 254 nm

Retardationsfaktoren
- Zolpidem: etwa 0,3
- Flunitrazepam: etwa 0,5

Eignungsprüfung: Referenzlösung b
- Das Chromatogramm muss 2 deutlich voneinander getrennte Flecke zeigen.

Ergebnis: Der Hauptfleck im Chromatogramm der Untersuchungslösung entspricht in Bezug auf Lage und Größe dem Hauptfleck im Chromatogramm der Referenzlösung a.

C. Etwa 0,1 g Substanz werden in 1 ml Methanol *R* unter Erwärmen gelöst. 0,1 ml Lösung geben die Identitätsreaktion b auf Tartrat (2.3.1).

Prüfung auf Reinheit

Aussehen der Lösung: Die Lösung muss klar (2.2.1) und darf nicht stärker gefärbt sein als die Farbvergleichslösung G_6 oder BG_6 (2.2.2, Methode II).

Die Lösungen sind unter Lichtschutz herzustellen und die Prüfung muss so schnell wie möglich durchgeführt werden.

0,25 g Substanz werden mit 0,125 g Weinsäure *R* verrieben. Die Mischung wird in 20 ml Wasser *R* gelöst. Die Lösung wird mit Wasser *R* zu 25 ml verdünnt.

Verwandte Substanzen: Flüssigchromatographie (2.2.29)

Untersuchungslösung: 25,0 mg Substanz werden in der mobilen Phase zu 50,0 ml gelöst.

Referenzlösung a: 1,0 ml Untersuchungslösung wird mit der mobilen Phase zu 100,0 ml verdünnt. 1,0 ml dieser Lösung wird mit der mobilen Phase zu 10,0 ml verdünnt.

Referenzlösung b: 2,5 mg Zolpidem zur Eignungsprüfung *CRS* (mit den Verunreinigungen A und B) werden in der mobilen Phase zu 5 ml gelöst.

Säule
- Größe: $l = 0{,}15$ m, $\varnothing = 3{,}9$ mm
- Stationäre Phase: nachsilanisiertes, octadecylsilyliertes Kieselgel zur Chromatographie *R* (4 µm)

Mobile Phase: 18 Volumteile Acetonitril *R*, 23 Volumteile Methanol *R* und 59 Volumteile einer Lösung von Phosphorsäure 85 % *R* ($5{,}6\ g \cdot l^{-1}$), die zuvor mit Triethylamin *R* auf einen pH-Wert von 5,5 eingestellt wurde, werden gemischt.

Durchflussrate: $1{,}5\ ml \cdot min^{-1}$

Detektion: Spektrometer bei 254 nm

Einspritzen: 20 µl

Chromatographiedauer: 4fache Retentionszeit von Zolpidem

Identifizierung von Verunreinigungen: Zur Identifizierung der Peaks der Verunreinigungen A und B werden das mitgelieferte Chromatogramm von Zolpidem zur Eignungsprüfung *CRS* und das mit der Referenzlösung b erhaltene Chromatogramm verwendet.

Relative Retention (bezogen auf Zolpidem, t_R etwa 7 min)
- Weinsäure: etwa 0,1
- Verunreinigung A: etwa 0,8
- Verunreinigung B: etwa 3,6

Eignungsprüfung: Referenzlösung b
- Auflösung: mindestens 2,0 zwischen den Peaks von Verunreinigung A und Zolpidem

Berechnung der Prozentgehalte
- Für jede Verunreinigung wird die Konzentration an Zolpidemtartrat in der Referenzlösung a verwendet.

Grenzwerte
- Verunreinigung B: höchstens 0,15 Prozent
- Nicht spezifizierte Verunreinigungen: jeweils höchstens 0,10 Prozent
- Summe aller Verunreinigungen: höchstens 0,2 Prozent
- Berichtsgrenzwert: 0,05 Prozent; der Peak der Weinsäure wird nicht berücksichtigt.

Wasser (2.5.12): höchstens 3,0 Prozent, mit 0,500 g Substanz bestimmt

Sulfatasche (2.4.14): höchstens 0,1 Prozent, mit 1,0 g Substanz bestimmt

Gehaltsbestimmung

0,300 g Substanz werden in einer Mischung von 20 ml wasserfreier Essigsäure *R* und 20 ml Acetanhydrid *R* gelöst und mit Perchlorsäure (0,1 mol · l^{-1}) titriert. Der Endpunkt wird mit Hilfe der Potentiometrie (2.2.20) bestimmt. Eine Blindtitration wird durchgeführt.

1 ml Perchlorsäure (0,1 mol · l^{-1}) entspricht 38,24 mg $C_{42}H_{48}N_6O_8$.

Lagerung

Dicht verschlossen, vor Licht geschützt

Verunreinigungen

Spezifizierte Verunreinigung:

B

Andere bestimmbare Verunreinigungen

(Die folgenden Substanzen werden, falls in einer bestimmten Menge vorhanden, durch eine oder mehrere Prüfmethoden in der Monographie erfasst. Sie werden begrenzt durch das allgemeine Akzeptanzkriterium für weitere Verunreinigungen/nicht spezifizierte Verunreinigungen und/oder durch die Anforderungen der Allgemeinen Monographie **Substanzen zur pharmazeutischen Verwendung (Corpora ad usum pharmaceuticum)**. Diese Verunreinigungen müssen daher nicht identifiziert werden, um die Konformität der Substanz zu zeigen. Siehe auch „5.10 Kontrolle von Verunreinigungen in Substanzen zur pharmazeutischen Verwendung“):

A, C, D, E, F

A.

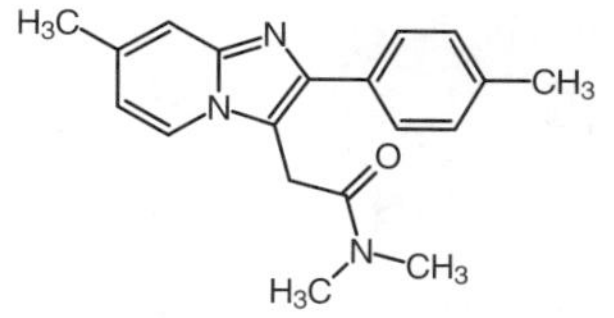

N,N-Dimethyl-2-[7-methyl-2-(4-methylphenyl)imidazo[1,2-*a*]pyridin-3-yl]acetamid

B.

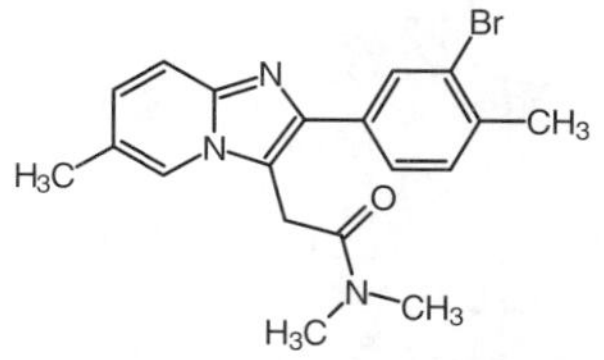

2-[2-(3-Brom-4-methylphenyl)-6-methylimidazo[1,2-*a*]pyridin-3-yl]-*N,N*-dimethylacetamid

C.

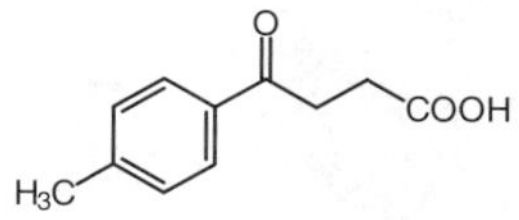

4-(4-Methylphenyl)-4-oxobutansäure

D.

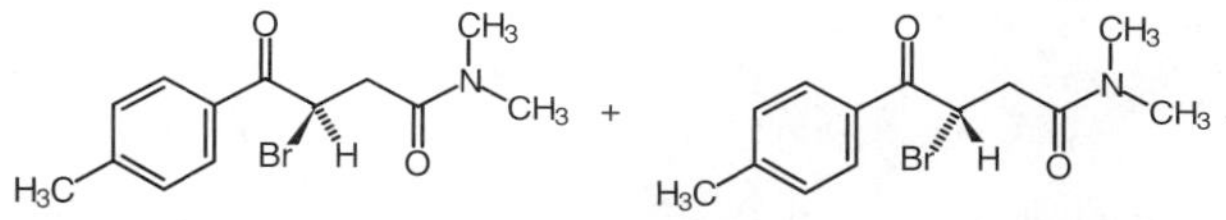

(3*RS*)-3-Brom-*N,N*-dimethyl-4-(4-methylphenyl)-4-oxobutanamid

E.

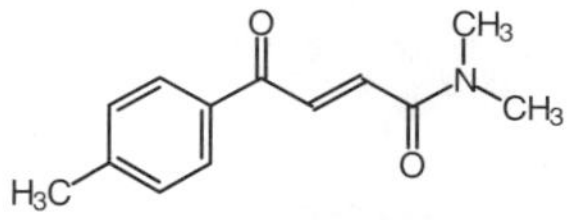

(2*E*)-*N,N*-Dimethyl-4-(4-methylphenyl)-4-oxobut-2-enamid

F.

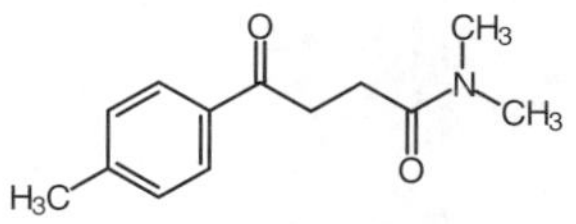

N,N-Dimethyl-4-(4-methylphenyl)-4-oxobutanamid

Z

Monographien

Gesamtregister

Hinweis: Bei den mit * gekennzeichneten Texten handelt es sich um Monographien zu Drogen, die insbesondere in der Traditionellen Chinesischen Medizin (TCM) verwendet werden.

A

AAS (Atomabsorptionsspektrometrie) (*siehe* 2.2.23) 49
Abacaviri sulfas 2609
Abacavirsulfat 2609
*Abelmoschi corolla** 1985
Abelmoschus-Blütenkrone* 1985
Abkürzungen
- allgemeine (1.5) 12
- für Kombinationsimpfstoffe (*siehe* 1.5) 13

Absinthii herba 2509
Acaciae gummi 2202
Acaciae gummi dispersione desiccatum 4139
Acamprosat-Calcium 2611
Acamprosatum calcicum 2611
*Acanthopanacis gracilistyli cortex** 2443
Acarbose 2612
Acarbosum 2612
Acari ad producta allergenica 4832
Acebutololhydrochlorid 2616
Acebutololhydrochlorid *R* 686
Acebutololi hydrochloridum 2616
Aceclofenac 2618
Aceclofenacum 2618
Acemetacin 2621
Acemetacinum 2621
Acesulfam-Kalium 2623
Acesulfamum kalicum 2623
Acetal *R* 686
Acetaldehyd *R* 686
Acetaldehyd-Ammoniak *R* 687
Acetaldehyd-Lösung (100 ppm C_2H_4O) *R* 960
Acetaldehyd-Lösung (100 ppm C_2H_4O) *R* 1 961
Acetanhydrid *R* 687
Acetanhydrid-Schwefelsäure-Lösung *R* 687
Acetat, Identitätsreaktion (2.3.1) 179
Acetat-Natriumedetat-Pufferlösung pH 5,5 *R* 972
Acetat-Pufferlösung pH 4,4 *R* 971
Acetat-Pufferlösung pH 4,5 *R* 971
Acetat-Pufferlösung pH 4,6 *R* 971
Acetat-Pufferlösung pH 4,7 *R* 971
Acetat-Pufferlösung pH 4,7 *R* 1 971
Acetat-Pufferlösung pH 5,0 *R* 971
Acetat-Pufferlösung pH 6,0 *R* 972
Acetazolamid 2625
Acetazolamidum 2625
Aceton 2627
Aceton *R* 687
(D_6)Aceton *R* 687
Acetonitril *R* 687
Acetonitril *R* 1 688
Acetonitril zur Chromatographie *R* 688
(D_3)Acetonitril *R* 688
Aceton-Lösung, gepufferte *R* 969
Acetonum 2627
Acetoxyvalerensäure *R* 688
Acetyl, Identitätsreaktion (*siehe* 2.3.1) 179
Acetylacetamid *R* 688
Acetylaceton *R* 688
Acetylaceton-Reagenz *R* 1 688
Acetylaceton-Reagenz *R* 2 688
N-Acetyl-ε-caprolactam *R* 688
Acetylchlorid *R* 689
Acetylcholinchlorid 2628
Acetylcholinchlorid *R* 689
Acetylcholini chloridum 2628
Acetylcystein 2630
Acetylcysteinum 2630
β-Acetyldigoxin 2632
β-*Acetyldigoxinum* 2632
Acetylen *R* 689
Acetylenum (1 per centum) in nitrogenio intermixtum 4053
Acetyleugenol *R* 689
N-Acetylglucosamin *R* 689
O-Acetyl-Gruppen in Polysaccharid-Impfstoffen (2.5.19) 237
Acetylierungsgemisch *R* 1 689
Acetyl-11-keto-β-boswelliasäure *R* 689
N-Acetylneuraminsäure *R* 690
Acetylsalicylsäure 2635
N-Acetyltryptophan 2637
N-Acetyltryptophan *R* 690
N-Acetyltryptophanum 2637
N-Acetyltyrosin 2640
Acetyltyrosinethylester *R* 690
Acetyltyrosinethylester-Lösung (0,2 mol · l^{-1}) *R* 690
N-Acetyltyrosinum 2640
*Achyranthis bidentatae radix** 1987
Achyranthiswurzel* 1987
Aciclovir 2642
Aciclovirum 2642
Acidi methacrylici et ethylis acrylatis polymerisati 1:1 dispersio 30 per centum 4750
Acidi methacrylici et ethylis acrylatis polymerisatum 1:1 4748
Acidi methacrylici et methylis methacrylatis polymerisatum 1:1 4752
Acidi methacrylici et methylis methacrylatis polymerisatum 1:2 4753
Acidum aceticum glaciale 3798
Acidum acetylsalicylicum 2635
Acidum adipicum 2652
Acidum alginicum 2671
Acidum amidotrizoicum dihydricum 2720
Acidum 4-aminobenzoicum 2731
Acidum aminocaproicum 2733
Acidum ascorbicum 2816
Acidum asparticum 2823
Acidum benzoicum 2905
Acidum boricum 3000
Acidum caprylicum 3116
Acidum chenodeoxycholicum 3238
Acidum citricum 3341
Acidum citricum monohydricum 3342
Acidum edeticum 3697
Acidum etacrynicum 3813
Acidum folicum hydricum 4001
Acidum formicum 2717
Acidum fusidicum 4027

Acidum glutamicum 4094
Acidum hydrochloridum concentratum 5613
Acidum hydrochloridum dilutum 5613
Acidum iopanoicum 4355
Acidum ioxaglicum 4363
Acidum lacticum 4834
Acidum (S)-lacticum 4835
Acidum lactobionicum 4488
Acidum maleicum 4679
Acidum malicum 2653
Acidum medronicum ad radiopharmaceutica 1876
Acidum mefenamicum 4707
Acidum nalidixicum 4901
Acidum nicotinicum 5034
Acidum niflumicum 5038
Acidum nitricum 5612
Acidum oleicum 5098
Acidum oxolinicum 5160
Acidum palmiticum 5186
Acidum phosphoricum concentratum 5305
Acidum phosphoricum dilutum 5306
Acidum picricum ad praeparationes homoeopathicas 2556
Acidum picrinicum für homöopathische Zubereitungen 2556
Acidum pipemidicum trihydricum 5326
Acidum salicylicum 5608
Acidum sorbicum 5680
Acidum stearicum 5724
Acidum succinicum ad praeparationes homoeopathicas 2556
Acidum succinicum für homöopathische Zubereitungen 2556
Acidum sulfuricum 5624
Acidum tartaricum 6174
Acidum thiocticum 5892
Acidum tiaprofenicum **10.1**-6507
Acidum tolfenamicum 5962
Acidum tranexamicum **10.1**-6511
Acidum trichloroaceticum 6003
Acidum undecylenicum 6077
Acidum ursodeoxycholicum 6082
Acidum valproicum 6099
Acidum zoledronicum monohydricum **10.1**-6525
Acitretin 2644
Acitretinum 2644
Acrylamid *R* 690
Acrylamid-Bisacrylamid-Lösung (29:1), 30-prozentige *R* 690
Acrylamid-Bisacrylamid-Lösung (36,5:1), 30-prozentige *R* 690
Acrylsäure *R* 690
Actein *R* 691
Acteosid *R* 691
Adamantan *R* 691
Adapalen 2646
Adapalenum 2646
Adenin 2648
Adenin *R* 691
Adeninum 2648
Adenosin 2650
Adenosin *R* 691
Adenosinum 2650
Adenovirose-Impfstoff (inaktiviert) für Hunde 1617
Adenovirose-Lebend-Impfstoff für Hunde 1618
Adenovirus-assoziierte, virusabgeleitete Vektoren zur Anwendung am Menschen (*siehe* 5.14) 1211
Adenovirus-Vektoren zur Anwendung am Menschen (*siehe* 5.14) 1202
Adeps A 3-O-desacyl-4′-monophosphorylatus 3500
Adeps lanae 6179
Adeps lanae cum aqua 6185
Adeps lanae hydrogenatus 6183
Adeps solidus 4163
Adeps solidus cum additamentis 4165
Adipinsäure 2652
Adipinsäure *R* 691
Adonis vernalis ad praeparationes homoeopathicas **10.1**-6295
Adonis vernalis für homöopathische Zubereitungen **10.1**-6295
Adrenalin/Epinephrin 3734
Adrenalini tartras 3736
Adrenalintartrat/Epinephrintartrat 3736
Adrenalinum 3734
Adrenalonhydrochlorid *R* 691
Adsorbat-Impfstoffe
– Bestimmung von Aluminium (2.5.13) 235
– Bestimmung von Calcium (2.5.14) 236
Äpfelsäure 2653
Äpfelsäure *R* 691
Aer medicinalis 4600
Aer medicinalis artificiosus 4603
AES (Atomemissionsspektrometrie) (2.2.22) 47
Aescin *R* 692
Aesculetin *R* 692
Aesculin *R* 692
Aether 3832
Aether anaesthesticus 3833
Ätherische Öle 1307
– fette Öle, verharzte ätherische Öle in (2.8.7) 429
– fremde Ester in (2.8.6) 428
– Gehaltsbestimmung von 1,8-Cineol (2.8.11) 430
– Geruch und Geschmack (2.8.8) 429
– in pflanzlichen Drogen, Gehaltsbestimmung (2.8.12) 430
– Löslichkeit in Ethanol (2.8.10) 429
– Verdampfungsrückstand (2.8.9) 429
– Wasser in (2.8.5) 428
Aetherolea 1307
Aflatoxin B_1 *R* 692
Aflatoxin B_1, Bestimmung in pflanzlichen Drogen (2.8.18) 435
Agar 1990
Agaricus phalloides ad praeparationes homoeopathicas 2557
Agaricus phalloides für homöopathische Zubereitungen 2557
Agarose zur Chromatographie
– quer vernetzte *R* 692
– quer vernetzte *R* 1 692
Agarose zur Chromatographie *R* 692
Agarose zur Elektrophorese *R* 693
Agarose-Polyacrylamid *R* 693
Agni casti fructus 2317
Agni casti fructus extractum siccum 2318
Agnusid *R* 693
Agrimoniae herba 2332
*Akebiae caulis** 1991
Akebiaspross* 1991
Aktinobazillose-Impfstoff (inaktiviert) für Schweine 1620
Aktivierte Blutgerinnungsfaktoren (2.6.22) 307
Aktivkohle *R* 693
Akzeptanzkriterien für die mikrobiologische Qualität
– nicht steriler Darreichungsformen (*siehe* 5.1.4) 1007
– nicht steriler Substanzen zur pharmazeutischen Verwendung (5.1.4) 1007
– von pflanzlichen Arzneimitteln zum Einnehmen und von Extrakten zu deren Herstellung (5.1.8) 1023

Akzeptanzkriterien für Endotoxine (*siehe* 5.1.10) 1026
Alanin 2654
Alanin *R* 693
β-Alanin *R* 693
Alaninum 2654
Albendazol 2656
Albendazolum 2656
Albumin vom Menschen *R* 693
Albumini humani solutio 2659
(^{125}ny)Albumin-Injektionslösung vom Menschen 1821
Albuminlösung
- vom Menschen 2659
- vom Menschen *R* 693
- vom Menschen *R* 1 693

Alchemillae herba 2165
Alcohol benzylicus 2910
Alcohol cetylicus 3229
Alcohol cetylicus et stearylicus 3233
Alcohol cetylicus et stearylicus emulsificans A 3234
Alcohol cetylicus et stearylicus emulsificans B 3236
Alcohol 2,4-dichlorobenzylicus 3553
Alcohol isopropylicus 5439
Alcohol oleicus 5103
Alcohol stearylicus 5726
Alcoholes adipis lanae 6186
Alcuronii chloridum 2661
Alcuroniumchlorid 2661
Aldehyddehydrogenase *R* 693
Aldehyddehydrogenase-Lösung *R* 693
Aldrin *R* 693
Aleuritinsäure *R* 694
Alexandriner-Sennesfrüchte **10.1**-6287
Alfacalcidol 2663
Alfacalcidolum 2663
Alfadex 2665
Alfadexum 2665
Alfentanilhydrochlorid-Hydrat **10.1**-6303
Alfentanili hydrochloridum hydricum **10.1**-6303
Alfuzosinhydrochlorid 2669
Alfuzosini hydrochloridum 2669
Algedrat/Aluminiumoxid, wasserhaltiges 2704
Alginsäure 2671
Alimemazinhemitartrat 2673
Alimemazini hemitartras 2673
Alizarin S *R* 694
Alizarin-S-Lösung *R* 694
Alkalisch reagierende Substanzen in fetten Ölen (2.4.19) 198
Alkaloide, Identitätsreaktion (*siehe* 2.3.1) 179
Allantoin 2674
Allantoinum 2674
Allergenzubereitungen 1309
- Hymenopterengifte für 4251
- Milben für 4832
- Pollen für 5356
- Schimmelpilze für 5621
- Tierische Epithelien und Hautanhangsgebilde für 5925

Allgemeine Abkürzungen und Symbole (1.5) 12
Allgemeine Erläuterungen
- zum Europäischen Arzneibuch (1.1) 5

Allgemeine Kapitel (1.3) 8
Allgemeine Monographien
- Ätherische Öle 1307
- Allergenzubereitungen 1309
- Chemische Vorläufersubstanzen für radioaktive Arzneimittel 1312
- DNA-rekombinationstechnisch hergestellte Produkte 1313
- Extrakte aus pflanzlichen Drogen 1318
- Fermentationsprodukte 1323
- Immunsera für Tiere 1328
- Immunsera von Tieren zur Anwendung am Menschen 1325
- Impfstoffe für Menschen 1333
- Impfstoffe für Tiere 1338
- Instantteezubereitungen aus pflanzlichen Drogen 1346
- Monoklonale Antikörper für Menschen 1349
- Pflanzliche Drogen 1353
- Pflanzliche Drogen zur Teebereitung 1356
- Pflanzliche fette Öle 1357
- Pharmazeutische Zubereitungen 1359
- Produkte mit dem Risiko der Übertragung von Erregern der spongiformen Enzephalopathie tierischen Ursprungs 1363
- Radioaktive Arzneimittel 1363
- Substanzen zur pharmazeutischen Verwendung 1369
- Zubereitungen aus pflanzlichen Drogen 1356

Allii sativi bulbi pulvis 2258
Allium sativum ad praeparationes homoeopathicas 2560
Allium sativum für homöopathische Zubereitungen 2560
Almotriptanmalat **10.1**-6305
Almotriptanimalas **10.1**-6305
Allopurinol 2675
Allopurinolum 2675
Almagat 2678
Almagatum 2678
Aloe
- Curaçao- 1993
- Kap- 1994

Aloe barbadensis 1993
Aloe capensis 1994
Aloe-Emodin *R* 694
Aloes extractum siccum normatum 1996
Aloetrockenextrakt, eingestellter 1996
Aloin *R* 694
Alovudin *R* 694
(^{18}F)Alovudin-Injektionslösung 1822
Alovudini(^{18}F) solutio iniectabilis 1822
Alprazolam 2680
Alprazolamum 2680
Alprenololhydrochlorid 2683
Alprenololi hydrochloridum 2683
Alprostadil 2685
Alprostadilum 2685
Alteplase zur Injektion 2688
Alteplasum ad iniectabile 2688
Alternative Methoden zur Kontrolle der mikrobiologischen Qualität (5.1.6) 1009
Althaeae folium 2132
Althaeae radix 2134
Altizid **10.1**-6307
Altizidum **10.1**-6307
Alttuberkulin zur Anwendung am Menschen 2694
Alumen 2699
Aluminii chloridum hexahydricum 2696
Aluminii hydroxidum hydricum ad adsorptionem 2697
Aluminii magnesii silicas 2699
Aluminii natrii silicas 2702
Aluminii oxidum hydricum 2704
Aluminii phosphas hydricus 2705
Aluminii phosphatis liquamen 2706
Aluminii stearas 2707
Aluminii sulfas 2710
Aluminium
- Grenzpüfung (2.4.17) 197
- Identitätsreaktion (*siehe* 2.3.1) 179
- in Adsorbat-Impfstoffen (2.5.13) 235

– komplexometrische Titration (2.5.11) 233
Aluminium *R* 694
Aluminiumchlorid *R* 695
Aluminiumchlorid-Hexahydrat 2696
Aluminiumchlorid-Lösung *R* 695
Aluminiumchlorid-Reagenz *R* 695
Aluminiumhydroxid zur Adsorption, wasserhaltiges 2697
Aluminiumkaliumsulfat 2699
Aluminiumkaliumsulfat *R* 695
Aluminium-Lösung (2 ppm Al) *R* 961
Aluminium-Lösung (5 ppm Al) *R* 961
Aluminium-Lösung (10 ppm Al) *R* 961
Aluminium-Lösung (100 ppm Al) *R* 961
Aluminium-Lösung (200 ppm Al) *R* 961
Aluminium-Magnesium-Silicat 2699
Aluminium-Natrium-Silicat 2702
Aluminiumnitrat *R* 695
Aluminiumoxid
– basisches *R* 695
– desaktiviertes *R* 695
– neutrales *R* 695
– wasserfreies *R* 695
– wasserhaltiges/Algeldrat 2704
Aluminiumphosphat, wasserhaltiges 2705
Aluminiumphosphat-Gel 2706
Aluminiumstearat 2707
Aluminiumsulfat 2710
Aluminium-Teststreifen *R* 695
Alverincitrat 2711
Alverini citras 2711
Amanita phalloides ad praeparationes homoeopathicas 2557
Amantadinhydrochlorid 2713
Amantadini hydrochloridum 2713
Ambroxolhydrochlorid 2715
Ambroxoli hydrochloridum 2715
Ameisensäure 2717
Ameisensäure, wasserfreie *R* 695
Americium-243-Spikelösung *R* 695
Amfetamini sulfas 2718
Amfetaminsulfat 2718
Amidoschwarz 10B *R* 696
Amidoschwarz-10B-Lösung *R* 696
Amidotrizoesäure-Dihydrat 2720
Amikacin 2722
Amikacini sulfas 2726
Amikacinsulfat 2726
Amikacinum 2722
Amiloridhydrochlorid-Dihydrat 2729
Amiloridi hydrochloridum dihydricum 2729
Amine, primäre aromatische
– Identitätsreaktion (*siehe* 2.3.1) 179
– Stickstoff (2.5.8) 232
Aminoazobenzol *R* 696
Aminobenzoesäure *R* 696
2-Aminobenzoesäure *R* 696
3-Aminobenzoesäure *R* 696
4-Aminobenzoesäure 2731
Aminobenzoesäure-Lösung *R* 696
N-(4-Aminobenzoyl)-L-glutaminsäure *R* 696
Aminobutanol *R* 696
4-Aminobutansäure *R* 697
Aminocapronsäure 2733
Aminochlorbenzophenon *R* 697
Aminoethanol *R* 697
4-Aminofolsäure *R* 697
Aminoglutethimid 2734
Aminoglutethimidum 2734
6-Aminohexansäure *R* 697
Aminohippursäure *R* 697
Aminohippursäure-Reagenz *R* 697
Aminohydroxynaphthalinsulfonsäure *R* 698
Aminohydroxynaphthalinsulfonsäure-Lösung *R* 698
cis-Aminoindanol *R* 698
Aminomethylalizarindiessigsäure *R* 698
Aminomethylalizarindiessigsäure-Lösung *R* 698
Aminomethylalizarindiessigsäure-Reagenz *R* 698
4-(Aminomethyl)benzoesäure *R* 698
Aminonitrobenzophenon *R* 699
6-Aminopenicillansäure *R* 699
Aminophenazon *R* 699
2-Aminophenol *R* 699
3-Aminophenol *R* 699
4-Aminophenol *R* 699
Aminopolyether *R* 699
3-Aminopropanol *R* 699
3-Aminopropionsäure *R* 700
Aminopyrazolon *R* 700
Aminopyrazolon-Lösung *R* 700
Aminosäurenanalyse (2.2.56) 137
3-Aminosalicylsäure *R* 700
4-Aminosalicylsäure *R* 700
Amiodaronhydrochlorid 2736
Amiodaroni hydrochloridum 2736
Amisulprid 2739
Amisulpridum 2739
Amitriptylinhydrochlorid 2741
Amitriptylini hydrochloridum 2741
Amlodipinbesilat 2743
Amlodipini besilas 2743
Ammoniae solutio concentrata 2746
Ammoniae(^{13}N) solutio iniectabilis 1825
(^{13}N)Ammoniak-Injektionslösung 1825
Ammoniak-Lösung
– bleifreie *R* 700
– konzentrierte 2746
– konzentrierte *R* 700
– konzentrierte *R* 1 700
– verdünnte *R* 1 701
– verdünnte *R* 2 701
– verdünnte *R* 3 701
– verdünnte *R* 4 701
Ammoniak-Lösung *R* 700
Ammonii bromidum 2748
Ammonii carbonas ad praeparationes homoeopathicas 2562
Ammonii chloridum 2749
Ammonii glycyrrhizas 2750
Ammonii hydrogenocarbonas 2752
Ammonio methacrylatis copolymerum A 2752
Ammonio methacrylatis copolymerum B 2754
Ammonium carbonicum für homöopathische Zubereitungen 2562
Ammonium, Grenzprüfung (2.4.1) 189
Ammoniumacetat *R* 701
Ammoniumacetat-Lösung *R* 701
Ammoniumacetat-Pufferlösung pH 4,5 (0,5 mol · l^{-1}) *R* 971
Ammoniumbituminosulfonat 2747
Ammoniumbromid 2748
(1*R*)-(–)-Ammoniumcampher-10-sulfonat *R* 701
Ammoniumcarbamat *R* 701
Ammoniumcarbonat *R* 701
Ammoniumcarbonat-Lösung *R* 701
Ammoniumcarbonat-Lösung *R* 1 701
Ammoniumcarbonat-Pufferlösung pH 10,3 (0,1 mol · l^{-1}) *R* 979
Ammoniumcer(IV)-nitrat *R* 701
Ammoniumcer(IV)-nitrat-Lösung (0,1 mol · l^{-1}) 982

Ammoniumcer(IV)-sulfat *R* 702
Ammoniumcer(IV)-sulfat-Lösung (0,1 mol · l^{-1}) 982
Ammoniumchlorid 2749
Ammoniumchlorid *R* 702
Ammoniumchlorid-Lösung *R* 702
Ammoniumchlorid-Pufferlösung pH 9,5 *R* 979
Ammoniumchlorid-Pufferlösung pH 10,0 *R* 979
Ammoniumchlorid-Pufferlösung pH 10,4 *R* 979
Ammoniumchlorid-Pufferlösung pH 10,7 *R* 980
Ammoniumcitrat *R* 702
Ammoniumdihydrogenphosphat *R* 702
Ammoniumeisen(II)-sulfat *R* 702
Ammoniumeisen(III)-sulfat *R* 702
Ammoniumeisen(III)-sulfat-Lösung *R* 2 702
Ammoniumeisen(III)-sulfat-Lösung *R* 5 702
Ammoniumeisen(III)-sulfat-Lösung *R* 6 702
Ammoniumeisen(III)-sulfat-Lösung (0,1 mol · l^{-1}) 982
Ammoniumformiat *R* 702
Ammoniumglycyrrhizat 2750
Ammoniumhexafluorogermanat(IV) *R* 702
Ammoniumhydrogencarbonat 2752
Ammoniumhydrogencarbonat *R* 702
Ammonium-Lösung (1 ppm NH_4) *R* 961
Ammonium-Lösung (100 ppm NH_4) *R* 961
Ammonium-Lösung (2,5 ppm NH_4) *R* 961
Ammonium-Lösung (3 ppm NH_4) *R* 961
Ammoniummethacrylat-Copolymer (Typ A) 2752
Ammoniummethacrylat-Copolymer (Typ B) 2754
Ammoniummolybdat *R* 702
Ammoniummolybdat-Lösung *R* 703
Ammoniummolybdat-Lösung *R* 2 703
Ammoniummolybdat-Lösung *R* 3 703
Ammoniummolybdat-Lösung *R* 4 703
Ammoniummolybdat-Lösung *R* 5 703
Ammoniummolybdat-Lösung *R* 6 703
Ammoniummolybdat-Reagenz *R* 703
Ammoniummolybdat-Reagenz *R* 1 703
Ammoniummolybdat-Reagenz *R* 2 703
Ammoniummonohydrogenphosphat *R* 703
Ammoniumnitrat *R* 703
Ammoniumnitrat *R* 1 703
Ammoniumoxalat *R* 704
Ammoniumoxalat-Lösung *R* 704
Ammoniumpersulfat *R* 704
Ammoniumpyrrolidincarbodithioat *R* 704
Ammoniumsalze
- Identitätsreaktion (*siehe* 2.3.1) 179
- und Salze flüchtiger Basen, Identitätsreaktion (*siehe* 2.3.1) 179

Ammoniumsulfamat *R* 704
Ammoniumsulfat *R* 704
Ammoniumsulfid-Lösung *R* 704
Ammoniumthiocyanat *R* 704
Ammoniumthiocyanat-Lösung *R* 704
Ammoniumthiocyanat-Lösung (0,1 mol · l^{-1}) 982
Ammoniumvanadat *R* 704
Ammoniumvanadat-Lösung *R* 704
Amobarbital 2755
Amobarbital-Natrium 2756
Amobarbitalum 2755
Amobarbitalum natricum 2756
*Amomi fructus rotundus** 2000
*Amomi fructus** 1997
Amomum-Früchte, Runde* 2000
Amomum-Früchte* 1997
Amorolfinhydrochlorid 2758
Amorolfini hydrochloridum 2758
Amoxicillin-Natrium 2764
Amoxicillin-Trihydrat 2761
Amoxicillin-Trihydrat *R* 704
Amoxicillinum natricum 2764
Amoxicillinum trihydricum 2761
Amperometrie (2.2.19) 45
Amperometrische Detektion, direkte (2.2.63) 163
Amphotericin B 2767
Amphotericinum B 2767
Ampicillin 2770
Ampicillin-Natrium 2775
Ampicillin-Trihydrat 2772
Ampicillinum 2770
Ampicillinum natricum 2775
Ampicillinum trihydricum 2772
Amplifikation von Nukleinsäuren
- *siehe* (2.6.21) 301
- Nachweis von Mykoplasmen (*siehe* 2.6.7) 268

Amygdalae oleum raffinatum 4686
Amygdalae oleum virginale 4685
Amyla
- *Amyla hydroxyethyla* 4231
- *Amylum hydroxypropylum* 4244
- *Amylum hydroxypropylum pregelificatum* 4246
- *Amylum pregelificatum* 5717
- *Maydis amylum* 4677
- *Oryzae amylum* 5519
- *Pisi amylum* 3742
- *Solani amylum* 4447
- *Tritici amylum* 6177

tert-Amylalkohol *R* 704
α-Amylase *R* 705
α-Amylase-Lösung *R* 705
Amylmetacresol 2779
Amylmetacresolum 2779
Amylum hydroxypropylum 4244
Amylum hydroxypropylum pregelificatum 4246
Amylum pregelificatum 5717
β-Amyrin *R* 705
Anacardium für homöopathische Zubereitungen 2562
Anämie-Lebend-Impfstoff für Hühner (infektiöse) 1623
Analysenlampen, UV- (2.1.3) 22
Analysensiebe (*siehe* 2.9.38) 537
Anamirta cocculus ad praeparationes homoeopathicas 2573
Anastrozol 2781
Anastrozolum 2781
Andornkraut 2002
*Andrographidis herba** 2004
Andrographiskraut* 2004
Andrographolid *R* 705
Anemarrhena-asphodeloides-Wurzelstock* 2007
*Anemarrhenae asphodeloides rhizoma** 2007
Anethol *R* 705
Angelica-dahurica-Wurzel* 2009
Angelicae archangelicae radix 2016
*Angelicae dahuricae radix** 2009
*Angelicae pubescentis radix** 2011
*Angelicae sinensis radix** 2014
Angelica-pubescens-Wurzel* 2011
Angelica-sinensis-Wurzel* 2014
Angelikawurzel 2016
Anilin *R* 705
Anilinhydrochlorid *R* 705
Anionenaustauscher
- schwacher *R* 706
- stark basischer *R* 706
- stark basischer *R* 2 706
- zur Chromatographie, stark basischer *R* 706
- zur Chromatographie, stark basischer *R* 1 706

Anionenaustauscher *R* 706
Anionenaustauscher *R* 1 706

Anionenaustauscher *R* 2 706
Anionenaustauscher *R* 3 706
Anis 2018
Anisaldehyd *R* 706
Anisaldehyd-Reagenz *R* 706
Anisaldehyd-Reagenz *R* 1 706
Anisi aetheroleum 2019
Anisi fructus 2018
Anisi stellati aetheroleum 2450
Anisi stellati fructus 2448
p-Anisidin *R* 707
Anisidinzahl (2.5.36) 250
Anisketon *R* 707
Anisöl 2019
Antazolinhydrochlorid 2783
Antazolini hydrochloridum 2783
Anthracen *R* 707
Anthranilsäure *R* 707
Anthron *R* 707
Anti-A- und Anti-B-Hämagglutinine (2.6.20) 299
Antibiotika, mikrobiologische Wertbestimmung (2.7.2) 363
Anticorpora monoclonalia ad usum humanum 1349
Anti-D-Antikörper in Immunglobulin vom Menschen (2.6.26) 317
Anti-D-Immunglobulin vom Menschen 2784
– Bestimmung der Wirksamkeit (2.7.13) 390
– zur intravenösen Anwendung 2785
Antikörper für Menschen, monoklonale 1349
Antimon, Identitätsreaktion (*siehe* 2.3.1) 179
Antimon(III)-chlorid *R* 707
Antimon(III)-chlorid-Lösung *R* 707
Antimon-Lösung (1 ppm Sb) *R* 961
Antimon-Lösung (100 ppm Sb) *R* 961
Antiseptische Arzneimittel, Bestimmung der bakteriziden, fungiziden oder levuroziden Wirksamkeit (5.1.11) 1031
Antithrombin III *R* 707
Antithrombin III vom Menschen, Wertbestimmung (2.7.17) 400
Antithrombin-III-Konzentrat vom Menschen 2786
Antithrombin-III-Lösung *R* 1 707
Antithrombin-III-Lösung *R* 2 708
Antithrombin-III-Lösung *R* 3 708
Antithrombin-III-Lösung *R* 4 708
Antithrombin-III-Lösung *R* 5 708
Antithrombin-III-Lösung *R* 6 708
Antithrombinum III humanum densatum 2786
Anti-T-Lymphozyten-Immunglobulin vom Tier zur Anwendung am Menschen 2789
Anwendung des F_0-Konzepts auf die Dampfsterilisation von wässrigen Zubereitungen (5.1.5) 1009
Apigenin *R* 708
Apigenin-7-glucosid *R* 708
Apis für homöopathische Zubereitungen 2564
Apis mellifera ad praeparationes homoeopathicas 2564
Apomorphinhydrochlorid-Hemihydrat 2794
Apomorphini hydrochloridum hemihydricum 2794
Aprepitant 2796
Aprepitantum 2796
Aprotinin 2798
Aprotinin *R* 708
Aprotinini solutio concentrata 2802
Aprotinin-Lösung, konzentrierte 2802
Aprotininum 2798
Aqua ad dilutionem solutionum concentratarum ad haemodialysem 6169
Aqua ad extracta praeparanda 6171
Aqua ad iniectabile 6165
Aqua purificata 6162
Aquae tritiatae(^3H) solutio iniectabilis 1953
Aquae(^{15}O) solutio iniectabilis 1952
Arabinose *R* 708
Arabisches Gummi 2202
Arabisches Gummi, getrocknete Dispersion 4139
Arachidis oleum hydrogenatum 3743
Arachidis oleum raffinatum 3744
Arachidylalkohol *R* 709
Arbutin *R* 709
Argenti nitras 5646
Argentum colloidale ad usum externum 5645
Arginin 2805
Arginin *R* 709
Argininaspartat 2807
Argininhydrochlorid 2808
Arginini aspartas 2807
Arginini hydrochloridum 2808
Argininum 2805
Argon 2810
Argon *R* 709
Argon *R* 1 709
Argon zur Chromatographie *R* 709
Aripiprazol 2812
Aripiprazolum 2812
Aristolochiasäuren in pflanzlichen Drogen, Prüfung (2.8.21) 440
Arnicae flos 2022
Arnicae tinctura 2024
Arnikablüten 2022
Arnikatinktur 2024
Aromadendren *R* 709
Arsen
– Grenzprüfung (2.4.2) 189
– Identitätsreaktion (*siehe* 2.3.1) 180
Arsenazo III *R* 709
Arsenicum album für homöopathische Zubereitungen 2565
Arsenii trioxidum ad praeparationes homoeopathicas 2565
Arsen-Lösung (1 ppm As) *R* 961
Arsen-Lösung (10 ppm As) *R* 961
Arsen(III)-oxid *R* 710
Arsen(III)-oxid *RV* 981
Articainhydrochlorid 2814
Articaini hydrochloridum 2814
Artischockenblätter 2026
Artischockenblättertrockenextrakt 2028
Arzneibuchkonformität (*siehe* 1.1) 5
Arzneimittel-Vormischungen zur veterinärmedizinischen Anwendung 1376
Asche
– Grenzprüfung (2.4.16) 197
– salzsäureunlösliche (2.8.1) 427
Ascorbinsäure 2816
Ascorbinsäure *R* 710
Ascorbinsäure-Lösung *R* 710
Ascorbylis palmitas 5187
Asiaticosid *R* 710
Asiatisches Wassernabelkraut 2496
Asparagin *R* 710
Asparagin-Monohydrat **10.1**-6308
Asparaginum monohydricum **10.1**-6308
Aspartam 2821
Aspartamum 2821
Aspartinsäure 2823
Aspartinsäure *R* 710
D-Aspartinsäure *R* 710
L-Aspartyl-L-phenylalanin *R* 710
*Astragali mongholici radix** 2108

Beachten Sie den Hinweis auf „Allgemeine Monographien" zu Anfang des Bands auf Seite B

Astragalosid IV *R* ... 711
Atazanaviri sulfas ... 2826
Atazanavirsulfat ... 2826
Atenolol ... **10.1**-6311
Atenololum ... **10.1**-6311
Atomabsorptionsspektrometrie (2.2.23) ... 49
Atomemissionsspektrometrie
– mit induktiv gekoppeltem Plasma (2.2.57) ... 147
– *siehe* (*siehe* 2.2.22) ... 47
Atommasse, relative, Angabe (*siehe* 1.4) ... 9
Atomoxetinhydrochlorid ... 2832
Atomoxetini hydrochloridum ... 2832
Atorvastatin-Calcium-Trihydrat ... 2834
Atorvastatinum calcicum trihydricum ... 2834
Atovaquon ... 2837
Atovaquonum ... 2837
Atractylodes-lancea-Wurzelstock* ... 2029
Atractylodes-macrocephala-Wurzelstock* ... 2031
*Atractylodis lanceae rhizoma** ... 2029
*Atractylodis macrocephalae rhizoma** ... 2031
Atracurii besilas ... 2839
Atracuriumbesilat ... 2839
Atropa belladonna ad praeparationes homoeopathicas ... 2568
Atropin ... 2842
Atropini sulfas ... 2845
Atropinsulfat ... 2845
Atropinsulfat *R* ... 711
Atropinum ... 2842
*Aucklandiae radix** ... 2219
Aucubin *R* ... 711
Auge, Zubereitungen zur Anwendung ... 1409
Aujeszky'sche-Krankheit-Impfstoff (inaktiviert) für Schweine ... 1625
Aujeszky'sche-Krankheit-Lebend-Impfstoff zur parenteralen Anwendung für Schweine ... 1628
Aurantii amari epicarpii et mesocarpii tinctura ... 2069
Aurantii amari epicarpium et mesocarpium ... 2067
Aurantii amari flos ... 2066
Aurantii dulcis aetheroleum ... 2466
Auricularia ... 1412
Aurum chloratum natronatum für homöopathische Zubereitungen ... 2566
Ausgangsmaterialien biologischen Ursprungs zur Herstellung von zellbasierten und von gentherapeutischen Arzneimitteln (5.2.12) ... 1078
Ausschlusschromatographie
– *siehe* (2.2.30) ... 68
– *siehe* (2.2.46) ... 111
Aviäre Virusimpfstoffe:
– Prüfungen auf fremde Agenzien in Saatgut (2.6.24) ... 308
Aviäre Virus-Lebend-Impfstoffe:
– Prüfungen auf fremde Agenzien in Chargen von Fertigprodukten (2.6.25) ... 312
Aviäre-Encephalomyelitis-Lebend-Impfstoff (infektiöse) ... 1631
Aviäre-Laryngotracheitis-Lebend-Impfstoff (infektiöse) ... 1634
Aviäres Tuberkulin, gereinigtes ... 6040
Aviäres-Paramyxovirus-3-Impfstoff (inaktiviert) für Truthühner ... 1636
Azaperon für Tiere ... 2847
Azaperonum ad usum veterinarium ... 2847
Azathioprin ... 2848
Azathioprinum ... 2848
Azelastinhydrochlorid ... 2850
Azelastini hydrochloridum ... 2850
Azithromycin ... 2852
Azithromycinum ... 2852
Azomethin H *R* ... 711
Azomethin-H-Lösung *R* ... 711

B

Bacampicillinhydrochlorid ... 2859
Bacampicillini hydrochloridum ... 2859
Bacitracin ... 2861
Bacitracinum ... 2861
Bacitracinum zincum ... 2867
Bacitracin-Zink ... 2867
Baclofen ... 2873
Baclofenum ... 2873
Bärentraubenblätter ... 2032
Baicalin *R* ... 711
Baikal-Helmkraut-Wurzel* ... 2034
Bakterielle Impfstoffe (*siehe* Impfstoffe für Tiere) ... 1338
Bakterielle Toxoide (*siehe* Impfstoffe für Tiere) ... 1338
Bakterien-Endotoxine
– Empfehlungen zur Prüfung (5.1.10) ... 1026
– Nachweis mit Gelbildungsmethoden (*siehe* 2.6.14) ... 287
– Nachweis mit photometrischen Methoden (*siehe* 2.6.14) ... 290
– Prüfung (2.6.14) ... 286
Baldriantinktur ... 2036
Baldriantrockenextrakt
– mit wässrig-alkoholischen Mischungen hergestellter ... 2038
– mit Wasser hergestellter ... 2037
Baldrianwurzel ... 2040
Baldrianwurzel, geschnittene ... 2042
Ballonblumenwurzel* ... 2044
Ballotae nigrae herba ... 2416
Balsamum peruvianum ... 2352
Balsamum tolutanum ... 2483
Bambuterolhydrochlorid ... 2875
Bambuteroli hydrochloridum ... 2875
Barbaloin *R* ... 711
Barbital ... 2877
Barbital *R* ... 711
Barbital-Natrium *R* ... 711
Barbital-Pufferlösung pH 7,4 *R* ... 975
Barbital-Pufferlösung pH 8,4 *R* ... 978
Barbital-Pufferlösung pH 8,6 *R* 1 ... 978
Barbitalum ... 2877
Barbiturate, nicht am Stickstoff substituierte, Identitätsreaktion (*siehe* 2.3.1) ... 180
Barbitursäure *R* ... 712
Barii chloridum dihydricum ad praeparationes homoeopathicas ... 2567
Barii sulfas ... 2878
Barium chloratum für homöopathische Zubereitungen ... 2567
Bariumacetat *R* ... 712
Bariumcarbonat *R* ... 712
Bariumchlorid *R* ... 712
Bariumchlorid-Lösung *R* 1 ... 712
Bariumchlorid-Lösung *R* 2 ... 712
Bariumchlorid-Lösung (0,1 mol · l^{-1}) ... 983
Bariumhydroxid *R* ... 712
Bariumhydroxid-Lösung *R* ... 712
Barium-Lösung (2 ppm Ba) *R* ... 962
Barium-Lösung (50 ppm Ba) *R* ... 962
Barium-Lösung (0,1 % Ba) *R* ... 962
Bariumnitrat *R* ... 712
Bariumperchlorat-Lösung (0,005 mol · l^{-1}) ... 983
Bariumperchlorat-Lösung (0,05 mol · l^{-1}) ... 983

Bariumsulfat 2878
Bariumsulfat *R* 712
Baumwollsamenöl, hydriertes 2879
BCA-Methode (*siehe* 2.5.33) 247
BCG ad immunocurationem 1443
BCG zur Immuntherapie 1443
BCG-Impfstoff (gefriergetrocknet) 1441
Beclometasondipropionat, wasserfreies 2880
Beclometasondipropionat-Monohydrat 2883
Beclometasoni dipropionas 2880
Beclometasoni dipropionas monohydricus 2883
Begriffe in Allgemeinen Kapiteln und Monographien sowie Erläuterungen (1.2) 7
Behältnisse
– Glasbehältnisse zur pharmazeutischen Verwendung (*siehe* 3.2.1) 621
– Kunststoffbehältnisse zur Aufnahme wässriger Infusionszubereitungen (*siehe* 3.2.2.1) 630
– Kunststoffbehältnisse zur pharmazeutischen Verwendung (*siehe* 3.2.2) 629
– Sterile Kunststoffbehältnisse für Blut und Blutprodukte vom Menschen (*siehe* 3.3.4) 646
– Sterile, leere PVC-Behältnisse (weichmacherhaltig) für Blut und Blutprodukte vom Menschen (*siehe* 3.3.5) 648
– Sterile PVC-Behältnisse (weichmacherhaltig) mit Stabilisatorlösung für Blut vom Menschen (*siehe* 3.3.6) 650
Behältnisse, Allgemeines (*siehe* 1.3) 8
*Belamcandae chinensis rhizoma** 2278
Belladonna für homöopathische Zubereitungen 2568
Belladonnablätter 2046
Belladonnablättertrockenextrakt, eingestellter 2048
Belladonnae folii extractum siccum normatum 2048
Belladonnae folii tinctura normata 2052
Belladonnae folium 2046
Belladonnae pulvis normatus 2050
Belladonnapulver, eingestelltes 2050
Belladonnatinktur, eingestellte 2052
Benazeprilhydrochlorid 2887
Benazeprili hydrochloridum 2887
Bendroflumethiazid 2889
Bendroflumethiazidum 2889
Benetzbarkeit von Pulvern und anderen porösen Feststoffen (2.9.45) 557
Benperidol 2890
Benperidolum 2890
Benserazidhydrochlorid 2892
Benserazidi hydrochloridum 2892
Bentonit 2894
Bentonitum 2894
Benzalaceton *R* 712
Benzaldehyd *R* 712
Benzalkonii chloridi solutio 2898
Benzalkonii chloridum 2895
Benzalkoniumchlorid 2895
Benzalkoniumchlorid-Lösung 2898
Benzathini benzylpenicillinum tetrahydricum 2913
Benzbromaron 2901
Benzbromaronum 2901
Benzethonii chloridum 2902
Benzethoniumchlorid 2902
Benzethoniumchlorid *R* 713
Benzethoniumchlorid-Lösung (0,004 mol · l^{-1}) 983
Benzidin *R* 713
Benzil *R* 713
Benzoat, Identitätsreaktion (*siehe* 2.3.1) 180
Benzocain **10.1**-6317
Benzocain *R* 713
Benzocainum **10.1**-6317
1,4-Benzochinon *R* 713
Benzoe
– Siam- 2053
– Sumatra- 2056
Benzoe sumatranus 2056
Benzoe tonkinensis 2053
Benzoesäure 2905
Benzoesäure *R* 713
Benzoesäure *RV* 981
Benzoe-Tinktur
– Siam- 2055
– Sumatra- 2057
Benzohydrazid *R* 713
Benzoin *R* 713
Benzois sumatrani tinctura 2057
Benzois tonkinensis tinctura 2055
Benzol *R* 713
Benzolsulfonat in Wirkstoffen, Methyl-, Ethyl- und Isopropyl- (2.5.41) 255
Benzol-1,2,4-triol *R* 714
Benzophenon *R* 714
Benzoylargininethylesterhydrochlorid *R* 714
Benzoylchlorid *R* 714
Benzoylis peroxidum cum aqua 2906
Benzoylperoxid, wasserhaltiges 2906
N-Benzoyl-L-prolyl-L-phenylalanyl-L-arginin(4-nitroanilid)-acetat *R* 714
3-Benzoylpropionsäure *R* 714
2-Benzoylpyridin *R* 714
Benzydaminhydrochlorid 2908
Benzydamini hydrochloridum 2908
Benzylalkohol 2910
Benzylalkohol *R* 714
Benzylbenzoat 2912
Benzylbenzoat *R* 715
Benzylcinnamat *R* 715
Benzylcyanid *R* 715
Benzylether *R* 715
Benzylis benzoas 2912
Benzylpenicillin-Benzathin-Tetrahydrat 2913
Benzylpenicillin-Kalium 2917
Benzylpenicillin-Natrium 2919
Benzylpenicillin-Natrium *R* 715
Benzylpenicillin-Procain-Monohydrat 2922
Benzylpenicillinum benzathinum tetrahydricum 2913
Benzylpenicillinum kalicum 2917
Benzylpenicillinum natricum 2919
Benzylpenicillinum procainum monohydricum 2922
2-Benzylpyridin *R* 715
4-Benzylpyridin *R* 715
Benzyltrimethylammoniumchlorid *R* 715
Berberinchlorid *R* 716
Bergapten *R* 716
Bernsteinsäure *R* 716
Beschriftung, Erläuterung (*siehe* 1.4) 11
Bestimmung
– der Aktivität von Interferonen (5.6) 1155
– der antikomplementären Aktivität von Immunglobulin (2.6.17) 296
– der bakteriziden, fungiziden oder levuroziden Wirksamkeit von antiseptischen Arzneimitteln (5.1.11) 1031
– der Dichte von Feststoffen mit Hilfe von Gaspyknometern (2.9.23) 498
– der Fettsäurenzusammensetzung von Omega-3-Säuren-reichen Ölen (2.4.29) 220
– der Fließeigenschaften von Pulvern mittels Scherzellen (2.9.49) 564

- der Ionenkonzentration mit ionenselektiven Elektroden (2.2.36) 87
- der koloniebildenden hämatopoetischen Vorläuferzellen vom Menschen (2.7.28) 413
- der Kristallinität (*siehe* 5.16) 1225
- der Partikelgröße durch Laserdiffraktometrie (2.9.31) 511
- der Partikelgrößenverteilung durch analytisches Sieben (2.9.38) 537
- der Porosität und Porengrößenverteilung von Feststoffen durch Quecksilberporosimetrie (2.9.32) 516
- der Sorptions-Desorptions-Isothermen und der Wasseraktivität (2.9.39) 541
- der spezifischen Oberfläche durch Gasadsorption (2.9.26) 505
- der spezifischen Oberfläche durch Luftpermeabilität (2.9.14) 474
- der vermehrungsfähigen Mikroorganismen in nicht sterilen Produkten (2.6.12) 274
- des ätherischen Öls in pflanzlichen Drogen (2.8.12) 430
- des entnehmbaren Volumens von Parenteralia (2.9.17) 477
- des Gerbstoffgehalts pflanzlicher Drogen (2.8.14) 434
- von Aflatoxin B_1 in pflanzlichen Drogen (2.8.18) 435
- von Ochratoxin A in pflanzlichen Drogen (2.8.22) 442
- von Restlösungsmitteln (Lösungsmittelrückstände) (2.4.24) **10.1**-6249
- von Verunreinigungen durch Elemente (2.4.20) 199
- von Wasser durch Destillation (2.2.13) 40
- von Wirtszellproteinen (2.6.34) 337

Bestimmung der Wirksamkeit
- von Anti-D-Immunglobulin vom Menschen (2.7.13) 390
- von antiseptischen Arzneimitteln (bakterizide, fungizide oder levurozide) (5.1.11) 1031
- von Diphtherie-Adsorbat-Impfstoff (2.7.6) 371
- von Hepatitis-A-Impfstoff (2.7.14) 394
- von Hepatitis-B-Impfstoff (rDNA) (2.7.15) 396
- von Pertussis(Ganzzell)-Impfstoff (2.7.7) 378
- von Pertussis-Impfstoff (azellulär) (2.7.16) 396
- von Tetanus-Adsorbat-Impfstoff (2.7.8) 379

Betacarotenum 2925
Betacarotin 2925
Betadex 2927
Betadexum 2927
Betahistindihydrochlorid 2930
Betahistindimesilat 2931
Betahistini dihydrochloridum 2930
Betahistini mesilas 2931
Betamethason 2933
Betamethasonacetat 2936
Betamethasondihydrogenphosphat-Dinatrium 2938
Betamethasondipropionat 2940
Betamethasoni acetas 2936
Betamethasoni dipropionas 2940
Betamethasoni natrii phosphas 2938
Betamethasoni valeras 2943
Betamethasonum 2933
Betamethasonvalerat 2943
Betaxololhydrochlorid 2946
Betaxololi hydrochloridum 2946
Betulae folium 2058
Betulin *R* 716

Bewertung
- der Unschädlichkeit jeder Charge von Impfstoffen und Immunsera für Tiere (5.2.9) 1076
- der Unschädlichkeit von Impfstoffen und Immunsera für Tiere (5.2.6) 1053
- der Wirksamkeit von Impfstoffen und Immunsera für Tiere (5.2.7) 1057

Bezafibrat 2948
Bezafibratum 2948
Bezeichnungen
- vereinbarte (*siehe* 1.1) 6
- von in der Traditionellen Chinesischen Medizin verwendeten pflanzlichen Drogen (5.22) **10.1**-6269

Bibenzyl *R* 716
Bicalutamid 2950
Bicalutamidum 2950
Bicinchoninsäure-Methode (*siehe* 2.5.33) 247
Bifonazol 2952
Bifonazolum 2952
Bioindikatoren und verwandte mikrobiologische Zubereitungen zur Herstellung steriler Produkte (5.1.2) 1000
Biolumineszenz (*siehe* 5.1.6) 1012
Biotherapeutische Produkte, lebende
- Keimzahlbestimmung mikrobieller Kontaminanten (2.6.36) 346
- Nachweis spezifizierter Mikroorganismen (2.6.38) 353

Biotin 2954
Biotinum 2954
Biperidenhydrochlorid 2956
Biperideni hydrochloridum 2956
Biphenyl *R* 716
Birkenblätter 2058
(–)-α-Bisabolol *R* 716
Bisacodyl 2958
Bisacodylum 2958
Bisbenzimid *R* 717
Bisbenzimid-Lösung *R* 717
Bisbenzimid-Stammlösung *R* 717
Bis(diphenylmethyl)ether *R* 717
Bismut
- Identitätsreaktion (*siehe* 2.3.1) 180
- komplexometrische Titration (*siehe* 2.5.11) 233

Bismutcarbonat, basisches 2960
Bismutgallat, basisches 2962
Bismuthi subcarbonas 2960
Bismuthi subgallas 2962
Bismuthi subnitras ponderosus 2963
Bismuthi subsalicylas 2964
Bismut-Lösung (100 ppm Bi) *R* 962
Bismutnitrat
- basisches *R* 717
- basisches *R* 1 717
- schweres, basisches 2963

Bismutnitrat-Lösung *R* 717
Bismutnitrat-Lösung (0,01 mol · l^{-1}) 983
Bismutnitrat-Pentahydrat *R* 717
Bismutsalicylat, basisches 2964
Bisoprololfumarat 2966
Bisoprololi fumaras 2966
*Bistortae rhizoma** 2409
N,O-Bis(trimethylsilyl)acetamid *R* 717
N,O-Bis(trimethylsilyl)trifluoracetamid *R* 717
Bis-tris-propan *R* 718
Bitterer Fenchel 2160
Bitterfenchelkrautöl 2060
Bitterfenchelöl 2063
Bitterkleeblätter 2065
Bitterorangenblüten 2066

Bitterorangenblütenöl/Neroliöl 2326
Bitterorangenschale 2067
Bitterorangenschalentinktur 2069
Bitterwert (2.8.15) 434
Biuret *R* 718
Biuret-Methode (*siehe* 2.5.33) 247
Biuret-Reagenz *R* 718
Blasser-Sonnenhut-Wurzel 2432
Blei
– Identitätsreaktion (*siehe* 2.3.1) 180
– in Zuckern (2.4.10) 196
– komplexometrische Titration (*siehe* 2.5.11) 233
Blei(II)-acetat *R* 718
Blei(II)-acetat-Lösung *R* 718
Blei(II)-acetat-Lösung, basische *R* 718
Blei(II)-acetat-Papier *R* 718
Blei(II)-acetat-Watte *R* 718
Blei-Lösung (0,1 ppm Pb) *R* 962
Blei-Lösung (0,25 ppm Pb) *R* 962
Blei-Lösung (1 ppm Pb) *R* 962
Blei-Lösung (2 ppm Pb) *R* 962
Blei-Lösung (10 ppm Pb) *R* 962
Blei-Lösung (10 ppm Pb) *R* 1 962
Blei-Lösung (100 ppm Pb) *R* 962
Blei-Lösung (0,1 % Pb) *R* 962
Blei-Lösung (1000 ppm Pb), ölige *R* 962
Blei(II)-nitrat *R* 718
Blei(II)-nitrat-Lösung *R* 718
Blei(II)-nitrat-Lösung (0,1 mol · l^{-1}) 983
Blei(IV)-oxid *R* 718
Bleomycini sulfas 2969
Bleomycinsulfat 2969
Blockierlösung *R* 719
Blutdrucksenkende Substanzen, Prüfung (2.6.11) 273
Blutgerinnungsfaktor II vom Menschen, Wertbestimmung (2.7.18) 400
Blutgerinnungsfaktor VII vom Menschen 2971
– Wertbestimmung (2.7.10) 388
Blutgerinnungsfaktor VIIa (rDNA) human, konzentrierte Lösung 2973
Blutgerinnungsfaktor VIII (rDNA) human 2982
Blutgerinnungsfaktor VIII vom Menschen 2980
– Wertbestimmung (2.7.4) 368
Blutgerinnungsfaktor IX (rDNA) human
– konzentrierte Lösung 2985
– Pulver zur Herstellung einer Injektionslösung 2992
Blutgerinnungsfaktor IX vom Menschen 2983
– Wertbestimmung (2.7.11) 389
Blutgerinnungsfaktor X vom Menschen, Wertbestimmung (2.7.19) 401
Blutgerinnungsfaktor XI vom Menschen 2996
– Wertbestimmung (2.7.22) 406
Blutgerinnungsfaktoren
– aktivierte (2.6.22) 307
– Wertbestimmung von Heparin (2.7.12) 390
Blutgerinnungsfaktor-V-Lösung *R* 719
Blutgerinnungsfaktor-Xa-Lösung *R* 719
Blutgerinnungsfaktor-Xa-Lösung *R* 1 719
Blutgerinnungsfaktor-Xa *R* 719
Blutgerinnungsfaktor-Xa-Lösung *R* 2 719
Blutweiderichkraut 2070
BMP-Mischindikator-Lösung *R* 719
Bocksdornfrüchte* 2071
Bockshornsamen 2072
Boldi folium 2074
Boldin 2997
Boldin *R* 719
Boldinum 2997
Boldo folii extractum siccum 2076
Boldoblätter 2074
Boldoblättertrockenextrakt 2076
Boraginis officinalis oleum raffinatum 2999
Borat-Pufferlösung pH 7,5 *R* 976
Borat-Pufferlösung pH 8,0 (0,0015 mol · l^{-1}) *R* 977
Borat-Pufferlösung pH 10,0 *R* 979
Borat-Pufferlösung pH 10,4 *R* 980
Borax 5000
Bordetella-bronchiseptica-Lebend-Impfstoff für Hunde 1638
Borneol *R* 720
Bornylacetat *R* 720
Borretschöl, raffiniertes 2999
Borsäure 3000
Borsäure *R* 720
Borsäure-Lösung, gesättigte, kalte *R* 720
Bortrichlorid *R* 720
Bortrichlorid-Lösung, methanolische *R* 720
Bortrifluorid *R* 720
Bortrifluorid-Lösung, methanolische *R* 720
Botulinum-Toxin Typ A zur Injektion 3001
Botulinum-Toxin Typ B zur Injektion 3003
Botulismus-Antitoxin 1805
Botulismus-Impfstoff für Tiere 1640
Bovine-Rhinotracheitis-Lebend-Impfstoff für Rinder (Infektiöse-) 1641
Bovines Tuberkulin, gereinigtes 6041
Bradford-Methode (*siehe* 2.5.33) 246
Braunellenähren* 2077
Brausepulver 1397
Brechungsindex (2.2.6) 34
Brennnesselblätter 2080
Brennnesselwurzel 2082
Brenzcatechin *R* 720
Brenztraubensäure *R* 721
Brillantblau *R* 721
Brimonidini tartras 3006
Brimonidintartrat 3006
Brom *R* 721
Bromazepam 3007
Bromazepamum 3007
Bromcresolgrün *R* 721
Bromcresolgrün-Lösung *R* 721
Bromcresolgrün-Methylrot-Mischindikator-Lösung *R* 721
Bromcresolpurpur *R* 721
Bromcresolpurpur-Lösung *R* 721
Bromcyan-Lösung *R* 722
Bromdesoxyuridin *R* 722
Bromelain *R* 722
Bromelain-Lösung *R* 722
Bromhexinhydrochlorid 3009
Bromhexini hydrochloridum 3009
Bromid, Identitätsreaktion (*siehe* 2.3.1) 180
Bromid-Bromat-Lösung (0,0167 mol · l^{-1}) 983
Brom-Lösung *R* 721
Brommethoxynaphthalin *R* 722
Bromocriptini mesilas 3011
Bromocriptinmesilat 3011
Bromophos *R* 722
Bromophos-ethyl *R* 722
Bromperidol 3014
Bromperidoldecanoat 3016
Bromperidoli decanoas 3016
Bromperidolum 3014
Brompheniramini maleas 3019
Brompheniraminmaleat 3019
Bromphenolblau *R* 722
Bromphenolblau-Lösung *R* 722
Bromphenolblau-Lösung *R* 1 723
Bromphenolblau-Lösung *R* 2 723

Bromthymolblau *R* 723
Bromthymolblau-Lösung *R* 1 723
Bromthymolblau-Lösung *R* 2 723
Bromthymolblau-Lösung *R* 3 723
Bromthymolblau-Lösung *R* 4 723
Bromwasser *R* 723
Bromwasser *R* 1 723
Bromwasserstoffsäure
 – verdünnte *R* 723
 – verdünnte *R* 1 723
Bromwasserstoffsäure 30 % *R* 723
Bromwasserstoffsäure 47 % *R* 723
Bronchitis-Impfstoff (inaktiviert) für Geflügel (Infektiöse-) 1643
Bronchitis-Lebend-Impfstoff für Geflügel (Infektiöse-) 1645
Brotizolam 3020
Brotizolamum 3020
BRP, Erläuterung (*siehe* 5.12) 1189
Brucellose-Lebend-Impfstoff (*Brucella melitensis* Stamm Rev. 1) für Tiere 1648
Bruchfestigkeit von Tabletten (2.9.8) 467
Brucin *R* 724
Buccaltabletten 1414
Buchweizenkraut 2083
Budesonid 3022
Budesonidum 3022
Bufexamac 3025
Bufexamacum 3025
Buflomedilhydrochlorid 3027
Buflomedili hydrochloridum 3027
Bumetanid 3028
Bumetanidum 3028
Bupivacainhydrochlorid 3030
Bupivacaini hydrochloridum 3030
*Bupleuri radix** 2110
Buprenorphin 3033
Buprenorphinhydrochlorid 3036
Buprenorphini hydrochloridum 3036
Buprenorphinum 3033
Bursitis-Impfstoff (inaktiviert) für Geflügel (Infektiöse-) 1650
Bursitis-Lebend-Impfstoff für Geflügel (Infektiöse-) 1652
Buschknöterichwurzelstock mit Wurzel* 2085
Buserelin 3039
Buserelinum 3039
Buspironhydrochlorid 3041
Buspironi hydrochloridum 3041
Busulfan 3044
Busulfanum 3044
i-Butan *R* 724
n-Butan *R* 724
Butanal *R* 724
Butan-1,4-diol *R* 724
tert-Butanol *R* 724
1-Butanol *R* 724
2-Butanol *R* 1 724
Butano-4-lacton *R* 724
Buttersäure *R* 725
Butylacetat *R* 725
Butylacetat *R* 1 725
Butylamin *R* 725
tert-Butylamini perindoprilum **10.1**-6455
4-(Butylamino)benzoesäure *R* 725
Butyldihydroxyboran *R* 725
tert-Butylhydroperoxid *R* 725
Butylhydroxyanisol 3045
Butylhydroxyanisolum 3045
Butyl-4-hydroxybenzoat 3046
Butyl-4-hydroxybenzoat *R* 725
Butylhydroxytoluenum 3048
Butylhydroxytoluol 3048
Butylhydroxytoluol *R* 726
Butylis parahydroxybenzoas 3046
Butylmethacrylat *R* 726
Butylmethacrylat-Copolymer, basisches 3049
tert-Butylmethylether *R* 726
tert-Butylmethylether *R* 1 726
2-Butyloctanol *R* 726
Butylscopolaminiumbromid 3051
B19-Virus(B19V)-DNA, Nachweis in Plasmapools (2.6.21) 301

C

Cabergolin 3057
Cabergolinum 3057
Cadmii sulfas hydricus ad praeparationes homoeopathicas 2570
Cadmium *R* 726
Cadmium sulfuricum für homöopathische Zubereitungen 2570
Cadmium-Lösung (10 ppm Cd) *R* 962
Cadmium-Lösung (0,1 % Cd) *R* 962
Cadmiumnitrat-Tetrahydrat *R* 726
Caesiumchlorid *R* 726
Calcifediolum monohydricum 3058
Calcifediol-Monohydrat 3058
Calcii acetas 3071
Calcii ascorbas 3073
Calcii carbonas 3074
Calcii chloridum dihydricum 3076
Calcii chloridum hexahydricum 3077
Calcii dobesilas monohydricus 3078
Calcii fluoridum ad praeparationes homoeopathicas 2571
Calcii folinas hydricus 3079
Calcii glucoheptonas 3082
Calcii gluconas 3084
Calcii gluconas ad iniectabile 3086
Calcii gluconas anhydricus 3085
Calcii glycerophosphas 3088
Calcii hydrogenophosphas 3089
Calcii hydrogenophosphas dihydricus 3091
Calcii hydroxidum 3093
Calcii iodidum tetrahydricum ad praeparationes homoeopathicas 2572
Calcii lactas 3094
Calcii lactas monohydricus 3095
Calcii lactas pentahydricus 3097
Calcii lactas trihydricus 3096
Calcii laevulinas dihydricus 3098
Calcii levofolinas hydricus 3099
Calcii pantothenas 3103
Calcii stearas 3105
Calcii sulfas dihydricus 3107
Calcipotriol 3060
Calcipotriol-Monohydrat 3063
Calcipotriolum 3060
Calcipotriolum monohydricum 3063
Calcitonin (Lachs) 3066
Calcitoninum salmonis 3066
Calcitriol 3070
Calcitriolum 3070
Calcium
 – Grenzprüfung (2.4.3) 190
 – Identitätsreaktion (*siehe* 2.3.1) 180
 – in Adsorbat-Impfstoffen (2.5.14) 236
 – komplexometrische Titration (*siehe* 2.5.11) 234

Calcium fluoratum ad praeparationes homoeopathicas 2571
Calcium fluoratum für homöopathische Zubereitungen 2571
Calcium iodatum für homöopathische Zubereitungen ..2572
Calciumacetat 3071
Calciumacetat *R* 726
Calciumascorbat 3073
Calciumcarbonat 3074
Calciumcarbonat *R* 726
Calciumcarbonat *R* 1 726
Calciumchlorid *R* 726
Calciumchlorid *R* 1 727
Calciumchlorid, wasserfreies *R* 727
Calciumchlorid-Dihydrat 3076
Calciumchlorid-Hexahydrat 3077
Calciumchlorid-Lösung *R* 727
Calciumchlorid-Lösung (0,01 mol · l^{-1}) *R* 727
Calciumchlorid-Lösung (0,02 mol · l^{-1}) *R* 727
Calciumchlorid-Lösung (0,025 mol · l^{-1}) *R* 727
Calciumdihydrogenphosphat-Monohydrat *R* 727
Calciumdobesilat-Monohydrat 3078
Calciumfolinat-Hydrat 3079
Calciumglucoheptonat 3082
Calciumgluconat 3084
– wasserfreies 3085
– zur Herstellung von Parenteralia 3086
Calciumglycerophosphat 3088
Calciumhydrogenphosphat 3089
Calciumhydrogenphosphat-Dihydrat 3091
Calciumhydroxid 3093
Calciumhydroxid *R* 727
Calciumhydroxid-Lösung *R* 727
Calciumlactat 3094
Calciumlactat-Monohydrat 3095
Calciumlactat-Pentahydrat 3097
Calciumlactat-Pentahydrat *R* 727
Calciumlactat-Trihydrat 3096
Calciumlävulinat-Dihydrat 3098
Calciumlevofolinat-Hydrat 3099
Calcium-Lösung (10 ppm Ca) *R* 963
Calcium-Lösung (100 ppm Ca) *R* 963
Calcium-Lösung (100 ppm Ca) *R* 1 963
Calcium-Lösung (400 ppm Ca) *R* 962
Calcium-Lösung (100 ppm Ca), ethanolische *R* 963
Calciumpantothenat 3103
Calciumstearat 3105
Calciumsulfat-Dihydrat 3107
Calciumsulfat-Hemihydrat *R* 727
Calciumsulfat-Lösung *R* 727
Calconcarbonsäure *R* 727
Calconcarbonsäure-Verreibung *R* 728
Calendulae flos **10.1**-6283
Calicivirose-Impfstoff (inaktiviert) für Katzen 1655
Calicivirose-Lebend-Impfstoff für Katzen 1657
Camelliae sinensis non fermentata folia 2197
Camphen *R* 728
D-Campher 3108
Campher *R* 728
Campher, racemischer 3110
(1*S*)-(+)-Campher-10-sulfonsäure *R* 728
D-*Camphora* 3108
Camphora racemica 3110
Candesartancilexetil 3111
Candesartanum cilexetili 3111
Candida albicans, Nachweis
– in lebenden biotherapeutischen Produkten (*siehe* 2.6.38) 358
– in nicht sterilen Produkten (*siehe* 2.6.13) 283
Capecitabin 3114
Capecitabinum 3114
Caprinalkohol *R* 728
ε-Caprolactam *R* 728
Caprylsäure 3116
Capsaicin *R* 728
Capsici extractum spissum normatum 2094
Capsici fructus 2092
Capsici oleoresina raffinata et normata 2096
Capsici tinctura normata 2097
Capsulae 1390
Captopril 3118
Captoprilum 3118
Carbachol 3121
Carbacholum 3121
Carbamazepin 3122
Carbamazepinum 3122
Carbasalat-Calcium 3124
Carbasalatum calcicum 3124
Carbazol *R* 729
Carbidopa-Monohydrat 3126
Carbidopum 3126
Carbimazol 3129
Carbimazolum 3129
Carbo activatus 4460
Carbocistein 3130
Carbocisteinum 3130
Carbomer *R* 729
Carbomera 3131
Carbomere 3131
Carbonat, Identitätsreaktion (*siehe* 2.3.1) 181
Carbonei dioxidum 4462
Carbonei monoxidum 4464
Carbonei monoxidum(^{15}O) 1871
Carbonei monoxidum (5 per centum) in nitrogenio intermixtum 4054
Carbophenothion *R* 729
Carboplatin 3133
Carboplatinum 3133
Carboprost-Trometamol 3135
Carboprostum trometamolum 3135
Carboxymethylamylum natricum A 3136
Carboxymethylamylum natricum B 3139
Carboxymethylamylum natricum C 3141
Carboxymethylstärke-Natrium (Typ A) 3136
Carboxymethylstärke-Natrium (Typ B) 3139
Carboxymethylstärke-Natrium (Typ C) 3141
Car-3-en *R* 729
Carisoprodol 3142
Carisoprodolum 3142
Carmellose 3144
Carmellose-Calcium 3145
Carmellose-Natrium 3146
– niedrig substituiertes 3147
– und mikrokristalline Cellulose 3217
Carmellosum 3144
Carmellosum calcicum 3145
Carmellosum natricum 3146
Carmellosum natricum conexum 3446
Carmellosum natricum substitutum humile 3147
Carminsäure *R* 729
Carmustin 3149
Carmustinum 3149
Carnaubawachs 3150
Carprofen für Tiere 3151
Carprofenum ad usum veterinarium 3151
Carrageen 3153
Carrageenanum 3153
Carteololhydrochlorid 3155
Carteololi hydrochloridum 3155
*Carthami flos** 2151

Carthami oleum raffinatum ... 3875
Carvacrol *R* ... 729
Carvedilol ... 3157
Carvedilolum ... 3157
Carveol *R* ... 730
Carvi aetheroleum ... 2271
Carvi fructus ... 2270
(+)-Carvon *R* ... 730
(+)-Carvon *R* 1 ... 730
(–)-Carvon *R* ... 730
β-Caryophyllen *R* ... 731
Caryophyllenoxid *R* ... 731
Caryophylli floris aetheroleum ... 2325
Caryophylli flos ... 2178
Cascararinde ... 2087
Cascaratrockenextrakt, eingestellter ... 2089
Casein *R* ... 731
CAS-Registriernummer, Erläuterung (*siehe* 1.4) ... 9
Cassiaöl ... 2091
Casticin *R* ... 731
Catalpol *R* ... 731
Catechin *R* ... 731
Catgut im Fadenspender für Tiere, steriles, resorbierbares ... 1975
Catgut, steriles ... 1961
Cathinhydrochlorid *R* ... 732
Cayennepfeffer ... 2092
Cayennepfeffer-Dickextrakt, eingestellter ... 2094
Cayennepfefferölharz, eingestelltes, raffiniertes ... 2096
Cayennepfeffertinktur, eingestellte ... 2097
CD34/CD45+-Zellen in hämatopoetischen Produkten, Zählung (2.7.23) ... 407
Cefaclor-Monohydrat ... 3159
Cefaclorum ... 3159
Cefadroxil-Monohydrat ... 3161
Cefadroxilum monohydricum ... 3161
Cefalexin-Monohydrat ... 3163
Cefalexinum monohydricum ... 3163
Cefalotin-Natrium ... 3165
Cefalotinum natricum ... 3165
Cefamandoli nafas ... 3167
Cefamandolnafat ... 3167
Cefapirin-Natrium ... 3169
Cefapirinum natricum ... 3169
Cefatrizin-Propylenglycol ... 3171
Cefatrizinum propylen glycolum ... 3171
Cefazolin-Natrium ... 3172
Cefazolinum natricum ... 3172
Cefepimdihydrochlorid-Monohydrat ... 3175
Cefepimi dihydrochloridum monohydricum ... 3175
Cefixim ... 3178
Cefiximum ... 3178
Cefoperazon-Natrium ... 3180
Cefoperazonum natricum ... 3180
Cefotaxim-Natrium ... 3182
Cefotaximum natricum ... 3182
Cefoxitin-Natrium ... 3185
Cefoxitinum natricum ... 3185
Cefpodoximproxetil ... 3188
Cefpodoximum proxetili ... 3188
Cefprozil-Monohydrat ... 3191
Cefprozilum monohydricum ... 3191
Cefradin ... 3195
Cefradinum ... 3195
Ceftazidim-Pentahydrat ... 3197
Ceftazidim-Pentahydrat mit Natriumcarbonat zur Injektion ... 3200
Ceftazidimum pentahydricum ... 3197
Ceftazidimum pentahydricum et natrii carbonas ad iniectabile ... 3200
Ceftriaxon-Dinatrium ... 3204
Ceftriaxonum natricum ... 3204
Cefuroximaxetil ... 3205
Cefuroxim-Natrium ... 3207
Cefuroximum axetili ... 3205
Cefuroximum natricum ... 3207
Celecoxib ... 3210
Celecoxibum ... 3210
Celiprololhydrochlorid ... 3211
Celiprololi hydrochloridum ... 3211
Cellulae stirpes haematopoieticae humanae ... 5718
Cellulose
– mikrokristalline ... 3214
– mikrokristalline, und Carmellose-Natrium ... 3217
– zur Chromatographie *R* ... 732
– zur Chromatographie *R* 1 ... 732
– zur Chromatographie F_{254} *R* ... 732
Celluloseacetat ... 3218
Celluloseacetatbutyrat ... 3220
Celluloseacetatphthalat ... 3221
Cellulosepulver ... 3223
Cellulosi acetas ... 3218
Cellulosi acetas butyras ... 3220
Cellulosi acetas phthalas ... 3221
Cellulosi pulvis ... 3223
Cellulosum microcristallinum ... 3214
Cellulosum microcristallinum et carmellosum natricum ... 3217
Centaurii herba ... 2472
Centellae asiaticae herba ... 2496
Cera alba ... 6157
Cera carnauba ... 3150
Cera flava ... 6158
Cer(III)-nitrat *R* ... 732
Cer(IV)-sulfat *R* ... 732
Cer(IV)-sulfat-Lösung (0,1 mol · l^{-1}) ... 983
Cetirizindihydrochlorid ... 3226
Cetirizini dihydrochloridum ... 3226
Cetobemidoni hydrochloridum ... 4450
Cetostearylis isononanoas ... 3238
Cetrimid ... 3228
Cetrimid *R* ... 732
Cetrimidum ... 3228
Cetrimoniumbromid *R* ... 732
Cetylalkohol ... 3229
Cetylalkohol *R* ... 732
Cetylis palmitas ... 3230
Cetylpalmitat ... 3230
Cetylpyridinii chloridum ... 3232
Cetylpyridiniumchlorid ... 3232
Cetylpyridiniumchlorid-Monohydrat *R* ... 732
Cetylstearylalkohol ... 3233
Cetylstearylalkohol *R* ... 733
Cetylstearylalkohol (Typ A), emulgierender ... 3234
Cetylstearylalkohol (Typ B), emulgierender ... 3236
Cetylstearylisononanoat ... 3238
CFC, colony forming cells (*siehe* 2.7.28) ... 414
Chamazulen *R* ... 733
Chamomillae romanae flos ... 2247
Charakterisierung
– kristalliner Feststoffe durch Mikrokalorimetrie und Lösungskalorimetrie (2.2.61) ... 159
– kristalliner und teilweise kristalliner Feststoffe durch Röntgenpulverdiffraktometrie (2.9.33) ... 519
Chelidonii herba ... 2412
Chemische Bildgebung (5.24) ... 1289
Chemische Referenzsubstanzen (*CRS*), Biologische Referenzsubstanzen (*BRP*), Referenzsubstanzen für pflanzliche Drogen (*HRS*), Referenzspektren (4.3) ... **10.1**-6264

Chemische Vorläufersubstanzen für radioaktive Arzneimittel ... 1312
Chemometrische Methoden zur Auswertung analytischer Daten (5.21) ... 1253
Chenodesoxycholsäure ... 3238
Chinaldinrot *R* ... 733
Chinaldinrot-Lösung *R* ... 733
Chinarinde ... 2099
Chinarindenfluidextrakt, eingestellter ... 2101
Chinesische-Esche-Rinde* ... **10.1**-6277
Chinesischer-Liebstöckel-Wurzelstock mit Wurzel* ... 2106
Chinesischer-Liebstöckel-Wurzelstock* ... 2104
Chinesischer-Tragant-Wurzel* ... 2108
Chinesisches-Hasenohr-Wurzel* ... 2110
Chinhydron *R* ... 733
Chinidin *R* ... 733
Chinidini sulfas ... 3240
Chinidinsulfat ... 3240
Chinidinsulfat *R* ... 733
Chinin *R* ... 734
Chininhydrochlorid ... 3243
Chininhydrochlorid *R* ... 734
Chinini hydrochloridum ... 3243
Chinini sulfas ... 3245
Chininsulfat ... 3245
Chininsulfat *R* ... 734
3-Chinuclidinol *R* ... 734
Chitosanhydrochlorid ... 3247
Chitosani hydrochloridum ... 3247
Chlamydien-Impfstoff (inaktiviert) für Katzen ... 1658
Chloracetanilid *R* ... 734
Chloralhydrat ... 3248
Chloralhydrat *R* ... 734
Chloralhydrat-Lösung *R* ... 734
Chlorali hydras ... 3248
Chlorambucil ... 3249
Chlorambucilum ... 3249
Chloramin T *R* ... 734
Chloramin-T-Lösung *R* ... 734
Chloramin-T-Lösung *R* 1 ... 734
Chloramin-T-Lösung *R* 2 ... 734
Chloramphenicol ... 3251
Chloramphenicolhydrogensuccinat-Natrium ... 3253
Chloramphenicoli natrii succinas ... 3253
Chloramphenicoli palmitas ... 3255
Chloramphenicolpalmitat ... 3255
Chloramphenicolum ... 3251
Chloranilin *R* ... 734
2-Chlorbenzoesäure *R* ... 735
4-Chlorbenzolsulfonamid *R* ... 735
5-Chlorchinolin-8-ol *R* ... 735
Chlorcyclizinhydrochlorid ... 3257
Chlorcyclizini hydrochloridum ... 3257
Chlordan *R* ... 735
2-Chlor-2-desoxy-D-glucose *R* ... 735
Chlordiazepoxid ... 3258
Chlordiazepoxid *R* ... 735
Chlordiazepoxidhydrochlorid ... 3259
Chlordiazepoxidi hydrochloridum ... 3259
Chlordiazepoxidum ... 3258
2-Chlor-*N*-(2,6-dimethylphenyl)acetamid *R* ... 735
Chloressigsäure *R* ... 735
2-Chlorethanol *R* ... 735
2-Chlorethanol-Lösung *R* ... 736
Chlorethylaminhydrochlorid *R* ... 736
Chlorfenvinphos *R* ... 736
Chlorhexidindiacetat ... 3261
Chlorhexidindigluconat-Lösung ... 3264
Chlorhexidindihydrochlorid ... 3267
Chlorhexidini diacetas ... 3261
Chlorhexidini digluconatis solutio ... 3264
Chlorhexidini dihydrochloridum ... 3267
Chlorid
– Grenzprüfung (2.4.4) ... 190
– Identitätsreaktion (*siehe* 2.3.1) ... 181
Chlorid-Lösung (5 ppm Cl) *R* ... 963
Chlorid-Lösung (8 ppm Cl) *R* ... 963
Chlorid-Lösung (50 ppm Cl) *R* ... 963
Chlormadinonacetat ... 3270
Chlormadinoni acetas ... 3270
3-Chlor-2-methylanilin *R* ... 736
2-Chlornicotinsäure *R* ... 736
Chlornitroanilin *R* ... 736
2-Chlor-5-nitrobenzoesäure *R* ... 736
Chlorobutanol ... 3272
Chlorobutanol *R* ... 736
Chlorobutanol-Hemihydrat ... 3274
Chlorobutanolum ... 3272
Chlorobutanolum hemihydricum ... 3274
Chlorocresol ... 3276
Chlorocresolum ... 3276
Chloroform
– angesäuertes *R* ... 736
– ethanolfreies *R* ... 737
Chloroform *R* ... 736
(D)Chloroform *R* ... 737
Chlorogensäure *R* ... 737
Chloroquini phosphas ... 3277
Chloroquini sulfas ... 3278
Chloroquinphosphat ... 3277
Chloroquinsulfat ... 3278
Chlorothiazid *R* ... 737
Chlorphenamini maleas ... 3279
Chlorphenaminmaleat ... 3279
Chlorphenol *R* ... 737
2-[2-(4-Chlorphenyl)acetyl]benzoesäure *R* ... 737
Chlorpromazinhydrochlorid ... 3281
Chlorpromazini hydrochloridum ... 3281
3-Chlorpropan-1,2-diol *R* ... 737
Chlorprothixenhydrochlorid ... 3283
Chlorprothixeni hydrochloridum ... 3283
Chlorpyriphos *R* ... 738
Chlorpyriphos-methyl *R* ... 738
4-Chlorresorcin *R* ... 738
Chlorsalicylsäure *R* ... 738
Chlortalidon ... 3285
Chlortalidonum ... 3285
Chlortetracyclinhydrochlorid ... **10.1**-6321
Chlortetracyclinhydrochlorid *R* ... 738
Chlortetracyclini hydrochloridum ... **10.1**-6321
Chlortriethylaminhydrochlorid *R* ... 738
Chlortrimethylsilan *R* ... 738
Cholecalciferoli pulvis ... 3429
Cholecalciferolum ... 3424
Cholecalciferolum densatum oleosum ... 3426
Cholecalciferolum in aqua dispergibile ... 3427
Cholera-Impfstoff
– (inaktiviert) für Geflügel ... 1660
– (inaktiviert, oral) ... 1445
5α-Cholestan *R* ... 738
Cholesterol ... 3291
– zur parenteralen Anwendung ... 3293
Cholesterol *R* ... 738
Cholesterolum ... 3291
Cholesterolum ad usum parenteralem ... 3293
Cholinchlorid *R* ... 739
Cholini ([^{11}C]methyl) solutio iniectabilis ... 1880
Chondroitinase ABC *R* ... 739
Chondroitinase AC *R* ... 739
Chondroitini natrii sulfas ... 3295

Chondroitinsulfat-Natrium 3295
Chorda resorbilis sterilis 1961
Chorda resorbilis sterilis in fuso ad usum veterinarium 1975
Choriongonadotropin 3298
Choriongonadotropin *R* 739
Chrom(III)-acetylacetonat *R* 739
Chromatographie
– Ausschluss- (2.2.30) 68
– Dünnschicht- (2.2.27) 62
– Flüssig- (2.2.29) 66
– Flüssig-, mit superkritischen Phasen (2.2.45) 110
– Gas- (2.2.28) 64
– Hochleistungsdünnschicht-, von pflanzlichen Drogen und Zubereitungen aus pflanzlichen Drogen (*siehe* 2.8.25) 446
– Papier- (2.2.26) 61
– Trennmethoden (2.2.46) 111
Chromazurol S *R* 739
Chrom(III)-chlorid-Hexahydrat *R* 739
(^{51}Cr)Chromedetat-Injektionslösung 1827
Chromii(^{51}Cr) edetatis solutio iniectabilis 1827
Chrom(III)-kaliumsulfat *R* 739
Chrom-Lösung (0,1 ppm Cr) *R* 963
Chrom-Lösung (100 ppm Cr) *R* 963
Chrom-Lösung (0,1 % Cr) *R* 963
Chrom-Lösung (1000 ppm Cr), ölige *R* 963
Chromogensubstrat *R* 1 739
Chromogensubstrat *R* 2 739
Chromogensubstrat *R* 3 740
Chromogensubstrat *R* 4 740
Chromogensubstrat *R* 5 740
Chromotrop 2B *R* 740
Chromotrop-2B-Lösung *R* 740
Chromotropsäure-Natrium *R* 740
Chromotropsäure-Natrium-Lösung *R* 740
Chromotropsäure-Schwefelsäure-Lösung *R* 740
Chrom(VI)-oxid *R* 740
Chrysanthemin *R* 740
Chymotrypsin 3299
α-Chymotrypsin zur Peptidmustercharakterisierung *R* 740
Chymotrypsinum 3299
Ciclesonid 3301
Ciclesonidum 3301
Ciclopirox 3303
Ciclopirox olaminum 3305
Ciclopirox-Olamin 3305
Ciclopiroxum 3303
Ciclosporin 3307
Ciclosporinum 3307
Cilastatin-Natrium 3308
Cilastatinum natricum 3308
Cilazapril 3311
Cilazaprilum 3311
Cimetidin 3313
Cimetidinhydrochlorid 3316
Cimetidini hydrochloridum 3316
Cimetidinum 3313
Cimicifugae rhizoma 2112
Cimicifugawurzelstock 2112
Cimifugin *R* 740
Cinchocainhydrochlorid 3318
Cinchocaini hydrochloridum 3318
Cinchonae cortex 2099
Cinchonae extractum fluidum normatum 2101
Cinchonidin *R* 741
Cinchonin *R* 741
Cineol 3320
Cineol *R* 741
1,4-Cineol *R* 741
1,8-Cineol in ätherischen Ölen, Gehaltsbestimmung (2.8.11) 430
Cineolum 3320
Cinnamamid *R* 742
Cinnamomi cassiae aetheroleum 2091
Cinnamomi cortex 2520
Cinnamomi zeylanici corticis aetheroleum 2519
Cinnamomi zeylanici folii aetheroleum 2518
Cinnamylacetat *R* 742
Cinnarizin 3321
Cinnarizinum 3321
Ciprofibrat 3324
Ciprofibratum 3324
Ciprofloxacin 3325
Ciprofloxacinhydrochlorid 3328
Ciprofloxacini hydrochloridum 3328
Ciprofloxacinum 3325
Cisatracurii besilas 3330
Cisatracuriumbesilat 3330
Cisplatin 3335
Cisplatinum 3335
Citalopramhydrobromid 3337
Citalopramhydrochlorid 3339
Citaloprami hydrobromidum 3337
Citaloprami hydrochloridum 3339
Citral *R* 742
Citrat, Identitätsreaktion (*siehe* 2.3.1) 181
Citrat-Pufferlösung pH 3,0 (0,25 mol · l^{-1}) *R* 970
Citrat-Pufferlösung pH 5,0 *R* 971
Citri reticulatae aetheroleum 2304
*Citri reticulatae epicarpium et mesocarpium** 2302
Citronellae aetheroleum 2117
Citronellal *R* 742
Citronellöl 2117
Citronellol *R* 742
Citronellylacetat *R* 743
Citronenöl 2118
Citronenöl *R* 743
Citronensäure 3341
– wasserfreie *R* 743
Citronensäure-Monohydrat 3342
Citronensäure-Monohydrat *R* 743
Citropten *R* 743
Cladribin 3344
Cladribinum 3344
Clarithromycin 3346
Clarithromycinum 3346
Clazuril für Tiere 3349
Clazurilum ad usum veterinarium 3349
Clebopridi malas 3352
Clebopridmalat 3352
Clemastinfumarat 3354
Clemastini fumaras 3354
*Clematidis armandii caulis** 2120
Clematis-armandii-Spross* 2120
Clenbuterolhydrochlorid 3356
Clenbuteroli hydrochloridum 3356
Clindamycin-2-dihydrogenphosphat 3358
Clindamycinhydrochlorid 3361
Clindamycini hydrochloridum 3361
Clindamycini phosphas 3358
Clioquinol 3363
Clioquinolum 3363
Clobazam 3365
Clobazamum 3365
Clobetasoli propionas **10.1**-6324
Clobetasolpropionat **10.1**-6324
Clobetasolpropionat *R* 743
Clobetasonbutyrat 3369

Clobetasoni butyras 3369
Clodronat-Dinatrium-Tetrahydrat 3371
Clofazimin 3373
Clofaziminum 3373
Clofibrat 3374
Clofibratum 3374
Clomifencitrat 3376
Clomifeni citras 3376
Clomipraminhydrochlorid 3378
Clomipramini hydrochloridum 3378
Clonazepam 3380
Clonazepamum 3380
Clonidinhydrochlorid 3382
Clonidini hydrochloridum 3382
Clopamid 3383
Clopamidum 3383
Clopidogrelbesilat 3385
Clopidogrelhydrochlorid 3388
Clopidogrelhydrogensulfat 3390
Clopidogreli besilas 3385
Clopidogreli hydrochloridum 3388
Clopidogreli hydrogenosulfas 3390
Closantel-Natrium-Dihydrat für Tiere 3393
Closantelum natricum dihydricum ad usum veterinarium 3393
Clostridien, Nachweis in nicht sterilen Produkten (*siehe* 2.6.13) 283
Clostridium-chauvoei-Impfstoff für Tiere 1662
Clostridium-novyi-(Typ B)-Impfstoff für Tiere 1663
Clostridium-perfringens-Impfstoff für Tiere 1665
Clostridium-septicum-Impfstoff für Tiere 1668
Clotrimazol 3395
Clotrimazolum 3395
Cloxacillin-Natrium 3397
Cloxacillinum natricum 3397
Clozapin 3399
Clozapinum 3399
Cobalt(II)-chlorid *R* 743
Cobalt-Lösung (100 ppm Co) *R* 963
Cobalt(II)-nitrat *R* 743
Cocainhydrochlorid 3401
Cocaini hydrochloridum 3401
Cocculus für homöopathische Zubereitungen 2573
Cocois oleum raffinatum 4466
Cocoylcaprylocaprat 3403
Cocoylis caprylocapras 3403
Codein *R* 744
Codeinhydrochlorid-Dihydrat 3407
Codeini hydrochloridum dihydricum 3407
Codeini phosphas hemihydricus 3410
Codeini phosphas sesquihydricus 3413
Codein-Monohydrat 3404
Codeinphosphat *R* 744
Codeinphosphat-Hemihydrat 3410
Codeinphosphat-Sesquihydrat 3413
Codeinum monohydricum 3404
Codergocrini mesilas 3415
Codergocrinmesilat 3415
*Codonopsidis radix** 2189
Coffein 3417
Coffein *R* 744
Coffein-Monohydrat 3419
Coffeinum 3417
Coffeinum monohydricum 3419
*Coicis semen** 2222
Colae semen 2261
Colchicin 3421
Colchicinum 3421
Colecalciferol 3424
Colecalciferol, ölige Lösungen von 3426
Colecalciferol-Konzentrat, wasserdispergierbares 3427
Colecalciferol-Trockenkonzentrat 3429
Colestyramin 3432
Colestyraminum 3432
Colibacillose-Impfstoff (inaktiviert)
– für neugeborene Ferkel 1671
– für neugeborene Wiederkäuer 1673
Colistimethat-Natrium **10.1**-6327
Colistimethatum natricum **10.1**-6327
Colistini sulfas **10.1**-6331
Colistinsulfat **10.1**-6331
Colophonium 2262
Compressi 1401
Convallatoxin *R* **10.1**-6261
Coomassie-Färbelösung *R* 744
Coomassie-Färbelösung *R* 1 744
Copolymerum macrogolo et alcoholi poly(vinylico) constatum 4641
Copolymerum methacrylatis butylati basicum 3049
Copovidon **10.1**-6333
Copovidonum **10.1**-6333
*Coptidis rhizoma** 2190
Coriandri aetheroleum 2268
Coriandri fructus 2267
Coronavirusdiarrhoe-Impfstoff (inaktiviert) für Kälber 1675
Corpora ad usum pharmaceuticum 1369
Cortison *R* 744
Cortisonacetat 3444
Cortisonacetat *R* 744
Cortisoni acetas 3444
Corydalin *R* 744
*Corydalis rhizoma** 2281
Costunolid *R* 744
Coulometrische Titration von Wasser (2.5.32) 244
Coumaphos *R* 744
Crataegi folii cum flore extractum fluidum quantificatum 2504
Crataegi folii cum flore extractum siccum 2506
Crataegi folium cum flore 2503
Crataegi fructus **10.1**-6290
Cremes
– hydrophile 1387
– lipophile 1387
m-Cresol *R* 744
o-Cresol *R* 744
p-Cresol *R* 745
m-Cresolpurpur *R* 745
m-Cresolpurpur-Lösung *R* 745
Cresolrot *R* 745
Cresolrot-Lösung *R* 745
Cresolum crudum 5568
Croci sativi stigma ad praeparationes homoeopathicas 2575
Crocus für homöopathische Zubereitungen 2575
Croscarmellose-Natrium 3446
Crospovidon 3448
Crospovidonum 3448
Crotamiton 3450
Crotamitonum 3450
CRS, *BRP*, *HRS*, Bezug (4.3) **10.1**-6264
CRS, Erläuterung (*siehe* 5.12) 1189
Cumarin *R* 745
o-Cumarsäure *R* 746
Cupri acetas monohydricus ad praeparationes homoeopathicas 2577
Cupri sulfas 4467
Cupri sulfas pentahydricus 4468
Cupri tetramibi tetrafluoroboras ad radiopharmaceutica 1873

Beachten Sie den Hinweis auf „Allgemeine Monographien" zu Anfang des Bands auf Seite B

Cuprum aceticum für homöopathische Zubereitungen 2577
Cuprum ad praeparationes homoeopathicas 2578
Cuprum metallicum für homöopathische Zubereitungen 2578
Curaçao-Aloe 1993
Curcumae longae rhizoma 2122
Curcumae zanthorrhizae rhizoma 2174
Curcumawurzelstock 2122
Curcumin *R* 746
Curcuminoide *R* 746
Cyamopsidis seminis pulvis 2199
Cyanessigsäure *R* 746
Cyanessigsäureethylester *R* 746
Cyanguanidin *R* 746
Cyanocobalamin 3452
Cyanocobalamin *R* 746
Cyanocobalamini(^{57}Co) capsulae 1828
Cyanocobalamini(^{58}Co) capsulae 1829
Cyanocobalamini(^{57}Co) solutio 1830
Cyanocobalamini(^{58}Co) solutio 1831
(^{57}Co)Cyanocobalamin-Kapseln 1828
(^{58}Co)Cyanocobalamin-Kapseln 1829
(^{57}Co)Cyanocobalamin-Lösung 1830
(^{58}Co)Cyanocobalamin-Lösung 1831
Cyanocobalaminum 3452
Cyanoferrat(III)-Lösung (50 ppm $Fe(CN)_6$) *R* 963
Cyanoferrat(II)-Lösung (100 ppm $Fe(CN)_6$) *R* 963
Cyanopropyl(25)phenyl(25)methyl(50)polysiloxan *R* 746
Cyanopropyl(7)phenyl(7)methyl(86)polysiloxan *R* 746
Cyanopropyl(3)pheyl(3)methyl(94)polysiloxan *R* 746
Cyanopropylpolysiloxan *R* 746
Cyasteron *R* 747
Cyclizinhydrochlorid **10.1**-6337
Cyclizini hydrochloridum **10.1**-6337
α-Cyclodextrin *R* 747
β-Cyclodextrin *R* 747
β-Cyclodextrin zur Trennung chiraler Komponenten
– modifiziertes *R* 747
– modifiziertes *R* 1 747
Cyclohexan *R* 747
Cyclohexan *R* 1 747
1,2-Cyclohexandinitrilotetraessigsäure *R* 747
Cyclohexylamin *R* 747
Cyclohexylmethanol *R* 748
3-Cyclohexylpropansäure *R* 748
Cyclopentolathydrochlorid 3455
Cyclopentolati hydrochloridum 3455
Cyclophosphamid 3457
Cyclophosphamidum 3457
Cyhalothrin *R* 748
Cymarin *R* **10.1**-6261
p-Cymen *R* 748
Cynarae folii extractum siccum 2028
Cynarae folium 2026
Cynarin *R* 748
Cypermethrin *R* 748
Cyproheptadinhydrochlorid 3458
Cyproheptadini hydrochloridum 3458
Cyproteronacetat 3460
Cyproteroni acetas 3460
L-Cystein *R* 748
Cysteinhydrochlorid *R* 749
Cysteinhydrochlorid-Monohydrat 3462
Cysteini hydrochloridum monohydricum 3462
Cystin 3465
L-Cystin *R* 749
Cystinum 3465
Cytarabin 3467
Cytarabinum 3467
Cytosin *R* 749

D

Dacarbazin 3473
Dacarbazinum 3473
Daidzein *R* 749
Daidzin *R* 749
Dalteparin-Natrium 3475
Dalteparinum natricum 3475
Dampfsterilisation
– von wässrigen Zubereitungen, Anwendung des F_0-Konzepts (5.1.5) 1009
Dampfsterilisation (*siehe* 5.1.1) 996
Danaparoid-Natrium 3477
Danaparoidum natricum 3477
Dansylchlorid *R* 749
Dantron *R* 749
Dapson 3481
Dapsonum 3481
Darreichungsformen
– Arzneimittel-Vormischungen zur veterinärmedizinischen Anwendung 1376
– Flüssige Zubereitungen zum Einnehmen 1377
– Flüssige Zubereitungen zur kutanen Anwendung 1380
– Flüssige Zubereitungen zur kutanen Anwendung am Tier 1382
– Glossar 1375
– Granulate 1383
– Halbfeste Zubereitungen zur kutanen Anwendung 1385
– Halbfeste Zubereitungen zur oralen Anwendung am Tier 1389
– Intraruminale Wirkstofffreisetzungssysteme 1389
– Kapseln 1390
– Parenteralia 1394
– Pulver zum Einnehmen 1397
– Pulver zur kutanen Anwendung 1398
– Stifte und Stäbchen 1401
– Tabletten 1401
– Transdermale Pflaster 1406
– Wirkstoffhaltige Kaugummis 1393
– Wirkstoffhaltige Schäume 1399
– Wirkstoffhaltige Tampons 1405
– Zubereitungen in Druckbehältnissen 1407
– Zubereitungen zum Spülen 1408
– Zubereitungen zur Anwendung am Auge 1409
– Zubereitungen zur Anwendung am Ohr 1412
– Zubereitungen zur Anwendung in der Mundhöhle 1414
– Zubereitungen zur Inhalation 1419
– Zubereitungen zur intramammären Anwendung für Tiere 1426
– Zubereitungen zur intrauterinen Anwendung für Tiere 1427
– Zubereitungen zur nasalen Anwendung 1430
– Zubereitungen zur rektalen Anwendung 1433
– Zubereitungen zur vaginalen Anwendung 1436
Darreichungsformen (*siehe* Homöopathische Zubereitungen) 2528
Daunorubicinhydrochlorid 3482
Daunorubicini hydrochloridum 3482
DC-Platte
– mit Aluminiumoxid G *R* 749
– mit Cellulose *R* 749
– mit Kieselgel *R* 750
– mit Kieselgel F_{254} *R* 750
– mit Kieselgel G *R* 750
– mit Kieselgel GF_{254} *R* 750

– mit Kieselgel zur Aminopolyetherprüfung *R* ... 750
– mit octadecylsilyliertem Kieselgel *R* ... 750
– mit octadecylsilyliertem Kieselgel F_{254} *R* ... 750
– mit octadecylsilyliertem Kieselgel zur Trennung chiraler Komponenten *R* ... 750
– mit silanisiertem Kieselgel *R* ... 750
– mit silanisiertem Kieselgel F_{254} *R* ... 751
o, *p*′-DDD *R* ... 751
p, *p*′-DDD *R* ... 751
o, *p*′-DDE *R* ... 751
p, *p*′-DDE *R* ... 751
o, *p*′-DDT *R* ... 751
p, *p*′-DDT *R* ... 752
Decan *R* ... 752
Decanal *R* ... 752
Decanol *R* ... 752
Decansäure *R* ... 752
Decylalkohol *R* ... 752
Decylis oleas ... 3484
Decyloleat ... 3484
Deferipron ... 3484
Deferiproni compressi ... 3487
Deferiproni solutio peroralis ... 3486
Deferipron-Lösung zum Einnehmen ... 3486
Deferipron-Tabletten ... 3487
Deferipronum ... 3484
Deferoxamini mesilas ... 3489
Deferoxaminmesilat ... 3489
Dehydrocostuslacton *R* ... 752
Delphinium staphisagria ad praeparationes homoeopathicas ... 2599
Deltamethrin *R* ... 752
Dembrexinhydrochlorid-Monohydrat für Tiere ... 3493
Dembrexini hydrochloridum monohydricum ad usum veterinarium ... 3493
Demeclocyclinhydrochlorid ... **10.1**-6343
Demeclocyclinhydrochlorid *R* ... 753
Demeclocyclini hydrochloridum ... **10.1**-6343
Demethylflumazenil *R* ... 753
Demethylmisonidazol *R* ... 753
Deptropincitrat ... 3497
Deptropini citras ... 3497
Dequalinii chloridum ... 3498
Dequaliniumchlorid ... 3498
3-*O*-Desacyl-4′-monophosphoryl-lipid A ... 3500
Desfluran ... 3503
Desfluranum ... 3503
Desipraminhydrochlorid ... 3505
Desipramini hydrochloridum ... 3505
Deslanosid ... 3506
Deslanosidum ... 3506
Desloratadin ... 3508
Desloratadinum ... 3508
Desmopressin ... 3509
Desmopressinum ... 3509
Desogestrel ... 3511
Desogestrelum ... 3511
14-Desoxy-11,12-didehydroandrographolid *R* ... 753
4-Desoxypyridoxinhydrochlorid *R* ... 753
Desoxyribonukleinsäure, Natriumsalz *R* ... 753
2-Desoxy-D-ribose *R* ... 753
Desoxyuridin *R* ... 754
Destillationsbereich (2.2.11) ... 39
Detektion und Messung von Radioaktivität (2.2.66) ... 166
Detomidinhydrochlorid für Tiere ... 3513
Detomidini hydrochloridum ad usum veterinarium ... 3513
Deuterierte Natriumphosphat-Pufferlösung pH 5,0 (0,2 mol · l^{-1}) *R* ... 971
Dexamethason ... 3515
Dexamethasonacetat ... 3518
Dexamethasondihydrogenphosphat-Dinatrium ... 3521
Dexamethasoni acetas ... 3518
Dexamethasoni isonicotinas ... 3524
Dexamethasoni natrii phosphas ... 3521
Dexamethasonisonicotinat ... 3524
Dexamethasonum ... 3515
Dexamfetamini sulfas ... 3526
Dexamfetaminsulfat ... 3526
Dexchlorpheniramini maleas ... 3528
Dexchlorpheniraminmaleat ... 3528
Dexpanthenol ... 3530
Dexpanthenolum ... 3530
Dextran zur Chromatographie
– quer vernetztes *R* 2 ... 754
– quer vernetztes *R* 3 ... 754
Dextran 1 zur Herstellung von Parenteralia ... 3531
Dextran 40 zur Herstellung von Parenteralia ... 3533
Dextran 60 zur Herstellung von Parenteralia ... 3534
Dextran 70 zur Herstellung von Parenteralia ... 3535
Dextranblau 2000 *R* ... 754
Dextrane, Molekülmassenverteilung (2.2.39) ... 93
Dextranomer ... 3537
Dextranomerum ... 3537
Dextranum 1 ad iniectabile ... 3531
Dextranum 40 ad iniectabile ... 3533
Dextranum 60 ad iniectabile ... 3534
Dextranum 70 ad iniectabile ... 3535
Dextrin ... 3538
Dextrinum ... 3538
Dextromethorphanhydrobromid ... 3539
Dextromethorphani hydrobromidum ... 3539
Dextromoramidhydrogentartrat ... 3541
Dextromoramidi tartras ... 3541
Dextropropoxyphenhydrochlorid ... 3542
Dextropropoxypheni hydrochloridum ... 3542
Diacerein ... 3544
Diacereinum ... 3544
3,3′-Diaminobenzidin-tetrahydrochlorid *R* ... 754
1,2-Diamino-4,5-methylendioxybenzol-dihydrochlorid *R* ... 754
Diammonium-2,2′-azinobis(3-ethylbenzothiazolin-6-sulfonat) *R* ... 754
Diazepam ... 3547
Diazepamum ... 3547
Diazinon *R* ... 754
Diazobenzolsulfonsäure-Lösung *R* 1 ... 755
Diazoxid ... 3548
Diazoxidum ... 3548
Dibrommethan *R* ... 755
Dibrompropamidindiisetionat ... 3550
Dibrompropamidini diisetionas ... 3550
Dibutylamin *R* ... 755
Dibutylammoniumphosphat-Lösung zur Ionenpaarbildung *R* ... 755
Dibutylether *R* ... 755
Dibutylis phthalas ... 3551
Dibutylphthalat ... 3551
Dibutylphthalat *R* ... 755
Dicarboxidindihydrochlorid *R* ... 755
Dichlofenthion *R* ... 755
3,5-Dichloranilin *R* ... 756
2,4-Dichlorbenzoesäure *R* ... 756
Dichlorbenzol *R* ... 756
2,4-Dichlorbenzylalkohol ... 3553
5,7-Dichlorchinolin-8-ol *R* ... 756
Dichlorchinonchlorimid *R* ... 756
2,3-Dichlor-5,6-dicyanbenzochinon *R* ... 756
(*S*)-3,5-Dichlor-2,6-dihydroxy-*N*-[(1-ethylpyrrolidin-2-yl)methyl]benzamidhydrobromid *R* ... 756

Dichloressigsäure *R* 757
Dichloressigsäure-Reagenz *R* 757
Dichlorethan *R* 757
Dichlorfluorescein *R* 757
Dichlormethan 3554
Dichlormethan *R* 757
Dichlormethan *R* 1 757
2,6-Dichlorphenol *R* 757
Dichlorphenolindophenol *R* 757
Dichlorphenolindophenol-Lösung, eingestellte *R* 758
Dichlorvos *R* 758
Dichte
- relative (2.2.5) 33
- von Feststoffen (2.2.42) 104
- von Feststoffen, Bestimmung mit Hilfe von Gaspyknometern (2.9.23) 498

Dickextrakte (*siehe* Extrakte aus pflanzlichen Drogen) 1321
Diclazuril für Tiere 3556
Diclazurilum ad usum veterinarium 3556
Diclofenac-Kalium 3558
Diclofenac-Natrium 3560
Diclofenacum kalicum 3558
Diclofenacum natricum 3560
Dicloxacillin-Natrium 3562
Dicloxacillinum natricum 3562
Dicyclohexyl *R* 758
Dicyclohexylamin *R* 758
Dicyclohexylharnstoff *R* 758
Dicycloverinhydrochlorid 3564
Dicycloverini hydrochloridum 3564
Didanosin 3566
Didanosinum 3566
Didocosahexaenoin *R* 758
Didodecyl(3,3′-thiodipropionat) *R* 758
Dieldrin *R* 758
Dienogest 3568
Dienogestum 3568
Diethanolamin *R* 759
Diethanolamin-Pufferlösung pH 10,0 *R* 979
1,1-Diethoxyethan *R* 759
Diethoxytetrahydrofuran *R* 759
Diethylamin *R* 759
Diethylamin *R* 1 759
Diethylaminoethyldextran *R* 760
Diethylammoniumphosphat-Pufferlösung pH 6,0 *R* 972
N, *N*-Diethylanilin *R* 760
Diethylcarbamazindihydrogencitrat 3571
Diethylcarbamazini citras 3571
Diethylenglycol *R* 760
Diethylenglycol in ethoxylierten Substanzen (2.4.30) 223
Diethylenglycoli aether monoethylicus 3572
Diethylenglycoli palmitostearas 3574
Diethylenglycolmonoethylether 3572
Diethylenglycolpalmitostearat 3574
Diethylethylendiamin *R* 760
Diethylhexylphthalat *R* 760
Diethylis phthalas 3575
Diethylphenylendiaminsulfat *R* 760
Diethylphenylendiaminsulfat-Lösung *R* 760
Diethylphthalat 3575
Diethylstilbestrol 3577
Diethylstilbestrolum 3577
Diethylsulfon *R* 760
Differenzkalorimetrie (*siehe* 2.2.34) 83
Difloxacinhydrochlorid-Trihydrat für Tiere 3578
Difloxacini hydrochloridum trihydricum ad usum veterinarium 3578
Diflubenzuron *R* 761
Digitalis für homöopathische Zubereitungen 2579
Digitalis purpurea ad praeparationes homoeopathicas 2579
Digitalis purpureae folium 2123
Digitalis-purpurea-Blätter 2123
Digitonin *R* 761
Digitoxin 3581
Digitoxin *R* 761
Digitoxinum 3581
Diglycin *R* 761
Digoxin 3582
Digoxin *R* 761
Digoxinum 3582
Dihydralazini sulfas hydricus 3586
Dihydralazinsulfat, wasserhaltiges 3586
Dihydrocapsaicin *R* 761
10,11-Dihydrocarbamazepin *R* 761
Dihydrocarvon *R* 761
Dihydrocodein[(*R*,*R*)-tartrat] 3588
Dihydrocodeini hydrogenotartras 3588
Dihydroergocristini mesilas 3590
Dihydroergocristinmesilat 3590
Dihydroergotamini mesilas 3594
Dihydroergotaminmesilat 3594
Dihydrostreptomycini sulfas ad usum veterinarium 3597
Dihydrostreptomycinsulfat für Tiere 3597
Dihydrotachysterol 3600
Dihydrotachysterolum 3600
2,4-Dihydroxybenzaldehyd *R* **10.1**-6261
2,5-Dihydroxybenzoesäure *R* 762
5,7-Dihydroxy-4-methylcumarin *R* 762
1,3-Dihydroxynaphthalin *R* 762
2,7-Dihydroxynaphthalin *R* 762
2,7-Dihydroxynaphthalin-Lösung *R* 762
5,7-Diiodchinolin-8-ol *R* 762
Diisobutylketon *R* 762
Diisopropylether *R* 762
N,*N*-Diisopropylethylamin *R* 763
N,*N*′-Diisopropylethylendiamin *R* 763
Dikalii clorazepas monohydricus 3601
Dikalii phosphas 4437
Dikaliumclorazepat-Monohydrat 3601
Diltiazemhydrochlorid 3604
Diltiazemi hydrochloridum 3604
Dimenhydrinat 3606
Dimenhydrinatum 3606
Dimercaprol 3608
Dimercaprolum 3608
4,4′-Dimethoxybenzophenon *R* 763
3,4-Dimethoxy-L-phenylalanin *R* 763
Dimethoxypropan *R* 763
Dimethylacetamid 3609
Dimethylacetamid *R* 763
Dimethylacetamidum 3609
Dimethylamin *R* 763
Dimethylamin-Lösung *R* 763
Dimethylaminobenzaldehyd *R* 764
Dimethylaminobenzaldehyd-Lösung *R* 1 764
Dimethylaminobenzaldehyd-Lösung *R* 2 764
Dimethylaminobenzaldehyd-Lösung *R* 6 764
Dimethylaminobenzaldehyd-Lösung *R* 7 764
Dimethylaminobenzaldehyd-Lösung *R* 8 764
Dimethylaminobenzaldehyd-Lösung *R* 9 764
Dimethylaminoethanol *R* 764
(2-Dimethylaminoethyl)methacrylat *R* 764
3-Dimethylaminophenol *R* 764
2-(Dimethylamino)thioacetamidhydrochlorid *R* 765
Dimethylaminozimtaldehyd *R* 765

Dimethylaminozimtaldehyd-Lösung *R* 765
N,N-Dimethylanilin *R* 765
2,3-Dimethylanilin *R* 765
2,6-Dimethylanilin *R* 765
N, N-Dimethylanilin, Grenzprüfung (2.4.26) **10.1**-6255
2,6-Dimethylanilinhydrochlorid *R* 765
2,4-Dimethyl-6-*tert*-butylphenol *R* 765
Dimethylcarbonat *R* 765
Dimethyl-β-cyclodextrin *R* 766
Dimethyldecylamin *R* 766
1,1-Dimethylethylamin *R* 766
Dimethylformamid *R* 766
Dimethylformamiddiethylacetal *R* 766
N,N-Dimethylformamiddimethylacetal *R* 766
Dimethylglyoxim *R* 766
1,3-Dimethyl-2-imidazolidinon *R* 767
Dimethylis sulfoxidum **10.1**-6345
Dimethyloctylamin *R* 767
2,5-Dimethylphenol *R* 767
2,6-Dimethylphenol *R* 767
3,4-Dimethylphenol *R* 767
N,N-Dimethyl-L-phenylalanin *R* 767
Dimethylpiperazin *R* 767
Dimethylstearamid *R* 767
Dimethylsulfon *R* 768
Dimethylsulfoxid **10.1**-6345
Dimethylsulfoxid *R* 768
Dimethylsulfoxid *R* 1 768
Dimethylsulfoxid *R* 2 768
(D_6)Dimethylsulfoxid *R* 768
Dimeticon 3612
Dimeticon *R* 768
Dimeticonum 3612
Dimetindeni maleas 3613
Dimetindenmaleat 3613
Dimidiumbromid *R* 768
Dimidiumbromid-Sulfanblau-Reagenz *R* 768
Dinatrii clodronas tetrahydricus 3371
Dinatrii edetas 4953
Dinatrii etidronas 3850
Dinatrii pamidronas pentahydricus 5188
Dinatrii phosphas 4976
Dinatrii phosphas dihydricus 4977
Dinatrii phosphas dodecahydricus 4978
Dinatriumbicinchoninat *R* 768
Dinitrobenzoesäure *R* 769
Dinitrobenzoesäure-Lösung *R* 769
Dinitrobenzol *R* 769
Dinitrobenzol-Lösung *R* 769
Dinitrobenzoylchlorid *R* 769
Dinitrogenii oxidum 3635
Dinitrophenylhydrazin *R* 769
Dinitrophenylhydrazinhydrochlorid-Lösung *R* 769
Dinitrophenylhydrazin-Reagenz *R* 769
Dinitrophenylhydrazin-Schwefelsäure *R* 769
Dinonylphthalat *R* 769
Dinoproston 3615
Dinoprostonum 3615
Dinoprost-Trometamol 3617
Dinoprostum trometamolum 3617
Dioctadecyldisulfid *R* 770
Dioctadecyl(3,3′-thiodipropionat) *R* 770
Di-*n*-octylphthalat *R* 770
*Dioscoreae nipponicae rhizoma** 2515
*Dioscoreae oppositifoliae rhizoma** 2514
Diosmin 3618
Diosminum 3618
Dioxan *R* 770
Dioxan und Ethylenoxid (2.4.25) 214
Dioxan-Lösung *R* **10.1**-6261
Dioxan-Lösung *R* 1 770
Dioxan-Lösung *R* 2 770
Dioxan-Stammlösung *R* 770
Dioxaphosphan *R* 770
Diphenhydraminhydrochlorid 3621
Diphenhydramini hydrochloridum 3621
Diphenoxylathydrochlorid 3623
Diphenoxylati hydrochloridum 3623
Diphenylamin *R* 771
Diphenylamin-Lösung *R* 771
Diphenylamin-Lösung *R* 1 771
Diphenylamin-Lösung *R* 2 771
Diphenylanthracen *R* 771
Diphenylbenzidin *R* 771
Diphenylboryloxyethylamin *R* 771
Diphenylcarbazid *R* 771
Diphenylcarbazid-Lösung *R* 772
Diphenylcarbazon *R* 772
Diphenylcarbazon-Quecksilber(II)-chlorid-Reagenz *R* 772
2,2-Diphenylglycin *R* 772
1,2-Diphenylhydrazin *R* 772
Diphenylmethanol *R* 772
Diphenyloxazol *R* 772
Diphenylphenylenoxid-Polymer *R* 772
Diphtherie-Adsorbat-Impfstoff 1448
– Bestimmung der Wirksamkeit (2.7.6) 371
– (reduzierter Antigengehalt) 1450
Diphtherie-Antitoxin 1806
Diphtherie-Tetanus-Adsorbat-Impfstoff 1451
– (reduzierter Antigengehalt) 1453
Diphtherie-Tetanus-Hepatitis-B(rDNA)-Adsorbat-Impfstoff 1454
Diphtherie-Tetanus-Pertussis(azellulär, aus Komponenten)-Adsorbat-Impfstoff 1456
– (reduzierter Antigengehalt) 1459
Diphtherie-Tetanus-Pertussis(azellulär, aus Komponenten)-Haemophilus-Typ-b(konjugiert)-Adsorbat-Impfstoff 1461
Diphtherie-Tetanus-Pertussis(azellulär, aus Komponenten)-Hepatitis-B(rDNA)-Adsorbat-Impfstoff 1464
Diphtherie-Tetanus-Pertussis(Ganzzell)-Adsorbat-Impfstoff 1481
Diphtherie-Tetanus-Pertussis(azellulär, aus Komponenten)-Hepatitis-B(rDNA)-Poliomyelitis (inaktiviert)-Haemophilus-Typ-b(konjugiert)-Adsorbat-Impfstoff 1467
Diphtherie-Toxin und -Toxoid, Flockungswert (Lf) (2.7.27) 412
Diphtherie-Tetanus-Pertussis(azellulär, aus Komponenten)-Poliomyelitis(inaktiviert)-Adsorbat-Impfstoff 1471
– (reduzierter Antigengehalt) 1474
Diphtherie-Tetanus-Pertussis(Ganzzell)-Poliomyelitis(inaktiviert)-Adsorbat-Impfstoff 1483
Diphtherie-Tetanus-Pertussis(Ganzzell)-Poliomyelitis(inaktiviert)-Haemophilus-Typ-b(konjugiert)-Adsorbat-Impfstoff 1486
Diphtherie-Tetanus-Pertussis(azellulär, aus Komponenten)-Poliomyelitis(inaktiviert)-Haemophilus-Typ-b(konjugiert)-Adsorbat-Impfstoff 1477
Diphtherie-Tetanus-Poliomyelitis(inaktiviert)-Adsorbat-Impfstoff (reduzierter Antigengehalt) 1490
Dipivefrinhydrochlorid 3624
Dipivefrini hydrochloridum 3624
Diprophyllin **10.1**-6346
Diprophyllinum **10.1**-6346
Dipyridamol 3628
Dipyridamolum 3628

Beachten Sie den Hinweis auf „Allgemeine Monographien" zu Anfang des Bands auf Seite B

2,2′-Dipyridylamin *R* 772
Direkte amperometrische und gepulste elektrochemische Detektion (2.2.63) 163
Dirithromycin 3630
Dirithromycinum 3630
Disopyramid 3633
Disopyramidi phosphas 3634
Disopyramidphosphat 3634
Disopyramidum 3633
Distickstoffmonoxid 3635
Distickstoffmonoxid *R* 773
Distickstoffmonoxid in Gasen (2.5.35) 250
Disulfiram 3637
Disulfiramum 3637
Ditalimphos *R* 773
5,5′-Dithiobis(2-nitrobenzoesäure) *R* 773
Dithioerythritol *R* 773
Dithiol *R* 773
Dithiol-Reagenz *R* 773
Dithiothreitol *R* 773
Dithizon *R* 773
Dithizon *R* 1 773
Dithizon-Lösung *R* 774
Dithizon-Lösung *R* 2 774
Dithranol 3638
Dithranolum 3638
DNA-rekombinationstechnisch hergestellte Produkte 1313
DNA-Rückstände (Wirtszell-), Quantifizierung und Charakterisierung (*siehe* 2.6.35) 344
Dobutaminhydrochlorid 3640
Dobutamini hydrochloridum 3640
Docetaxel 3642
Docetaxel-Trihydrat 3645
Docetaxelum 3642
Docetaxelum trihydricum 3645
Docosahexaensäuremethylester *R* 774
Docusat-Natrium 3647
Docusat-Natrium *R* 774
Dodecylgallat 3648
Dodecylis gallas 3648
Dodecyltrimethylammoniumbromid *R* 774
Domperidon 3649
Domperidoni maleas 3651
Domperidonmaleat 3651
Domperidonum 3649
Donepezilhydrochlorid **10.1**-6348
Donepezilhydrochlorid-Monohydrat **10.1**-6350
Donepezili hydrochloridum **10.1**-6348
Donepezili hydrochloridum monohydricum **10.1**-6350
D-Dopa *R* 774
Dopaminhydrochlorid 3654
Dopamini hydrochloridum 3654
Dopexamindihydrochlorid 3655
Dopexamini dihydrochloridum 3655
Dorzolamidhydrochlorid 3658
Dorzolamidi hydrochloridum 3658
Dostenkraut 2125
Dosulepinhydrochlorid 3660
Dosulepini hydrochloridum 3660
Dotriacontan *R* 774
Doxapramhydrochlorid 3662
Doxaprami hydrochloridum 3662
Doxazosini mesilas 3664
Doxazosinmesilat 3664
Doxepinhydrochlorid 3666
Doxepini hydrochloridum 3666
Doxorubicinhydrochlorid 3668
Doxorubicini hydrochloridum 3668
Doxycyclin *R* 774
Doxycyclinhyclat 3670
Doxycyclini hyclas 3670
Doxycyclin-Monohydrat 3672
Doxycyclinum monohydricum 3672
Doxylaminhydrogensuccinat 3674
Doxylamini hydrogenosuccinas 3674
Dragendorffs Reagenz *R* 774
Dragendorffs Reagenz *R* 1 774
Dragendorffs Reagenz *R* 2 775
Dragendorffs Reagenz *R* 3 775
Dragendorffs Reagenz *R* 4 775
Dragendorffs Reagenz *R* 5 775
Dragendorffs Reagenz, verdünntes *R* 775
Drehung
 – optische (2.2.7) 34
 – spezifische (*siehe* 2.2.7) 34
Dreilappiger Salbei 2396
Dronedaronhydrochlorid 3676
Dronedaroni hydrochloridum 3676
Droperidol 3678
Droperidolum 3678
Drospirenon 3680
Drospirenonum 3680
Druckbehältnisse, Zubereitungen in 1407
*Drynariae rhizoma** 2127
Drynariawurzelstock* 2127
Dünnschichtchromatographie
 – Identifizierung fetter Öle (2.3.2) 183
 – Identifizierung von Phenothiazinen (2.3.3) 185
 – *siehe* (*siehe* 2.2.27) 62
 – *siehe* (*siehe* 2.2.46) 111
Duloxetinhydrochlorid 3682
Duloxetini hydrochloridum 3682
Durchflusszytometrie
 – *siehe* (2.7.24) 409
Durchflusszytometrie (*siehe* 5.1.6) 1013
Dutasterid 3685
Dutasteridum 3685
Dydrogesteron 3687
Dydrogesteronum 3687

E

Ebastin 3693
Ebastinum 3693
β-Ecdysteron *R* 775
Echinaceae angustifoliae radix 2437
Echinaceae pallidae radix 2432
Echinaceae purpureae herba 2430
Echinaceae purpureae radix 2435
Echinacosid *R* 775
Echtblausalz B *R* 775
Echtblausalz-B-Lösung *R* 775
Echtes Goldrutenkraut 2194
Echtrotsalz B *R* 776
*Ecliptae herba** 2129
Ecliptakraut* 2129
Econazol 3694
Econazoli nitras 3696
Econazolnitrat 3696
Econazolum 3694
Edetinsäure 3697
Edotreotid *R* 776
Edrophonii chloridum 3699
Edrophoniumchlorid 3699
Efeublätter 2131
Egg-Drop-Syndrom-’76-Impfstoff (inaktiviert) 1677
Eibischblätter 2132
Eibischwurzel 2134

Eichenrinde 2135
Eigenschaften
– in Monographien (5.11) 1185
– physikalische, der im Arzneibuch erwähnten Radionuklide, Tabelle (5.7) 1161
– von Hilfsstoffen, funktionalitätsbezogene (5.15) 1219
– von Substanzen, Erläuterung (*siehe* 1.4) 10
Eingestellter Cayennepfefferdickextrakt 2094
Eingestellter, gereinigter Trockenextrakt aus frischen Heidelbeeren 2212
Einheitensystem, Internationales, und andere Einheiten (1.6) 14
Einmalspritzen aus Kunststoff, sterile (3.3.8) 654
Einzeldosierte Arzneiformen
– Gleichförmigkeit (2.9.40) 545
– Gleichförmigkeit der Masse (2.9.5) 464
– Gleichförmigkeit des Gehalts (2.9.6) 465
– Überprüfung der Gleichförmigkeit bei großem Stichprobenumfang (2.9.47) 561
Eisen
– Grenzprüfung (2.4.9) 195
– Identitätsreaktion (*siehe* 2.3.1) 181
Eisen *R* 776
Eisen(III)-chlorid *R* 776
Eisen(III)-chlorid-Hexacyanoferrat(III)-Arsenit-Reagenz *R* 776
Eisen(III)-chlorid-Hexahydrat 3706
Eisen(III)-chlorid-Kaliumperiodat-Lösung *R* 776
Eisen(III)-chlorid-Lösung *R* 1 776
Eisen(III)-chlorid-Lösung *R* 2 776
Eisen(III)-chlorid-Lösung *R* 3 776
Eisen(III)-chlorid-Sulfaminsäure-Reagenz *R* 776
Eisen(II)-ethylendiammoniumsulfat *RV* 981
Eisen(II)-fumarat 3700
Eisen(II)-gluconat 3702
Eisenkraut 2136
Eisen-Lösung (1 g · l^{-1} Fe) *R* 963
Eisen-Lösung (1 ppm Fe) *R* 964
Eisen-Lösung (2 ppm Fe) *R* 964
Eisen-Lösung (8 ppm Fe) *R* 964
Eisen-Lösung (10 ppm Fe) *R* 964
Eisen-Lösung (20 ppm Fe) *R* 964
Eisen-Lösung (250 ppm Fe) *R* 964
Eisen(III)-nitrat *R* 776
Eisen(III)-salicylat-Lösung *R* 777
Eisen(II)-sulfat *R* 777
Eisen(III)-sulfat *R* 777
Eisen(II)-sulfat, getrocknetes 3703
Eisen(II)-sulfat-Heptahydrat 3705
Eisen(II)-sulfat-Lösung *R* 2 777
Eisen(III)-sulfat-Lösung *R* 777
Eisen(II)-sulfat-Lösung (0,1 mol · l^{-1}) 983
Eisen(III)-sulfat-Pentahydrat *R* 777
Elektrochemische Detektion, direkte amperometrische und gepulste (2.2.63) 163
Elektroimmunassay (*siehe* 2.7.1) 362
Elektrolyt-Reagenz zur Mikrobestimmung von Wasser *R* 777
Elektrophorese (2.2.31) 69
Element-Lösung zur Atomspektrometrie (1,000 g · l^{-1}) *R* 964
Eleutherococci radix 2468
Emedastindifumarat 3707
Emedastini difumaras 3707
Emodin *R* 777
Empfehlungen
– zur Bestimmung der Wirkstofffreisetzung (5.17.1) 1231
– zur Durchführung der Prüfung auf Bakterien-Endotoxine (5.1.10) 1026
Emplastra transcutanea 1406
Emulsionen
– zum Einnehmen 1377
– zur intrauterinen Anwendung für Tiere 1427
Enalaprilat-Dihydrat 3709
Enalaprilatum dihydricum 3709
Enalaprili maleas 3711
Enalaprilmaleat 3711
Endoprotease LysC *R* 777
α-Endosulfan *R* 777
β-Endosulfan *R* 777
Endrin *R* 778
Enilconazol für Tiere 3714
Enilconazolum ad usum veterinarium 3714
Enoxaparin-Natrium 3716
Enoxaparinum natricum 3716
Enoxolon 3719
Enoxolonum 3719
Enrofloxacin für Tiere 3720
Enrofloxacinum ad usum veterinarium 3720
Entacapon 3722
Entacaponum 3722
Entecavir-Monohydrat 3724
Entecavirum monohydricum 3724
Entenpest-Lebend-Impfstoff 1680
Entfärberlösung *R* 778
Entwicklerlösung *R* 778
Enziantinktur 2138
Enzianwurzel 2139
Enzootische-Pneumonie-Impfstoff (inaktiviert) für Schweine 1681
*Ephedrae herba** 2141
Ephedrakraut* 2141
Ephedrin 3727
Ephedrin-Hemihydrat 3728
Ephedrinhydrochlorid 3729
Ephedrinhydrochlorid, racemisches 3731
Ephedrini hydrochloridum 3729
Ephedrini racemici hydrochloridum 3731
Ephedrinum 3727
Ephedrinum hemihydricum 3728
(–)-Epicatechin *R* 778
(–)-Epigallocatechin-3-*O*-gallat *R* 778
Epilactose *R* 778
Epinastinhydrochlorid 3732
Epinastini hydrochloridum 3732
Epinephrin *R* 778
Epinephrin/Adrenalin 3734
Epinephrinhydrogentartrat/Adrenalinhydrogentartrat 3736
Epirubicinhydrochlorid 3738
Epirubicini hydrochloridum 3738
Eplerenon 3740
Eplerenonum 3740
Equiseti herba 2401
Erbsenstärke 3742
Erdalkalimetalle, Magnesium, Grenzprüfung (2.4.7) 191
Erdnussöl
– hydriertes 3743
– raffiniertes 3744
Erdrauchkraut 2143
Ergocalciferol 3745
Ergocalciferolum 3745
Ergometrini maleas **10.1**-6355
Ergometrinmaleat **10.1**-6355
Ergotamini tartras 3749
Ergotamintartrat 3749
Eriochromschwarz T *R* 778
Eriochromschwarz-T-Verreibung *R* 779

Beachten Sie den Hinweis auf „Allgemeine Monographien" zu Anfang des Bands auf Seite B

Eriochromschwarz-T-Verreibung *R* 1 779
Ersatz von Methoden in vivo durch Methoden in vitro zur Qualitätskontrolle von Impfstoffen (5.2.14) 1085
Erstarrungstemperatur (2.2.18) 45
Erucamid *R* 779
Erweichungszeit von lipophilen Suppositorien (2.9.22) 497
Erythritol 3752
Erythritol *R* 779
Erythritolum 3752
Erythromycin 3754
Erythromycinestolat 3759
Erythromycinethylsuccinat 3764
Erythromycini estolas 3759
Erythromycini ethylsuccinas 3764
Erythromycini lactobionas 3767
Erythromycini stearas 3772
Erythromycinlactobionat 3767
Erythromycinstearat 3772
Erythromycinum 3754
Erythropoetin-Lösung, konzentrierte 3776
Erythropoietini solutio concentrata 3776
Erythrozyten-Suspension vom Kaninchen *R* 779
Eschenblätter 2144
Escherichia coli, Nachweis
- in lebenden biotherapeutischen Produkten (*siehe* 2.6.38) 357
- in nicht sterilen Produkten (*siehe* 2.6.13) 282
- in pflanzlichen Arzneimitteln zum Einnehmen (*siehe* 2.6.31) 333
Escitalopram 3782
Escitaloprami oxalas 3785
Escitalopramoxalat 3785
Escitalopramum 3782
Esketaminhydrochlorid 3788
Esketamini hydrochloridum 3788
Esomeprazol-Magnesium-Dihydrat 3790
Esomeprazol-Magnesium-Trihydrat 3793
Esomeprazolum magnesicum dihydricum 3790
Esomeprazolum magnesicum trihydricum 3793
Esomeprazolum natricum 3795
Esomperazol-Natrium 3795
Essigsäure
- in synthetischen Peptiden (2.5.34) 249
- verdünnte *R* 779
- verdünnte *R* 1 779
- wasserfreie *R* 779
Essigsäure *R* 779
(D_4)Essigsäure *R* 779
Essigsäure 99 % 3798
Essigsäure 99 % *R* 779
Ester, Identitätsreaktion (*siehe* 2.3.1) 181
Esterase-Inhibitor vom Menschen, C1-, ... 3799
- Wertbestimmung (2.7.34) 421
C1-esterasi inhibitor humanus 3799
Esterzahl (2.5.2) 229
Estradiol *R* 780
17α-Estradiol *R* 780
Estradiolbenzoat 3802
Estradiol-Hemihydrat 3800
Estradioli benzoas 3802
Estradioli valeras 3804
Estradiolum hemihydricum 3800
Estradiolvalerat 3804
Estragol *R* 780
Estriol 3807
Estriolum 3807
Estrogene, konjugierte 3809
Estrogeni coniuncti 3809
Etacrynsäure 3813
Etamsylat 3815
Etamsylatum 3815
Etanercept 3816
Etanerceptum 3816
Ethacridini lactas monohydricus 3823
Ethacridinlactat-Monohydrat 3823
Ethambutoldihydrochlorid 3825
Ethambutoli hydrochloridum 3825
Ethan *R* 780
Ethanol
- wasserfreies 3827
- wasserfreies *R* 780
- wasserfreies *R* 1 780
Ethanol 96 % 3829
Ethanol 96 % *R* 780
Ethanol 96 %, aldehydfreies *R* 780
Ethanol x % *R* 780
Ethanolgehalt (2.9.10) 469
Ethanoltabelle (5.5) 1143
Ethanolum (96 per centum) 3829
Ethanolum anhydricum 3827
Ether 3832
- peroxidfreier *R* 781
- zur Narkose 3833
Ether *R* 781
Ethinylestradiol 3834
Ethinylestradiolum 3834
Ethion *R* 781
Ethionamid 3836
Ethionamidum 3836
Ethosuximid 3838
Ethosuximidum 3838
Ethoxychrysoidinhydrochlorid *R* 781
Ethoxychrysoidinhydrochlorid-Lösung *R* 781
Ethylacetat 3840
Ethylacetat *R* 781
Ethylacetat-Sulfaminsäure-Reagenz *R* 782
Ethylacrylat *R* 782
4-[(Ethylamino)methyl]pyridin *R* 782
Ethylbenzoat *R* 782
Ethylbenzol *R* 782
Ethylbenzolsulfonat *R* 782
Ethyl-5-bromvalerat *R* 782
Ethylcellulose 3841
Ethylcellulosum 3841
Ethylclorazepat *R* 782
Ethylendiamin 3844
Ethylendiamin *R* 783
Ethylendiaminum 3844
(Ethylendinitrilo)tetraessigsäure *R* 783
Ethylenglycol *R* 783
Ethylenglycol und Diethylenglycol in ethoxylierten Substanzen (2.4.30) 223
Ethylenglycoli monopalmitostearas 3845
Ethylenglycolmonododecylether *R* 783
Ethylenglycolmonoethylether *R* 783
Ethylenglycolmonomethylether *R* 783
Ethylenglycolmonopalmitostearat 3845
Ethylenoxid *R* 783
Ethylenoxid und Dioxan (2.4.25) 214
Ethylenoxid-Lösung *R* 783
Ethylenoxid-Lösung *R* 1 784
Ethylenoxid-Lösung *R* 2 784
Ethylenoxid-Lösung *R* 3 784
Ethylenoxid-Lösung *R* 4 784
Ethylenoxid-Stammlösung *R* 784
Ethylenoxid-Stammlösung *R* 1 784
Ethylenoxid-Stammlösung *R* 2 784
Ethylformiat *R* 785
Ethylhexandiol *R* 785

2-Ethylhexansäure *R* 785
2-Ethylhexansäure, Grenzprüfung (2.4.28) 220
Ethyl-4-hydroxybenzoat 3846
Ethyl-4-hydroxybenzoat *R* 785
Ethylis acetas 3840
Ethylis oleas 3849
Ethylis parahydroxybenzoas 3846
Ethylis parahydroxybenzoas natricus 4954
Ethylmaleinimid *R* 785
Ethylmethansulfonat *R* 785
2-Ethyl-2-methylbernsteinsäure *R* 785
Ethylmethylketon *R* 785
Ethylmorphinhydrochlorid 3848
Ethylmorphini hydrochloridum 3848
Ethyloleat 3849
2-Ethylpyridin *R* 786
Ethyltoluolsulfonat *R* 786
Ethylvinylbenzol-Divinylbenzol-Copolymer *R* 786
Etidronat-Dinatrium 3850
Etilefrinhydrochlorid 3851
Etilefrini hydrochloridum 3851
Etodolac 3853
Etodolacum 3853
Etofenamat 3856
Etofenamatum 3856
Etomidat 3858
Etomidatum 3858
Etoposid 3860
Etoposidum 3860
Eucalypti aetheroleum 2147
Eucalypti folium 2146
Eucalyptusblätter 2146
Eucalyptusöl 2147
*Eucommiae cortex** 2149
Eucommiarinde* 2149
Eugenol 3865
Eugenol *R* 786
Eugenolum 3865
Euglobulin vom Menschen *R* 786
Euglobulin vom Rind *R* 787
Euterwaschmittel 1382
Everolimus 3867
Everolimusum 3867
*Evodiae fructus** 2454
Evodiamin R 787
Exemestan **10.1**-6357
Exemestanum **10.1**-6357
Extracta fluida 1318
Extracta sicca 1318
Extracta spissa 1318
Extrakte
- aus pflanzlichen Drogen 1318
- aus pflanzlichen Drogen, Informationskapitel (5.23) 1283
- Trockenrückstand (2.8.16) 435
- Trocknungsverlust (2.8.17) 435

Extraktionsharz *R* 787
EZ, Esterzahl (2.5.2) 229

F

Factor VII coagulationis humanus 2971
Factor VIII coagulationis humanus 2980
Factor IX coagulationis humanus 2983
Factor XI coagulationis humanus 2996
Factor VIII coagulationis humanus (ADNr) 2982
Factor humanus von Willebrandi 6148
Factoris VIIa coagulationis humani (ADNr) solutio concentrata 2973
Factoris IX coagulationis humani (ADNr) pulvis ad solutionem iniectabilem 2992
Factoris IX coagulationis humani (ADNr) solutio concentrata 2985
Fäden, sterile
- Catgut 1961
- Catgut resorbierbares, im Fadenspender, für Tiere 1975
- Leinen, im Fadenspender, für Tiere 1978
- nicht resorbierbare 1963
- nicht resorbierbare, im Fadenspender, für Tiere 1976
- Polyamid, im Fadenspender, für Tiere 1978
- Polyester, im Fadenspender, für Tiere 1979
- resorbierbare, synthetische, geflochtene 1967
- resorbierbare, synthetische, monofile 1969
- Seide, geflochten, im Fadenspender, für Tiere 1980

Fälschung, potentielle (*siehe* 1.4) 9
Färberdistelblüten* 2151
Färberdistelöl, raffiniertes 3875
Färberknöterichblätter* 2153
Färberwaidwurzel* 2155
Färbung von Flüssigkeiten (2.2.2) 29
Fagopyri herba 2083
Faktor-V-Mangelplasmasubstrat *R* 787
Faktor-VII-Mangelplasma *R* 788
Famotidin 3876
Famotidinum 3876
Farbreferenzlösungen (*siehe* 2.2.2) 30
Farbvergleichslösungen (*siehe* 2.2.2) 30
Fargesin *R* 788
(*E*,*E*)-Farnesol *R* 788
Faulbaumrinde 2157
Faulbaumrindentrockenextrakt, eingestellter 2159
Fc-Funktion von Immunglobulin (2.7.9) 386
Febantel für Tiere 3878
Febantelum ad usum veterinarium 3878
Fehling'sche Lösung *R* 788
Fehling'sche Lösung *R* 2 788
Fehling'sche Lösung *R* 3 788
Fehling'sche Lösung *R* 4 788
Feinheit von Pulvern (2.9.35) 529
Felbinac 3880
Felbinacum 3880
Felodipin 3881
Felodipinum 3881
Felypressin 3883
Felypressinum 3883
Fenbendazol für Tiere 3885
Fenbendazolum ad usum veterinarium 3885
Fenbufen 3886
Fenbufenum 3886
Fenchel
- Bitterer 2160
- Süßer 2161

Fenchlorphos *R* 788
Fenchon *R* 788
Fenofibrat 3888
Fenofibratum 3888
Fenoterolhydrobromid 3890
Fenoteroli hydrobromidum 3890
Fentanyl 3891
Fentanylcitrat 3894
Fentanyli citras 3894
Fentanylum 3891
Fenticonazoli nitras 3896
Fenticonazolnitrat 3896
Fenvalerat *R* 789
Fermentationsprodukte 1323
Ferri chloridum hexahydricum 3706
Ferrocyphen *R* 789

Ferroin-Lösung *R* . . . 789
Ferrosi fumaras . . . 3700
Ferrosi gluconas . . . 3702
Ferrosi sulfas desiccatus . . . 3703
Ferrosi sulfas heptahydricus . . . 3705
Ferrum ad praeparationes homoeopathicas . . . 2581
Ferrum metallicum für homöopathische Zubereitungen . . . 2581
Ferulasäure *R* . . . 789
Festkörper-NMR (*siehe* 2.2.33) . . . 82
Feststoffe
- Bestimmung der Porosität und Porengrößenverteilung durch Quecksilberporosimetrie (2.9.32) . . . 516
- Dichte (2.2.42) . . . 104
- kristalline, Charakterisierung durch Mikrokalorimetrie und Lösungskalorimetrie (2.2.61) . . . 159
- kristalline und teilweise kristalline, Charakterisierung durch Röntgenpulverdiffraktometrie (2.9.33) . . . 519
- poröse, Benetzbarkeit (2.9.45) . . . 557

Fette Öle
- Baumwollsamenöl, hydriertes . . . 2879
- Borretschöl, raffiniertes . . . 2999
- Erdnussöl, hydriertes . . . 3743
- Färberdistelöl, raffiniertes . . . 3875
- Fischöl, Omega-3-Säuren-reiches . . . 5118
- Kakaobutter . . . 4419
- Kokosfett, raffiniertes . . . 4466
- Lachsöl vom Zuchtlachs . . . 4475
- Lebertran (Typ A) . . . 4509
- Lebertran (Typ B) . . . 4514
- Lebertran vom Kabeljau (aus Aufzucht) . . . 4520
- Leinöl, natives . . . 4527
- Maisöl, raffiniertes . . . **10.1**-6421
- Mandelöl, natives . . . 4685
- Nachtkerzenöl, raffiniertes . . . 4892
- Olivenöl, natives . . . 5104
- Olivenöl, raffiniertes . . . 5105
- Raffiniertes Erdnussöl . . . 3744
- Raffiniertes Mandelöl . . . 4686
- Rapsöl, raffiniertes . . . 5516
- Rizinusöl, hydriertes . . . **10.1**-6481
- Rizinusöl, natives . . . 5562
- Rizinusöl, raffiniertes . . . 5564
- Sesamöl, raffiniertes . . . 5640
- Sojaöl, hydriertes . . . 5662
- Sojaöl, raffiniertes . . . 5663
- Sonnenblumenöl, raffiniertes . . . 5680
- Weizenkeimöl, natives . . . 6175
- Weizenkeimöl, raffiniertes . . . 6176

Fette Öle
- alkalisch reagierende Substanzen (2.4.19) . . . 198
- Identifizierung durch DC (2.3.2) . . . 183
- in ätherischen Ölen (2.8.7) . . . 429
- Prüfung auf fremde Öle durch DC (2.4.21) . . . 203
- Schwermetalle in (2.4.27) . . . 217
- Sterole (2.4.23) . . . 206

Fettsäurenzusammensetzung
- Prüfung durch Gaschromatographie (2.4.22) . . . 203
- von Omega-3-Säuren-reichen Ölen (2.4.29) . . . 220

Fexofenadinhydrochlorid . . . 3898
Fexofenadini hydrochloridum . . . 3898
Fibrinblau *R* . . . 789
Fibrini glutinum . . . 3901
Fibrin-Kleber . . . 3901
Fibrinogen *R* . . . 789
Fibrinogen vom Menschen . . . 3903
Fibrinogenum humanum . . . 3903
Fila non resorbilia sterilia . . . 1963
Fila non resorbilia sterilia in fuso ad usum veterinarium . . . 1976
Fila resorbilia synthetica monofilamenta sterilia . . . 1969
Fila resorbilia synthetica torta sterilia . . . 1967
Filgrastimi solutio concentrata . . . 3904
Filgrastimi solutio iniectabilis . . . 3908
Filgrastim-Lösung
- konzentrierte . . . 3904
- zur Injektion . . . 3908

Filipendulae ulmariae herba . . . 2289
Filter
- Porengröße (*siehe* 2.1.2) . . . 21
- zur Herstellung steriler Zubereitungen (*siehe* 5.1.1) . . . 999

Filum bombycis tortum sterile in fuso ad usum veterinarium . . . 1980
Filum ethyleni polyterephthalici sterile in fuso ad usum veterinarium . . . 1979
Filum lini sterile in fuso ad usum veterinarium . . . 1978
Filum polyamidi sterile in fuso ad usum veterinarium . . 1978
Finasterid . . . 3911
Finasteridum . . . 3911
Fingolimodhydrochlorid . . . 3913
Fingolimodi hydrochloridum . . . 3913
Fipronil für Tiere . . . 3915
Fipronilum ad usum veterinarium . . . 3915
Fixierlösung *R* . . . 789
Fixierlösung zur IEF auf Polyacrylamidgel *R* . . . 789
F_0-Konzept, Anwendung auf die Dampfsterilisation von wässrigen Zubereitungen (5.1.5) . . . 1009
Flavoxathydrochlorid . . . 3916
Flavoxati hydrochloridum . . . 3916
Flecainidacetat . . . 3918
Flecainidi acetas . . . 3918
Fließeigenschaften von Pulvern, Bestimmung mittels Scherzellen (*siehe* 2.9.49) . . . 564
Fließen von Pulvern durch eine Düse (*siehe* 2.9.36) . . . 533
Fließverhalten
- *siehe* (*siehe* 2.9.16) . . . 476
- von Pulvern (2.9.36) . . . 530

Flockungswert (Lf) von Diphtherie- und Tetanus-Toxin und -Toxoid (Ramon-Bestimmung) (2.7.27) . . . 412
Flohsamen . . . 2163
- Indische . . . 2164

Flohsamenschalen, Indische . . . 2165
Flubendazol . . . 3920
Flubendazolum . . . 3920
Flucloxacillin-Magnesium-Octahydrat . . . 3922
Flucloxacillin-Natrium . . . 3924
Flucloxacillinum magnesicum octahydricum . . . 3922
Flucloxacillinum natricum . . . 3924
Fluconazol . . . 3927
Fluconazolum . . . 3927
Flucytosin . . . 3929
Flucytosinum . . . 3929
Fludarabini phosphas . . . 3931
Fludarabinphosphat . . . 3931
Fludeoxyglucosi(^{18}F) solutio iniectabilis . . . 1832
(^{18}F)Fludesoxyglucose-Injektionslösung . . . 1832
Fludrocortisonacetat . . . 3934
Fludrocortisoni acetas . . . 3934
Flüssigchromatographie
- *siehe* (2.2.46) . . . 111
- mit superkritischen Phasen (2.2.45) . . . 110
- mit superkritischen Phasen (*siehe* 2.2.46) . . . 111

Flüssige Verdünnungen (*siehe* Vorschriften zur Herstellung homöopathischer konzentrierter Zubereitungen und zur Potenzierung) . . . 2549
Flüssige Zubereitungen
- zum Einnehmen . . . 1377

– zur kutanen Anwendung . . . 1380
– zur kutanen Anwendung am Tier . . . 1382
– zur Vernebelung . . . 1419
Flüssigkeiten
– Färbung (2.2.2) . . . 29
– Klarheit und Opaleszenz (2.2.1) . . . 27
Flufenaminsäure *R* . . . 789
Flumazenil . . . 3936
Flumazenil *R* . . . 790
Flumazenili (N-[^{11}C]methyl) solutio iniectabilis . . . 1882
Flumazenilum . . . 3936
Flumequin . . . 3938
Flumequinum . . . 3938
Flumetasoni pivalas . . . 3939
Flumetasonpivalat . . . 3939
Flunarizindihydrochlorid . . . 3942
Flunarizini dihydrochloridum . . . 3942
Flunitrazepam . . . 3943
Flunitrazepam *R* . . . 790
Flunitrazepamum . . . 3943
Flunixini megluminum ad usum veterinarium . . . 3945
Flunixinmeglumin für Tiere . . . 3945
Fluocinolonacetonid . . . 3946
Fluocinoloni acetonidum . . . 3946
Fluocortoloni pivalas . . . **10.1**-6363
Fluocortolonpivalat . . . **10.1**-6363
Fluorcholinchlorid *R* . . . 790
(^{18}F)Fluorcholin-Injektionslösung . . . 1836
2-Fluor-2-desoxy-D-glucose *R* . . . 790
2-Fluor-2-desoxy-D-mannose *R* . . . 790
Fluordinitrobenzol *R* . . . 790
1-Fluor-2,4-dinitrophenyl-5-L-alaninamid *R* . . . 790
Fluoren *R* . . . 790
(9-Fluorenyl)methylchlorformiat *R* . . . 790
Fluorescamin *R* . . . 791
Fluorescein . . . 3951
Fluorescein *R* . . . 791
Fluorescein-Natrium . . . 3953
Fluorescein-Natrium *R* . . . 791
Fluoresceinum . . . 3951
Fluoresceinum natricum . . . 3953
Fluorethyl(2-hydroxyethyl)dimethylammonium-chlorid *R* . . . 791
Fluorethyl-D-tyrosinhydrochlorid *R* . . . 791
Fluorethyl-L-tyrosinhydrochlorid *R* . . . 791
(^{18}F)Fluorethyl-L-tyrosin-Injektionslösung . . . 1839
Fluorid, Grenzprüfung (2.4.5) . . . 190
Fluoridi(^{18}F) solutio ad radio-signandum . . . 1842
Fluorid-Lösung (1 ppm F) *R* . . . 964
Fluorid-Lösung (10 ppm F) *R* . . . 964
(^{18}F)Fluorid-Lösung zur Radiomarkierung . . . 1842
Fluorimetrie (2.2.21) . . . 46
Fluormisonidazol *R* . . . 791
(^{18}F)Fluormisonidazol-Injektionslösung . . . 1843
1-Fluor-2-nitro-4-(trifluormethyl)benzol *R* . . . 791
Fluorocholini(^{18}F) solutio iniectabilis . . . 1836
Fluorodopae(^{18}F) ab electrophila substitutione solutio iniectabilis . . . 1847
Fluorodopae(^{18}F) ab nucleophila substitutione solutio iniectabilis . . . 1849
DL-6-Fluorodopahydrochlorid *R* . . . 792
(^{18}F)Fluorodopa-Injektionslösung ((^{18}F)Fluorodopa hergestellt durch nukleophile Substitution) . . . 1849
(^{18}F)Fluorodopa-Injektionslösung (hergestellt durch elektrophile Substitution) . . . 1847
Fluoroethyl-L-tyrosini(^{18}F) solutio iniectabilis . . . 1839
6-Fluorolevodopahydrochlorid *R* . . . 792
Fluoromisonidazoli(^{18}F) solutio iniectabilis . . . 1843
Fluorouracil . . . 3955
Fluorouracilum . . . 3955
Fluoxetinhydrochlorid . . . 3957
Fluoxetini hydrochloridum . . . 3957
Flupentixoldihydrochlorid . . . 3960
Flupentixoli dihydrochloridum . . . 3960
Fluphenazindecanoat . . . **10.1**-6365
Fluphenazindihydrochlorid . . . 3965
Fluphenazinenantat . . . **10.1**-6367
Fluphenazini decanoas . . . **10.1**-6365
Fluphenazini dihydrochloridum . . . 3965
Fluphenazini enantas . . . **10.1**-6367
Flurazepamhydrochlorid . . . 3969
Flurazepami monohydrochloridum . . . 3969
Flurbiprofen . . . 3971
Flurbiprofenum . . . 3971
Fluspirilen . . . 3972
Fluspirilenum . . . 3972
Flusssäure *R* . . . 792
Flutamid . . . 3974
Flutamidum . . . 3974
Fluticasoni propionas . . . 3976
Fluticasonpropionat . . . 3976
Flutrimazol . . . 3979
Flutrimazolum . . . 3979
Fluvastatin-Natrium . . . 3981
Fluvastatinum natricum . . . 3981
Fluvoxamini maleas . . . 3983
Fluvoxaminmaleat . . . 3983
Foeniculi amari fructus . . . 2160
Foeniculi amari fructus aetheroleum . . . 2063
Foeniculi amari herbae aetheroleum . . . 2060
Foeniculi dulcis fructus . . . 2161
Fokussierung, isoelektrische (2.2.54) . . . 130
Follitropin . . . 3985
Follitropini solutio concentrata . . . 3993
Follitropin-Lösung, konzentrierte . . . 3993
Follitropinum . . . 3985
Folsäure *R* . . . 792
Folsäure-Hydrat . . . 4001
Formaldehyd, freier, Grenzprüfung (2.4.18) . . . 198
Formaldehydi solutio (35 per centum) . . . 4004
Formaldehyd-Lösung *R* . . . 792
Formaldehyd-Lösung *R* 1 . . . 792
Formaldehyd-Lösung 35 % . . . 4004
Formaldehyd-Lösung (5 ppm CH_2O) *R* . . . 964
Formaldehyd-Schwefelsäure *R* . . . 792
Formamid *R* . . . 792
Formamid *R* 1 . . . 792
Formamid-Sulfaminsäure-Reagenz *R* . . . 792
Formoterolfumarat-Dihydrat . . . 4005
Formoteroli fumaras dihydricus . . . 4005
Foscarnet-Natrium-Hexahydrat . . . 4008
Foscarnetum natricum hexahydricum . . . 4008
Fosfomycin-Calcium . . . 4010
Fosfomycin-Natrium . . . 4011
Fosfomycin-Trometamol . . . 4013
Fosfomycinum calcicum . . . 4010
Fosfomycinum natricum . . . 4011
Fosfomycinum trometamolum . . . 4013
Fosinopril-Natrium . . . 4015
Fosinoprilum natricum . . . 4015
Fourier-Transformation-NMR (*siehe* 2.2.33) . . . 82
Fragmenta epithelii phaneraeque bestiarium ad producta allergenica . . . 5925
Framycetini sulfas . . . 4019
Framycetinsulfat . . . 4019
Frangulae cortex . . . 2157
Frangulae corticis extractum siccum normatum . . . 2159
Frauenmantelkraut . . . 2165
Fraxini folium . . . 2144

*Fraxini chinensis cortex** **10.1**-6277
Freier Formaldehyd, Grenzprüfung (2.4.18) 198
Fremde Bestandteile (2.8.2) 427
Fremde Ester in ätherischen Ölen (2.8.6) 428
Fremde Öle in fetten Ölen, Prüfung durch DC (2.4.21) 203
Friabilität
– von Granulaten und Pellets (2.9.41) 549
– von nicht überzogenen Tabletten (2.9.7) 466
Fructose 4021
Fructose *R* 792
Fructosum 4021
FSME-Impfstoff (inaktiviert) 1492
Fuchsin *R* 793
Fucose *R* 793
Fucus vel Ascophyllum 2471
Fulvestrant 4022
Fulvestrantum 4022
Fumariae herba 2143
Fumarsäure *R* 793
Funktionalitätsbezogene Eigenschaften von Hilfsstoffen (5.15) 1219
Funktionelle Gruppen, Identitätsreaktionen (2.3.1) 179
Furfural *R* 793
Furosemid 4025
Furosemidum 4025
Furunkulose-Impfstoff (inaktiviert, injizierbar, mit öligem Adjuvans) für Salmoniden 1684
Fusidinsäure 4027

G

Gabapentin 4035
Gabapentinum 4035
Gadobutrol-Monohydrat 4037
Gadobutrolum monohydricum 4037
Gadodiamid-Hydrat 4039
Gadodiamidum hydricum 4039
Gadoliniumchlorid-Hexahydrat *R* 793
Gadoliniumsulfat-Octahydrat *R* 793
Galactose 4042
Galactose *R* 793
Galactosum 4042
1,6-Galactosylgalactose *R* 794
Galacturonsäure *R* 794
Galantaminhydrobromid **10.1**-6373
Galantamini hydrobromidum **10.1**-6373
Gallensalze tolerierende, gramnegative Bakterien, Nachweis
– in lebenden biotherapeutischen Produkten (*siehe* 2.6.38) 355
– in nicht sterilen Produkten (*siehe* 2.6.13) 282
– in pflanzlichen Arzneimitteln zum Einnehmen (*siehe* 2.6.31) 332
Gallii(^{68}Ga) chloridi solutio ad radio-signandum 1854
Gallii(^{67}Ga) citratis solutio iniectabilis 1856
Gallii(^{68}Ga) edotreotidi solutio iniectabilis 1857
[^{68}Ga]Galliumchlorid-Lösung *R* 794
(^{68}Ga)Galliumchlorid-Lösung zur Radiomarkierung 1854
(^{67}Ga)Galliumcitrat-Injektionslösung 1856
(^{68}Ga)Galliumedotreotid-Injektionslösung 1857
Gallussäure *R* 794
Gammadex 4048
Gammadexum 4048
Ganciclovir 4050
Ganciclovirum 4050
*Gardeniae fructus** 2167
Gardenienfrüchte* 2167
Gasbrand-Antitoxin
– *(Clostridium novyi)* 1807
– *(Clostridium perfringens)* 1808
– *(Clostridium septicum)* 1810
– (polyvalent) 1811
Gaschromatographie
– *siehe* (2.2.28) 64
– *siehe* (2.2.46) 111
Gasgemisch
– aus Acetylen (1 Prozent) in Stickstoff 4053
– aus Kohlenmonoxid (5 Prozent) in Stickstoff 4054
– aus Methan (2 Prozent) in Stickstoff 4055
Gasprüfröhrchen (2.1.6) 23
Gaspyknometer, Bestimmung der Dichte von Feststoffen (2.9.23) 498
Gassterilisation (*siehe* 5.1.1) 998
*Gastrodiae rhizoma** 2170
Gastrodienwurzelstock* 2170
Gastrodin *R* 794
GC, Gaschromatographie (2.2.28) 64
Gefitinib 4056
Gefitinibum 4056
Geflügelpocken-Lebend-Impfstoff 1686
Gehaltsbestimmung
– ätherischer Öle in pflanzlichen Drogen (2.8.12) 430
– Erläuterung (*siehe* 1.4) 10
– von 1,8-Cineol in ätherischen Ölen (2.8.11) 430
Gekreuzte Immunelektrophorese (*siehe* 2.7.1) 362
Gekrönte-Scharte-Kraut 2171
Gelatina 4058
Gelatine 4058
Gelatine *R* 794
Gelatine, hydrolysierte *R* 794
Gelbfieber-Lebend-Impfstoff 1495
Gelbwurz
– Javanische 2174
– Kanadische 2176
Gele
– hydrophile 1388
– lipophile 1388
– zur Injektion 1394
Gemcitabinhydrochlorid 4060
Gemcitabini hydrochloridum 4060
Gemfibrozil 4062
Gemfibrozilum 4062
Geniposid *R* 794
Gentamicini sulfas **10.1**-6376
Gentamicinsulfat **10.1**-6376
Gentianae radix 2139
Gentianae tinctura 2138
Gentransfer-Arzneimittel zur Anwendung am Menschen (5.14) 1197
Geräte, Anforderungen (*siehe* 1.2) 7
Geraniol *R* 794
Geranylacetat *R* 795
Gerbstoffe in pflanzlichen Drogen (2.8.14) 434
Gereinigtes Tuberkulin aus *Mycobacterium avium* 6040
Gereinigtes Tuberkulin aus *Mycobacterium bovis* 6041
Germanium-Lösung (100 ppm Ge) *R* 964
Geruch (2.3.4) 185
Geruch und Geschmack von ätherischen Ölen (2.8.8) 429
Gesamtcholesterol in Omega-3-Säuren-reichen Ölen (2.4.32) 224
Gesamter organischer Kohlenstoff in Wasser zum pharmazeutischen Gebrauch (2.2.44) 109
Gesamtprotein (2.5.33) 245
Gestoden 4067
Gestodenum 4067
Gesunde Hühnerherden für die Herstellung von inaktivierten Impfstoffen für Tiere (5.2.13) 1084
Gewebefaktor-vom-Menschen-Lösung *R* 795

Gewürznelken 2178
Ginkgo extractum siccum raffinatum et quantificatum ..2181
Ginkgo folium 2179
Ginkgoblätter 2179
Ginkgotrockenextrakt, quantifizierter, raffinierter 2181
Ginseng extractum siccum 2184
Ginseng radix 2186
Ginsengtrockenextrakt 2184
Ginsengwurzel 2186
Ginsenosid Rb1 *R* 795
Ginsenosid Re *R* 795
Ginsenosid Rf *R* 796
Ginsenosid Rg1 *R* 796
Ginsenosid Rg2 *R* 796
Ginsenosid Ro *R* 796
Gitoxin *R* 797
Glasbehältnisse zur pharmazeutischen Verwendung (3.2.1) 621
Glassintertiegel, Porosität, Vergleichstabelle (2.1.2) 21
Gleichförmigkeit
- der Masse der abgegebenen Dosen aus Mehrdosenbehältnissen (2.9.27) 508
- der Masse einzeldosierter Arzneiformen (2.9.5) ...464
- des Gehalts einzeldosierter Arzneiformen (2.9.6) 465
- einzeldosierter Arzneiformen (2.9.40) 545
- einzeldosierter Arzneiformen bei großem Stichprobenumfang (2.9.47) 561

Glibenclamid 4070
Glibenclamidum 4070
Gliclazid 4072
Gliclazidum 4072
Glimepirid 4074
Glimepiridum 4074
Glipizid 4077
Glipizidum 4077
Globuli (Imprägnierte homöopathische Kügelchen) 2529
Globuli velati (umhüllte homöopathische Kügelchen) ..2531
Glockenwindenwurzel* 2189
Glossa 1375
Glossar (Darreichungsformen) 1375
Glucagon human 4080
Glucagonum humanum 4080
Glucosaminhydrochlorid 4081
D-Glucosaminhydrochlorid *R* 797
Glucosamini hydrochloridum 4081
Glucosamini sulfas kalii chloridum 4083
Glucosamini sulfas natrii chloridum 4085
Glucosaminsulfat-Kaliumchlorid 4083
Glucosaminsulfat-Natriumchlorid 4085
Glucose 4087
Glucose *R* 797
Glucose-Monohydrat 4089
Glucose-Sirup 4092
Glucose-Sirup, sprühgetrockneter 4093
Glucosum 4087
Glucosum liquidum 4092
Glucosum liquidum dispersione desiccatum 4093
Glucosum monohydricum 4089
D-Glucuronsäure *R* 797
L-Glutamin *R* 797
Glutaminsäure 4094
Glutaminsäure *R* 797
L-γ-Glutamyl-L-cystein *R* 797
Glutamyl-Endopeptidase zur Peptidmustercharakterisierung *R* 798
Glutaraldehyd *R* 798
Glutarsäure *R* 798
Glutathion 4095
L-Glutathion, oxidiertes *R* 798
Glutathionum 4095
Glycan-Analyse von Glycoproteinen (2.2.59) 152
Glycerol 4098
Glycerol *R* 798
Glycerol *R* 1 798
Glycerol 85 % 4100
Glycerol 85 % *R* 798
Glycerol 85 % *R* 1 798
Glycerol-1-decanoat *R* 798
Glyceroldibehenat 4102
Glyceroldistearat 4103
Glycerol-Formal 4105
Glycerol-formalum 4105
Glyceroli dibehenas 4102
Glyceroli distearas 4103
Glyceroli monocaprylas 4105
Glyceroli monocaprylocapras 4107
Glyceroli monolinoleas 4108
Glyceroli mono-oleas 4110
Glyceroli monostearas 40–55 4111
Glyceroli trinitratis solutio 4114
Glycerolmazerate
- (*siehe* Homöopathische Zubereitungen) 2528
- *siehe* Vorschriften zur Herstellung homöopathischer konzentrierter Zubereitungen und zur Potenzierung 2547

Glycerolmonocaprylat 4105
Glycerolmonocaprylocaprat 4107
Glycerolmonolinoleat 4108
Glycerolmonooleat 4110
Glycerolmonostearat 40–55 4111
Glycerol-1-octanoat *R* 798
Glyceroltrinitrat-Lösung 4114
Glycerolum 4098
Glycerolum (85 per centum) 4100
Glycidol *R* 798
Glycin **10.1**-6379
Glycin *R* 799
Glycinanhydrid *R* 799
Glycinum **10.1**-6379
Glycolsäure *R* 799
Glycoproteine, Glycan-Analyse von (2.2.59) 152
Glycopyrronii bromidum 4119
Glycopyrroniumbromid 4119
Glycyrrhetinsäure *R* 799
18α-Glycyrrhetinsäure *R* 799
Glyoxalbishydroxyanil *R* 799
Glyoxal-Lösung *R* 799
Glyoxal-Lösung (2 ppm $C_2H_2O_2$) *R* 964
Glyoxal-Lösung (20 ppm $C_2H_2O_2$) *R* 964
Goldfadenwurzelstock* 2190
Goldrutenkraut 2192
Goldrutenkraut, Echtes 2194
Gonadorelinacetat 4121
Gonadorelini acetas 4121
Gonadotrophinum chorionicum 3298
Gonadotropinum sericum equinum ad usum veterinarium 5253
Goserelin 4123
Goserelinum 4123
Gossypii oleum hydrogenatum 2879
Gramicidin 4126
Gramicidinum 4126
Gramin *R* 800
Graminis rhizoma 2370
Granisetronhydrochlorid 4128
Granisetroni hydrochloridum 4128
Granula ad praeparationes homoeopathicas 2554
Granula homoeopathica imbuta 2529

Granula homoeopathica velata 2531
Granulata 1383
Granulate 1383
- Brause- 1383
- magensaftresistente 1383
- mit veränderter Wirkstofffreisetzung 1383
- überzogene 1383
- zur Herstellung von Lösungen und Suspensionen zum Einnehmen 1377
- zur Herstellung von Sirupen 1377

Granulate, Friabilität (2.9.41) 549
Grenzflächenelektrophorese (*siehe* 2.2.31) 69
Grenzwerte für Lösungsmittel-Rückstände in Wirkstoffen, Hilfsstoffen und Arzneimitteln (5.4) 1131
Griseofulvin 4131
Griseofulvinum 4131
Großer-Wiesenknopf-Wurzel* 2510
Grüner Tee 2197
Guaiacolum 4134
Guaifenesin 4132
Guaifenesinum 4132
Guajacol 4134
Guajacol *R* 800
Guajakharz *R* 800
Guajazulen *R* 800
Guanethidini monosulfas 4137
Guanethidinmonosulfat 4137
Guanidinhydrochlorid *R* 800
Guanidin-Trometamol-Natriumedetat-Pufferlösung pH 8,5 *R* 978
Guanidin-Trometamol-Natriumedetat-Pufferlösung pH 8,6 *R* 978
Guanidin-Trometamol-Pufferlösung pH 8,3 *R* 978
Guanin *R* 800
Guar 2199
Guar galactomannanum 4138
Guarana 2200
Guaranae semen 2200
Guargalactomannan 4138
Gürtelrose(Herpes-Zoster)-Lebend-Impfstoff 1500
Gummi
- Arabisches 2202
- Arabisches *R* 800
- Arabisches, getrocknete Dispersion 4139

Gummi-Lösung, Arabisches- *R* 800
Gummistopfen für Behältnisse zur Aufnahme von wässrigen Zubereitungen zur parenteralen Anwendung, von Pulvern und gefriergetrockneten Pulvern (3.2.9) 631
Gurgellösungen 1414

H

Hämagglutinine, Anti-A- und Anti-B- (2.6.20) 299
Hämatopoetische Produkte, Zählung der CD34/CD45+-Zellen (2.7.23) 407
Hämatopoetische Stammzellen vom Menschen 5718
Hämatopoetische Vorläuferzellen vom Menschen, koloniebildende, Bestimmung (2.7.28) 413
Hämodialyselösungen 4145
Hämofiltrations- und Hämodiafiltrationslösungen 4151
- konzentrierte 4151

Hämoglobin *R* 800
Hämoglobin-Lösung *R* 800
Haemophilus-Typ-b-Impfstoff (konjugiert) 1502
Haemophilus-Typ-b-und-Meningokokken-Gruppe-C-Impfstoff (konjugiert) 1505
Hämorrhagische-Krankheit-Impfstoff (inaktiviert) für Kaninchen 1688
Hagebuttenschalen 2205
Halbfeste Zubereitungen
- zur Anwendung am Auge 1409
- zur Anwendung am Ohr 1412
- zur Anwendung in der Mundhöhle 1414
- zur intrauterinen Anwendung für Tiere 1427
- zur kutanen Anwendung 1385
- zur nasalen Anwendung 1430
- zur oralen Anwendung am Tier 1389
- zur rektalen Anwendung 1433
- zur vaginalen Anwendung 1436

Halbmikrobestimmung von Wasser – Karl-Fischer-Methode (2.5.12) 234
Halbmikro-Methode zur Stickstoff-Bestimmung (2.5.9) 232
Halofantrinhydrochlorid 4154
Halofantrini hydrochloridum 4154
Haloperidol 4156
Haloperidoldecanoat 4158
Haloperidoli decanoas 4158
Haloperidolum 4156
Halothan 4160
Halothanum 4160
Hamamelidis cortex 2208
Hamamelidis folium 2206
Hamamelisblätter 2206
Hamamelisrinde 2208
Hamamelitannin *R* 801
Harmonisierung der Arzneibücher (5.8) 1169
Harnstoff 4162
Harnstoff *R* 801
Harpagophyti extractum siccum 2478
Harpagophyti radix 2476
Harpagosid *R* 801
Hartfett 4163
- mit Zusatzstoffen 4165

Hartkapseln 1390
Hartparaffin 4167
Hauhechelwurzel 2209
Hausner-Faktor (*siehe* 2.9.36) 532
HCP, Host-Cell Protein, Bestimmung (2.6.34) 337
Hedera helix ad praeparationes homoeopathicas 2582
Hedera helix für homöopathische Zubereitungen 2582
Hederacosid C *R* 801
Hederae folium 2131
Hederagenin *R* 801
α-Hederin *R* 802
Heidelbeeren
- eingestellter, gereinigter Trockenextrakt aus frischen 2212
- frische 2211
- getrocknete 2215

Helianthi annui oleum raffinatum 5680
Helium 4168
Helium zur Chromatographie *R* 802
Heparin
- in Blutgerinnungsfaktoren, Wertbestimmung (2.7.12) 390
- Wertbestimmung (2.7.5) 370

Heparin *R* 802
Heparina massae molecularis minoris 4176
Heparinase I *R* 802
Heparinase II *R* 802
Heparinase III *R* 802
Heparin-Calcium 4169
Heparine, niedermolekulare 4176
Heparin-Natrium 4172
Heparinum calcicum 4169
Heparinum natricum 4172
Hepatitis-A-Adsorbat-Impfstoff (inaktiviert) 1507

Hepatitis-A-Adsorbat(inaktiviert)-Typhus-Polysaccharid-Impfstoff 1510
Hepatitis-A-Immunglobulin vom Menschen 4180
Hepatitis-A-Impfstoff
– Bestimmung der Wirksamkeit (2.7.14) 394
– (inaktiviert, Virosom) 1512
Hepatitis-A(inaktiviert)-Hepatitis-B(rDNA)-Adsorbat-Impfstoff 1516
Hepatitis-B-Immunglobulin vom Menschen 4180
– zur intravenösen Anwendung 4181
Hepatitis-B-Impfstoff (rDNA) 1517
– Bestimmung der Wirksamkeit (2.7.15) 396
Hepatitis-C-Virus(HCV)-DNA, Nachweis in Plasmapools (*siehe* 2.6.21) 301
Hepatitis-Typ-I-Lebend-Impfstoff für Enten 1689
HEPES *R* 802
HEPES-Pufferlösung pH 7,5 *R* 976
Heptachlor *R* 802
Heptachlorepoxid *R* 802
Heptafluorbuttersäure *R* 803
Heptafluor-*N*-methyl-*N*-(trimethylsilyl)-butanamid *R* 803
Heptaminolhydrochlorid 4182
Heptaminoli hydrochloridum 4182
Heptan *R* 803
Herpesvirus-Impfstoff (inaktiviert) für Pferde 1692
Herstellung
– Erläuterung (*siehe* 1.4) 9
– unter aseptischen Bedingungen (*siehe* 5.1.1) 995
Herzgespannkraut 2216
Hesperidin *R* 803
Hexachlorbenzol *R* 803
α-Hexachlorcyclohexan *R* 803
β-Hexachlorcyclohexan *R* 804
δ-Hexachlorcyclohexan *R* 804
Hexachloroplatin(IV)-säure *R* 804
Hexacosan *R* 804
Hexadimethrinbromid *R* 804
1,1,1,3,3,3-Hexafluorpropan-2-ol *R* 804
Hexamethyldisilazan *R* 804
Hexamidindiisetionat 4183
Hexamidini diisetionas 4183
Hexan *R* 804
Hexansäure *R* 805
Hexetidin 4185
Hexetidinum 4185
Hexosamine in Polysaccharid-Impfstoffen (2.5.20) 237
Hexylamin *R* 805
Hexylresorcin 4186
Hexylresorcinolum 4186
Hibifolin *R* 805
Hibisci sabdariffae flos 2218
Hibiscusblüten 2218
Hilfsstoffe, funktionalitätsbezogene Eigenschaften (5.15) 1219
Himalayaschartenwurzel* 2219
Himbeerblätter **10.1**-6279
Hinweise zur Anwendung der Prüfung auf Sterilität (5.1.9) 1025
Hiobstränensamen* 2222
Hippocastani semen 2384
Hippocastani seminis extractum siccum normatum 2386
Histamin, Prüfung (2.6.10) 272
Histamindihydrochlorid 4188
Histamindihydrochlorid *R* 805
Histamini dihydrochloridum 4188
Histamin-Lösung *R* 805
Histaminum ad praeparationes homoeopathicas 2584
Histaminum für homöopathische Zubereitungen 2584
Histidin 4189
Histidin *R* 805
Histidinhydrochlorid-Monohydrat 4191
Histidini hydrochloridum monohydricum 4191
Histidinmonohydrochlorid *R* 805
Histidinum 4189
Hochdisperses Siliciumdioxid *R* 925
Hochleistungsdünnschichtchromatographie von pflanzlichen Drogen und Zubereitungen aus pflanzlichen Drogen (2.8.25) 446
Hochmolekulare Macrogole 4620
Holmiumoxid *R* 805
Holmiumperchlorat-Lösung *R* 805
Holunderblüten 2224
Homatropinhydrobromid 4193
Homatropini hydrobromidum 4193
Homatropini methylbromidum 4195
Homatropinmethylbromid 4195
DL-Homocystein *R* 806
L-Homocysteinthiolactonhydrochlorid *R* 806
Homöopathische Zubereitungen 2527
– Pflanzliche Drogen für 2530
– Vorschriften zur Herstellung und zur Potenzierung 2534
Homöopathische Zubereitungen, Stoffe für homöopathische Zubereitungen
– Acidum picrinicum 2556
– Acidum succinium 2556
– Adonis vernalis **10.1**-6295
– Agaricus phalloides 2557
– Allium sativum 2560
– Ammonium carbonicum 2562
– Anacardium 2562
– Apis 2564
– Arsenicum album 2565
– Aurum chloratum natronatum 2566
– Barium chloratum 2567
– Belladonna 2568
– Cadmium sulfuricum 2570
– Calcium fluoratum 2571
– Calcium iodatum 2572
– Cocculus 2573
– Crocus 2575
– Cuprum aceticum 2577
– Cuprum metallicum 2578
– Digitalis für homöopathische Zubereitungen 2579
– Ferrum metallicum 2581
– Hedera helix 2582
– Histaminum 2584
– Hydrastis canadensis 2585
– Hyoscyamus 2586
– Hypericum 2588
– Ignatia 2589
– Imprägnierte homöopathische Kügelchen (Streukügelchen/Globuli) 2529
– Kalium bichromicum 2592
– Magnesium fluoratum **10.1**-6297
– Magnesium phosphoricum 2594
– Nux vomica 2595
– Petroleum rectificatum 2597
– Selenium 2598
– Staphysagria 2599
– Sulfur 2602
– Umhüllte homöopathische Kügelchen (Globuli velati) 2531
– Urtica dioica 2603
– Urtinkturen 2532
– Wirkstofffreie Kügelchen 2554
Homoorientin *R* 806
Honig 4197

Honokiol *R* ... 806
Hopfenzapfen ... 2226
*Houttuyniae herba** ... 2227
Houttuyniakraut* ... 2227
HRS, Erläuterung (*siehe* 5.12) ... 1189
Hühnerherden für die Herstellung von inaktivierten Impfstoffen für Tiere, gesunde (5.2.13) ... 1084
Humanes-Papillomavirus-Impfstoff (rDNA) ... 1520
Hyaluronidase ... 4199
Hyaluronidasum ... 4199
Hydralazinhydrochlorid ... 4200
Hydralazini hydrochloridum ... 4200
Hydrargyri dichloridum ... 5485
Hydrastidis rhizoma ... 2176
Hydrastinhydrochlorid *R* ... 806
Hydrastis canadensis ad praeparationes homoeopathicas ... 2585
Hydrastis canadensis für homöopathische Zubereitungen ... 2585
Hydrazin *R* ... 806
Hydrazinsulfat *R* ... 806
Hydrochinon *R* ... 807
Hydrochinon-Lösung *R* ... 807
Hydrochlorothiazid ... 4202
Hydrochlorothiazidum ... 4202
Hydrocodonhydrogentartrat-2,5-Hydrat ... 4204
Hydrocodoni hydrogenotartras 2.5-hydricus ... 4204
Hydrocortison ... 4207
Hydrocortisonacetat ... 4211
Hydrocortisonacetat *R* ... 807
Hydrocortisonhydrogensuccinat ... 4214
Hydrocortisoni acetas ... 4211
Hydrocortisoni hydrogenosuccinas ... 4214
Hydrocortisonum ... 4207
Hydrogencarbonat, Identitätsreaktion (*siehe* 2.3.1) ... 181
Hydrogenii peroxidum 3 per centum ... 6174
Hydrogenii peroxidum 30 per centum ... 6173
Hydromorphonhydrochlorid ... 4216
Hydromorphoni hydrochloridum ... 4216
Hydrophile
- Cremes ... 1387
- Gele ... 1388
- Salben ... 1387
Hydrophobe Salben ... 1385
Hydroxocobalaminacetat ... 4218
Hydroxocobalaminhydrochlorid ... 4219
Hydroxocobalamini acetas ... 4218
Hydroxocobalamini chloridum ... 4219
Hydroxocobalamini sulfas ... 4221
Hydroxocobalaminsulfat ... 4221
4′-Hydroxyacetophenon *R* ... 807
4-Hydroxybenzhydrazid *R* ... 807
2-Hydroxybenzimidazol *R* ... 807
4-Hydroxybenzoesäure *R* ... 807
Hydroxycarbamid ... 4222
Hydroxycarbamidum ... 4222
Hydroxychinolin *R* ... 807
Hydroxychloroquini sulfas ... 4224
Hydroxychloroquinsulfat ... 4224
4-Hydroxycumarin *R* ... 807
6-Hydroxydopa *R* ... 807
Hydroxyethylcellulose ... 4226
Hydroxyethylcellulosum ... 4226
Hydroxyethylis salicylas ... 4229
Hydroxyethylsalicylat ... 4229
Hydroxyethylstärken ... 4231
4-Hydroxyisophthalsäure *R* ... 808
Hydroxylaminhydrochlorid *R* ... 808
Hydroxylaminhydrochlorid-Lösung *R* 2 ... 808
Hydroxylaminhydrochlorid-Lösung, ethanolische *R* ... 808
Hydroxylamin-Lösung
- alkalische *R* ... 808
- alkalische *R* 1 ... 808
Hydroxylzahl (2.5.3) ... 229
Hydroxymethylfurfural *R* ... 808
Hydroxynaphtholblau *R* ... 808
Hydroxypropylbetadex ... 4236
2-Hydroxypropylbetadex zur Chromatographie *R* ... 808
Hydroxypropylbetadexum ... 4236
Hydroxypropylcellulose ... 4239
- niedrig substituierte ... 4242
Hydroxypropylcellulosum ... 4239
Hydroxypropylcellulosum substitutum humile ... 4242
Hydroxypropyl-β-cyclodextrin *R* ... 808
Hydroxypropylstärke ... 4244
- vorverkleisterte ... 4246
12-Hydroxystearinsäure *R* ... 808
Hydroxyuracil *R* ... 809
Hydroxyzindihydrochlorid ... 4248
Hydroxyzini hydrochloridum ... 4248
Hygroskopizität, empfohlene Prüfmethode (5.11) ... 1185
Hymecromon ... 4250
Hymecromonum ... 4250
Hymenopterengifte für Allergenzubereitungen ... 4251
Hymenopteri venena ad producta allergenica ... 4251
Hyoscini butylbromidum Scopolamini butylbromidum ... 3051
Hyoscyamini sulfas ... 4253
Hyoscyaminsulfat ... 4253
Hyoscyaminsulfat *R* ... 809
Hyoscyamus für homöopathische Zubereitungen ... 2586
Hyoscyamus niger ad praeparationes homoeopathicas ... 2586
Hyperici herba ... 2242
Hyperici herbae extractum siccum quantificatum ... 2244
Hypericin *R* ... 809
Hypericum für homöopathische Zubereitungen ... 2588
Hypericum perforatum ad praeparationes homoeopathicas ... 2588
Hyperosid *R* ... 809
Hypophosphit-Reagenz *R* ... 809
Hypoxanthin *R* ... 809
Hypromellose ... 4255
Hypromellosephthalat ... 4258
Hypromellosi phthalas ... 4258
Hypromellosum ... 4255

I

Ibuprofen ... 4263
Ibuprofen *R* ... 809
Ibuprofenum ... 4263
Ichthammolum ... 2747
ICP-MS, Massenspektrometrie mit induktiv gekoppeltem Plasma (2.2.58) ... 150
Identifizierung
- fetter Öle durch Dünnschichtchromatographie (2.3.2) ... 183
- und Bestimmung von Restlösungsmitteln (Lösungsmittel-Rückstände) (2.4.24) ... **10.1**-6249
- von Phenothiazinen durch Dünnschichtchromatographie (2.3.3) ... 185
Identitätsreaktionen auf Ionen und funktionelle Gruppen (2.3.1) ... 179
Idoxuridin ... 4266
Idoxuridinum ... 4266

Iecoris aselli domestici oleum 4520
Iecoris aselli oleum A 4509
Iecoris aselli oleum B 4514
IEF, isoelektrische Fokussierung (2.2.54) 130
Ifosfamid 4267
Ifosfamidum 4267
Ignatia für homöopathische Zubereitungen 2589
Imatinibi mesilas 4270
Imatinibmesilat 4270
Imidacloprid für Tiere 4273
Imidaclopridum ad usum veterinarium 4273
Imidazol *R* 809
Imidazol-Pufferlösung pH 6,5 *R* 973
Imidazol-Pufferlösung pH 7,3 *R* 975
Iminobibenzyl *R* 810
Iminodiessigsäure *R* 810
Imipenem-Monohydrat 4275
Imipenemum monohydricum 4275
Imipraminhydrochlorid 4277
Imipraminhydrochlorid *R* 810
Imipramini hydrochloridum 4277
Immunchemische Methoden (2.7.1) 361
Immunglobulin
– Anti-D, vom Menschen, Bestimmung der Wirksamkeit (2.7.13) 390
– Bestimmung der antikomplementären Aktivität (2.6.17) 296
– Fc-Funktion (2.7.9) 386
– vom Menschen, Prüfung auf Anti-D-Antikörper (2.6.26) 317

Immunglobuline
– Anti-D-Immunglobulin vom Menschen 2784
– Anti-D-Immunglobulin vom Menschen zur intravenösen Anwendung 2785
– Anti-T-Lymphozyten-Immunglobulin vom Tier zur Anwendung am Menschen 2789
– Hepatitis-A-Immunglobulin vom Menschen 4180
– Hepatitis-B-Immunglobulin vom Menschen 4180
– Hepatitis-B-Immunglobulin vom Menschen zur intravenösen Anwendung 4181
– Masern-Immunglobulin vom Menschen 4697
– Normales Immunglobulin vom Menschen zur intramuskulären Anwendung 4278
– Normales Immunglobulin vom Menschen zur intravenösen Anwendung 4281
– Normales Immunglobulin vom Menschen zur subkutanen Anwendung 4284
– Röteln-Immunglobulin vom Menschen 5568
– Tetanus-Immunglobulin vom Menschen 5855
– Tollwut-Immunglobulin vom Menschen 5964
– Varizellen-Immunglobulin vom Menschen 6110
– Varizellen-Immunglobulin vom Menschen zur intravenösen Anwendung 6111

Immunnephelometrische Bestimmung von Impfstoffkomponenten (2.7.35) 421
Immunoglobulinum anti-T lymphocytorum ex animali ad usum humanum 2789
Immunoglobulinum humanum anti-D 2784
Immunoglobulinum humanum anti-D ad usum intravenosum 2785
Immunoglobulinum humanum hepatitidis A 4180
Immunoglobulinum humanum hepatitidis B 4180
Immunoglobulinum humanum hepatitidis B ad usum intravenosum 4181
Immunoglobulinum humanum morbillicum 4697
Immunoglobulinum humanum normale ad usum intramusculum 4278
Immunoglobulinum humanum normale ad usum intravenosum 4281
Immunoglobulinum humanum normale ad usum subdermicum 4284
Immunoglobulinum humanum rabicum 5964
Immunoglobulinum humanum rubellae 5568
Immunoglobulinum humanum tetanicum 5855
Immunoglobulinum humanum varicellae 6110
Immunoglobulinum humanum varicellae ad usum intravenosum 6111
Immunologische Arzneimittel für Tiere, Substanzen tierischen Ursprungs für die Herstellung (5.2.5) 1050
Immunosera ad usum veterinarium 1328
Immunosera ex animale ad usum humanum 1325
Immunoserum botulinicum 1805
Immunoserum contra venena viperarum europaearum 1811
Immunoserum diphthericum 1806
Immunoserum gangraenicum (Clostridium novyi) 1807
Immunoserum gangraenicum (Clostridium perfringens) 1808
Immunoserum gangraenicum (Clostridium septicum) ..1810
Immunoserum gangraenicum mixtum 1811
Immunoserum tetanicum ad usum humanum 1812
Immunoserum tetanicum ad usum veterinarium 1817
Immunpräzipitationsmethoden (*siehe* 2.7.1) 361

Immunsera für Menschen
– Botulismus-Antitoxin 1805
– Diphtherie-Antitoxin 1806
– Gasbrand-Antitoxin *(Clostridium novyi)* 1807
– Gasbrand-Antitoxin *(Clostridium perfringens)* 1808
– Gasbrand-Antitoxin *(Clostridium septicum)* 1810
– Gasbrand-Antitoxin (polyvalent) 1811
– Schlangengift-Immunserum (Europa) 1811
– Tetanus-Antitoxin 1812

Immunsera für Tiere
– Tetanus-Antitoxin für Tiere 1817

Immunsera für Tiere 1328
– Bewertung der Unschädlichkeit (5.2.6) 1053
– Bewertung der Unschädlichkeit jeder Charge (5.2.9) 1076
– Bewertung der Wirksamkeit (5.2.7) 1057

Immunsera von Tieren zur Anwendung am Menschen ..1325
Imperatorin *R* 810
Impfstoffe
– Freier Formaldehyd (2.4.18) 198
– für Menschen 1333
– für Menschen, Zellkulturen zur Herstellung (5.2.3) 1041
– für Tiere 1338
– für Tiere, Bewertung der Unschädlichkeit (5.2.6) 1053
– für Tiere, Bewertung der Unschädlichkeit jeder Charge (5.2.9) 1076
– für Tiere, Bewertung der Wirksamkeit (5.2.7) ...1057
– für Tiere, inaktivierte, gesunde Hühnerherden zur Herstellung (5.2.13) 1084
– für Tiere, Zellkulturen für die Herstellung (5.2.4) 1047
– immunnephelometrische Bestimmung von Komponenten (2.7.35) 421
– Phenolkonzentration (2.5.15) 236
– SPF-Hühnerherden zur Herstellung und Qualitätskontrolle (5.2.2) 1038

Impfstoffe für Menschen
– BCG zur Immuntherapie 1443
– BCG-Impfstoff (gefriergetrocknet) 1441
– Cholera-Impfstoff (inaktiviert, oral) 1445

Beachten Sie den Hinweis auf „Allgemeine Monographien" zu Anfang des Bands auf Seite B

- Diphtherie-Adsorbat-Impfstoff 1448
  - (reduzierter Antigengehalt) 1450
- Diphtherie-Tetanus-Adsorbat-Impfstoff 1451
  - (reduzierter Antigengehalt) 1453
- Diphtherie-Tetanus-Hepatitis-B(rDNA)-Adsorbat-Impfstoff 1454
- Diphtherie-Tetanus-Pertussis(azellulär, aus Komponenten)-Adsorbat-Impfstoff 1456
  - (reduzierter Antigengehalt) 1459
- Diphtherie-Tetanus-Pertussis(azellulär, aus Komponenten)-Haemophilus-Typ-b(konjugiert)-Adsorbat-Impfstoff 1461
- Diphtherie-Tetanus-Pertussis(azellulär, aus Komponenten)-Hepatitis-B(rDNA)-Adsorbat-Impfstoff 1464
- Diphtherie-Tetanus-Pertussis(azellulär, aus Komponenten)-Hepatitis-B(rDNA)-Poliomyelitis(inaktiviert)-Haemophilus-Typ-b(konjugiert)-Adsorbat-Impfstoff 1467
- Diphtherie-Tetanus-Pertussis(azellulär, aus Komponenten)-Poliomyelitis(inaktiviert)-Adsorbat-Impfstoff
  - (reduzierter Antigengehalt) 1474
- Diphtherie-Tetanus-Pertussis(azellulär, aus Komponenten)-Poliomyelitis(inaktiviert)-Adsorbat-Impfstoff 1471
- Diphtherie-Tetanus-Pertussis(azellulär, aus Komponenten)-Poliomyelitis(inaktiviert)-Haemophilus-Typ-b(konjugiert)-Adsorbat-Impfstoff 1477
- Diphtherie-Tetanus-Pertussis(Ganzzell)-Adsorbat-Impfstoff 1481
- Diphtherie-Tetanus-Pertussis(Ganzzell)-Poliomyelitis(inaktiviert)-Adsorbat-Impfstoff 1483
- Diphtherie-Tetanus-Pertussis(Ganzzell)-Poliomyelitis(inaktiviert)-Haemophilus-Typ-b(konjugiert)-Adsorbat-Impfstoff 1486
- Diphtherie-Tetanus-Poliomyelitis(inaktiviert)-Adsorbat-Impfstoff
  - (reduzierter Antigengehalt) 1490
- FSME-Impfstoff (inaktiviert) 1492
- Gelbfieber-Lebend-Impfstoff 1495
- Gürtelrose(Herpes-Zoster)-Lebend-Impfstoff 1500
- Haemophilus-Typ-b-Impfstoff (konjugiert) 1502
- Haemophilus-Typ-b-und-Meningokokken -Gruppe-C-Impfstoff (konjugiert) 1505
- Hepatitis-A-Adsorbat-Impfstoff (inaktiviert) 1507
- Hepatitis-A-Adsorbat(inaktiviert)-Typhus-Polysaccharid-Impfstoff 1510
- Hepatitis-A-Impfstoff (inaktiviert, Virosom) 1512
- Hepatitis-A(inaktiviert)-Hepatitis-B(rDNA)-Adsorbat-Impfstoff 1516
- Hepatitis-B-Impfstoff (rDNA) 1517
- Humanes-Papillomavirus-Impfstoff (rDNA) 1520
- Influenza-Impfstoff (inaktiviert) 1525
- Influenza-Impfstoff (inaktiviert, aus Zellkulturen) 1527
- Influenza-Lebend-Impfstoff (nasal) 1530
- Influenza-Spaltimpfstoff aus Oberflächenantigen (inaktiviert) 1536
- Influenza-Spaltimpfstoff aus Oberflächenantigen (inaktiviert, aus Zellkulturen) 1539
- Influenza-Spaltimpfstoff aus Oberflächenantigen (inaktiviert, Virosom) 1542
- Influenza-Spaltimpfstoff (inaktiviert) 1534
- Masern-Lebend-Impfstoff 1545
- Masern-Mumps-Röteln-Lebend-Impfstoff 1547
- Masern-Mumps-Röteln-Varizellen-Lebend-Impfstoff 1549
- Meningokokken-Gruppe-A-C-W135-Y-Impfstoff (konjugiert) 1551
- Meningokokken-Gruppe-C-Impfstoff (konjugiert) 1553
- Meningokokken-Polysaccharid-Impfstoff 1556
- Milzbrand-Adsorbat-Impfstoff (aus Zellkulturfiltraten) für Menschen 1559
- Mumps-Lebend-Impfstoff 1561
- Pertussis-Adsorbat-Impfstoff (azellulär, aus Komponenten) 1563
- Pertussis-Adsorbat-Impfstoff (azellulär, cogereinigt) 1566
- Pertussis(Ganzzell)-Adsorbat-Impfstoff 1568
- Pneumokokken-Polysaccharid-Adsorbat-Impfstoff (konjugiert) 1571
- Pneumokokken-Polysaccharid-Impfstoff 1574
- Pocken-Lebend-Impfstoff 1576
- Poliomyelitis-Impfstoff (inaktiviert) 1583
- Poliomyelitis-Impfstoff (oral) 1587
- Röteln-Lebend-Impfstoff 1594
- Rotavirus-Lebend-Impfstoff (oral) 1596
- Tetanus-Adsorbat-Impfstoff 1600
- Tollwut-Impfstoff aus Zellkulturen für Menschen 1602
- Typhus-Impfstoff 1606
- Typhus-Lebend-Impfstoff (Stamm Ty 21a) (oral) 1606
- Typhus-Polysaccharid-Impfstoff 1609
- Varizellen-Lebend-Impfstoff 1611

Impfstoffe für Tiere
- Adenovirose-Impfstoff (inaktiviert) für Hunde 1617
- Adenovirose-Lebend-Impfstoff für Hunde 1618
- Aktinobazillose-Impfstoff (inaktiviert) für Schweine 1620
- Aujeszky'sche-Krankheit-Impfstoff (inaktiviert) für Schweine 1625
- Aujeszky'sche-Krankheit-Lebend-Impfstoff zur parenteralen Anwendung für Schweine 1628
- Aviäres-Paramyxovirus-3-Impfstoff (inaktiviert) für Truthühner 1636
- Bordetella-bronchiseptica-Lebend-Impfstoff für Hunde 1638
- Botulismus-Impfstoff für Tiere 1640
- Brucellose-Lebend-Impfstoff (*Brucella melitensis* Stamm Rev. 1) für Tiere 1648
- Calicivirose-Impfstoff (inaktiviert) für Katzen 1655
- Calicivirose-Lebend-Impfstoff für Katzen 1657
- Chlamydien-Impfstoff (inaktiviert) für Katzen 1658
- Cholera-Impfstoff (inaktiviert) für Geflügel 1660
- Clostridium-chauvoei-Impfstoff für Tiere 1662
- Clostridium-novyi-(Typ B)-Impfstoff für Tiere 1663
- Clostridium-perfringens-Impfstoff für Tiere 1665
- Clostridium-septicum-Impfstoff für Tiere 1668
- Colibacillose-Impfstoff (inaktiviert) für neugeborene Ferkel 1671
- Colibacillose-Impfstoff (inaktiviert) für neugeborene Wiederkäuer 1673
- Coronavirusdiarrhoe-Impfstoff (inaktiviert) für Kälber 1675
- Egg-Drop-Syndrom-'76-Impfstoff (inaktiviert) 1677
- Entenpest-Lebend-Impfstoff 1680
- Enzootische-Pneumonie-Impfstoff (inaktiviert) für Schweine 1681
- Furunkulose-Impfstoff (inaktiviert, injizierbar, mit öligem Adjuvans) für Salmoniden 1684
- Geflügelpocken-Lebend-Impfstoff 1686
- Hämorrhagische-Krankheit-Impfstoff (inaktiviert) für Kaninchen 1688
- Hepatitis-Typ-I-Lebend-Impfstoff für Enten 1689

– Herpesvirus-Impfstoff (inaktiviert) für Pferde . . . 1692
– Infektiöse-Anämie-Lebend-Impfstoff für Hühner . . . 1623
– Infektiöse-Aviäre-Encephalomyelitis-Lebend-Impfstoff . . . 1631
– Infektiöse-Aviäre-Laryngotracheitis-Lebend-Impfstoff . . . 1634
– Infektiöse-Bovine-Rhinotracheitis-Lebend-Impfstoff für Rinder . . . 1641
– Infektiöse-Bronchitis-Impfstoff (inaktiviert) für Geflügel . . . 1643
– Infektiöse-Bronchitis-Lebend-Impfstoff für Geflügel . . . 1645
– Infektiöse-Bursitis-Impfstoff (inaktiviert) für Geflügel . . . 1650
– Infektiöse-Bursitis-Lebend-Impfstoff für Geflügel . . . 1652
– Infektiöse-Pankreasnekrose-Impfstoff (inaktiviert, injizierbar, mit öligem Adjuvans) für Salmoniden . . . 1732
– Infektiöse-Panleukopenie-Impfstoff (inaktiviert) für Katzen . . . 1734
– Infektiöse-Panleukopenie-Lebend-Impfstoff für Katzen . . . 1736
– Infektiöse-Rhinotracheitis-Impfstoff (inaktiviert) für Rinder . . . 1755
– Infektiöse-Rhinotracheitis-Lebend-Impfstoff für Truthühner . . . 1757
– Influenza-Impfstoff (inaktiviert) für Pferde . . . 1694
– Influenza-Impfstoff (inaktiviert) für Schweine . . . 1697
– Kaltwasser-Vibriose-Impfstoff (inaktiviert) für Salmoniden . . . 1797
– Klassische-Schweinepest-Lebend-Impfstoff (aus Zellkulturen) . . . 1777
– Kokzidiose-Lebend-Impfstoff für Hühner . . . 1700
– Leptospirose-Impfstoff (inaktiviert) für Hunde . . . 1704
– Leptospirose-Impfstoff (inaktiviert) für Rinder . . . 1707
– Leukose-Impfstoff (inaktiviert) für Katzen . . . 1709
– Mannheimia-Impfstoff (inaktiviert) für Rinder . . . 1711
– Mannheimia-Impfstoff (inaktiviert) für Schafe . . . 1713
– Marek'sche-Krankheit-Lebend-Impfstoff . . . 1715
– Maul-und-Klauenseuche-Impfstoff (inaktiviert) für Wiederkäuer . . . 1718
– Milzbrandsporen-Lebend-Impfstoff für Tiere . . . 1721
– Mycoplasma-gallisepticum-Impfstoff (inaktiviert) . . . 1722
– Myxomatose-Lebend-Impfstoff für Kaninchen . . . 1724
– Newcastle-Krankheit-Impfstoff (inaktiviert) . . . 1726
– Newcastle-Krankheit-Lebend-Impfstoff . . . 1729
– Parainfluenza-Virus-Lebend-Impfstoff für Hunde . . . 1738
– Parainfluenza-Virus-Lebend-Impfstoff für Rinder . . . 1740
– Parvovirose-Impfstoff (inaktiviert) für Hunde . . . 1742
– Parvovirose-Impfstoff (inaktiviert) für Schweine . . . 1744
– Parvovirose-Lebend-Impfstoff für Hunde . . . 1746
– Pasteurella-Impfstoff (inaktiviert) für Schafe . . . 1748
– Progressive-Rhinitis-atrophicans-Impfstoff (inaktiviert) für Schweine . . . 1752
– Respiratorisches-Syncytial-Virus-Lebend-Impfstoff für Rinder . . . 1750
– Rhinotracheitis-Virus-Impfstoff (inaktiviert) für Katzen . . . 1759
– Rhinotracheitis-Virus-Lebend-Impfstoff für Katzen . . . 1761
– Rotavirusdiarrhoe-Impfstoff (inaktiviert) für Kälber . . . 1763
– Rotmaul-Seuche-Impfstoff (inaktiviert) für Regenbogenforelle . . . 1765
– Salmonella-Enteritidis-Impfstoff (inaktiviert) für Hühner . . . 1767
– Salmonella-Enteritidis-Lebend-Impfstoff (oral) für Hühner . . . 1768
– Salmonella-Typhimurium-Impfstoff (inaktiviert) für Hühner . . . 1772
– Salmonella-Typhimurium-Lebend-Impfstoff (oral) für Hühner . . . 1774
– Schweinerotlauf-Impfstoff (inaktiviert) . . . 1780
– Staupe-Lebend-Impfstoff für Frettchen und Nerze . . . 1781
– Staupe-Lebend-Impfstoff für Hunde . . . 1783
– Tenosynovitis-Virus-Lebend-Impfstoff für Geflügel . . . 1785
– Tetanus-Impfstoff für Tiere . . . 1787
– Tollwut-Impfstoff (inaktiviert) für Tiere . . . 1789
– Tollwut-Lebend-Impfstoff (oral) für Füchse und Marderhunde . . . 1792
– Vibriose-Impfstoff (inaktiviert) für Salmoniden . . . 1795
– Vibriose-Impfstoff (inaktiviert) für Salmoniden, Kaltwasser . . . 1797
– Virusdiarrhoe-Impfstoff (inaktiviert) für Rinder . . . 1799

Impfstoffe für Tiere, Bewertung der Wirksamkeit (5.2.7) . . . 1057
Implementierung von Arzneibuch-Methoden (*siehe* 1.1) . . . 6
Imprägnierte homöopathische Kügelchen (Streukügelchen/Globuli) . . . 2529
Imprägnierte Tabletten (*siehe* Homöopathische Zubereitungen) . . . 2528
2-Indanaminhydrochlorid *R* . . . 810
Indapamid . . . **10.1**-6385
Indapamidum . . . **10.1**-6385
Indigo *R* . . . 810
Indigocarmin *R* . . . 810
Indigocarmin-Lösung *R* . . . 810
Indigocarmin-Lösung *R* 1 . . . 810
Indii(^{111}In) chloridi solutio . . . 1860
Indii(^{111}In) oxini solutio . . . 1861
Indii(^{111}In) pentetatis solutio iniectabilis . . . 1863
Indikatormethode, ph-Wert (2.2.4) . . . 33
Indinaviri sulfas . . . 4290
Indinavirsulfat . . . 4290
Indirubin *R* . . . 811
Indische Flohsamen . . . 2164
Indische Flohsamenschalen . . . 2165
Indischer Weihrauch . . . 2501
(^{111}In)Indium(III)-chlorid-Lösung . . . 1860
(^{111}In)Indiumoxinat-Lösung . . . 1861
(^{111}In)Indium-Pentetat-Injektionslösung . . . 1863
Indometacin . . . 4292
Indometacin *R* . . . 811
Indometacinum . . . 4292
Infektiöse-Anämie-Lebend-Impfstoff für Hühner . . . 1623
Infektiöse-Aviäre-Encephalomyelitis-Lebend-Impfstoff . . . 1631
Infektiöse-Aviäre-Laryngotracheitis-Lebend-Impfstoff . . . 1634
Infektiöse-Bovine-Rhinotracheitis-Lebend-Impfstoff für Rinder . . . 1641
Infektiöse-Bronchitis-Impfstoff (inaktiviert) für Geflügel . . . 1643
Infektiöse-Bronchitis-Lebend-Impfstoff für Geflügel . . . 1645
Infektiöse-Bursitis-Impfstoff (inaktiviert) für Geflügel . . . 1650
Infektiöse-Bursitis-Lebend-Impfstoff für Geflügel . . . 1652
Infektiöse-Pankreasnekrose-Impfstoff (inaktiviert, injizierbar, mit öligem Adjuvans) für Salmoniden . . . 1732

Infektiöse-Panleukopenie-Impfstoff (inaktiviert) für Katzen 1734
Infektiöse-Panleukopenie-Lebend-Impfstoff für Katzen 1736
Infektiöse-Rhinotracheitis-Impfstoff (inaktiviert) für Rinder 1755
Infektiöse-Rhinotracheitis-Lebend-Impfstoff für Truthühner 1757
Infliximab-Lösung, konzentrierte 4295
Infliximabum solutio concentrata 4295
Influenza-Impfstoff
- (inaktiviert) 1525
- (inaktiviert, aus Zellkulturen) 1527
- (inaktiviert) für Pferde 1694
- (inaktiviert) für Schweine 1697
Influenza-Lebend-Impfstoff (nasal) 1530
Influenza-Spaltimpfstoff
- aus Oberflächenantigen (inaktiviert) 1536
- aus Oberflächenantigen (inaktiviert, aus Zellkulturen) 1539
- aus Oberflächenantigen (inaktiviert, Virosom) 1542
- (inaktiviert) 1534
Infusionszubereitungen 1394
Ingwerwurzelstock 2229
Inhalanda 1419
Inhalation, Zubereitungen zur 1419
Inhalation, Zubereitungen zur: Aerodynamische Beurteilung feiner Teilchen (2.9.18) 478
Injektionszubereitungen 1394
Inosin *R* 811
Inositol, myo 4303
Instantteezubereitungen aus pflanzlichen Drogen 1346
Insulin
- als Injektionslösung, lösliches 4323
- aspart 4304
- glargin 4307
- human 4309
- lispro 4313
- Suspension zur Injektion, biphasische 4323
- vom Rind 4316
- vom Schwein 4320
Insulini biphasici iniectabilium 4323
Insulini isophani biphasici iniectabilium 4386
Insulini isophani iniectabilium 4385
Insulini solubilis iniectabilium 4323
Insulini zinci amorphi suspensio iniectabilis 4326
Insulini zinci cristallini suspensio iniectabilis 4324
Insulini zinci suspensio iniectabilis 4325
Insulinum aspartum 4304
Insulinum bovinum 4316
Insulinum glarginum 4307
Insulinum humanum 4309
Insulinum lisprum 4313
Insulinum porcinum 4320
Insulin-Zink-Kristallsuspension zur Injektion 4324
Insulin-Zink-Suspension zur Injektion 4325
- amorphe 4326
Insulinzubereitungen zur Injektion **10.1**-6387
Interferon-alfa-2-Lösung, konzentrierte 4330
Interferon-beta-1a-Lösung, konzentrierte 4334
Interferone, Bestimmung der Aktivität (5.6) 1155
Interferon-gamma-1b-Lösung, konzentrierte 4338
Interferoni alfa-2 solutio concentrata 4330
Interferoni beta-1a solutio concentrata 4334
Interferoni gamma-1b solutio concentrata 4338
Internationaler Standard, Erläuterung (*siehe* 5.12) 1189
Internationales Einheitensystem und andere Einheiten (1.6) 14
int-rac-α-Tocopherolum 5947
int-rac-α-Tocopherylis acetas 5950
Intramammärer Anwendung am Tier, Zubeeitungen 1426
Intraruminale Wirkstofffreisetzungssysteme 1389
Intrauterine Anwendung am Tier, Zubereitungen 1427
Intrinsische Lösungsgeschwindigkeit (2.9.29) 509
In-vivo-Bestimmung der Wirksamkeit von Poliomyelitis-Impfstoff (inaktiviert) (2.7.20) 402
In-vivo-Methoden zur Qualitätskontrolle, Ersatz durch In-vitro-Methoden (5.2.14) 1085
Iobenguani sulfas ad radiopharmaceutica 1868
(^{123}I)Iobenguan-Injektionslösung 1864
(^{131}I)Iobenguan-Injektionslösung
- für diagnostische Zwecke 1865
- für therapeutische Zwecke 1867
Iobenguani(^{123}I) solutio iniectabilis 1864
Iobenguani(^{131}I) solutio iniectabilis ad usum diagnosticum 1865
Iobenguani(^{131}I) solutio iniectabilis ad usum therapeuticum 1867
Iobenguansulfat zur Herstellung von radioaktiven Arzneimitteln 1868
Iod 4343
Iod *R* 811
Iod-123- und Ruthenium-106-Spikelösung *R* 813
Iodacetamid *R* 811
2-Iodbenzoesäure *R* 812
3-Iodbenzylammoniumchlorid *R* 812
Iod-Chloroform *R* 811
Iodessigsäure *R* 812
Iodethan *R* 812
2-Iodhippursäure *R* 812
Iodid, Identitätsreaktion (*siehe* 2.3.1) 181
Iodid-Lösung (10 ppm I) *R* 964
Iodinati(^{125}I) humani albumini solutio iniectabilis 1821
Iodixanol 4343
Iodixanolum 4343
Iod-Lösung *R* 811
Iod-Lösung *R* 1 811
Iod-Lösung *R* 2 811
Iod-Lösung *R* 3 811
Iod-Lösung *R* 4 811
Iod-Lösung *R* 5 811
Iod-Lösung (0,01 mol · l^{-1}) 984
Iod-Lösung (0,05 mol · l^{-1}) 984
Iod-Lösung (0,5 mol · l^{-1}) 983
Iod-Lösung, ethanolische *R* 811
(^{131}I)Iodmethylnorcholesterol-Injektionslösung 1869
Iodmonobromid *R* 812
Iodmonobromid-Lösung *R* 812
Iodmonochlorid *R* 812
Iodmonochlorid-Lösung *R* 813
Iodomethylnorcholesteroli(^{131}I) solutio iniectabilis 1869
Iod(V)-oxid, gekörntes *R* 813
Iodplatin-Reagenz *R* 813
Iodplatin-Reagenz *R* 1 813
Iodum 4343
Ioduracil *R* 813
Iodwasserstoffsäure *R* 813
Iodzahl (2.5.4) 230
Iohexol 4347
Iohexolum 4347
Ionen und funktionelle Gruppen, Identitätsreaktionen (2.3.1) 179
Ionenaustauscher
- zur Chromatographie *R* 813
- zur hydrophoben Interaktionschromatographie *R* 813

– zur Umkehrphasen-Chromatographie *R* 814
Ionenkonzentration, Potentiometrische Bestimmung mit ionenselektiven Elektroden (2.2.36) 87
Iopamidol 4352
Iopamidolum 4352
Iopansäure 4355
Iopromid 4356
Iopromidum 4356
Iotrolan 4360
Iotrolanum 4360
Ioxaglinsäure 4363
Ipecacuanhae extractum fluidum normatum 2231
Ipecacuanhae pulvis normatus 2232
Ipecacuanhae radix 2235
Ipecacuanhae tinctura normata 2234
Ipecacuanhafluidextrakt, eingestellter 2231
Ipecacuanhapulver, eingestelltes 2232
Ipecacuanhatinktur, eingestellte 2234
Ipecacuanhawurzel 2235
Ipratropii bromidum 4366
Ipratropiumbromid 4366
Irbesartan 4368
Irbesartanum 4368
Irinotecanhydrochlorid-Trihydrat **10.1**-6391
Irinotecani hydrochloridum trihydricum **10.1**-6391
Irisflorentin *R* 814
*Isatidis radix** 2155
Isatin *R* 814
Isatin-Reagenz *R* 814
Isländisches Moos/Isländische Flechte 2237
Isoamylalkohol *R* 814
Isoamylbenzoat *R* 814
Isoandrosteron *R* 814
N-Isobutyldodecatetraenamid *R* 814
N-Isobutyldodecatetraenamid-Lösung *R* 815
Isobutylmethylketon *R* 815
Isobutylmethylketon *R* 1 815
Isobutylmethylketon *R* 3 815
Isobutylmethylketon, wassergesättigtes *R* 815
Isoconazol 4373
Isoconazoli nitras 4375
Isoconazolnitrat 4375
Isoconazolum 4373
Isodrin *R* 815
Isoelektrische Fokussierung
– *siehe* (2.2.54) 130
– in Kapillaren (*siehe* 2.2.47) 123
Isoeugenol *R* 815
Isofluran 4377
Isofluranum 4377
Isoleucin 4378
Isoleucin *R* 815
Isoleucinum 4378
Isomalt 4381
Isomalt *R* 815
Isomaltitol *R* 816
Isomaltum 4381
Isomenthol *R* 816
(+)-Isomenthon *R* 816
Isomethyleugenol *R* 816
Isoniazid 4383
Isoniazidum 4383
Isonicotinamid *R* 816
Isonicotinsäure *R* 816
Isophan-Insulin-Suspension zur Injektion 4385
– biphasische 4386
Isoprenalinhydrochlorid **10.1**-6394
Isoprenalini hydrochloridum **10.1**-6394
Isoprenalini sulfas 4388
Isoprenalinsulfat 4388
Isopropylamin *R* 817
Isopropyliodid *R* 817
Isopropylis isostearas 4389
Isopropylis myristas 4390
Isopropylis palmitas 4391
Isopropylisostearat 4389
Isopropylmethansulfonat *R* 817
Isopropylmyristat 4390
Isopropylmyristat *R* 817
Isopropylpalmitat 4391
4-Isopropylphenol *R* 817
Isopropyltoluolsulfonat *R* 817
Isopulegol *R* 817
Isoquercitrin *R* 818
Isoquercitrosid *R* 818
Isorhamnetin-3-*O*-neohesperidosid *R* 818
Isorhamnetin3-*O*-rutinosid *R* **10.1**-6261
Isorhynchophyllin *R* 818
Isosilibinin *R* 818
Isosorbiddinitrat, verdünntes 4392
Isosorbidi dinitras dilutus 4392
Isosorbidi mononitras dilutus 4394
Isosorbidmononitrat, verdünntes 4394
Isotretinoin 4396
Isotretinoinum 4396
Isoxsuprinhydrochlorid 4398
Isoxsuprini hydrochloridum 4398
Isradipin 4400
Isradipinum 4400
Itraconazol 4402
Itraconazolum 4402
Ivermectin 4405
Ivermectinum 4405
IZ, Iodzahl (2.5.4) 230

J

Japanische Yamswurzelknollen* 2515
Japanischer-Pagodenbaum-Blüten* 2238
Japanischer-Pagodenbaum-Blütenknospen* 2240
Javanische Gelbwurz 2174
Johannisbrotkernmehl *R* 818
Johanniskraut 2242
Johanniskrauttrockenextrakt, quantifizierter 2244
Josamycin **10.1**-6399
Josamycini propionas **10.1**-6402
Josamycinpropionat **10.1**-6402
Josamycinum **10.1**-6399
Juniperi aetheroleum 2494
Juniperi galbulus 2493

K

Kämpferol *R* 818
Kaffeesäure *R* 819
Kakaobutter 4419
Kalii acetas 4420
Kalii bichromas ad praeparationes homoeopathicas . . . 2592
Kalii bromidum 4421
Kalii carbonas 4422
Kalii chloridum 4423
Kalii citras 4424
Kalii clavulanas 4425
Kalii clavulanas dilutus 4428
Kalii dihydrogenophosphas 4430
Kalii hydrogenoaspartas hemihydricus 4431
Kalii hydrogenocarbonas 4432

Beachten Sie den Hinweis auf „Allgemeine Monographien" zu Anfang des Bands auf Seite B

Kalii hydrogenotartras 4433
Kalii hydroxidum 4434
Kalii iodidum 4435
Kalii metabisulfis 4436
Kalii natrii tartras tetrahydricus 4438
Kalii nitras 4439
Kalii perchloras 4440
Kalii permanganas 4441
Kalii sorbas 4442
Kalii sulfas 4443
Kalium
– Grenzprüfung (2.4.12) 196
– Identitätsreaktion (*siehe* 2.3.1) 182
Kalium bichromicum für homöopathische Zubereitungen 2592
Kaliumacetat 4420
Kaliumacetat *R* 819
Kaliumantimonoxidtartrat *R* 819
Kaliumbromat *R* 819
Kaliumbromat *RV* **10.1**-6263
Kaliumbromat-Lösung (0,033 mol · l^{-1}) 984
Kaliumbromid 4421
Kaliumbromid *R* 819
Kaliumcarbonat 4422
Kaliumcarbonat *R* 819
Kaliumchlorat *R* 819
Kaliumchlorid 4423
Kaliumchlorid *R* 819
Kaliumchlorid-Lösung (0,1 mol · l^{-1}) *R* 819
Kaliumchromat *R* 819
Kaliumchromat-Lösung *R* 820
Kaliumcitrat 4424
Kaliumcitrat *R* 820
Kaliumclavulanat 4425
Kaliumclavulanat, verdünntes 4428
Kaliumcyanid *R* 820
Kaliumcyanid-Lösung *R* 820
Kaliumcyanid-Lösung, bleifreie *R* 820
Kaliumdichromat *R* 820
Kaliumdichromat-Lösung *R* 820
Kaliumdichromat-Lösung *R* 1 820
Kaliumdihydrogenphosphat 4430
Kaliumdihydrogenphosphat *R* 820
Kaliumdihydrogenphosphat-Lösung (0,2 mol · l^{-1}) *R* 820
Kaliumfluorid *R* 820
Kaliumhexacyanoferrat(II) *R* 820
Kaliumhexacyanoferrat(III) *R* 820
Kaliumhexacyanoferrat(II)-Lösung *R* 820
Kaliumhexacyanoferrat(III)-Lösung *R* 820
Kaliumhexahydroxoantimonat(V) *R* 821
Kaliumhexahydroxoantimonat(V)-Lösung *R* 821
Kaliumhexahydroxoantimonat(V)-Lösung *R* 1 821
Kaliumhydrogenaspartat-Hemihydrat 4431
Kaliumhydrogencarbonat 4432
Kaliumhydrogencarbonat *R* 821
Kaliumhydrogencarbonat-Lösung, methanolische, gesättigte *R* 821
Kaliumhydrogenphthalat *R* 821
Kaliumhydrogenphthalat *RV* 981
Kaliumhydrogenphthalat-Lösung (0,2 mol · l^{-1}) *R* 821
Kaliumhydrogenphthalat-Lösung (0,1 mol · l^{-1}) 984
Kaliumhydrogensulfat *R* 821
Kaliumhydrogentartrat 4433
Kaliumhydrogentartrat *R* 821
Kaliumhydroxid 4434
Kaliumhydroxid *R* 821
Kaliumhydroxid-Lösung
– ethanolische *R* 821
– ethanolische *R* 1 821
Kaliumhydroxid-Lösung (0,1 mol · l^{-1}) 984
Kaliumhydroxid-Lösung (0,5 mol · l^{-1}), ethanolische 984
Kaliumhydroxid-Lösung (2 mol · l^{-1}), ethanolische *R* 821
Kaliumhydroxid-Lösung (0,5 mol · l^{-1}) in Ethanol 10 % *R* 822
Kaliumhydroxid-Lösung (0,5 mol · l^{-1}) in Ethanol 60 % 984
Kaliumiodat *R* 822
Kaliumiodat-Lösung (0,05 mol · l^{-1}) 984
Kaliumiodid 4435
Kaliumiodid *R* 822
Kaliumiodid-Lösung
– gesättigte *R* 822
– iodierte *R* 1 822
Kaliumiodid-Lösung *R* 822
Kaliumiodid-Lösung (0,001 mol · l^{-1}) 984
Kaliumiodid-Stärke-Lösung *R* 822
Kalium-Lösung (20 ppm K) *R* 965
Kalium-Lösung (100 ppm K) *R* 965
Kalium-Lösung (600 ppm K) *R* 965
Kalium-Lösung (0,2 % K) *R* 965
Kaliummetabisulfit 4436
Kaliummonohydrogenphosphat 4437
Kaliummonohydrogenphosphat *R* 822
Kaliummonohydrogenphosphat-Trihydrat *R* 822
Kaliumnatriumtartrat *R* 822
Kaliumnatriumtartrat-Tetrahydrat 4438
Kaliumnitrat 4439
Kaliumnitrat *R* 822
Kaliumperchlorat 4440
Kaliumperiodat *R* 822
Kaliumpermanganat 4441
Kaliumpermanganat *R* 822
Kaliumpermanganat-Lösung *R* 822
Kaliumpermanganat-Lösung (0,02 mol · l^{-1}) 985
Kaliumpermanganat-Phosphorsäure *R* 823
Kaliumperrhenat *R* 823
Kaliumpersulfat *R* 823
Kaliumphosphat-Pufferlösung pH 7,0 *R* 974
Kaliumphosphat-Trihydrat *R* 823
Kaliumplumbit-Lösung *R* 823
Kaliumsorbat 4442
Kaliumsulfat 4443
Kaliumsulfat *R* 823
Kalium-4-sulfobenzoat *R* 823
Kaliumtartrat *R* 823
Kaliumtetraoxalat *R* 823
Kaliumthiocyanat *R* 823
Kaliumthiocyanat-Lösung *R* 823
Kaltwasser-Vibriose-Impfstoff (inaktiviert) für Salmoniden 1797
Kamille, Römische 2247
Kamillenblüten 2249
Kamillenfluidextrakt 2251
Kamillenöl 2252
Kanadische Gelbwurz 2176
Kanamycini monosulfas 4444
Kanamycini sulfas acidus 4446
Kanamycinmonosulfat 4444
Kanamycinsulfat, saures 4446
Kaolin, leichtes *R* 823
Kaolinum ponderosum 5970
Kap-Aloe 1994
Kapillarelektrophorese (2.2.47) 119
Kapillarviskosimeter (2.2.9) 35
Kapseln 1390
Kapseln, Zerfallszeit (2.9.1) 451
Karl-Fischer-Lösung *R* 824

Karl-Fischer-Methode, Halbmikrobestimmung von Wasser (2.5.12) ... 234
Kartoffelstärke ... 4447
Kationenaustauscher
– Calciumsalz, stark saurer *R* ... 825
– Natriumsalz, stark saurer *R* ... 825
– schwach saurer *R* ... 824
– schwacher *R* ... 824
– stark saurer *R* ... 824
– starker *R* ... 824
Kationenaustauscher *R* ... 824
Kationenaustauscher *R* 1 ... 824
Kationenaustauscher *R* 2 ... 824
Kaugummis, wirkstoffhaltige ... 1393
Keimzählmethode, Anwendbarkeit (*siehe* 2.6.12) ... 274
Keimzahlbestimmung mikrobieller Kontaminanten in lebenden biotherapeutischen Produkten (2.6.36) ... 346
Kernresonanzspektroskopie
– Peptid-Identifizierung (2.2.64) ... 164
– *siehe* (*siehe* 2.2.33) ... 78
Ketaminhydrochlorid ... 4448
Ketamini hydrochloridum ... 4448
Ketobemidonhydrochlorid ... 4450
11-Keto-β-boswelliasäure *R* ... 825
Ketoconazol ... 4451
Ketoconazolum ... 4451
Ketoprofen ... 4454
Ketoprofenum ... 4454
Ketorolac-Trometamol ... 4456
Ketorolacum trometamolum ... 4456
Ketotifenhydrogenfumarat ... 4458
Ketotifeni hydrogenofumaras ... 4458
Kiefernnadelöl ... 2255
Kieselgel
– AGP zur Trennung chiraler Komponenten *R* ... 825
– BC zur Trennung chiraler Komponenten *R* ... 825
– CR+ zur Trennung chiraler Komponenten *R* ... 826
– G *R* ... 825
– GF_{254} *R* ... 825
– H *R* ... 826
– H, silanisiertes *R* ... 826
– HF_{254} *R* ... 826
– HF_{254}, silanisiertes *R* ... 826
– (Kronenether) zur Trennung chiraler Komponenten ... 826
– mit saurem α1-Glycoprotein zur Trennung chiraler Komponenten *R* ... 827
– mit π-Akzeptor/π-Donator-Komplex zur Trennung chiraler Komponenten *R* ... 827
– vom Harnstoff-Typ zur Trennung chiraler Komponenten *R* ... 827
– zur Ausschlusschromatographie *R* ... 827
– zur Chromatographie *R* ... 827
– zur Trennung chiraler Komponenten, belegt mit L-Penicillamin *R* ... 834
Kieselgel zur Chromatographie
– amidoalkylsilyliertes *R* ... 827
– amidohexadecylsilyliertes *R* ... 827
– amidohexadecylsilyliertes, nachsilanisiertes *R* ... 827
– aminopropylmethylsilyliertes *R* ... 827
– aminopropylsilyliertes *R* ... 827
– aminopropylsilyliertes *R* 1 ... 828
– belegt mit Albumin vom Menschen *R* ... 828
– butylsilyliertes *R* ... 828
– butylsilyliertes, nachsilanisiertes *R* ... 828
– cyanopropylsilyliertes *R* ... 828
– cyanopropylsilyliertes *R* 1 ... 828
– cyanopropylsilyliertes *R* 2 ... 828
– cyanopropylsilyliertes, nachsilanisiertes *R* ... 828
– cyanopropylsilyliertes, nachsilanisiertes, desaktiviertes *R* ... 828
– cyanosilyliertes *R* ... 828
– cyanosilyliertes, nachsilanisiertes *R* ... 828
– dihydroxypropylsilyliertes *R* ... 828
– diisobutyloctadecylsilyliertes *R* ... 828
– diisopropylcyanopropylsilyliertes *R* ... 828
– 4-dimethylaminobenzylcarbamidsilyliertes *R* ... 829
– dimethyloctadecylsilyliertes *R* ... 829
– Diol, mit stark wässrigen mobilen Phasen kompatibles, octadecylsilyliertes, nachsilanisiertes *R* ... 829
– dodecylsilyliertes, nachsilanisiertes *R* ... 829
– hexadecanoylamidopropylsilyliertes, nachsilanisiertes *R* ... 829
– hexadecylamidylsilyliertes *R* ... 829
– hexadecylamidylsilyliertes, nachsilanisiertes *R* ... 829
– hexylsilyliertes *R* ... 829
– hexylsilyliertes, nachsilanisiertes *R* ... 829
– (Hybridmaterial) mit eingebetteten polaren Gruppen, octadecylsilyliertes, ethanverbrücktes, nachsilanisiertes *R* ... 829
– (Hybridmaterial) mit geladener Oberfläche, octadecylsilyliertes, ethanverbrücktes, nachsilanisiertes *R* ... 829
– (Hybridmaterial), mit geladener Oberfläche, phenylhexylsilyliertes, ethanverbrücktes, nachsilanisiertes *R* ... 829
– (Hybridmaterial), octadecylsilyliertes, ethanverbrücktes *R* ... 830
– (Hybridmaterial), phenylsilyliertes, ethanverbrücktes, nachsilanisiertes *R* ... 830
– hydrophiles *R* ... 830
– mit eingebetteten polaren Gruppen, octadecylsilyliertes, nachsilanisiertes *R* ... **10.1**-6261
– mit eingebetteten polaren Gruppen, octadecylsilyliertes, verkapseltes *R* ... 830
– mit eingebetteten polaren Gruppen, octylsilyliertes, nachsilanisiertes *R* ... **10.1**-6262
– mit eingefügten polaren Gruppen, octadecylsilyliertes, nachsilanisiertes *R* ... 830
– mit erweitertem pH-Bereich, octadecylsilyliertes, nachsilanisiertes *R* ... 830
– mit festem Kern, alkylsilyliertes, nachsilanisiertes *R* ... 830
– mit festem Kern, octadecylsilyliertes *R* ... 831
– zur Chromatographie mit festem Kern, octylsilyliertes, nachsilanisiertes *R* ... **10.1**-6262
– mit festem Kern, pentafluorphenylpropylsilyliertes, nachsilanisiertes *R* ... 831
– mit festem Kern, phenylhexylsilyliertes, nachsilanisiertes *R* ... 831
– mit zu 100 Prozent wässrigen mobilen Phasen kompatibles, octadecylsilyliertes *R* ... 831
– mit zu 100 Prozent wässrigen mobilen Phasen kompatibles, octadecylsilyliertes, nachsilanisiertes *R* ... 831
– 4-nitrophenylcarbamidsilyliertes *R* ... 831
– octadecanoylamidopropylsilyliertes *R* ... 831
– octadecylphenylsilyliertes, nachsilanisiertes *R* ... 831
– octadecylsilyliertes *R* ... 831
– octadecylsilyliertes *R* 1 ... **10.1**-6262
– octadecylsilyliertes *R* 2 ... 831
– octadecylsilyliertes, desaktiviertes *R* ... 832
– octadecylsilyliertes, extra dichtes, nachsilanisiertes *R* ... 832
– octadecylsilyliertes, monolithisches *R* ... 832
– octadecylsilyliertes, nachsilanisiertes *R* ... 832
– octadecylsilyliertes, nachsilanisiertes *R* 1 ... 832

- octadecylsilyliertes, nachsilanisiertes, desaktiviertes *R* 832
- octadecylsilyliertes, nachsilanisiertes, desaktiviertes *R* 1 832
- octadecylsilyliertes, polar nachsilanisiertes *R* 832
- octadecylsilyliertes, quer vernetztes, nachsilanisiertes *R* 832
- octadecylsilyliertes, zur Trennung von polycyclischen aromatischen Kohlenwasserstoffen *R* 832
- octylsilyliertes *R* 833
- octylsilyliertes *R* 1 833
- octylsilyliertes *R* 2 833
- octylsilyliertes *R* 3 833
- octylsilyliertes, desaktiviertes *R* 833
- octylsilyliertes, extra dichtes, nachsilanisiertes *R* 833
- octylsilyliertes, nachsilanisiertes *R* 833
- octylsilyliertes, nachsilanisiertes, desaktiviertes *R* 833
- oxypropionitrilsilyliertes *R* 833
- phenylhexylsilyliertes *R* 833
- phenylhexylsilyliertes, nachsilanisiertes *R* 833
- phenylsilyliertes *R* 833
- phenylsilyliertes, extra dichtes, nachsilanisiertes *R* 833
- phenylsilyliertes, nachsilanisiertes *R* 834
- phenylsilyliertes, nachsilanisiertes, desaktiviertes *R* 834
- poröses *R* 834
- propoxyphenyliertes, nachsilanisiertes *R* 834
- propylsilyliertes *R* 834
- trimethylsilyliertes *R* 834
- zur Trennung chiraler Komponenten, vancomycingebundenes *R* 834
- zur Verwendung mit stark wässrigen mobilen Phasen, alkyliertes *R* 834
- zur Verwendung mit stark wässrigen mobilen Phasen, alkyliertes, nachsilanisiertes *R* 834

Kieselgel-Amylosederivat
- zur Chromatographie *R* 826
- zur Trennung chiraler Komponenten *R* 826

Kieselgel-Anionenaustauscher zur Chromatographie *R* 827
Kieselgel-Cellulosederivat zur Trennung chiraler Komponenten *R* 827
Kieselgel-Kationenaustauscher zur Chromatographie, stark saurer *R* 827
Kieselgel-Proteinderivat zur Trennung chiraler Komponenten *R* 827
Kieselgur *R* 834
- G *R* 834
- zur Gaschromatographie *R* 835
- zur Gaschromatographie, silanisierte *R* 835

Kieselgur-Filtrierhilfsmittel *R* 835
Klarheit und Opaleszenz von Flüssigkeiten (2.2.1) 27
Klassische-Schweinepest-Lebend-Impfstoff (aus Zellkulturen) 1777
Klatschmohnblüten 2257
Knoblauchpulver 2258
Königskerzenblüten/Wollblumen 2259
Kohle, medizinische 4460
Kohlendioxid 4462
- in Gasen (2.5.24) 239

Kohlendioxid *R* 835
Kohlendioxid *R* 1 835
Kohlendioxid *R* 2 835
Kohlenmonoxid 4464
- in Gasen (2.5.25) 240

Kohlenmonoxid *R* 835
Kohlenmonoxid *R* 1 835
(^{15}O)Kohlenmonoxid 1871
Kohlenwasserstoffe zur Gaschromatographie *R* 836
Kokzidiose-Lebend-Impfstoff für Hühner 1700
Kolasamen 2261
Koloniebildende hämatopoetische Vorläuferzellen vom Menschen, Bestimmung (2.7.28) 413
Kolophonium 2262
Komplexometrische Titrationen (2.5.11) 233
Kompressibilität von Pulvern (*siehe* 2.9.34) 529
Kompressibilitätsindex (*siehe* 2.9.36) 532
Kongorot *R* 836
Kongorot-Fibrin *R* 836
Kongorot-Lösung *R* 836
Kongorot-Papier *R* 836
Konservierung, Prüfung auf ausreichende antimikrobielle (5.1.3) 1005
Konsistenz, Prüfung durch Penetrometrie (2.9.9) 467
Kontrolle von Verunreinigungen in Substanzen zur pharmazeutischen Verwendung (5.10) 1177
Konzentrate
- zum Herstellen eines Tauchbads für Tiere 1382
- zur Herstellung von Infusionszubereitungen 1394
- zur Herstellung von Injektionszubereitungen 1394
- zur Herstellung von Lösungen zur intrauterinen Anwendung für Tiere 1427

Konzentrationsangaben, Definition (*siehe* 1.2) 8
Konzentrierte Follitropin-Lösung 3993
Konzentrierte Hämofiltrations- und Hämodiafiltrationslösungen 4151
Konzentrierte Infliximab-Lösung 4295
Konzentrische Säule für die Gaschromatographie *R* 836
Kopoubohnenwurzel, Mehlige* 2265
Kopoubohnenwurzel* 2263
Koriander 2267
Korianderöl 2268
Kristalline Feststoffe, Charakterisierung durch Mikrokalorimetrie und Lösungskalorimetrie (2.2.61) 159
Kristalline und teilweise kristalline Feststoffe, Charakterisierung durch Röntgenpulverdiffraktometrie (2.9.33) 519
Kristallinität (5.16) 1225
- empfohlene Prüfmethode (*siehe* 5.11) 1185
- Erläuterung (*siehe* 2.2.61) 159

Kristallviolett *R* 836
Kristallviolett-Lösung *R* 836
(^{81m}Kr)Krypton zur Inhalation 1872
Kryptonum(^{81m}Kr) ad inhalationem 1872
Kügelchen
- imprägnierte homöopathische (Streukügelchen/Globuli) 2529
- umhüllte homöopathische (Globuli velati) 2531
- wirkstofffreie, für homöopathische Zubereitungen 2554

Kümmel 2270
Kümmelöl 2271
Kugelfall- und automatisierte Kugelrollviskosimeter-Methoden (2.2.49) 129
Kunststoffadditive (3.1.13) 606
Kunststoffbehältnisse
- für Blut und Blutprodukte vom Menschen, sterile (3.3.4) 646
- und -verschlüsse zur pharmazeutischen Verwendung (3.2.2) 629
- zur Aufnahme wässriger Infusionszubereitungen (3.2.2.1) 630

Kunststoffe auf Polyvinylchlorid-Basis (weichmacherfrei)
- für Behältnisse zur Aufnahme fester Darreichungsformen zur oralen Anwendung (3.1.11) 603

– für Behältnisse zur Aufnahme nicht injizierbarer, wässriger Lösungen (3.1.10) ... 600
Kunststoffe auf Polyvinylchlorid-Basis (weichmacherhaltig)
– für Behältnisse zur Aufnahme von Blut und Blutprodukten vom Menschen (3.3.2) ... 637
– für Behältnisse zur Aufnahme wässriger Lösungen zur intravenösen Infusion (3.1.14) ... 611
– für Schläuche in Transfusionsbestecken für Blut und Blutprodukte (3.3.3) ... 642
Kupfer *R* ... 836
Kupfer(II)-acetat *R* ... 836
Kupfer(II)-chlorid *R* ... 836
Kupfer(II)-citrat-Lösung *R* ... 837
Kupfer(II)-citrat-Lösung *R* 1 ... 837
Kupferedetat-Lösung *R* ... 837
Kupfer(II)-Ethylendiaminhydroxid-Lösung *R* ... 837
Kupfer-Lösung (0,1 ppm Cu) *R* ... 965
Kupfer-Lösung (10 ppm Cu) *R* ... 965
Kupfer-Lösung (0,1 % Cu) *R* ... 965
Kupfer-Lösung (1000 ppm Cu), ölige *R* ... 965
Kupfer(II)-nitrat *R* ... 837
Kupfer-Standardlösung (0,1 % Cu) für ICP *R* ... 965
Kupfer(II)-sulfat ... 4467
Kupfer(II)-sulfat, wasserfreies *R* ... 837
Kupfer(II)-sulfat-Lösung *R* ... 837
Kupfer(II)-sulfat-Lösung *R* 1 ... 837
Kupfer(II)-sulfat-Lösung (0,02 mol · l^{-1}) ... 985
Kupfer(II)-sulfat-Pentahydrat ... 4468
Kupfer(II)-sulfat-Pentahydrat *R* ... 837
Kupfersulfat-Pufferlösung pH 4,0 *R* ... 970
Kupfertetramibitetrafluoroborat zur Herstellung von radioaktiven Arzneimitteln ... 1873
Kupfer(II)-tetrammin-Reagenz *R* ... 838
Kutane Anwendung
– am Tier, flüssige Zubereitungen ... 1382
– flüssige Zubereitungen ... 1380
– halbfeste Zubereitungen ... 1385

L

Labetalolhydrochlorid ... 4473
Labetaloli hydrochloridum ... 4473
Lacca ... 5620
Lachsöl vom Zuchtlachs ... 4475
Lackmus *R* ... 838
Lackmuspapier
– blaues *R* ... 838
– rotes *R* ... 838
Lacosamid ... 4478
Lacosamidi compressi ... 4484
Lacosamidi praeparatio ad infusionem ... 4480
Lacosamidi solutio peroralis ... 4482
Lacosamid-Infusionszubereitung ... 4480
Lacosamid-Lösung zum Einnehmen ... 4482
Lacosamid-Tabletten ... 4484
Lacosamidum ... 4478
Lactat, Identitätsreaktion (*siehe* 2.3.1) ... 182
Lactitol-Monohydrat ... **10.1**-6407
Lactitolum monohydricum ... **10.1**-6407
Lactobionsäure ... 4488
Lactobionsäure *R* ... 838
Lactose ... 4489
β-Lactose *R* ... 839
Lactose-Monohydrat ... 4491
Lactose-Monohydrat *R* ... 838
α-Lactose-Monohydrat *R* ... 838
Lactosum ... 4489
Lactosum monohydricum ... 4491
Lactulose ... 4493
Lactulose *R* ... 839
Lactulose-Sirup ... 4496
Lactulosum ... 4493
Lactulosum liquidum ... 4496
Lagerung, Erläuterung (*siehe* 1.4) ... 11
Lamivudin ... 4499
Lamivudinum ... 4499
Lamotrigin ... 4502
Lamotriginum ... 4502
Lanatosid C *R* ... 839
Langer Pfeffer ... 2355
Lansoprazol ... 4504
Lansoprazolum ... 4504
Lanthan(III)-chlorid-Heptahydrat *R* ... 839
Lanthan(III)-chlorid-Lösung *R* ... 839
Lanthannitrat *R* ... 839
Lanthannitrat-Lösung *R* ... 840
Lanthannitrat-Lösung (0,1 mol · l^{-1}) ... 985
Lanthan(III)-oxid *R* ... 840
Lanugo cellulosi absorbens ... 6124
Lanugo gossypii absorbens ... 6123
Laserdiffraktometrie, Bestimmung der Partikelgröße (2.9.31) ... 511
Latschenkiefernöl ... 2272
Laurinsäure *R* ... 840
Lauromacrogol 400 ... 4506
Lauromacrogolum 400 ... 4506
Laurylalkohol *R* ... 840
Lavandulae aetheroleum ... 2276
Lavandulae flos ... 2274
Lavandulol *R* ... 840
Lavandulylacetat *R* ... 840
Lavendelblüten ... 2274
Lavendelöl ... 2276
LC, Liquid chromatography (2.2.29) ... 66
Lebende biotherapeutische Produkte zur Anwendung am Menschen ... 1347
Lebertran (Typ A) ... 4509
Lebertran (Typ B) ... 4514
Lebertran vom Kabeljau (aus Aufzucht) ... 4520
Leflunomid ... 4525
Leflunomidum ... 4525
Leinenfaden im Fadenspender für Tiere, steriler ... 1978
Leinöl, natives ... 4527
Leinsamen ... 2277
Leiocarposid *R* ... 840
Leitfähigkeit (2.2.38) ... 91
Leonuri cardiacae herba ... 2216
Leopardenblumenwurzelstock* ... 2278
Leptospirose-Impfstoff (inaktiviert)
– für Hunde ... 1704
– für Rinder ... 1707
Lerchenspornwurzelstock* ... 2281
Letrozol ... 4528
Letrozolum ... 4528
Leucin ... 4529
Leucin *R* ... 841
Leucinum ... 4529
Leukose-Impfstoff (inaktiviert) für Katzen ... 1709
Leuprorelin ... 4531
Leuprorelinum ... 4531
Levamisol für Tiere ... 4534
Levamisolhydrochlorid ... 4536
Levamisoli hydrochloridum ... 4536
Levamisolum ad usum veterinarium ... 4534
Levetiracetam ... 4537
Levetiracetamum ... 4537
Levistici radix ... 2283

Levocabastinhydrochlorid **10.1**-6409
Levocabastini hydrochloridum **10.1**-6409
Levocarnitin 4543
Levocarnitinum 4543
Levodopa 4545
Levodopa *R* 841
Levodopum 4545
Levodropropizin 4547
Levodropropizinum 4547
Levofloxacin-Hemihydrat 4549
Levofloxacinum hemihydricum 4549
Levomenol *R* 841
Levomentholum 4722
Levomepromazinhydrochlorid 4552
Levomepromazini hydrochloridum 4552
Levomepromazini maleas 4553
Levomepromazinmaleat 4553
Levomethadonhydrochlorid 4554
Levomethadoni hydrochloridum 4554
Levonorgestrel **10.1**-6412
Levonorgestrelum **10.1**-6412
Levothyroxin-Natrium 4560
Levothyroxinum natricum 4560
Lichen islandicus 2237
Lidocain 4563
Lidocainhydrochlorid-Monohydrat 4565
Lidocaini hydrochloridum monohydricum 4565
Lidocainum 4563
Liebstöckelwurzel 2283
*Ligustici chuanxiong rhizoma** 2104
*Ligustici radix et rhizoma** 2106
(*Z*)-Ligustilid *R* 841
Limonen *R* 841
Limonis aetheroleum 2118
Linalool *R* 841
Linalylacetat *R* 841
Lincomycinhydrochlorid-Monohydrat 4567
Lincomycini hydrochloridum 4567
Lindan *R* 841
Lindenblüten 2285
Lini oleum virginale 4527
Lini semen 2277
Linolensäure *R* 842
Linolenylalkohol *R* 842
Linoleylalkohol *R* 842
Linolsäure *R* 842
Linsidominhydrochlorid *R* 842
Liothyronin-Natrium 4569
Liothyroninum natricum 4569
Lipophile
- Cremes 1387
- Gele 1388
- Suppositorien, Erweichungszeit (2.9.22) 497
Liquiritiae extractum siccum ad saporandum 2465
Liquiritiae radix 2463
Lisinopril-Dihydrat **10.1**-6416
Lisinoprilum dihydricum **10.1**-6416
Lithii carbonas 4574
Lithii citras 4575
Lithium *R* 842
Lithiumcarbonat 4574
Lithiumcarbonat *R* 842
Lithiumchlorid *R* 842
Lithiumcitrat 4575
Lithiumhydroxid *R* 843
Lithiummetaborat, wasserfreies *R* 843
Lithiummethanolat-Lösung (0,1 mol · l^{-1}) 985
Lithiumsulfat *R* 843
Lithiumtrifluormethansulfonat *R* 843
Lobelinhydrochlorid 4576
Lobelini hydrochloridum 4576
Lösliches Insulin als Injektionslösung 4323
Löslichkeit
- empfohlene Prüfmethode (*siehe* 5.11) 1185
- von ätherischen Ölen in Ethanol (2.8.10) 429
Lösung zur DC-Eignungsprüfung *R* 843
Lösungen
- zum Einnehmen 1377
- zur Anwendung am Zahnfleisch 1414
- zur Anwendung in der Mundhöhle 1414
- zur Aufbewahrung von Organen 4577
- zur intrauterinen Anwendung 1427
Lösungen zur Papierchromatographie-Eignungsprüfung *R* 843
Lösungsgeschwindigkeit
- intrinsische (2.9.29) 509
- scheinbare (2.9.43) 552
Lösungskalorimetrie (*siehe* 2.2.61) 161
Lösungsmittel, Definition (*siehe* 1.2) 8
Lösungsmittel-Rückstände
- Identifizierung und Bestimmung (2.4.24) . . . **10.1**-6249
- *siehe* (5.4) 1131
Löwenzahnkraut mit Wurzel 2286
Löwenzahnwurzel 2287
Loganin *R* 843
Lomustin 4579
Lomustinum 4579
Longifolen *R* 843
Loperamidhydrochlorid 4580
Loperamidi hydrochloridum 4580
Loperamidi oxidum monohydricum 4582
Loperamidoxid-Monohydrat 4582
Lopinavir 4584
Lopinavirum 4584
Loratadin 4588
Loratadinum 4588
Lorazepam 4591
Lorazepamum 4591
Losartan-Kalium 4593
Losartanum kalicum 4593
Lovastatin 4596
Lovastatinum 4596
Lowry-Methode (*siehe* 2.5.33) 245
Lufenuron für Tiere 4598
Lufenuronum ad usum veterinarium 4598
Luft, kohlenwasserstofffreie *R* 843
Luft zur medizinischen Anwendung 4600
- künstliche 4603
Lumiflavin *R* 844
Lupuli flos 2226
Luteolin *R* 844
Luteolin-7-glucosid *R* 844
Lutetii(^{177}Lu) solutio ad radio-signandum 1874
Lutetiumchlorid-Hexahydrat *R* 844
Lutetium-Lösung (20 ppm Lu) *R* 965
(^{177}Lu)Lutetium-Lösung zur Radiomarkierung 1874
Lutschtabletten, gepresste 1414
*Lycii fructus** 2071
*Lycopi herba** 2511
Lymecyclin 4604
Lymecyclinum 4604
Lynestrenol 4607
Lynestrenolum 4607
Lysinacetat 4609
Lysinhydrochlorid 4611
Lysini acetas 4609
Lysini hydrochloridum 4611
Lysyl-Endopeptidase *R* 844
Lythri herba 2070

M

Macrogol
- desaktiviertes *R* 845
- polar desaktiviertes *R* 845
Macrogol 200 *R* 844
Macrogol 200 *R* 1 844
Macrogol 300 *R* 844
Macrogol 400 *R* 845
Macrogol 600 *R* 845
Macrogol 1000 *R* 845
Macrogol 1500 *R* 845
Macrogol 4000 *R* 845
Macrogol 6000 *R* 845
Macrogol 20 000 *R* 845
Macrogol 6 glyceroli caprylocapras 4621
Macrogol 20 glyceroli monostearas 4629
Macrogol 40 sorbitoli heptaoleas 4643
Macrogol-20 000-nitroterephthalat *R* 845
Macrogola 4617
Macrogola massae molecularis magnae 4620
Macrogoladipat *R* 845
Macrogolcetylstearylether 4615
Macrogolcetylstearylether *R* 845
Macrogol-30-dipolyhydroxystearat 4616
Macrogole 4617
- hochmolekulare 4620
Macrogolglyceridorum caprylocaprates 4622
Macrogolglyceridorum laurates 4625
Macrogolglyceridorum linoleates 4627
Macrogolglyceridorum oleates 4630
Macrogolglyceridorum stearates 4632
Macrogol-6-glycerolcaprylocaprat 4621
Macrogolglycerolcaprylocaprate 4622
Macrogolglycerolcocoate 4623
Macrogolglycerolhydroxystearat 4624
Macrogolglyceroli cocoates 4623
Macrogolglyceroli hydroxystearas 4624
Macrogolglyceroli ricinoleas 4631
Macrogolglycerollaurate 4625
Macrogolglycerollinoleate 4627
Macrogol-20-glycerolmonostearat 4629
Macrogolglycerololeate 4630
Macrogolglycerolricinoleat 4631
Macrogolglycerolstearate 4632
Macrogol-15-hydroxystearat 4634
Macrogoli 30 dipolyhydroxystearas 4616
Macrogoli 15 hydroxystearas 4634
Macrogoli aether cetostearylicus 4615
Macrogoli aether isotridecylicus 4635
Macrogoli aether laurilicus 4636
Macrogoli aether oleicus 4640
Macrogoli aether stearylicus 4645
Macrogoli oleas 4639
Macrogoli stearas 4644
Macrogolisotridecylether 4635
Macrogollaurylether 4636
Macrogol-23-laurylether *R* 845
Macrogololeat 4639
Macrogololeylether 4640
Macrogol-Poly(vinylalkohol)-Pfropfcopolymer 4641
Macrogol-40-sorbitolheptaoleat 4643
Macrogolstearate 4644
Macrogolstearylether 4645
Macrogolsuccinat *R* 845
Mädesüßkraut 2289
Mäusedornwurzelstock 2290
Magaldrat 4646
Magaldratum 4646
Magensaft, künstlicher *R* 845
Magensaftresistente
- Granulate 1383
- Kapseln 1390
- Tabletten 1401
Magnesii acetas tetrahydricus 4648
Magnesii aluminometasilicas 4649
Magnesii aspartas dihydricus 4650
Magnesii chloridum hexahydricum 4657
Magnesii chloridum 4.5-hydricum 4656
Magnesii citras 4658
Magnesii citras dodecahydricus 4660
Magnesii citras nonahydricus 4659
Magnesii gluconas 4661
Magnesii glycerophosphas 4662
Magnesii hydrogenophosphas trihydricus ad praeparationes homoeopathicas 2594
Magnesii hydroxidum 4663
Magnesii lactas dihydricus 4664
Magnesii oxidum leve 4665
Magnesii oxidum ponderosum 4666
Magnesii peroxidum 4667
Magnesii pidolas 4668
Magnesii stearas 4670
Magnesii subcarbonas levis 4654
Magnesii subcarbonas ponderosus 4655
Magnesii sulfas heptahydricus 4674
Magnesii trisilicas 4674
Magnesium
- Erdalkalimetalle, Grenzprüfung (2.4.7) 191
- Grenzprüfung (2.4.6) 191
- Identitätsreaktion (*siehe* 2.3.1) 182
- komplexometrische Titration (*siehe* 2.5.11) 234
Magnesium *R* 846
Magnesium fluoratum ad praeparationes homoeopathicas **10.1**-6297
Magnesium fluoratum für homöopathische Zubereitungen **10.1**-6297
Magnesium phosphoricum für homöopathische Zubereitungen 2594
Magnesiumacetat *R* 846
Magnesiumacetat-Tetrahydrat 4648
Magnesiumaluminometasilicat 4649
Magnesiumaspartat-Dihydrat 4650
Magnesiumcarbonat
- leichtes basisches 4654
- schweres basisches 4655
Magnesiumchlorid *R* 846
Magnesiumchlorid-Hexahydrat 4657
Magnesiumchlorid-4,5-Hydrat 4656
Magnesiumchlorid-Lösung (0,1 mol · l^{-1}) 985
Magnesiumcitrat 4658
Magnesiumcitrat-Dodecahydrat 4660
Magnesiumcitrat-Nonahydrat 4659
Magnesiumgluconat 4661
Magnesiumglycerophosphat 4662
Magnesiumhydroxid 4663
Magnesiumlactat-Dihydrat 4664
Magnesium-Lösung (10 ppm Mg) *R* 965
Magnesium-Lösung (10 ppm Mg) *R* 1 965
Magnesium-Lösung (100 ppm Mg) *R* 965
Magnesium-Lösung (1000 ppm Mg) *R* 965
Magnesium-Lösung (0,1 % Mg) *R* 965
Magnesiumnitrat *R* 846
Magnesiumnitrat-Lösung *R* 846
Magnesiumoxid
- leichtes 4665
- schweres 4666
- schweres *R* 846
Magnesiumoxid *R* 846
Magnesiumoxid *R* 1 846

Magnesiumperoxid 4667
Magnesiumpidolat 4668
Magnesiumsilicat zur Pestizid-Rückstands-analyse *R* 846
Magnesiumstearat 4670
Magnesiumsulfat *R* 846
Magnesiumsulfat-Heptahydrat 4674
Magnesiumtrisilicat 4674
Magnolia-biondii-Blütenknospen* 2292
*Magnoliae biondii flos immaturus** 2292
*Magnoliae officinalis cortex** 2297
*Magnoliae officinalis flos** 2295
Magnolia-officinalis-Blüten* 2295
Magnolienrinde* 2297
Magnolin *R* 846
Magnolol *R* 847
Maisöl *R* 847
Maisöl, raffiniertes **10.1**-6421
Maisstärke 4677
Makisteron A *R* 847
Malachitgrün *R* 847
Malachitgrün-Lösung *R* 847
Malathion 4678
Malathion *R* 847
Malathionum 4678
Maleat-Pufferlösung pH 7,0 *R* 974
Maleinsäure 4679
Maleinsäure *R* 847
Maleinsäureanhydrid *R* 847
Maleinsäureanhydrid-Lösung *R* 847
Maltitol 4680
Maltitol *R* 847
Maltitol-Lösung 4682
Maltitolum 4680
Maltitolum liquidum 4682
Maltodextrin 4684
Maltodextrinum 4684
Maltol *R* 848
Maltose-Monohydrat *R* 848
Maltotriose *R* 848
Malvae folium 2299
Malvae sylvestris flos 2301
Malvenblätter 2299
Malvenblüten 2301
Mandarinenschale* 2302
Mandarinenschalenöl 2304
Mandelöl
- natives 4685
- raffiniertes 4686
Mandelsäure *R* 848
Mangangluconat 4687
Manganglycerophosphat, wasserhaltiges 4688
Mangani gluconas 4687
Mangani glycerophosphas hydricus 4688
Mangani sulfas monohydricus 4689
Mangan-Lösung (100 ppm Mn) *R* 966
Mangan-Lösung (1000 ppm Mn) *R* 966
Mangan-Silber-Papier *R* 848
Mangan(II)-sulfat *R* 848
Mangansulfat-Monohydrat 4689
Mannheimia-Impfstoff (inaktiviert)
- für Rinder 1711
- für Schafe 1713
Mannitol 4690
Mannitol *R* 848
Mannitolum 4690
Mannose *R* 848
Maprotilinhydrochlorid 4693
Maprotilini hydrochloridum 4693
Marbofloxacin für Tiere 4695
Marbofloxacinum ad usum veterinarium 4695
Marek'sche-Krankheit-Lebend-Impfstoff 1715
Mariendistelfrüchte 2305
Mariendistelfrüchtetrockenextrakt, eingestellter, gereinigter 2307
Marrubii herba 2002
Marrubiin *R* 848
Masern-Immunglobulin vom Menschen 4697
Masern-Lebend-Impfstoff 1545
Masern-Mumps-Röteln-Lebend-Impfstoff 1547
Masern-Mumps-Röteln-Varizellen-Lebend-Impfstoff 1549
Massekonstanz, Trocknen und Glühen bis zur, Erläuterung (*siehe* 1.2) 7
Massenspektrometrie (2.2.43) 105
Massenspektrometrie mit induktiv gekoppeltem Plasma (2.2.58) 150
Maßlösungen (4.2.2) 982
Masticabilia gummis medicata 1393
Mastix 2309
Mate folium 2310
Mateblätter 2310
Material
- für Behältnisse zur Aufnahme von Blut und Blutprodukten vom Menschen (3.3.1) 637
- zur Herstellung von Behältnissen (3.1) 579
Matricariae aetheroleum 2252
Matricariae extractum fluidum 2251
Matricariae flos 2249
Maul-und-Klauenseuche-Impfstoff (inaktiviert) für Wiederkäuer 1718
Maydis amylum 4677
Maydis oleum raffinatum **10.1**-6421
Mayers Reagenz *R* 849
Mebendazol 4698
Mebendazolum 4698
Mebeverinhydrochlorid 4699
Mebeverini hydrochloridum 4699
Meclozindihydrochlorid 4702
Meclozindihydrochlorid *R* 849
Meclozini dihydrochloridum 4702
Medizinische Kohle 4460
Medronsäure *R* 849
Medronsäure zur Herstellung von radioaktiven Arzneimitteln 1876
Medroxyprogesteronacetat 4704
Medroxyprogesteroni acetas 4704
Mefenaminsäure 4707
Mefloquinhydrochlorid 4709
Mefloquini hydrochloridum 4709
Megestrolacetat 4711
Megestroli acetas 4711
Meglumin 4714
Megluminum 4714
Mehlige Kopoubohnenwurzel* 2265
Mehrdosenbehältnisse, Gleichförmigkeit der Masse der abgegebenen Dosen (2.9.27) 508
MEKC, mizellare elektrokinetische Chromatographie (*siehe* 2.2.47) 124
Mel 4197
Melaleucae aetheroleum 2473
Melamin *R* 849
Meldonium dihydricum 4715
Meldonium-Dihydrat 4715
Meliloti herba 2444
Melissae folii extractum siccum 2314
Melissae folium 2312
Melissenblätter 2312
Melissenblättertrockenextrakt 2314
Meloxicam 4717

Meloxicamum 4717
Melphalan 4719
Melphalanum 4719
Menadion 4721
Menadion *R* 849
Menadionum 4721
Mengenangaben, Definition (1.2) 7
Meningokokken-Gruppe-A-C-W135-Y-Impfstoff (konjugiert) 1551
Meningokokken-Gruppe-C-Impfstoff (konjugiert) 1553
Meningokokken-Polysaccharid-Impfstoff 1556
Menthae arvensis aetheroleum partim mentholum depletum 2315
Menthae piperitae aetheroleum 2361
Menthae piperitae folii extractum siccum 2359
Menthae piperitae folium 2358
Menthofuran *R* 849
Menthol 4722
Menthol *R* 849
Menthol, racemisches 4724
Mentholum racemicum 4724
Menthon *R* 849
Menthylacetat *R* 850
Menyanthidis trifoliatae folium 2065
Mepivacainhydrochlorid 4725
Mepivacaini hydrochloridum 4725
Meprobamat 4727
Meprobamatum 4727
Mepyramini maleas 4728
Mepyraminmaleat 4728
2-Mercaptobenzimidazol *R* 850
2-Mercaptoethanol *R* 850
Mercaptopurin *R* 850
Mercaptopurin-Monohydrat **10.1**-6422
Mercaptopurinum monohydricum **10.1**-6422
Meropenem-Trihydrat 4731
Meropenemum trihydricum 4731
Mesalazin 4733
Mesalazinum 4733
Mesityloxid *R* 850
Mesna 4737
Mesnum 4737
Mesterolon 4739
Mesterolonum 4739
Mestranol 4741
Mestranolum 4741
Metacresol 4742
Metacresolum 4742
Metamizol-Natrium-Monohydrat 4744
Metamizolum natricum monohydricum 4744
Metanilgelb *R* 850
Metanilgelb-Lösung *R* 850
Metforminhydrochlorid **10.1**-6423
Metformini hydrochloridum **10.1**-6423
Methacrylsäure *R* 851
Methacrylsäure-Ethylacrylat-Copolymer
– (1:1) 4748
– (1:1)-Dispersion 30 % 4750
Methacrylsäure-Methylmethacrylat-Copolymer
– (1:1) 4752
– (1:2) 4753
Methadonhydrochlorid 4755
Methadoni hydrochloridum 4755
Methan 4757
Methan *R* 851
Methan *R* 1 851
Methanol 4758
– aldehydfreies *R* 851
– Prüfung auf (2.9.11) 472
– wasserfreies *R* 851
Methanol *R* 851
Methanol *R* 1 851
Methanol *R* 2 851
(D_4)Methanol *R* 851
Methanolum 4758
Methansulfonat in Wirkstoffen, Methyl-, Ethyl- und Isopropyl- (2.5.38) 251
Methansulfonsäure
– Methansulfonylchlorid in (2.5.39) 253
– Methyl-, Ethyl- und Isopropylmethan in (2.5.37) 250
Methansulfonsäure *R* 851
Methansulfonylchlorid *R* 852
Methansulfonylchlorid in Methansulfonsäure (2.5.39) 253
Methanum 4757
Methanum (2 per centum) in nitrogenio intermixtum 4055
Methenamin 4760
Methenamin *R* 852
Methenaminum 4760
Methionin 4761
– racemisches 4763
– racemisches *R* 852
L-Methionin *R* 852
L-*Methionini ([^{11}C]methyl) solutio iniectabilis* 1884
L-Methioninsulfoxid *R* 852
DL-*Methioninum* 4763
Methioninum 4761
Methoden
– austauschbare (*siehe* 1.1) 6
– chemometrische zur Auswertung analytischer Daten (*siehe* 5.2.1) 1037
– immunchemische (2.7.1) 361
– Implementierung (*siehe* 1.1) 6
– Validierung (*siehe* 1.1) 6
– zur Herstellung steriler Zubereitungen (5.1.1) 995
– zur Kontrolle der mikrobiologischen Qualität, alternative (*siehe* 5.1.6) 1009
– zur Qualitätskontrolle, Ersatz von *in vivo* durch *in vitro* (5.2.14) 1085
Methotrexat 4764
(*RS*)-Methotrexat *R* 852
Methotrexatum 4764
Methoxychlor *R* 852
(1*RS*)-1-(6-Methoxynaphthalin-2-yl)ethanol *R* 852
1-(6-Methoxynaphthalin-2-yl)ethanon *R* 852
6-Methoxy-2-naphthoesäure *R* 853
Methoxyphenylessigsäure *R* 853
Methoxyphenylessigsäure-Reagenz *R* 853
([^{11}C]Methoxy)Raclopride-Injektionslösung 1878
3-Methoxy-L-tyrosin *R* 853
trans-2-Methoxyzimtaldehyd *R* 853
Methyl-, Ethyl- und Isopropylbenzolsulfonat in Wirkstoffen (2.5.41) 255
Methyl-, Ethyl- und Isopropylmethansulfonat
– in Methansulfonsäure (2.5.37) 250
– in Wirkstoffen (2.5.38) 251
Methyl-, Ethyl- und Isopropyltoluolsulfonat in Wirkstoffen (2.5.40) 254
Methylacetat *R* 853
Methyl(4-acetylbenzoat) *R* 853
Methyl(4-acetylbenzoat)-Reagenz *R* 853
Methylacrylat *R* 853
Methylal *R* 854
Methylaminhydrochlorid *R* 854
Methyl(4-aminobenzoat) *R* 854
4-(Methylamino)phenolsulfat *R* 854
3-(Methylamino)-1-phenylpropan-1-ol *R* 854
Methylanthranilat *R* 854
Methylarachidat *R* 854
Methylbehenat *R* 854

Methylbenzoat *R* 855
Methyl(benzolsulfonat) *R* 855
Methylbenzothiazolonhydrazonhydrochlorid *R* 855
(*R*)-(+)-α-Methylbenzylisocyanat *R* 855
(*S*)-(−)-α-Methylbenzylisocyanat *R* 855
2-Methylbutan *R* 855
2-Methylbut-2-en *R* 856
Methyl-4-(butylamino)benzoat *R* 856
Methylcaprat *R* 856
Methylcaproat *R* 856
Methylcaprylat *R* 856
Methylcellulose 4767
Methylcellulose 450 *R* 856
Methylcellulosum 4767
([^{11}C]Methyl)Cholin-Injektionslösung 1880
Methylcinnamat *R* 856
Methylcyclohexan *R* 856
Methyldecanoat *R* **10.1**-6262
Methyldopa 4770
Methyldopa, racemisches *R* 857
3-*O*-Methyldopaminhydrochlorid *R* 857
4-*O*-Methyldopaminhydrochlorid *R* 857
Methyldopum 4770
Methyleicosenoat *R* 857
Methylenbisacrylamid *R* 857
Methylenblau *R* 857
Methylenblau-Lösung *R* 857
Methyleni chloridum 3554
Methylergometrini maleas 4772
Methylergometrinmaleat 4772
Methylerucat *R* 857
3-*O*-Methylestron *R* 857
Methyleugenol *R* 858
(5-[^{11}C]Methyl)Flumazenil-Injektionslösung 1882
Methyl-4-hydroxybenzoat 4774
Methyl-4-hydroxybenzoat *R* 858
Methylhydroxyethylcellulose 4776
Methylhydroxyethylcellulosum 4776
1-Methylimidazol *R* 858
1-Methylimidazol *R* 1 858
2-Methylimidazol *R* 858
Methyliodid *R* 858
Methylis nicotinas 4777
Methylis parahydroxybenzoas 4774
Methylis parahydroxybenzoas natricus 4974
Methylis salicylas 4794
Methyllaurat *R* 858
Methyllignocerat *R* 858
Methyllinoleat *R* 858
Methyllinolenat *R* 858
Methyl-γ-linolenat *R* 859
Methylmargarat *R* 859
Methylmethacrylat *R* 859
Methylmethansulfonat *R* 859
L-([^{11}C]Methyl)Methionin-Injektionslösung 1884
Methyl-2-methoxybenzoat *R* 859
Methyl-4-methoxybenzoat *R* 859
Methyl(*N*-methylanthranilat) *R* 859
Methylmyristat *R* 860
Methylnervonat *R* 860
Methylnicotinat 4777
Methyloleat *R* 860
Methylophiopogonanon A *R* 860
Methylorange *R* 860
Methylorange-Lösung *R* 860
Methylorange-Mischindikator-Lösung *R* 860
Methylpalmitat *R* 860
Methylpalmitoleat *R* 861
Methylpelargonat *R* 861
2-Methylpentan *R* 861
4-Methylpentan-2-ol *R* 861
3-Methylpentan-2-on *R* 861
Methylpentosen in Polysaccharid-Impfstoffen (2.5.21) 238
Methylphenidathydrochlorid 4779
Methylphenidati hydrochloridum 4779
Methylphenobarbital 4781
Methylphenobarbitalum 4781
Methylphenyloxazolylbenzol *R* 861
1-Methyl-4-phenyl-1,2,3,6-tetrahydropyridin *R* 861
Methylpiperazin *R* 862
4-(4-Methylpiperidin-1-yl)pyridin *R* 862
Methylpolysiloxan *R* 862
Methylprednisolon 4782
Methylprednisolon *R* 862
Methylprednisolonacetat 4786
Methylprednisolonhydrogensuccinat 4788
Methylprednisoloni acetas 4786
Methylprednisoloni hydrogenosuccinas 4788
Methylprednisolonum 4782
2-Methyl-1-propanol *R* 862
(15*R*)-15-Methylprostaglandin $F_{2\alpha}$ *R* 862
5-Methylpyridin-2-amin *R* 862
5-Methylpyridin-2(1*H*)-on *R* 862
N-Methylpyrrolidin *R* 863
N-Methylpyrrolidon 4791
N-Methylpyrrolidon *R* 863
N-Methylpyrrolidonum 4791
Methylrosanilinii chloridum 4792
Methylrosaniliniumchlorid 4792
Methylrot *R* 863
Methylrot-Lösung *R* 863
Methylrot-Mischindikator-Lösung *R* 863
Methylsalicylat 4794
Methylsalicylat *R* 863
Methylstearat *R* 863
Methyltestosteron 4796
Methyltestosteronum 4796
Methylthioninii chloridum hydricum 4797
Methylthioniniumchlorid-Hydrat 4797
Methylthymolblau *R* 863
Methylthymolblau-Mischung *R* 863
N-Methyl-*m*-toluidin *R* 864
Methyltoluolsulfonat *R* 864
Methyltricosanoat *R* 864
Methyltridecanoat *R* 864
Methyl-3,4,5-trimethoxybenzoat *R* 864
N-Methyltrimethylsilyltrifluoracetamid *R* 864
Metixenhydrochlorid 4799
Metixeni hydrochloridum 4799
Metoclopramid 4800
Metoclopramidhydrochlorid-Monohydrat 4803
Metoclopramidi hydrochloridum monohydricum 4803
Metoclopramidum 4800
Metolazon 4805
Metolazonum 4805
Metoprololi succinas 4807
Metoprololi tartras 4809
Metoprololsuccinat 4807
Metoprololtartrat 4809
Metrifonat 4812
Metrifonatum 4812
Metronidazol 4814
Metronidazolbenzoat 4815
Metronidazoli benzoas 4815
Metronidazolum 4814
Mexiletinhydrochlorid 4817
Mexiletini hydrochloridum 4817
Mianserinhydrochlorid 4819
Mianserini hydrochloridum 4819
Miconazol 4821

Miconazoli nitras 4824
Miconazolnitrat 4824
Miconazolum 4821
Midazolam 4826
Midazolamum 4826
Mikrobestimmung von Wasser – Coulometrische Titration (2.5.32) 244
Mikrobiologische Kontrolle zellulärer Produkte (2.6.27) 318
Mikrobiologische Prüfung
- lebender biotherapeutischer Produkte, Keimzahlbestimmung mikrobieller Kontaminanten (2.6.36) 346
- lebender biotherapeutischer Produkte, Nachweis spezifizierter Mikroorganismen (2.6.38) 353
- nicht steriler Produkte: Bestimmung der vermehrungsfähigen Mikroorganismen (2.6.12) 274
- nicht steriler Produkte: Nachweis spezifizierter Mikroorganismen (2.6.13) 280
- pflanzlicher Drogen (2.8.23) 443
- von pflanzlichen Arzneimitteln zum Einnehmen und von Extrakten zu deren Herstellung (2.6.31) 330

Mikrobiologische Qualität
- alternative Methoden zur Kontrolle (*siehe* 5.1.6) 1009
- von nicht sterilen pharmazeutischen Zubereitungen und Substanzen zur pharmazeutischen Verwendung (5.1.4) 1007
- von pflanzlichen Arzneimitteln zum Einnehmen und von Extrakten zu deren Herstellung (5.1.8) 1023

Mikrobiologische Wertbestimmung von Antibiotika (2.7.2) 363
Mikrokalorimetrie (*siehe* 2.2.61) 160
Mikrokristalline Cellulose und Carmellose-Natrium . . . 3217
Mikroorganismen
- Adressen von Sammlungen (*siehe* 1.5) 14
- spezifizierte, Nachweis in lebenden biotherapeutischen Produkten (2.6.38) 353
- spezifizierte, Nachweis in nicht sterilen Produkten (2.6.13) 280
- vermehrungsfähige, Bestimmung in nicht sterilen Produkten (2.6.12) 274

Mikroskopie
- Rasterelektronen- (REM) (2.9.52) 568

Mikroskopie, optische (2.9.37) 534
Mikroskopische Prüfung pflanzlicher Drogen (2.8.23) . . . 443
Milbemycinoxim für Tiere 4829
Milbemycinum oximum ad usum veterinarium 4829
Milben für Allergenzubereitungen 4832
Milchsäure 4834
(*S*)-Milchsäure 4835
Milchsäure *R* 864
Milchsäure-Reagenz *R* 864
Millefolii herba 2403
Milzbrand-Adsorbat-Impfstoff (aus Zellkulturfiltraten) für Menschen 1559
Milzbrandsporen-Lebend-Impfstoff für Tiere 1721
Minimierung des Risikos der Übertragung von Erregern der spongiformen Enzephalopathie tierischen Ursprungs durch Human- und Tierarzneimittel (5.2.8) 1058
Minocyclinhydrochlorid *R* 864
Minocyclinhydrochlorid-Dihydrat 4836
Minocyclini hydrochloridum dihydricum 4836
Minoxidil 4839
Minoxidilum 4839
Minzöl 2315
Mirtazapin 4840
Mirtazapinum 4840
Misoprostol 4842
Misoprostolum 4842
Mitomycin 4845
Mitomycinum 4845
Mitoxantronhydrochlorid 4847
Mitoxantroni hydrochloridum 4847
Mizellare elektrokinetische Chromatographie (MEKC) (*siehe* 2.2.47) 124
Modafinil 4849
Modafinilum 4849
Mönchspfefferfrüchte 2317
Mönchspfefferfrüchtetrockenextrakt 2318
Molekülmasse, relative, Angabe (*siehe* 1.4) 9
Molekülmassenverteilung in Dextranen (2.2.39) 93
Molekularsieb *R* 864
Molekularsieb zur Chromatographie *R* 865
Molgramostimi solutio concentrata 4850
Molgramostim-Lösung, konzentrierte 4850
Molsidomin 4854
Molsidominum 4854
Molybdänschwefelsäure *R* 2 865
Molybdänschwefelsäure *R* 3 865
Molybdatophosphorsäure *R* 865
Molybdatophosphorsäure-Lösung *R* 865
Molybdat-Vanadat-Reagenz *R* 865
Molybdat-Vanadat-Reagenz *R* 2 865
Molybdat-Wolframat-Reagenz *R* 865
Molybdat-Wolframat-Reagenz, verdünntes *R* 865
Mometasonfuroat **10.1**-6426
Mometasonfuroat-Monohydrat 4860
Mometasoni furoas **10.1**-6426
Mometasoni furoas monohydricus 4860
Monodocosahexaenoin *R* 865
Monographien
- Abschnitt „Eigenschaften" (5.11) 1185
- Allgemeine, Erläuterung (*siehe* 1.1) 6
- zu Darreichungsformen, Glossar 1375
- zu Extrakten aus pflanzlichen Drogen, Text zur Information (5.23) 1283

Monographien (1.4) 9
Monographietitel, Erläuterung (*siehe* 1.4) 9
Monoklonale Antikörper für Menschen 1349
Monozytenaktivierung, Prüfung (2.6.30) 321
Montelukast-Natrium 4863
Montelukastum natricum 4863
Morantelhydrogentartrat für Tiere 4867
Moranteli hydrogenotartras ad usum veterinarium 4867
Morphinhydrochlorid 4868
Morphinhydrochlorid *R* 865
Morphini hydrochloridum 4868
Morphini sulfas 4871
Morphinsulfat 4871
Morpholin *R* 865
Morpholin zur Chromatographie *R* 866
Morpholinethansulfonat-Pufferlösung (1 mol · l^{-1}) pH 6,0 *R* 972
2-(Morpholin-4-yl)ethansulfonsäure *R* 866
*Moutan cortex** 2460
Moxidectin für Tiere 4873
Moxidectinum ad usum veterinarium 4873
Moxifloxacinhydrochlorid 4877
Moxifloxacini hydrochloridum 4877
Moxonidin 4880
Moxonidinum 4880
Mucoadhäsive Zubereitungen (*siehe* Zubereitungen zur Anwendung in der Mundhöhle) 1414
Mucores ad producta allergenica 5621
Mumps-Lebend-Impfstoff 1561

Mundhöhle, Zubereitungen zur Anwendung in der 1414
Mupirocin 4881
Mupirocin-Calcium 4883
Mupirocinum 4881
Mupirocinum calcicum 4883
Murexid *R* 866
Musci medicati 1399
Muskatellersalbeiöl 2319
Muskatöl 2321
Mutterkraut 2322
Mycophenolas mofetil 4886
Mycophenolatmofetil 4886
Mycophenolatum natricum 4979
Mycoplasma-gallisepticum-Impfstoff (inaktiviert) 1722
Mykobakterien, Prüfung (2.6.2) 264
Mykoplasmen, Prüfung (2.6.7) 264
Mykoplasmen-DNA in Zellkulturen, Nachweis mit Fluoreszenzfarbstoff (*siehe* 2.6.7) 267
myo-Inositol 4303
myo-Inositol *R* 811
myo-Inositolum 4303
Myosmin *R* 866
β-Myrcen *R* 866
Myristicae fragrantis aetheroleum 2321
Myristicin *R* 866
Myristinsäure *R* 867
Myristylalkohol *R* 867
Myrrha 2323
Myrrhae tinctura 2324
Myrrhe 2323
Myrrhentinktur 2324
Myrtilli fructus recens 2211
Myrtilli fructus recentis extractum siccum raffinatum et normatum 2212
Myrtilli fructus siccus 2215
Myrtillin *R* 867
Myxomatose-Lebend-Impfstoff für Kaninchen 1724

N

Nabumeton 4891
Nabumetonum 4891
Nachtkerzenöl, raffiniertes 4892
Nadolol 4893
Nadololum 4893
Nadroparin-Calcium 4895
Nadroparinum calcicum 4895
Nährmedien
- für die mikrobiologische Wertbestimmung von Antibiotika (2.7.2) 363
- für die Prüfung auf Sterilität (2.6.1) 259
- Kaighn's modifiziertes Ham's F-12K-Medium (*siehe* 2.6.33) 334
- Pepton-Pufferlösung (*siehe* 2.6.31) 334
- zum Nachweis spezifizierter Mikroorganismen, empfohlene (*siehe* 2.6.13) 284
- zum Nachweis von Mykoplasmen, empfohlene (*siehe* 2.6.7) 266
- zur Aufbewahrung von Erythrozyten (*siehe* 2.6.20) 300

Naftidrofurylhydrogenoxalat 4898
Naftidrofuryli hydrogenooxalas 4898
Nahtmaterial für Menschen
- Sterile, nicht resorbierbare Fäden 1963
- Sterile, resorbierbare, synthetische, geflochtene Fäden 1967
- Sterile, resorbierbare, synthetische, monofile Fäden 1969
- Steriles Catgut 1961

Nahtmaterial für Tiere
- Sterile, nicht resorbierbare Fäden im Fadenspender für Tiere 1976
- Steriler, geflochtener Seidenfaden im Fadenspender für Tiere 1980
- Steriler Leinenfaden im Fadenspender für Tiere 1978
- Steriler Polyamidfaden im Fadenspender für Tiere 1978
- Steriler Polyesterfaden im Fadenspender für Tiere 1979
- Steriles, resorbierbares Catgut im Fadenspender für Tiere 1975

Nalidixinsäure 4901
Naloxonhydrochlorid-Dihydrat 4902
Naloxoni hydrochloridum dihydricum 4902
Naltrexonhydrochlorid 4905
Naltrexoni hydrochloridum 4905
Nandrolondecanoat 4908
Nandroloni decanoas 4908
Naphazolinhydrochlorid 4910
Naphazolini hydrochloridum 4910
Naphazolini nitras 4912
Naphazolinnitrat 4912
Naphthalin *R* 867
Naphthalin-2,3-diamin *R* 867
Naphtharson *R* 867
Naphtharson-Lösung *R* 867
Naphtharson-Lösung *R* 1 868
1-Naphthol *R* 868
2-Naphthol *R* 868
Naphtholbenzein *R* 868
Naphtholbenzein-Lösung *R* 868
Naphtholgelb *R* 868
Naphtholgelb S *R* 868
1-Naphthol-Lösung *R* 868
2-Naphthol-Lösung *R* 868
2-Naphthol-Lösung *R* 1 868
1-Naphthylamin *R* 869
1-Naphthylessigsäure *R* 869
Naphthylethylendiamindihydrochlorid *R* 869
Naphthylethylendiamindihydrochlorid-Lösung *R* 869
Naproxen 4914
Naproxen-Natrium 4917
Naproxenum 4914
Naproxenum natricum 4917
Naringin *R* 869
Nasale Anwendung, Zubereitungen zur 1430
Nasalia 1430
NAT, Verfahren zur Amplifikation von Nukleinsäuren
- *siehe* (2.6.21) 301
- *siehe* (2.6.7) 264
- *siehe* (5.1.6) 1009

Nateglinid 4919
Nateglinidum 4919
Natrii acetas trihydricus 4922
Natrii acetatis ([1-^{11}C]) solutio iniectabilis 1887
Natrii alendronas trihydricus 4923
Natrii alginas 4925
Natrii amidotrizoas 4927
Natrii aminosalicylas dihydricus 4928
Natrii ascorbas 4930
Natrii aurothiomalas 4932
Natrii benzoas 4934
Natrii bromidum 4935
Natrii calcii edetas 4937
Natrii calcii pentetas ad radiopharmaceutica 1889
Natrii caprylas 4938
Natrii carbonas 4940

Natrii carbonas decahydricus 4941
Natrii carbonas monohydricus 4941
Natrii cetylo- et stearylosulfas 4942
Natrii chloridum 4945
Natrii chromatis([51]*Cr) solutio sterilis* 1890
Natrii citras 4946
Natrii cromoglicas 4947
Natrii cyclamas 4949
Natrii dihydrogenophosphas dihydricus 4951
Natrii docusas 3647
Natrii fluoridi([18]*F) solutio iniectabilis* 1892
Natrii fluoridum 4956
Natrii fusidas 4957
Natrii glycerophosphas hydricus 4961
Natrii hyaluronas 4962
Natrii hydrogenocarbonas 4965
Natrii hydroxidum 4966
Natrii iodidi([131]*I) capsulae ad usum diagnosticum* 1899
Natrii iodidi([131]*I) capsulae ad usum therapeuticum* 1901
Natrii iodidi([131]*I) solutio* 1902
Natrii iodidi([123]*I) solutio ad radio-signandum* 1904
Natrii iodidi([131]*I) solutio ad radio-signandum* 1905
Natrii iodidi([123]*I) solutio iniectabilis* 1898
Natrii iodidum 4967
Natrii iodohippuras dihydricus ad radiopharmaceutica 1894
Natrii iodohippurati([123]*I) solutio iniectabilis* 1895
Natrii iodohippurati([131]*I) solutio iniectabilis* 1896
Natrii lactatis solutio 4968
Natrii (S)-lactatis solutio 4969
Natrii laurilsulfas 4952
Natrii lauroylsarcosinas ad usum externum 4971
Natrii metabisulfis 4973
Natrii molybdas dihydricus 4976
Natrii molybdatis([99]*Mo) fissione formati solutio* 1906
Natrii nitris 4981
Natrii nitroprussias 5056
Natrii perboras hydricus 4982
Natrii pertechnetatis ([99m]*Tc) acceleratore formati solutio iniectabilis* 1909
Natrii pertechnetatis([99m]*Tc) fissione formati solutio iniectabilis* 1911
Natrii pertechnetatis([99m]*Tc) sine fissione formati solutio iniectabilis* 1913
Natrii phenylbutyras 4982
Natrii phosphatis([32]*P) solutio iniectabilis* 1915
Natrii picosulfas 4984
Natrii polystyrenesulfonas 4986
Natrii propionas 4988
Natrii pyrophosphas decahydricus ad radiopharmaceutica 1891
Natrii risedronas 2.5-hydricus 5546
Natrii salicylas 4991
Natrii selenis 4992
Natrii selenis pentahydricus 4993
Natrii stearas 4993
Natrii stearylis fumaras 4995
Natrii sulfas anhydricus 4996
Natrii sulfas decahydricus 4997
Natrii sulfis 4998
Natrii sulfis heptahydricus 4999
Natrii tetrachloroauras dihydricus ad praeparationes homoeopathicas 2566
Natrii thiosulfas 5001
Natrii valproas 5002
Natrium *R* 869
Natrium, Identitätsreaktion (*siehe* 2.3.1) 182
Natriumacetat *R* 869
Natriumacetat, wasserfreies *R* 869
Natriumacetat-Pufferlösung pH 4,0 (0,1 mol · l^{-1}) *R* 970
Natriumacetat-Pufferlösung pH 4,5 *R* 971
Natriumacetat-Pufferlösung pH 5,0 *R* 971
Natriumacetat-Trihydrat 4922
Natriumalendronat-Trihydrat 4923
Natriumalginat 4925
Natriumamidotrizoat 4927
Natriumaminosalicylat-Dihydrat 4928
Natriumarsenit *R* 870
Natriumarsenit-Lösung *R* 870
Natriumarsenit-Lösung (0,1 mol · l^{-1}) 985
Natriumascorbat 4930
Natriumascorbat-Lösung *R* 870
Natriumaurothiomalat 4932
Natriumazid *R* 870
Natriumbenzoat 4934
Natriumbenzolsulfonat *R* 870
Natriumbismutat *R* 870
Natriumbromid 4935
Natriumbromid *R* 870
Natriumbutansulfonat *R* 870
Natrium([1-^{11}C])acetat-Injektionslösung 1887
Natriumcalciumacetat-Pufferlösung pH 7,0 *R* 974
Natriumcalciumedetat 4937
Natriumcalciumedetat *R* 870
Natriumcalcium-Pentetat zur Herstellung von radioaktiven Arzneimitteln 1889
Natriumcaprylat 4938
Natriumcarbonat 4940
– wasserfreies *R* 870
Natriumcarbonat *R* 870
Natriumcarbonat-Decahydrat 4941
Natriumcarbonat-Lösung *R* 870
Natriumcarbonat-Lösung *R* 1 870
Natriumcarbonat-Lösung *R* 2 871
Natriumcarbonat-Monohydrat 4941
Natriumcarbonat-Monohydrat *R* 871
Natriumcetylstearylsulfat 4942
Natriumcetylstearylsulfat *R* 871
Natriumchlorid 4945
Natriumchlorid *R* 871
Natriumchlorid *RV* 981
Natriumchlorid-Lösung *R* 871
Natriumchlorid-Lösung, gesättigte *R* 871
Natriumcitrat 4946
Natriumcitrat *R* 871
Natriumcitrat-Pufferlösung pH 7,8 (Natriumcitrat (0,034 mol · l^{-1}), Natriumchlorid (0,101 mol · l^{-1})) *R* 977
Natriumcromoglicat 4947
Natriumcyclamat 4949
Natriumdecansulfonat *R* 871
Natriumdecylsulfat *R* 871
Natriumdesoxycholat *R* 871
Natriumdiethyldithiocarbamat *R* 871
Natriumdihydrogenphosphat *R* 871
Natriumdihydrogenphosphat, wasserfreies *R* 871
Natriumdihydrogenphosphat-Dihydrat 4951
Natriumdihydrogenphosphat-Monohydrat *R* 872
Natriumdioctylsulfosuccinat *R* 872
Natriumdiphosphat *R* 872
Natriumdiphosphat-Decahydrat zur Herstellung von radioaktiven Arzneimitteln 1891
Natriumdisulfit *R* 872
Natriumdithionit *R* 872
Natriumdodecylsulfat 4952
Natriumdodecylsulfat *R* 872
Natriumedetat 4953
Natriumedetat *R* 872

Natriumedetat-Lösung (0,1 mol · l^{-1}) . . . 985
Natriumethyl-4-hydroxybenzoat . . . 4954
Natriumfluorid . . . 4956
Natriumfluorid *R* . . . 872
Natrium(^{18}F)fluorid-Injektionslösung . . . 1892
Natriumformiat *R* . . . 872
Natriumfusidat . . . 4957
Natriumglucuronat *R* . . . 872
Natriumglycerophosphat, wasserhaltiges . . . 4961
Natriumglycocholat-Dihydrat *R* . . . 872
Natriumheptansulfonat *R* . . . 873
Natriumheptansulfonat-Monohydrat *R* . . . 873
Natriumhexanitrocobaltat(III) *R* . . . 873
Natriumhexanitrocobaltat(III)-Lösung *R* . . . 873
Natriumhexansulfonat *R* . . . 873
Natriumhexansulfonat-Monohydrat *R* . . . 873
Natriumhexansulfonat-Monohydrat zur Ionenpaar-Chromatographie *R* . . . 873
Natriumhyaluronat . . . 4962
Natriumhydrogencarbonat . . . 4965
Natriumhydrogencarbonat *R* . . . 873
Natriumhydrogencarbonat-Lösung *R* . . . 873
Natriumhydrogensulfat *R* . . . 873
Natriumhydrogensulfit *R* . . . 873
Natriumhydroxid . . . 4966
Natriumhydroxid *R* . . . 873
Natriumhydroxid-Lösung
– carbonatfreie *R* . . . 874
– konzentrierte *R* . . . 874
– methanolische *R* . . . 874
– methanolische *R* 1 . . . 874
– verdünnte *R* . . . 874
Natriumhydroxid-Lösung *R* . . . 874
Natriumhydroxid-Lösung (2 mol · l^{-1}) *R* . . . 874
Natriumhydroxid-Lösung (4 mol · l^{-1}) *R* . . . 874
Natriumhydroxid-Lösung (0,1 mol · l^{-1}) . . . 986
Natriumhydroxid-Lösung (1 mol · l^{-1}) . . . 985
Natriumhydroxid-Lösung (0,1 mol · l^{-1}), ethanolische . . . 986
Natrium(2-hydroxybutyrat) *R* . . . 874
Natriumhypobromit-Lösung *R* . . . 874
Natriumhypochlorit-Lösung *R* . . . 874
Natriumhypophosphit *R* . . . 874
Natriumiodhippurat-Dihydrat zur Herstellung von radioaktiven Arzneimitteln . . . 1894
Natrium(^{123}I)iodhippurat-Injektionslösung . . . 1895
Natrium(^{131}I)iodhippurat-Injektionslösung . . . 1896
Natriumiodid . . . 4967
Natriumiodid *R* . . . 874
Natrium(^{123}I)iodid-Injektionslösung . . . 1898
Natriumiodid-Kapseln für diagnostische Zwecke . . . 1899
Natrium(^{131}I)iodid-Kapseln für diagnostische Zwecke . . . 1899
Natrium(^{131}I)iodid-Kapseln für therapeutische Zwecke . . . 1901
Natrium(^{131}I)iodid-Lösung . . . 1902
Natrium(^{123}I)iodid-Lösung zur Radiomarkierung . . . 1904
Natrium(^{131}I)iodid-Lösung zur Radiomarkierung . . . 1905
Natrium-(*S*)-lactat-Lösung . . . 4969
Natriumlactat-Lösung . . . 4968
Natriumlauroylsarcosinat zur äußeren Anwendung . . . 4971
Natriumlaurylsulfat *R* . . . 874
Natriumlaurylsulfat *R* 1 . . . **10.1**-6262
Natriumlaurylsulfonat zur Chromatographie *R* . . . 875
Natrium-Lösung (50 ppm Na) *R* . . . 966
Natrium-Lösung (200 ppm Na) *R* . . . 966
Natrium-Lösung (1000 ppm Na) *R* . . . 966
Natriummetabisulfit . . . 4973
Natriummethanolat-Lösung (0,1 mol · l^{-1}) . . . 986
Natriummethansulfonat *R* . . . 875
Natriummethyl-4-hydroxybenzoat . . . 4974
Natriummolybdat *R* . . . 875
Natriummolybdat-Dihydrat . . . 4976
Natrium(^{99}Mo)molybdat-Lösung aus Kernspaltprodukten . . . 1906
Natriummonohydrogenarsenat *R* . . . 875
Natriummonohydrogencitrat *R* . . . 875
Natriummonohydrogenphosphat . . . 4976
– wasserfreies *R* . . . 875
Natriummonohydrogenphosphat-Dihydrat . . . 4977
Natriummonohydrogenphosphat-Dihydrat *R* . . . 875
Natriummonohydrogenphosphat-Dodecahydrat . . . 4978
Natriummonohydrogenphosphat-Dodecahydrat *R* . . . 875
Natriummonohydrogenphosphat-Heptahydrat *R* . . . 875
Natriummonohydrogenphosphat-Lösung *R* . . . 875
Natriummycophenolat . . . 4979
Natriumnaphthochinonsulfonat *R* . . . 876
Natriumnitrat *R* . . . 876
Natriumnitrit . . . 4981
Natriumnitrit *R* . . . 876
Natriumnitrit-Lösung *R* . . . 876
Natriumnitrit-Lösung (0,1 mol · l^{-1}) . . . 986
Natriumoctansulfonat *R* . . . 876
Natriumoctansulfonat-Monohydrat *R* . . . 876
Natriumoctylsulfat *R* . . . 876
Natriumoxalat *R* . . . 876
Natriumoxidronat *R* . . . 876
Natriumpentansulfonat *R* . . . 876
Natriumpentansulfonat-Monohydrat *R* . . . 877
Natriumpentansulfonat-Monohydrat *R* 1 . . . 877
Natriumperborat, wasserhaltiges . . . 4982
Natriumperchlorat *R* . . . 877
Natriumperiodat *R* . . . 877
Natriumperiodat-Lösung *R* . . . 877
Natriumperiodat-Lösung (0,1 mol · l^{-1}) . . . 986
Natrium(^{99m}Tc)pertechnetat-Injektionslösung aus Kernspaltprodukten . . . 1911
Natrium(^{99m}Tc)pertechnetat-Injektionslösung (hergestellt in einem Beschleuniger) . . . 1909
Natrium(^{99m}Tc)pertechnetat-Injektionslösung nicht aus Kernspaltprodukten . . . 1913
Natriumphenylbutyrat . . . 4982
Natriumphosphat *R* . . . 877
Natrium(^{32}P)phosphat-Injektionslösung . . . 1915
Natriumphosphat-Pufferlösung pH 7,5 (0,25 mol · l^{-1}) *R* . . . 976
Natriumphosphat-Pufferlösung pH 8,0 (0,02 mol · l^{-1}) *R* . . . 977
Natriumphosphat-Pufferlösung pH 5,0 (0,2 mol · l^{-1}), deuterierte *R* . . . 971
Natriumphosphit-Pentahydrat *R* . . . 877
Natriumpicosulfat . . . 4984
Natriumpikrat-Lösung, alkalische *R* . . . 877
Natriumpolystyrolsulfonat . . . 4986
Natrium-1-propansulfonat *R* . . . 877
Natriumpropionat . . . 4988
Natriumpropyl-4-hydroxybenzoat . . . 4989
Natriumpyruvat *R* . . . 877
Natriumrhodizonat *R* . . . 877
Natriumsalicylat . . . 4991
Natriumsalicylat *R* . . . 878
Natriumselenit . . . 4992
Natriumselenit-Pentahydrat . . . 4993
Natriumstearat . . . 4993
Natriumstearylfumarat . . . 4995
Natriumstearylfumarat *R* . . . 878
Natriumsulfat
– wasserfreies . . . 4996
– wasserfreies *R* . . . 878
– wasserfreies *R* 1 . . . 878

Natriumsulfat-Decahydrat 4997
Natriumsulfat-Decahydrat *R* 878
Natriumsulfid *R* 878
Natriumsulfid-Lösung *R* 878
Natriumsulfid-Lösung *R* 1 878
Natriumsulfit 4998
– wasserfreies *R* 878
Natriumsulfit-Heptahydrat 4999
Natriumsulfit-Heptahydrat *R* 878
Natriumtartrat *R* 878
Natriumtaurodesoxycholat-Monohydrat *R* 879
Natriumtetraborat 5000
Natriumtetraborat *R* 879
Natriumtetraborat-Lösung *R* 879
Natriumtetrahydroborat *R* 879
Natriumtetrahydroborat-Reduktionslösung *R* 879
Natriumtetraphenylborat *R* 879
Natriumtetraphenylborat-Lösung *R* 879
Natriumthioglycolat *R* 879
Natriumthiosulfat 5001
Natriumthiosulfat *R* 879
Natriumthiosulfat, wasserfreies *R* 879
Natriumthiosulfat-Lösung (0,1 mol · l^{-1}) 986
Natriumtrimethylsilyl-(D_4)propionat *R* 879
Natriumtrimethylsilyl-(D_4)propionat *R* 1 880
Natriumvalproat 5002
Natriumwolframat *R* 880
Nelkenöl 2325
Neohesperidin *R* 880
Neohesperidindihydrochalcon 5004
Neohesperidindihydrochalconum 5004
Neomycini sulfas **10.1**-6433
Neomycinsulfat **10.1**-6433
Neostigminbromid 5008
Neostigmini bromidum 5008
Neostigmini metilsulfas 5010
Neostigminmetilsulfat 5010
Nephelometrie
– Bestimmung von Impfstoffkomponenten (2.7.35) 421
– Bestimmung von Klarheit und Opaleszenz (2.2.1) ..27
Neroli aetheroleum 2326
trans-Nerolidol *R* 880
Neroliöl/Bitterorangenblütenöl 2326
Nerylacetat *R* 880
Neßlers Reagenz *R* 880
Neßler-Zylinder (2.1.5) 23
Netilmicini sulfas 5012
Netilmicinsulfat 5012
Nevirapin 5014
Nevirapin-Hemihydrat **10.1**-6435
Nevirapinum 5014
Nevirapinum hemihydricum **10.1**-6435
Newcastle-Krankheit-Impfstoff (inaktiviert) 1726
Newcastle-Krankheit-Lebend-Impfstoff 1729
Niaouli typo cineolo aetheroleum 2329
Niaouliöl vom Cineol-Typ 2329
Nicardipinhydrochlorid 5018
Nicardipini hydrochloridum 5018
Nicergolin 5019
Nicergolinum 5019
Nicethamid 5022
Nicethamidum 5022
Nicht am Stickstoff substituierte Barbiturate, Identitätsreaktion (*siehe* 2.3.1) 180
Nicht überzogene Tabletten, Friabilität (2.9.7) 466
Nickel
– in hydrierten pflanzlichen Ölen (2.4.31) 223
– in Polyolen (2.4.15) 197
Nickel(II)-chlorid *R* 880
Nickel-Lösung (0,1 ppm Ni) *R* 966
Nickel-Lösung (0,2 ppm Ni) *R* 966
Nickel-Lösung (5 ppm Ni) *R* 966
Nickel-Lösung (10 ppm Ni) *R* 966
Nickel-Lösung (1000 ppm Ni), ölige *R* 966
Nickelnitrat-Hexahydrat *R* 880
Nickel(II)-sulfat *R* 881
Niclosamid 5023
Niclosamid-Monohydrat 5024
Niclosamidum 5023
Niclosamidum monohydricum 5024
Nicorandil 5026
Nicorandilum 5026
Nicotin 5027
Nicotinamid 5029
Nicotinamid-Adenin-Dinukleotid *R* 881
Nicotinamid-Adenin-Dinukleotid-Lösung *R* 881
Nicotinamidum 5029
Nicotinditartrat-Dihydrat 5031
Nicotini ditartras dihydricus 5031
Nicotini resinas 5032
Nicotinoylhydrazid *R* 881
Nicotinresinat 5032
Nicotinsäure 5034
Nicotinsäure *R* 881
Nicotinum 5027
Nifedipin 5036
Nifedipinum 5036
Nifluminsäure 5038
Nifuroxazid 5040
Nifuroxazidum 5040
Nilblau A *R* 881
Nilblau-A-Lösung *R* 881
Nilotinibhydrochlorid-Monohydrat 5042
Nilotinibi hydrochloridum monohydricum 5042
Nilutamid 5045
Nilutamidum 5045
Nimesulid 5047
Nimesulidum 5047
Nimodipin 5049
Nimodipinum 5049
Ninhydrin *R* 881
Ninhydrin-Lösung *R* 881
Ninhydrin-Lösung *R* 1 881
Ninhydrin-Lösung *R* 2 882
Ninhydrin-Lösung *R* 3 882
Ninhydrin-Lösung *R* 4 882
Ninhydrin-Reagenz *R* 882
NIR-Spektroskopie (2.2.40) 95
Nitranilin *R* 882
Nitrat, Identitätsreaktion (*siehe* 2.3.1) 182
Nitrat-Lösung (10 ppm NO_3) *R* 966
Nitrat-Lösung (100 ppm NO_3) *R* 966
Nitrat-Lösung (2 ppm NO_3) *R* 966
Nitrazepam 5051
Nitrazepam *R* 882
Nitrazepamum 5051
Nitrendipin 5052
Nitrendipinum 5052
Nitrilotriessigsäure *R* 882
Nitrobenzaldehyd *R* 882
4-Nitrobenzaldehyd *R* 882
Nitrobenzaldehyd-Lösung *R* 882
Nitrobenzaldehyd-Papier *R* 882
4-Nitrobenzoesäure *R* 882
Nitrobenzol *R* 883
Nitrobenzoylchlorid *R* 883
Nitrobenzylchlorid *R* 883
4-(4-Nitrobenzyl)pyridin *R* 883
Nitroethan *R* 883

Nitrofural 5054
Nitrofuralum 5054
Nitrofurantoin 5055
Nitrofurantoin *R* 883
Nitrofurantoinum 5055
Nitrogenii oxidum 5730
Nitrogenium 5727
Nitrogenium oxygenio depletum 5728
Nitromethan *R* 883
4-Nitrophenol *R* 883
Nitroprussidnatrium 5056
Nitroprussidnatrium *R* 883
3-Nitrosalicylsäure *R* 884
N-Nitrosodiethanolamin *R* 884
N-Nitrosodiisopropanolamin *R* 884
Nitrosodipropylamin *R* 884
Nitrosodipropylamin-Lösung *R* 884
Nitrotetrazolblau *R* 884
Nizatidin 5058
Nizatidinum 5058
NMR-Spektroskopie (*siehe* 2.2.33) 78
Nomegestrolacetat **10.1**-6437
Nomegestroli acetas **10.1**-6437
Nonivamid *R* 884
Nonoxinol 9 5062
Nonoxinolum 9 5062
Nonylamin *R* 884
Noradrenalini hydrochloridum 5062
Noradrenalini tartras 5065
Nordazepam *R* 885
Norepinephrinhydrochlorid/Noradrenalin-hydrochlorid 5062
Norepinephrintartrat/Noradrenalintartrat 5065
Norethisteron 5067
Norethisteronacetat 5069
Norethisteroni acetas 5069
Norethisteronum 5067
Norfloxacin 5071
Norfloxacinum 5071
Norfluran 5074
Norfluranum 5074
Norgestimat 5080
Norgestimatum 5080
Norgestrel 5082
Norgestrelum 5082
DL-Norleucin *R* 885
Normales Immunglobulin vom Menschen
– zur intramuskulären Anwendung 4278
– zur intravenösen Anwendung 4281
– zur subkutanen Anwendung 4284
Normaltropfenzähler (2.1.1) 21
Nortriptylinhydrochlorid 5083
Nortriptylini hydrochloridum 5083
Noscapin 5085
Noscapinhydrochlorid *R* 885
Noscapinhydrochlorid-Monohydrat 5087
Noscapini hydrochloridum hydricum 5087
Noscapinum 5085
*Notoginseng radix** 2330
Notoginsengwurzel* 2330
Nukleinsäuren
– in Polysaccharid-Impfstoffen (2.5.17) 236
– Verfahren zur Amplifikation (2.6.21) 301
Nux vomica für homöopathische Zubereitungen 2595
Nystatin 5088
Nystatinum 5088

O

Oblatenkapseln 1390
Ochratoxin A in pflanzlichen Drogen, Bestimmung (2.8.22) 442
Ochratoxin-A-Lösung *R* 885
Octan *R* 885
Octanal *R* 885
Octanol *R* 885
3-Octanon *R* 885
Octansäure *R* 886
Octoxinol 10 5093
Octoxinol 10 *R* 886
Octoxinolum 10 5093
Octreotid 5093
Octreotidacetat *R* 886
Octreotidum 5093
Octylamin *R* 886
Octyldodecanol 5096
Octyldodecanolum 5096
Octylgallat 5097
Octylis gallas 5097
Odermennigkraut 2332
Ölbaumblätter 2334
Ölbaumblättertrockenextrakt 2335
Ölharze 1318
Ölige Lösungen von Colecalciferol 3426
Ölsäure 5098
Ölsäure *R* 886
Oenotherae oleum raffinatum 4892
Ofloxacin 5099
Ofloxacinum 5099
Ohr, Zubereitungen zur Anwendung am 1412
OHZ, Hydroxylzahl (2.5.3) 229
Olanzapin 5101
Olanzapinum 5101
Olea herbaria 1357
Olea pinguia 4419
– *Amygdalae oleum raffinatum* 4686
– *Amygdalae oleum virginale* 4685
– *Arachidis oleum hydrogenatum* 3743
– *Arachidis oleum raffinatum* 3744
– *Boraginis officinalis oleum raffinatum* 2999
– *Carthami oleum raffinatum* 3875
– *Cocois oleum raffinatum* 4466
– *Gossypii oleum hydrogenatum* 2879
– *Helianthi annui oleum raffinatum* 5680
– *Iecoris aselli domestici oleum* 4520
– *Iecoris aselli oleum A* 4509
– *Iecoris aselli oleum B* 4514
– *Lini oleum virginale* 4527
– *Maydis oleum raffinatum* **10.1**-6421
– *Oenotherae oleum raffinatum* 4892
– *Olivae oleum raffinatum* 5105
– *Olivae oleum virginale* 5104
– *Piscis oleum omega-3 acidis abundans* 5118
– *Rapae oleum raffinatum* 5516
– *Ricini oleum hydrogenatum* **10.1**-6481
– *Ricini oleum raffinatum* 5564
– *Ricini oleum virginale* 5562
– *Salmonis domestici oleum* 4475
– *Sesami oleum raffinatum* 5640
– *Soiae oleum hydrogenatum* 5662
– *Soiae oleum raffinatum* 5663
– *Theobromatis oleum* 4419
– *Tritici aestivi oleum raffinatum* 6176
– *Tritici aestivi oleum virginale* 6175
– *Vitaminum A syntheticum densatum oleosum* 6143
Oleae folii extractum siccum 2335

Oleae folium 2334
Oleamid *R* 886
Oleanolsäure *R* 887
Oleoresina (*siehe* Extrakte aus pflanzlichen Drogen) . . . 1318
Oleosa (*siehe* Extrakte aus pflanzlichen Drogen) 1318
Oleuropein *R* 887
Oleylalkohol 5103
Oleylalkohol *R* 887
Olibanum indicum 2501
Olivae oleum raffinatum 5105
Olivae oleum virginale 5104
Olivenöl
– natives 5104
– raffiniertes 5105
Olivenöl *R* 887
Olmesartanmedoxomil 5107
Olmesartanum medoxomilum 5107
Olsalazin-Natrium 5109
Olsalazinum natricum 5109
Omega-3 acidorum esteri ethylici 60 5112
Omega-3 acidorum esteri ethylici 90 5115
Omega-3 acidorum triglycerida 5120
Omega-3-Säurenethylester 60 5112
Omega-3-Säurenethylester 90 5115
Omega-3-Säuren-reiche Öle
– Bestimmung der Fettsäurenzusammensetzung (2.4.29) 220
– Gesamtcholesterol (2.4.32) 224
Omega-3-Säuren-reiches Fischöl 5118
Omega-3-Säuren-Triglyceride 5120
Omeprazol 5123
Omeprazol-Magnesium 5125
Omeprazol-Natrium 5128
Omeprazolum 5123
Omeprazolum magnesicum 5125
Omeprazolum natricum 5128
Ondansetronhydrochlorid-Dihydrat 5130
Ondansetroni hydrochloridum dihydricum 5130
Ononidis radix 2209
Opaleszenz von Flüssigkeiten (2.2.1) 27
*Ophiopogonis radix** 2407
Ophthalmica 1409
Opii extractum siccum normatum 2342
Opii pulvis normatus 2339
Opii tinctura normata 2341
Opium 2337
Opium crudum 2337
Opiumpulver, eingestelltes 2339
Opiumtinktur, eingestellte 2341
Opiumtrockenextrakt, eingestellter 2342
Optische Drehung (*siehe* 2.2.7) 34
Optische Mikroskopie (2.9.37) 534
Orbifloxacin für Tiere 5132
Orbifloxacinum ad usum veterinarium 5132
Orcin *R* 887
Orciprenalini sulfas 5134
Orciprenalinsulfat 5134
Orientalischer-Knöterich-Früchte* 2344
Origani herba 2125
Orodispersible Tabletten 1401
Orphenadrincitrat 5137
Orphenadrinhydrochlorid 5138
Orphenadrini citras 5137
Orphenadrini hydrochloridum 5138
Orthophosphat, Identitätsreaktion (*siehe* 2.3.1) 182
Orthosiphonblätter 2346
Orthosiphonis folium 2346
Oryzae amylum 5519
Oseltamiviri phosphas 5140
Oseltamivirphosphat 5140
Osmolalität (2.2.35) 85
Osthol *R* 887
Ouabain 5143
Ouabainum 5143
Oxacillin-Natrium-Monohydrat 5145
Oxacillinum natricum monohydricum 5145
Oxaliplatin 5148
Oxaliplatinum 5148
Oxalsäure *R* 887
Oxalsäure-Schwefelsäure-Lösung *R* 887
Oxazepam 5151
Oxazepam *R* 887
Oxazepamum 5151
Oxcarbazepin 5153
Oxcarbazepinum 5153
Oxeladinhydrogencitrat 5155
Oxeladini hydrogenocitras 5155
Oxfendazol für Tiere **10.1**-6441
Oxfendazolum ad usum veterinarium **10.1**-6441
Oxidierende Substanzen (2.5.30) 243
Oxitropii bromidum 5158
Oxitropiumbromid 5158
Oxolinsäure 5160
2,2′-Oxybis(*N,N*-dimethylethylamin) *R* 888
Oxybuprocainhydrochlorid 5162
Oxybuprocaini hydrochloridum 5162
Oxybutyninhydrochlorid 5164
Oxybutynini hydrochloridum 5164
Oxycodonhydrochlorid 5166
Oxycodoni hydrochloridum 5166
Oxygenium 5617
Oxygenium(^{15}O) 1916
Oxygenium 93 per centum 5618
Oxymetazolinhydrochlorid **10.1**-6442
Oxymetazolini hydrochloridum **10.1**-6442
Oxytetracyclin-Dihydrat 5170
Oxytetracyclinhydrochlorid 5172
Oxytetracyclinhydrochlorid *R* 888
Oxytetracyclini hydrochloridum 5172
Oxytetracyclinum dihydricum 5170
Oxytocin 5175
Oxytocini solutio concentrata 5176
Oxytocin-Lösung, konzentrierte 5176
Oxytocinum 5175

P

Paclitaxel **10.1**-6447
Paclitaxelum **10.1**-6447
*Paeoniae radix alba** 2365
*Paeoniae radix rubra** 2363
Paeoniflorin *R* 888
Paeonol *R* 888
Palladium *R* 888
Palladium(II)-chlorid *R* 888
Palladium(II)-chlorid-Lösung *R* 888
Palladium-Lösung (0,5 ppm Pd) *R* 966
Palladium-Lösung (20 ppm Pd) *R* 966
Palladium-Lösung (500 ppm Pd) *R* 966
Palmatin *R* 888
Palmitinsäure 5186
Palmitinsäure *R* 888
Palmitoleinsäure *R* 889
Palmitoylascorbinsäure 5187
Palmitylalkohol *R* 889
Pamidronat-Dinatrium-Pentahydrat 5188
Pancreatis pulvis 5191
Pancuronii bromidum 5189
Pancuroniumbromid 5189

Pankreasnekrose-Impfstoff (inaktiviert, injizierbar, mit öligem Adjuvans) für Salmoniden (Infektiöse-) 1732
Pankreas-Pulver 5191
Pankreas-Pulver *R* 889
Panleukopenie-Impfstoff (inaktiviert) für Katzen, (infektiöse) 1734
Panleukopenie-Lebend-Impfstoff für Katzen, (infektiöse) 1736
Pantoprazol-Natrium-Sesquihydrat 5195
Pantoprazolum natricum sesquihydricum 5195
Papain *R* 889
Papaverinhydrochlorid 5197
Papaverinhydrochlorid *R* 889
Papaverini hydrochloridum 5197
Papaveris rhoeados flos 2257
Papier zur Chromatographie *R* 889
Papierchromatographie
- *siehe* (2.2.46) 111
- *siehe* (*siehe* 2.2.26) 61
Paracetamol 5199
Paracetamol *R* 889
Paracetamol, 4-aminophenolfreies *R* 889
Paracetamolum 5199
Paraffin
- dickflüssiges 5201
- dünnflüssiges 5203
- flüssiges *R* 889
Paraffinum liquidum 5201
Paraffinum perliquidum 5203
Paraffinum solidum 4167
Parainfluenza-Virus-Lebend-Impfstoff
- für Hunde 1738
- für Rinder 1740
Paraldehyd 5204
Paraldehyd *R* 889
Paraldehydum 5204
Pararosaniliniumchlorid *R* 890
Pararosaniliniumchlorid-Reagenz *R* 890
Parenteralia 1394
- Gele zur Injektion 1394
- Implantate 1394
- Infusionszubereitungen 1394
- Injektionszubereitungen 1394
- Konzentrate zur Herstellung von Infusionszubereitungen 1394
- Konzentrate zur Herstellung von Injektionszubereitungen 1394
- Pulver zur Herstellung von Infusionszubereitungen 1394
- Pulver zur Herstellung von Injektionszubereitungen 1394
Parenteralia 1394
Parenteralia, Bestimmung des entnehmbaren Volumens (2.9.17) 477
Parnaparin-Natrium 5205
Parnaparinum natricum 5205
Paroxetinhydrochlorid 5206
Paroxetinhydrochlorid-Hemihydrat 5209
Paroxetini hydrochloridum 5206
Paroxetini hydrochloridum hemihydricum 5209
Parthenolid *R* 890
Partikeldichte (*siehe* 2.2.42) 105
Partikelgröße, Bestimmung durch Laserdiffraktometrie (2.9.31) 511
Partikelgrößenverteilung, Bestimmung durch analytisches Sieben (2.9.38) 537
Partikelkontamination
- Nicht sichtbare Partikeln (2.9.19) 493
- sichtbare Partikeln (2.9.20) 496
Parvovirose-Impfstoff (inaktiviert)
- für Hunde 1742
- für Schweine 1744
Parvovirose-Lebend-Impfstoff für Hunde 1746
Passiflorae herba 2348
Passiflorae herbae extractum siccum 2350
Passionsblumenkraut 2348
Passionsblumenkrauttrockenextrakt 2350
Pasteurella-Impfstoff (inaktiviert) für Schafe 1748
Pastillen 1414
PCR, Polymerase-Kettenreaktion (*siehe* 2.6.21) 301
Pefloxacini mesilas dihydricus 5212
Pefloxacinmesilat-Dihydrat 5212
Pelargonii radix 2351
Pelargoniumwurzel 2351
Pellets, Friabilität (2.9.41) 549
Pemetrexed-Dinatrium-Heptahydrat 5214
Pemetrexedum dinatricum heptahydricum 5214
Penbutololi sulfas 5217
Penbutololsulfat 5217
Penicillamin 5219
Penicillaminum 5219
Penicillinase-Lösung *R* 890
Pentaerythrityli tetranitras dilutus 5221
Pentaerythrityltetranitrat-Verreibung 5221
Pentafluorpropansäure *R* 890
Pentafluorpropansäureanhydrid *R* 891
Pentamidindiisetionat 5224
Pentamidini diisetionas 5224
Pentan *R* 891
1,2-Pentandiol *R* 891
Pentanol *R* 891
3-Pentanon *R* 891
Pentazocin 5225
Pentazocinhydrochlorid 5226
Pentazocini hydrochloridum 5226
Pentazocini lactas 5227
Pentazocinlactat 5227
Pentazocinum 5225
Pentetsäure *R* 891
Pentobarbital 5228
Pentobarbital-Natrium 5230
Pentobarbitalum 5228
Pentobarbitalum natricum 5230
Pentoxifyllin **10.1**-6452
Pentoxifyllinum **10.1**-6452
Pentoxyverincitrat 5235
Pentoxyverini hydrogenocitras 5235
tert-Pentylalkohol *R* 891
Pepsin 5236
Pepsin *R* 891
Pepsini pulvis 5236
Peptid-*N*-glycosidase F *R* 891
Peptid-Identifizierung durch Kernresonanzspektroskopie (2.2.64) 164
Peptidmustercharakterisierung (2.2.55) 133
Perchlorsäure *R* 891
Perchlorsäure (0,1 mol · l^{-1}) 987
Perchlorsäure-Lösung *R* 892
Perfluorheptansäure *R* 892
Pergolidi mesilas 5238
Pergolidmesilat 5238
Perindopril-*tert*-butylamin **10.1**-6455
Periodat-Essigsäure-Reagenz *R* 892
Periodsäure *R* 892
Peritonealdialyselösungen 5244
Permethrin *R* 892
Permethrin (25:75) 5247
Permethrinum 25:75 5247
Peroxid-Teststreifen *R* 892

Peroxidzahl (2.5.5) 231
Perphenazin 5249
Perphenazinum 5249
*Persicariae tinctoriae folium** 2153
Pertussis-Adsorbat-Impfstoff
– (azellulär, aus Komponenten) 1563
– (azellulär, co-gereinigt) 1566
Pertussis(Ganzzell)-Adsorbat-Impfstoff 1568
Pertussis(Ganzzell)-Impfstoff, Bestimmung der Wirksamkeit (2.7.7) 378
Pertussis-Impfstoff (azellulär), Bestimmung der Wirksamkeit (2.7.16) 396
Pertussis-Toxin, restliches (2.6.33) 334
Perubalsam 2352
Perylen *R* 892
Pestizid-Rückstände (2.8.13) 432
Pethidinhydrochlorid 5251
Pethidini hydrochloridum 5251
Petrolether *R* 892
Petrolether *R* 1 892
Petrolether *R* 2 892
Petrolether *R* 3 892
Petrolether *R* 4 892
Petroleum ad praeparationes homoeopathicas 2597
Petroleum rectificatum für homöopathische Zubereitungen 2597
Pfeffer, Langer* 2355
Pfeffer* 2353
Pfefferminzblätter 2358
Pfefferminzblättertrockenextrakt 2359
Pfefferminzöl 2361
Pferdeserum-Gonadotropin für Tiere 5253
Pfingstrosenwurzel*
– rote 2363
– weiße* 2365
Pflanzliche Arzneimittel zum Einnehmen und Extrakte zu deren Herstellung
– mikrobiologische Qualität (5.1.8) 1023
– mikroskopische Prüfung (2.6.31) 330
Pflanzliche Drogen 1353
– Bestimmung des Gerbstoffgehalts (2.8.14) 434
– Bestimmung von Aflatoxin B_1 (2.8.18) 435
– Bestimmung von Ochratoxin A (2.8.22) 442
– Fremde Bestandteile (2.8.2) 427
– für homöopathische Zubereitungen 2530
– Gerbstoffgehalt (2.8.14) 434
– Instantteezubereitungen 1346
– mikroskopische Prüfung (2.8.23) 443
– Monographien zu Extrakten, Informationskapitel (5.23) 1283
– Pestizid-Rückstände (2.8.13) 432
– Probennahme und Probenvorbereitung (2.8.20) 438
– Prüfung auf Aristolochiasäuren (2.8.21) 440
– Schwermetalle, Grenzprüfung (2.4.27) 217
– TCM, Bezeichnungen (5.22) **10.1**-6269
– und Zubereitungen aus pflanzlichen Drogen, Hochleistungsdünnschichtchromatographie (2.8.25) 446
– Zubereitungen aus 1356
– zur Teebereitung 1356
Pflanzliche Drogen und Zubereitungen aus pflanzlichen Drogen
– Ätherische Öle
– – Anisöl 2019
– – Bitterfenchelkrautöl 2060
– – Bitterfenchelöl 2063
– – Cassiaöl 2091
– – Citronellöl 2117
– – Citronenöl 2118
– – Eucalyptusöl 2147
– – Kamillenöl 2252
– – Kiefernnadelöl 2255
– – Korianderöl 2268
– – Kümmelöl 2271
– – Latschenkiefernöl 2272
– – Lavendelöl 2276
– – Mandarinenschalenöl 2304
– – Minzöl 2315
– – Muskatellersalbeiöl 2319
– – Muskatöl 2321
– – Nelkenöl 2325
– – Neroliöl/Bitterorangenblütenöl 2326
– – Niaouliöl vom Cineol-Typ 2329
– – Pfefferminzöl 2361
– – Rosmarinöl 2382
– – Spanisches Salbeiöl 2399
– – Speiköl 2440
– – Sternanisöl 2450
– – Süßorangenschalenöl 2466
– – Teebaumöl 2473
– – Terpentinöl 2474
– – Thymianöl vom Thymol-Typ 2481
– – Wacholderöl 2494
– – Zimtblätteröl 2518
– – Zimtöl 2519
– Blattdrogen
– – Artischockenblätter 2026
– – Bärentraubenblätter 2032
– – Belladonnablätter 2046
– – Belladonnapulver, Eingestelltes 2050
– – Birkenblätter 2058
– – Bitterkleeblätter 2065
– – Boldoblätter 2074
– – Brennnesselblätter 2080
– – Digitalis-purpurea-Blätter 2123
– – Dreilappiger Salbei 2396
– – Efeublätter 2131
– – Eibischblätter 2132
– – Eschenblätter 2144
– – Eucalyptusblätter 2146
– – Färberknöterichblätter 2153
– – Ginkgoblätter 2179
– – Grüner Tee 2197
– – Hamamelisblätter 2206
– – Himbeerblätter **10.1**-6279
– – Malvenblätter 2299
– – Mateblätter 2310
– – Melissenblätter 2312
– – Ölbaumblätter 2334
– – Orthosiphonblätter 2346
– – Pfefferminzblätter 2358
– – Rosmarinblätter 2380
– – Salbeiblätter 2397
– – Schwarze-Johannisbeere-Blätter 2414
– – Sennesfiederblättchen **10.1**-6285
– – Spitzwegerichblätter 2441
– – Stramoniumblätter 2456
– – Stramoniumpulver, Eingestelltes 2459
– – Weißdornblätter mit Blüten 2503
– – Zitronenverbenenblätter 2521
– Blütendrogen
– – Abelmoschus-Blütenkrone* 1985
– – Arnikablüten 2022
– – Bitterorangenblüten 2066
– – Färberdistelblüten* 2151
– – Gewürznelken 2178
– – Hibiscusblüten 2218
– – Holunderblüten 2224
– – Hopfenzapfen 2226
– – Japanischer-Pagodenbaum-Blüten* 2238

- Japanischer-Pagodenbaum-Blütenknospen* . . 2240
- Kamillenblüten 2249
- Klatschmohnblüten 2257
- Königskerzenblüten/Wollblumen 2259
- Lavendelblüten 2274
- Lindenblüten 2285
- Magnolia-biondii-Blütenknospen* 2292
- Magnolia-officinalis-Blüten* 2295
- Malvenblüten 2301
- Ringelblumenblüten **10.1**-6283
- Römische Kamille 2247
- Rohrkolbenpollen* 2378

– Fluidextrakte
- Chinarindenfluidextrakt, Eingestellter 2101
- Ipecacuanhafluidextrakt, Eingestellter 2231
- Kamillenfluidextrakt 2251
- Sägepalmenfrüchteextrakt 2393
- Weißdornblätter-mit-Blüten-Fluidextrakt, Quantifizierter 2504

– Fruchtdrogen
- Amomum-Früchte* 1997
- Anis 2018
- Bitterorangenschale 2067
- Bocksdornfrüchte* 2071
- Braunellenähren* 2077
- Cayennepfeffer 2092
- Fenchel, Bitterer 2160
- Fenchel, Süßer 2161
- Gardenienfrüchte* 2167
- Hagebuttenschalen 2205
- Heidelbeeren, Frische 2211
- Heidelbeeren, Getrocknete 2215
- Koriander 2267
- Kümmel 2270
- Langer Pfeffer* 2355
- Mandarinenschale* 2302
- Mariendistelfrüchte 2305
- Mönchspfefferfrüchte 2317
- Orientalischer-Knöterich-Früchte* 2344
- Pfeffer* 2353
- Runde Amomum-Früchte* 2000
- Sägepalmenfrüchte 2390
- Schisandrafrüchte* 2405
- Sennesfrüchte, Alexandriner **10.1**-6287
- Sternanis 2448
- Stinkeschenfrüchte* 2454
- Tinnevelly-Sennesfrüchte 2426
- Wacholderbeeren 2493
- Weißdornfrüchte **10.1**-6290
- Zanthoxylum-bungeanum-Schale* 2517

– Krautdrogen, Sprossdrogen
- Akebiaspross* 1991
- Andornkraut 2002
- Andrographiskraut* 2004
- Asiatisches Wassernabelkraut 2496
- Blutweiderichkraut 2070
- Buchweizenkraut 2083
- Clematis-armandii-Spross* 2120
- Dostenkraut 2125
- Echtes Goldrutenkraut 2194
- Ecliptakraut* 2129
- Eisenkraut 2136
- Ephedrakraut* 2141
- Erdrauchkraut 2143
- Frauenmantelkraut 2165
- Gekrönte-Scharte-Kraut 2171
- Goldrutenkraut 2192
- Herzgespannkraut 2216
- Houttuyniakraut* 2227
- Johanniskraut 2242
- Löwenzahnkraut mit Wurzel 2286
- Mädesüßkraut 2289
- Mutterkraut 2322
- Odermennigkraut 2332
- Passionsblumenkraut 2348
- Purpur-Sonnenhut-Kraut 2430
- Quendelkraut 2371
- Schachtelhalmkraut 2401
- Schafgarbenkraut 2403
- Schöllkraut 2412
- Schwarznesselkraut 2416
- Sinomenium-acutum-Spross* 2428
- Steinkleekraut 2444
- Stiefmütterchen mit Blüten, Wildes 2452
- Tausendgüldenkraut 2472
- Thymian 2479
- Uncariazweige mit Dornen* 2487
- Vogelknöterichkraut 2491
- Wermutkraut 2509
- Wolfstrappkraut* 2511

– Pflanzensäfte und -harze, Harzextrakte
- Agar 1990
- Aloe, Curaçao- 1993
- Aloe, Kap- 1994
- Benzoe, Siam- 2053
- Benzoe, Sumatra- 2056
- Cayennepfefferdickextrakt, Eingestellter 2094
- Cayennepfefferölharz, Eingestelltes, raffiniertes 2096
- Gummi, Arabisches 2202
- Kolophonium 2262
- Mastix 2309
- Myrrhe 2323
- Opium 2337
- Opiumpulver, Eingestelltes 2339
- Perubalsam 2352
- Tolubalsam 2483
- Tragant 2486
- Weihrauch, Indischer 2501

– Rindendrogen
- Cascararinde 2087
- Chinarinde 2099
- Chinesische-Esche-Rinde* **10.1**-6277
- Eichenrinde 2135
- Eucommiarinde* 2149
- Faulbaumrinde 2157
- Hamamelisrinde 2208
- Magnolienrinde* 2297
- Pflaumenbaumrinde, Afrikanische 2367
- Seifenrinde 2417
- Strauchpäonienwurzelrinde* 2460
- Weidenrinde 2498
- Zimtrinde 2520

– Samendrogen
- Bockshornsamen 2072
- Flohsamen 2163
- Flohsamen, Indische 2164
- Flohsamenschalen, Indische 2165
- Guar 2199
- Guarana 2200
- Hiobstränensamen* 2222
- Kolasamen 2261
- Leinsamen 2277
- Rosskastaniensamen 2384

– Thallusdrogen
- Isländisches Moos/Isländische Flechte 2237
- Poria-cocos-Fruchtkörper* 2368
- Tang 2471

– Tinkturen
- Arnikatinktur 2024

– Baldriantinktur . . . 2036
– Belladonnatinktur, Eingestellte . . . 2052
– Bitterorangenschalentinktur . . . 2069
– Cayennepfeffertinktur, Eingestellte . . . 2097
– Enziantinktur . . . 2138
– Ipecacuanhatinktur, Eingestellte . . . 2234
– Myrrhentinktur . . . 2324
– Opiumtinktur, Eingestellte . . . 2341
– Ratanhiatinktur . . . 2373
– Salbeitinktur . . . 2400
– Siam-Benzoe-Tinktur . . . 2055
– Sumatra-Benzoe-Tinktur . . . 2057
– Tormentilltinktur . . . 2484

– Trockenextrakte
– Aloetrockenextrakt, Eingestellter . . . 1996
– Artischockenblättertrockenextrakt . . . 2028
– Baldriantrockenextrakt, mit wässrig-alkoholischen Mischungen hergestellter . . . 2038
– Baldriantrockenextrakt, mit Wasser hergestellter . . . 2037
– Belladonnablättertrockenextrakt, Eingestellter . . . 2048
– Boldoblättertrockenextrakt . . . 2076
– Cascaratrockenextrakt, Eingestellter . . . 2089
– Faulbaumrindentrockenextrakt, Eingestellter . . . 2159
– frische Heidelbeeren, Eingestellter, gereinigter Trockenextrakt . . . 2212
– Ginkgotrockenextrakt, Quantifizierter, raffinierter . . . 2181
– Ginsengtrockenextrakt . . . 2184
– Johanniskrauttrockenextrakt, Quantifizierter . . 2244
– Mariendistelfrüchtetrockenextrakt, Eingestellter, gereinigter . . . 2307
– Melissenblättertrockenextrakt . . . 2314
– Mönchspfefferfrüchtetrockenextrakt . . . 2318
– Ölbaumblättertrockenextrakt . . . 2335
– Opiumtrockenextrakt, Eingestellter . . . 2342
– Passionsblumenkrauttrockenextrakt . . . 2350
– Pfefferminzblättertrockenextrakt . . . 2359
– Rosskastaniensamentrockenextrakt, Eingestellter . . . 2386
– Sennesblättertrockenextrakt, Eingestellter . . . 2423
– Süßholzwurzeltrockenextrakt als Geschmackskorrigens . . . 2465
– Teufelskrallenwurzeltrockenextrakt . . . 2478
– Weidenrindentrockenextrakt . . . 2500
– Weißdornblätter-mit-Blüten-Trockenextrakt . . 2506

– Wurzeldrogen
– Achyranthiswurzel* . . . 1987
– Anemarrhena-asphodeloides-Wurzelstock* . . . 2007
– Angelica-dahurica-Wurzel* . . . 2009
– Angelica-pubescens-Wurzel* . . . 2011
– Angelica-sinensis-Wurzel* . . . 2014
– Angelikawurzel . . . 2016
– Atractylodes-lancea-Wurzelstock* . . . 2029
– Atractylodes-macrocephala-Wurzelstock . . . 2031
– Baikal-Helmkraut-Wurzel* . . . 2034
– Baldrianwurzel . . . 2040
– Baldrianwurzel, Geschnittene . . . 2042
– Ballonblumenwurzel* . . . 2044
– Blasser-Sonnenhut-Wurzel . . . 2432
– Brennnesselwurzel . . . 2082
– Buschknöterichwurzelstock mit Wurzel* . . . 2085
– Chinesischer-Liebstöckel-Wurzelstock mit Wurzel* . . . 2106
– Chinesischer-Liebstöckel-Wurzelstock* . . . 2104
– Chinesischer-Tragant-Wurzel* . . . 2108
– Chinesisches-Hasenohr-Wurzel . . . 2110
– Cimicifugawurzelstock . . . 2112
– Curcumawurzelstock . . . 2122
– Drynariawurzelstock* . . . 2127
– Eibischwurzel . . . 2134
– Enzianwurzel . . . 2139
– Färberwaidwurzel* . . . 2155
– Gastrodienwurzelstock* . . . 2170
– Gelbwurz, Javanische . . . 2174
– Gelbwurz, Kanadische . . . 2176
– Ginsengwurzel . . . 2186
– Glockenwindenwurzel* . . . 2189
– Goldfadenwurzelstock* . . . 2190
– Großer-Wiesenknopf-Wurzel* . . . 2510
– Hauhechelwurzel . . . 2209
– Himalayaschartenwurzel* . . . 2219
– Ingwerwurzelstock . . . 2229
– Ipecacuanhapulver, Eingestelltes . . . 2232
– Ipecacuanhawurzel . . . 2235
– Knoblauchpulver . . . 2258
– Kopoubohnenwurzel* . . . 2263
– Kopoubohnenwurzel*, Mehlige . . . 2265
– Leopardenblumenwurzelstock* . . . 2278
– Lerchenspornwurzelstock* . . . 2281
– Liebstöckelwurzel . . . 2283
– Löwenzahnwurzel . . . 2287
– Mäusedornwurzelstock . . . 2290
– Notoginsengwurzel* . . . 2330
– Pelargoniumwurzel . . . 2351
– Pfingstrosenwurzel*, Rote . . . 2363
– Pfingstrosenwurzel*, Weiße . . . 2365
– Primelwurzel . . . 2369
– Purpur-Sonnenhut-Wurzel . . . 2435
– Queckenwurzelstock . . . 2370
– Ratanhiawurzel . . . 2374
– Rehmanniawurzel* . . . **10.1**-6281
– Rhabarberwurzel . . . 2375
– Rotwurzsalbei-Wurzelstock mit Wurzel* . . . 2388
– Schlangenbartwurzel* . . . 2407
– Schlangenwiesenknöterichwurzelstock* . . . 2409
– Schmalblättriger-Sonnenhut-Wurzel . . . 2437
– Schnurbaumwurzel* . . . 2410
– Senegawurzel . . . 2419
– Stachelpanaxwurzelrinde* . . . 2443
– Stephania-tetrandra-Wurzel* . . . 2446
– Süßholzwurzel . . . 2463
– Taigawurzel . . . 2468
– Teufelskrallenwurzel . . . 2476
– Tormentillwurzelstock . . . 2485
– Vielblütiger-Knöterich-Wurzel* . . . 2489
– Yamswurzelknollen, japanische* . . . 2515
– Yamswurzelknollen* . . . 2514

Pflanzliche Öle
– fette . . . 1357
– hydrierte, Nickel in (2.4.31) . . . 223

Pflaster
– kutane . . . 1385
– Transdermale . . . 1406
– wirkstoffhaltige . . . 1385

Pharmaceutica . . . 1359
Pharmazeutische Zubereitungen . . . 1359
– nicht sterile, mikrobiologische Qualität (5.1.4) . . . 1007
α-Phellandren *R* . . . 893
Phenanthren *R* . . . 893
Phenanthrolinhydrochlorid *R* . . . 893
Phenazon . . . 5254
Phenazon *R* . . . 893
Phenazonum . . . 5254
Pheniramini maleas . . . 5256
Pheniraminmaleat . . . 5256
Phenobarbital . . . 5258
Phenobarbital-Natrium . . . 5260

Beachten Sie den Hinweis auf „Allgemeine Monographien“ zu Anfang des Bands auf Seite B

Phenobarbitalum 5258
Phenobarbitalum natricum 5260
Phenol 5262
Phenol *R* 893
Phenol in Sera und Impfstoffen (2.5.15) 236
Phenolphthalein 5263
Phenolphthalein *R* 893
Phenolphthalein-Lösung *R* 893
Phenolphthalein-Lösung *R* 1 893
Phenolphthalein-Papier *R* 893
Phenolphthaleinum 5263
Phenolrot *R* 894
Phenolrot-Lösung *R* 894
Phenolrot-Lösung *R* 2 894
Phenolrot-Lösung *R* 3 894
Phenolsulfonphthalein 5264
Phenolsulfonphthaleinum 5264
Phenolum 5262
Phenothiazine, Identifizierung durch Dünnschicht-chromatographie (2.3.3) 185
2-Phenoxyanilin *R* 894
Phenoxyessigsäure *R* 894
Phenoxyethanol 5265
Phenoxyethanol *R* 894
Phenoxyethanolum 5265
Phenoxymethylpenicillin 5266
Phenoxymethylpenicillin-Benzathin-Tetrahydrat 5269
Phenoxymethylpenicillin-Kalium 5271
Phenoxymethylpenicillinum 5266
Phenoxymethylpenicillinum kalicum 5271
Phentolamini mesilas 5274
Phentolaminmesilat 5274
Phenylalanin 5276
Phenylalanin *R* 894
Phenylalaninum 5276
Phenylbutazon 5278
Phenylbutazonum 5278
p-Phenylendiamindihydrochlorid *R* 894
Phenylephrin **10.1**-6459
Phenylephrinhydrochlorid **10.1**-6461
Phenylephrini hydrochloridum **10.1**-6461
Phenylephrinum **10.1**-6459
Phenylessigsäure *R* 895
Phenylglycin *R* 895
D-Phenylglycin *R* 895
Phenylhydrargyri acetas 5288
Phenylhydrargyri boras 5284
Phenylhydrargyri nitras 5285
Phenylhydrazin *R* 895
Phenylhydrazinhydrochlorid *R* 895
Phenylhydrazinhydrochlorid-Lösung *R* 895
Phenylhydrazin-Schwefelsäure *R* 895
Phenylisothiocyanat *R* 895
Phenylmercuriborat 5284
Phenylmercurinitrat 5285
Phenyl(5)methyl(95)polysiloxan *R* 895
Phenyl(50)methyl(50)polysiloxanpolysiloxan *R* 896
1-Phenylpiperazin *R* 896
1-Phenylpropan-2-ol *R* 896
Phenylpropanolaminhydrochlorid 5286
Phenylpropanolamini hydrochloridum 5286
Phenylquecksilber(II)-acetat 5288
1-Phenyl-1,2,3,4-tetrahydroisochinolin *R* 896
Phenytoin 5289
Phenytoin-Natrium 5291
Phenytoinum 5289
Phenytoinum natricum 5291
pH-Indikatorstreifen *R* 896
Phloroglucid *R* 896
Phloroglucin 5293
Phloroglucin *R* 896
Phloroglucin-Dihydrat 5295
Phloroglucin-Lösung *R* 896
Phloroglucinolum 5293
Phloroglucinolum dihydricum 5295
Pholcodin-Monohydrat 5298
Pholcodinum monohydricum 5298
Phosalon *R* 896
Phosphat
– Grenzprüfung (2.4.11) 196
– Identitätsreaktion (*siehe* 2.3.1) 182
Phosphat-Citrat-Pufferlösung pH 5,5 *R* 972
Phosphat-Lösung (200 ppm PO_4) *R* 966
Phosphat-Lösung (5 ppm PO_4) *R* 967
Phosphat-Pufferlösung pH 2,0 *R* 969
Phosphat-Pufferlösung pH 2,0 (0,125 mol · l^{-1}) *R* 969
Phosphat-Pufferlösung pH 2,5 (0,2 mol · l^{-1}) *R* 969
Phosphat-Pufferlösung pH 2,8 *R* 969
Phosphat-Pufferlösung pH 3,0 *R* 970
Phosphat-Pufferlösung pH 3,0 *R* 1 970
Phosphat-Pufferlösung pH 3,0 (0,1 mol · l^{-1}) *R* 970
Phosphat-Pufferlösung pH 3,2 *R* 970
Phosphat-Pufferlösung pH 3,2 *R* 1 970
Phosphat-Pufferlösung pH 3,25 *R* 970
Phosphat-Pufferlösung pH 3,4 *R* 970
Phosphat-Pufferlösung pH 3,5 *R* 970
Phosphat-Pufferlösung pH 4,5 (0,05 mol · l^{-1}) *R* 971
Phosphat-Pufferlösung pH 5,0 *R* 971
Phosphat-Pufferlösung pH 5,4 (0,067 mol · l^{-1}) *R* 972
Phosphat-Pufferlösung pH 5,5 *R* 972
Phosphat-Pufferlösung pH 5,6 *R* 972
Phosphat-Pufferlösung pH 5,8 *R* 972
Phosphat-Pufferlösung pH 6,0 *R* 972
Phosphat-Pufferlösung pH 6,0 *R* 1 972
Phosphat-Pufferlösung pH 6,0 *R* 2 972
Phosphat-Pufferlösung pH 6,4 *R* 973
Phosphat-Pufferlösung pH 6,5 *R* 973
Phosphat-Pufferlösung pH 6,5 (0,1 mol · l^{-1}) *R* 973
Phosphat-Pufferlösung pH 6,7 (0,1 mol · l^{-1}) *R* 973
Phosphat-Pufferlösung pH 6,8 *R* 973
Phosphat-Pufferlösung pH 6,8 *R* 1 973
Phosphat-Pufferlösung pH 7,0 *R* 974
Phosphat-Pufferlösung pH 7,0 *R* 1 974
Phosphat-Pufferlösung pH 7,0 *R* 2 974
Phosphat-Pufferlösung pH 7,0 *R* 3 974
Phosphat-Pufferlösung pH 7,0 *R* 4 974
Phosphat-Pufferlösung pH 7,0 *R* 5 974
Phosphat-Pufferlösung pH 7,0 *R* 6 974
Phosphat-Pufferlösung pH 7,0 *R* 7 974
Phosphat-Pufferlösung pH 7,0 (0,025 mol · l^{-1}) *R* 975
Phosphat-Pufferlösung pH 7,0 (0,03 mol · l^{-1}) *R* 975
Phosphat-Pufferlösung pH 7,0 (0,05 mol · l^{-1}) *R* 975
Phosphat-Pufferlösung pH 7,0 (0,063 mol · l^{-1}) *R* 975
Phosphat-Pufferlösung pH 7,0 (0,067 mol · l^{-1}) *R* 974
Phosphat-Pufferlösung pH 7,0 (0,1 mol · l^{-1}) *R* 974
Phosphat-Pufferlösung pH 7,2 *R* 975
Phosphat-Pufferlösung pH 7,4 *R* 975
Phosphat-Pufferlösung pH 7,5 (0,05 mol · l^{-1}) *R* 976
Phosphat-Pufferlösung pH 7,5 (0,2 mol · l^{-1}) *R* 976
Phosphat-Pufferlösung pH 7,5 (0,33 mol · l^{-1}) *R* 976
Phosphat-Pufferlösung pH 8,0 (0,02 mol · l^{-1}) *R* 977
Phosphat-Pufferlösung pH 8,0 (0,1 mol · l^{-1}) *R* 977
Phosphat-Pufferlösung pH 8,0 (1 mol · l^{-1}) *R* 977
Phosphat-Pufferlösung pH 8,5 *R* 978
Phosphat-Pufferlösung pH 9,0 *R* 979
Phosphat-Pufferlösung pH 11,3 (0,1 mol · l^{-1}) *R* 980
Phosphat-Pufferlösung pH 7,2, albuminhaltige *R* 975
Phosphat-Pufferlösung pH 7,2, albuminhaltige *R* 1 975
Phosphat-Pufferlösung pH 6,4, gelatinehaltige *R* 973

Phosphat-Pufferlösung pH 6,8, natriumchlorid-haltige *R* 973
Phosphat-Pufferlösung pH 7,4, natriumchlorid-haltige *R* 975
Phosphat-Pufferlösung pH 7,4, natriumchlorid-haltige *R* 1 976
Phospholipida ex ovo ad iniectabile 5300
Phospholipida ex soia ad iniectabile 5303
Phospholipide aus Eiern zur Injektion 5300
Phospholipide aus Soja zur Injektion 5303
Phosphor in Polysaccharid-Impfstoffen (2.5.18) 237
Phosphorige Säure *R* 896
Phosphor(V)-oxid *R* 897
Phosphorsäure 10 % 5306
Phosphorsäure 10 % *R* 897
Phosphorsäure 85 % 5305
Phosphorsäure 85 % *R* 897
Phosphorsäure, verdünnte *R* 1 897
Phthalaldehyd *R* 897
Phthalaldehyd-Reagenz *R* 897
Phthalat-Pufferlösung pH 4,4 *R* 971
Phthalat-Pufferlösung pH 6,4 (0,5 mol · l^{-1}) *R* 973
Phthalazin *R* 897
Phthaleinpurpur *R* 897
Phthalsäure *R* 898
Phthalsäureanhydrid *R* 898
Phthalsäureanhydrid-Lösung *R* 898
Phthalylsulfathiazol 5307
Phthalylsulfathiazolum 5307
Physostigmini salicylas (Eserini salicylas) 5308
Physostigmini salicylas (Eserini salicylas) 5308
Phytomenadion, racemisches 5309
Phytomenadionum racemicum 5309
Phytosterol 5312
Phytosterolum 5312
pH-Wert
- Indikatoren (2.2.4) 33
- Potentiometrische Methode (2.2.3) 31
- von Lösungen, ungefährer (2.2.4) 33

Picein *R* 898
Picotamid-Monohydrat 5313
Picotamidum monohydricum 5313
Picrotin *R* 898
Picrotoxinin *R* 898
Pikrinsäure *R* 898
Pikrinsäure-Lösung *R* 898
Pikrinsäure-Lösung *R* 1 899
Pilocarpinhydrochlorid 5314
Pilocarpini hydrochloridum 5314
Pilocarpini nitras 5316
Pilocarpinnitrat 5316
Pimobendan für Tiere **10.1**-6463
Pimobendanum ad usum veterinarium **10.1**-6463
Pimozid 5320
Pimozidum 5320
Pindolol 5322
Pindololum 5322
α-Pinen *R* 899
β-Pinen *R* 899
Pini pumilionis aetheroleum 2272
Pini silvestris aetheroleum 2255
Pioglitazonhydrochlorid 5324
Pioglitazoni hydrochloridum 5324
Pipemidinsäure-Trihydrat 5326
Piperacillin 5327
Piperacillin-Natrium 5329
Piperacillinum 5327
Piperacillinum natricum 5329
Piperazinadipat 5333
Piperazincitrat 5335
1,4-Piperazindiethansulfonsäure *R* 899
Piperazin-Hexahydrat 5332
Piperazin-Hexahydrat *R* 899
Piperazini adipas 5333
Piperazini citras 5335
Piperazinum hydricum 5332
Piperidin *R* 899
Piperin *R* 899
*Piperis fructus** 2353
*Piperis longi fructus** 2355
Piperiton *R* 899
Piracetam 5336
Piracetamum 5336
Pirenzepindihydrochlorid-Monohydrat 5337
Pirenzepini dihydrochloridum monohydricum 5337
Piretanid 5339
Piretanidum 5339
Pirfenidon 5341
Pirfenidonum 5341
Pirimiphos-ethyl *R* 900
Piroxicam 5342
Piroxicamum 5342
Piscis oleum omega-3 acidis abundans 5118
Pisi amylum 3742
Pivampicillin 5344
Pivampicillinum 5344
Pivmecillinamhydrochlorid 5347
Pivmecillinami hydrochloridum 5347
PKA, Präkallikrein-Aktivator (2.6.15) 292
Plantae ad ptisanam 1356
Plantae medicinales 1353
Plantae medicinales ad praeparationes homoeopathicas 2530
Plantae medicinales et plantae medicinales praeparatae
- *Abelmoschi corolla** 1985
- *Absinthii herba* 2509
- *Acaciae gummi* 2202
- *Acanthopanacis gracilistyli cortex** 2443
- *Agar* 1990
- *Agni casti fructus* 2317
- *Agni casti fructus extractum siccum* 2318
- *Agrimoniae herba* 2332
- *Akebiae caulis** 1991
- *Alchemillae herba* 2165
- *Allii sativi bulbi pulvis* 2258
- *Aloe barbadensis* 1993
- *Aloe capensis* 1994
- *Aloes extractum siccum normatum* 1996
- *Althaeae folium* 2132
- *Althaeae radix* 2134
- *Amomi fructus rotundus** 2000
- *Amomi fructus** 1997
- *Andrographidis herba** 2004
- *Anemarrhenae asphodeloides rhizoma** 2007
- *Angelicae archangelicae radix* 2016
- *Angelicae dahuricae radix** 2009
- *Angelicae pubescentis radix** 2011
- *Angelicae sinensis radix** 2014
- *Anisi aetheroleum* 2019
- *Anisi fructus* 2018
- *Anisi stellati aetheroleum* 2450
- *Anisi stellati fructus* 2448
- *Arnicae flos* 2022
- *Arnicae tinctura* 2024
- *Astragali mongholici radix** 2108
- *Atractylodis lanceae rhizoma** 2029
- *Atractylodis macrocephalae rhizoma** 2031
- *Aucklandiae radix** 2219

- *Aurantii amari epicarpii et mesocarpii tinctura* ... 2069
- *Aurantii amari epicarpium et mesocarpium* ... 2067
- *Aurantii amari flos* ... 2066
- *Aurantii dulcis aetheroleum* ... 2466
- *Ballotae nigrae herba* ... 2416
- *Balsamum peruvianum* ... 2352
- *Balsamum tolutanum* ... 2483
- *Belamcandae chinensis rhizoma** ... 2278
- *Belladonnae folii extractum siccum normatum* ... 2048
- *Belladonnae folii tinctura normata* ... 2052
- *Belladonnae folium* ... 2046
- *Belladonnae pulvis normatus* ... 2050
- *Benzoe sumatranus* ... 2056
- *Benzoe tonkinensis* ... 2053
- *Benzois sumatrani tinctura* ... 2057
- *Benzois tonkinensis tinctura* ... 2055
- *Betulae folium* ... 2058
- *Bistortae rhizoma** ... 2409
- *Boldi folium* ... 2074
- *Boldo folii extractum siccum* ... 2076
- *Bupleuri radix** ... 2110
- *Calendulae flos* ... **10.1**-6283
- *Camelliae sinensis non fermentata folia* ... 2197
- *Capsici extractum spissum normatum* ... 2094
- *Capsici fructus* ... 2092
- *Capsici oleoresina raffinata et normata* ... 2096
- *Capsici tinctura normata* ... 2097
- *Carthami flos** ... 2151
- *Carvi aetheroleum* ... 2271
- *Carvi fructus* ... 2270
- *Caryophylli floris aetheroleum* ... 2325
- *Caryophylli flos* ... 2178
- *Centaurii herba* ... 2472
- *Centellae asiaticae herba* ... 2496
- *Chamomillae romanae flos* ... 2247
- *Chelidonii herba* ... 2412
- *Cimicifugae rhizoma* ... 2112
- *Cinchonae cortex* ... 2099
- *Cinchonae extractum fluidum normatum* ... 2101
- *Cinnamomi cassiae aetheroleum* ... 2091
- *Cinnamomi cortex* ... 2520
- *Cinnamomi zeylanici corticis aetheroleum* ... 2519
- *Cinnamomi zeylanici folii aetheroleum* ... 2518
- *Citri reticulatae aetheroleum* ... 2304
- *Citri reticulatae epicarpium et mesocarpium** ... 2302
- *Citronellae aetheroleum* ... 2117
- *Clematidis armandii caulis** ... 2120
- *Codonopsidis radix** ... 2189
- *Coicis semen** ... 2222
- *Colae semen* ... 2261
- *Colophonium* ... 2262
- *Coptidis rhizoma** ... 2190
- *Coriandri aetheroleum* ... 2268
- *Coriandri fructus* ... 2267
- *Crataegi folii cum flore extractum fluidum quantificatum* ... 2504
- *Crataegi folii cum flore extractum siccum* ... 2506
- *Crataegi folium cum flore* ... 2503
- *Crataegi fructus* ... **10.1**-6290
- *Curcumae longae rhizoma* ... 2122
- *Curcumae zanthorrhizae rhizoma* ... 2174
- *Cyamopsidis seminis pulvis* ... 2199
- *Cynarae folii extractum siccum* ... 2028
- *Cynarae folium* ... 2026
- *Digitalis purpureae folium* ... 2123
- *Dioscoreae nipponicae rhizoma** ... 2515
- *Dioscoreae oppositifoliae rhizoma** ... 2514
- *Drynariae rhizoma** ... 2127
- *Echinaceae angustifoliae radix* ... 2437
- *Echinaceae pallidae radix* ... 2432
- *Echinaceae purpureae herba* ... 2430
- *Echinaceae purpureae radix* ... 2435
- *Ecliptae herba** ... 2129
- *Eleutherococci radix* ... 2468
- *Ephedrae herba** ... 2141
- *Equiseti herba* ... 2401
- *Eucalypti aetheroleum* ... 2147
- *Eucalypti folium* ... 2146
- *Eucommiae cortex** ... 2149
- *Evodiae fructus** ... 2454
- *Fagopyri herba* ... 2083
- *Filipendulae ulmariae herba* ... 2289
- *Foeniculi amari fructus* ... 2160
- *Foeniculi amari fructus aetheroleum* ... 2063
- *Foeniculi amari herbae aetheroleum* ... 2060
- *Foeniculi dulcis fructus* ... 2161
- *Frangulae cortex* ... 2157
- *Frangulae corticis extractum siccum normatum* ... 2159
- *Fraxini folium* ... 2144
- *Fraxini chinensis cortex** ... **10.1**-6277
- *Fucus vel Ascophyllum* ... 2471
- *Fumariae herba* ... 2143
- *Gardeniae fructus** ... 2167
- *Gastrodiae rhizoma** ... 2170
- *Gentianae radix* ... 2139
- *Gentianae tinctura* ... 2138
- *Ginkgo extractum siccum raffinatum et quantificatum* ... 2181
- *Ginkgo folium* ... 2179
- *Ginseng extractum siccum* ... 2184
- *Ginseng radix* ... 2186
- *Graminis rhizoma* ... 2370
- *Guarana semen* ... 2200
- *Hamamelidis cortex* ... 2208
- *Hamamelidis folium* ... 2206
- *Harpagophyti extractum siccum* ... 2478
- *Harpagophyti radix* ... 2476
- *Hederae folium* ... 2131
- *Hibisci sabdariffae flos* ... 2218
- *Hippocastani semen* ... 2384
- *Hippocastani seminis extractum siccum normatum* ... 2386
- *Houttuyniae herba** ... 2227
- *Hydrastidis rhizoma* ... 2176
- *Hyperici herba* ... 2242
- *Hyperici herbae extractum siccum quantificatum* ... 2244
- *Ipecacuanhae extractum fluidum normatum* ... 2231
- *Ipecacuanhae pulvis normatus* ... 2232
- *Ipecacuanhae radix* ... 2235
- *Ipecacuanhae tinctura normata* ... 2234
- *Isatidis radix** ... 2281
- *Juniperi aetheroleum* ... 2494
- *Juniperi galbulus* ... 2493
- *Lavandulae aetheroleum* ... 2276
- *Lavandulae flos* ... 2274
- *Leonuri cardiacae herba* ... 2216
- *Levistici radix* ... 2283
- *Lichen islandicus* ... 2237
- *Ligustici chuanxiong rhizoma** ... 2104
- *Ligustici radix et rhizoma** ... 2106
- *Limonis aetheroleum* ... 2118
- *Lini semen* ... 2277
- *Liquiritiae extractum siccum ad saporandum* ... 2465
- *Liquiritiae radix* ... 2463
- *Lupuli flos* ... 2226
- *Lycii fructus** ... 2071

- *Lycopi herba** ... 2511
- *Lythri herba* ... 2070
- *Magnoliae biondii flos immaturus** ... 2292
- *Magnoliae officinalis cortex** ... 2297
- *Magnoliae officinalis flos** ... 2295
- *Malvae folium* ... 2299
- *Malvae sylvestris flos* ... 2301
- *Marrubii herba* ... 2002
- *Mastix* ... 2309
- *Mate folium* ... 2310
- *Matricariae aetheroleum* ... 2252
- *Matricariae extractum fluidum* ... 2251
- *Matricariae flos* ... 2249
- *Melaleucae aetheroleum* ... 2473
- *Meliloti herba* ... 2444
- *Melissae folii extractum siccum* ... 2314
- *Melissae folium* ... 2312
- *Menthae arvensis aetheroleum partim mentholum depletum* ... 2315
- *Menthae piperitae aetheroleum* ... 2361
- *Menthae piperitae folii extractum siccum* ... 2359
- *Menthae piperitae folium* ... 2358
- *Menyanthidis trifoliatae folium* ... 2065
- *Millefolii herba* ... 2403
- *Moutan cortex** ... 2460
- *Myristicae fragrantis aetheroleum* ... 2321
- *Myrrha* ... 2323
- *Myrrhae tinctura* ... 2324
- *Myrtilli fructus recens* ... 2211
- *Myrtilli fructus recentis extractum siccum raffinatum et normatum* ... 2212
- *Myrtilli fructus siccus* ... 2215
- *Neroli aetheroleum* ... 2326
- *Niaouli typo cineolo aetheroleum* ... 2329
- *Notoginseng radix** ... 2330
- *Oleae folii extractum siccum* ... 2335
- *Oleae folium* ... 2334
- *Olibanum indicum* ... 2501
- *Ononidis radix* ... 2209
- *Ophiopogonis radix** ... 2407
- *Opii extractum siccum normatum* ... 2342
- *Opii pulvis normatus* ... 2339
- *Opii tinctura normata* ... 2341
- *Opium crudum* ... 2337
- *Origani herba* ... 2125
- *Orthosiphonis folium* ... 2346
- *Paeoniae radix alba** ... 2365
- *Paeoniae radix rubra** ... 2363
- *Papaveris rhoeados flos* ... 2257
- *Passiflorae herba* ... 2348
- *Passiflorae herbae extractum siccum* ... 2350
- *Pelargonii radix* ... 2351
- *Persicariae tinctoriae folium** ... 2153
- *Pini pumilionis aetheroleum* ... 2272
- *Pini silvestris aetheroleum* ... 2255
- *Piperis fructus** ... 2353
- *Piperis longi fructus** ... 2355
- *Plantaginis lanceolatae folium* ... 2441
- *Plantaginis ovatae semen* ... 2164
- *Plantaginis ovatae seminis tegumentum* ... 2165
- *Platycodonis radix** ... 2044
- *Polygalae radix* ... 2419
- *Polygoni avicularis herba* ... 2491
- *Polygoni cuspidati rhizoma et radix** ... 2085
- *Polygoni multiflori radix** ... 2489
- *Polygoni orientalis fructus** ... 2344
- *Poria** ... 2368
- *Primulae radix* ... 2369
- *Prunellae spica** ... 2077
- *Pruni africanae cortex* ... 2367
- *Psyllii semen* ... 2163
- *Puerariae lobatae radix** ... 2263
- *Puerariae thomsonii radix** ... 2265
- *Quercus cortex* ... 2135
- *Quillajae cortex* ... 2417
- *Ratanhiae radix* ... 2374
- *Ratanhiae tinctura* ... 2373
- *Rhamni purshianae cortex* ... 2087
- *Rhamni purshianae extractum siccum normatum* ... 2089
- *Rhei radix* ... 2375
- *Ribis nigri folium* ... 2414
- *Rosae pseudo-fructus* ... 2205
- *Rosmarini aetheroleum* ... 2382
- *Rehmannia radix** ... **10.1**-6281
- *Rosmarini folium* ... 2380
- *Rubi idaei folium* ... **10.1**-6279
- *Rusci rhizoma* ... 2290
- *Sabalis serrulatae extractum* ... 2393
- *Sabalis serrulatae fructus* ... 2390
- *Salicis cortex* ... 2498
- *Salicis corticis extractum siccum* ... 2500
- *Salviae lavandulifoliae aetheroleum* ... 2399
- *Salviae miltiorrhizae radix et rhizoma** ... 2388
- *Salviae officinalis folium* ... 2397
- *Salviae sclareae aetheroleum* ... 2319
- *Salviae tinctura* ... 2400
- *Salviae trilobae folium* ... 2396
- *Sambuci flos* ... 2224
- *Sanguisorbae radix** ... 2510
- *Schisandrae chinensis fructus** ... 2405
- *Scutellariae baicalensis radix** ... 2034
- *Sennae folii extractum siccum normatum* ... 2423
- *Sennae foliolum* ... **10.1**-6285
- *Sennae fructus* ... **10.1**-6287
- *Serpylli herba* ... 2371
- *Serratulae coronatae herba* ... 2171
- *Silybi mariani extractum siccum raffinatum et normatum* ... 2307
- *Silybi mariani fructus* ... 2305
- *Sinomenii caulis** ... 2428
- *Solidaginis herba* ... 2192
- *Solidaginis virgaureae herba* ... 2194
- *Sophorae flavescentis radix** ... 2410
- *Sophorae japonicae flos immaturus** ... 2240
- *Sophorae japonicae flos** ... 2238
- *Spicae aetheroleum* ... 2440
- *Stephaniae tetrandrae radix** ... 2446
- *Stramonii folium* ... 2456
- *Stramonii pulvis normatus* ... 2459
- *Tanaceti parthenii herba* ... 2322
- *Taraxaci officinalis herba cum radice* ... 2286
- *Taraxaci officinalis radix* ... 2287
- *Terebinthinae aetheroleum* ... 2474
- *Thymi herba* ... 2479
- *Thymi typo thymolo aetheroleum* ... 2481
- *Tiliae flos* ... 2285
- *Tormentillae rhizoma* ... 2485
- *Tormentillae tinctura* ... 2484
- *Tragacantha* ... 2486
- *Trigonellae foenugraeci semen* ... 2072
- *Typhae pollis* ... 2378
- *Uncariae rhynchophyllae ramulus cum uncis** ... 2487
- *Urticae folium* ... 2080
- *Urticae radix* ... 2082
- *Uvae ursi folium* ... 2032
- *Valerianae extractum aquosum siccum* ... 2037
- *Valerianae extractum hydroalcoholicum siccum* ... 2038

- *Valerianae radix* ... 2040
- *Valerianae radix minutata* ... 2042
- *Valerianae tinctura* ... 2036
- *Verbasci flos* ... 2259
- *Verbenae citriodorae folium* ... 2521
- *Verbenae herba* ... 2136
- *Violae herba cum flore* ... 2452
- *Zanthoxyli bungeani pericarpium** ... 2517
- *Zingiberis rhizoma* ... 2229

Plantae medicinales praeparatae ... 1356
Plantarum medicinalium extracta ... 1318
Plasma, blutplättchenarmes *R* ... 900
Plasma humanum ad separationem ... 5352
Plasma humanum coagmentatum conditumque ad exstinguendum virum ... 5349
Plasma vom Kaninchen *R* ... 900
Plasma vom Menschen
- (gepoolt, virusinaktiviert) ... 5349
- (Humanplasma) zur Fraktionierung ... 5352

Plasmasubstrat *R* ... 900
Plasmasubstrat *R* 1 ... 900
Plasmasubstrat *R* 2 ... 901
Plasmasubstrat *R* 3 ... 901
Plasmid-Vektoren zur Anwendung am Menschen (*siehe* 5.14) ... 1201
Plasmin-Inhibitor vom Menschen, Wertbestimmung (2.7.25) ... 411
Plasminogen vom Menschen *R* ... 901
Platin-Lösung (30 ppm Pt) *R* ... 967
*Platycodonis radix** ... 2044
Plutonium-242-Spikelösung *R* ... 901
Pneumokokken-Polysaccharid-Adsorbat-Impfstoff (konjugiert) ... 1571
Pneumokokken-Polysaccharid-Impfstoff ... 1574
Pocken-Lebend-Impfstoff ... 1576
Pockenvirus-Vektoren zur Anwendung am Menschen (*siehe* 5.14) ... 1205
Podophyllotoxin ... 5354
Poliomyelitis-Impfstoff
- (inaktiviert) ... 1583
- (inaktiviert), In-vivo-Bestimmung der Wirksamkeit (2.7.20) ... 402
- (oral) ... 1587

Pollen für Allergenzubereitungen ... 5356
Pollines ad producta allergenica ... 5356
Poloxamer 188 *R* ... 901
Poloxamera ... 5358
Poloxamere ... 5358
Polyacrylamid-Gelelektrophorese
- in zylindrischen Gelen (*siehe* 2.2.31) ... 70
- mit Natriumdodecylsulfat (*siehe* 2.2.31) ... 71

Polyacrylat-Dispersion 30 % ... 5360
Polyacrylatis dispersio 30 per centum ... 5360
Poly(alcohol vinylicus) ... 5375
Polyamidfaden im Fadenspender für Tiere, steriler ... 1978
Polyamin-Poly(vinylalkohol)-Pfropfcopolymer *R* ... 901
Poly[(cyanopropyl)methylphenylmethyl]siloxan R ... 901
Poly[(cyanopropyl)(phenyl)][dimethyl]siloxan *R* ... 901
Poly[cyanopropyl(7)phenyl(7)methyl(86)]siloxan *R* ... 901
Poly(cyanopropyl)siloxan *R* ... 901
Polydatin *R* ... 901
Poly(*O*-2-diethylaminoethyl)agarose zur Ionenaustauschchromatographie *R* ... 901
Poly(dimethyl)(diphenyl)(divinyl)siloxan *R* ... 901
Poly(dimethyl)(diphenyl)siloxan *R* ... 901
Poly(dimethyl)(diphenyl)siloxan, desaktiviertes *R* ... 901
Polydimethylsiloxan *R* ... 902
Polyesterfaden im Fadenspender für Tiere, steriler ... 1979
Polyetherhydroxidgel zur Chromatographie *R* ... 902
Polyethylen
- mit Zusatzstoffen für Behältnisse zur Aufnahme parenteraler und ophthalmologischer Zubereitungen (3.1.5) ... 585
- ohne Zusatzstoffe für Behältnisse zur Aufnahme parenteraler und ophthalmologischer Zubereitungen (3.1.4) ... 584

Polyethylenterephthalat für Behältnisse zur Aufnahme von Zubereitungen, die nicht zur parenteralen Anwendung bestimmt sind (3.1.15) ... 616
Poly(ethylen-vinylacetat) für Behältnisse und Schläuche für Infusionslösungen zur totalen parenteralen Ernährung (3.1.7) ... 595
Polygalae radix ... 2419
Polygoni avicularis herba ... 2491
*Polygoni cuspidati rhizoma et radix** ... 2085
*Polygoni multiflori radix** ... 2489
*Polygoni orientalis fructus** ... 2344
Polymer
- mit eingebetteten polaren Gruppen, siliciumorganisches, amorphes, octadecylsilyliertes, nachsilanisiertes *R* ... 902
- mit festem Kern, siliciumorganisches, mit zu 100 Prozent wässrigen mobilen Phasen kompatibles, octadecylsilyliertes, nachsilanisiertes *R* ... 902
- siliciumorganisches, amorphes, octadecylsilyliertes *R* ... 902
- siliciumorganisches, amorphes, propyl-2-phenylsilyliertes, nachsilanisiertes *R* ... 902
- siliciumorganisches, mehrschichtiges, octadecylsilyliertes, nachsilanisiertes *R* ... 902
- zur Chromatographie, siliciumorganisches, amorphes, octadecylsilyliertes, nachsilanisiertes *R* ... 902

Polymethacrylatgel *R* ... 902
Polymethacrylatgel, hydroxyliertes *R* ... 902
Poly[methyl(50)phenyl(50)]siloxan *R* ... 902
Poly[methyl(trifluorpropylmethyl)siloxan] *R* ... 948
Polymorphie (5.9) ... 1173
Polymyxin-B-sulfat ... **10.1**-6465
Polymyxini B sulfas ... **10.1**-6465
Polyolefine (3.1.3) ... 579
Polyorganosiloxan für sauerstoffhaltige Verbindungen *R* ... 903
Polyoxypropyleni aether stearylicus ... 5364
Polyoxypropylenstearylether ... 5364
Polyphosphorsäure *R* ... 903
Polypropylen für Behältnisse und Verschlüsse zur Aufnahme parenteraler und ophthalmologischer Zubereitungen (3.1.6) ... 590
Polysaccharid-Impfstoffe, Gehaltsbestimmung
- von *O*-Acetyl-Gruppen (2.5.19) ... 237
- von Hexosaminen (2.5.20) ... 237
- von Methylpentosen (2.5.21) ... 238
- von Nukleinsäuren (2.5.17) ... 236
- von Phosphor (2.5.18) ... 237
- von Protein (2.5.16) ... 236
- von Ribose (2.5.31) ... 243
- von Sialinsäure (2.5.23) ... 239
- von Uronsäuren (2.5.22) ... 238

Polysaccharid-Impfstoffe (konjugiert) für Menschen, Trägerproteine für die Herstellung (5.2.11) ... 1077
Polysorbat 20 ... 5365
Polysorbat 20 *R* ... 903
Polysorbat 40 ... 5367
Polysorbat 60 ... 5368
Polysorbat 65 *R* ... 903
Polysorbat 80 ... 5369
Polysorbat 80 *R* ... 903
Polysorbatum 20 ... 5365

Polysorbatum 40 5367
Polysorbatum 60 5368
Polysorbatum 80 5369
Polystyrol 900–1000 *R* 903
Poly(vinylacetat) 5371
Poly(vinylacetat)-Dispersion 30 % 5373
Poly(vinylalkohol) 5375
Poly(vinylis acetas) 5371
Poly(vinylis acetas) dispersio 30 per centum 5373
*Poria** 2368
Poria-cocos-Fruchtkörper* 2368
Porosität und Porengrößenverteilung von Feststoffen, bestimmt durch Quecksilberporosimetrie (2.9.32) 516
Porosität von Glassintertiegeln, Vergleichstabelle (2.1.2) 21
Potentiometrie (Potentiometrische Titration) (2.2.20) 46
Potentiometrische Bestimmung
– der Ionenkonzentration mit ionenselektiven Elektroden (2.2.36) 87
– pH-Wert (2.2.3) 31
Potenzierung
– Erläuterung (*siehe* Homöopathische Zubereitungen) 2528
– Vorschriften zur Herstellung homöopathischer Zubereitungen 2534
Povidon 5377
Povidon *R* 903
Povidon-Iod 5381
Povidonum 5377
Povidonum iodinatum 5381
POZ, Peroxidzahl (2.5.5) 231
Praeadmixta ad alimenta medicata ad usum veterinarium 1376
Praecursores chimici ad radiopharmaceutica 1312
Präkallikrein-Aktivator (2.6.15) 292
Praeparationes ad irrigationem 1408
Praeparationes buccales 1414
Praeparationes celeres ad ptisanam 1346
Praeparationes homoeopathicae 2527
Praeparationes insulini iniectabiles **10.1**-6387
Praeparationes intramammariae ad usum veterinarium 1426
Praeparationes intraruminales 1389
Praeparationes intra-uterinae ad usum veterinarium 1427
Praeparationes liquidae ad usum dermicum 1380
Praeparationes liquidae peroraliae 1377
Praeparationes liquidae veterinariae ad usum dermicum 1382
Praeparationes molles ad usum dermicum 1385
Praeparationes molles veterinariae peroraliae 1389
Praeparationes pharmaceuticae in vasis cum pressu 1407
Pramipexoldihydrochlorid-Monohydrat 5382
Pramipexoli dihydrochloridum monohydricum 5382
Prasugrelhydrochlorid 5384
Prasugreli hydrochloridum 5384
Pravastatin-Natrium 5386
Pravastatinum natricum 5386
Prazepam 5388
Prazepamum 5388
Praziquantel 5390
Praziquantelum 5390
Prazosinhydrochlorid **10.1**-6467
Prazosini hydrochloridum **10.1**-6467
Prednicarbat **10.1**-6469
Prednicarbatum **10.1**-6469
Prednisolon 5396
Prednisolonacetat 5398
Prednisolondihydrogenphosphat-Dinatrium 5400
Prednisoloni acetas 5398
Prednisoloni natrii phosphas 5400
Prednisoloni pivalas 5402
Prednisolonpivalat 5402
Prednisolonum 5396
Prednison 5404
Prednisonum 5404
Pregabalin 5407
Pregabalinum 5407
Prilocain 5409
Prilocainhydrochlorid 5411
Prilocaini hydrochloridum 5411
Prilocainum 5409
Primäre aromatische Amine, Identitätsreaktion (*siehe* 2.3.1) 179
Primaquinbisdihydrogenphosphat **10.1**-6471
Primaquini diphosphas **10.1**-6471
Primelwurzel 2369
Primidon 5415
Primidonum 5415
Primulae radix 2369
Probenecid 5417
Probenecidum 5417
Procainamidhydrochlorid 5419
Procainamidi hydrochloridum 5419
Procainhydrochlorid 5420
Procainhydrochlorid *R* 903
Procaini hydrochloridum 5420
Prochlorperazinhydrogenmaleat 5421
Prochlorperazini maleas 5421
Producta ab arte ADN recombinandorum 1313
Producta ab fermentatione 1323
Producta allergenica 1309
Producta biotherapeutica viva ad usum humanum 1347
Producta cum possibili transmissione vectorium enkephalopathiarum spongiformium animalium 1363
Produkte mit dem Risiko der Übertragung von Erregern der spongiformen Enzephalopathie tierischen Ursprungs 1363
Progesteron 5423
Progesteronum 5423
Progressive-Rhinitis-atrophicans-Impfstoff (inaktiviert) für Schweine 1752
Proguanilhydrochlorid 5425
Proguanili hydrochloridum 5425
Prolin 5427
Prolin *R* 903
Prolinum 5427
D-Prolyl-L-phenylalanyl-L-arginin(4-nitroanilid)-dihydrochlorid *R* 903
Promazinhydrochlorid 5429
Promazini hydrochloridum 5429
Promethazinhydrochlorid 5431
Promethazini hydrochloridum 5431
Propacetamolhydrochlorid 5432
Propacetamoli hydrochloridum 5432
Propafenonhydrochlorid 5435
Propafenoni hydrochloridum 5435
Propan *R* 903
Propan-1,3-diol *R* 903
1-Propanol 5437
1-Propanol *R* 903
1-Propanol *R* 1 904
2-Propanol 5439
2-Propanol *R* 904
2-Propanol *R* 1 904
2-Propanol *R* 2 904
2-Propanol, Prüfung auf (2.9.11) 472
Propanolum 5437
Propanthelinbromid 5440
Propanthelini bromidum 5440

Propetamphos *R* 904
Propidiumiodid *R* 904
Propionaldehyd *R* 904
Propionsäure *R* 904
Propionsäureanhydrid *R* 904
Propionsäureanhydrid-Reagenz *R* 905
Propofol 5442
Propofolum 5442
Propranololhydrochlorid 5444
Propranololi hydrochloridum 5444
Propylacetat *R* 905
Propylenglycol 5446
Propylenglycol *R* 905
Propylenglycoldicaprylocaprat 5447
Propylenglycoldilaurat 5448
Propylenglycoli dicaprylocapras 5447
Propylenglycoli dilauras 5448
Propylenglycoli monolauras 5449
Propylenglycoli monopalmitostearas 5451
Propylenglycolmonolaurat 5449
Propylenglycolmonopalmitostearat 5451
Propylenglycolum 5446
Propylenoxid *R* 905
Propylgallat 5452
Propyl-4-hydroxybenzoat 5454
Propyl-4-hydroxybenzoat *R* 905
Propylis gallas 5452
Propylis parahydroxybenzoas 5454
Propylis parahydroxybenzoas natricus 4989
Propylthiouracil 5456
Propylthiouracilum 5456
Propyphenazon 5457
Propyphenazonum 5457
Protamini sulfas 5459
Protaminsulfat 5459
Protaminsulfat *R* 905
Protein C vom Menschen, Wertbestimmung (2.7.30) 417
Protein in Polysaccharid-Impfstoffen (2.5.16) 236
Protein S vom Menschen, Wertbestimmung (2.7.31) 419
α-1-Proteinase-Inhibitor vom Menschen 5461
– Wertbestimmung (2.7.32) 420
α-1-Proteinasi inhibitor humanum 5461
Proteinbestimmung, Gesamtprotein (2.5.33) 245
Proteine in Gelen, Nachweis (*siehe* 2.2.31) 75
Prothrombinkomplex vom Menschen 5463
Prothrombinum multiplex humanum 5463
Protirelin 5465
Protirelinum 5465
Protopinhydrochlorid *R* 905
Proxyphyllin 5467
Proxyphyllinum 5467
Prozessanalytische Technologie (5.25) 1299
Prüfung
– auf Anti-D-Antikörper in Immunglobulin vom Menschen (2.6.26) 317
– auf Aristolochiasäuren in pflanzlichen Drogen (2.8.21) 440
– auf ausreichende antimikrobielle Konservierung (5.1.3) 1005
– auf Bakterien-Endotoxine (2.6.14) 286
– auf Bakterien-Endotoxine, Empfehlungen zur Durchführung (5.1.10) 1026
– auf blutdrucksenkende Substanzen (2.6.11) 273
– auf fremde Agenzien in Virus-Lebend-Impfstoffen für Menschen (2.6.16) 293
– auf Histamin (2.6.10) 272
– auf Identität, Erläuterung (*siehe* 1.4) 10
– auf Methanol und 2-Propanol (2.9.11) 472
– auf Monozytenaktivierung (2.6.30) 321
– auf Mykobakterien (2.6.2) 264
– auf Mykoplasmen (2.6.7) 264
– auf Neurovirulenz von Virus-Lebend-Impfstoffen (2.6.18) 299
– auf Pestizid-Rückstände (2.8.13) 432
– auf Pyrogene (2.6.8) 271
– auf Reinheit, biologische, statistische Auswertung (5.3) 1091
– auf Reinheit, Erläuterung (*siehe* 1.4) 10
– auf Reinheit, statistische Auswertung (5.3) 1091
– auf restliches Pertussis-Toxin (2.6.33) 334
– auf Sterilität (2.6.1) 259
– auf Sterilität, Hinweise zur Anwendung (5.1.9) 1025
– aviärer Lebend-Impfstoffe auf fremde Agenzien in Chargen von Fertigprodukten (2.6.25) 312
– aviärer Virusimpfstoffe auf fremde Agenzien im Saatgut (2.6.24) 308
– der Fettsäurenzusammensetzung durch Gaschromatographie (2.4.22) 203
– der Gleichförmigkeit einzeldosierter Arzneiformen bei großem Stichprobenumfang (2.9.47) 561
– der Konsistenz durch Penetrometrie (2.9.9) 467
– der Sterilisationsmethoden, Bioindikatoren (5.1.2) 1000
– des Fließverhaltens (2.9.16) 476
– fetter Öle auf fremde Öle durch Dünnschichtchromatographie (2.4.21) 203
– mikrobiologische, von zellbasierten Zubereitungen (2.6.27) 318
– nicht steriler Produkte, Nachweis spezifizierter Mikroorganismen (2.6.13) 280
– nicht steriler Produkte, quantitative Bestimmung der vermehrungsfähigen Mikroorganismen (2.6.12) 274
– pflanzlicher Arzneimittel zum Einnehmen, mikrobiologische (2.6.31) 330
– pflanzlicher Drogen, mikroskopische (2.8.23) 443
– von Sterilisationsmethoden, Bioindikatoren (5.1.2) 1000
– zellulärer Produkte, mikrobiologische (2.6.27) 318
*Prunellae spica** 2077
Pruni africanae cortex 2367
Pseudoephedrinhydrochlorid 5468
Pseudoephedrini hydrochloridum 5468
Pseudomonas aeruginosa, Nachweis
– in lebenden biotherapeutischen Produkten (*siehe* 2.6.38) 357
– in nicht sterilen Produkten (*siehe* 2.6.13) 283
Psyllii semen 2163
Pteroinsäure *R* 905
*Puerariae lobatae radix** 2263
*Puerariae thomsonii radix** 2265
Puerarin *R* 905
Pufferlösung
– zur Einstellung der Gesamtionenstärke *R* 969
– zur Einstellung der Gesamtionenstärke *R* 1 969
Pufferlösung pH 2,0 *R* 969
Pufferlösung pH 2,2 *R* 969
Pufferlösung pH 2,5 *R* 969
Pufferlösung pH 2,5 *R* 1 969
Pufferlösung pH 3,0 *R* 970
Pufferlösung pH 3,5 *R* 970
Pufferlösung pH 3,6 *R* 970
Pufferlösung pH 3,7 *R* 970
Pufferlösung pH 5,2 *R* 972
Pufferlösung pH 5,5 *R* 972
Pufferlösung pH 6,5 *R* 973
Pufferlösung pH 6,6 *R* 973
Pufferlösung pH 7,0 *R* 974
Pufferlösung pH 7,2 *R* 975

Pufferlösung pH 8,0 *R* ... 977
Pufferlösung pH 8,0 *R* 1 ... 977
Pufferlösung pH 9,0 *R* ... 979
Pufferlösung pH 9,0 *R* 1 ... 979
Pufferlösung pH 10,9 *R* ... 980
Pufferlösung pH 11 *R* ... 980
Pufferlösung pH 7,2, physiologische *R* ... 975
Pufferlösungen (4.1.3) ... 969
Pulegon *R* ... 905
Pullulan ... 5469
Pullulanase *R* ... 906
Pullulanum ... 5469
Pulver
- Brausepulver ... 1397
- für Augenbäder ... 1409
- für Augentropfen ... 1409
- Pulver zur Herstellung einer Injektionslösung von Blutgerinnungsfaktor IX (rDNA) human ... 2992
- zum Einnehmen ... 1397
- zur Herstellung von Infusionszubereitungen ... 1394
- zur Herstellung von Injektionszubereitungen ... 1394
- zur Herstellung von Lösungen und Suspensionen zum Einnehmen ... 1377
- zur Herstellung von Rektallösungen oder Rektalsuspensionen ... 1433
- zur Herstellung von Sirupen ... 1377
- zur Herstellung von Tropfen zum Einnehmen ... 1377
- zur Inhalation ... 1419
- zur kutanen Anwendung ... 1398

Pulver
- Benetzbarkeit (2.9.45) ... 557
- Bestimmung der Fließeigenschaften mittels Scherzellen (2.9.49) ... 564
- Feinheit (2.9.35) ... 529
- Fließverhalten (2.9.36) ... 530
- Kompressibilität (2.9.34) ... 526
- Schütt- und Stampfdichte (2.9.34) ... 526

Pulveres ad usum dermicum ... 1398
Pulveres perorales ... 1397
Purpur-Sonnenhut-Kraut ... 2430
Purpur-Sonnenhut-Wurzel ... 2435
Putrescin *R* ... 907
PVC-Behältnisse (weichmacherhaltig)
- leere, für Blut und Blutprodukte vom Menschen, sterile (*siehe* 3.3.5) ... 648
- mit Stabilisatorlösung für Blut vom Menschen, sterile (3.3.6) ... 650

PVC-Kunststoffe (weichmacherfrei)
- für Behältnisse zur Aufnahme fester Darreichungsformen zur oralen Anwendung (3.1.11) ... 603
- für Behältnisse zur Aufnahme nicht injizierbarer, wässriger Lösungen (3.1.10) ... 600

PVC-Kunststoffe (weichmacherhaltig)
- für Behältnisse zur Aufnahme von Blut und Blutprodukten vom Menschen (3.3.2) ... 637
- für Behältnisse zur Aufnahme wässriger Lösungen zur intravenösen Infusion (3.1.14) ... 611
- für Schläuche in Transfusionsbestecken für Blut und Blutprodukte (3.3.3) ... 642

Pyrantelembonat ... **10.1**-6473
Pyranteli embonas ... **10.1**-6473
Pyrazinamid ... 5472
Pyrazinamidum ... 5472
Pyrazin-2-carbonitril *R* ... 907
Pyridin *R* ... 907
Pyridin, wasserfreies *R* ... 907
Pyridin-2-amin *R* ... 907
Pyridin-4-carbonitril *R* ... 908
Pyridiniumbromidperbromid *R* ... 908
Pyridostigminbromid ... 5474
Pyridostigmini bromidum ... 5474
Pyridoxinhydrochlorid ... 5476
Pyridoxini hydrochloridum ... 5476
Pyridylazonaphthol *R* ... 908
Pyridylazonaphthol-Lösung *R* ... 908
4-(2-Pyridylazo)resorcin-Mononatriumsalz *R* ... 908
Pyrimethamin ... **10.1**-6475
Pyrimethaminum ... **10.1**-6475
Pyrogallol *R* ... 908
Pyrogallol-Lösung, alkalische *R* ... 908
Pyrogene, Prüfung auf (2.6.8) ... 271
Pyrrolidin *R* ... 908
Pyrrolidon ... 5480
2-Pyrrolidon *R* ... 908
Pyrrolidonum ... 5480

Q

Qualitätssysteme, Allgemeines (*siehe* 1.1) ... 5
Quantifizierung und Charakterisierung von Wirtszell-DNA-Rückständen (2.6.35) ... 344
Queckenwurzelstock ... 2370
Quecksilber, Identitätsreaktion (*siehe* 2.3.1) ... 182
Quecksilber(II)-acetat *R* ... 909
Quecksilber(II)-acetat-Lösung *R* ... 909
Quecksilber(II)-chlorid ... 5485
Quecksilber(II)-chlorid *R* ... 909
Quecksilber(II)-chlorid-Lösung *R* ... 909
Quecksilber(II)-iodid *R* ... 909
Quecksilber-Lösung (10 ppm Hg) *R* ... 967
Quecksilber-Lösung (1000 ppm Hg) *R* ... 967
Quecksilber(II)-nitrat *R* ... 909
Quecksilber(II)-oxid *R* ... 909
Quecksilberporosimetrie, Bestimmung der Porosität und Porengrößenverteilung von Feststoffen (2.9.32) ... 516
Quecksilber(II)-sulfat-Lösung *R* ... 909
Quecksilber(II)-thiocyanat *R* ... 909
Quecksilber(II)-thiocyanat-Lösung *R* ... 910
Quellungszahl (2.8.4) ... 428
Quendelkraut ... 2371
Quercetin-Dihydrat *R* ... 910
Quercitrin *R* ... 910
Quercus cortex ... 2135
Quetiapinfumarat ... 5485
Quetiapini fumaras ... 5485
Quillajae cortex ... 2417
Quillaja-Saponine, gereinigte *R* ... 910
Quinaprilhydrochlorid ... 5489
Quinaprili hydrochloridum ... 5489

R

Rabeprazol-Natrium ... 5495
Rabeprazol-Natrium-Hydrat ... 5497
Rabeprazolum natricum ... 5495
Rabeprazolum natricum hydricum ... 5497
Racecadotril ... 5499
Racecadotrilum ... 5499
Racemisches Phytomenadion ... 5309
Raclopridi([¹¹C]methoxy) solutio iniectabilis ... 1878
Raclopridtartrat *R* ... 910
Radioaktive Arzneimittel ... 1363
- unmittelbar vor Abgabe/Anwendung hergestellte (5.19) ... 1237
- Vorläufersubstanzen ... 1312

Radioaktive Arzneimittel und Ausgangsmaterialien für radioaktive Arzneimittel
- (^{125}I)Albumin-Injektionslösung vom Menschen . . 1821
- (^{18}F)Alovudin-Injektionslösung . . . 1822
- (^{13}N)Ammoniak-Injektionslösung . . . 1825
- (^{51}Cr)Chromedetat-Injektionslösung . . . 1827
- (^{57}Co)Cyanocobalamin-Kapseln . . . 1828
- (^{58}Co)Cyanocobalamin-Kapseln . . . 1829
- (^{57}Co)Cyanocobalamin-Lösung . . . 1830
- (^{58}Co)Cyanocobalamin-Lösung . . . 1831
- (^{18}F)Fludesoxyglucose-Injektionslösung . . . 1832
- (^{18}F)Fluorcholin-Injektionslösung . . . 1836
- (^{18}F)Fluorethyl-L-tyrosin-Injektionslösung . . . 1839
- (^{18}F)Fluorid-Lösung zur Radiomarkierung . . . 1842
- (^{18}F)Fluormisonidazol-Injektionslösung . . . 1843
- (^{18}F)Fluorodopa-Injektionslösung ((^{18}F)Fluorodopa hergestellt durch nukleophile Substitution) . . . 1849
- (^{18}F)Fluorodopa-Injektionslösung (hergestellt durch elektrophile Substitution) . . . 1847
- (^{68}Ga)Galliumchlorid-Lösung zur Radiomarkierung . . . 1854
- (^{67}Ga)Galliumcitrat-Injektionslösung . . . 1856
- (^{68}Ga)Galliumedotreotid-Injektionslösung . . . 1857
- (^{111}In)Indium(III)-chlorid-Lösung . . . 1860
- (^{111}In)Indiumoxinat-Lösung . . . 1861
- (^{111}In)Indium-Pentetat-Injektionslösung . . . 1863
- (^{123}I)Iobenguan-Injektionslösung . . . 1864
- (^{131}I)Iobenguan-Injektionslösung für diagnostische Zwecke . . . 1865
- (^{131}I)Iobenguan-Injektionslösung für therapeutische Zwecke . . . 1867
- Iobenguansulfat zur Herstellung von radioaktiven Arzneimitteln . . . 1868
- (^{131}I)Iodmethylnorcholesterol-Injektionslösung . . . 1869
- (^{15}O)Kohlenmonoxid . . . 1871
- (^{81m}Kr)Krypton zur Inhalation . . . 1872
- Kupfertetramibitetrafluoroborat zur Herstellung von radioaktiven Arzneimitteln . . . 1873
- (^{177}Lu)Lutetium-Lösung zur Radiomarkierung . . 1874
- Medronsäure zur Herstellung von radioaktiven Arzneimitteln . . . 1876
- ([^{11}C]Methoxy)Racloprid-Injektionslösung . . . 1878
- ([^{11}C]Methyl)Cholin-Injektionslösung . . . 1880
- (5-[^{11}C]Methyl)Flumazenil-Injektionslösung . . . 1882
- L-([^{11}C]Methyl)Methionin-Injektionslösung . . . 1884
- Natrium([1-^{11}C])acetat-Injektionslösung . . . 1887
- Natriumcalcium-Pentetat zur Herstellung von radioaktiven Arzneimitteln . . . 1889
- Natriumdiphosphat-Decahydrat zur Herstellung von radioaktiven Arzneimitteln . . . 1891
- Natrium(^{18}F)fluorid-Injektionslösung . . . 1892
- Natriumiodhippurat-Dihydrat zur Herstellung von radioaktiven Arzneimitteln . . . 1894
- Natrium(^{123}I)iodhippurat-Injektionslösung . . . 1895
- Natrium(^{131}I)iodhippurat-Injektionslösung . . . 1896
- Natrium(^{123}I)iodid-Injektionslösung . . . 1898
- Natriumiodid-Kapseln für diagnostische Zwecke . . . 1899
- Natrium(^{131}I)iodid-Kapseln für diagnostische Zwecke . . . 1899
- Natrium(^{131}I)iodid-Kapseln für therapeutische Zwecke . . . 1901
- Natrium(^{131}I)iodid-Lösung . . . 1902
- Natrium(^{123}I)iodid-Lösung zur Radiomarkierung . . . 1904
- Natrium(^{131}I)iodid-Lösung zur Radiomarkierung . . . 1905
- Natrium(^{99}Mo)molybdat-Lösung aus Kernspaltprodukten . . . 1906
- Natrium(^{99m}Tc)pertechnetat-Injektionslösung aus Kernspaltprodukten . . . 1911
- Natrium(^{99m}Tc)pertechnetat-Injektionslösung (hergestellt in einem Beschleuniger) . . . 1909
- Natrium(^{99m}Tc)pertechnetat-Injektionslösung nicht aus Kernspaltprodukten . . . 1913
- Natrium(^{32}P)phosphat-Injektionslösung . . . 1915
- (^{15}O)Sauerstoff . . . 1916
- Sterile Natrium(^{51}Cr)chromat-Lösung . . . 1890
- (^{89}Sr)Strontiumchlorid-Injektionslösung . . . 1917
- (^{99m}Tc)Technetium-Albumin-Injektionslösung . . 1919
- (^{99m}Tc)Technetium-Bicisat-Injektionslösung . . . 1921
- (^{99m}Tc)Technetium-Etifenin-Injektionslösung . . . 1922
- (^{99m}Tc)Technetium-Exametazim-Injektionslösung . . . 1924
- (^{99m}Tc)Technetium-Gluconat-Injektionslösung . . 1926
- (^{99m}Tc)Technetium-Macrosalb-Injektionslösung . . . 1928
- (^{99m}Tc)Technetium-Mebrofenin-Injektionslösung . . . 1930
- (^{99m}Tc)Technetium-Medronat-Injektionslösung . . 1931
- (^{99m}Tc)Technetium-Mertiatid-Injektionslösung . . 1933
- (^{99m}Tc)Technetium-Mikrosphären-Injektionslösung . . . 1935
- (^{99m}Tc)Technetium-Oxidronat-Injektionslösung . . . 1936
- (^{99m}Tc)Technetium-Pentetat-Injektionslösung . . . 1938
- (^{99m}Tc)Technetium-Rheniumsulfid-Kolloid-Injektionslösung . . . 1940
- (^{99m}Tc)Technetium-Schwefel-Kolloid-Injektionslösung . . . 1941
- (^{99m}Tc)Technetium-Sestamibi-Injektionslösung . . 1943
- (^{99m}Tc)Technetium-Succimer-Injektionslösung . . . 1945
- (^{99m}Tc)Technetium-Zinndiphosphat-Injektionslösung . . . 1946
- (^{99m}Tc)Technetium-Zinn-Kolloid-Injektionslösung . . . 1948
- Tetra-*O*-acetylmannosetriflat zur Herstellung von radioaktiven Arzneimitteln . . . 1949
- (^{201}Tl)Thalliumchlorid-Injektionslösung . . . 1951
- Tritiiertes-(^{3}H)Wasser-Injektionslösung . . . 1953
- (^{15}O)Wasser-Injektionslösung . . . 1952
- (^{133}Xe)Xenon-Injektionslösung . . . 1954
- (^{90}Y)Yttriumchlorid-Lösung zur Radiomarkierung . . . 1955

Radioaktivität, Detektion und Messung (2.2.66) . . . 166
Radionuklide, Tabelle mit physikalischen Eigenschaften (5.7) . . . 1161
Radiopharmaceutica . . . 1363
Raffinose *R* . . . **10.1**-6262
Raffinose-Pentahydrat *R* . . . 910
Raloxifenhydrochlorid . . . 5501
Raloxifeni hydrochloridum . . . 5501
Raltegraviri compressi . . . 5508
Raltegraviri compressi masticabiles . . . 5505
Raltegravir-Kalium . . . 5503
Raltegravir-Kalium *R* . . . 911
Raltegravir-Kautabletten . . . 5505
Raltegravir-Tabletten . . . 5508
Raltegravirum kalicum . . . 5503
Raman-Spektroskopie (2.2.48) . . . 126
Ramipril . . . 5510
Ramiprilum . . . 5510
Ramon-Bestimmung (2.7.27) . . . 412
Raney-Nickel *R* . . . 911
Raney-Nickel, halogenfreies *R* . . . 911
Ranitidinhydrochlorid . . . 5513
Ranitidini hydrochloridum . . . 5513
Rapae oleum raffinatum . . . 5516

Rapsöl *R* 911
Rapsöl, raffiniertes 5516
Rasterelektronenmikroskopie (2.9.52) 568
Ratanhiae radix 2374
Ratanhiae tinctura 2373
Ratanhiatinktur 2373
Ratanhiawurzel 2374
Reagenzien (4) **10.0**-686, **10.1**-6259
Rectalia 1433
Reduktionsgemisch *R* 911
Referenzlösung zur Mikrobestimmung von Wasser *R* 967
Referenzlösungen für Grenzprüfungen (4.1.2) 960
Referenzstandards (5.12) 1189
Referenzstandards, Erläuterung (*siehe* 1.4) 12
Referenzsubstanzen, -zubereitungen, -standards (*CRS*, *BRP*, *HRS*), Referenzspektren, Bezug (4.3) **10.1**-6264
Regorafenib-Monohydrat 5516
Regorafenibum monohydricum 5516
*Rehmanniae radix** **10.1**-6281
Rehmanniawurzel* **10.1**-6281
Reichstein-Substanz S *R* 911
Reineckesalz *R* 911
Reineckesalz-Lösung *R* 911
Reisstärke 5519
Rektale Anwendung, Zubereitungen zur 1433
Relative Dichte (2.2.5) 33
Remifentanilhydrochlorid 5520
Remifentanili hydrochloridum 5520
Repaglinid 5523
Repaglinidum 5523
Reserpin 5525
Reserpinum 5525
Resonanz-Raman-Spektroskopie (2.2.48) 126
Resorcin 5526
Resorcin *R* 911
Resorcinolum 5526
Resorcin-Reagenz *R* 911
Respiratorisches-Syncytial-Virus-Lebend-Impfstoff für Rinder 1750
Restliches Pertussis-Toxin (2.6.33) 334
Restlösungsmittel (Lösungsmittel-Rückstände), Identifizierung und Bestimmung (2.4.24) **10.1**-6249
Resveratrol *R* 911
Retroviridae abgeleitete Vektoren zur Anwendung am Menschen (*siehe* 5.14) 1208
Rhabarberwurzel 2375
Rhamni purshianae cortex 2087
Rhamni purshianae extractum siccum normatum 2089
Rhamnose *R* 912
Rhaponticin *R* 912
Rhei radix 2375
Rhein *R* 912
Rhenii sulfidi colloidalis et technetii(^{99m}Tc) solutio iniectabilis 1940
Rhinitis-atrophicans-Impfstoff (inaktiviert) für Schweine (Progressive-) 1752
Rhinotracheitis-Impfstoff (inaktiviert) für Rinder (Infektiöse) 1755
Rhinotracheitis-Lebend-Impfstoff für Truthühner (Infektiöse-) 1757
Rhinotracheitis-Virus-Impfstoff (inaktiviert) für Katzen 1759
Rhinotracheitis-Virus-Lebend-Impfstoff für Katzen 1761
Rhodamin 6 G *R* 912
Rhodamin B *R* 912
Rhynchophyllin *R* 912
Ribavirin 5527
Ribavirinum 5527
Ribis nigri folium 2414
Riboflavin 5529
Riboflavini natrii phosphas 5531
Riboflavinphosphat-Natrium 5531
Riboflavinum 5529
Ribose *R* 912
Ribose in Polysaccharid-Impfstoffen (2.5.31) 243
Ricini oleum hydrogenatum **10.1**-6481
Ricini oleum raffinatum 5564
Ricini oleum virginale 5562
Ricinolsäure *R* 913
Rifabutin 5534
Rifabutinum 5534
Rifampicin 5536
Rifampicinum 5536
Rifamycin-Natrium 5537
Rifamycinum natricum 5537
Rifaximin 5540
Rifaximinum 5540
Rilmenidindihydrogenphosphat 5542
Rilmenidini dihydrogenophosphas 5542
Rinderalbumin *R* 913
Rinderalbumin *R* 1 913
Rinderhirn, getrocknetes *R* 913
Rinderserum 5543
Rinderthrombin *R* 913
Ringelblumenblüten **10.1**-6283
Risedronat-Natrium-2,5-Hydrat 5546
Risperidon 5548
Risperidonum 5548
Ritonavir 5551
Ritonavirum 5551
Rivastigmin 5555
Rivastigminhydrogentartrat 5557
Rivastigmini hydrogenotartras 5557
Rivastigminum 5555
Rizatriptanbenzoat 5559
Rizatriptani benzoas 5559
Rizinusöl
– hydriertes **10.1**-6481
– natives 5562
– polyethoxyliertes *R* 913
– raffiniertes 5564
Rocuronii bromidum 5565
Rocuroniumbromid 5565
Römische Kamille 2247
Röntgenpulverdiffraktometrie, Charakterisierung kristalliner und teilweise kristalliner Feststoffe (2.9.33) 519
Röteln-Immunglobulin vom Menschen 5568
Röteln-Lebend-Impfstoff 1594
Rohcresol 5568
Rohrkolbenpollen* 2378
Ropinirolhydrochlorid 5569
Ropiniroli hydrochloridum 5569
Ropivacainhydrochlorid-Monohydrat 5571
Ropivacaini hydro-chloridum monohydricum 5571
Rosae pseudo-fructus 2205
Rosmarinblätter 2380
Rosmarini aetheroleum 2382
Rosmarini folium 2380
Rosmarinöl 2382
Rosmarinsäure *R* 913
Rosskastaniensamen 2384
Rosskastaniensamentrockenextrakt, Eingestellter 2386
Rosuvastatin-Calcium **10.1**-6482
Rosuvastatinethylester *R* **10.1**-6262
Rosuvastatini compressi **10.1**-6486
Rosuvastatin-Tabletten **10.1**-6486

Rosuvastatinum calcicum **10.1**-6482
Rotationsviskosimeter (2.2.10) 37
Rotavirusdiarrhoe-Impfstoff (inaktiviert) für Kälber 1763
Rotavirus-Lebend-Impfstoff (oral) 1596
Rote Pfingstrosenwurzel* 2363
Rotigotin 5577
Rotigotinum 5577
Rotmaulseuche-Impfstoff (inaktiviert) für Regenbogenforellen 1765
Rotwurzsalbei-Wurzelstock mit Wurzel* 2388
Roxithromycin 5580
Roxithromycinum 5580
Rubi idaei folium **10.1**-6279
Rupatadinfumarat 5583
Rupatadini fumaras 5583
Rusci rhizoma 2290
Ruß zur Gaschromatographie
- graphitierter *R* 913
- graphitierter *R* 1 913
Rutecarpin *R* 913
Rutheniumrot *R* 913
Rutheniumrot-Lösung *R* 914
Rutosid *R* 914
Rutosid-Trihydrat 5585
Rutosid-Trihydrat *R* 914
Rutosidum trihydricum 5585

S

Sabalis serrulatae extractum 2393
Sabalis serrulatae fructus 2390
Sabinen *R* 914
Sacchari monopalmitas 5598
Sacchari sphaerae 6239
Sacchari stearas 5600
Saccharin 5591
Saccharin-Natrium 5592
Saccharin-Natrium *R* 914
Saccharinum 5591
Saccharinum natricum 5592
Saccharose 5594
Saccharose *R* 914
Saccharosemonopalmitat 5598
Saccharose-Sirup 5596
Saccharosestearat 5600
Saccharum 5594
Saccharum liquidum 5596
Sägepalmenfrüchte 2390
Sägepalmenfrüchteextrakt 2393
Säureblau 83 *R* 914
Säureblau 90 *R* 914
Säureblau 92 *R* 915
Säureblau 93 *R* 915
Säureblau-92-Lösung *R* 915
Säureblau-93-Lösung *R* 915
Säurezahl (2.5.1) 229
Safrol *R* 915
Saikosaponin A *R* 915
Saikosaponin D *R* 915
SAL, Sterility Assurance Level (*siehe* 5.1.1) 995
Salbei, Dreilappiger 2396
Salbeiblätter 2397
Salbeiöl, Spanisches 2399
Salbeitinktur 2400
Salben
- hydrophile 1387
- hydrophobe 1387
- Wasser aufnehmende 1387
Salbutamol 5601
Salbutamoli sulfas 5604
Salbutamolsulfat 5604
Salbutamolum 5601
Salicin *R* 916
Salicis cortex 2498
Salicis corticis extractum siccum 2500
Salicylaldazin *R* 916
Salicylaldehyd *R* 916
Salicylat, Identitätsreaktion (*siehe* 2.3.1) 182
Salicylsäure 5608
Salicylsäure *R* 916
Salmeteroli xinafoas 5610
Salmeterolxinafoat 5610
Salmonella-Enteritidis-Impfstoff (inaktiviert) für Hühner 1767
Salmonella-Enteritidis-Lebend-Impfstoff (oral) für Hühner 1768
Salmonella-Typhimurium-Impfstoff (inaktiviert) für Hühner 1772
Salmonella-Typhimurium-Lebend-Impfstoff (oral) für Hühner 1774
Salmonellen, Nachweis
- in lebenden biotherapeutischen Produkten (*siehe* 2.6.38) 357
- in nicht sterilen Produkten (*siehe* 2.6.13) 282
- in pflanzlichen Arzneimitteln zum Einnehmen (*siehe* 2.6.31) 333
Salmonis domestici oleum 4475
Salpetersäure 5612
- blei- und cadmiumfreie *R* 917
- bleifreie *R* 917
- bleifreie *R* 1 917
- bleifreie, verdünnte *R* 917
- nickelfreie *R* 917
- rauchende *R* 917
- schwermetallfreie *R* 917
- schwermetallfreie, verdünnte *R* 918
- verdünnte *R* 918
- verdünnte *R* 1 918
- verdünnte *R* 2 918
Salpetersäure *R* 916
Salpetersäure (1 mol · l^{-1}) 987
Salviae lavandulifoliae aetheroleum 2399
*Salviae miltiorrhizae radix et rhizoma** 2388
Salviae officinalis folium 2397
Salviae sclareae aetheroleum 2319
Salviae tinctura 2400
Salviae trilobae folium 2396
Salvianolsäure B *R* 918
Salze flüchtiger Basen und Ammoniumsalze, Identitätsreaktion (*siehe* 2.3.1) 179
Salzsäure
- bleifreie *R* 918
- bromhaltige *R* 918
- ethanolische *R* 918
- methanolische *R* 919
- methanolische *R* 1 919
- schwermetallfreie *R* 919
- verdünnte *R* 919
- verdünnte *R* 1 919
- verdünnte *R* 2 919
- verdünnte, schwermetallfreie *R* 919
Salzsäure *R* 918
(D)Salzsäure *R* 919
Salzsäure *R* 1 918
Salzsäure (2 mol · l^{-1}) *R* 918
Salzsäure (3 mol · l^{-1}) *R* 918
Salzsäure (6 mol · l^{-1}) *R* 918
Salzsäure (0,1 mol · l^{-1}) 987
Salzsäure (1 mol · l^{-1}) 987

Salzsäure 10 % 5613
Salzsäure 36 % 5613
Salzsäure (0,1 mol · l⁻¹), ethanolische *R* 918
Salzsäure, verdünnte *R* 3 919
(D)Salzsäure-Lösung *R* 919
Salzsäureunlösliche Asche (2.8.1) 427
Sambuci flos 2224
Sand *R* 919
*Sanguisorbae radix** 2510
Saquinaviri mesilas 5614
Saquinavirmesilat 5614
Sarafloxacinhydrochlorid *R* 919
Sauerstoff 5617
– in Gasen (2.5.27) 242
Sauerstoff *R* 919
Sauerstoff *R* 1 920
(^{15}O)Sauerstoff 1916
Sauerstoff 93 % 5618
Scandium-Standardlösung (0,1 % Sc) für ICP *R* 967
Schachtelhalmkraut 2401
Schäume
– wirkstoffhaltige 1399
– zur intrauterinen Anwendung für Tiere 1427
– zur kutanen Anwendung 1380
Schafgarbenkraut 2403
Schaumindex (2.8.24) 444
Scheinbare Lösungsgeschwindigkeit (2.9.43) 552
Schellack 5620
Scherzellmethoden
– *siehe* (2.9.49) 564
– *siehe* (*siehe* 2.9.36) 534
Schiffs Reagenz *R* 920
Schiffs Reagenz *R* 1 920
Schimmelpilze für Allergenzubereitungen 5621
*Schisandrae chinensis fructus** 2405
Schisandrafrüchte* 2405
Schisandrin *R* 920
γ-Schisandrin *R* 920
Schlangenbartwurzel* 2407
Schlangengift-Immunserum (Europa) 1811
Schlangenwiesenknöterichwurzelstock* 2409
Schmalblättriger-Sonnenhut-Wurzel 2437
Schmelzfilme 1414
Schmelzpunkt
– Sofortschmelzpunkt (2.2.16) 42
– Steigschmelzpunkt (2.2.15) 42
Schmelztemperatur, Kapillarmethode (2.2.14) 41
Schnurbaumwurzel* 2410
Schöllkraut 2412
Schöniger-Methode (2.5.10) 233
Schütt- und Stampfdichte von Pulvern (2.9.34) 526
Schüttdichte (*siehe* 2.2.42) 105
Schüttwinkel (*siehe* 2.9.36) 531
Schwarze-Johannisbeere-Blätter 2414
Schwarznesselkraut 2416
Schwefel *R* 920
Schwefel zum äußerlichen Gebrauch 5623
Schwefeldioxid *R* 920
Schwefeldioxid *R* 1 920
Schwefeldioxid (2.5.29) 242
Schwefelkohlenstoff *R* 920
Schwefelsäure 5624
– ethanolische *R* 921
– nitratfreie *R* 922
– nitratfreie *R* 1 922
– schwermetallfreie *R* 922
– verdünnte *R* 922
Schwefelsäure *R* 921
Schwefelsäure *R* 1 921
Schwefelsäure (5 mol · l⁻¹) *R* 921
Schwefelsäure (0,5 mol · l⁻¹) 987
Schwefelsäure (0,25 mol · l⁻¹), ethanolische *R* 922
Schwefelsäure (2,5 mol · l⁻¹), ethanolische *R* 922
Schwefelsäure, verdünnte *R* 1 922
Schwefelwasserstoff *R* 922
Schwefelwasserstoff *R* 1 922
Schwefelwasserstoff-Lösung *R* 922
Schweinepest-Lebend-Impfstoff, (aus Zellkulturen), Klassische- 1777
Schweinerotlauf-Impfstoff (inaktiviert) 1780
Schwermetalle
– Grenzprüfung (2.4.8) 191
– in pflanzlichen Drogen und Zubereitungen aus pflanzlichen Drogen (2.4.27) 217
Sclareol *R* 922
Scopolamin 5624
Scopolaminhydrobromid 5626
Scopolaminhydrobromid *R* 923
Scopolamini hydrobromidum/Hyoscini hydrobromidum 5626
Scopolaminum/Hyoscinum 5624
Scopolaminum/Hyoscinum 5624
Scopoletin *R* 923
*Scutellariae baicalensis radix** 2034
SDS-PAGE (*siehe* 2.2.31) 71
SDS-PAGE-Lösung, gepufferte *R* 923
SDS-PAGE-Proben-Pufferlösung
– für reduzierende Bedingungen, konzentrierte *R* 923
– konzentrierte *R* 923
Seidenfaden im Fadenspender für Tiere, steriler, geflochtener 1980
Seifenrinde 2417
Sekundärstandard, Erläuterung (*siehe* 5.12) 1189
Selamectin für Tiere 5628
Selamectinum ad usum veterinarium 5628
Selegilinhydrochlorid 5630
Selegilini hydrochloridum 5630
Selen *R* 923
Selendisulfid 5632
Selenige Säure *R* 923
Selenii disulfidum 5632
Selenium ad praeparationes homoeopathicas 2598
Selenium für homöopathische Zubereitungen 2598
Selen-Lösung (1 ppm Se) *R* 967
Selen-Lösung (100 ppm Se) *R* 967
Semecarpus anacardium ad praeparationes homoeopathicas 2562
Senegawurzel 2419
Sennae folii extractum siccum normatum 2423
Sennae foliolum **10.1**-6285
Sennae fructus **10.1**-6287
Sennesblättertrockenextrakt, eingestellter 2423
Sennesfiederblättchen **10.1**-6285
Sennesfrüchte **10.1**-6287
Sennosid A *R* **10.1**-6263
Sennosid B *R* 923
Sera, Phenolkonzentration (2.5.15) 236
Serin 5633
Serin *R* 923
Serinum 5633
Serpylli herba 2371
Serratulae coronatae herba 2171
Sertaconazoli nitras 5635
Sertaconazolnitrat 5635
Sertralinhydrochlorid 5637
Sertralini hydrochloridum 5637
Serum bovinum 5543
Serumgonadotropin *R* 924
Sesami oleum raffinatum 5640
Sesamöl, raffiniertes 5640

Sevofluran 5642
Sevofluranum 5642
Shampoos 1380
SI, Internationales Einheitensystem (1.6) 14
Sialinsäure *R* 924
Sialinsäure in Polysaccharid-Impfstoffen (2.5.23) 239
Siam-Benzoe 2053
Siam-Benzoe-Tinktur 2055
Siebanalyse (2.9.12) 474
Siebe (2.1.4) 22
Siebmethoden (*siehe* 2.9.38) 538
Siedetemperatur (2.2.12) 40
Silber, Identitätsreaktion (*siehe* 2.3.1) 183
Silber zum äußerlichen Gebrauch, kolloidales 5645
Silberdiethyldithiocarbamat *R* 924
Silberdiethyldithiocarbamat-Lösung *R* 924
Silber-Lösung (5 ppm Ag) *R* 967
Silbernitrat 5646
Silbernitrat *R* 924
Silbernitrat-Lösung *R* 1 924
Silbernitrat-Lösung *R* 2 924
Silbernitrat-Lösung (0,1 mol · l^{-1}) 987
Silbernitrat-Lösung, ammoniakalische *R* 924
Silbernitrat-Pyridin *R* 924
Silbernitrat-Reagenz *R* 924
Silberoxid *R* 924
Silbersulfat *R* 924
Sildenafilcitrat 5646
Sildenafili citras 5646
Silibinin *R* 925
Silica ad usum dentalem 5651
Silica colloidalis anhydrica 5649
Silica colloidalis hydrica 5652
Silica hydrophobica colloidalis 5650
Silicagel *R* 925
Silicat, Identitätsreaktion (*siehe* 2.3.1) 183
Siliciumdioxid
– hochdisperses 5649
– hochdisperses *R* 925
– hochdisperses, hydrophobes 5650
– zur dentalen Anwendung 5651
Siliciumdioxid-Hydrat 5652
Silicon-Elastomer für Verschlüsse und Schläuche (3.1.9) 598
Siliconöl zur Verwendung als Gleitmittel (3.1.8) 597
Silicristin *R* 925
Silidianin *R* 925
Silybi mariani extractum siccum raffinatum et normatum 2307
Silybi mariani fructus 2305
Simeticon 5653
Simeticonum 5653
Simvastatin 5655
Simvastatinum 5655
Sinensetin *R* 925
*Sinomenii caulis** 2428
Sinomenin *R* 926
Sinomenium-acutum-Spross* 2428
Sirolimus *R* 926
Sirupe 1377
Sitagliptini compressi 5660
Sitagliptini phosphas monohydricus 5658
Sitagliptinphosphat-Monohydrat 5658
Sitagliptin-Tabletten 5660
Sitostanol *R* 926
β-Sitosterol *R* 926
Sofortschmelzpunkt (2.2.16) 42
Soiae oleum hydrogenatum 5662
Soiae oleum raffinatum 5663
Sojalecithin *R* 926
Sojaöl
– hydriertes 5662
– raffiniertes 5663
– raffiniertes *R* 926
Solani amylum 4447
Solidaginis herba 2192
Solidaginis virgaureae herba 2194
Solifenacini succinas 5664
Solifenacinsuccinat 5664
Solutiones ad conservationem partium corporis 4577
Solutiones ad haemocolaturam haemodiacolaturamque 4148
Solutiones ad haemodialysem 4145
Solutiones ad peritonealem dialysem 5244
Solutiones anticoagulantes et sanguinem humanum conservantes 5713
Solutiones concentratae ad haemocolaturam haemodiacolaturamque 4151
Somatostatin 5667
Somatostatinum 5667
Somatropin 5668
Somatropin zur Injektion 5671
Somatropini solutio concentrata 5677
Somatropini solutio iniectabilis 5674
Somatropin-Lösung, konzentrierte 5677
Somatropin-Lösung zur Injektion 5674
Somatropinum 5668
Somatropinum ad iniectabile 5671
Sonnenblumenöl *R* 926
Sonnenblumenöl, raffiniertes 5680
Sonnenhut-Kraut, Purpur- 2430
Sonnenhut-Wurzel
– Blasser- 2432
– Purpur- 2435
– Schmalblättriger- 2437
*Sophorae flavescentis radix** 2410
*Sophorae japonicae flos immaturus** 2240
*Sophorae japonicae flos** 2238
Sorbinsäure 5680
Sorbitani lauras 5681
Sorbitani oleas 5682
Sorbitani palmitas 5683
Sorbitani sesquioleas 5685
Sorbitani stearas 5684
Sorbitani trioleas 5686
Sorbitanmonolaurat 5681
Sorbitanmonooleat 5682
Sorbitanmonopalmitat 5683
Sorbitanmonostearat 5684
Sorbitansesquioleat 5685
Sorbitantrioleat 5686
Sorbitol 5687
Sorbitol *R* 926
Sorbitol, Lösung von partiell dehydratisiertem 5690
Sorbitol-Lösung 70 % (kristallisierend) 5691
Sorbitol-Lösung 70 % (nicht kristallisierend) 5692
Sorbitolum 5687
Sorbitolum liquidum cristallisabile 5691
Sorbitolum liquidum non cristallisabile 5692
Sorbitolum liquidum partim deshydricum 5690
Sotalolhydrochlorid 5693
Sotaloli hydrochloridum 5693
Spaltöffnungen und Spaltöffnungsindex (2.8.3) 427
Spanisches Salbeiöl 2399
Spectinomycindihydrochlorid-Pentahydrat 5695
Spectinomycini dihydrochloridum pentahydricum 5695
Spectinomycini sulfas tetrahydricus ad usum veterinarium 5698
Spectinomycinsulfat-Tetrahydrat für Tiere 5698
Speiköl 2440

Spektroskopie
– IR- (2.2.24) 52
– Kernresonanz- (2.2.33) 78
– NIR- (2.2.40) 95
– Raman (2.2.48) 126
– Röntgenfluoreszenz- (2.2.37) 88
– UV-Vis (2.2.25) 56
Spezifische Drehung (*siehe* 2.2.7) 34
Spezifische Oberfläche
– Bestimmung durch Gasabsorption (2.9.26) 505
– Bestimmung durch Luftpermeabilität (2.9.14) 474
SPF-Herden, Definition (*siehe* 5.2.2) 1038
SPF-Hühnerherden für die Herstellung und Qualitätskontrolle von Impfstoffen (5.2.2) 1038
Sphingomyelin aus Eigelb *R* 927
Spicae aetheroleum 2440
Spiramycin **10.1**-6493
Spiramycinum **10.1**-6493
Spiraprilhydrochlorid-Monohydrat 5704
Spiraprili hydrochloridum monohydricum 5704
Spironolacton 5706
Spironolactonum 5706
Spitzwegerichblätter 2441
Spongiforme Enzephalopathie, Erreger tierischen Ursprungs
– Minimierung des Risikos der Übertragung durch Human- und Tierarzneimittel (5.2.8) 1058
– Produkte mit dem Risiko der Übertragung 1363
Sprays
– zur Anwendung an Tieren 1382
– zur Anwendung in der Mundhöhle 1414
Squalan **10.1**-6496
Squalan *R* 927
Squalanum **10.1**-6496
Squalen 5712
Squalenum 5712
Stabilisatorlösungen für Blutkonserven 5713
Stachelpanaxwurzelrinde* 2443
Stärke
– lösliche *R* 927
– vorverkleisterte 5717
Stärkearten
– Erbsenstärke 3742
– Hydroxyethylstärken 4231
– Hydroxypropylstärke 4244
– Hydroxypropylstärke, Vorverkleisterte 4246
– Kartoffelstärke 4447
– Maisstärke 4677
– Reisstärke 5519
– Vorverkleisterte Stärke 5717
– Weizenstärke 6177
Stärke-Lösung *R* 927
Stärke-Lösung *R* 1 927
Stärke-Lösung *R* 2 927
Stärke-Lösung, iodidfreie *R* 927
Stärke-Papier
– iodathaltiges *R* 927
– iodidhaltiges *R* 927
Stammzellen vom Menschen, hämatopoetische 5718
Stampfdichte (*siehe* 2.2.42) 105
Stanni colloidalis et technetii(^{99m}Tc) solutio iniectabilis 1948
Stanni pyrophosphatis et technetii(^{99m}Tc) solutio iniectabilis 1946
Stannosi chloridum dihydricum 6223
Stanolon *R* 928
Stanozolol **10.1**-6497
Stanozololum **10.1**-6497
Staphylococcus aureus, Nachweis
– in lebenden biotherapeutischen Produkten (*siehe* 2.6.38) 357
– in nicht sterilen Produkten (*siehe* 2.6.13) 283
Staphylococcus-aureus-Stamm-V8-Protease *R* 928
Staphysagria für homöopathische Zubereitungen 2599
Statische Head-Space-Gaschromatographie (*siehe* 2.2.28) 65
Statistische Auswertung der Ergebnisse biologischer Wertbestimmungen und Reinheitsprüfungen (5.3) 1091
Staupe-Lebend-Impfstoff
– für Frettchen und Nerze 1781
– für Hunde 1783
Stavudin 5721
Stavudin *R* 928
Stavudinum 5721
Stearinsäure 5724
Stearinsäure *R* 928
Stearylalkohol 5726
Stearylalkohol *R* 928
Steigschmelzpunkt – Methode mit offener Kapillare (2.2.15) 42
Steinkleekraut 2444
*Stephaniae tetrandrae radix** 2446
Stephania-tetrandra-Wurzel* 2446
Sterile Einmalspritzen aus Kunststoff (3.3.8) 654
Sterile Kunststoffbehältnisse für Blut und Blutprodukte vom Menschen (3.3.4) 646
Sterile, leere PVC-Behältnisse (weichmacherhaltig) für Blut und Blutprodukte vom Menschen (3.3.5) 648
Sterile, nicht resorbierbare Fäden 1963
– im Fadenspender für Tiere 1976
Sterile Produkte, Bioindikatoren bei der Herstellung (5.1.2) 1000
Sterile PVC-Behältnisse (weichmacherhaltig)
– leere, für Blut und Blutprodukte vom Menschen (3.3.5) 648
– mit Stabilisatorlösung für Blut vom Menschen (3.3.6) 650
Sterile, resorbierbare, synthetische, geflochtene Fäden 1967
Sterile, resorbierbare, synthetische, monofile Fäden 1969
Sterile Zubereitungen, Methoden zur Herstellung (5.1.1) 995
Steriler, geflochtener Seidenfaden im Fadenspender für Tiere 1980
Steriler Leinenfaden im Fadenspender für Tiere 1978
Steriler Polyamidfaden im Fadenspender für Tiere 1978
Steriler Polyesterfaden im Fadenspender für Tiere 1979
Steriles Catgut 1961
Steriles, resorbierbares Catgut im Fadenspender für Tiere 1975
Sterilisationsmethoden
– Bioindikatoren (*siehe* 5.1.2) 1000
– Bioindikatoren zur Überprüfung (5.1.2) 1000
– Dampfsterilisation (Erhitzen im Autoklav) (*siehe* 5.1.1) 995
– Filtration durch Bakterien zurückhaltende Filter (*siehe* 5.1.1) 995
– Gassterilisation (*siehe* 5.1.1) 995
– Sterilisation durch trockene Hitze (*siehe* 5.1.1) 995
– Sterilisation im Endbehältnis (*siehe* 5.1.1) 995
– Strahlensterilisation (*siehe* 5.1.1) 995
Sterilität
– Prüfung (2.6.1) 259
– Prüfung auf, Hinweise zur Anwendung (5.1.9) 1025
Sterilitätssicherheitswert (*siehe* 5.1.1) 995
Sterility Assurance Level, SAL (*siehe* 5.1.1) 995

Sternanis ... 2448
Sternanisöl ... 2450
Sterole in fetten Ölen (2.4.23) ... 206
Stickstoff ... 5727
- Kjeldal-Bestimmung, Halbmikro-Methode (2.5.9) ... 232
- sauerstoffarmer ... 5728
- sauerstofffreier *R* ... 928
- zur Chromatographie *R* ... 928
Stickstoff *R* ... 928
Stickstoff *R* 1 ... 928
Stickstoffdioxid *R* ... 928
Stickstoffdioxid in Gasen (2.5.26) ... 241
Stickstoff-Gas-Mischung *R* ... 928
Stickstoffmonoxid ... 5730
- und Stickstoffdioxid in Gasen (2.5.26) ... 241
Stickstoffmonoxid *R* ... 928
Stiefmütterchen mit Blüten, Wildes ... 2452
Stifte und Stäbchen ... 1401
- zur intrauterinen Anwendung für Tiere ... 1427
Stigmasterol *R* ... 929
Stinkeschenfrüchte* ... 2454
Stramonii folium ... 2456
Stramonii pulvis normatus ... 2459
Stramoniumblätter ... 2456
Stramoniumpulver, eingestelltes ... 2459
Strauchpäonienwurzelrinde* ... 2460
Streptokinase-Lösung, konzentrierte ... 5731
Streptokinasi solutio concentrata ... 5731
Streptomycini sulfas ... 5734
Streptomycinsulfat ... 5734
Streptomycinsulfat *R* ... 929
Streukügelchen
- *siehe* Homöopathische Zubereitungen ... 2528
- (Imprägnierte homöopathische Kügelchen) ... 2529
Strontii(^{89}Sr) chloridi solutio iniectabilis ... 1917
Strontiumcarbonat *R* ... 929
Strontiumchlorid-Hexahydrat *R* ... 929
(^{89}Sr)Strontiumchlorid-Injektionslösung ... 1917
Strontium-Lösung (1,0 % Sr) *R* ... 967
Strontiumselektives Extraktionsharz *R* ... 929
Strontium-85-Spikelösung *R* ... 929
Strontium-85-Standardlösung *R* ... 929
Strychnin *R* ... 929
Strychnos ignatii ad praeparationes homoeopathicas ... 2589
Strychnos nux-vomica ad praeparationes homoeopathicas ... 2595
Styli ... 1401
Styrol *R* ... 929
Styrol-Divinylbenzol-Copolymer *R* ... 929
Sublingualsprays ... 1414
Sublingualtabletten ... 1414
Substanzen tierischen Ursprungs für die Herstellung von immunologischen Arzneimitteln für Tiere (5.2.5) ... 1050
Substanzen zur pharmazeutischen Verwendung ... 1369
- Kontrolle von Verunreinigungen (5.10) ... 1177
- nicht sterile, mikrobiologische Qualität (5.1.4) ... 1007
Succinat-Pufferlösung pH 4,6 *R* ... 971
Sucralfat ... 5736
Sucralfatum ... 5736
Sucralose ... 5737
Sucralosum ... 5737
Sudanorange *R* ... 930
Sudanrot G *R* ... 930
Süßer Fenchel ... 2161
Süßholzwurzel ... 2463
Süßholzwurzeltrockenextrakt als Geschmackskorrigens ... 2465
Süßorangenschalenöl ... 2466
Sufentanil ... 5739
Sufentanilcitrat ... 5741
Sufentanili citras ... 5741
Sufentanilum ... 5739
Sulbactam-Natrium ... 5743
Sulbactamum natricum ... 5743
Sulfacetamid-Natrium ... 5745
Sulfacetamidum natricum ... 5745
Sulfadiazin ... 5747
Sulfadiazinum ... 5747
Sulfadimethoxin ... 5749
Sulfadimethoxin-Natrium für Tiere ... 5751
Sulfadimethoxinum ... 5749
Sulfadimethoxinum natricum ad usum veterinarium ... 5751
Sulfadimidin ... 5753
Sulfadimidinum ... 5753
Sulfadoxin ... 5756
Sulfadoxinum ... 5756
Sulfafurazol ... 5757
Sulfafurazolum ... 5757
Sulfaguanidin ... 5758
Sulfaguanidinum ... 5758
Sulfamerazin ... 5760
Sulfamerazinum ... 5760
Sulfamethizol ... **10.1**-6499
Sulfamethizolum ... **10.1**-6499
Sulfamethoxazol ... 5762
Sulfamethoxazolum ... 5762
Sulfamethoxypyridazin für Tiere ... 5764
Sulfamethoxypyridazinum ad usum veterinarium ... 5764
Sulfaminsäure *R* ... 930
Sulfanblau *R* ... 930
Sulfanilamid ... 5765
Sulfanilamid *R* ... 930
Sulfanilamidum ... 5765
Sulfanilsäure *R* ... 930
Sulfanilsäure *RV* ... 981
Sulfanilsäure-Lösung *R* ... 930
Sulfanilsäure-Lösung *R* 1 ... 930
Sulfanilsäure-Lösung, diazotierte *R* ... 930
Sulfasalazin ... 5766
Sulfasalazinum ... 5766
Sulfat
- Grenzprüfung (2.4.13) ... 196
- Identitätsreaktion (*siehe* 2.3.1) ... 183
Sulfatasche (2.4.14) ... 196
Sulfathiazol ... 5769
Sulfathiazol *R* ... 931
Sulfathiazolum ... 5769
Sulfat-Lösung (10 ppm SO_4) *R* ... 967
Sulfat-Lösung (10 ppm SO_4) *R* 1 ... 967
Sulfat-Lösung (100 ppm SO_4) *R* ... 967
Sulfat-Pufferlösung pH 2,0 *R* ... 969
Sulfinpyrazon ... 5770
Sulfinpyrazonum ... 5770
Sulfit-Lösung (1,5 ppm SO_2) *R* ... 968
Sulfit-Lösung (80 ppm SO_2) *R* ... 968
Sulfobutylbetadex-Natrium ... 5772
Sulfobutylbetadexum natricum ... 5772
Sulfosalicylsäure *R* ... 931
Sulfur ad praeparationes homoeopathicas ... 2602
Sulfur ad usum externum ... 5623
Sulfur für homöopathische Zubereitungen ... 2602
Sulfuris colloidalis et technetii(^{99m}Tc) solutio iniectabilis ... 1941
Sulindac ... 5776
Sulindacum ... 5776
Sulpirid ... 5778

Sulpiridum 5778
Sultamicillin 5780
Sultamicillini tosilas dihydricus 5783
Sultamicillintosilat-Dihydrat 5783
Sultamicillinum 5780
Sumatra-Benzoe 2056
Sumatra-Benzoe-Tinktur 2057
Sumatriptani succinas 5786
Sumatriptansuccinat 5786
Suppositorien
- lipophile, Erweichungszeit (2.9.22) 497
- Zerfallszeit (2.9.2) 453

Suspensionen
- zum Einnehmen 1377
- zur Anwendung in der Mundhöhle 1414
- zur intrauterinen Anwendung für Tiere 1427
- zur rektalen Anwendung 1433
- zur vaginalen Anwendung (Vaginalzäpfchen) 1436

Suxamethonii chloridum 5789
Suxamethoniumchlorid 5789
Suxibuzon 5790
Suxibuzonum 5790
Swertiamarin *R* 931
Symbole, allgemeine (1.5) 12
Synthetischen Peptide, Gehaltsbestimmung von Essigsäure (2.5.34) 249
SZ, Säurezahl (2.5.1) 229
Szintillationslösung *R* 931
Szintillationslösung *R* 1 931

T

Tabelle mit physikalischen Eigenschaften der im Arzneibuch erwähnten Radionuklide (5.7) 1161

Tabletten
- zur Anwendung in der Mundhöhle 1417
- zur homöopathischen Anwendung 2528
- zur intrauterinen Anwendung für Tiere 1427
- zur rektalen Anwendung 1433
- zur vaginalen Anwendung 1436

Tabletten 1401
- Bruchfestigkeit (2.9.8) 467
- nicht überzogene, Friabilität (2.9.7) 466
- Zerfallszeit (2.9.1) 451

Tacalcitol-Monohydrat 5795
Tacalcitolum monohydricum 5795
Tacrolimus-Monohydrat 5797
Tacrolimusum monohydricum 5797
Tadalafil 5800
Tadalafilum 5800
Tagatose *R* 931
Taigawurzel 2468
Talcum 5803
Talkum 5803
Talkum *R* 931
Tamoxifencitrat 5806
Tamoxifeni citras 5806
Tamponae medicatae 1405
Tampons, wirkstoffhaltige 1405
Tamsulosinhydrochlorid 5808
Tamsulosini hydrochloridum 5808
Tanaceti parthenii herba 2322
Tang 2471
Tannin 5811
Tannin *R* 931
Tanninum 5811
Tanshinon II_A *R* 931
Tapentadolhydrochlorid 5811
Tapentadoli hydrochloridum 5811
Taraxaci officinalis herba cum radice 2286
Taraxaci officinalis radix 2287
Tartrat, Identitätsreaktion (*siehe* 2.3.1) 183
Tausendgüldenkraut 2472
Taxifolin *R* 932
TCM-Drogen, Bezeichnungen (5.22) **10.1**-6269
Technetii(^{99m}Tc) bicisati solutio iniectabilis 1921
Technetii(^{99m}Tc) et etifenini solutio iniectabilis 1922
Technetii(^{99m}Tc) exametazimi solutio iniectabilis 1924
Technetii(^{99m}Tc) gluconatis solutio iniectabilis 1926
Technetii(^{99m}Tc) humani albumini solutio iniectabilis 1919
Technetii(^{99m}Tc) macrosalbi suspensio iniectabilis 1928
Technetii(^{99m}Tc) mebrofenini solutio iniectabilis 1930
Technetii(^{99m}Tc) medronati solutio iniectabilis 1931
Technetii(^{99m}Tc) mertiatidi solutio iniectabilis 1933
Technetii(^{99m}Tc) microsphaerarum suspensio iniectabilis 1935
Technetii(^{99m}Tc) oxidronati solutio iniectabilis 1936
Technetii(^{99m}Tc) pentetatis solutio iniectabilis 1938
Technetii(^{99m}Tc) sestamibi solutio iniectabilis 1943
Technetii(^{99m}Tc) succimeri solutio iniectabilis 1945
(^{99m}Tc)Technetium-Albumin-Injektionslösung 1919
(^{99m}Tc)Technetium-Bicisat-Injektionslösung 1921
(^{99m}Tc)Technetium-Etifenin-Injektionslösung 1922
(^{99m}Tc)Technetium-Exametazim-Injektionslösung 1924
(^{99m}Tc)Technetium-Gluconat-Injektionslösung 1926
(^{99m}Tc)Technetium-Macrosalb-Injektionslösung 1928
(^{99m}Tc)Technetium-Mebrofenin-Injektionslösung 1930
(^{99m}Tc)Technetium-Medronat-Injektionslösung 1931
(^{99m}Tc)Technetium-Mertiatid-Injektionslösung 1933
(^{99m}Tc)Technetium-Mikrosphären-Injektionslösung 1935
(^{99m}Tc)Technetium-Oxidronat-Injektionslösung 1936
(^{99m}Tc)Technetium-Pentetat-Injektionslösung 1938
(^{99m}Tc)Technetium-Rheniumsulfid-Kolloid-Injektionslösung 1940
(^{99m}Tc)Technetium-Schwefel-Kolloid-Injektionslösung 1941
(^{99m}Tc)Technetium-Sestamibi-Injektionslösung 1943
(^{99m}Tc)Technetium-Succimer-Injektionslösung 1945
(^{99m}Tc)Technetium-Zinndiphosphat-Injektionslösung 1946
(^{99m}Tc)Technetium-Zinn-Kolloid-Injektionslösung 1948
Tecnazen *R* 932
Teebaumöl 2473
Teicoplanin 5814
Teicoplaninum 5814
Telmisartan 5817
Telmisartanum 5817
Temazepam 5819
Temazepamum 5819
Temozolomid 5821
Temozolomidum 5821
Temperaturangaben, Definition (*siehe* 1.2) 8
Tenosynovitis-Virus-Lebend-Impfstoff für Geflügel 1785
Tenoxicam 5823
Tenoxicamum 5823
Terazosinhydrochlorid-Dihydrat 5825
Terazosini hydrochloridum dihydricum 5825
Terbinafinhydrochlorid 5829
Terbinafini hydrochloridum 5829
Terbutalini sulfas 5831
Terbutalinsulfat 5831
Terconazol 5832
Terconazolum 5832
Terebinthinae aetheroleum 2474
Terfenadin 5834
Terfenadinum 5834
Teriparatid 5837
Teriparatidum 5837

Terlipressin 5840
Terlipressinum 5840
Terminologie in Monographien zu Impfstoffen und anderen biologischen Produkten (5.2.1) 1037
Terpentinöl 2474
trans-Terpin *R* 932
α-Terpinen *R* 932
γ-Terpinen *R* 932
Terpinen-4-ol *R* 932
α-Terpineol *R* 933
Terpin-Monohydrat 5843
Terpinolen *R* 933
Terpinum monohydricum 5843
Testosteron **10.1**-6505
Testosteron *R* 933
Testosterondecanoat 5847
Testosteronenantat 5849
Testosteroni decanoas 5847
Testosteroni enantas 5849
Testosteroni isocaproas 5852
Testosteroni propionas 5854
Testosteronisocaproat 5852
Testosteronpropionat 5854
Testosteronpropionat *R* 933
Testosteronum **10.1**-6505
Tetanus-Adsorbat-Impfstoff 1600
– Bestimmung der Wirksamkeit (2.7.8) 379
Tetanus-Antitoxin 1812
Tetanus-Immunglobulin vom Menschen 5855
Tetanus-Impfstoff für Tiere 1787
Tetanus-Toxin und -Toxoid, Flockungswert (Lf) (2.7.27) 412
1,2,3,4-Tetra-*O*-acetyl-β-D-glucopyranose *R* 933
1,3,4,6-Tetra-*O*-acetyl-β-D-mannopyranose *R* 933
Tetra-*O*-acetylmannosetriflat zur Herstellung von radioaktiven Arzneimitteln 1949
Tetrabutylammoniumbromid *R* 933
Tetrabutylammoniumdihydrogenphosphat *R* 934
Tetrabutylammoniumdihydrogenphosphat-Lösung *R* 934
Tetrabutylammoniumhydrogensulfat *R* 934
Tetrabutylammoniumhydrogensulfat *R* 1 934
Tetrabutylammoniumhydroxid *R* 934
Tetrabutylammoniumhydroxid-Lösung *R* 934
Tetrabutylammoniumhydroxid-Lösung *R* 1 934
Tetrabutylammoniumhydroxid-Lösung (0,1 mol · l^{-1}) 988
Tetrabutylammoniumhydroxid-Lösung (0,1 mol · l^{-1}), 2-propanolische 988
Tetrabutylammoniumiodid *R* 934
Tetrabutylammonium-Pufferlösung pH 7,0 *R* 975
Tetracain 5858
Tetracainhydrochlorid 5860
Tetracaini hydrochloridum 5860
Tetracainum 5858
Tetrachlorethan *R* 935
Tetrachlorkohlenstoff *R* 935
Tetrachlorvinphos *R* 935
Tetracosactid 5861
Tetracosactidum 5861
Tetracos-15-ensäuremethylester *R* 935
Tetracyclin 5863
Tetracyclinhydrochlorid 5865
Tetracyclinhydrochlorid *R* 935
Tetracyclini hydrochloridum 5865
Tetracyclinum 5863
Tetradecan *R* 935
Tetraethylammoniumhydrogensulfat *R* 935
Tetraethylammoniumhydroxid-Lösung *R* 935
Tetraethylenpentamin *R* 935
Tetraheptylammoniumbromid *R* 936
Tetrahexylammoniumbromid *R* 936
Tetrahexylammoniumhydrogensulfat *R* 936
Tetrahydrofuran *R* 936
Tetrahydrofuran zur Chromatographie *R* 936
Tetrahydropalmatin *R* 936
Tetrakis(decyl)ammoniumbromid *R* 936
α-Tetralon *R* 937
Tetramethylammoniumbromid *R* 937
Tetramethylammoniumchlorid *R* 937
Tetramethylammoniumhydrogensulfat *R* 937
Tetramethylammoniumhydroxid *R* 937
Tetramethylammoniumhydroxid-Lösung *R* 937
Tetramethylammoniumhydroxid-Lösung, verdünnte *R* 937
Tetramethylbenzidin *R* 937
1,1,3,3-Tetramethylbutylamin *R* 937
Tetramethyldiaminodiphenylmethan *R* 938
Tetramethyldiaminodiphenylmethan-Reagenz *R* 938
Tetramethylethylendiamin *R* 938
Tetramethylsilan *R* 938
Tetrandrin *R* 938
Tetra-O-acetylmannosi triflas ad radio-pharmaceutica 1949
Tetrapropylammoniumchlorid *R* 938
Tetrapropylammoniumhydrogensulfat *R* 939
Tetrazepam 5867
Tetrazepamum 5867
Tetrazolblau *R* 939
Tetrazoliumbromid *R* 939
Tetrazoliumsalz *R* 939
Tetryzolinhydrochlorid 5869
Tetryzolini hydrochloridum 5869
Teufelskrallenwurzel 2476
Teufelskrallenwurzeltrockenextrakt 2478
(^{201}Tl)Thalliumchlorid-Injektionslösung 1951
Thallium-Lösung (10 ppm Tl) *R* 968
Thallium(I)-sulfat *R* 939
Thallosi(^{201}Tl) chloridi solutio iniectabilis 1951
Thebain *R* 939
Theobromatis oleum 4419
Theobromin 5870
Theobromin *R* 939
Theobrominum 5870
Theophyllin 5871
Theophyllin *R* 939
Theophyllin-Ethylendiamin 5873
Theophyllin-Ethylendiamin-Hydrat 5875
Theophyllin-Monohydrat 5877
Theophyllinum 5871
Theophyllinum et ethylendiaminum 5873
Theophyllinum et ethylendiaminum hydricum 5875
Theophyllinum monohydricum 5877
Thermoanalyse (2.2.34) 83
Thermogravimetrie (*siehe* 2.2.34) 83
Thiamazol 5879
Thiamazol *R* 940
Thiamazolum 5879
Thiaminchloridhydrochlorid 5881
Thiamini hydrochloridum 5881
Thiamini nitras 5883
Thiaminnitrat 5883
Thiamphenicol 5885
Thiamphenicolum 5885
(2-Thienyl)essigsäure *R* 940
Thioacetamid *R* 940
Thioacetamid-Lösung *R* 940
Thioacetamid-Reagenz *R* 940
Thioäpfelsäure *R* 940
Thiobarbitursäure *R* 940

Thiocolchicosid (aus Ethanol kristallisiert) 5887
Thiocolchicosid-Hydrat 5889
Thiocolchicosidum ex ethanolo cristallisatum 5887
Thiocolchicosidum hydricum 5889
Thioctsäure 5892
Thiodiethylenglycol *R* 940
Thioglycolsäure *R* 940
Thioharnstoff *R* 940
Thiomersal 5894
Thiomersal *R* 940
Thiomersalum 5894
Thiopental-Natrium und Natriumcarbonat 5895
Thiopentalum natricum et natrii carbonas 5895
Thioridazin 5897
Thioridazinhydrochlorid 5900
Thioridazini hydrochloridum 5900
Thioridazinum 5897
Threonin 5902
Threonin *R* 941
Threoninum 5902
Thrombin vom Menschen *R* 941
Thrombin-vom-Menschen-Lösung *R* 941
Thrombin-vom-Menschen-Lösung *R* 1 941
Thrombin-vom-Menschen-Lösung *R* 2 941
Thromboplastin-Reagenz *R* 941
Thujon *R* 941
Thymi herba 2479
Thymi typo thymolo aetheroleum 2481
Thymian 2479
Thymianöl vom Thymol-Typ 2481
Thymidin *R* 941
Thymin *R* 941
Thymol 5904
Thymol *R* 941
Thymolblau *R* 942
Thymolblau-Lösung *R* 942
Thymolphthalein *R* 942
Thymolphthalein-Lösung *R* 942
Thymolum 5904
Tiabendazol 5905
Tiabendazolum 5905
Tiamulin für Tiere 5906
Tiamulinhydrogenfumarat für Tiere 5909
Tiamulini hydrogenofumaras ad usum veterinarium 5909
Tiamulinum ad usum veterinarium 5906
Tianeptin-Natrium 5913
Tianeptinum natricum 5913
Tiapridhydrochlorid 5915
Tiapridi hydrochloridum 5915
Tiaprofensäure **10.1**-6507
Tibolon 5919
Tibolonum 5919
Ticarcillin-Natrium 5921
Ticarcillinum natricum 5921
Ticlopidinhydrochlorid 5923
Ticlopidini hydrochloridum 5923
Tierische Epithelien und Hautanhangsgebilde für Allergenzubereitungen 5925
Tigecyclin 5927
Tigecyclinum 5927
Tiliae flos 2285
Tilidinhydrochlorid-Hemihydrat **10.1**-6509
Tilidini hydrochloridum hemihydricum **10.1**-6509
Timololi maleas 5931
Timololmaleat 5931
Tincturae 1318
Tincturae maternae ad praeparationes homoeopathicas 2532
Tinidazol 5934
Tinidazolum 5934
Tinkturen 1318
– Urtinkturen für homöopathische Zubereitungen . . 2532
Tinnevelly-Sennesfrüchte 2426
Tinzaparin-Natrium 5936
Tinzaparinum natricum 5936
Tioconazol 5937
Tioconazolum 5937
Tiotropii bromidum monohydricum 5939
Tiotropiumbromid-Monohydrat 5939
Titan *R* 942
Titan(III)-chlorid *R* 942
Titan(III)-chlorid-Lösung *R* 942
Titan(III)-chlorid-Schwefelsäure-Reagenz *R* 942
Titandioxid 5941
Titangelb *R* 943
Titangelb-Lösung *R* 943
Titangelb-Papier *R* 943
Titanii dioxidum 5941
Titan-Lösung (100 ppm Ti) *R* 968
Titan(IV)-oxid *R* 943
Titration
– amperometrische (2.2.19) 45
– coulometrische, von Wasser (2.5.32) 244
– potentiometrische (2.2.20) 46
Titrationen, komplexometrische (2.5.11) 233
Tizanidinhydrochlorid 5943
Tizanidini hydrochloridum 5943
Tobramycin 5945
Tobramycinum 5945
TOC, total organic carbon (2.2.44) 109
Tocopherol
– *RRR*-α 5949
– all-*rac*-α 5947
Tocopherol *R* 943
Tocopherolacetat
– *RRR*-α 5952
– all-*rac*-α 5950
Tocopherolacetat *R* 943
Tocopherolacetat-Trockenkonzentrat 5954
Tocopherolhydrogensuccinat
– *RRR*-α 5958
– DL-α 5955
RRR-α-Tocopherolum 5949
RRR-α-Tocopherylis acetas 5952
α-Tocopherylis acetatis pulvis 5954
RRR-α-Tocopherylis hydrogenosuccinas 5958
DL-α-*Tocopherylis hydrogenosuccinas* 5955
Tolbutamid 5960
Tolbutamidum 5960
Tolfenaminsäure 5962
o-Tolidin *R* 943
o-Tolidin-Lösung *R* 943
Tollwut-Antiserum, fluoresceinkonjugiertes *R* 943
Tollwut-Immunglobulin vom Menschen 5964
Tollwut-Impfstoff
– aus Zellkulturen für Menschen 1602
– (inaktiviert) für Tiere 1789
Tollwut-Lebend-Impfstoff (oral) für Füchse und Marderhunde 1792
Tolnaftat 5966
Tolnaftatum 5966
Tolterodini tartras 5968
Tolterodintartrat 5968
Tolubalsam 2483
o-Toluidin *R* 943
p-Toluidin *R* 943
Toluidinblau *R* 944
o-Toluidinhydrochlorid *R* 944
Toluol *R* 944

Toluol, schwefelfreies *R* 944
2-Toluolsulfonamid *R* 944
4-Toluolsulfonamid *R* 944
Toluolsulfonat in Wirkstoffen, Methyl-, Ethyl- und Isopropyl- (2.5.40) 254
4-Toluolsulfonsäure *R* 944
Toluolsulfonylharnstoff *R* 944
Ton, weißer 5970
Topiramat 5971
Topiramatum 5971
Torasemid 5973
Torasemidum 5973
Tormentillae rhizoma 2485
Tormentillae tinctura 2484
Tormentilltinktur 2484
Tormentillwurzelstock 2485
Tosylargininmethylesterhydrochlorid *R* 945
Tosylargininmethylesterhydrochlorid-Lösung *R* 945
Tosylchloramid-Natrium 5975
Tosylchloramidum natricum 5975
Tosyllysinchlormethanhydrochlorid *R* 945
Tosylphenylalanylchlormethan *R* 945
Toxaphen *R* 945
Toxinum botulinicum A ad iniectabile 3001
Toxinum botulinicum B ad iniectabile 3003
Trägerproteine für die Herstellung von Polysaccharid-Impfstoffen (konjugiert) für Menschen (5.2.11) 1077
Tragacantha 2486
Tragant 2486
Tragant *R* 945
Tramadolhydrochlorid 5976
Tramadoli hydrochloridum 5976
Tramazolinhydrochlorid-Monohydrat 5978
Tramazolini hydrochloridum monohydricum 5978
Trandolapril 5979
Trandolaprilum 5979
Tranexamsäure **10.1**-6511
Transdermale Pflaster 1406
– Wirkstofffreisetzung (2.9.4) 462
Transfusionsbestecke für Blut und Blutprodukte (3.3.7) 651
Trapidil 5983
Trapidilum 5983
Trehalose-Dihydrat 5985
Trehalosum dihydricum 5985
Trennmethoden, chromatographische (2.2.46) 111
Tretinoin 5987
Tretinoinum 5987
Triacetin 5989
Triacetin *R* 945
Triacetinum 5989
Triamcinolon 5989
Triamcinolon *R* 946
Triamcinolonacetonid 5991
Triamcinolonacetonid *R* 946
Triamcinolonhexacetonid 5993
Triamcinoloni acetonidum 5991
Triamcinoloni hexacetonidum 5993
Triamcinolonum 5989
Triamteren 5995
Triamterenum 5995
Tribenosid 5997
Tribenosidum 5997
Tribromphenol *R* 946
Tributylacetylcitrat 5999
Tributylcitrat *R* 946
Tributylis acetylcitras 5999
Tri-*n*-butylphosphat 6001
Tributylphosphat *R* 946
Tributylphosphin *R* 946
Tricalcii phosphas 6002
Tricalciumphosphat 6002
Trichloressigsäure 6003
Trichloressigsäure *R* 946
Trichloressigsäure-Lösung *R* 946
Trichlorethan *R* 946
Trichlorethen *R* 947
Trichlortrifluorethan *R* 947
Tricin *R* 947
Triclabendazol für Tiere 6004
Triclabendazolum ad usum veterinarium 6004
Tricosan *R* 947
Tridecylalkohol *R* 947
Tridocosahexaenoin *R* 947
Triethanolamin *R* 947
Triethylamin *R* 947
Triethylamin *R* 1 947
Triethylamin *R* 2 948
Triethylcitrat 6005
Triethylendiamin *R* 948
Triethylis citras 6005
Triethylphosphonoformiat *R* 948
Triflumuron *R* 948
Trifluoperazindihydrochlorid 6007
Trifluoperazini hydrochloridum 6007
Trifluoressigsäure *R* 948
Trifluoressigsäureanhydrid *R* 948
3-Trifluormethylanilin *R* 948
4-Trifluormethylphenol *R* 948
Triflusal 6008
Triflusalum 6008
Triglycerida media 6009
Triglyceride, mittelkettige 6009
Triglyceroldiisostearat 6010
Triglyceroli diisostearas 6010
Triglycin *R* 949
Trigonellae foenugraeci semen 2072
Trigonellinhydrochlorid *R* 949
Trihexyphenidylhydrochlorid 6011
Trihexyphenidyli hydrochloridum 6011
Trimebutini maleas 6013
Trimebutinmaleat 6013
Trimetazidindihydrochlorid 6015
Trimetazidini dihydrochloridum 6015
Trimethadion 6017
Trimethadionum 6017
Trimethoprim 6018
Trimethoprimum 6018
1,2,4-Trimethylbenzol *R* 949
Trimethylpentan *R* 949
Trimethylpentan *R* 1 949
Trimethylpentan zur Chromatographie *R* 949
1-(Trimethylsilyl)imidazol *R* 949
Trimethylsulfoniumhydroxid *R* 949
Trimethylzinn(IV)-chlorid *R* 949
Trimipramini maleas 6021
Trimipraminmaleat 6021
Tri-n-butylis phosphas 6001
2,4,6-Trinitrobenzolsulfonsäure *R* 949
Triolein *R* 950
Triphenylmethanol *R* 950
Triphenyltetrazoliumchlorid *R* 950
Triscyanoethoxypropan *R* 950
Tritici aestivi oleum raffinatum 6176
Tritici aestivi oleum virginale 6175
Tritici amylum 6177
Tritiiertes-(^{3}H)Wasser-Injektionslösung 1953
Trockenextrakte 1318
Trockenrückstand von Extrakten (2.8.16) 435

Trocknungsverlust
– *siehe* (*siehe* 2.2.32) 77
– von Extrakten (2.8.17) 435
Trolamin 6023
Trolaminum 6023
Trometamol 6025
Trometamol *R* 981
Trometamol-Acetat-Pufferlösung pH 7,4 *R* 976
Trometamol-Acetat-Pufferlösung pH 8,0 *R* 977
Trometamol-Acetat-Pufferlösung pH 8,5 *R* 978
Trometamol-Acetat-Pufferlösung pH 7,4, natriumchloridhaltige *R* 976
Trometamol-Acetat-Pufferlösung pH 8,0, natriumchloridhaltige *R* 978
Trometamol-Aminoessigsäure-Pufferlösung pH 8,3 *R* 978
Trometamol-Lösung *R* 950
Trometamol-Lösung *R* 1 950
Trometamol-Natriumedetat-BSA-Pufferlösung pH 8,4, albuminhaltige *R* 978
Trometamol-Natriumedetat-Pufferlösung pH 8,4 *R* 978
Trometamol-Natriumedetat-Pufferlösung pH 8,4 *R* 1 978
Trometamol-Pufferlösung pH 6,8 (1 mol · l^{-1}) *R* 973
Trometamol-Pufferlösung pH 7,4 *R* 976
Trometamol-Pufferlösung pH 7,5 *R* 976
Trometamol-Pufferlösung pH 7,5 *R* 1 977
Trometamol-Pufferlösung pH 7,5 (0,05 mol · l^{-1}) *R* 977
Trometamol-Pufferlösung pH 7,5 (0,1 mol · l^{-1}) *R* 977
Trometamol-Pufferlösung pH 7,5 (1 mol · l^{-1}) *R* 977
Trometamol-Pufferlösung pH 8,0 *R* 977
Trometamol-Pufferlösung pH 8,0 (1 mol · l^{-1}) *R* 977
Trometamol-Pufferlösung pH 8,1 *R* 978
Trometamol-Pufferlösung pH 8,3 *R* 978
Trometamol-Pufferlösung pH 8,8 (1,5 mol · l^{-1}) *R* 979
Trometamol-Pufferlösung pH 8,8 (3 mol · l^{-1}) *R* 979
Trometamol-Pufferlösung pH 9,0 *R* 979
Trometamol-Pufferlösung pH 9,0 *R* 1 979
Trometamol-Pufferlösung pH 9,0 (0,05 mol · l^{-1}) *R* 979
Trometamol-Pufferlösung pH 7,4, natriumchloridhaltige *R* 976
Trometamol-Pufferlösung pH 7,4, natriumchloridhaltige *R* 1 976
Trometamolum 6025
Tropasäure *R* 950
Tropfen
– zum Einnehmen 1377
– zur Anwendung in der Mundhöhle 1414
Tropfpunkt (2.2.17) 43
Tropicamid 6026
Tropicamidum 6026
Tropisetronhydrochlorid 6028
Tropisetroni hydrochloridum 6028
Trospii chloridum 6031
Trospiumchlorid 6031
Troxerutin 6032
Troxerutin *R* 950
Troxerutinum 6032
Trypsin 6034
Trypsin *R* 951
Trypsin zur Peptidmustercharakterisierung *R* 951
Trypsinum 6034
Tryptophan 6036
Tryptophan *R* 951
Tryptophanum 6036
TSE, Risikominimierung der Übertragung durch Human- und Tierarzneimittel (5.2.8) 1058
Tuberculini aviarii derivatum proteinosum purificatum 6040
Tuberculini bovini derivatum proteinosum purificatum 6041
Tuberculini derivatum proteinosum purificatum ad usum humanum 6043
Tuberculinum pristinum ad usum humanum 2694
Tuberkulin
– aus *Mycobacterium avium*, gereinigtes 6040
– aus *Mycobacterium bovis*, gereinigtes 6041
– zur Anwendung am Menschen, gereinigtes 6043
Tumorigenität (*siehe* 5.2.3) 1044
Turbidimetrie
– *siehe* (2.2.1) 27
– *siehe* (5.1.6) 1009
Tylosin für Tiere 6046
Tylosini phosphas ad usum veterinarium 6051
Tylosini phosphatis solutio ad usum veterinarium 6057
Tylosini tartras ad usum veterinarium 6062
Tylosinphosphat für Tiere 6051
Tylosinphosphat-Lösung als Bulk für Tiere 6057
Tylosintartrat für Tiere 6062
Tylosinum ad usum veterinarium 6046
*Typhae pollis** 2378
Typhaneosid *R* 951
Typhus-Impfstoff 1606
Typhus-Lebend-Impfstoff (Stamm Ty 21a) (oral) 1606
Typhus-Polysaccharid-Impfstoff 1609
Tyramin *R* 951
Tyrosin 6068
Tyrosin *R* 951
Tyrosinum 6068
Tyrothricin 6070
Tyrothricinum 6070

U

Ubidecarenon 6075
Ubidecarenonum 6075
Überprüfung der Gleichförmigkeit einzeldosierter Arzneiformen bei großem Stichprobenumfang (2.9.47) 561
Umbelliferon *R* 952
Umhüllte homöopathische Kügelchen 2531
*Uncariae rhynchophyllae ramulus cum uncis** 2487
Uncariazweige mit Dornen* 2487
Undecansäure *R* 952
Undecylensäure 6077
Ungefährer pH-Wert von Lösungen (2.2.4) 33
Unmittelbar vor Abgabe/Anwendung hergestellte radioaktive Arzneimittel (5.19) 1237
Unverseifbare Anteile (2.5.7) 232
Uracil *R* 952
Ureum 4162
Uridin *R* 952
Urofollitropin 6078
Urofollitropinum 6078
Urokinase 6080
Urokinasum 6080
Uronsäuren in Polysaccharid-Impfstoffen (2.5.22) 238
Ursodesoxycholsäure 6082
Ursolsäure *R* 952
Urtica dioica ad praeparationes homoeopathicas 2603
Urtica dioica für homöopathische Zubereitungen 2603
Urticae folium 2080
Urticae radix 2082
Urtinkturen
– für homöopathische Zubereitungen 2532
– *siehe* Vorschriften zur Herstellung homöopathischer konzentrierter Zubereitungen und zur Potenzierung 2534
Urtitersubstanzen für Maßlösungen (4.2.1) **10.0**-981, **10.1**-6263

Beachten Sie den Hinweis auf „Allgemeine Monographien" zu Anfang des Bands auf Seite B

Uvae ursi folium 2032
UV-Analysenlampen (2.1.3) 22
UV-Vis-Spektroskopie (2.2.25) 56

V

Vaccina ad usum humanum 1333
Vaccina ad usum veterinarium 1338
Vaccinum actinobacillosidis inactivatum ad suem 1620
Vaccinum adenovirosidis caninae vivum 1618
Vaccinum adenovirosis caninae inactivatum 1617
Vaccinum anaemiae infectivae pulli vivum 1623
Vaccinum anthracis adsorbatum ab colato culturarum ad usum humanum 1559
Vaccinum anthracis vivum ad usum veterinarium 1721
Vaccinum aphtharum epizooticarum inactivatum ad ruminantes 1718
Vaccinum Bordetellae bronchisepticae vivum ad canem 1638
Vaccinum bronchitidis infectivae aviariae inactivatum 1643
Vaccinum bronchitidis infectivae aviariae vivum 1645
Vaccinum brucellosis (Brucella melitensis stirps Rev. 1) vivum ad usum veterinarium 1648
Vaccinum bursitidis infectivae aviariae inactivatum 1650
Vaccinum bursitidis infectivae aviariae vivum 1652
Vaccinum calicivirosis felinae inactivatum 1655
Vaccinum calicivirosis felinae vivum 1657
Vaccinum chlamydiosidis felinae inactivatum 1658
Vaccinum cholerae aviariae inactivatum 1660
Vaccinum cholerae perorale inactivatum 1445
Vaccinum Clostridii botulini ad usum veterinarium 1640
Vaccinum Clostridii chauvoei ad usum veterinarium 1662
Vaccinum Clostridii novyi B ad usum veterinarium 1663
Vaccinum Clostridii perfringentis ad usum veterinarium 1665
Vaccinum Clostridii septici ad usum veterinarium 1668
Vaccinum coccidiosidis vivum ad pullum 1700
Vaccinum colibacillosis fetus a partu recentis inactivatum ad ruminantes 1673
Vaccinum colibacillosis fetus a partu recentis inactivatum ad suem 1671
Vaccinum diarrhoeae viralis bovinae inactivatum 1799
Vaccinum diphtheriae adsorbatum 1448
Vaccinum diphtheriae, antigeniis minutum, adsorbatum 1450
Vaccinum diphtheriae et tetani adsorbatum 1451
Vaccinum diphtheriae et tetani, antigeni-o(-is) minutum, adsorbatum 1453
Vaccinum diphtheriae, tetani et hepatitidis B (ADNr) adsorbatum 1454
Vaccinum diphtheriae, tetani et pertussis ex cellulis integris adsorbatum 1481
Vaccinum diphtheriae, tetani et pertussis sine cellulis ex elementis praeparatum adsorbatum 1456
Vaccinum diphtheriae, tetani et pertussis sine cellulis ex elementis praeparatum, antigeni-o(-is) minutum, adsorbatum 1459
Vaccinum diphtheriae, tetani et poliomyelitidis inactivatum, antigeni-o(-is) minutum, adsorbatum 1490
Vaccinum diphtheriae, tetani, pertussis ex cellulis integris et poliomyelitidis inactivatum adsorbatum 1483
Vaccinum diphtheriae, tetani, pertussis ex cellulis integris, poliomyelitidis inactivatum et haemophili stirpis b coniugatum adsorbatum 1486
Vaccinum diphtheriae, tetani, pertussis sine cellulis ex elementis praeparatum et haemophili stirpis b coniugatum adsorbatum 1461
Vaccinum diphtheriae, tetani, pertussis sine cellulis ex elementis praeparatum et hepatitidis B (ADNr) adsorbatum 1464
Vaccinum diphtheriae, tetani, pertussis sine cellulis ex elementis praeparatum et poliomyelitidis inactivatum adsorbatum 1471
Vaccinum diphtheriae, tetani, pertussis sine cellulis ex elementis praeparatum et poliomyelitidis inactivatum, antigeni-o(-is) minutum, adsorbatum 1474
Vaccinum diphtheriae, tetani, pertussis sine cellulis ex elementis praeparatum, hepatitidis B (ADNr), poliomyelitidis inactivatum et haemophili stirpis b coniugatum adsorbatum 1467
Vaccinum diphtheriae, tetani, pertussis sine cellulis ex elementis praeparatum, poliomyelitidis inactivatum et haemophili stirpis b coniugatum adsorbatum 1477
Vaccinum encephalitidis ixodibus advectae inactivatum 1492
Vaccinum encephalomyelitidis infectivae aviariae vivum 1631
Vaccinum erysipelatis suillae inactivatum 1780
Vaccinum febris flavae vivum 1495
Vaccinum febris typhoidis 1606
Vaccinum febris typhoidis polysaccharidicum 1609
Vaccinum febris typhoidis vivum perorale (stirpis Ty 21a) 1606
Vaccinum furunculosidis inactivatum ad salmonidas cum adiuvatione oleosa ad iniectionem 1684
Vaccinum haemophili stirpis b coniugatum 1502
Vaccinum haemophili stirpis b et meningococcale classis C coniugatum 1505
Vaccinum hepatitidis A inactivatum adsorbatum 1507
Vaccinum hepatitidis A inactivatum adsorbatum et febris typhoidis polysaccharidicum 1510
Vaccinum hepatitidis A inactivatum et hepatitidis B (ADNr) adsorbatum 1516
Vaccinum hepatitidis A inactivatum virosomale 1512
Vaccinum hepatitidis B (ADNr) 1517
Vaccinum hepatitidis viralis anatis stirpis I vivum 1689
Vaccinum herpesviris equini inactivatum 1692
Vaccinum inactivatum diarrhoeae vituli coronaviro illatae 1675
Vaccinum inactivatum diarrhoeae vituli rotaviro illatae 1763
Vaccinum influenzae equinae inactivatum 1694
Vaccinum influenzae inactivatum ad suem 1697
Vaccinum influenzae inactivatum ex cellulis corticisque antigeniis praeparatum 1539
Vaccinum influenzae inactivatum ex cellulis virisque integris praeparatum 1527
Vaccinum influenzae inactivatum ex corticis antigeniis praeparatum 1536
Vaccinum influenzae inactivatum ex corticis antigeniis praeparatum virosomale 1542
Vaccinum influenzae inactivatum ex viris integris praeparatum 1525
Vaccinum influenzae inactivatum ex virorum fragmentis praeparatum 1534
Vaccinum influenzae vivum pernasale 1530
Vaccinum laryngotracheitidis infectivae aviariae vivum 1634
Vaccinum leptospirosis bovinae inactivatum 1707
Vaccinum leptospirosis caninae inactivatum 1704
Vaccinum leucosis felinae inactivatum 1709
Vaccinum mannheimiae bovinae inactivatum 1711
Vaccinum mannheimiae inactivatum ad ovem 1713
Vaccinum meningococcale classis C coniugatum 1553
Vaccinum meningococcale classium A, C, W135 et Y coniugatum 1551

Vaccinum meningococcale polysaccharidicum 1556
Vaccinum morbi Aujeszkyi inactivatum ad suem 1625
Vaccinum morbi Aujeszkyi vivum ad suem ad usum parenteralem 1628
Vaccinum morbi Carrei vivum ad canem 1783
Vaccinum morbi Carrei vivum ad mustelidas 1781
Vaccinum morbi haemorrhagici cuniculi inactivatum . . 1688
Vaccinum morbi Marek vivum 1715
Vaccinum morbi oris rubri inactivatum ad Oncorhynchum mykissem 1765
Vaccinum morbi partus diminutionis MCMLXXVI inactivatum ad pullum 1677
Vaccinum morbillorum, parotitidis et rubellae vivum 1547
Vaccinum morbillorum, parotitidis, rubellae et varicellae vivum 1549
Vaccinum morbillorum vivum 1545
Vaccinum Mycoplasmatis galliseptici inactivatum 1722
Vaccinum myxomatosidis vivum ad cuniculum 1724
Vaccinum necrosis pancreaticae infectivae inactivatum ad salmonidas cum adiuvatione oleosa ad iniectionem 1732
Vaccinum panleucopeniae felinae infectivae inactivatum 1734
Vaccinum panleucopeniae felinae infectivae vivum 1736
Vaccinum papillomaviri humani (ADNr) 1520
Vaccinum parainfluenzae viri canini vivum 1738
Vaccinum paramyxoviris 3 aviarii inactivatum ad meleagrem 1636
Vaccinum parotitidis vivum 1561
Vaccinum parvovirosis caninae inactivatum 1742
Vaccinum parvovirosis caninae vivum 1746
Vaccinum parvovirosis inactivatum ad suem 1744
Vaccinum pasteurellae inactivatum ad ovem 1748
Vaccinum pertussis ex cellulis integris adsorbatum 1568
Vaccinum pertussis sine cellulis copurificatum adsorbatum 1566
Vaccinum pertussis sine cellulis ex elementis praeparatum adsorbatum 1563
Vaccinum pestis anatis vivum 1680
Vaccinum pestis classicae suillae vivum ex cellulis 1777
Vaccinum pneumococcale polysaccharidicum 1574
Vaccinum pneumococcale polysaccharidicum coniugatum adsorbatum 1571
Vaccinum pneumoniae enzooticae suillae inactivatum . . 1681
Vaccinum poliomyelitidis inactivatum 1583
Vaccinum poliomyelitidis perorale 1587
Vaccinum pseudopestis aviariae inactivatum 1726
Vaccinum pseudopestis aviariae vivum 1729
Vaccinum rabiei ex cellulis ad usum humanum 1602
Vaccinum rabiei inactivatum ad usum veterinarium 1789
Vaccinum rabiei perorale vivum ad vulpem et nyctereutem 1792
Vaccinum rhinitidis atrophicantis ingravescentis suillae inactivatum 1752
Vaccinum rhinotracheitidis infectivae bovinae inactivatum 1755
Vaccinum rhinotracheitidis infectivae bovinae vivum . . . 1641
Vaccinum rhinotracheitidis infectivae vivum ad meleagrem 1757
Vaccinum rhinotracheitidis viralis felinae inactivatum 1759
Vaccinum rhinotracheitidis viralis felinae vivum 1761
Vaccinum rotaviri vivum perorale 1596
Vaccinum rubellae vivum 1594
Vaccinum Salmonellae Enteritidis inactivatum ad pullum 1767
Vaccinum Salmonellae Enteritidis vivum perorale ad pullum 1768
Vaccinum Salmonellae Typhimurium inactivatum ad pullum 1772
Vaccinum Salmonellae Typhimurium vivum perorale ad pullum 1774
Vaccinum tenosynovitidis viralis aviariae vivum 1785
Vaccinum tetani ad usum veterinarium 1787
Vaccinum tetani adsorbatum 1600
Vaccinum tuberculosis (BCG) cryodesiccatum 1441
Vaccinum varicellae vivum 1611
Vaccinum variolae gallinaceae vivum 1686
Vaccinum variolae vivum 1576
Vaccinum vibriosidis aquae frigidae inactivatum ad salmonidas 1797
Vaccinum vibriosidis inactivatum ad salmonidas 1795
Vaccinum viri parainfluenzae bovini vivum 1740
Vaccinum viri syncytialis meatus spiritus bovini vivum 1750
Vaccinum zonae vivum 1500
Vaginale Anwendung, Zubereitungen zur 1436
Vaginalia 1436
Vaginalzäpfchen, Zerfallszeit (2.9.2) 453
Valaciclovir 6087
Valaciclovirhydrochlorid-Hydrat 6091
Valacicloviri hydrochloridum 6087
Valacicloviri hydrochloridum hydricum 6091
Valencen *R* 952
Valerensäure *R* 953
Valerianae extractum aquosum siccum 2037
Valerianae extractum hydroalcoholicum siccum 2038
Valerianae radix 2040
Valerianae radix minutata 2042
Valerianae tinctura 2036
Valeriansäure *R* 953
Validierung
– alternativer mikrobiologischer Methoden (*siehe* 5.1.6) 1017
– von Arzneibuch-Methoden (*siehe* 1.1) 6
Valin 6094
Valin *R* 953
Valinum 6094
Valnemulinhydrochlorid für Tiere 6097
Valnemulini hydrochloridum ad usum veterinarium 6097
Valproinsäure 6099
Valsartan 6101
Valsartanum 6101
Vanadium-Lösung (1 g · l^{-1} V) *R* 968
Vanadium(V)-oxid *R* 953
Vanadium-Schwefelsäure *R* 953
Vancomycinhydrochlorid 6103
Vancomycini hydrochloridum 6103
Vanillin 6107
Vanillin *R* 953
Vanillin-Phosphorsäure-Lösung *R* 953
Vanillin-Reagenz *R* 953
Vanillinum 6107
Vardenafilhydrochlorid-Trihydrat 6108
Vardenafili hydrochloridum trihydricum 6108
Varizellen-Immunglobulin vom Menschen 6110
– zur intravenösen Anwendung 6111
Varizellen-Lebend-Impfstoff 1611
Vaselin
– gelbes 6111
– weißes 6112
– weißes *R* 953
Vaselinum album 6112
Vaselinum flavum 6111
Vecuronii bromidum 6114
Vecuroniumbromid 6114
Vedaprofen für Tiere 6116
Vedaprofenum ad usum veterinarium 6116

Vektoren für Gentransfer-Arzneimittel (5.14) 1197
Vektorimpfstoffe (*siehe* Impfstoffe für Tiere) 1339
Venlafaxinhydrochlorid 6118
Venlafaxini hydrochloridum 6118
Verapamilhydrochlorid 6120
Verapamili hydrochloridum 6120
Veratrol *R* 954
Verbandwatte
– aus Baumwolle 6123
– aus Viskose 6124
Verbasci flos 2259
Verbenae citriodorae folium 2521
Verbenae herba 2136
Verbenon *R* 954
Verdampfungsrückstand von ätherischen Ölen (2.8.9) ...429
Verdünntes Isosorbidmononitrat 4394
Verdünnungen, flüssige (*siehe* Vorschriften zur Herstellung homöopathischer konzentrierter Zubereitungen und zur Potenzierung) 2549
Verfahren, Anforderungen (*siehe* 1.2) 7
Verfahren zur Amplifikation von Nukleinsäuren
– Nachweis von Mykoplasmen (*siehe* 2.6.7) 268
Verfahren zur Amplifikation von Nukleinsäuren (2.6.21) 301
Vernebelung, Charakterisierung von Zubereitungen (2.9.44) 553
Verreibungen (*siehe* Vorschriften zur Herstellung homöopathischer konzentrierter Zubereitungen und zur Potenzierung) 2551
Verseifungszahl (2.5.6) 231
Verunreinigungen
– durch Elemente (2.4.20) 199
– durch Elemente (5.20) 1249
– Erläuterung (*siehe* 1.4) 11
– in Substanzen zur pharmazeutischen Verwendung, Kontrolle (5.10) 1177
Via praeparandi stirpes homoeopathicas et potentificandi 2534
Vibriose-Impfstoff (inaktiviert)
– (Kaltwasser-) für Salmoniden 1797
– für Salmoniden 1795
Vielblütiger-Knöterich-Wurzel* 2489
Vigabatrin 6126
Vigabatrinum 6126
Vinblastini sulfas 6128
Vinblastinsulfat 6128
Vincamin 6129
Vincaminum 6129
Vincristini sulfas 6131
Vincristinsulfat 6131
Vindesini sulfas 6133
Vindesinsulfat 6133
Vinorelbini tartras 6136
Vinorelbintartrat 6136
Vinpocetin 6139
Vinpocetinum 6139
Vinylacetat *R* 954
Vinylchlorid *R* 954
Vinyl(1)phenyl(5)methyl(94)polysiloxan *R* 954
Vinylpolymer zur Chromatographie
– aminoalkyliertes *R* 954
– octadecyliertes *R* 954
– octadecylsilyliertes *R* 954
2-Vinylpyridin *R* 954
4-Vinylpyridin *R* 955
1-Vinylpyrrolidin-2-on *R* 955
Violae herba cum flore 2452
Virusdiarrhoe-Impfstoff (inaktiviert) für Rinder 1799
Virusimpfstoffe, aviäre: Prüfungen auf fremde Agenzien in Saatgut (2.6.24) 308
Virusimpfstoffe (*siehe* Impfstoffe für Tiere) 1338
Virus-Lebend-Impfstoffe
– aviäre, Prüfungen auf fremde Agenzien in Chargen von Fertigprodukten (2.6.25) 312
– für Menschen, Prüfung auf fremde Agenzien (2.6.16) 293
– Prüfung auf Neurovirulenz (2.6.18) 299
Virussicherheit (5.1.7) 1023
Viskosimeter
– Kapillarviskosimeter (2.2.9) 35
– Kegel-Platte-Viskosimeter, konzentrische (*siehe* 2.2.10) 38
– Kugelfall-Viskosimeter (2.2.49) 129
– Kugelrollviskosimeter (2.2.49) 129
– Rotationsviskosimeter (2.2.10) 37
– Spindelviskosimeter (*siehe* 2.2.10) 38
– Zylinder-Viskosimeter, konzentrische (*siehe* 2.2.10) 37
Viskosität (2.2.8) 35
Vitalität von kernhaltigen Zellen (*siehe* 2.7.29) 416
Vitamin A 6141
– ölige Lösung von synthetischem 6143
– (synthetisch)-Pulver 6146
– wasserdispergierbares, synthetisches 6145
Vitamini A synthetici densati pulvis 6146
Vitaminum A 6141
Vitaminum A syntheticum densatum oleosum 6143
Vitaminum A syntheticum, solubilisatum densatum in aqua dispergibile 6145
Vitexin *R* 955
Vogelknöterichkraut 2491
Voltametrie (2.2.65) 165
Von-Willebrand-Faktor vom Menschen 6148
– Wertbestimmung (2.7.21) 404
Voriconazol 6150
Voriconazolum 6150
Vorschriften zur Herstellung homöopathischer konzentrierter Zubereitungen und zur Potenzierung 2534
Vorverkleisterte Hydroxypropylstärke 4246
VZ, Verseifungszahl (2.5.6) 231

W

Wacholderbeeren 2493
Wacholderöl 2494
Wachs
– gebleichtes 6157
– gebleichtes *R* 955
– gelbes 6158
Wahre Dichte (*siehe* 2.2.42) 104
Warfarin-Natrium 6159
Warfarin-Natrium-Clathrat 6160
Warfarinum natricum 6159
Warfarinum natricum clathratum 6160
Warnhinweise, Erläuterung (*siehe* 1.4) 11
Wasser
– Aktivität, Bestimmung (*siehe* 2.9.39) 545
– ammoniumfreies *R* 956
– Bestimmung der Sorptions-Desorptions-Isothermen und der Wasseraktivität (2.9.39) 541
– Bestimmung durch Destillation (2.2.13) 40
– coulometrische Titration (2.5.32) 244
– destilliertes *R* 956
– destilliertes, deionisiertes *R* 956
– für Injektionszwecke 6165
– für Injektionszwecke *R* 956
– gereinigtes 6162
– Halbmikrobestimmung (2.5.12) 234
– in ätherischen Ölen (2.8.5) 428

– in Gasen (2.5.28) ... 242
– kohlendioxidfreies *R* ... 956
– Mikrobestimmung (2.5.32) ... 244
– nitratfreies *R* ... 956
– partikelfreies *R* ... 956
– Wechselwirkung mit Feststoffen (2.9.39) ... 541
– zum pharmazeutischen Gebrauch, gesamter organischer Kohlenstoff (2.2.44) ... 109
– zum Verdünnen konzentrierter Hämodialyselösungen ... 6169
– zur Chromatographie *R* ... 956
– zur Herstellung von Extrakten aus pflanzlichen Drogen ... 6171
Wasser *R* ... 955
Wasser *R* 1 ... 955
(D_2)Wasser *R* ... 956
(D_2)Wasser *R* 1 ... 956
Wasser aufnehmende Salben (*siehe* Halbfeste Zubereitungen zur kutanen Anwendung) ... 1387
Wasserbad, Definition (*siehe* 1.2) ... 7
Wasserhaltiges Zanamivir ... **10.1**-6523
(^{15}O)Wasser-Injektionslösung ... 1952
(^{3}H)Wasser-Injektionslösung, Tritiiertes- ... 1953
Wassernabelkraut, Asiatisches ... 2496
Wasserstoff zur Chromatographie *R* ... 956
Wasserstoffperoxid-Lösung (2 ppm H_2O_2) *R* ... 968
Wasserstoffperoxid-Lösung 3 % ... 6174
Wasserstoffperoxid-Lösung 3 % *R* ... 956
Wasserstoffperoxid-Lösung 30 % ... 6173
Wasserstoffperoxid-Lösung 30 % *R* ... 956
Wechselwirkung von Wasser mit Feststoffen: Bestimmung der Sorptions-Desorptions-Isothermen und der Wasseraktivität (2.9.39) ... 541
Wedelolacton *R* ... 957
Weichkapseln ... 1390
Weidenrinde ... 2498
Weidenrindentrockenextrakt ... 2500
Weihrauch, Indischer ... 2501
Weinsäure ... 6174
Weinsäure *R* ... 957
Weißdornblätter mit Blüten ... 2503
Weißdornblätter-mit-Blüten-Fluidextrakt, quantifizierter ... 2504
Weißdornblätter-mit-Blüten-Trockenextrakt ... 2506
Weißdornfrüchte ... **10.1**-6290
Weiße Pfingstrosenwurzel* ... 2365
Weißer Ton ... 5970
Weizenkeimöl
– natives ... 6175
– raffiniertes ... 6176
Weizenstärke ... 6177
Wermutkraut ... 2509
Wertbestimmung
– statistische Auswertung der Ergebnisse (5.3) ... 1091
– vom Protein S vom Menschen (2.7.31) ... 419
– von Antibiotika, mikrobiologische (2.7.2) ... 363
– von Antithrombin III vom Menschen (2.7.17) ... 400
– von Blutgerinnungsfaktor II vom Menschen (2.7.18) ... 400
– von Blutgerinnungsfaktor VII vom Menschen (2.7.10) ... 388
– von Blutgerinnungsfaktor VIII vom Menschen (2.7.4) ... 368
– von Blutgerinnungsfaktor IX vom Menschen (2.7.11) ... 389
– von Blutgerinnungsfaktor X vom Menschen (2.7.19) ... 401
– von Blutgerinnungsfaktor XI vom Menschen (2.7.22) ... 406
– von C1-Esterase-Inhibitor vom Menschen (2.7.34) ... 421
– von Heparin (2.7.5) ... 370
– von Heparin in Blutgerinnungsfaktoren (2.7.12) ... 390
– von Von-Willebrand-Faktor vom Menschen (2.7.21) ... 404
– von Plasmin-Inhibitor vom Menschen (2.7.25) ... 411
– von Protein C vom Menschen (2.7.30) ... 417
– von α-1-Proteinase-Inhibitor vom Menschen (2.7.32) ... 420
Wildes Stiefmütterchen mit Blüten ... 2452
Wirkstofffreie Kügelchen für homöopathische Zubereitungen ... 2554
Wirkstofffreisetzung
– aus festen Arzneiformen (2.9.3) ... 454
– aus lipophilen festen Arzneiformen (2.9.42) ... 551
– aus Transdermalen Pflastern (2.9.4) ... 462
– aus wirkstoffhaltigen Kaugummis (2.9.25) ... 500
– Empfehlungen zur Bestimmung (5.17.1) ... 1231
Wirkstoffhaltige
– Kaugummis ... 1393
– Pflaster ... 1385
– Schäume ... 1399
– Tampons ... 1405
Wirkstoffhaltige Kaugummis, Wirkstofffreisetzung (2.9.25) ... 500
Wirtszell-DNA-Rückstände, Quantifizierung und Charakterisierung (2.6.35) (2.6.35) ... 344
Wolframatokieselsäure *R* ... 957
Wolframatophosphorsäure-Lösung *R* ... 957
Wolfstrappkraut* ... 2511
Wollblumen/Königskerzenblüten ... 2259
Wollwachs ... 6179
– hydriertes ... 6183
– wasserhaltiges ... 6185
Wollwachsalkohole ... 6186

X

Xanthangummi ... 6191
Xanthani gummi ... 6191
Xanthine, Identitätsreaktion (*siehe* 2.3.1) ... 183
Xanthydrol *R* ... 957
Xanthydrol *R* 1 ... 957
Xanthydrol-Lösung *R* ... 957
(^{133}Xe)Xenon-Injektionslösung ... 1954
Xenoni(^{133}Xe) solutio iniectabilis ... 1954
Xylazinhydrochlorid für Tiere ... 6192
Xylazini hydrochloridum ad usum veterinarium ... 6192
Xylenolorange *R* ... 957
Xylenolorange-Lösung *R* ... 957
Xylenolorange-Verreibung *R* ... 957
Xylitol ... 6194
Xylitol *R* ... 958
Xylitolum ... 6194
Xylol *R* ... 958
m-Xylol *R* ... 958
o-Xylol *R* ... 958
Xylometazolinhydrochlorid ... **10.1**-6517
Xylometazolini hydrochloridum ... **10.1**-6517
Xylose ... 6199
Xylose *R* ... 958
Xylosum ... 6199

Y

Yamswurzelknollen, japanische* 2515
Yamswurzelknollen* 2514
Yohimbinhydrochlorid 6203
Yohimbini hydrochloridum 6203
Yttrii(^{90}Y) chloridi solutio ad radio-signandum 1955
(^{90}Y)Yttriumchlorid-Lösung zur Radiomarkierung 1955

Z

Zähflüssige Extrakte (*siehe* Extrakte aus pflanzlichen Drogen) 1321
Zählung
- der CD34/CD45+-Zellen in hämatopoetischen Produkten (2.7.23) 407
- kernhaltiger Zellen (2.7.29) 415
- von Einzelzellen, Durchflusszytometrie (2.7.24) ..409

Zanamivir, wasserhaltiges **10.1**-6523
Zanamivirum hydricum **10.1**-6523
*Zanthoxyli bungeani pericarpium** 2517
Zanthoxylum-bungeanum-Schale* 2517
Zellbanksystem (*siehe* 5.2.3) 1042
Zellen, genetisch modifizierte (*siehe* 5.14) 1198
Zellkulturen
- für die Herstellung von Impfstoffen für Menschen (5.2.3) 1041
- für die Herstellung von Impfstoffen für Tiere (5.2.4) 1047

Zelluläre Produkte, mikrobiologische Kontrolle (2.6.27) 318
Zellzählung und Vitalität von kernhaltigen Zellen (2.7.29) 415
Zerfallszeit
- von Suppositorien und Vaginalzäpfchen (2.9.2) ...453
- von Tabletten und Kapseln (2.9.1) 451

Zidovudin 6209
Zidovudinum 6209
Zimtaldehyd *R* 958
trans-Zimtaldehyd *R* 958
Zimtblätteröl 2518
Zimtöl 2519
Zimtrinde 2520
trans-Zimtsäure *R* 959
Zinci acetas dihydricus 6212
Zinci acexamas 6213
Zinci chloridum 6215
Zinci gluconas 6216
Zinci oxidum 6217
Zinci stearas 6218
Zinci sulfas heptahydricus 6221
Zinci sulfas hexahydricus 6220
Zinci sulfas monohydricus 6220
Zinci undecylenas 6222
Zingiberis rhizoma 2229
Zink
- aktiviertes *R* 959
- Identitätsreaktion (*siehe* 2.3.1) 183
- komplexometrische Titration (*siehe* 2.5.11) 234

Zink *R* 959
Zink *RV* 981
Zinkacetat *R* 959
Zinkacetat-Dihydrat 6212
Zinkacetat-Lösung *R* 959
Zinkacexamat 6213
Zinkchlorid 6215
Zinkchlorid *R* 959
Zinkchlorid-Ameisensäure *R* 959
Zinkchlorid-Lösung (0,05 mol · l^{-1}) 988
Zinkchlorid-Lösung, iodhaltige *R* 959
Zinkgluconat 6216
Zinkiodid-Stärke-Lösung *R* 959
Zink-Lösung (5 mg · ml^{-1} Zn) *R* 968
Zink-Lösung (5 ppm Zn) *R* 968
Zink-Lösung (10 ppm Zn) *R* 968
Zink-Lösung (100 ppm Zn) *R* 968
Zinkoxid 6217
Zinkoxid *R* 960
Zinkstaub *R* 960
Zinkstearat 6218
Zinksulfat *R* 960
Zinksulfat-Heptahydrat 6221
Zinksulfat-Hexahydrat 6220
Zinksulfat-Lösung (0,1 mol · l^{-1}) 988
Zinksulfat-Monohydrat 6220
Zinkundecylenat 6222
Zinn *R* 960
Zinn(II)-chlorid *R* 960
Zinn(II)-chlorid-Dihydrat 6223
Zinn(II)-chlorid-Lösung *R* 960
Zinn(II)-chlorid-Lösung *R* 1 960
Zinn(II)-chlorid-Lösung *R* 2 960
Zinn-Lösung (0,1 ppm Sn) *R* 968
Zinn-Lösung (5 ppm Sn) *R* 968
Zinn-Lösung (1000 ppm Sn), ölige *R* 968
Zinn-Prüfset zur halbquantitativen Bestimmung *R* 960
Ziprasidonhydrochlorid-Monohydrat 6224
Ziprasidoni hydrochloridum monohydricum 6224
Ziprasidoni mesilas trihydricus 6227
Ziprasidonmesilat-Trihydrat 6227
Zirconium-Lösung (1 g · l^{-1} Zr) *R* 968
Zirconiumnitrat *R* 960
Zirconiumnitrat-Lösung *R* 960
Zirkulardichroismus (2.2.41) 103
Zitronenverbenenblätter 2521
Zitzensprays 1382
Zitzentauchmittel 1382
Zoledronsäure-Monohydrat **10.1**-6525
Zolmitriptan 6232
Zolmitriptanum 6232
Zolpidemi tartras **10.1**-6527
Zolpidemtartrat **10.1**-6527
Zonenelektrophorese (*siehe* 2.2.31) 69
Zopiclon 6236
Zopiclonum 6236
Zubereitungen
- aus pflanzlichen Drogen 1356
- in Druckbehältnissen 1407
- konzentrierte (*siehe* Homöopathische Zubereitungen) 2527
- mucoadhäsive 1414
- Pharmazeutische 1359
- zum Auftropfen 1382
- zum Einnehmen, flüssige 1377
- zum Spülen 1408
- zum Übergießen 1382
- zur Anwendung am Auge 1409
- zur Anwendung am Ohr 1412
- zur Anwendung in der Mundhöhle 1414
- zur Inhalation 1419
- zur intramammären Anwendung für Tiere 1426
- zur intrauterinen Anwendung für Tiere 1427
- zur kutanen Anwendung am Tier, flüssige 1382
- zur kutanen Anwendung, flüssige 1380
- zur kutanen Anwendung, halbfeste 1385
- zur nasalen Anwendung 1430
- zur oralen Anwendung am Tier, halbfeste 1389
- zur rektalen Anwendung 1433

– zur vaginalen Anwendung 1436
Zubereitungen
– zur Inhalation: Aerodynamische Beurteilung feiner Teilchen (2.9.18) 478
– zur Vernebelung: Charakterisierung (2.9.44) 553
Zubereitungen zur Anwendung am Tier
– Arzneimittel-Vormischungen 1376
– flüssige Zubereitungen zur kutanen Anwendung 1382
– halbfeste Zubereitungen zur oralen Anwendung 1389
– intraruminale Wirkstofffreisetzungssysteme 1389
– *siehe* Parenteralia 1394
– Zubereitungen zur intramammären Anwendung 1426
– Zubereitungen zur intrauterinen Anwendung 1427
Zucker-Stärke-Pellets 6239
Zuclopenthixoldecanoat 6240
Zuclopenthixoli decanoas 6240
Zulassungsdokumente, Verweis auf (*siehe* 1.1) 7